现代实用口腔医学

（上）

张爱民等◎编著

吉林科学技术出版社

图书在版编目（CIP）数据

现代实用口腔医学 / 张爱民等编著. -- 长春：吉
林科学技术出版社，2016.5
ISBN 978-7-5578-0477-0

Ⅰ．①现… Ⅱ．①张… Ⅲ．①口腔科学Ⅳ．①R73

中国版本图书馆CIP数据核字(2016)第069628号

现代实用口腔医学

XIANDAI SHIYONG KOUQIANG YIXUE

编　　著	张爱民等
出 版 人	李　梁
责任编辑	隋云平　端金香
封面设计	长春创意广告图文制作有限责任公司
制　　版	长春创意广告图文制作有限责任公司
开　　本	787mm×1092mm　1/16
字　　数	1050千字
印　　张	44.5
版　　次	2016年5月第1版
印　　次	2017年6月第1版第2次印刷

出　　版	吉林科学技术出版社
发　　行	吉林科学技术出版社
地　　址	长春市人民大街4646号
邮　　编	130021

发行部电话/传真　0431-85635177　85651759　85651628
　　　　　　　　　 85652585　85635176
储运部电话　0431-86059116
编辑部电话　0431-86037565
网　　址　www.jlstp.net
印　　刷　虎彩印艺股份有限公司

书　　号　ISBN 978-7-5578-0477-0
定　　价　175.00元（全二册）
如有印装质量问题　可寄出版社调换
因本书作者较多，联系未果，如作者看到此声明，请尽快来电或来函与编辑
部联系，以便商洽相应稿酬支付事宜。

编 委 会

主　编

张爱民　东营市人民医院

迟晓辉　东营市人民医院

刘道峰　胜利油田中心医院

刘守超　菏泽市立医院

李向东　微山县人民医院

副主编

蒋海泉　宁阳县第一人民医院

牛星光　青岛市第八人民医院

丰　雷　遵义医学院附属口腔医院

温　芳　焦作市中医院

赵新宇　河南省淮阳县人民医院

编　　委（按姓氏拼音字母排序）

迟晓辉　丰　雷　古卫红　郭　斌　姜向媛

蒋海泉　李丽华　李向东　刘道峰　刘守超

刘颖萍　牛星光　秦桂梅　王海英　温　芳

张爱民　赵新宇

前　言

　　口腔医学是一门发展迅速的医学专业学科,新理论、新技术、新材料、新方法、新器械的不断涌现,使得口腔医学得以迅速发展。随着人民生活水平的逐步提高,口腔保健意识的不断增强,对口腔医师的需求也越来越多。伴随科学技术的发展,医疗事业的不断进步,对口腔医师的专业要求也越来越高。所以,对于口腔医师而言,及时更新自己的专业知识,加强与同行业医师的经验交流,不仅可以巩固自身的基础理论知识,还可以提高自身的医疗水平。为帮助广大口腔医师掌握现代口腔医学发展动向,我们特组织一批经验丰富的口腔科医师共同编写了这本《现代实用口腔医学》。

　　全书涵盖口腔医学总论、龋病、牙体硬组织非龋性疾病、牙髓病和根尖周病、牙周病、口腔颌面部感染、涎腺疾病、口腔颌面部良性肿瘤及瘤样病变、口腔颌面部恶性肿瘤、口腔修复、口腔正畸等相关内容。本书结构严谨、层次分明、内容新颖、专业度高、实用性强,是一本具有一定临床参考价值的口腔专业书籍。

　　本书由一线临床医师编写而成,他们既具有扎实的理论知识,也具有丰富的临床实践经验,但由于编写时间有限,加之编者水平、学识有限,书中仍难免存在疏漏或欠缺,不足之处还望广大读者不吝指正,以期再版时修订完善。

目　　录

第一章　口腔医学总论

第一节　口腔检查前的准备

口腔检查前的准备包括医师本身的准备、环境的布置、检查器械的准备和消毒、椅位和光源的调节等。

一、医生准备

良好医患关系的建立往往是从口腔检查阶段开始的,接诊医师需做到以下几点。

1.医生必须穿工作服,戴工作帽及口罩,并按规范洗手消毒。

2.言语清晰,态度和蔼,精神饱满,衣着整洁。

3.操作熟练,动作轻柔。

二、工作环境

1.环境　环境应清洁、安静。

2.照明　检查室应具备充足自然光线。若自然光线不足,必须采用冷光源灯光辅助照明,灯光照明时光源自左侧射入视野为宜。

3.空气　诊室空气应定期用紫外线照射消毒。

三、检查器械

口腔检查的基本器械有口镜、探针和镊子,现多为一次性器械。检查者一般左手持口镜,右手持镊子或探针进行口腔检查。除此之外,还可根据需要辅以其他器械,如牙周探针等。所有器械均应严格消毒后方可使用。

（一）口镜

为圆形,由口镜头和柄组成。镜面分平面和凹面两种。临床上常用的为平面镜,其反映影像大小真实。凹面镜可以放大影像,临床医师可根据需要选用。检查时左手持口镜。口镜用途如下。

1.可牵拉唇颊,推压舌体,便于检查治疗。

2.可反射聚集光线至较暗区域和不能直视部位。

3.操作中可保护舌体及黏膜等软组织。

4.平头金属柄端可做叩诊检查用。

(二)镊子

反角形口腔专用镊,尖端闭合严密。

1.用于夹持棉球、辅料及药物。

2.涂擦患处,拭净窝洞或手术区。

3.去除腐败组织和异物,使患处和手术区清洁。

4.用于牙齿松动度的检查。镊子柄端还可以用于扣诊检查。

(三)探针

探针有尖头和钝头两种。

尖头探针两端弯曲形状不同,一端呈半圆形,一端呈三弯形,用时右手以握笔式执探针。钝头探针为牙周探针,探针末端为球形,针柄标有"mm"刻度,用于探测牙周袋深度。探针用途如下。

1.检查牙面龋洞及其他缺陷,三弯端用于检查邻面有无龋坏。

2.探查牙齿患部的感觉、硬度、龋洞深浅,发现敏感区。

3.检查黏膜及皮肤的感觉等。

4.检查充填体有无悬突,与牙体组织的密合度,有无继发龋。

5.探查牙周袋位置及牙周袋内牙石的数量和分布。

此外,口腔检查时,还有一些辅助器材,如挖匙、水冲、气冲、蜡片和咬合纸、牙线等。挖匙用于除去龋洞内食物残渣和龋坏牙本质,水冲用于冲洗窝洞,气冲用于吹干牙面或窝洞,蜡片和咬合纸用于检查咬合关系,牙线用于检查邻接关系和清除嵌塞的食物。

四、患者体位

目前,医疗单位多使用综合治疗台,其为卧式电动手术椅,易于操作。

(一)坐式体位

1.手术椅靠背上缘与患者肩胛持平,头靠支持在枕骨部位,使头、颈、背呈一条直线,椅位高低与医师高度适应。

2.检查上颌时,使上颌牙列与水平面呈 45°。

3.检查下颌时,使头颈长轴与躯干一致,开口时下牙列与地面接近平行。

4.上下颌检查,患者体位高度均与医生肘部平齐。

(二)仰卧式体位

1.患者半卧或平卧于椅上,下颌𬌗面与医师面部相对,上颌𬌗面与医师身体平行。

2.患者头部和腿部在同一水平位置,患者头部与医师心脏平位。

3.治疗检查中适当调整患者头部位置及灯光方向。

五、术式

1.医师一般位于患者右后方,可因检查部位不同,从患者的右后方至右前方调整移动。

2.医师坐位,双脚平放于地面,大腿和双肩与地面平行,双手与心脏保持水平,背部直立靠于椅背。医师操作时常有助手配合,即四手操作。医师和助手均采用坐姿,其位置以时钟钟点号表示,医师位于 9:30 至 12:30 点间,助手位于 12:30 至 2:30 点间。

（迟晓辉）

第二节　口腔检查的方法

一、牙体牙髓病及根尖周病的检查

牙体牙髓病及根尖周病的检查方法与其他口腔疾病检查方法相同,但也有些特殊检查方法。

（一）问诊

问诊是诊断疾病的第一步。问诊要简明扼要,尽可能不要使用医学术语。问诊包括主诉、现病史、既往史和家族史。

由于牙体牙髓病和根尖周病一般都具有疼痛症状,所以问诊主要抓主诉、现病史中疼痛这一关键问题。要询问疼痛的部位、性质、时间、程度和诱因等。

（二）视诊

视诊要诊查患部的颜色、形状、质地、比例、活动度有无改变,同时也要观察病人本身的表情、意识是否正常,有无痛苦和恐惧。

视诊应先检查主诉部位,然后再按一定顺序检查其他部位。

1.颌面部　注意两侧是否对称及有无肿胀、皮瘘等。特别是对颊部、下颌角区、鼻唇沟的观察,这些区域常是最早肿胀的部位。

2.牙齿　要注意牙齿色、形、质上有无改变,有无龋齿、畸形中央尖、畸形舌侧窝、楔状缺损、牙隐裂及有无创伤殆。

同时还要检查牙周情况,有无红肿、窦道、牙周袋等。

（三）探诊

借助探针进行检查的方法叫做探诊。探针可用于检查龋洞的部位、深浅及牙髓显露情况,也用于检查充填体边缘的密合度、有无悬突及继发龋。用刻度探针,可检查牙周袋的深度;用圆钝头质软的探针,可检查窦道的方向和深度。要注意的是,窦道的位置不一定和患牙一致。

探诊时要有支点,动作要轻巧,以免给病人带来不必要的痛苦。

(四)叩诊

对牙齿的叩诊可用金属口镜柄或镊子柄的末端叩击牙冠。叩诊分为垂直叩诊和侧方叩诊,前者主要检查根尖区的炎症,后者主要用以检查牙周膜某一侧的炎症及可能存在的隐裂。

叩诊时,用力不能过猛,宜从健康牙开始轻轻叩击,任何时候都不能首先叩击可疑牙。

叩诊对确定根尖周病的位置是一个可靠的方法。叩诊有剧痛者,说明根尖周有急性炎症;叩诊有轻痛者,多半是根尖周有慢性炎症,也可能是晚期由牙髓波及到根尖。总之,叩痛是根尖周炎的主要体征之一。

(五)触诊

用手指或镊子夹棉球按压覆盖唇、颊和舌侧牙槽骨板的软组织,检查相当于根尖区的部位有无压痛。若有窦道口,应检查有无溢脓及窦道所引起的小结节。窦道、压痛、窦道溢脓及小结节是根尖周炎的常见体征。

对肿胀位置的触诊,可以了解肿胀的范围、部位、活动度、硬度、弹性、界线以及淋巴结的情况。触诊时,动作要轻柔。

(六)嗅诊

坏疽的牙髓组织有特殊的腐败气味,借助嗅觉,有助于诊断。

(七)咬诊

咬诊可以发现创伤殆、根尖周组织病变。

(八)牙齿松动度检查法

检查时,用镊子夹持病人前牙的切缘或将镊子尖置于磨牙殆面的沟窝,作唇(颊)舌(腭)及近、远中方向的摇动,判断牙齿的松动度。

常用的松动度记录方法有:

1.以 mm 计算松动幅度

Ⅰ度松动:松动幅度<1mm;

Ⅱ度松动:松动幅度为 1~2mm;

Ⅲ度松动:松动幅度>2mm。

2.以牙冠松动方向计算松动度

Ⅰ度松动:唇(颊)舌(腭)方向松动,伴有近、远中方向松动;

Ⅱ度松动:唇(颊)舌(腭)方向松动,伴有近、远中方向松动与垂直方向松动。

(九)牙髓活力检查

1.电诊法　是用不同强度的电流刺激牙齿,以了解和检测牙髓的活力情况。使用的电牙髓检测器种类很多,有单极的,也有双极的。

(1)一般测试方法:

1)测试前告诉病人测试目的和注意事项,求得病人的密切配合。

2)隔开被测的牙齿,并拭干牙面。

3)探头上涂上牙膏,再将探头置于被测试的牙齿颊面上,上颌后牙也可以将探头置于牙齿腭侧牙面。测试时,探头决不可触及黏膜,以免引起灼伤。

4)检测器先调至零点,然后慢慢加大电流,一旦病人举手示意有麻刺感时,立即去除电极,记下电流表上的读数。一般重复2~3次,取平均值。

5)电测时,应先测正常邻牙或对侧同名牙,然后再测患牙,将两个测试结果比较,便可推断出患牙牙髓的活力情况。

(2)检测结果的判断:

1)和对照牙读数相同,表示牙髓感受性正常,病变可能不在牙髓。记录为"电检测反应正常"。

2)反应读数低于正常读数,表示牙髓感受性增强。可能系牙本质暴露、可复性牙髓炎、有症状不可复性牙髓炎。记录为"电检测反应敏感"。

3)反应读数高于正常读数,表示牙髓反应迟钝,可能为无症状不可复性牙髓炎、牙髓变性等。记录为"电检测反应迟钝"。

4)无反应,表示牙髓无感觉,牙髓坏死,也有可能发生在牙髓处于休克状态,如近期的外伤牙。记录为"电检测无反应"。

(3)注意事项:

1)电牙髓检测不能作为唯一的诊断牙髓状态的方法。

2)不适宜检测年轻恒牙。

3)因为磨牙是多根牙,故检测数值不一定代表牙髓的全部真实情况。

4)不能用于带有心脏起搏器的病人。

2.冷诊法和热诊法　牙髓的感觉神经末梢受到冷热刺激时,可引起牙髓内容物的胀缩,从而出现不同程度的感觉反应。

常用的冷诊法是将氯乙烷喷在小棉球上,然后接触干燥牙面的颈1/3处来进行,也可用小冰棒、二氧化碳雪替代。无条件者也可用冷水测试,但一定要先下牙、后上牙,先后牙、后前牙,这样可以避免水的流动而产生的干扰。

常用的热诊法是在被测牙面上涂一薄层凡士林,将烤热的牙胶棒(变弯、但不冒烟)立即置于牙面颈1/3处。此外,还可用加热的蜡刀、慢速旋转的橡皮轮。后两者适用于已做冠修复的牙。

检测时,一般都要在对侧牙上做对比。如果冷热诊均有感觉,并与对照牙相似,表示牙髓反应正常,记录为"冷热诊反应正常";如果反应过强产生疼痛,表示牙髓呈炎症状态,记录为"冷热诊反应敏感";如果冷热诊无反应或迟钝,表示牙髓坏死或牙髓变性,也可见牙外伤时牙髓处于休克状态,记录为"冷热诊无反应"或"冷热诊反应迟钝"。

当然,冷诊、热诊的反应也有不一致的时候,如化脓性牙髓炎。这时,冷诊、热诊的反应要分别记录。

(十)选择性麻醉

对于放射性疼痛,在无法确定疼痛部位时,可采用局部麻醉的方法协助定位。如不能区别痛牙为上颌或是下颌时,可行下齿槽神经阻滞麻醉;若痛止,则肯定为下颌牙痛,反之亦然。如欲给某个牙定位,还可采用牙周韧带麻醉。

(十一)透照

透照法已有多年的历史,但由于需要特殊环境,所以临床很少采用。随着光导纤维的临床应用,透照法又重新启用,并有了飞速发展。

应用光导纤维透照技术,有助于死髓牙、牙隐裂的诊断以及根管口位置的判断。

检查前牙,应将光源置于牙齿舌侧;检查后牙,可从颊侧或舌侧透照。正常活髓牙呈明亮微粉红,死髓牙色暗且不透明。有隐裂时,光线不能通过隐裂区,隐裂区两侧的牙体组织就呈现两种不同的光泽。靠近光源侧牙体组织发亮,远离光源侧的牙体组织则发暗。

对已去髓室顶及髓室内容物,并经冲洗拭干的死髓磨牙,若从水平方向透照髓室底,明亮髓底上呈暗黑色的点即为根管口。

(十二)X线检查

X线检查是牙髓病、根尖周病检查中不可缺少的项目之一,它能提供一般检查法所不能获得的诊断依据,但它也不能替代一般检查法。单靠X线检查所见来诊断,常会引起误诊。

1.常用X线检查法　X线检查常用的是𬌗翼片和根尖片。

(1)𬌗翼片可以提供牙冠部及牙根上部的修复体或龋坏的二维影像,以及有无继发龋、有无修复性牙本质形成,同时,还可观察髓腔形态和内吸收情况等。

(2)根尖片显示出根尖区骨质的变化,可用于诊断各种根尖病变、根折、内吸收、根管形态以及牙槽骨的破坏程度等。

X线检查不仅应用于疾病的发现和病变部位、范围的确定,而且治疗过程中的检查在疗效的判定上也是必不可少的。如根管治疗过程中,确定牙根及根管数目、形态、弯曲度、钙化情况、髓腔大小、根管长度、有无侧穿、检查根管充填的效果以及疗效的远期观察。

(3)颊侧物体投影法:在确定多根牙的根管数目、形态、位置时,有时用一张标准片(根尖片)是困难的,这时我们可采用颊侧物体投影规则来协助诊断。

颊侧物体投影规则(BOR)是Clark 1909年首先提出的。1953年和1980年Richards作了进一步阐述,并称之为Clark规则,即不变的舌侧,相反的颊侧(又称SLOB规则)。也就是说,当X线投照的水平角度变为斜行方向投照时,由于颊侧牙体距胶片远,舌侧牙体距胶片近,就产生了舌侧牙体因距胶片近而影像基本不动,颊侧牙体因距胶片远而影像移动度大的颊舌侧物体投影分开现象。

例如,在确定上颌磨牙颊舌侧根位置时,X线以直线垂直角度(S)拍摄的X线片上,腭侧根位于两个颊侧根之间,上颌前磨牙的颊舌侧根重叠。如果我们将X线由近中(M)斜向远中投照,就可以看出磨牙的颊侧根向远中移动,近颊根尖移向腭侧根,前磨牙的颊侧根位于远中,颧突也移向远中。反之亦然。

在根管治疗中,掌握BOR知识,有助于:①区别正常解剖标志和牙根周病变的X线透射影。②确定根折、穿孔以及牙根病变发生于颊侧还是舌侧。③外伤病例中的异物位置。④在根管外科手术中,确定下颌神经管、上颌窦等正常解剖关系。⑤确定各种牙根和根管的数目、位置、形态、大小和方向。⑥使颧突移动避免和牙根重叠,使根尖显示清晰。

2.根尖片投照技术

(1)适应证:

1)牙体疾病:龋病、牙髓病、根尖周病、牙齿发育异常等的检查。

2)牙周病以及系统性疾病累及牙周骨等的检查。

3)牙外伤、牙根纵折、种植体等的检查。

(2)操作方法(以根尖片分角线投照技术为例):

1)体位:牙椅椅坐呈水平位,靠背呈垂直位,调节牙椅高度,使患者口角与医生腋部相平,患者坐位呈直立姿势,头部靠在头枕上,矢状面与地面垂直。投照上颌后牙时,外耳道口上缘至鼻翼之连线(听鼻线)与地面平行。投照上颌前牙时,头稍低,使前牙的唇侧面与地面垂直。投照下颌后牙时,外耳道口上缘至口角之连线(听口线)与地面平行。投照下颌前牙时,头稍后仰,使前牙的唇侧面与地面垂直。

2)胶片的位置:放入口内胶片时,要使胶片的感光面紧靠被检查牙的舌腭面。投照前牙时,胶片竖放,胶片边缘高出牙齿切缘 7mm 左右,如是投照侧切牙,应以中切牙切缘投照后牙时,胶片横放,胶片边缘高出牙齿殆面 10mm 左右。这样做的目的是使照片形成明显的对比度,以及避免牙冠影像超出胶片。放好口内胶片后,嘱咐患者用手指固定或用持片夹固定。

(3)X 线中心线:

1)X 线中心线角度:使 X 线中心线与被检查牙的长轴和胶片之间的分角线垂直。每个牙根有不同的 X 线中心线投照角度。

X 线中心线与被检查牙长轴和胶片之间的夹角分角线的角度称为垂直角度,应尽量呈直角投照。X 线中心线向牙近、远中方向所倾斜的角度称为 X 线水平角度。由于个体之间牙弓形态可以有比较大的差异,X 线水平角必须随患者牙弓形态进行调整。

2)X 线中心线位置:投照根尖片时,X 线中心线需要通过被检查牙根的中部。投照上颌牙时,外耳道口上缘至鼻尖连线为假象连线,X 线中心线通过部位分别为:①投照上中切牙通过鼻尖。②投照上单侧中切牙及侧切牙时,通过鼻尖与投照侧鼻翼之连线的中点。③投照上单尖牙时,通过投照侧鼻翼。④投照上前磨牙及第 1 磨牙时,通过投照侧自瞳孔向下的垂直线与外耳道口上缘和鼻尖连线的交点,即颧骨前方。⑤投照上第 2、3 磨牙时,通过投照侧自外眦向下的垂线与外耳道口上缘和鼻尖连线的交点,即颧骨下缘。投照下颌牙时,X 线中心线均在下颌骨下缘上 10mm 的假想线上,然后对准被检查牙的部位射入。

3.殆翼片

(1)投照技术:殆翼片投照技术所用胶片是由 3cm×4cm 的根尖片改制而成,其方法是在根尖片的长轴中线(投照后牙时用)或短轴中线(投照前牙时用)外套一胶皮圈,在胶片感光面胶皮圈内穿一较硬的纸片,并折叠成与胶片垂直的翼片,以利胶片固位时用。

1)切牙位:患者坐于牙科椅上,使听鼻线与地面平行,头矢状面与地面垂直。请患者张口,将胶片长轴与切牙长轴平行,放于上下颌切牙舌侧,胶片长轴位于两中切牙之间,短轴在上颌切牙下缘。请患者用上下切牙缘咬住殆翼片。X 线中心线以 +8° 角对准两中切牙之间,通过上颌切牙缘上方 0.5cm 射入,并使 X 线水平方向与被照牙邻面平行。

2)磨牙位:患者坐于牙科椅上,使头的矢状面与地面垂直,听口线与地面平行。请患者张口,将胶片短轴与磨牙长轴平行,放于下颌磨牙舌侧,将𬌗翼片放于被照牙𬌗面上,然后请患者轻轻用正中𬌗咬住𬌗翼片。X 线中心线以 +8°角对准胶片中心,通过上颌磨牙面上方 0.5cm 射入,并使 X 线水平方向与被照牙邻面平行。

(2)正常图像:此片主要显示上下牙的牙冠部,常用于检查邻面龋、髓石、牙髓腔的大小、邻面龋与髓室是否穿通和穿通程度,以及充填物边缘密合情况等,主要用于前磨牙和磨牙区检查。此外尚可清晰地显示牙槽嵴顶,可用于确定是否有牙槽嵴顶的破坏性改变。对儿童尚可用于观察滞留乳牙根的部位及位置、恒牙胚的部位及其与乳牙根的关系以及乳牙根的吸收类型等。

(十三)制洞试验

制洞试验是判断牙髓活力最可靠的诊断试验。制洞时,如牙本质敏感,则表明牙髓是活髓,但不一定是健康的,因为牙髓可能有炎症。制洞试验不能作为常规牙髓活力检查方法,只能在其他所有检查方法仍不能做出诊断时才可采用。

二、牙周病的检查

(一)采集病史

对就诊者全面地询问牙周病的病史,进行仔细的临床检查并寻找易感因素,将所获得的资料进行综合分析,是牙周病诊断的基础。在检查和诊断过程中,应包括患者的全身情况、牙周状况和口腔其他部位的改变。

1.系统病史　牙周病与全身健康有着密切的联系,某些全身疾病可能影响或加快牙周病的发生和发展,或成为牙周病的诱发因素。因此在询问病史时,不可忽视系统病史,特别是与牙周病有关的系统性疾病,如血液病、心血管疾病、糖尿病或其他内分泌疾病、神经系统疾病、免疫功能缺陷以及某些遗传性疾病等。白血病的早期症状常表现为牙龈出血、牙龈肿胀等;有的牙周病损与长期服用某些药物有关,如药物性牙龈增生;也有的是正常生理过程的内分泌变化加重了牙龈的炎症反应,如青春期龈炎、妊娠期龈炎等。

2.牙周病病史　详细询问并记载牙周病方面的主诉,现病史中应记录可能的诱因及疾病的发展过程、治疗经过和疗效。同时,还应了解患者自己所采取的口腔卫生措施,如刷牙的方法和习惯、牙膏和漱口剂的应用情况等,使临床医生对疾病的发展过程及对治疗的反应有所了解,从而制定必要的治疗措施,并进一步指导菌斑控制方法。

(二)牙周组织检查

牙周组织的检查器械除常规使用的口镜、镊子和探针外,还须备有牙周探针、牙线、咬合纸和蜡片等。通过视诊、探诊、扪诊、叩诊、取研究模型和 X 线牙片等进行检查。

1.口腔卫生状况　口腔卫生状况与牙周组织的健康关系是十分密切的,其内容包括检查菌斑、软垢、牙石和色渍沉积情况,以及有无食物嵌塞和口臭等。

对菌斑的检查,可用目测或用菌斑显示剂辅助检查,一般用 2％中性品红溶液。以有菌斑的牙面不超过总牙面数的 20％为口腔卫生较好的指标。若菌斑作为临床研究的观察指标,则应按菌斑指数分级记录。

(1)菌斑指数(PLI):菌斑指数主要体现口腔卫生状况,检查患者自我菌斑控制的措施是否有效,以及临床观察某些抗菌斑剂的效果,患者自己也能对镜检查,所以应用比较方便。

从牙周病的角度来说,应特别重视龈缘附近的菌斑和软垢的量及其成分的变化,因为它直接刺激并损害牙周组织,并使病变向深层组织发展。

(2)简化口腔卫生指数:本指数包括软垢指数(DI)和牙石指数(CI)两部分,将牙面自龈缘至切(殆)缘三等分,用菌斑显示剂着色,目测菌斑、软垢、色素或牙石占据牙面的面积,只检查 6 个牙(16、11、26、31 的唇颊面和 36、46 的舌面)以代表全口。

(3)V-M 牙石评估法:是通过标有刻度的探针,从每个牙的 3 个方向来测量下前牙舌侧牙石的覆盖面以评估牙石的量,在一般临床检查中,仅以＋、＋＋、＋＋＋表示牙石的量即可。

2.牙龈状况

(1)牙龈炎症状况:正常牙龈呈粉红色,边缘菲薄,紧贴在牙颈部,牙龈质地坚韧而富有弹性,用探针探测龈沟时不会出血。若牙龈发炎,颜色变暗红或鲜红色,质地松软而失去弹性,牙龈肿胀,边缘厚钝,甚至肥大增生,在作探诊检查时,牙龈易出血。

应用指数记分法可以比较准确而客观地判断牙龈炎症的程度,临床上可作为观察疗效和科学研究的指标。

1)牙龈指数(GI):按牙龈病变的程度分级,检查时仅将牙周探针放到牙龈边缘龈沟开口处,并沿龈缘轻轻滑动,牙龈组织只被轻微触及。共记为 4 级,0 为正常牙龈,1 为牙龈略有水肿,探针探之不出血,若探之出血则记为 2,若有自发出血倾向或溃疡形成则记为 3。

2)龈沟出血指数(SBI):将牙周探针轻探至龈缘以下约 1mm 处轻轻滑动,观察有无出血及出血程度。

3)探诊出血(BOP):探诊后有无出血,记为 BOP 阳性或阴性,这已被作为指示牙龈有无炎症的较客观指标。

(2)牙龈缘的位置:牙龈缘的位置受生理和病理改变的影响。在病理情况下,如牙龈的炎症、肿胀、增生等,使牙龈缘向冠方延伸,甚至可位于牙冠的中 1/3 或更多,此时如果结合上皮的位置不变,则没有附着丧失(AL);而在牙周炎的情况下,结合上皮移向根方,实际上已有附着丧失发生,但牙龈缘仍可位于牙冠上,这就需要进行牙周探诊来探明有无附着丧失。

(3)牙龈色泽的变化:除了局部炎症或全身因素可引起牙龈的充血发红或苍白色外,还有其他一些原因可使牙龈有色泽的改变。

1)吸烟:吸烟者牙龈或口腔黏膜上出现深灰或棕黑色的色素沉着,牙面上也会沉积棕褐色的斑渍。

2)重金属着色:某些重金属如铋和铅等,进入体内后可能被吸收或出现中毒,可在牙龈缘出现颜色改变。

3)牙龈黑色素沉着:有一些肤色较黑的人,其牙龈常出现黑色或褐色的沉着斑。还有某些系统病患者,如 Addison 病患者的口腔黏膜可出现蓝黑色或暗棕色斑块或斑点,也可出现于牙龈。

4)白色病损:一些出现白色病损的口腔黏膜病也可发生于牙龈组织,如白斑和扁平苔藓。

(4)牙龈的剥脱性病损:牙龈的剥脱性病损主要表现为牙龈乳头、龈缘和附着龈的上皮剥脱并出现炎症。

3.牙周探诊　牙周探诊是牙周炎诊断中最重要的检查方法,其主要目的是了解有无牙周袋或附着丧失,并探测其深度和附着水平。牙周袋是指龈缘至袋底的距离,附着水平是指釉牙骨质界至袋底的距离,可用普通牙周探针或电子探针进行探测。

牙周探针应沿着牙齿长轴在各个面进行探查,通常分别在牙的颊(唇)、舌面远中、中央、近中测量,每个牙要记录 6 个位点的探诊深度。

牙周探诊除了测量袋的深度外,还应观察探诊后是否出血,探测龈下牙石的量及分布,根分叉是否受累。同时还应检查龈缘的位置,即有无牙龈退缩或增生、肿胀等,因为这些因素可使牙周袋变浅,或者形成假性牙周袋,临床医生就应根据具体情况来判断牙周组织的破坏程度。

牙周附着水平能较客观地反映出牙周组织的破坏程度,即附着丧失的程度。在探测牙周袋深度后,当探针尖沿牙根面退出时,探查釉牙骨质界位置,测得釉牙骨质界到龈缘的距离,将袋深度减去该距离即为附着丧失的程度。若两数相减为零,或不能探到釉牙骨质界,说明无附着丧失;若牙龈退缩使龈缘位于釉牙骨质界的根方,则应将两个读数相加,得出附着丧失程度。

4.牙的松动度　正常情况下牙有轻微的生理松动度。患牙周炎时,由于牙槽骨吸收、咬合创伤、急性炎症及其他牙周支持结构的破坏而使牙的动度超过了生理性动度的范围,出现了病理性的牙松动。

(三)𬌗与咬合功能的检查

𬌗创伤就是因早接触、𬌗干扰等使牙承受的𬌗力过大或产生侧向力,而使牙周组织损伤,因为过大的𬌗力会超出牙周组织的适应能力,而侧向力可使牙周组织承受不均匀的压力或张力,两者均可使牙周组织发生病理性改变,并成为牙周炎的促进因素。因此对咬合的检查是牙周病诊断中的重要内容。

1.𬌗的检查　下颌在各种功能运动中,上下颌牙的接触现象称之为𬌗或咬合。牙周病患者的𬌗检查主要包括以下几种情况。

(1)正中𬌗:又称牙尖交错𬌗,正常情况下,在吞咽闭口时下颌处于正中位置,上下牙应为最密切广泛的接触。检查时观察下颌位置是否在正中位,上下颌牙是否达到最广泛且密切接触的𬌗关系。检查属于何种𬌗类型,上下前牙的中线是否一致,牙排列是否正常,有无拥挤或牙错位、扭转等错𬌗。覆𬌗及覆盖程度是否正常,有无深覆𬌗、深覆盖或反𬌗、对刃𬌗、锁𬌗等。

(2)检查𬌗磨耗程度是否均匀:如前牙磨耗明显,多为内倾型深覆𬌗;如后牙呈杯状磨耗,可能有紧咬牙;如前牙的切缘磨成尖锐不齐或后牙牙尖的功能斜面(如下牙颊尖的颊侧斜面)有光亮的磨损小平面,提示有磨牙症等。

(3)检查有无牙松动或移位、牙缺失或牙倾斜等。

2.颌位的检查　颌位即下颌的位置,是指下颌对上颌的关系。检查时让患者端坐,放松,两眼平视前方,不咀嚼、不吞咽、不说话,此时即是下颌的休息位置。然后下颌向上轻咬,至上下牙刚有接触即止,此时下颌的位置称肌位。再重咬则下颌到达牙尖交错位,简称牙位。若轻咬和重咬时上下牙接触无滑动,下颌无偏移,则表示牙位和肌位一致;若肌位时仅有少数牙甚至个别牙接触,而在患者继续重咬牙时下颌便顺着接触牙的斜面滑动而进入牙位,此种现象称为牙位和肌位不一致,表示牙尖交错位(ICP)不正常,可能有早接触存在。

3.早接触的检查　当下颌从休息位置到上下牙发生接触的肌位(肌接触位,MCP)时,如果只有少数牙甚至个别牙接触,而不是广泛的密切接触,这种个别牙的接触,称为早接触;检查咬合有无异常时,首先要检查有无早接触以及早接触的位置。

4.𬌗干扰的检查　在前伸咬合达到前牙切刃相对的过程中,后牙一般无接触,若后牙有𬌗接触,则称为𬌗干扰。检查时可用牙线或镊子夹玻璃纸条放在后牙区,若前伸时后牙能咬住牙线或玻璃纸,则说明后牙有𬌗干扰。

侧向𬌗时,工作侧牙接触,非工作侧牙一般无接触,若有𬌗接触,则为𬌗干扰。检查时按上述方法用牙线或玻璃纸放在非工作侧,当下颌侧向运动时,若非工作侧能咬住牙线或玻璃纸,说明非工作侧有𬌗干扰。

5.𬌗检查的方法和步骤

(1)视诊:𬌗、颌位、早接触或𬌗干扰等均可先用视诊初步确定。再用其他方法进一步确定准确位置。

(2)扣诊:用示指的指腹轻按于上颌牙的唇(颊)面近颈部,让患者做咬合动作,手指感到有较大的震动或动度的牙,可能有早接触存在。

(3)咬合纸法:擦干牙的𬌗面,将薄型的咬合纸放下牙𬌗面上,让患者做正中咬合,然后取出咬合纸检查,一般在𬌗面的蓝色印记比较均匀,若有浓密蓝点且范围较大,甚至将纸咬穿,该处牙面可呈中心白点而周围蓝点,即为早接触点。

(4)蜡片法:用厚度均匀的薄型蜡片,烤软后放在被检查牙的𬌗面,让患者作正中咬合,待蜡片冷却后取出,然后对光透照检查蜡片上的咬合印记。若有菲薄透亮甚至穿孔区,即为早接触点。

(5)牙线:牙线主要用于检查有无𬌗干扰的存在,按上述检查法确定有𬌗干扰的牙位后,进一步用其他方法确定该牙上的𬌗干扰部位。

(6)研究模型:对复杂而一次不易查清的创伤性𬌗,可制备研究模型,将𬌗关系转移到𬌗架上做进一步的检查分析。

(7)𬌗力计:是测定咬合时最大𬌗力的仪器。

上述各种检查方法可根据需要综合应用,并根据各自的结果进行综合判断。

6.食物嵌塞的检查　在咀嚼食物过程中,由于咬合压力使食物碎块或纤维嵌入相邻两牙的牙间隙内,称为食物嵌塞。水平型食物嵌塞多因牙龈乳头退缩,龈外展隙中有团块状食物残渣,或可有龈缘充血。垂直型食物嵌塞时,患者能指出牙位。

（1）首先检查𬌗面及边缘嵴有无磨损，邻面接触区是否增宽，颊舌外展隙是否变窄，对𬌗牙齿有无充填式牙尖或尖锐边缘嵴，有无牙松动、移位、缺牙或排列不齐等情况，并用探针检查嵌塞部位有无纤维性食物残渣，牙齿有无邻面龋。

（2）牙线检查：取一段牙线放在𬌗面加压通过接触区压向龈缘，若牙线能无阻挡地通过邻面接触区，表示接触区不紧密；若通过有一定阻力，则表示接触区紧密。牙线还可查明邻面接触区的位置和大小。根据检查结果，可作适当处理。

（四）X 线片检查

X 线片对牙周炎的诊断和疗效评价有重要意义。观察牙周病损以平行投照的根尖片为主，或者拍摄曲面断层片。

1.正常牙周组织的 X 线像

（1）牙槽骨：在牙根周围的固有牙槽骨表现为连续阻射的白线状致密影，称为硬骨板。松质骨的骨髓腔呈透射，骨小梁呈阻射、互相交织成网状。正常情况下，牙槽嵴顶到釉牙骨质界的距离约 1～1.5mm，不超过 2mm，这是确定有无骨吸收的重要参照标志。

（2）牙周膜：牙周膜在 X 线片上占据一定的空隙称为牙周膜间隙，为宽 0.18～0.25mm 的连续而均匀的线状黑色透射带，其宽度的变化对牙周病的诊断有重要意义。

2.牙周炎时的 X 线像　患牙周炎时，由于牙槽骨的破坏，硬骨板常不完整或消失，而牙周膜间隙也相应显示增宽或明显增宽。

在 X 线片上主要显示牙齿近远中的骨质情况，而颊舌侧牙槽骨因与牙齿重叠而显示不清晰。在标准根尖片上，当牙槽嵴顶到釉牙骨质界的距离超过 2mm 时，则可认为有牙槽骨吸收。

在 X 线片上牙槽骨吸收的类型表现为水平型吸收或垂直型吸收。

水平型吸收：牙槽骨高度呈水平状降低，骨吸收面呈水平状或杯状凹陷。前牙因牙槽嵴窄，多呈水平型吸收。

垂直型吸收：X 线片显示骨的吸收面与牙根间有一锐角形成，也称角形吸收，多发生于牙槽间隔较宽的后牙。

骨吸收的程度一般按吸收区占牙根长度的比例来描述，通常分为 3 度。

Ⅰ度：牙槽骨吸收在根长 1/3 以内。

Ⅱ度：牙槽骨吸收超过根长 1/3，但在根长 2/3 以内。

Ⅲ度：牙槽骨吸收占根长 2/3 以上。

X 线片观察结果必须结合临床检查，综合分析判断，方能作出准确的诊断。

（五）牙周炎的辅助检查方法

牙周炎的常规检查方法，是牙周炎诊断的基础，随着相关学科的迅速发展，牙周病的一些新的辅助诊断方法对于揭示疾病的本质、优化治疗计划、评价疗效和在维护期的监测具有重要意义，医生可以根据科学研究的需要和自己的工作条件酌情选用。

1.微生物学检查。

2.压力敏感探针。

3.X线片数字减影技术。

4.牙动度仪。

5.𬌗力计。

6.龈沟液检查。

7.基因检测。

牙周炎因涉及多个牙,且检查指标又多,可设计按牙位记录探诊深度、附着丧失、出血情况、根分叉病变、牙动度等数据的牙周炎专用表或图。

三、口腔黏膜病的检查

（一）收集病史

口腔黏膜病的病史收集要更加详尽,因为口腔黏膜病病因复杂,种类众多,有些与全身疾病或皮肤病有紧密的联系。

1.现病史 主要的发病情况及发生发展过程,包括：①主诉症状的特征、程度、性质,发病的时间及病情的演变,发病有无诱因,是突然发生还是逐渐发生,病情的变化,病变的部位及伴随症状。②治疗的方法和使用的药物,治疗后的疗效等。③与现病史有直接关系的病史。

2.既往史 身体健康状况。①有无系统性疾病。②有无疾病治疗史、手术史。③有无过敏性疾病与药物过敏史。

3.个人史 生活习惯与嗜好,如吸烟、饮酒、嚼槟榔等,以及职业和个性方面的特点。

4.家族史 父母、子女及有血缘关系亲属的健康状况和特殊疾病。

（二）体格检查

1.口腔检查

(1)口腔黏膜的检查主要是视诊及触诊。视诊可观察口腔黏膜色、形、质的情况,应利用自然光线,但要避免日光直接照射,不用有色灯光。用手指触诊病变基底情况,黏膜下的肿块、结节损害。

(2)检查病变的要求：①病变是哪种病损,如溃疡、糜烂、疱疹、斑块等。②病损的特征、程度、性质,如为溃疡要注意溃疡的深度,外形是否规则,边缘是否整齐,有无倒凹,基底有无浸润,组织有无坏死,有无组织增生,表面渗出物情况等,这有助于初步鉴别是良性还是恶性溃疡,是一般炎症还是特殊炎症。如为疱疹要注意其分布情况,有无成簇性,疱壁松弛或紧张感等。③有无病损愈合后的瘢痕,以及色素沉着、色素脱失等。④对黏膜下方的结节、肿块或其他增殖性病变,应检查其与骨组织的关系,以及硬度、活动度及触痛感等。⑤病损是否易出血,唾液量有无变化,口腔有无臭味。⑥病损相应部位淋巴结有否压痛、增大。

(3)检查口腔内有无对黏膜的不良刺激因素,如残根、残冠,过度磨耗牙齿的尖锐边缘或牙尖。另外,充填物的悬突、不良修复体的牙托、卡环,均可刺激黏膜。

（4）检查口腔内有无病灶，如牙髓炎、根尖周炎、牙龈炎、牙周炎及三叉神经痛，除对黏膜病的发生和愈合有一定影响外，对鉴别诊断亦很重要。

2.皮肤检查　某些黏膜-皮肤病同时伴有皮肤病损，所以在体检时也要注意皮肤有无病损。特别是口周、面部、四肢手足及躯干的胸、背部皮肤。例如检查皮肤有无疱疹、丘疹、结节、斑块、色素沉着、色素脱失等，以及病损的范围、分布情况等。

3.其他　有些口腔黏膜病也可能伴发其他腔孔黏膜（如外阴、鼻腔）的病损。必要时应做眼、耳、鼻、喉、皮肤、外阴部的检查，或请相关专科会诊。

4.体检时的注意点　①体检时要认真负责，仔细观察病损情况。②检查要全面，注意观察病人的全身情况，如发育、营养情况及精神状态，皮肤、外阴及其他部位的病损等。

（三）辅助检查

1.活体组织检查　活体组织检查是诊断口腔黏膜病的重要手段之一。活检的目的一是确定诊断，二是排除恶变，三是判断预后。临床不能确定诊断时，可以根据组织学的表现再结合临床表现综合分析可得出确切的诊断。根据组织象可以提出符合某种疾病或否定某种疾病的意见，以协助临床诊断和治疗。

（1）活检适应证：

1）有高度病理诊断价值的病种，如黏膜上不明原因肿块、慢性肉芽肿性疾病或其他组织增生性疾病。

2）有重要病理诊断价值的疾病，如一些大疱性疾病、结缔组织疾病。

3）癌前病变出现癌变的迹象，如溃疡表面有颗粒样增生或基底有硬结浸润；白斑表面形成溃疡或出现颗粒样增生；扁平苔藓糜烂长期不愈合或表面不平整；原因不明的溃疡、红斑等病损，经抗感染抗炎治疗后2周以上仍不愈。

4）作为某些特殊性疾病的辅助诊断，如干燥综合征的唇腺活检等。

5）疑难病例根据病史、临床表现及化验检查均不能作出诊断时。

6）将临床表现相似的疾病进行鉴别诊断。

（2）下列情况可以不进行活检：

1）一般急性感染性口炎。

2）根据临床表现及病史能确诊的疾病。

（3）活检取材注意事项：

1）活检取材前要先仔细询问病史，检查患者出、凝血时间及血小板有无异常。病变有感染和炎症时要基本控制后才能进行活检。

2）用快刀进行手术，以免组织残缺不全。用镊子轻夹起组织，然后从基底切掉，千万不能挤压标本以免妨碍病理诊断，然后缝合。如在牙龈上取标本则不必缝合，可于创面上保护剂。

3）切取部位为典型的病损。取损害与正常黏膜交界处，切取时作梭形切口，组织块一般为0.6cm×0.2cm左右。标本应包括黏膜上皮、固有层及黏膜下层，以便于诊断。

4）如为小块可疑癌肿，应全部切除，且切除范围要从病变边缘处扩大0.4cm左右。

2.微生物检查

(1)细菌检查:口腔黏膜常见的细菌感染为革兰阳性及阴性球菌,梭形杆菌及奋森螺旋体。可于病损处涂片用革兰染色或作培养证实。特殊染色如结核杆菌,可涂片用抗酸染色找结核菌,必要时作培养或送血培养证实。

(2)真菌检查:真菌感染的口腔黏膜病或合并感染的病例逐渐增多,必要时应做真菌检查。可于局部病损部位或义齿的组织面取材涂片,滴加10%氢氧化钾显清晰后,在微火焰上固定,可在光镜下见到菌丝及孢子。用过碘酸雪夫染色或革兰染色检查白色念珠菌丝及孢子,将病变组织或病人唾液进行培养亦可得到证实。

3.脱落细胞学检查　脱落细胞学检查是一种简便易行的诊断方法。可用于以下情况:

(1)天疱疮:在局部消毒、表面麻醉下,将早期新鲜的大疱,剪去疱顶,刮取疱底组织,涂于玻片上,干燥后用吉姆萨或苏木精-伊红染色,镜下可见典型的棘层松解的解体,该细胞大而圆,染色深,疱浆较少,又名天疱疮细胞,即可诊断天疱疮,这类细胞量的多少与病情轻重有关。

(2)疱疹性口炎:于病变底部刮取脱落的上皮细胞作涂片,用瑞式或吉姆萨染色检查可见多核的巨细胞和核内嗜酸性病毒包涵体。

(3)早期癌变病变:对一切临床可疑癌变的病变可于病变底部刮取脱落细胞,可能见到癌变细胞,可作为初步的辅助诊断。

4.免疫学检查　免疫功能的变化与口腔黏膜病发病有着密切的关系,目前国内外对口腔黏膜病的免疫学研究进行亦较多,但大部分处于研究探索阶段。除了免疫荧光检查对诊断疱性疾病、红斑狼疮较成熟外,其他疾病病人的免疫功能变化还只能作为参考,尚没有明确的诊断指标。

对天疱疮病人做直接免疫荧光检查,可在上皮细胞间质内发现荧光抗体,而类天疱疮则在上皮基底膜处有荧光抗体。对部分盘状红斑狼疮病人,在上皮和结缔组织交界处有荧光抗体存在。

5.周围血检查　在口腔黏膜病的诊断和治疗用药时往往需要了解患者血液情况。

(1)查白细胞总数及其分类情况:目的是了解感染情况,如感染性口炎或其他口腔黏膜病有继发感染时,或用对血白细胞有影响的药物(如氯喹)前及用药期间需要检查白细胞。怀疑过敏性疾病时,查白细胞分类及嗜酸性粒细胞直接计数。

(2)查红细胞、血红蛋白及血清铁、维生素B_{12}、叶酸:必要时在舌痛、舌乳头萎缩、口腔白色念珠菌感染等疾病时检查,以排除贫血及微量元素缺乏。

(3)查血沉:白塞病活动期,其他口腔炎症或怀疑恶性病变时有助于诊断。

(4)怀疑出血性疾病或其他血液病时,应做血常规、分类及出凝血时间、血小板等检查,必要时作全面的血常规检查。

总之,要仔细检查,综合资料,实验室检查和病理学检查结果应紧密结合临床症状及体征进行分析、诊断,对罕见、疑难疾病还需进一步动态观察,以便验证和修正诊断。

(迟晓辉)

第三节　口腔病历书写和临床牙位记录法

一、病历书写

病历是诊断和治疗过程的记录,又是科学研究、分析和发现疾病规律的资料,同时也是法律依据,必须认真记录。口腔内科疾病主要在门诊诊治,一般只记录门诊病历,口腔科病历记录与一般病历记录方式基本相同,但又有其自身特点。这里主要阐述门诊病历的书写规范。

(一)重要性

真实、准确的病历记录能够指导临床医生达到正确的诊断和治疗。病历记录有以下作用:

1.用于诊断、治疗和预后的记录,反映患者患病及治疗过程。

2.用以在牙医、其他保健业者、健康顾问及以后的治疗医生之间交流情况。

3.作为正式的事物记录,可用于评价治疗的必要性与合理性,具有法律意义。

4.可作为科学研究和教学工作的资料。

医生必须以严肃认真的态度对待病历的记录工作,使其具有科学性和准确性。

(二)一般要求

病历记录是医生可在法庭上展示的能够证实其准确性诊断与合理治疗的最基本证据,它必须是完整、准确、合法的,且以时间先后顺序加以记载,包括治疗前患者的一般情况、检查中所发现的每一指征、治疗的每一步骤。即使是偶然的治疗或建议都应一一列出,所开处方中药品使用的注意事项也应详细记载。一旦按时间的先后记录后,除了进行必要的补充外,不允许改变病历;对于确实需要修改的内容,应用双横线划去而不是涂抹或擦掉错误的信息。

(三)病历的内容

病历记录应该包括以下几方面的内容:

1.就诊日期。

2.患者的一般资料。

3.主诉。

4.病史。

5.临床检查结果和辅助检查结果。

6.诊断和鉴别诊断。

7.建议(治疗计划)。

8.处理(治疗过程记录)。

9.其他。

(四)病历书写规范

初诊病历的书写:

1.一般资料　在门诊病历封面或首页上准确填写患者的姓名、性别、年龄、民族、婚姻状况、文化程度、职业、出生地、住址、邮政编码及电话号码等项目,这些和疾病诊断、治疗有着密切的关系,也便于疗效观察和对疾病的复查,同时也具有法律上的意义,应认真如实地记录。

2.就诊日期　常作为重要的法律凭证,要实事求是地填写。

3.主诉　记录时用病人的语言简明扼要地描述就诊的主要痛苦(原因)及部位和持续的时间,一般少于 20 个字。主诉多于一项时,按主次和发生时间分别列出。

4.病史

(1)现病史:针对主诉,按时间顺序简明扼要地记录本次患病病史,发病的时间及病情的演变,疾病的发生发展、治疗过程、目前状况及有临床意义的阳性结果。

(2)既往史:既往治疗经过,有无药物过敏史及其他过敏性疾病,有无急性或慢性传染病史。

(3)家族史:患者疾病如有家族性或遗传性的要记录。

5.记录检查　临床检查记录:初诊病历,要求做全口检查,记录扼要、全面、主次清晰,一般记录顺序是先整体后局部,全面而有重点地将检查结果记录在病历上。

辅助检查记录:列出所需要的辅助检查的项目,如:X 线片检查、血常规、血糖等,并将检查结果记录下来。

6.诊断和鉴别诊断　主诉牙(主诉病)诊断依据充足,诊断名词使用正确。若主诉牙不止一种疾病,应把主诉病写在前面,非主诉病写在后面。

根据检查所得的资料,经过综合分析和判断,对疾病作出合乎客观实际的结论。按疾病的主次列出,写出疾病的全称,并使用统一规范病名。对暂时不能确诊者可写出初步印象,待明确诊断后再补充或更正。如请其他科会诊的,应将会诊目的及会诊医师意见记入病历。

7.建议(治疗计划)　医生根据病人的检查情况、诊断提出相应的治疗计划

(1)主诉症状:根据检查诊断提出恰当的治疗方法,应首先治疗。

(2)非主诉症状:全面检查后按病史及检查情况依病情轻、重、缓、急提出治疗步骤,治疗中及时调整计划,做到每次治疗目的明确。

(3)对非主诉症状所涉及的疾病做出原则性治疗设计,并向患者说明,建议到相关科室(或相应专业)做治疗。

(4)治疗计划并非是永不更改的,随着病情的发展和变化,应及时调整,更改补充。

8.处理(治疗过程)　记录患者在治疗过程中,每次就诊时所做的具体工作以及治疗效果、患者的反应、下次预计进行的工作。以牙体牙髓病为例:

(1)必须写明牙位,龋洞部位,主诉牙处理中关键步骤及所见,如龋洞的深浅、腐质情况、穿髓孔敏感程度、出血量及血色等。

(2)牙髓病应记录开髓状况,拔髓时的牙髓情况。

（3）根管治疗时须记录根管数目，根管情况（是否弯曲、钙化，以前是否做过根管治疗），封药情况，根充材料，以及根管充填后 X 线片结果的描述。

（4）处理过程中所出现的各种特殊情况，如晕厥、心脏病发作等。如遇复杂疾病试治疗患牙，还应记录疾病预后及可能出现的问题，并征求患者的意见。

9.其他　病人拒绝治疗，不按时就诊及失约以及病人在治疗过程中遇到的特殊情况，都应记录下来，作为分析治疗效果及预后的依据。有些特殊病历需要进行追踪观察的，为防止病历流失，需要在病历上写明追踪计划，便于医生及患者掌握情况。应将处方的内容、治疗以后的注意事项告之患者，并记录下来。病历书写完毕医师签全名，实习医师应请指导教师在其前面签名，字迹必须清楚。

复诊病历的书写：

重点记录前次就诊后诊疗效果及病变演变情况。检查可有所侧重，重点检查上次阳性发现，并注意发现新情况，补充必要的检查。预约复诊时应记录下次治疗的时间。

二、牙的分类和记录

（一）牙的分类

1.按牙齿萌出时间顺序　人的一生有两副牙,按萌出时间顺序分为乳牙和恒牙。先萌出的为乳牙，一共 20 颗，从出生后 6 个月左右开始萌出，2 岁出齐，6 岁左右开始脱落，所以又称"暂牙"。恒牙一般 6 岁开始萌出，13 岁左右长出 28 颗牙，20 岁左右萌出第 3 磨牙，俗称"智齿"，也有人先天缺失或萌出障碍。

2.按牙齿形态和功能　按照牙齿的形态和功能分为切牙、尖牙（犬牙、虎牙）、双尖牙（前磨牙）、磨牙。以恒牙为例：

（1）切牙：计 8 颗，单根牙，牙根粗大，牙冠形似利斧，行使切割食物的功能，所以称之为切牙。切牙又分为中切牙和侧切牙。

（2）尖牙：计 4 颗，单根牙，牙根长而粗大，牙冠呈尖锥状，用于撕裂食物，所以又称犬牙、虎牙。

（3）双尖牙：计 8 颗，双根或单根牙，牙冠呈双尖状，行使研磨食物的功能，所以又称前磨牙。

（4）磨牙：8～12 颗，多根牙，牙冠呈桑葚状，行使研磨食物的功能，所以称之为磨牙。

3.按牙齿所在位置　按牙齿所在位置可将牙齿简单分为前牙和后牙。

（二）牙位记录法

为了便于病历记录和资料总结，病历上对牙位的记录应采用统一的符号。常用的牙位记录法有以下 3 种。

1.Palmer-Zsigmondy 记录法

（1）恒牙：将全口牙按象限分成 4 组，用两个相互垂直的直线表示象限的位置，象限内的牙用阿拉伯数字 1 到 8 表示,1 代表中切牙,2 为侧切牙,3 为单尖牙,4,5 分别为第 1,2 双尖牙,6 为第 1 恒磨牙,7 为第 2 恒磨牙,8 代表第 3 磨牙,全部恒牙的牙式如下:

$$右\ \frac{8\,7\,6\,5\,4\,3\,2\,1\ \ |\ \ 1\,2\,3\,4\,5\,6\,7\,8}{8\,7\,6\,5\,4\,3\,2\,1\ \ |\ \ 1\,2\,3\,4\,5\,6\,7\,8}\ 左$$

例如:上颌右侧第 3 恒磨牙,应记为 8⌋,而下颌左侧中切牙,应记为 ⌊1 。

(2)乳牙:乳牙用罗马数字 Ⅰ 到 Ⅴ 或英文字母 A 到 E 来标记,Ⅰ 或 A 代表乳中切牙,Ⅱ 或 B 代表乳侧切牙,Ⅲ 或 C 代表乳尖牙,Ⅳ 或 D 代表第 1 乳磨牙,Ⅴ 或 E 代表第 2 乳磨牙,全部乳牙的牙式如下:

$$右\ \frac{Ⅴ\ Ⅳ\ Ⅲ\ Ⅱ\ Ⅰ\ \ |\ \ Ⅰ\ Ⅱ\ Ⅲ\ Ⅳ\ Ⅴ}{Ⅴ\ Ⅳ\ Ⅲ\ Ⅱ\ Ⅰ\ \ |\ \ Ⅰ\ Ⅱ\ Ⅲ\ Ⅳ\ Ⅴ}\ 左$$

或

$$右\ \frac{E\ D\ C\ B\ A\ \ |\ \ A\ B\ C\ D\ E}{E\ D\ C\ B\ A\ \ |\ \ A\ B\ C\ D\ E}\ 左$$

例如:上颌右侧第 2 乳磨牙,应记为 Ⅴ⌋ 或 E⌋;而下颌左侧乳侧切牙,应记 ⌊Ⅱ 或 ⌊B 。

该方法一目了然,如"镜子"一般,缺点是一个"＋"符。

随着计算机在口腔领域的普及和国际间学术交流的增多,传统的牙位记录方式已不能适应计算机语言的识别和表达。

2.国际牙科联合会公式记录法　国际牙科联合会(FDI)记录法创始于 1970 年,它将记录法和表示不同象限的数字结合起来,是目前世界卫生组织推荐使用的牙位记录新方法。该法获 ISO 认可(I903950),也得到世界卫生组织(WHO)批准。根据这种方法,每个牙齿都用两位数字来表示,第一位数字代表象限,第二位数字代表牙齿的名称。恒牙的象限编号为 1~4,从右上限象限为 1 开始,顺时针依次分别为 2、3、4 象限。而乳牙的象限编号为 5~8,从右上象限为 5 开始,顺时针依次分别为 6、7、8 象限。恒牙的牙齿编号为 1~8,而乳牙为 1~5,由中线向后为序。

全部恒牙的牙式如下:

(右上)	18 17 16 15 14 13 12 11	21 22 23 24 25 26 27 28	(左上)
(右下)	48 47 46 45 44 43 42 41	31 32 33 34 35 36 37 38	(左下)

例如:上颌左侧第 1 恒磨牙,应记为 26,而下颌右侧中切牙应记为 41。

全部乳牙的牙式如下:

(右上)	55 54 53 52 51	61 62 63 64 65	(左上)
(右下)	85 84 83 82 81	71 72 73 74 75	(左下)

例如:上颌左侧第 1 乳磨牙,应记为 64,而下颌右侧乳侧切牙,应记为 82。

检查者在指明牙位时,应先读出代表象限的数字,然后读代表牙位的数字,例如:右上颌侧切牙应读"1、2",而不读 12;左下第 3 磨牙应读"3、8",而不读 38。

这种两位数字记录方法简单易学,适于计算机使用,已为多个世界性组织所接受,并得到许多国家牙医协会和大多数牙科杂志的认可,广泛使用。

3.通用编号系统记录法　　通用编号系统是由美国牙科协会(ADA)提出并在美国广泛使用的一种牙位记录法,恒牙列从 1 到 32 进行编号,右上第 3 磨牙编号为 1,依次由右向左,到左上第 3 磨牙定为 16,再向下到左下第 3 磨牙定为 17,然后依次由左向右,到右下第 3 磨牙定为 32。

全部恒牙的牙式如下:

(右上)	1 2 3 4 5 6 7 8	9 10 11 12 13 14 15 16	(左上)
(右下)	32 31 30 29 28 27 26 25	24 23 22 21 20 19 18 17	(左下)

例如:右上第 1 前磨牙的记录是 5,左下第 1 前磨牙的记录是 21。

乳牙列用大写字母 A 到 T 进行编号,与恒牙列编号规则相同。

全部乳牙的牙式如下:

(右上)	A B C D E	F G H I J	(左上)
(右下)	T S R Q P	O N M L K	(左下)

例如:左上第 1 乳磨牙记录为 I;右下乳中切牙记录为 P。

(王海英)

第四节　口腔科临床常用药物

口腔科常用药物的专科性较强,大多具有良好的渗透性或挥发性,对牙髓及周围组织刺激性小,不会使牙冠变色。但由于药物用量小,某些药物易挥发或氧化,一般要求少量新鲜配制,避光保存,粉液分装等,以保证药物的治疗作用。

一、牙体病用药

1.2% 氟化钠溶液

成分:氟化钠　　　　　　2.0g;
　　　蒸馏水　　　　　　加至 100ml。

制法:将氟化钠加蒸馏水溶解。

作用:氟化钠可抑制口腔内乳酸杆菌的生长,抑制产酸及牙齿脱钙。

用途:防龋、脱敏。

用法:隔湿并擦干牙面,用小棉球蘸药涂擦牙面 2～3 分钟,每周 1 次,4 次为 1 疗程。

2.75% 氟化钠甘油

成分:氟化钠　　　　　　75g;
　　　甘油　　　　　　　25g。

制法:将氟化钠放入干燥的研钵中,研细,逐渐加入甘油,随加随磨,使之成为白色均匀的糊剂。

作用：氟化钠可抑制口腔内乳酸杆菌的生长，抑制产酸及牙齿脱钙。

用途：防龋、脱敏。

用法：清洁病牙，隔湿，取本品少量置于过敏区，用橡皮轮或木制器械用力涂擦，反复多次。

注意事项：①氟化钠为剧毒药，谨防吞下，涂药后即以清水漱口；②放置久后，甘油上浮，用时应搅匀；③氟化钠能缓慢腐蚀玻璃，应放在塑料瓶中。

3.樟脑酚液

成分：樟脑　　　　　　　6.0g；

　　　苯酚　　　　　　　3.0g；

　　　95％乙醇溶液　　　1.0ml。

制法：将樟脑放入量杯，加入酒精，即可凝固成白色块状，再入微温熔融的酚液，混合均匀。

作用：樟脑有较好的镇痛作用和较弱的防腐作用，可加强酚的渗透性。

用途：消毒窝洞及根管，亦可放于开髓孔处镇痛。

用法：局部涂用或以棉球、棉捻、纸尖封入髓腔或根管内。

4.丁香油酚

成分：丁香油的有效成分为丁香油酚。在丁香油中约85％为丁香油酚。

作用：消毒、防腐、镇痛。

用途：牙髓炎镇痛，硝酸银还原。

用法：于穿髓孔处放丁香油棉球，或与氧化锌调成糊剂应用于牙髓充血的安抚治疗，深龋垫底、窝洞暂封。

5.氨硝酸银溶液

成分：硝酸银　　　　　17.6g；

　　　28％氨水　　　　17ml；

　　　蒸馏水　　　　　61ml。

制法：将硝酸银置于干燥的烧杯中，加入蒸馏水溶解，必要时可加热，但温度不宜过高，然后冷却至室温，徐徐滴入氨水，生成棕褐色沉淀，继续加入氨水，至沉淀基本溶解，仅存微黑色痕迹沉淀为止，过滤，直有色瓶中备用。

作用：低浓度(1：10000)硝酸银可使组织收敛，抑制细菌生长。高浓度(1：1000)硝酸可杀死多种细菌，对组织有腐蚀作用。本品应用于龋坏区，可延缓龋病的进展。

用途：防龋、窝洞消毒、牙体脱敏。

用法：防湿，擦干患牙，涂氨硝酸银溶液，以热气吹干后，再用丁香油还原，至呈黑色为止。

注意事项：①含氨硝酸银溶液中的银可被光和许多还原剂所沉淀，储存时应避光、密闭、置于阴凉处；②硝酸银的刺激性较大，使用不当会伤害牙龈，故深龋洞不宜用本品；③硝酸银消毒龋洞会使牙变黑，所以通常只限于后牙或乳牙；④含氨硝酸银对软组织的灼伤虽比硝酸银小，但在使用时仍应避免与口腔组织接触；⑤如无含氨硝酸银，可用10％硝酸银代替。

6.氢氧化钙糊剂

成分:粉剂　氢氧化钙　　　　5g;

　　　　　　次硝酸铋　　　　0.5g;

　　　液体　蒸馏水　　　　　4ml。

制法:粉剂与蒸馏水分装,临用时调匀。

作用:氢氧化钙为强碱性物质(pH9～12),能抑制细菌生长,中和炎性的酸性产物,减少对牙髓的刺激,可使初步软化脱钙的牙本质重新钙化,促使继发性牙本质的形成。

用途:保护牙髓或盖髓。

用法:临用时取适量粉剂,置于穿髓孔面上,外封丁氧膏。

7.氧化锌丁香油糊剂

成分:粉剂　氧化锌　　　　　150g;

　　　　　　松香粉　　　　　30g;

　　　　　　无水硫酸锌　　　10g;

　　　　　　麝香草粉　　　　2.0g;

　　　液剂　丁香油　　　　　85ml;

　　　　　　橄榄油　　　　　15ml。

制法:粉剂与液剂分装。

作用:氧化锌具有缓和的消毒和收敛作用,无水硫酸锌可使糊剂变硬速度加快,松香可增加黏性和抗压力强度。本品具有轻度镇痛及防腐作用。

用途:①深龋治疗时垫底,也可作窝洞的暂封材料;②牙髓充血、意外露髓时作为安抚与盖髓用;③可与牙胶尖一起用于根管充填。

用法:取适量粉末,与液体调匀成糊剂。用于安抚、盖髓或充填根管时,宜稍稀些;用于暂封时,宜稍干。

8.甲醛甲酚液(简称 FC)

成分:三甲酚(三煤酚)　　　10ml;

　　　甲醛液(福尔马林)　　10ml;

　　　无水乙醇　　　　　　5ml。

制法:先将甲醛液摇匀,加入三甲酚搅拌均匀,再加入无水乙醇,搅拌均匀即成。

作用:用小棉球、棉捻或纸尖蘸药封于髓腔或根管中。

注意事项:①切勿让药液流出根尖孔,以免引起化学性尖周炎;②不宜连续多次使用;不宜放入开放的龋洞中,以免刺激口腔黏膜;③本品久置后分层,可加适量酒精或甘油摇匀;④储存应避光、密封,在阴凉处保存。

9.3%过氧化氢溶液

作用:有杀菌、除臭、除污作用,能产生气泡,可将创面及根管中的坏死组织排出。

用途:冲洗根管,牙周炎及冠周炎的冲洗。

注意事项:①冲洗时压力不宜过大,避免气泡进入根尖孔外的组织而引起剧痛;②避免使用过程中产气过快而引起深脓腔中的感染扩大。

10.三氧化二砷糊剂(乳牙用)

成分:三氧化二砷　　　　　0.25g;

　　　普鲁卡因　　　　　　0.25g;

　　　丁香油　　　　　　　0.5g;

　　　酚　　　　　　　　　0.2g。

制法:将上述各药充分混合后备用。

作用:本品为细胞原生质毒剂,能使牙髓中的血管、神经组织破坏、坏死。

用途:乳牙牙髓失活。

用法:临用时取米粒大小药物封入乳牙牙髓洞内,24小时取出。

注意事项:①本品易引起牙齿变色,故不宜用于前牙;②封药要严密,以防药物溢出,造成牙周组织坏死;③嘱患者按时复诊。

11.三氧化二砷糊剂(恒牙用)

成分:三氧化二砷　　　　　0.8g;

　　　三(多)聚甲醛　　　　1.2g;

　　　可卡因　　　　　　　1.0g;

　　　石棉　　　　　　　　0.8g;

　　　丁香油　　　　　　　适量。

制法:将上述各药充分混合后备用。

作用:本品为细胞原生质毒剂,能使牙髓中的血管、神经组织破坏、坏死。

用途:乳牙牙髓失活。

用法:取半粒米大小药物封入恒牙龋洞内,48小时取出。

12.干髓糊剂(乳牙用)

成分:普鲁卡因　　　　　　1g;

　　　麝香草粉　　　　　　1g;

　　　碘仿　　　　　　　　1g;

　　　酚　　　　　　　　　1g;

　　　氧化锌　　　　　　　7g;

　　　凡士林　　　　　　　3g。

作用:甲醛可使牙髓坏死、无菌干髓化;酚可减轻甲醛的激惹作用。

用途:乳牙牙髓干髓用。

用法:将适量干髓糊剂置于根部牙髓表面。

13.干髓糊剂(恒牙用)

成分:粉剂　　三(多)聚甲醛　2g;

　　　　　　　硫酸锌　　　　0.5g;

　　　　　　　麝香草粉　　　0.3g;

　　　氧化锌　　　　　　　　　7g;

　　　石棉　　　　　　　　　　0.2g;

　　　液剂　　三甲酚　　　　　3ml;

　　　　　　　煤酚皂溶液　　　6ml;

　　　　　　　甘油　　　　　　1ml。

　　作用:甲醛可使牙髓坏死、无菌干髓化;酚可减轻甲醛的激惹作用。

　　用途:恒牙牙髓干髓用。

　　用法:将适量粉剂与液剂混合成糊剂,置于根部牙髓表面。

　　14.碘仿糊剂

　　成分:粉剂　　碘仿　　　　20g;

　　　　　　　　　氧化锌　　　60g;

　　　　　液剂　　丁香油　　　100ml。

　　制法:将粉剂混匀,与液体分装于瓶中备用。

　　作用:碘仿分解产生游离碘有杀菌作用,碘仿能吸收创面渗出液,使创面干燥,有利肉芽组织生长,促进创口愈合。

　　用途:根尖区有渗出液,叩痛久不消失者,可将本品封入根管中10~40天。三氧化二砷引起的化学性坏死,亦可用本品解毒。

　　用法:取适量粉剂与液剂调成糊剂,填入根管。

　　15.根管塑化液

　　成分:第一液　甲醛　　　　60ml;

　　　　　　　　　甲苯酚　　　12ml;

　　　　　　　　　95%酒精　　6ml;

　　　　　第二液　甲苯二酚　　45g;

　　　　　　　　　蒸馏水　　　55ml;

　　　　　第三液　氢氧化钠　　1g;

　　　　　　　　　蒸馏水　　　1~2ml。

　　用途:塑化根管。

　　用法:取第一液、第二液各0.5ml加入第三液0.12ml,置入弯头注射器中或塑料制小盖中,摇匀或搅拌至发热,呈棕红色时即可注入根管,上述操作过程以10~15ml为宜。

　　16.碘酚液

　　成分:碘　　　　20g;

　　　　　液态酚　　60ml;

　　　　　甘油　　　20ml。

　　制法:碘、甘油、液态酚液于牙体过敏处涂擦,并用烧热的金属器械置于棉球上烫之,注意保护牙龈。用光滑髓针卷以棉絮蘸碘酚溶液,置于牙周袋内烧灼内壁。

17.脱敏糊剂

成分:多聚甲醛	0.4g;
氟化钠	0.4g;
碳酸钙	47.9g;
薄荷油	0.75ml;
香精	0.75ml;
甘油	18ml;
水玻璃	0.4ml;
碳酸氢钙	1g;
十二烷基硫酸钠	2.5g;
羧甲基纤维素钠	2.5g;
糖精	0.2g;
蒸馏水	27ml.

制法:将多聚甲醛、氟化钠、碳酸钙、十二烷基硫酸钠、羧甲基纤维素钠研细,混合均匀,再加入薄荷油、糖精、香精、甘油、蒸馏水,搅拌成糊状。

作用:牙体脱敏。

用途:牙体脱敏,防龋洁齿。

用法:用牙刷蘸以刷牙,每日 2 次。

二、牙龈病、牙周病及黏膜病常用药

1.碘甘油

成分:碘化钾	12.5g;
碘	12.5g;
甘油	25ml;
蒸馏水	50ml.

制法:将碘化钾先溶于 25ml 蒸馏水中,搅拌均匀后倒入研钵中,分 2 次加入碘,每次均应研磨溶解完全,逐渐加入甘油,搅拌使其混匀,最后加余下的蒸馏水,搅匀成棕红色液体。

作用:有消炎、收敛作用。

用途:治疗龈炎、牙周炎、冠周炎等。

用法:冲洗牙周袋,擦干,用探针蘸药液送入牙周袋内,然后用棉球擦去多余药液。

2.牙周塞治剂

成分:粉剂	氧化锌	47g;
	精制松香	50g;
	鞣酸	1g;
	氯己定粉	2g;

液体　　丁香油　　　　　适量；

加备精制酸性石棉　　　适量。

制法：在无菌操作下，将松香研细，加入氧化锌、鞣酸、氯己定粉充分研匀，过筛。

作用：能保护创面，有收敛、消毒和止血作用。

用法：临用前取适量粉剂与液体调成较干稠的糊剂，搓成条状，敷于局部，使贴合，表面光滑，数分钟后，即可凝固。如加石棉可增加塞治剂凝固后的牢度，临用前将石棉纤维丝浸泡于丁香油内，然后拌入粉剂，调成糊剂使用。

3.聚维酮碘溶液（瑞捷）

成分：1-乙烯基-2-吡咯烷酮均聚物与碘的复合物。

性状：本品是一种高效、光谱新型的消毒防腐药，在水中释放出游离碘，它可直接卤化病原微生物蛋白质，与蛋白质的氨基酸结合，使微生物蛋白质和酶受到破坏，从而达到杀灭作用。

用途：用于治疗牙龈炎、牙周炎、口疮、膜性口炎、鹅口疮等，亦可用于根管消毒。

用法：用本品溶液涂抹患处或用0.5％溶液漱口；用棉捻蘸本品封入根管。

注意事项：①对碘过敏者慎用；②不宜与碱性溶液及还原物合用。

4.制霉菌素冷霜

成分：制霉菌素　　　　　1亿U；

冷霜（亲水性基质）　　1000g。

制法：将制霉菌素与冷霜调匀成糊状。

用途：口腔黏膜霉菌感染。

用法：局部涂敷。

5.口腔溃疡薄膜

成分：新霉素　　　　　　1g；

克霉唑　　　　　　1g；

达克罗宁　　　　　1g；

乙酸氧化可的松　　125mg；

冰片　　　　　　　6g；

山梨醇　　　　　　8.4g；

羧甲基纤维素钠　　10g；

蒸馏水　　　　　　加至380ml。

制法：

(1)先将羧甲基纤维素钠加入300ml蒸馏水中放置24小时，待充分膨胀。

(2)取山梨醇加蒸馏水研磨溶解。

(3)新霉素、达克罗宁加蒸馏水研磨溶解，过滤后并加入上述混合液中。

(4)克霉唑、乙酸氢化可的松加3ml95％乙醇研匀加入上述混合液中。

(5)冰片加入10ml乙醇中，溶解后一并加入以上混合液中。

作用：保护创面，消炎止痛，促进创面愈合。

用途:用于黏膜溃疡、扁平苔藓等。

用法:按溃疡面大小、取相应大小药膜贴敷,每日3次,睡前必须贴敷一次。

6.素高捷疗口腔膏

成分(1g素高捷疗口腔膏内含):

去蛋白的幼牛血液透析物干粉	2mg;
聚醚醇	10mg;
防腐剂	微量;
矫味剂	微量;
基质	适量。

作用:素高捷疗是一种不含蛋白和抗原的幼牛血液透析物;它能激发细胞内的能量代谢及细胞膜的物质转运,提高高能磷酸盐的储存量,增进受损组织对氧的利用,激活创伤区成纤维作用而促进成纤维细胞生长,达到最佳的组织修复,加速口腔黏膜损伤及溃疡的愈合。聚醚醇可迅速解除疼痛,止痛功效持久可靠。黏性基质能持久黏附于口腔黏膜上形成薄膜,起保护创口作用。

用途:用于口腔黏膜溃疡、托牙性口炎及口腔软组织损伤的治疗。

用法:干燥患处,用手指将本品涂于患处,一抹而过,形成薄膜,不可来回反复涂抹。每日3～5次。

三、含漱剂

1.复方硼砂溶液(多贝尔液)

成分:硼砂	15g;
碳酸氢钠	15g;
液状酚	3ml;
甘油	35ml;
蒸馏水	加至1000ml;
食用红	适量。

制法:将硼砂和碳酸氢钠溶于约500ml蒸馏水中,再将液状酚和甘油混合加入前液中,搅拌至泡沸停止后过滤,加水至全量,并加食用红,搅拌。

作用:本品为弱碱性的温和含漱剂,有清洁和消毒作用。

用法:用时加4～5倍水稀释后含漱,每天4～6次。

2.2%～5%碳酸氢钠含漱液

成分:碳酸氢钠	2～5g;
蒸馏水	加至100ml。

制法:取碳酸氢钠加适量蒸馏水溶解,过滤,再加蒸馏水至全量,搅匀。

作用:为弱碱性,可抑制白色念珠菌的生长,中和酸性唾液。

用法:含漱,每天 4～6 次。

3.1:5000 高锰酸钾溶液

作用:本品为强有力的氧化剂,有收敛作用,与有机物相遇能释放出新生氧,抑制厌氧菌生长。

用途:含漱,清洗口腔,每天 4～6 次。

4.1:5000 氯己定溶液

作用:为广谱抑菌、杀菌剂。

用法:含漱,每天 4～6 次。

(刘颖萍)

第五节　口腔科临床常用麻醉技术

一、浸润麻醉

浸润麻醉又称神经末梢麻醉,是将麻醉药注入组织内,以麻醉局部感觉神经末梢,从而产生麻醉效果。

1.牙槽部浸润麻醉　主要用于骨质疏松、皮质较薄的部位,麻醉药易渗入神经丛。注射方法是将针尖从术区前庭沟刺入,到根尖区骨膜上或骨膜下,注入麻醉药 1ml,待 2～3 分钟即可产生麻醉效果。

2.口外软组织浸润麻醉　在手术区外缘进针,先在皮内注射一皮丘,然后慢慢进针,边进针边注射麻醉药。

二、阻滞麻醉

阻滞麻醉是将麻醉药注射到神经干或主要分支附近,阻滞其由末梢传入的刺激,使该神经支配的区域产生麻醉效果。

1.上牙槽后神经阻滞麻醉　患者头稍后仰,半张口,上牙殆平面与地面成 45°,于上颌第二磨牙远中颊侧前庭沟进针,注射针与上颌牙颊面成 45°,刺入,按向上、向后、向内的方向,沿上颌结节穿刺,进针深度约 2cm,回抽无血,注入麻醉药 1.5～2ml。注意针尖不宜刺入过深、过上,否则会刺破翼静脉丛而引起血肿。

2.腭大孔阻滞麻醉　患者头稍后仰,张大口,进针点位于第二磨牙腭侧龈缘及腭中线的中、外 1/3 交界处。将注射器置于对侧下颌尖牙与第一磨牙之间,向上、后、外的方向进针抵骨面后,注入麻药 0.3～0.5ml。

3.鼻腭神经阻滞麻醉　从腭乳头侧方进针,注入麻醉药 0.2ml 即可。

4.下牙槽神经阻滞麻醉　患者大张口,下颌殆平面与地面平行,进针点位于翼下颌韧带中点外侧的颊脂垫尖的稍后方。注射器置于对侧口角,与下颌中线约成45°,进针约2.5cm即可抵达骨面,回抽无血注入麻醉药2ml。

5.舌神经阻滞麻醉　可与下牙槽神经麻醉同时进行。进行完下牙槽神经麻醉后,将针后退1cm,再注入麻醉药1ml即可。

6.颊神经阻滞麻醉　在下牙槽神经和舌神经麻醉后退针至黏膜下层再向升支前缘方向进针,直达骨面,注入麻醉药0.5～1ml即可。

7.颏神经阻滞麻醉　进针点位于下颌第二前磨牙根尖部和黏膜。进针方向应由后上向前下,进孔后注入麻醉药0.5～1ml即可。

8.眶下神经阻滞麻醉　左手食指扪及眶下孔处,从鼻翼下缘水平外侧约1cm处刺入,在皮下注入少量麻醉药,针头与皮肤成45°,向上向外直达骨面,然后寻找眶下孔,如有阻力消失感,回抽无血即可注入麻醉药0.5～1ml。

三、全身麻醉

根据给药途径可分为吸入性全麻、静脉复合全麻和静吸复合全麻三类。

1.吸入性全麻　通过呼吸道将气体麻醉药或挥发性液体麻醉药吸入肺部而进入血液循环,达到全麻目的。

(1)开放点滴法:用面罩滴入挥发性液体麻醉药。适用于不宜插管及手术时间不长者。

(2)循环紧闭法:将麻醉导管经口腔或鼻腔插入患者的气管内,吸麻醉气体而产生全身麻醉。既可同时给氧,又可保持呼吸道通畅无阻,必要时又可进行辅助呼吸。该麻醉法是口腔颌面部手术常用的麻醉方法之一,对于口腔颌面部范围较大、时间较长的手术均可用此法麻醉。

2.静脉复合麻醉　溶以5%的葡萄糖溶液500ml加入普鲁卡因配成1%溶液,另外再加入止痛药哌替啶或芬太尼、肌松药氯琥珀胆碱(司可林),用此液体静脉滴注即可达到麻醉目的。

3.静吸复合全麻　即静脉给药和气管内插管吸入麻醉药联合应用,可最大限度发挥各种药物的优点,避免不良反应。麻醉平稳,术后易醒,术后反应轻,是口腔颌面外科手术最常用的麻醉方法之一。

四、其他

1.基础麻醉　主要用于短时间的手术及儿童患者,常用药物为硫喷妥钠深部肌内注射,也可应用催眠镇静药物,如苯巴比妥、哌替啶等。单独使用基础麻醉一般不能手术,应与局麻药合并使用。

2.表面麻醉　又称涂布麻醉,利用渗透力强的麻醉药物,直接涂布或喷洒于黏膜表面,通过麻醉药物被洗手而使末梢神经麻醉,以达到痛觉暂时消失。此法主要用于黏膜切开和松动牙的拔除。常用药物为0.25%～0.5%盐酸丁卡因溶液,或2%～5%利多卡因溶液。

(秦桂梅)

第六节　口腔诊疗常用设备

口腔内科是操作为主的学科,这和一般大内科有着明显的不同。治疗的成败固然和医技人员的知识、经验和技术有关,但不可否认的是设备、器械也是举足轻重的,"工欲善其事,必先利其器"。

一、口腔诊疗基本设备

(一)牙科钻机

从17世纪使用的弓型牙钻开始,到18世纪中的发条式"森马伊"牙钻机,19世纪中期脚踏式牙钻机问世,中间经历了300多年的历史。手机的雏形是在脚踏式牙钻机产生后,临床应用了直车头和弯车头才开始的。

此后,由于电的使用明显提高了钻头的转速和转矩。20世纪初期,出现了壁挂式三弯臂牙科电钻机,其转速达4000r/min,有的甚至可达10000r/min的速度,现在仍然在使用的绳轮传动的三弯臂牙钻机就是其衍生物。高速手机出现于20世纪50年代,几经发展,高速涡轮手机的转速已达到40万～50万r/min甚至更高,其良好的安全性和舒适性很快被牙医和患者共同接受。

1.电动牙钻机　电动牙钻机可分为台式、立式、机载式等。一般由电动机、三弯机臂、车绳、手机、机座、脚控开关等组成。其电机转子上有电枢绕组和换向器,定子由两组激磁绕组构成一对磁极,激磁绕组和电枢绕组经碳刷与换向器串联,接在单相交流电源或直流电源上,电枢电流与磁通几乎在同相位上变化大小和方向,故转子受瞬时转矩的驱动转动。电机的转动通过机臂、车绳的传导带动手机转动,从而带动车针、牙钻、磨头转动。

电动牙钻机使用的单相串激式结构,电机转速可达4000～10000r/min,启动转矩大,能实现频繁的无级调速、启动、制动、反转,并具有软转速特性(即:钻削量增加、负载增大时转矩增大,转速降低不使电机过载)。串激式结构电机的这些特性非常适合口腔操作的需要,至今仍有应用,但在临床已基本被低速马达取代。

2.高速涡轮牙钻机　上世纪中叶出现了以压缩空气、水压、油压驱动的涡轮牙钻。很快水压、油压驱动的涡轮牙钻被淘汰,气动涡轮机以其超高的转速、极强的切削力成为医生最主要的工具。气动涡轮机有单机独立工作和配套在综合治疗机上使用这两种类型。

(1)单机独立气动涡轮机:主要由空气压缩机、供气系统、供水系统、控制开关、箱体、手机组成。空气压缩机在以后的章节会单独介绍,供气系统主要包括:分水滤清器、调压阀、油雾器、压力表、电磁阀、组合阀等组成,供水系统包括组合阀中的一部分气水控制通路和储水桶、压水器组成。

(2)配套在综合治疗机上气动涡轮机:与独立的气动涡轮机组成基本一致,不同之处在于综合治疗机一般采用外部供气,没有空气压缩机;其中一部分结构与综合治疗机上其他设备共用,如分水滤清器等;由于综合治疗机上有多路手机单元,其组合阀部分经浓缩和微型化并增加了多路交叉控制部分,以保证一个工作单元工作时其他工作单元不会误工作;另一个重要的不同是现代综合治疗机上的气动涡轮机已不再有油雾器,早期气动涡轮机上的油雾器主要是为了保证手机的润滑,但实际工作中它成为一个污染源且对机内的管道有一定的腐蚀破坏作用,加之现在技术已能保证手机在每次消毒前加油润滑就能正常工作而不影响使用寿命。

3.低速牙钻机

(1)气动低速牙钻机:气动低速牙钻机由水汽管道、缸体、转子、轴承、正反转切换环及消音过滤部分组成。高压气流沿切线方向进入缸体形成旋转气流推动转子上的滑片运动从而带动转子转动。调节正反转切换环可切换马达正反转,正反转切换环位于中间位置时马达停止转动。转速一般为 5000~20000r/min。

(2)微型电动牙钻机:传统的微型电动牙钻机采用直流马达是微型化的台式电动牙钻,其工作原理、特性与电动牙钻机类似,只是工作电压不同。缺点在于其转子的励磁线圈电流须由正、负电极石墨(碳刷)经整流子导入,因而,马达在运转中碳刷整流片处于摩擦状态,时间一久碳刷和整流子被磨损,会影响速度及力矩。

直流无刷马达结合直流马达高效率及易控制性,并舍弃碳刷与整流子传统作法,采用先进的磁感应组件(HALL-SENSOR)与场效晶体管(MOS-FET)来代替碳刷与整流器,因而具备高电源利用率、低噪音、高转速、扭力及使用年限和交流马达一样具有半永久性年限的优点,得到越来越多的应用。

目前,一般综合治疗台都是采用气动牙钻机,电动马达与气动马达相比有许多优势,不但转速范围扩展了,同时扭矩也相应的增大。原先气动马达一般在 5000~20000r/min,而电动马达则可以达到 1000~40000r/min;电动马达即使是在低转速时,它的力矩也很大;同时,电动马达的噪音要比气动马达小得多。

4.牙科手机

(1)高速涡轮手机:高速涡轮手机是牙椅设备中最为基本和最重要的配置,其转速可达300000r/min 以上,一般可耐常规 120℃及快速 135℃高温、高压消毒。

1)结构:高速涡轮手机主要由壳体、手机接头、水汽管路、涡轮转子组成。光纤手机还有灯泡、光导纤维等。其中涡轮转子为核心部分,它由两个轴承、风轮、夹轴组合而成,有些厂家的涡轮转子是封闭在筒夹内再装入壳体的。手机接头有螺旋式和快装式。常用接口分国际标准二孔(大孔为进气孔,小孔为进水孔)、四孔(大孔为回气孔,次大孔为进气孔,两个小孔分别为气雾进气进水孔)型,光纤手机还有两金属插头为灯泡供电。车针装卸方式分扳手换针和按钮换针两种。

2)回吸现象:当手机停止转动时,由于惯性,会产生一股回吸气流,造成碎削和污染物吸入手机,这是口腔医疗中交叉感染的重要途径。因此防回吸手机装置成为高档产品的重要配置,目前的防回吸手机主要采用的是日本和德国的专利技术。

3）高速手机的使用要点：

①高速涡轮手机的工作气压一般为 0.2～0.25MPa，应严格按照厂家给出的推荐气压使用，压力过高或过低都会缩短手机的使用寿命。

②车针没有插到底、手机未夹持车针时通气运转和使用非标准的车针是损坏夹紧装置的主要原因。

③手机应绝对避免遭到磕碰。

④严格按照清洗、注油、消毒的步骤进行保养。

（2）低速手机：低速手机一般分直、弯头两种，与气动马达为 1：1 等速转动。

1）直机头：直机头由壳体、主轴、轴承、三瓣夹簧、锁紧装置组成。三瓣夹簧在主轴前端，通过锁紧装置可调节其在主轴的前后位置从而夹紧车针，主轴后端与气动低速马达联结。

2）弯机头：弯机头由壳体、前齿轮（齿轮和夹轴一体）、夹簧、中齿轮杆、后齿轮杆组成。后齿轮杆后端与气动低速马达联结，前端与中齿轮杆后端啮合，中齿轮杆前端与前齿轮啮合，三段式的设计使得弯机头有一个更适合治疗的角度。

（3）减速手机（变速手机）：减速手机在普通弯机头的结构基础上增加了一组或多组减速齿轮，由于要在低转速下承受更大力矩，内部结构强度比一般弯机头要大。其减速比在 4：1～1024：1 不等。还有的可作 90°往复转动、上下往复运动则专用于根管治疗的减速手机。减速手机最重要的作用在于它可以在降低转速的同时增大力矩。

无碳刷电动马达与变速手机组合可覆盖 100～200000r/min 的转速范围，当今牙科技术比较领先的欧美地区牙科医生已经逐渐减少甚至放弃使用高速涡轮手机，电动手机正受到越来越多人的青睐，逐渐成为发展方向。但由于价格和特殊方面的使用要求，高速涡轮手机和电动手机还将在一段时期内并存。

（二）口腔综合治疗机

口腔综合治疗机是口腔诊疗工作的基本设备，有机、椅分离式和连体式两种，一般也称连体式口腔综合治疗机为口腔综合治疗台，近年来随着制造技术的发展及临床需求的不断提高，机、椅分离式口腔综合治疗机已逐渐淡出市场，新型的口腔综合治疗台更加符合人机工程学原理，更加适应手动操作的要求。

1.结构与工作原理

（1）结构：口腔综合治疗台主要由治疗单元和牙科椅组成。治疗单元主要包括冷光手术灯、器械盘、观片灯、三用枪、痰盂、漱口水系统、手机单元等，还可选配超声波洁牙机、光固化机、口腔内窥镜等。牙科椅常见类型有 3 种，即脚踏油泵式、电动油泵式、电动机械式。第一种只用于机、椅分离式口腔综合治疗机，现已较少使用。电动油泵式、电动机械式目前使用较广。牙科椅主要由底座、椅身、电动机（或液压泵系统）、控制电路、升降和靠背传动装置等组成。

（2）工作原理：治疗单元部分分为气控型和电控型，气控牙椅是指用气动开关控制手机动作，电控是指用电磁阀控制手机动作。在接通水、电、气后，压缩空气和水分别经过气路系统和水路系统的各控制阀到达机头，压缩空气驱动涡轮旋转从而带动车针转动切削，同时水从机头喷出给车针降温。牙科椅有主电路和控制电路两部分。接通电源后，按动相应动作的控制开关,控制电动机或液压系统工作,通过传动装置带动椅位向所需方向运动,至松开开关或到达限位停止。

2.日常使用维护　口腔综合治疗台是口腔医生日常使用最为频繁的设备,其运行状态的好坏直接影响的每一个病人的治疗,做好日常的维护工作极其重要。

(1)保证口腔综合治疗台有一个稳定的水、电、气的供应。一般要求:供气压力 0.5MPa,供水压力 0.2~0.3MPa,电源 220V、50Hz。

(2)每天检查空气过滤器,通过排气阀排气几分钟以排除压缩空气中的冷凝水。

(3)吸唾器每次使用后应吸一定量的水,以清洁管路。

(4)每日清洁痰盂,定期清洗排水系统的污物收集器。

(5)严格按照手机相关技术资料的使用要求使用手机。

(6)器械盘不可放置过重的物品,以免损坏固位装置。

(7)冷光手术灯由于其灯泡的工作寿命是一定的,不用时应随时关闭,冷光手术灯的反光镜应定期清洁,以免灰尘影响光照效果。

(8)保持设备表面的清洁。

二、牙科综合诊疗设备

(一)光固化机

口腔光固化机按照光源的不同基本上可划分为两大类:第一类是产生白光,经过滤色片得到 400~500nm 的蓝光,如:传统的卤素灯固化机和电弧固化机,卤素灯固化机光源是卤素灯泡,电弧固化机光源是弧光灯;第二类是光源本身即产生蓝光,如:激光固化机、蓝光 LED 固化机,激光固化机光源是固体或气体激光器,LED 光固化机光源是俗称的"发光二极管"。电弧固化机和激光固化机价格相对较高,应用较少,故重点介绍卤素灯固化机和 LED 固化机。

1.卤素灯固化机

(1)结构原理:卤素灯固化机主要由主机和集合光源的手机两大部分组成。主机包括电源供给部分、电子开关电路、指示信号电路及固定手机的机座等;手机包括卤素灯泡、光导纤维管、干涉滤波器、散热风扇、触发开关等。打开电源,主机进入工作准备状态,散热系统开始工作;按动手机上的触发开关,光照信号触发,卤素灯泡发光;光波通过干涉滤波器滤除红外和紫外光后经光导纤维管输出,使光固化树脂固化。定时结束卤素灯熄灭同时发出提示信号,完成一次工作。

(2)特性:卤素灯固化机的灯泡有一定的使用寿命,其发光强度会随着使用时间的增加而不断递减,即便灯泡还能发光也可能因为光强减低而影响固化效果,为此一些厂家的光固化机配备了光强检测装置。

2.LED 光固化机　近年来由于发光二极管(LED)技术的迅猛发展,原本在电子行业被广泛应用的 LED 技术,在口腔光固化机上也得到了显著的发展,大有取代传统卤素光固化机的趋势。

LED光固化机由电源供给部分、电子开关电路、指示信号电路、LED、集光部件、光导棒等组成。接通电源按动触发开关,LED发光,经集光后由光导棒输出,使树脂固化。由于LED光固化机的功率消耗很小,使光固化机使用电池供电成为可能,经常采用可充电电池供电。目前常用两种LED光源,超高亮度LED和大功率LED。

超高亮度LED须使用多只LED,再用聚光型光导棒进行集光(有的先使用光纤光锥进行集光,再用光导棒把光导出)。此类LED发热非常小,所产生的蓝光波长范围较窄,集中在465~470nm,波长主峰就在468nm附近,集中于绝大多数树脂的光敏波段,如果用传统的测光表来测试,它的光强较低,一般为250~350mW/cm²,但由于其光能几乎全部都是有效的,固化效果并不差。如果不使用特殊敏感波长的树脂,可选购此类机器。

大功率LED,它的光谱范围较宽,一般为410~510nm,波长主峰约在450nm附近,但在普通树脂的敏感波长470nm附近,光强与超高亮度LED相当。此类机器可固化敏感波长为430~470nm的树脂和其他材料,用测光表测量,它的光强很高,单颗LED即可使光强达700甚至1000mW/cm²以上,5~15s即可完成树脂的固化。它的另一优点是一般使用一只LED就足够了,可把外形做得很小,但它的缺点是功率消耗较大,须用大容量的电池供电,且产生热量较大,一般工作时间最长只能10多秒。如果使用的光敏树脂的敏感波长是特殊的(现在国内少见,如430nm),那么就应使用大功率LED光固化机。

LED光固化机体积小巧轻便,采用可充电电池供电时为无绳设计,摆脱了电线的束缚,非常便于医生的操作。LED的经济性远高于卤素灯,由于半导体材料的光电效率高,材料稳定的特性,使发光二极管的使用寿命大于所有其他光源,几乎是终生不用换灯,用电消耗也比卤素灯低得多,虽然目前价格高于卤素灯,但是单次使用成本要远低于卤素灯。

(二)超声波治疗机

1.超声波洁牙机　超声波洁牙机包括电子振荡电路、控制电路、超声换能器、水流控制等,并配有手柄和可替换的工作头,以及脚踏开关,它的作用原理是由电子振荡电路产生高频电脉冲,经手柄中的超声换能器将电能转换为高频机械能,使工作头产生相同频率的振动。经工作头流出的水受超声波振动,水分子破裂产生空穴,空穴闭合时产生巨大的瞬时压力,从而形成兼具机械作用、化学作用、热作用的空化现象使牙石破裂,从牙面脱落。其工作频率一般在25~32kHz,有的能高达40kHz以上。

根据工作原理的不同超声换能器分为两大类,为采用磁致伸缩材料的换能器和采用电致伸缩材料的换能器。

磁致伸缩原理:铁磁性物质在外磁场作用下,其尺寸伸长(或缩短),去掉外磁场后,其又恢复原来的长度。传统磁致伸缩材料主要有两类:一是磁致伸缩的金属与合金,二是铁氧体磁致伸缩材料。磁致伸缩材料的换能器一般用镍等强磁性材料薄片叠成通过焊接或螺纹连接与工作尖连接为一体,插入一个外绕线圈的手柄中,在线圈产生的磁场作用下强磁性材料的长度在磁化方向随磁场变化伸缩产生振动。也有采用软磁铁氧棒换能器的超声波洁牙机。磁致伸缩型优点是产生的超声振荡频率较高,工作效率高;缺点是易产热,工作尖振荡时不够稳定。

电致伸缩原理或称压电陶瓷技术,压电陶瓷是电子陶瓷的一类,给它施加一定的力使其产生形变,就会在陶瓷表面产生电荷,反之给其施加一个电场,陶瓷体则产生一定的形变。钛酸钡、钛酸铅等晶体制成圆板,两面有电极,中间为一通孔,用一中空螺栓穿过并夹紧,螺栓后端接进水管,前端接工作尖。当电极加电时晶体厚度随电场强度及频率变化而产生振动,通过螺栓传导到工作尖进行工作。压电陶瓷技术的换能器产热较少。

2.超声波治疗机在口腔内科治疗中的其他应用 除了洁牙以外,超声波治疗机在其他牙周病治疗方面和根管清洗、根管钙化物的去除、根管折断器械或异物的取出等治疗项目中也有广泛应用。很多机型只要换用合适的工作尖或根管锉就能做到,尤其是采用压电陶瓷技术的超声波治疗机,由于其工作尖的种类多、更换方便,在这些方面应用更多一些。不过在洁牙以外的领域应用时对频率、功率等的要求更高一些,不是每一台洁牙机都可以做到,反之可以做其他治疗的机器洁牙是没有问题的。

超声技术现已成为口腔治疗技术中的一种重要手段和方法。随着新型超声设备和器械的出现,超声技术在牙周病、牙髓病和根尖病的治疗中将发挥更大的作用。

(三)其他常用设备

1.牙髓活力测试仪 牙髓活力测试仪是通过测试牙髓神经成分对电刺激的反应,来判断牙髓的状态。有手动调节式和数字显示式两种。手动调节式是将探头置于被测牙面,调节旋钮逐渐增大电流,直到患者牙体对电流产生反应,放开探头,读取旋钮读数。数字显示式按下开关后无需调节,电流强度自动逐渐加大,同时显示数值也同步变化,至患者牙体对电流产生反应读数。

2.根管工作长度测定仪 电子根管工作长度测量仪被用于探测根管预备和根管充填应达到的长度有 30 年了,这种装置能确定根管锉超出根尖孔到达牙周膜的位置,它和传统的影像学测长相比形成鲜明对照,后者是将三维图像变为二维图像的简单方法。影像学测量根管工作长度的方法有它内在的缺陷,电子根管测量仪消除了这些问题,因为电子根管测量仪的读数和根尖组织无关,而仅和根尖缩窄区有关。

早期电子根管工作长度测量仪是由 Suzuki 和 Sunacla 进行基础研究后提出的,原理是无论病人的年龄、牙齿的形状和类型如何,口腔黏膜和牙周组织之间的电阻值总恒定在 $6.5k\Omega$。第二代电子根管测量仪测量的是阻抗,它是任何不同电流中感应和电容的复杂函数,可以认为它就是广义的电阻,基于阻抗概念的测量仪尽管不是最完美,但是已经在测量准确度上超过了第一代产品。双频电流测量法:原理是用普通根管锉为探针测量在使用两种不同频率时所得到的两个不相同的根管锉-口腔黏膜阻抗值之差。该差值在根管锉远离根尖孔时接近于零,当根管锉尖端到达根尖孔时,该差值增至恒定的最大值。测量时,一个电极连口腔黏膜,另一个电极连根管锉。由于是在测量两种频率下的阻抗值之差,根管内存在活髓或液体不影响测量结果。

3.高频电刀 利用高频电流进行生物组织切割与凝血的一种手术设备,在口腔内科主要用于牙周各类手术。工作时,高频电流的流经路线是:高频信号发生器、手术电极刀、患者组织、病人电极板、返回高频信号发生器,形成一个闭合回路。工作时,刀尖与极板、机壳、双极镊尖均不可随意接触,以免损坏刀具。患者同时使用高频手术设备和生理监护仪器时,任何没有保护电阻的监护电极均应尽可能地远离手术电极,此时一般不采用针状监护电极。高频电刀的输出太大时容易引燃消毒未干的酒精而造成烧伤。

4.喷沙洁牙机　喷沙洁牙机是利用高压气流和水流将水溶性的喷沙粉喷向牙齿从而达到洁牙目的。喷沙洁牙机一般由主机、手柄、脚踏开关等组成。还有一种喷沙洁牙手机可直接连接在口腔综合治疗台的手机接口上使用,主要由喷粉盒、可消毒的喷头和喷嘴等组成。

由于喷沙洁牙机所使用的喷沙粉是一种水溶性的盐,在其受潮的情况下极易结块造成管道堵塞。使用时要保证气源洁净、干燥,使用后要及时清洁手柄并保持干燥,每天停机后倒出多余的喷沙粉,防止发生堵塞。

5.口腔局部麻醉仪　主要由主机、脚控开关、手柄、麻药套筒组成。采用计算机技术控制麻药流量,在进针时保持压力使得麻药总是位于针头前方,减少针头穿透组织时的不适感觉。由于手柄可以左右旋转进针,抵消了针头斜角的偏转力,提高了注射位置的精确度。由于麻药是通过药泵输入的,因而,使牙周韧带麻醉变得很轻松。

6.牙科 X 线机　牙科 X 线机一般有壁挂式、移动式和附设于综合治疗台上三种类型。主要由组合机头、控制器、活动臂组成。组合机头包括 X 线管、高压变压器、灯丝变压器等,其内部充满专用的高压变压器油,用来绝缘和散热。控制器包含了高压变压器和灯丝变压器初级供电电路、控制电路、调节钮、显示电路等。牙科 X 线机的管电流一般固定为 10mA,或有 10mA、0.5mA 两档值可选;管电压在 60～70kV。使用时主要通过调节曝光时间来适应不同牙位,新型的牙片机直接通过按不同的牙位键来选择。

牙片机产生的 X 线穿过人体后,由于组织密度的不同形成不同强度,投射到胶片上成像。直接数字化影像系统则通过传感器接受 X 线将其转换为电信号后通过电路处理形成图像;还有一种间接数字化影像系统用影像板接受 X 线转换为荧光图像,通过专用的扫描仪读取影像板,将其转换为电信号后通过电路处理形成图像。数字化影像系统可大大降低辐射剂量,对摄影条件有较大的宽容度,通过后处理可调节图像的亮度、对比度等扩大诊断范围,保存影像资料也非常方便。直接数字化影像系统更可以在曝光后立即获得图像,但其使用的 CCD 传感器有一定厚度,病人的异物感强,在拍摄后牙时摆位困难。间接数字化影像系统所使用的影像板较薄,厚度与牙片相近,但其需经扫描才可成像,不能立即显示。

(四)常用辅助设备

1.口腔消毒灭菌设备　口腔科器械种类繁多,形状复杂,使用频繁,污染严重,消毒灭菌较难。口腔器械有效的消毒与灭菌对于预防和控制医源性感染是十分重要的环节,对控制 HBV、HCV、HIV 血液传播性疾病尤为重要和紧迫。目前国内外口腔器械常用消毒灭菌方法有:①化学消毒剂。②干热灭菌法。③微波消毒法。④高温高压蒸汽灭菌法。灭菌效果最理想的是高温高压蒸汽灭菌法。

高温高压蒸汽灭菌器由加热系统、真空系统、控制系统、消毒腔、消毒盘等组成。一般分为 B、S、N 三个级别。B 级消毒:有多次间歇预真空及真空干燥功能,适用于各类有包装的、无包装的、实心的、中空的、多孔的器械物品的消毒。S 级:有预真空及真空干燥功能,适用于无包装的实心器械和至少下列所述各类物品中某一物品的消毒,有孔器械、小件多孔器械、单层包装物品和多层包装物品。N级：无抽真空功能,适用于无包装的实心器械的消毒。

2.银汞合金调和器　现在常用的是用于银汞胶囊的银汞合金调和器,主要由电机、偏心装置、摆动装置以及调节控制装置构成。由电机通过偏心装置带动杠杆式摆动装置工作,对胶囊内的银粉和汞进行振荡、调和(须先压破胶囊中的隔膜)。调和频率一般在 4000r/min 左右,调和时间可调。

3.供气设备　现在的口腔综合治疗台主要配备的还是气动涡轮机和气动低速马达,可以说气源是关系到设备的最主要功能正常运转的关键。最初使用的气源多是工业用的有油压缩机,价格较低但压缩空气中含有大量油分子,目前国内国外已全面采用了无油压缩机,提供无油、无味、卫生、清洁干燥的绿色气源。

在牙科治疗工作中,光固化、玻璃离子、烤瓷等对气源的要求较高,如果压缩空气中含有油分子,光固化的结合度和牢固性将很差,最终影响治疗质量和使用效果,在做玻璃离子等其他齿科治疗中也会发生上述情况。

在手机的使用过程中,由于手机的精密度极高,有油压缩机产生的压缩空气中的油分子,其颗粒大、黏度高、清洁度差会使手机内的微型轴承及微型气动马达发生黏结、磨损,导致手机发生故障,大大减短手机的寿命。同时,压缩空气中的油分子具有一定的腐蚀性,会使综合治疗台中的管路和气路部分发生老化,影响整台综合治疗台的寿命。

有油压缩机由于其产出的压缩空气含有油分,故吹入病员口腔中会对病员的健康造成一定的损害,无油压缩机则避免了这种情况。从保证患者健康、提高医疗质量、有利于设备的使用、维护、延长设备的使用寿命等多方面来看,无油压缩机是当前口腔诊疗气源的首选。

可能的话应尽量将空气压缩机安置在一个通风而隔音的环境中。空气压缩机的周围环境温度过高会影响其工作,可能会造成其自保护停机,甚至损坏。一般在使用 1~2 个月以后要检查一下发动机上的固定螺丝有否松动,一旦出现松动就可能会引起整台发动机的移位。如果压缩机不是脱湿模式的,则需要每天放水。一些模式的压缩机还需要常规定期换油。可靠稳定的电源条件也是必需的,空气压缩机在启动时瞬间负载非常大,如果电源容量不足,启动时损坏的概率非常大。

口腔综合治疗台数量很少时一般选用静音型空气压缩机直接在椅旁单台独立供气;数量较多时由于用气量增加,需要较大排气量的空气压缩机,其体积、噪音不适合直接在诊室内应用,一般有专门的房间放置空气压缩机,铺设供气管路到每张椅位。

(姜向嫒)

第二章　龋病

第一节　概述

一、龋病的定义和特征

龋病是一种在细菌为主的多种因素影响下,牙体硬组织发生慢性进行性破坏的一种疾病。

龋病的致病因素主要包括细菌、牙菌斑、食物及牙所处的环境等。龋病的主要病理改变是牙体硬组织包括牙釉质、牙本质、牙骨质的无机物脱矿和有机物分解。

龋病的临床特征是牙体硬组织色、形、质的改变。该病发病过程缓慢,自发生开始到发现病损或能感觉到不适一般需一年以上时间。龋坏初期,往往只是牙体硬组织的脱矿,牙透明度下降,牙釉质色泽的改变,患者感觉不到它的存在,更意识不到它的危害。随着无机成分的脱矿、有机成分的破坏分解,牙釉质和牙本质疏松软化,最终发生牙体硬组织损坏,形成龋洞。龋病无自愈能力,龋洞一旦形成,无法通过其自愈而修复。龋病也不会因一次患龋就可以获得终生免疫,甚至一颗牙龋病治好后,其他牙又发病;或者某一牙的一个面龋病治好后,另一面还可能发病。

龋病是人类的常见病、多发病之一,但由于其早期症状不明显,病情发展缓慢,一般情况下,也不会对人体造成致命的损害,因此往往被人们所忽视,没有得到积极的预防和治疗,以致更进一步加重了危害。如龋病未在早期及时治疗,向深部发展出现较深的龋洞时,会影响进食和饮水。当龋齿进一步发展引起牙髓炎、根尖周炎时可产生剧烈疼痛、肿胀等症状。当机体抵抗力下降或感染某些特殊细菌、微生物时,还会出现蜂窝织炎、颌骨骨髓炎等继发病。病灶内的有害物质,如细菌代谢产物和细菌毒素,通过血流或淋巴带到全身可引起心内膜炎、风湿性关节炎、慢性肾炎等,最终危害人的健康甚至生命。

龋病及其继发病对人的健康危害很大,因此,需要临床医生去重视。为了更好地预防和治疗龋病,最终消灭它,有关学者从许多方面对它进行了研究,逐渐形成了龋病学这门学科。

二、龋病的历史

龋病是人类古老的疾病之一,有史以来,人类就不断地与龋病进行着斗争。目前整理出来的龋病流行病学资料,可以追溯至新石器时代。我国古代的医学,不仅对龋病有一定的认识,而且对防治有丰富的经验。我国唐代《新修本草》就有银膏补牙的记载,其配方与现代的银汞合金非常相似,比西方采用银汞合金充填龋洞要早七八百年。

欧洲的口腔医学从文艺复兴时起,发展迅速,特别是 Miller 对龋病的病因学进行了一系列研究,提出了化学细菌学说,对龋病的临床实践具有重大指导意义。美国的 G.V.Black 龋病分类标准一直沿用至今。20 世纪 60 年代 Keyes 提出龋病三联因素概念,以及后来的四联因素学说都丰富了化学细菌学说的内容。随着科学技术的不断进步,对龋病认识的不断深入,近年来一些发达国家积极开展大规模的龋病防治工作,成绩显著,龋病发病率在一些国家出现了下降趋势,这预示龋病是可以预防的。

我国的龋病研究及防治工作也有了长足的进步,特别是从 20 世纪 80 年代起口腔医学发展迅速,建立了龋病防治网点和研究机构,拥有了较完整的流行病学资料,使我国的龋病防治工作取得了显著成绩。

目前正在进行的免疫防治龋坏的研究,有可能为龋病的防治开辟一条新途径。

三、龋病的流行病学

(一)评价方法

1.患病率与发病率　患病率即患龋率,表示病程长的慢性病(如龋病)存在或流行的频率。这一指标所标示的概念,是在调查或检查时点,一定人群中的患龋情况。其计算公式为:

$$龋病患病率 = \frac{观察时点的龋病例数}{该时点(时期)的人口数} \times k$$

"时点"在理论上无长度,但要尽可能缩短观察时间,一般不应该超过一个月。患病率是罹患某种疾病的相对人数。

基数 k 可为 100%～100000/10 万,视具体情况而定。

发病率表示在某一特定观察期间内,可能发生某病(如龋病)的一定人群新发生龋病的频率,计算公式为:

$$龋病发病率 = \frac{观察期间新发生龋病例数}{同期内平均人口数} \times k$$

"观察期间"应视疾病发病过程选择年、季、月等,龋病一般要选择"年"。"一定人群"可以是某地区的全部人口,也可以选择某一性别、年龄组人口或从事某种职业的人口。

若选择"观察期间"为"年",则分母为年平均人口数,可用上年末人口数和本年末人口数的平均数,也可用期中人口数。基数 k 概念同上。

2.龋均　无论是患病率还是发病率,都只能表达龋病流行的广度,不能反映龋病的严重程度。无论是一个人患 10 个龋齿,还是一个人患 1 个龋齿,以上述方式调查结果均只能为 1 个单位或 1 例病例,不能全面反映患龋程度的差别。因此,还应该有其他一些指数来衡量龋病的严重程度。

龋均即每个患者所患龋齿的均数。在同一个口腔中有正在发展的龋牙,有已充填过的龋牙,也有因龋而已经拔除的牙,这些牙均应统计在内。每个人的患龋牙均数包含了上述 3 种情况。

目前常用反映龋均的指数是龋失补(DMF)指数。该指数由 Klein 等学者提出,DMF 为 decayed-missing-filled 的缩写,即龋齿数、因龋失牙数、因龋补牙数的总和。它是一种不可逆指数,能反映一个人的终身龋病经历。目前在龋病流行病学研究中,该指数被广泛使用。

根据龋病记录的详细程度,又可将其分为 DMFT 和 DMFS 指数。

DMFT 指数反映患者口腔中罹患龋病的牙数,T 为 tooth 的缩写。一组人群的 DMFT 指数就是受检人群中平均每个个体罹患龋齿的牙数。

由于一颗牙有 4～5 个牙面,DMFT 指数不能对各牙面患龋情况进行比较,一颗牙的 1 个牙面患龋和 3 个牙面患龋时都只能记录为 1,因此 DMFT 指数仍比较粗糙,有很大的局限。在没有进一步限定条件时,只能以牙为单位比较患龋的严重程度。

为了更准确地反映龋病流行的严重程度,可采用 DMFS 指数,S 代表受龋病累及的牙面数(surface)。DMFS 指数更具敏感性,特别适用于在较短期间内观察龋病的预防效果。

乳牙的龋病记录可采用 DMF 指数,视需要可选用 DMFT 或 DMFS。

(二)龋病的流行情况

龋病的流行可追溯到百万年前,但随着人类进化及经济活动的发展、食物谱的改变,患龋率也有升高。龋病是人类最常见的口腔疾病,现已成为世界性问题,其发病不分种族、性别、年龄和地区。

20 世纪 70 年代以前,10～12 岁年龄组龋病流行病学研究显示,工业化程度较高的国家,如英国、澳大利亚、新西兰、美国等龋病指数较高,DMFT 约为 4.5,中国、马来西亚及非洲某些国家 DMFT 低于 2.6。20 世纪 80 年代开始至 90 年代,随着公共口腔健康措施的实施、生活水平的改善、个人保健意识的提高,许多发达国家龋病流行情况出现下降趋势,而发展中国家开始出现龋病上升趋势。

20 世纪 80 年代前的 40 年间,我国龋病发生趋势平稳。调查显示,我国患龋率平均在 38%,龋均为 2.5。1982～1984 年在全国 29 个省、市、自治区中,对小学生龋病、牙周组织病调查 13 万人,全国恒牙患龋率城市为 40.54%,农村为 29.70%;乳牙患龋率,城市为 79.55%,农村为 58.48%。1995～1996 年,我国对 11 个省、市调查 140712 人的患龋情况,结果表明,5 岁患龋率为 75.00%,15 岁为 52.43%,18 岁为 55.32%,65～74 岁则为 64.75%。2006 年结束的全国第三次口腔健康流行病学抽样调查结果显示,患龋率为 73.52%,60 岁以上人群患龋率最高,达 85.15%。以上结果表明,我国青少年和 60 岁以上老年人患龋率均有上升趋势,这除了与饮食习惯改变有关之外,缺乏口腔卫生保健也是重要因素,应引起重视。

　　美国、英国、日本、澳大利亚等国近 20 年来,通过采用氟化饮水或提高口腔预防措施,龋病发病出现下降趋势,患龋率由 20 世纪初平均为 65%,到 21 世纪初下降为 38%。可见,龋病流行模式是可以逆转的,这得益于口腔卫生宣传教育、龋病预防和全民口腔卫生意识的提高。

　　20 世纪 60 年代初,世界卫生组织(WHO)将龋病列为继心血管疾病和肿瘤后危害人类的第三大疾病,受到全世界的关注。

(三)龋病的好发部位

　　1.龋病好发牙位　恒牙列中,下颌第一磨牙患龋率最高,其次是下颌第二磨牙,以后依次是上颌第一磨牙、上颌第二磨牙、前磨牙、第三磨牙、上颌前牙。下前牙患龋概率最低。

　　乳牙列中,患龋率最高的是下颌第二乳磨牙,好发牙位的规律与恒牙大体相同,但下乳前牙的发病多于恒牙列下前牙。

　　2.龋损好发牙面　以咬合面居首,其次是邻面,再次是颊面。

(迟晓辉)

第二节　龋病病因及发病过程

　　龋病是口腔常见病、多发病之一,龋病与细菌和牙菌斑、食物以及牙所处的环境(宿主)等多种因素有关。1960 年 Keyes 创建宿主、细菌、食物三联因素论。这三种因素相互影响,同时具备,导致龋病的发生。1978 年 Newbrun 认为时间因素也必须考虑在内,从而将三联因素理论发展成为四联因素理论。。

　　龋病是口腔常见病、多发病之一,是在以细菌为主的多种因素作用下,牙体硬组织发生慢性进行性破坏的一种疾病。龋病的多种致病因素主要包括细菌和牙菌斑、食物以及牙所处的环境。

一、牙菌斑

　　菌斑是指黏附在牙齿表面或口腔其他软组织上的微生物群。它是由大量细菌、细胞间物质、少量白细胞、脱落上皮细胞和食物残屑等物质组成。菌斑不能用漱口或用水冲洗的方法把它去除。因此,现在把菌斑看成是细菌附着在牙石上的一种复杂的生态结构,其与龋病和牙周病的发生有密切的关系。

(一)牙菌斑的形成和发育

　　牙菌斑是牙面菌斑的总称,按其形成部位,常分为龈上菌斑和龈下菌斑两种,前者附于龈线以上的临床牙冠上,后者则附于龈沟或牙周袋内的根面上。目前对牙菌斑的形成和发育已有了较充分的认识。为了描述方便,可将这一过程区分为三阶段:①获得性膜形成和初期聚集。②细菌迅速生长。③菌斑成熟。这些阶段在实际情况中是不能决然分开。

　　1.获得性膜　获得性膜是由唾液蛋白或糖蛋白吸附到牙面所形成的生物膜,质地均匀透明,无结构,也不具备结构特征的薄膜,牙齿清洁后会很快重新形成获得性膜。此膜在数分钟内便可形成,2小时可厚达 $100\mu m$,24～48小时则增厚至 $400\mu m$。用免疫电镜观察获得性膜至少由4种以上的类糖蛋白组成。而此膜是如何吸附到牙石上的,至今仍不十分清楚。获得性膜组成成分有蛋白质、碳水化合物和脂肪。其功能包括修复和保护釉质表面,为釉质提供有选择的渗透性,影响特异性口腔微生物对牙面的附着,作为菌斑微生物的底物和营养等。

2.细菌附着 在获得性膜形成后,即可有细菌吸附其上,开始是单个细菌出现在获得性膜上,而后以平均3～4小时更新一代的速度繁殖,24～48小时便可形成肉眼可以观察到的菌斑。最初附着至牙面的细菌为球菌,其中主要是血链球菌。不同的菌种以不同的速率吸附至获得性膜上。细菌选择性吸附的实质是菌体表面黏附素与牙表面获得性膜上受体的分子结合。由于细菌团块是不稳定的实体,因此能连续无限制地形成,在这一阶段,微生物总量仍然相对恒定,但其组成变得更为复杂。总的模式是早期以链球菌为主,继之有较多厌氧菌和丝状菌丛,特别是放线菌数量增加。丝状菌与牙面垂直排列,扩大了细菌附着的面积,在靠近牙面的部位氧气密度降低,适宜兼性厌氧菌繁殖。

(二)牙菌斑的结构

牙菌斑结构有显著的部位差异,平滑面菌斑和窝沟菌斑的结构各具特征。

1.平滑面菌斑 平滑面菌斑一般分为3层,即菌斑-牙界面、中间层和菌斑表面层。

(1)菌斑-牙界面:为菌斑的最内层,常见的排列是细菌位于获得性膜的上方。获得性膜可以是完整的一层,并有相当厚度和连续性,细菌呈扇贝状排列于获得性膜表面。

(2)中间层:包括稠密微生物层和菌斑体部。该层为3～20个细胞深度。在界面外方有稠密的球菌样微生物覆盖。稠密微生物层外方为菌斑体部,占菌斑的最大部分。由各种不同的微生物构成,通常呈丛状。有时丝状微生物排列呈栅栏状,垂直于牙面。

(3)菌斑表层:菌斑表层较其他部分松散,细胞间间隙较宽,菌斑的表面微生物差异很大,可能是球菌状、杆菌状、玉米棒或麦穗样形式的微生物。以丝状菌为主,其外方绕以大量的球菌。

牙菌斑中除了细胞成分外,还有细胞间基质。基质可以呈颗粒状、球状或纤维状,由蛋白质和细胞外多糖构成,其中一些在细菌附着过程中具有重要作用。在菌斑-牙界面,菌斑基质与获得性膜连续。

2.窝沟菌斑 窝沟中的菌斑与平滑面菌斑显著不同,窝沟中滞留微生物和食物分子,微生物类型更为有限。在均质性基质中以 G^+ 球菌和短杆菌为主。缺少栅栏状排列的中间层,丝状菌罕见。在一些区域仅见细胞躯壳,在细菌细胞内及周围可能发生矿化。

(三)牙菌斑微生物学

口腔存在着天然菌群,其种类繁多,目前已知至少有50种以上的不同种属。在正常的口腔生理活动中,细菌与宿主之间保持着平衡状态,当某些因素使有关细菌发生异常的生态变化,就会出现平衡失调。失控的细菌毒素使牙体出现慢性病理性损害,而产生牙体破坏性疾病,也就是龋病。因此,在龋病发生的过程中,细菌是多因素中的主要生物因素。

1.微生物与龋病 与大多数感染性疾病不同,龋病不是由某一种细菌所致,牙面上存在的多种细菌均与龋病发生有关。在早期受化学细菌学说的影响,致龋菌的寻找是在龋洞内,认为龋损的发生是产酸菌(如乳酸杆菌等)使牙硬组织酸蚀的结果。口腔内存在 30 种产酸菌,仅酸蚀并不能真实反映致龋菌的存在。自 20 世纪 50 年代后,大体上从以下几个方面研究确定相关致龋菌:

(1)用单菌种感染确定致龋菌:Orland(1955)、Fitzgerald(1966)、Keys(1960)等研究用无菌动物和悉生动物感染单菌试验,确定了 8～9 个有致龋性的菌种。

(2)从牙表面早期龋损分离有关菌种:Stoppelar(1971)、Duchin(1978)等人,从患龋者的牙釉质表面脱钙的白垩色斑点区分离发现,变形链球菌数比正常部位高 10～100 倍。

(3)从动物模型中,寻找食物种类与龋的关系:Fitzgerald(1968)、Dennis(1975)等人,在动物试验中选择不同的含糖食物进行喂养试验,结果发现蔗糖在龋病发生中的作用,同时发现依赖蔗糖的致龋菌。在以上试验的基础上加入抑菌剂则使龋病发生率减少。

(4)通过流行病学研究寻找有关致病菌:大量的龋病流行病学研究证实了有龋、龋活性以及龋好发年龄和变形链球菌数量成正相关。当采取了控制致龋菌的措施后就可以使龋发生减少。

通过上述一系列的研究,公认的致病菌是:变形链球菌群、放线菌属、乳酸杆菌属。

2.主要致龋菌

(1)变形链球菌群:它是链球菌属里口腔链球菌部分内的一个菌群。能利用蔗糖产生细胞外多糖,并能在厌氧、兼性厌氧环境中生长,在微氧环境中生长最好。其中的变形链球菌是主要致龋菌,产生的细胞外多糖和其他附着功能,促进菌斑形成,产酸耐酸,致龋性强。

(2)乳酸杆菌属:在口腔内有 8～9 种,与致龋相关的是乳酪乳酸杆菌和嗜酸性乳酸杆菌。在龋洞内牙颈部的菌斑比唾液中检出的多,能在厌氧、微氧环境中生长。可单独导致窝沟龋,也可与变形链球菌协同,在菌斑形成后,起到促进龋发展的作用。

(3)放线菌属:为人类口腔正常菌群,可在牙本质龋损中检出该菌,其中的黏性放线菌和溶牙放线菌与牙邻面、根面龋有关。

3.致龋菌的作用特点　　致龋菌的主要作用是:黏附、产酸、耐酸。

(1)黏附:是细菌在口腔内的定植能力,是菌斑形成的核心。黏附的实质是菌体表面黏附素与牙表面获得性膜上受体的分子结合。致龋菌通过细胞外多糖、表面附着蛋白和钙桥蛋白等物质附着在牙面上。另外,致龋菌与其他细菌间还有结合,促使细菌在牙面堆积而促进菌斑形成。

(2)产酸:菌斑细菌致龋的基础是以酸为代谢产物的糖代谢。致龋菌能产生乳酸、甲酸、乙酸、丙酸等多种酸性物质,其中主要是乳酸,乳酸脱钙取决于产酸菌的产酸量,而致龋菌合成和分解糖的代谢能力是决定因素,特别是合成细胞内多糖的能力,是其重要的毒力因素。

(3)耐酸:随着菌斑内细菌代谢的酸性产物的增多,pH 持续下降,当 pH 降到 5.0 以下时,多数产酸菌不能继续生长,而乳酸杆菌、变形链球菌仍能继续生存并产酸,从而促使脱矿发生。

4.菌斑液与脱矿和再矿化　　菌斑液是菌斑细菌细胞间质物,也是直接与牙面接触的液体物质。菌斑代谢的产物及胞外酶产物都存在于菌斑液中,它的成分变化,特别是 pH 及钙离子饱和度的变化,与龋的发生直接相关。pH低,钙饱和度下降,促使釉质脱矿,反之有利于再矿化。因此在脱矿和再矿化之间有一个临界pH,它的范围是5.0~5.5。在这个临界值以下釉质易脱矿,所以临界值对观察龋活性有一定意义。临界pH变化,受到口腔缓冲系统的调节,同时也反映出唾液的缓冲能力。

二、口腔环境

口腔是牙齿的外环境,与龋病的发生密切相关,其中起主导作用的主要是食物和涎液。

(一)食物

主要是碳水化合物,既与菌斑基质的形成有关,也是菌斑中细菌的主要能源。细菌能利用碳水化合物(尤其是蔗糖)代谢产生酸,并合成细胞外多糖和细胞内多糖,所产的有机酸有利于产酸和耐酸菌的生长,也有利于牙体硬组织的脱矿,多糖能促进细菌在牙面的黏附和积聚,并在外源性糖缺乏时,提供能量来源。因此,碳水化合物是龋病发生的物质基础。

(二)涎液

在正常情况下,有以下几种作用:

1.机械清洗作用　减少细菌的积聚。

2.抑菌作用　直接抑菌或抑制菌斑在牙面的附着。

3.抗酸作用　由所含重碳酸盐类等物质起中和作用。

4.抗溶作用　通过所含钙、磷、氟等增强牙齿抗酸能力,减少牙质溶解。

涎液的量和质发生变化时,均可影响龋患率。临床上,口干症或有涎液分泌障碍的患者龋患率明显增加。颌面部放射治疗患者可因涎腺被破坏而产生多数牙龋坏的猛性龋;另一方面,当涎液中乳酸量增加,或重碳酸盐含量减少时,也有利于龋的发生。

三、宿主

(一)牙齿

牙齿是龋病发生中的靶器官,牙齿及牙弓的形态、矿化程度和组织结构与龋病发生有直接关系,如牙齿的窝沟处、拥挤和重叠以及矿化不良的牙较易患龋,而矿化程度较好、组织内含氟量适当的牙抗龋力较强。

另一方面,牙齿的形态和结构又与机体的全身状况有密切关系,而全身状况又受到营养、内分泌、遗传、机体免疫状态和环境因素的影响,尤其是在发育过程中,不仅影响到牙齿的发育和结构,而且对涎液的流量、流速及其组成也有很大影响,因而也是龋病发生中的重要环节。只有在牙齿结构、形态存在某种缺陷或不足,牙齿对龋病的敏感性增高的前提下,龋病才会发生。

(二)遗传和环境因素

在同一家族中龋病的流行具有相类似的模式,然而目前还难以区分造成这种现象的原因是遗传因素还是早期就具有相同的生活习惯,或对口腔保健持有相同的态度所致。

通过对同卵和双卵双胞胎的龋病流行情况的调查表明,遗传因素对龋病的发生和发展只产生一定的影响,而环境因素更为重要。

(三)人的行为和生活方式

人的行为首先是对疾病的认识,在此基础上,人可以改变生活方式,采取措施,防止和减少龋病的发生。在人的生活习惯、饮食结构里存在着有利或不利于龋病发生的因素,例如,不良的口腔卫生可以使口腔菌斑过量堆积,从而增加了龋的危险因素。饮食中精制的含糖食物增多,吸烟等不良习惯也有利于菌斑聚集,促使龋发生发展。良好的口腔卫生习惯,合理的膳食,改变不良嗜好,则可以减少龋的发生。由此可见,人的行为和生活方式同样是龋病发生发展的重要因素。

四、时间

龋病的发生有一个较长的过程,从初期龋到临床形成龋洞一般需 1.5～2 年,因此即使致龋细菌、适宜的环境和易感宿主同时存在,龋病也不会立即发生,只有上述三个因素同时存在相当长的时间,才可能产生龋坏。在此过程中,任何一个因素的作用减弱或消失,都可能导致致龋性的减弱,从而减慢甚至使龋损过程终止。所以时间因素在龋病发生中同样具有重要意义。

五、病因学说

龋病的病因学研究,早在中国殷商时代(公元前 13 世纪)甲骨文中就有了关于龋病的记载,到汉代淳于意(公元前 180 年)提出了"食而不漱"的最初病因。在国际上,最早的病因理论探讨是在 1819 年以后,如 Parmly(1918)、Roberson(1935)、Regnart(1938)为代表的化学学说以及 Erdl(1843)、Dubos(1954)的寄生腐败学说。但有影响的研究是 Miller(1890)的化学细菌学说、Gottlieb(1944)等人的蛋白溶解学说和 Schatz 和 Martin(1955)的蛋白溶解-螯合学说。然而,获得广泛认可的理论是 Keys(1960)等人的细菌、食物、宿主三因素学说。

(一)化学细菌学说

1890 年,Miller 在前人工作的基础上,将酸和细菌学说结合起来,提出了化学细菌学说,内容归纳如下:

口腔中的微生物,通过酶的分泌和自身代谢,降解能发酵的碳水化合物而产酸,酸使牙齿脱矿,釉质遭到破坏,微生物沿着牙本质小管进入,造成牙本质溶解。由于蛋白溶解酶的分泌,使牙本质有机基质溶解,最终使牙本质崩溃,形成洞腔。

Miller 的化学细菌学说是现代龋病病因学的基础,但该学说不能解释龋病的特异性部位、个人的易感性和静止龋现象,具有一定的局限性。

（二）蛋白溶解学说

Gottlieb(1944)等人根据所观察到的一种龋样损害,这种损害是在轻度碱性条件下,通过蛋白溶解活动所造成的。在这个过程中涉及有机基质的溶解和液化,提出了蛋白溶解学说:通过蛋白溶解酶的溶解作用,微生物通过釉质的有机途径侵入并使龋病过程开始,随后,无机盐由产酸菌所溶解。

上述结论是在早期组织学观察的基础上作出的,至今尚无人在生理条件下成功地证实通过蛋白溶解活动可使釉质组织丧失。釉质是一种结构完整的组织,在牙脱矿之前,釉质只有在酸、螯合剂作用时才会发生溶解。

（三）蛋白溶解-螯合学说

一种无机离子,如钙离子与有机分子上的富含电子的功能集团结合产生螯合。

由于釉质的无机成分可以在中性或碱性条件下被降解,由此,Schatz 和 Martin 于 1955 年提出蛋白溶解-螯合学说。该学说认为:细菌及其产物造成牙的破坏首先从有机成分开始,破坏后的有机产物具有螯合特性,可溶解釉质中的矿物质,使釉质中的有机成分和无机结构同时被破坏。

在天然状况下,釉质中的有机基质含量低于 1%,这样少量的有机基质要使 96% 以上的矿物质溶解,目前还缺乏实验证据支持,同时也没有可靠证据支持龋病从有机质破坏(即蛋白溶解)开始。然而蛋白溶解-螯合龋病是发生在中性或碱性条件下的一种生物学现象,它们在龋病病因学方面所起的真正作用还有待进一步研究。

（四）龋病病因的现代概念

Keys(1960)等人提出了龋病的三联因素学说。该学说认为龋病是一种多因素疾病,有 3 种相互作用的主要因素在疾病发生过程中起作用,这 3 种因素包括细菌、食物和宿主,只有 3 种因素同时具备的情况下龋病才有可能发生。1978 年 Newbrun 又补充了时间因素,强调还必须有充分的作用时间,即为四联因素理论,进一步完善了三联因素学说。

概括起来,这一学说的基本内容是致龋食物(特别是蔗糖和精制碳水化合物)进入口腔后,通过细菌的作用,形成高黏度不溶性多糖,黏附于牙面由涎液蛋白所形成的获得性膜上,在这种由牙齿表面解剖结构和生化、生物物理特点形成的生态环境中,构成一个复杂的生态系统——牙菌斑。使细菌不仅得以牢固地附着在牙面,而且可以在适宜的温度、湿度下,有足够的时间在菌斑深层产酸,侵蚀牙齿,使之脱矿,进而破坏有机基质,产生龋洞。

（牛星光）

第三节　龋病的临床病理学

龋病是牙齿硬组织的细菌性疾病,其特点是牙齿无机成分脱矿和有机成分破坏。龋病的发生是一种复杂的动态过程,其主要因素是致龋细菌、可酵解性食物(糖)以及敏感的宿主(牙),即三联因素学说中的三要素。龋病的发生不仅与微生物聚集的分布一致,而且还与时间相关。

一、釉质龋

釉质龋常发生在牙齿邻接面,相邻牙接触点下方,又称平滑面龋。开始发生于窝沟处的,则为窝沟龋,肉眼观呈白垩色不透明状。探诊病变区釉质,其硬度与正常釉质相同。反射光观察病变表面,可见规则的牙面平行线。龋病早期,釉质表面多无明显改变,但在表层下方表现为显著脱矿。在组织病理学上,釉质龋由内向外分为4个带(区):

1.透明带:是病变前沿。

2.暗带:位于透明带与病变体部之间。

3.体部。

4.釉质表面层。

以上4层病变是釉质龋进展的连续性改变,是一种伴随着脱矿和再矿化相互交替的动态发展过程。这一过程又分为以下6期:

1.釉质内出现表层下透明带,但临床和X线不能识别。

2.表层下透明带扩大,部分区域有再矿化现象,其中心区可见暗带形成。

3.随着脱矿的进行性发展,暗带中心出现病损体部。体部相对透明,釉质横纹、柱间区和Retzius线明显。临床上可见白色龋斑。

4.病变区被食物、烟或细菌性色素等外源性色素着色,临床上表现为棕色斑。

5.龋病进展到釉牙本质界时,龋坏沿釉牙本质界侧向发展,发生潜行性破坏,临床上表现为蓝白色。侧向扩展与其有机成分多,含氟量低有关。

6.釉质表层破坏和龋洞形成。第3期之前也可出现龋洞。

窝沟龋的损害性质与平滑面龋相同,但由于窝沟特殊的解剖形态和周围釉柱的排列方向与平滑面龋不同,当龋发生时,病损常从窝沟的侧壁开始,然后沿着釉柱长轴方向向深部发展。当其超过窝沟底部时,则侧壁的病损相互融合,其结果是形成三角形的病损区。由于其底部朝着釉牙本质界,顶部围绕着窝沟壁,而且窝沟底部的釉质较薄,龋损可很快发展至牙本质,并沿着釉牙本质界向两侧扩展,结果形成口小底大的潜行龋。

二、牙本质龋

牙本质龋通常是釉质龋进一步发展所致,也可因牙根部牙骨质龋发展而成。由于牙本质与釉质在结构生物学上存在的差异,其病变进展与釉质龋有着明显的不同。首先,牙本质内所含有机成分多于釉质,而其矿化程度不如釉质,因此,除了无机晶体的溶解外,有机物的酶解破坏也是重要的方面。其次,牙本质中牙本质小管内含成牙本质细胞突起,牙本质龋沿牙本质小管进展,其发展较快。第三,牙髓和牙本质为一生理结构复合体,牙本质龋损时可发生一系列防御性反应。牙本质龋的病变表现为首先是酸引起的脱矿,随后是有机基质的溶解。防御反应可出现在牙本质龋坏之前,这可能是由于致龋刺激物通过龋坏的釉质,刺激成牙本质突起,引起反应性牙本质形成和牙本质硬化。但在快速进展性病变中,龋坏发展迅猛,则反应性牙本质形成不明显。

牙本质龋通常由内到外分为四层(带):透明层(硬化层)、脱矿层、细菌侵入层(感染层)和坏死崩解层。

对活动性龋损,坏死崩解层由结构遭到破坏的牙本质小管、混合性口腔菌群以及被降解的无结构基质所构成。该层质地较软,易于去除。坏死层下方为细菌侵入层,该层中细菌已渗透至牙本质小管,但管周牙本质无大的破坏。靠近感染层的是脱矿层,该层矿物盐已被溶解,留下相对完整的牙本质小管。在脱矿层表面可发现少量细菌,但深层的大部分组织无菌。这一部分组织,由于其硬度的原因亦称为革样牙本质。虽然牙本质龋的前沿有脱矿层,但相对完整的硬化层的存在具有重要的临床意义。

当牙本质龋进展较慢时,在脱矿区的下方可形成硬化层。该层的管腔比正常牙本质腔狭小,可能是由于晶体堵塞之故。硬化层的牙本质小管可因钙化而完全封闭,使该层的渗透性降低,矿化水平增高且超过正常牙本质。在硬化层的下方,成牙本质细胞继续形成一层修复性牙本质,一方面增加了牙本质的厚度,另一方面使成牙本质细胞退到牙髓腔中远离损害区。

三、牙骨质龋

牙骨质龋损过程与牙本质龋相同。临床上牙骨质龋呈浅碟状,常发生在牙龈退缩、根面自洁作用差的部位。在病理形态上,早期的牙骨质龋表面的凹陷内有大量的细菌及菌斑。显微放射摄影显示表层下脱矿,而表层矿化相对增高。由于牙骨质较薄,脱矿的牙骨质很容易沿生长线崩裂、缺失,而使病变很快地累及牙本质形成类似于冠部牙本质龋的组织学改变,或形成牙骨质下的潜行性龋。同样,牙骨质龋进展缓慢时,在相应的髓腔侧可出现修复性牙本质形成。

牙骨质龋的发生同样是由于细菌酸的作用。酸首先使颈部牙骨质发生脱矿,酸和细菌代谢产物进一步可通过穿通纤维侵入深层牙骨质,并可沿着牙骨质的生长线或层板状结构向上、下扩展,使牙骨质脱矿、有机物分解,形成牙骨质的潜行性龋。

当牙骨质龋进展缓慢时,龋损表面同样形成相对完整的表层结构,其形成的机制与釉质龋表层的形成类似,其中矿物盐可能来自唾液或由表层脱矿游离出的矿物离子在此沉积而成。

(牛星光)

第四节　龋病的临床表现、分类和诊断

龋病是在以细菌为主的多种因素的影响下,牙体硬组织发生慢性进行性破坏的一种疾病。其病理改变涉及牙釉质、牙本质和牙骨质,其基本变化是无机物的脱矿和有机物的分解。龋病病变始于牙表层,随着病变的发展,病损深入,逐渐扩展到牙本质深层,同时,机体会出现防御反应。牙髓-牙本质复合体是敏锐的感受器,当其遭到龋病侵袭时,可引发一系列的临床症状和体征。了解龋病的临床特征、表现和诊断,对龋病的治疗和预防具有重要意义。

一、龋病的临床基本特征

龋病首先发生在牙齿表层,其过程经历色、形、质的改变,质变是关键,色、形变化为其结果。随着病程的发展,病变由釉质进入牙本质,组织不断被破坏、崩解而逐渐形成龋洞。龋病临床基本特征包括:

(一)牙色泽的改变

龋病初始,受累及的牙釉质表层因羟基磷灰石晶体溶解,局部脱矿会发生折光率的变化而表现为肉眼观察时的无光泽的白垩色。脱矿后釉质表层微孔增大、增多,易于吸附外来食物色素,局部呈黄褐色或棕褐色。病变进入牙本质时,可表现为灰白色、黄褐色甚至棕褐色。龋洞暴露时间愈长,病程进展愈慢,病变颜色愈深。外来色素、细菌代谢的色素产物和牙本质蛋白质分解后的变色物质,共同导致了龋坏区的颜色变化。

(二)牙光滑度和硬度的改变

牙体硬组织在龋病发生后都会出现硬度下降。随着组织脱矿,有机质破坏分解的不断进行,牙釉质和牙本质逐渐疏松变软。临床用探针检查时可以发现,釉质龋坏区有粗糙感,失去原有的光滑度。

(三)组织缺损

龋病由于不断地使牙体组织脱矿和溶解,随着时间的推移,临床可出现由表及里的组织缺损。早期龋在釉质表面造成微小的损害,然后逐步沿釉柱方向发展,形成圆锥状病损区。釉柱排列的方向在光滑面呈放射状,在点隙窝沟区呈聚合状。

当龋病侵入牙本质后,其发展变快,常常沿着釉牙本质界扩展,并形成从顶部向内的圆锥状病损区。早期牙本质龋损的表面,由于表层釉质的覆盖,临床尚未见到明显的龋洞,但表层釉质由于失去正常牙本质支持,成为无基釉,在咀嚼过程中易破损、碎裂,直至形成龋洞。随着龋病的进展,组织缺损逐渐增多,龋洞亦会变得越来越大。

(四)进行性破坏

龋病一旦发生,若环境因素不发生变化则会不断地进展,龋损由小至大,由浅入深,逐渐破坏牙体组织,直至使牙齿成为残冠、残根。在牙体组织遭到破坏的同时,牙髓组织也会受到侵犯,出现牙髓炎症,甚至牙髓坏死,进而导致根尖周病变。这一进行性发展过程可能因机体反应的不同、个体持续时间长短会有所差异,但若不经过治疗,这一过程就不会自动停止,所缺损的牙体组织更不会自行修复。

(五)龋病好发部位

1.好发牙面和位点 龋病的好发部位与食物是否容易滞留有密切关系。牙齿表面一些不易得到清洁,细菌、食物残屑易于滞留的场所,菌斑积聚较多,容易导致龋病的发生,这些部位就是龋病好发部位,包括:窝沟、邻接面和牙颈部。

　　牙齿的窝沟是牙齿发育和矿化过程中遗留的一种缺陷，也是龋病的首要发病部位。牙齿的邻接面是仅次于窝沟的龋病好发部位，一般因邻面接触面磨损或牙间乳头萎缩导致食物嵌塞所致。牙颈部是釉质与牙本质的交界部位，即利于滞留食物和细菌，也是牙体组织的一个薄弱环节，尤其是在釉质与牙骨质未接触、牙本质直接外露时更容易发生龋坏。

　　2.好发牙齿　由于不同牙齿解剖形态和生长部位的不同，龋病在各牙的发生率上存在着差别。大量流行病学调查资料表明，龋病的牙位分布是左右侧基本对称，下颌多于上颌，后牙多于前牙。在乳牙列中，患龋最多的是下颌第 2 乳磨牙，其次是上颌第 2 乳磨牙，以后依次为下颌第 1 乳磨牙、上颌第 1 乳磨牙。在恒牙列中，下颌第 1 磨牙的患龋率最高，其次是下颌第 2 磨牙，以后依次是上颌第 1 磨牙、上颌第 2 磨牙、前磨牙、第 3 磨牙。下颌前牙患龋率最低。

二、龋病的分类和诊断

(一)按病变程度分类

　　龋齿有色、形、质的变化，临床上常根据龋坏程度分为浅、中、深三个阶段。

　　1.浅龋　患者一般无主观症状，遭受外界的物理和化学刺激(如冷、热、酸、甜刺激)时亦无明显反应。浅龋位于牙冠部时，一般均为釉质龋或早期釉质龋，但若发生于牙颈部时，则是牙骨质龋和(或)牙本质龋，亦有一开始就是牙本质龋者。位于牙冠的浅龋又可分为窝沟龋和平滑面龋。临床初期于平滑面表现为脱矿所致的白垩色斑块，以后因着色而呈黄褐色，窝沟处则呈浸墨状弥散，一般无明显龋洞，仅探诊时有粗糙感，后期可出现局限于釉质的浅洞，无自觉症状，探诊也无反应。

　　浅龋诊断应与釉质钙化不全、釉质发育不全和氟牙症相鉴别。

　　2.中龋　龋坏已达牙本质浅层，临床检查有明显龋洞，可有探痛。患者对酸甜饮食敏感，过冷过热饮食也可能导致酸痛感觉，冷刺激尤为显著，但刺激去除后症状立即消失，无自发性痛。龋洞中除有病变的牙本质外，还有食物残渣、细菌等。由于个体反应的差异，有的患者可完全没有主观症状。颈部牙本质龋的症状较为明显，这是由于该部位距牙髓较近。当龋病进展到牙本质时，龋病进展较快，容易形成龋洞，这是由于牙本质中含无机物较釉质少，而有机物较多，在构造上又有很多小管，有利于细菌入侵，因此牙本质因脱矿而软化，随色素侵入而变色，呈黄褐或深褐色，同时出现主观症状。

　　3.深龋　由于深龋与牙髓的特殊关系，因此无论有无症状，必须加以考虑：①牙髓-牙本质器官变化的类型、程度与恢复能力。②洞底与洞壁牙本质的完好性。③已受龋影响的牙本质的恢复可能。④由窝洞制备、修复材料以及其他修复措施可能产生的刺激性质与程度。

　　龋病进展到牙本质深层时为深龋，临床上可见很深的龋洞，易于探查到。但位于邻面的深龋洞以及有些隐匿性龋洞，外观仅略有色泽改变，洞口很小而病变进展很深，临床检查较难发现，因此应结合患者的主观症状，仔细检查。必要时需在处理过程中去除无基釉，然后再进行诊断。

　　若龋洞洞口开放，则常有食物嵌入洞中，食物压迫使牙髓内部压力增加，产生疼痛。遇冷、热或化学刺激时,产生的疼痛较中龋时更加剧烈。深龋时一般均能引起牙髓组织的修复性反应,包括修复性牙本质形成,轻度的慢性炎症反应,或血管扩张、牙本质细胞层紊乱等。

根据患者主观症状、体征,结合 X 线片易于确诊,但应注意与可复性牙髓炎和慢性牙髓炎相鉴别。对难以确诊者(如邻面龋),可借助 X 线片(𬌗翼片)协助诊断。

(二)按发展速度分类

1.慢性龋　龋病一般均进展缓慢,尤其是成人,多数为慢性。因病程较长、质地较干而软龋较少,此类患者有较长的修复过程,通常洞底均有硬化牙本质层。

2.急性龋　多见于儿童、青少年、孕妇或健康状况不佳者,时间短而进展快,软龋较多,质地松软,着色也浅,呈浅黄或白垩色,易被挖除,洞底缺乏硬化牙本质层。

3.静止性龋　由于局部致龋因素被消除,导致龋坏进展非常缓慢或完全停止,称静止性龋。静止性龋常发生于邻牙被拔除后的邻面釉质龋,由于环境的改变,龋病进程自行停止,日久成为褐色斑块,检查时质硬且光滑。静止性龋还可来源于咬合面的龋损,由于咀嚼的作用,可将龋损部分磨平,菌斑不易堆积,病变因而停止。

4.继发性龋　多见于龋病治疗过程中龋坏组织未去净或修复体边缘不密合,形成裂隙以致再次发生龋坏。

(牛星光)

第五节　龋病的治疗

龋病治疗的目的在于终止病变的发展,保护牙髓,恢复牙的形态、功能及外观,并维持与邻近软、硬组织的正常解剖和生理关系。临床中对不同程度的龋损要采用不同的治疗方法。

一、治疗原则

1.理想的龋齿治疗不仅仅是对个别牙窝洞的充填或修复,还应包括对患者进行龋的控制,预防继发龋和再发龋。

2.龋齿治疗应按下列顺序:终止病变发展,保护正常牙体组织和牙髓,有效修复龋损部分,恢复牙齿形态、外观和功能,防止继发龋和再发龋。

3.明确特定患者易患龋的因素,有针对性地进行防龋指导,如有效的牙齿保健方法、局部用氟和饮食控制等。

4.对多发性龋、急性龋、猖獗性龋患者,在对患牙治疗的同时,应给予适当预防措施,如局部用氟和窝沟封闭。

5.早期龋、牙根面浅龋,可通过防龋指导、局部涂氟和再矿化的方法予以治疗,并于半年到1年间定期复查,如有明显龋洞形成,则应行修复治疗。

6.已形成龋洞的牙齿必须通过去腐、备洞进行修复治疗。

7.修复治疗前,必须去除所有病变和感染的牙体组织。

8.单纯龋齿治疗不应损伤或破坏正常牙髓。

9.确定定期复查的频率。急性龋、猖獗龋患者应每 3 个月复查 1 次,儿童应每半年复查 1 次,一般患者应 1 年复查 1 次。

二、非手术治疗

龋病的非手术治疗是采用药物或再矿化等保守方法终止或消除龋病。

(一)药物治疗

【适应证】

1.尚未形成龋洞的恒牙早期釉质龋,特别是龋坏位于易清洁的平滑面者。

2.1 年内将被恒牙替换的乳前牙邻面浅龋和乳磨牙𬌗面的广泛性浅龋。

3.呈浅碟状的𬌗面点隙龋损。

4.恒牙釉质发育不全并发𬌗面广泛浅龋,且备洞困难者。

【氟化物治疗】

1.氟化物   常用的氟化物有 75％氟化钠甘油糊剂、8％氟化亚锡溶液、单氟磷酸钠溶液及含氟凝胶等。氟化物对软组织无刺激性,不使牙变色,安全有效,前后牙均可使用。

氟化物可在釉质中形成氟磷灰石,增强釉质抗酸性,同时还影响牙菌斑微生物的代谢,抑制细菌产酸,氟化物还能促进早期龋损处的脱矿釉质再矿化,从而终止龋病的发展。

2.操作要点

(1)使用前,必须清洁牙面,用球钻除净龋损的腐质,暴露病变部位;调磨薄壁弱尖,避免牙折的发生及锐尖对软组织的刺激;消除食物滞留的环境。

(2)使用时,必须隔湿、干燥患区牙面。

(3)涂布药物。用浸有氟化物的小棉球反复涂擦患处 3～5min 即可。如用含氟涂料,可不必反复涂擦。视患区病情和效果可连续多次涂擦。

(4)使用后不应让患者立即漱口,应保证氟与牙面尽可能长时间接触。

3.注意事项

(1)涂氟过程中要注意隔湿,注意将多余的药液吸出,不得让患者咽下。

(2)涂氟治疗至少应在 1 个月内重复 4 次。

(3)可以与自用低浓度氟化物(氟化物牙膏、氟漱口液)同时进行。

(4)涂氟所用均为高浓度氟化物,必须由专业人员施行。

【硝酸银治疗】

1.硝酸银   10％硝酸银或氨硝酸银。

2.硝酸银治疗龋齿的机制   硝酸银具有强腐蚀性和抑菌(低浓度时)、杀菌(高浓度时)作用。由于硝酸银对软组织有强腐蚀性,涂布后可使牙齿变黑,现已被新型树脂材料替代。

（二）再矿化治疗

用人工的方法使已脱矿、变软的釉质或牙骨质再矿化,恢复其硬度,使早期龋损终止或消除的方法称再矿化治疗。

【适应证】

1.光滑面上的早期龋。

2.龋易感者的预防。

3.控制广泛性龋。

【再矿化液的组成】

再矿化液有多种配方,主要成分是含有氟的磷酸钙溶液,钙、磷和氟的浓度和比例对龋损再矿化程度有明显影响。此外,为加强再矿化液的稳定性,常在再矿化液中加入适量的氯化钠。酸性环境可减弱矿化液对釉质的再矿化作用。再矿化液一般浓度为70g/L较宜。

【再矿化液的使用方法】

1.湿敷　适用于个别牙齿的再矿化。清洁牙面,隔湿、干燥,用浸有再矿化液的棉球湿敷牙面的脱矿部位,每日1次,每次15min,连续15～20次为一疗程。可连续进行2～3个疗程。

2.含漱　每次含漱5～10min,每日3次。

（三）窝沟封闭治疗

窝沟封闭治疗是预防窝沟龋的有效方法。封闭剂(一种高分子树脂材料)作为屏障,使窝沟与口腔环境隔绝,阻止细菌、食物残渣及其酸性产物等致龋因子进入窝沟,达到防龋的目的。

【适应证】

1.主要用于可疑窝沟龋。

2.𬌗面与充填窝沟相邻的无龋深沟裂,不需做预防性扩展,仅用封闭剂处理即可。

【封闭剂】

窝沟封闭剂主要由树脂、稀释剂、引发剂及一些辅助成分(如填料、氟化物、染料等)组成。树脂是封闭剂的主体材料,双酚A甲基丙烯酸缩水甘油酯是目前常用的、性能良好的树脂。

【操作步骤】

临床操作步骤包括清洁牙面、隔湿、酸蚀、涂布及固化封闭剂。

1.清洁牙面　用机用小毛刷或牙刷蘸不含氟的抛光膏或牙膏清洗牙面和窝沟,目的是去除表面和窝沟内的牙垢、菌斑和有机物。氟易与牙齿矿物质形成氟化钙,影响后面的酸蚀效果,故不用。

2.隔湿和酸蚀　术野隔湿,理想条件下应使用橡皮障,也可用棉卷。隔湿的效果决定封闭效果。用35%磷酸液(或凝胶)对要封闭的部位进行酸蚀,恒牙20～30s,由于乳牙釉质表层多为无釉柱层并含有较多有机物,对乳牙的酸蚀时间可延长60s。酸蚀的范围应为接受封闭的的范围,一般为牙尖斜面的2/3。

3.冲洗吹干　酸蚀后的表面要用清水彻底冲洗,不能遗留酸,然后以气枪吹干。冲洗吹干后的牙表面必须重新隔湿,不得再受唾液的污染;否则,应重新冲洗、酸蚀、干燥。

4.涂布封闭剂　化学固化类的封闭剂需将两等份的液体混合,以小毛刷或小海绵将封闭剂直接涂于欲封闭的窝沟中,光固化不必调拌。

涂布方法:用涂刷蘸取封闭剂适量,沿窝沟从远中向近中逐渐涂布,同时毛刷上下微微抖动,使封闭剂渗入窝沟,排出空气,防止出现气泡。涂布范围应覆盖全部酸蚀面。在不影响咬合的前提下,应尽可能涂厚些。

5.固化　自凝固化待其固化,一般需 1~2min。光固化类材料可照射 20s,或遵照材料说明书的要求进行光照。照射范围应大于涂布范围。

6.检查　检查封闭的部位是否有气泡、封闭是否完整。应适当调整影响咬合的部分。封闭后应定期(3 个月、半年或 1 年)复查,观察封闭剂保留的情况。

三、窝洞充填修复治疗

除一些早期龋可以用非手术治疗外,一般来说,龋病都要用充填修复的方法来治疗。充填术是修复牙体缺损的临床常用技术,即用牙体外科手术方法去除龋坏组织,预备成一定洞形(窝洞),再选用适宜的修复材料修复缺损,恢复牙的形态和功能。

(一)牙体修复的原则及修复材料的选择

1.牙体修复的原则　恢复牙体形态与功能,恢复口颌生理健康。

(1)去除龋坏牙体组织,消除感染源,终止龋病,预防继发龋。

(2)尽可能保留健康的牙体组织,保护牙髓。

(3)窝洞预备符合生物学及机械力学的要求。

2.充填材料的选择　充填材料种类很多,可根据牙齿的部位、窝洞的位置、病人的要求和口腔状况正确选择修复材料。修复材料的正确选择和使用是牙体修复治疗成功的关键。

(1)物理和机械性能尽可能符合牙体生物学要求。

(2)生物学性能有较好的生物相容性,无毒、无害、安全,对牙髓、牙周组织无刺激。

(3)化学性能稳定,在口腔内不腐蚀、不溶解、不变色,固化收缩小等。

(二)窝洞的分类与结构

经手术的方法去除龋坏组织,并按要求预备成一定的洞形,以容纳和支持修复材料,这一步骤叫窝洞预备,简称备洞。

1.窝洞的分类　窝洞分类方法较多,临床上常用方法为 G.V.Black(1908 年)分类,即按龋损发生的部位,将窝洞分为 5 类。这是目前国际上普遍采用的窝洞分类法。

(1)Ⅰ类洞:指发生在所有牙面发育点隙裂沟的龋损所预备的窝洞,包括磨牙和前磨牙的𬌗面洞、上前牙腭面洞、下磨牙颊面𬌗 2/3 的颊面洞和颊𬌗面洞、上磨牙腭面𬌗 2/3 的腭面洞和腭𬌗面洞。

(2)Ⅱ类洞:指发生在后牙邻面的龋损所预备的窝洞,包括磨牙和前磨牙的邻面洞、邻𬌗面洞、邻颊面洞、邻舌面洞和邻𬌗邻洞。

(3)Ⅲ类洞:指发生在前牙邻面未累及切角的龋损所预备的窝洞,包括切牙和尖牙的邻面洞、邻舌面洞和邻唇面洞。

(4)Ⅳ类洞:指前牙邻面累及切角的龋损所预备的窝洞,包括切牙和尖牙的邻切洞。

(5)Ⅴ类洞:为所有牙的唇(颊)、舌面颈 1/3 处的龋损所预备的窝洞,包括前牙和后牙颊舌面的颈 1/3 洞。

由于龋损多样化,Black 的分类法不能涵盖所有临床需要,临床把前牙切嵴或后牙牙尖发生的龋损制成的窝洞称为Ⅵ类洞。

此外,也可按窝洞涉及的牙面数分类,即单面洞为只波及一个牙面,双面洞为波及两个牙面,复杂洞为波及两个以上牙面。

2.窝洞的命名　以其所在牙面命名。如位于𬌗面的洞叫𬌗面洞,位于颊面的洞叫颊面洞,位于邻面和𬌗面的复面洞叫邻𬌗面洞。为便于临床记录,常以各牙面英文第一个字母的大写表示。如切缘 incisal 以 I 表示,唇面 labial 以 La 表示,舌面 lingual 以 L 表示,以此类推,颊面 B、腭面 P、𬌗面 O、近中面 M、远中面 D。唇面和颊面又统一以 F 表示。近中邻𬌗面洞可记录为 MO。

3.窝洞的结构　窝洞由洞壁、洞角和洞缘组成。

(1)洞壁:分侧壁和髓壁。侧壁是与牙面垂直的洞壁。在冠部由釉质壁和牙本质壁组成,在根部由牙骨质壁和牙本质壁组成。侧壁以其所在牙面命名,如位于颊面者叫颊壁,靠近龈缘者叫龈壁。髓壁位于洞底,覆盖牙髓,与洞侧壁垂直。与牙长轴平行的髓壁又叫轴壁,以与𬌗面的髓壁相区别。

(2)洞角:洞壁相交形成洞角,两壁相交构成线角,三壁相交构成点角。洞角以构成它的各壁联合命名,如颊壁与髓壁相交构成的线角叫颊髓线角,颊、轴、龈三壁相交构成的点角叫颊轴龈点角。

(3)洞缘:窝洞侧壁与牙面相交构成洞的边缘,即洞缘,是由洞侧壁与牙面相交形成的线角,即洞缘角或洞面角。

(三)窝洞预备的基本原则

备洞时应遵守生物学原则和力学原则。

1.生物学原则

(1)彻底清创:即去净病变组织,以颜色、硬度为标准,必要时配合龋蚀检知液染色观察。对近髓较深的龋洞,如去腐质过程中预计可能露髓,可采取两次甚至多次去腐法。

(2)保护牙髓:熟练掌握牙髓腔的解剖形态及其增龄性的变化,备洞时注意避让髓角。备洞过程中尽可能减少操作对牙髓所造成的理化刺激,如:①切割器械应锐利,高速涡轮机应有冷却装置,慢手机钻磨时应保持术区干燥;②切割牙齿时应采用间断磨除法;③中深度龋损应注意垫底;④深龋备洞时,不向髓腔方向加压。

(3)尽量保存健康的牙体组织。

(4)无痛原则:牙体手术过程会造成疼痛反应,术前应做必要的解释工作,缓解患者的紧张情绪,对年老体弱者应注意全身变化,高血压和心脏病的患者最好在局部麻醉无痛下进行。

2.力学原则 充填术采用机械固位原理,备洞时兼顾抗力形与固位形。

(1)抗力形:抗力形是使充填体和余留牙体组织能够承受咬合力而不会破裂的特定形状。抗力形的设计应使应力均匀地分布于充填体和余留牙体组织,尽量减少应力的集中。设计原则如下。

1)洞缘外形线圆缓,转折处勿形成锐角,洞缘线应避开咬合接触区,尽量保留尖、嵴等抗力强大的部位。

2)窝洞的深度应达到釉牙本质界下 0.2~0.5mm,以使充填体获得足够的厚度。

3)窝洞洞形应底平、壁直、点线角清晰而圆钝,以使内应力均匀分布,避免洞底及点线角处应力集中而致牙体折裂。

4)鸠尾洞形的峡部宽度不宜过窄,并且不能使峡部与轴髓线角处于垂直连线上,以免造成充填体自峡部折断。

5)备洞时应去除无基釉,并避免在制洞过程中产生新的无基釉;脆弱的尖嵴适当降低。

(2)固位形:固位形是防止修复体在侧向或垂直方向力量作用下移位、脱落的形状。窝洞的固位形必须具有三维的固位作用方能保持修复体的稳定。此外,固位形的要求与窝洞涉及的牙面数有关。单面洞修复体只能从与洞底垂直的方向脱位,而双面洞则可从与洞底呈水平和垂直两个方向脱位,在设计固位形时应视不同情况而做不同的选择。基本固位形有以下几种形式。

1)侧壁固位:是各类洞形最基本的固位形,以洞侧壁与充填材料间密合而产生的摩擦力来固位,盒状洞形的侧壁应相互平行并具一定深度,使洞壁和充填体之间产生摩擦固位力。

2)倒凹固位:在侧壁髓线角区平洞底向侧壁做出的潜入小凹,一般应位于厚实坚固的牙尖下方。因牙尖下方正是髓角所在,制作时注意避让。

3)梯形固位:是复面洞的邻面部分所采用的固位形,龈侧大于𬌗侧的梯形,防止修复体从梯形底边垂直方向的脱位。

4)鸠尾固位:是复面洞的一种固位形,鸠尾峡部宽度一般为颊舌牙尖间距的 1/4~1/3,并注意整个鸠尾的比例协调性,峡部的位置应在轴髓线角的靠中线侧。

5)辅助固位:固位沟、固位槽、固位钉。

3.备洞器械 备洞时所用的器械有两类:一类是机动器械,一类是手用器械。

(1)机动器械:目前临床上使用的有电动钻牙机和气涡轮机。前者借助电机转动,后者借助空气压缩机产生的高速气流推动钻牙机内的钻针转动。电动钻牙机由电动机、传动部分和机头组成。

1)机头:又称手机,有直、弯两种。备洞多用弯手机。

2)钻针:用于切割牙体组织,其样式和品种多样,临床根据备洞需要选择。工作时把钻针安装在手机上。①钢钻:有长柄、短柄两种。长柄钻用于直手机,短柄钻用于弯手机。长柄钻长约 45mm,短柄钻长约 22mm。钻针分头、颈、柄三部分。头即工作端,由 8~12 道刃口组成,颈是头和柄之间的狭窄部分,柄是上在机头上的部分。短钻针的末端有一小槽,而且还有与长柄平行的 2.5mm 的半截面。槽和半截面是供嵌在机头内用的,其工作头均可分为 3 类。

裂钻的钻头有柱状和锥状,裂钻的刃口互相平行,平行的刃口有的和钻针方向一致,有的则倾斜,有的刃口呈锯齿状,工作头长4～5mm。裂钻常用于扩大洞形,修整洞壁。倒锥钻的钻头顶端直径大于柄端,侧面有刃达顶端,钻头较短,长0.5～1.5mm,常用于制作倒凹,磨平洞底,扩大洞形。球钻(又称圆钻)有倾斜单刃和锯齿刃两种。球钻常用于去除龋坏,开扩洞口,制作圆弧形倒凹。各种钢钻均有不同的大小和型号。②石尖:由人造石制成,通常是长柄,有各种形式和大小,可用其磨除边缘嵴和牙釉质。③金刚石尖:用人造金刚石制成,也有不同式样和大小。硬度大,切割效率高,有球形、柱形、锥形等。

气涡轮机又叫风动钻牙机,它的转速可达20万～50万 r/min,切割效率高,震动轻,扭转力小,有喷水冷却装置,使用钨碳钢钻针。目前应用较普遍。

(2)手用器械

1)挖器:工作头呈匙形,边缘为刃口。一般是双头,调转工作头的方向则可以左右两个方向进行剔刮。深龋近髓时使用挖器,不易引起穿髓。

2)凿:凿有双面刃和单面刃。单面刃常用于去无基釉,修整邻面洞的龈壁和颊舌壁的锋锐边缘。临床应用少。

(四)窝洞预备基本步骤

1.窝洞预备

(1)开扩洞口及进入病变区域:一般病变区域较为隐蔽,为使视野清楚,查清病变的范围和程度,正确设计窝洞外形,便于操作,首先应开扩洞口,寻找便于进入窝洞的通道。咬合面龋常表现为潜行性损害,龋洞口小底大,需先去除洞口的无基釉,扩大洞口;而邻面龋开扩洞口应视具体情况采取不同方式进入。后牙邻面龋,如接触点已破坏,应磨除𬌗面相应边缘嵴,从𬌗面进入龋洞。如尚未累及接触点,仅局限于牙颈部,则可从颊或舌侧进入,以避免去除过多牙体组织。前牙邻面龋,为保持唇面的完整和美观,多从舌侧进入。如龋损近唇面,采用牙色材料修复,可从唇面进入,保持舌侧边缘嵴,利于承受咀嚼力。

(2)设计和预备窝洞外形:窝洞的洞缘构成了洞外形。外形的建立,应最大限度地保存牙体组织和减少继发龋的发生。其原则为:①以病变范围为基础设计洞形。②尽量避开牙尖和嵴等承受咬合力的部位。③沿点、隙、裂沟扩展,并进行适当预防性扩展。④外形曲线圆缓,以减少应力集中。⑤邻面洞的外形线应达自洁区,防止继发龋。龈缘与邻牙之间至少有0.5mm宽的间隙,不必扩展到龈下。⑥不同部位进入牙本质深度不同,一般牙釉质界下深0.2～0.8mm,咬合面不超过0.2mm,平滑面0.5mm,牙根面0.8mm。

(3)预备抗力形和固位形:在洞外形基本形成侧壁和洞底后,经修整,预备具抗力形和固位形的盒形洞,并用球钻或裂钻预备清晰圆钝的线角和洞底的倒凹。

(4)预备修整洞缘:包括洞缘壁的修整和洞角的设计。防止充填体与牙体组织之间出现缝隙,产生微渗漏。同时,洞缘处的充填体和牙体组织应具有足够的强度,防止充填体边缘破裂。

洞缘预备时,要考虑牙面的釉柱方向,使釉质壁的釉柱止于健康的牙本质上,防止折裂。

洞面角的预备取决于所使用的充填材料。银汞合金材料边缘韧性差,易折裂,洞面角应制成90°;复合树脂材料韧性较好,洞缘可制成短斜面,以利于黏固修复。

（5）备洞的过程尽量采用无痛制洞：如选择锋利的器械，间断、带水操作；局部麻醉操作；步骤尽量合并完成，并可变更和省略。

2.术区的隔湿、消毒

（1）窝洞隔湿：窝洞预备好后需隔离口腔环境，即隔离唾液，防止唾液渗入，以避免细菌感染，影响消毒药物和充填材料的性能，从而保证洞壁的密合，保证视野清楚，便于充填。常用的隔湿方法包括以下几种。

1）棉卷隔湿：消毒棉卷隔湿简便而有效，临床最常用。将棉卷置患牙的唇（颊）前庭沟处和舌侧口底，吸除术区附近唾液。如同时将棉卷置于腮腺导管口处，隔湿效果更佳。术中要注意更换棉卷。

2）吸唾器：利用水流和抽气产生的负压，吸出口腔内的唾液。用时将吸唾管置于病人口底，注意勿紧贴黏膜。吸唾器与棉卷隔湿常配合使用。

3）橡皮障隔湿：橡皮障隔湿是用一块橡皮膜经打孔后套在牙上，利用橡皮的弹性紧箍牙颈部，使牙与口腔完全隔离开来。

橡皮障隔湿所需器械较多，包括橡皮障、橡皮障打孔器、橡皮障夹、橡皮障夹钳、橡皮障支架等。

该法一般需由助手协助进行，操作费时，但效果好，能使手术区视野清楚，防止损伤口腔黏膜及牙龈组织，防止小器械及切削的牙体组织碎屑吞入食管或气管，确保手术安全，减少交叉感染，防止乙肝和艾滋病的传播。

4）选择性辅助隔湿法：龈下和近龈缘的牙颈部龋可用退缩绳，防止术中龈沟液干扰，特别适用于复合树脂修复。方法是将蘸有非腐蚀性收敛剂的退缩绳塞入龈沟内，绳的直径和长度可灵活选择，必要时用阿托品使唾液分泌减少。也可采用开口器，多用于后牙长时间牙体修复中，可维持恒定的张口度，减轻患者开口肌群的疲劳，同时也方便术者操作。

（2）窝洞的消毒：在窝洞预备完成之后充填之前，可选用适宜药物进行窝洞消毒。理想的窝洞消毒药应具有消毒力强、对牙髓刺激小和不使牙变色等特性。常用的消毒药有25%～50%麝香草酚酒精溶液、樟脑酚溶液及75%酒精等。

对窝洞的消毒一直存在争议。传统的观点认为，窝洞预备好后，洞壁牙本质小管中还残存有少量细菌，为了更好地消除残余感染，防止继发龋，充填前需进行窝洞消毒。另一种观点则认为，窝洞内即使有少量残存细菌也会因充填后环境的改变而不利于其生长，经一定时间后逐渐失去生存能力而死亡，故不必再行窝洞消毒。目前主张只彻底清洗窝洞，通过黏结剂封闭窝洞，尽量减少微渗漏，再加上洞衬剂和垫底材料的抑菌作用及含氟充填材料，进一步防止继发龋。

3.窝洞封闭、衬洞及垫底　由于窝洞深浅不一，深洞洞底往往不平，而且一些修复材料对牙髓有刺激性，因此，在充填前应根据窝洞的深度和修复材料的性质对窝洞进行适当处理。处理目的是隔绝外界和修复材料的刺激，保护牙髓，并垫平洞底，形成充填洞形。

（1）窝洞封闭：在窝洞洞壁涂一层封闭剂，以封闭牙本质小管，阻止细菌侵入。目的是隔绝来自修复材料的化学刺激,但因封闭剂很薄,不能隔绝温度刺激。此外,封闭剂能增加修复材料与洞壁的密合性,减小微渗漏,也可减少银汞合金中的金属离子渗入牙本质小管而防止牙变色。

封闭剂主要有以下几种。

1)洞漆:采用天然树脂(松香或岩树脂)或合成树脂(硝酸纤维或聚苯乙烯),呈清漆状。涂于釉质壁和牙本质壁上,有机溶剂挥发后留有一层树脂薄膜,一般涂 2 次,以增强充填材料与洞壁的密合性,减少微渗漏。

由于洞漆中的有机溶剂可与复合树脂中的树脂成分反应,影响树脂聚合,所以,树脂充填时忌用洞漆。

2)树脂黏结剂:黏结剂能有效地封闭牙本质小管,其减小微渗漏的作用优于洞漆。

(2)衬洞:在窝洞封闭之后,还要在洞底衬一层能隔绝化学和一定温度刺激且有治疗作用的洞衬剂,其厚度一般小于 0.5mm。常用的洞衬剂有氢氧化钙及其制剂、氧化锌丁香油酚黏固剂、玻璃离子黏固剂。

(3)垫底:在洞底(髓壁和轴壁)垫一层足够厚度(＞0.5mm)的材料,隔绝外界和修复材料的温度、化学、电流及机械刺激,同时有垫平洞底,形成充填洞形,承受充填压力和咀嚼力的作用。

常用的垫底材料有氧化锌丁香油酚黏固剂、磷酸锌黏固剂、聚羧酸锌黏固剂及玻璃离子黏固剂。

1)垫底的适应证:①深龋近髓的窝洞应垫底护髓;②去龋后洞底不平者,应垫平;③洞不深,但充填材料对牙髓有刺激性,应垫底隔绝刺激;④经完善牙髓治疗后的无髓牙,应垫底使洞形符合要求,应力分布合理再充填永久性修复材料。

2)垫底的方法:有单层和双层垫底法两种。浅的窝洞不垫底;中等深度的窝洞,洞底距髓腔的牙本质厚度大于 1mm,可用磷酸锌黏固剂或聚羧酸锌黏固剂单层垫底;深的窝洞,洞底距髓腔很近,为了保护牙髓,需双层垫底,第一层垫氧化锌丁香油酚黏固剂或氢氧化钙,第二层垫磷酸锌黏固剂。

3)垫底的部位:只限于𬌗面髓壁和邻面轴壁,要求底平壁净,留出足够的深度(1.5～2.0mm),使修复体有足够的抗力和固位。

(五)银汞合金充填术

窝洞的充填是指用人工材料充填在牙体已预备好的窝洞上,恢复牙的形态和功能。

银汞合金作为传统充填材料,具有较大的抗压强度、硬度和耐磨性,对牙髓无刺激,且操作方便、价格低廉、性能稳定,目前仍是后牙的主要充填材料。

银汞合金的缺点是颜色与牙齿不匹配,与牙齿无黏结性,对窝洞要求较高,须牺牲部分健康牙体组织来获取良好的固位形和抗力形。此外,汞生产和使用环节可对环境造成污染。以上缺点限制了银汞合金的使用,前牙及部分要求美观的后牙龋损修复时所用充填材料已被牙色材料所取代。

【适应证】

1.Ⅰ、Ⅱ类洞。

2.后牙Ⅴ类洞,特别是可摘义齿的基牙修复。银汞合金耐磨,能抵抗卡环移动所致的磨损。

3.对外观要求不高,患者的尖牙远中邻面洞,龋损未累及唇面者。偶尔也用于下前牙邻面洞。

4.大面积龋损时配合附加固位钉的修复,以及冠修复前的牙体充填。

【窝洞预备要求】

银汞合金的性能决定了其窝洞预备原则。窝洞的预备除应符合备洞的总原则外,还具有以下特点。

1.窝洞必须有一定的深度和宽度,使其有足够强度和固位。

2.窝洞应预备为典型的盒状洞,增加辅助固位形,以便取得良好的固位形。

3.洞面角应呈直角,不在釉质侧壁做短斜面。

【各类窝洞的预备方法及要点】

1.Ⅰ类洞　多为单面洞。

(1)常见Ⅰ类洞形预备要点

1)扩大洞口:用涡轮裂钻自龋损部位钻入洞内,然后向侧方钻磨去除无基釉,将洞口扩大。

2)去净腐质:棉球擦干窝洞,用适当大小的球钻小心除尽腐质。

3)预备洞形:根据龋损范围用涡轮裂钻预备成底平壁直的盒状洞形。窝洞范围应包括与龋损相邻的深窝沟,窝洞深度达到釉牙本质界下 0.2~0.5mm,洞深超过此限之处,应用垫底方法将洞底垫平,保护牙髓。

4)修整洞形:用慢速手机裂钻对窝洞进行修整,使窝洞外形线圆缓流畅;牙尖部位的侧壁略内倾,窝沟部位的侧壁略外敞,以与釉柱方向保持一致;洞缘角呈直角,切勿形成小斜面;点线角用小球钻修成钝角;大而浅的窝洞在牙尖的下方用倒锥钻预备倒凹固位形。

(2)其他Ⅰ类洞形预备要点

1)𬌗面窝沟发生两个以上龋损时,在去净腐质后,若龋损之间距离≥1mm,则分别制洞,以最大限度地保存牙体组织,否则将龋损合并成一个窝洞。

2)上磨牙腭沟或下磨牙颊沟的龋损,如未累及𬌗面,则按单面洞预备。此部位承受咀嚼压力较小,制洞时主要考虑固位形,预备成盒状洞形。如制作倒凹固位形,倒凹应在𬌗壁或龈壁上。

3)颊舌面龋损累及𬌗面或𬌗面龋损在去净腐质后距边缘嵴<1mm 时,则须制成复面洞,制洞方法与Ⅱ类复面洞类似。

2.Ⅱ类洞　根据病损范围可预备成单面洞或复面洞。如病变已累及接触区,应预备成邻𬌗洞。

(1)预备方法

1)寻开口,扩大洞口:用涡轮裂钻从𬌗面边缘嵴处钻入邻面,然后向颊舌方向扩展去除无基釉将洞口扩大。

2) 去净腐质: 同 I 类洞。

3) 预备洞形: 邻面洞预备: 用涡轮裂钻向颊舌方向扩展洞形, 邻面窝洞应包括所有龋损并将颊舌壁扩展至外展隙(自洁区)。颊舌壁略外敞, 外形呈向𬌗面略聚拢的梯形; 龈壁位置视龋损涉及深度而定, 首选龈上, 其次齐龈, 不得已时放在龈下, 龈壁平直, 宽度为 1.0~1.5mm。

𬌗面洞预备: 用涡轮裂钻自邻面在釉牙本质界下 0.5mm 处向𬌗面扩展, 预备鸠尾固位形。𬌗面鸠尾榫做在窝沟处, 鸠尾峡位于颊舌牙尖之间, 在轴髓线角的靠中线侧。鸠尾峡部宽度一般为颊舌牙尖间距的 1/4~1/3, 与鸠尾形最宽部的比例为 1:2 或 2:3。

近年来对邻面龋破坏范围小者主张不向𬌗面扩展做鸠尾固位形, 不做阶梯, 只需从边缘嵴进入邻面龋坏, 预备邻面洞, 在颊轴线角和舌轴线角制作两个相互对抗的固位沟, 以加强固位。

如牙的近、远、中邻面都发生龋坏, 且累及接触区, 则应制成邻𬌗邻洞, 即在𬌗面做成一个共同的鸠尾。

4) 修整洞形: 用慢速手机裂钻修整轴壁, 使其与牙邻面弧度一致; 用倒锥钻去除龈壁无基釉, 使洞缘的釉质壁向颈部倾斜, 与釉柱保持一致; 用倒锥钻或裂钻修整轴髓线角, 使其圆钝。其他部位的修整同 I 类洞。

(2) Ⅱ类单面洞形预备要点: 接触点已破坏的邻面龋损必须预备成复面洞, 只有在下列情况下才预备单面洞。

1) 与患牙龋坏部位相邻的牙齿缺失且龋坏去净腐质后距𬌗面边缘嵴 >1mm, 有足够的操作空间预备单面洞。窝洞的颊舌壁略外敞, 𬌗壁和龈壁制作倒凹固位形。

2) 患牙与相邻的牙齿有接触, 邻面接触点尚未被破坏, 根据龋坏部位选择入口, 如龋洞偏颊, 则用裂钻从颊侧邻面磨一水平方向的沟通向龋洞, 使龋洞敞开。球钻去净腐质后用裂钻预备舌、𬌗、龈壁, 用倒锥钻在𬌗、龈壁上制作倒凹固位形, 并形成洞口的颊壁。

3. Ⅲ类洞 根据病变范围和邻牙情况, 预备成单面洞或复面(邻舌)洞。先用小号球钻或裂钻面去腐, 再根据邻面洞的大小, 在舌腭面设计并预备鸠尾形。鸠尾峡宽度为邻面洞舌方宽度的 1/3~1/2。必要时, 可在龈轴线角和切轴线角做倒凹, 以增强固位, 线角应圆钝。邻牙缺失或牙间隙大者, 可在邻面做单面洞。

Ⅲ类洞的预备要点如下。

(1) 邻面单面洞可预备成与前牙邻面相似的底向根方的三角形盒状洞, 在洞底 3 个点角处, 预备倒凹固位。

(2) 邻舌复面洞在邻面预备成唇侧大于舌侧的梯形, 并在龈轴线角和切轴线角预备固位沟; 在舌面预备扣锁形, 并在龈髓线角和切髓线角作固位沟, 不做预防性扩展。允许适当保留洞缘无基釉, 并应修整光滑, 与釉柱方向一致。龈壁应在龈缘的𬌗侧, 使充填材料不接触牙龈, 避免刺激牙龈。

4. Ⅴ类洞 为单面洞, 因不直接承受咬合力, 制洞时以固位形和外形为重点。Ⅴ类洞多在颊面, 不需扩大洞形。前磨牙和磨牙制成肾形, 前牙制成半圆形。

(1) Ⅴ类洞的预备要点: 以固位形为主。凸面向着牙颈部, 凸缘距牙颈线 1mm 处; 近远中壁与釉柱方向一致略向外敞开;在𬌗轴线角与龈轴线角预备倒凹;洞深 1.0～1.5mm;轴壁与相应牙面弧度一致。

(2)调制:目前调制方法主要为电动研磨,有全自动封闭式和半自动两种调拌机。前者将汞与银合金粉分别装入调拌机内盛汞及银合金粉的瓶中,按不同合金粉调节汞与合金粉的量、研磨时间、速度,然后开动机器,即可自动调制。后者将配好的汞与合金粉装入调拌机的有盖小杯内,小杯置于固定夹上,调节其调拌时间,开机即振动调拌。如用银汞合金胶囊,将胶囊放入调拌机内振荡即可。电动研磨使用方便,调拌出的银汞合金质量好,时间少,且能减少汞污染。采用银汞合金电动调制器,调制时间为 40s 左右。由于污染原因,手工研磨已弃用。

(3)充填步骤:银汞合金从调制到充填完毕,应在 6～7min 内完成。如搁置时间太久,则银汞合金会变硬,可塑性降低,影响其与洞壁的密合。注意充填过程中要避免唾液、血液等污染,以免造成银汞合金的二次膨胀。

1)保护牙髓:银汞合金为电和热的良导体,在充填前,可用洞漆或树脂黏固剂估进行窝洞封闭。若中等深度以上的窝洞,应垫底。

2)放置成形片和楔子:双面洞在充填前应安放成形片,作为人工假壁,以便加压充填材料,形成邻面生理外形及建立邻牙接触关系。

充填银汞合金用的成形片为不锈钢金属片,分前磨牙双面洞、磨牙双面洞和后牙三面洞 3 种规格。用时应根据牙的大小选择长、宽适宜的成形片,用成形片夹将其套在患牙上收紧、固定。其边缘应置于龈壁的洞缘稍下方,但勿损伤牙龈,𬌗方边缘要稍高于𬌗面以便于边缘嵴处成形。邻面龈间隙须放小楔子,从舌侧插入,以使成形片与牙颈密贴后再充填。若成形片未能与牙颈贴合,充填材料易形成悬突而损伤牙周组织。成形片夹有两种,分别是邻𬌗洞成形片夹和邻𬌗邻洞成形片夹。

如没有邻𬌗洞成形夹,可用不锈钢薄片自制 T 形成形片。用时将 T 形片头的两翼向内弯曲,然后将其尾部插入,套在牙上拉紧,最后将尾端反折过去压紧。

3)充填材料:用银汞合金输送器将银汞合金少量多次送入窝洞内。先用小的充填器将点、线角及倒凹、固位沟处压紧,再换较大的充填器向洞底和侧壁层层加压,使银汞合金与洞壁密合,同时随时剔除余汞,使充填的银汞合金略高于洞缘,最后用较大的充填器与洞缘的釉质表面平行,进行最后加压,以保证洞缘银汞合金的强度。邻𬌗面洞应先填邻面,后填𬌗面,特别注意鸠尾峡部应填紧。

4)雕刻成形:银汞合金调制后 20min 内可塑性最大,24h 完全固化。临床上银汞合金充填后,须在 20min 内进行充填体雕刻成形。用银汞合金雕刻器先除去洞缘外和洞表面多余银汞合金充填物,再从邻面向中央窝雕刻外形。取出小楔子,用镊子或手将成形片紧贴邻牙,从一侧邻间隙向颊或舌向移动,缓慢取出,继续雕刻。

邻面洞、双面洞需用探针检查邻面有无悬突,如有悬突,要及时去除。

5)调整咬合:银汞合金外形雕刻完成后,𬌗面受力部位应调𬌗,使其有正常的咬合关系。如对颌牙有高陡的牙尖或边缘嵴,应先调磨,让患者作正中及侧方𬌗运动,检查有无咬合高点直至调磨合宜。

6)打磨抛光：术后 24h,银汞合金完全固化后,选用形态适合的磨光钻,可进行抛光、打磨,进一步检查充填体,如有咬合高点、悬突,应一并磨除。最后用橡皮杯蘸浮石粉抛光表面。使充填体表面光滑,防止继发龋发生。

近年来有临床探讨将银汞合金充填的优良性能和黏固剂的有效边缘封闭相结合,以期减少充填体微渗漏,增加固位力,保存更多的健康牙体组织。

适应证：牙体大面积缺损又不做冠修复者或牙冠的龈距离短而不宜做冠修复者；龋坏至龈下,不宜做复合树脂修复者；银汞合金充填体部分脱落者。

临床操作：去净腐质及薄壁弱尖,牙体缺损大者需做固位形；酸蚀、冲洗、干燥；涂布 10～15μm 厚黏固剂；在黏固剂尚未聚合前,充填银汞合金,雕刻外形。

（六）黏固修复术

复合树脂黏固修复术

复合树脂是在丙烯酸酯基础上发展起来的一种新型修复材料,主要由树脂基质和无机填料组成,是目前较为理想的牙色修复材料。其优点是美观、窝洞预备简单,能更多保留牙体组织,现临床应用越来越广泛。商品化的复合树脂种类很多,黏固系统的发展更是日新月异,但操作方法却大同小异。现以最常用的釉质黏固系统和光固化复合树脂为例介绍复合树脂黏固修复术。

【原理】

复合树脂黏固修复术是借助牙体表面处理技术和黏固技术使复合树脂与牙体硬组织牢固结合,修复牙体缺损或缺陷。因无须预备机械固位力形,所以最大限度地保护了健康牙体组织。

【适应证】

1.前牙Ⅰ、Ⅲ、Ⅳ类洞修复。

2.前牙和后牙Ⅴ类洞的修复。

3.牙形态、色泽异常的美容修复。

4.前牙小间隙关闭。

5.后牙非𬌗面牙体组织缺损,商品标明适用后牙充填者也可用于𬌗(邻𬌗)面洞的充填。

6.制作桩核冠的桩核(树脂核)。

【术前准备】

1.材料与器械

(1)切割及修整磨光器械：裂钻、球钻、系列金刚砂钻、系列磨光砂片或橡皮杯、磨光砂条。

(2)垫底材料：氢氧化钙垫底剂、磷酸锌黏固剂、玻璃离子黏固剂。

(3)黏固及充填材料：釉质黏固系统(37％磷酸、釉质粘合剂)、遮色剂、光固化复合树脂、小毛刷或小海绵块、比色板、可见光固化灯。

(4)充填及成形器械：赛璐珞条、薄不锈钢成型片、楔子、充填器(最好为非金属)。

2.消除牙龈炎症　牙龈炎患者应于术前 1 周进行洁治,牙龈增生影响术区者应进行牙龈切除术。

【复合树脂与牙体组织的黏固方式】

窝洞洞壁由釉质壁和牙本质壁组成,釉质和牙本质的成分及结构不同,其黏固方式和机制也不同。

1.釉质黏固　主要采用酸蚀技术,即通过酸蚀釉质表层,获得树脂修复体的微机械固位,从而增强复合树脂与釉质的黏固强度。此法是 Buonocore 于 1955 年提出的。釉质酸蚀有 3 种模式:釉柱中心脱矿为主;釉柱周围脱矿为主;釉柱和釉柱周围均脱矿,釉质酸蚀后均增加黏固面积。酸蚀釉质常使用 30%～50%磷酸,酸蚀 1min。若同时酸蚀釉质和牙本质,采用全蚀刻体系,常用 10%磷酸、2.5%硝酸及一些有机酸,如 10%枸橼酸、10%马来酸等。酸蚀釉质对牙髓无损害,但酸蚀牙本质可刺激牙髓,并引起牙髓病变,因此,酸蚀活髓牙牙本质应慎重。

釉质黏固剂多为不含或少含无机填料的低黏度树脂。它作为修复树脂与蚀刻釉质的中间层,通过微机械固位和共聚作用而增强修复树脂与釉质的黏固强度。此外,釉质黏固剂的应用减少了釉质与树脂界面的孔隙,且其黏固强度能抵抗树脂聚合收缩所产生的拉应力,故釉质黏固剂能有效防止洞缘与修复体间的微渗漏。

2.牙本质黏固　牙本质黏固的主要机制是黏固体系与牙本质形成的微机械扣锁作用。为增进牙本质黏固,一般先用处理剂处理牙本质表面,去除玷污层,后涂布底胶,再涂布黏固剂。牙本质黏固体系一般由处理剂、底胶和黏固剂组成。常用的牙本质处理剂有 0.5mol/L 乙二胺四乙酸(EDTA)、10%磷酸、20%聚丙烯酸、10%马来酸。底胶是树脂的良好助渗剂,可促进疏水黏固树脂润湿牙本质,多与黏固剂合用,并能与黏固剂的树脂共聚。黏固剂的主要作用是稳定混合层和延伸至牙本质小管中形成树脂突。由于氧能抑制树脂聚合,故在黏固剂的表面形成氧阻聚层,它能提供足够的不饱和烯键,使黏固剂与修复树脂形成共聚物。黏固剂有化学和光固化两种,后者在充填复合树脂前先固化。黏固剂不宜太厚,太厚可降低黏固强度。

【操作步骤】

1.选牙色　在自然光线下,用厂商提供的比色板或同种材料自制的比色板进行比色,选择相应型号树脂备用。参照物为患牙完整部位或邻牙,比色时牙面保持湿润。

2.开扩洞口、去净腐质　裂钻开扩洞口,球钻去净腐质,着色牙本质应一并去除。

3.预备窝洞　窝洞的点、线角应圆钝,倒凹呈圆弧状,以利于材料的填入和与窝洞的密合。不直接承受咬合力的地方可适当保留无基釉。窝洞小时,可不预备固位形。Ⅲ类洞尽量从舌面进入病变区,尽量保留唇面以维护牙体美观。

4.预备洞缘斜面　用球状或杵状金刚砂钻将洞缘釉质磨成凹形斜面,斜面宽度视缺损大小而定,原则上缺损面积应与预备的釉质面积相等。在咬合面,洞缘斜面的外形线应避开咬合接触点。缺损面积较大者,增加机械固位形或辅以固位钉。前牙缺陷美容的直接贴面修复,牙体预备的方法是将唇面釉质平均磨除 0.2～0.5mm,切缘及近远中边缘宜磨除略深,但不能破坏邻面接触点。龈缘在不影响美观的前提下,最好放在龈上,其次齐龈,再次龈下 0.5mm 处。龈缘预备应清晰,以免使材料超填。

5.垫底　中、深度龋洞可用玻璃离子黏固剂单层垫底,近髓洞用氢氧化钙垫底剂和玻璃离子黏固剂双层垫底;牙髓治疗后的患牙,应以玻璃离子黏固剂或磷酸锌黏固剂垫底。

6.酸蚀牙面　在预备的洞缘斜面或磨过的唇面釉质上均匀涂布酸蚀剂。酸蚀剂滞留1min(氟牙症酸蚀2min)后,用高压水流冲洗30s,洁净空气吹干。酸蚀过的牙面应呈白垩色,否则须重新酸蚀。

7.涂布釉质粘合剂　先用赛璐珞条将患牙与邻牙隔离,用小毛刷或小海绵块蘸取釉质粘合剂,均匀涂布于酸蚀过的牙面及整个洞壁,用洁净柔风吹匀,光照20s。

8.充填

(1)未贯穿舌面的唇面洞用选择好的复合树脂直接充填,未贯穿唇面的舌面洞用同型号深色复合树脂充填。

(2)贯穿唇舌面的邻面洞或切角、切端缺损,先用同型号深色复合树脂充填舌面,再用选择好的复合树脂充填唇面。

(3)直接贴面修复,牙颈1/3部用同型号深色复合树脂修复,切端2/3部用选择好的复合树脂修复,两部分结合处交叉重叠,色泽过度自然。如牙体着色较深,在充填复合树脂前,应先涂布遮色剂。

(4)洞深超过2mm时,应分层充填,最好采用斜向分层填入树脂,每层材料厚度不超过2～3mm,每层固化20～40s,这样可防止树脂由周围向中心收缩所致的微渗漏。面积大的贴面修复应分区固化。邻面用赛璐珞条成型,牙顶部用薄不锈钢片成型。充填后的材料厚度应略高于牙面。

9.修整和磨光

(1)调粉及初步成型:用火焰状较粗金刚砂钻从修复体向牙面进行修整,调磨咬合高点,使修复体大致成型。初步成型的修复体应略高于牙面。

(2)精修:用火焰状细金刚砂钻从修复体向牙面进行修整,去除修复体飞边,雕刻牙体形态,精修后的修复体与牙面平滑衔接。

(3)磨光:用系列磨光砂片由粗到细顺序磨光,或单用橡皮杯磨光,邻面用磨光砂条磨光。

【注意事项】

1.术前1周洁治,消除牙龈炎症。

2.比色板应避光保存,未固化树脂不能用于比色;比色时应采用瞬间(小于5s)比色;比色时应去除周围色干扰(如擦掉口红等),贴面修复时,选牙色应照顾患者肤色。

3.去腐时应将着色牙本质一并除尽。

4.不宜用氧化锌丁香油酚黏固剂及含有酒精、氯仿、乙醚类等阻聚材料垫底,无黏固性的垫底材料不应过多地覆盖牙本质,更不得覆盖牙釉质。

5.酸蚀后的牙面严禁唾液、血液等污染,酸蚀过的牙面应呈白垩色,否则须重新酸蚀。

6.充填树脂时应遮挡强光,每层均应压实;充填器械保持干净,最好用非金属器械。

7.重度着色牙修复时,应正确选择使用遮色剂;修复体与牙体组织移行处的边缘牙体预备应足够,以免使修复体过薄透出底色。

8.可见光固化灯定期检测;固化灯工作端与修复体表面距离为2～3mm,切勿触及未固化的树脂表面;照射时间按材料注明时间而定;注意保护眼睛。

【并发症处理】

1.冷热激发痛

(1)备洞、酸蚀及树脂材料的机械化学刺激所致。临床可观察 1～2 周,仍不好转者,应除去充填体,进行安抚治疗,待症状消失后再行充填。

(2)中深度洞未垫底或垫底不全。除去充填体,进行安抚治疗,待症状消失后再行充填。

(3)边缘不密合。如暴露牙本质或垫底材料,须重新充填。

2.自发痛

(1)理化刺激过重,造成不可逆的牙髓炎症,应进行牙髓治疗。

(2)误诊。将慢性牙髓炎或牙髓坏死误诊为深龋,应进行牙髓治疗。

3.牙龈炎　与牙龈接触的充填体边缘不光滑或存在悬突,应磨改充填体,消除悬突。

4.充填体脱落

(1)粘接面积不够。增加机械固位洞形或支架,缺损超过冠 1/2 者,考虑冠修复。

(2)操作不规范所致。如酸蚀刻未达到要求,酸蚀后的牙面污染,黏固剂涂布过厚等。

(3)充填体高点,咀嚼硬物。

(4)𬌗关系异常。术前注意检查,对刃𬌗或咬合关系过紧的切端缺损,通过调𬌗不能解除异常𬌗关系者不宜选择本方法。

5.边缘着色　可能由边缘不密合或材料超填形成飞边使色素滞留所致。修整抛光充填体,如边缘裂隙较大,则须重新充填。

6.表面着色　修复体表面粗糙或患者的饮食习惯所致。重新抛光修复体,做好卫生宣教。

7.继发龋　重新充填修复。修复时应注意将腐质彻底去除干净,边缘充填密合,洞缘线在自洁区,以免再发生继发龋坏。

玻璃离子水门汀修复术

传统的玻璃离子水门汀与复合树脂相比有其优点,它可释放氟离子,具有防龋能力;与牙齿有内在的黏固性,无须使用额外的黏固剂;与牙体组织有近似的热膨胀系数和低的固化收缩,能提供良好的边缘封闭,减少微渗漏,有较高的固位能力;具有良好的生物相容性,对牙髓刺激小。但在抗磨性、美观性、临床操作性及材料的稳定性等方面不如复合树脂,这在一定程度上限制了其临床应用的范围。随着玻璃离子水门汀材料性能的改进,新型玻璃离子水门汀材料,如光固化型玻璃离子水门汀和高强度玻璃离子水门汀,越来越多地应用于 V 类洞、部分 I 类洞和 II 类洞的充填修复治疗,其疗效也明显提高。

【适应证】

Ⅲ、Ⅴ类洞和后牙邻面不受咀嚼压力的洞及乳牙各类洞的充填;牙颈部楔状缺损的修复;衬洞和垫底材料;黏固固定修复体,正畸附件及固位桩钉;窝沟封闭;外伤牙折后暴露牙本质的覆盖,松动牙的固定及暂时性充填等。

【窝洞预备特点】

前牙Ⅲ、Ⅴ类洞应有一定深度,对固位形的要求可放宽,只需去净腐质,不作扩展;仅在必要时,做附加固位形以增进固位;洞底可呈圆弧形,点、线、角应圆钝;洞面角呈直角,不必制成短斜面;非殆力区,不强调做固位形。

【调制】

传统型玻璃离子和 R-GC 两型,均由粉、液组成。R-GC 机械性能和黏固性优于传统型,故是临床上常用的类型。充填按粉液 3∶1 重量比,用塑料调刀在涂塑调拌纸或玻璃板上调制,1min 内完成。如用作黏固剂或封闭剂,则可减少粉剂用量,使其流动性增大。

【操作步骤】

1.牙体预备　同复合树脂牙体预备。

2.牙面处理　先用橡皮杯蘸浮石粉将窝洞清理干净,根据所用产品的说明处理牙面。一般不需垫底,如洞底距牙髓不足 0.5mm 的深洞需用氢氧化钙衬洞。

3.涂布底胶和(或)黏固剂　R-GC 型需涂布,自凝型不需涂布。

4.充填材料　采用塑料充填器充填材料,从洞侧壁填入洞内,水平移动加压使材料就位。

5.涂隔水剂　化学固化型完全固化需 24h。为防固化反应受唾液干扰和固化脱水产生龟裂,充填后表面涂釉质黏固剂。R-GC 型用光照促进固化,则不需涂隔水剂。

6.修整外形及打磨　化学固化型应在 24h 后进行,R-GC 型在光固化后即可进行。方法同复合树脂修复术。

玻璃离子黏固剂和复合树脂联合修复牙本质缺损,称夹层修复术,即三明治修复术,是指利用玻璃离子黏固剂和牙本质,复合树脂和牙釉质的良好黏固性,先将玻璃离子黏固剂垫于洞底与牙本质结合,固化后,酸蚀再充填复合树脂。这两种材料借助微机械嵌合而结合,明显减少洞壁的微渗漏,增强了固位效果。

修复的主要步骤包括:牙体预备;玻璃离子黏固剂垫底;酸蚀黏固剂表面及洞壁釉质壁,冲洗,干燥;涂黏固剂;复合树脂充填窝洞。

四、大面积龋损的修复

大面积龋损的修复用常规牙体修复法不能获得足够抗力和固位,可采用附加固位法。

(一)附加固位钉(桩)的牙体修复

附加固位钉(桩)牙体修复指带固位钉(桩)的银汞合金和牙色材料修复。

1.适应证

(1)大面积缺损,且承受较大殆力或固位困难,如后牙失去一个或几个牙尖;前牙失去切角;后牙邻面洞侧壁超过轴面角;V 类洞近、远中壁超过轴面角等。

(2)牙尖脆弱需加横向连接固定,以避免牙齿咬合折裂。

(3)全冠修复的银汞合金钉固位核或树脂核。

2.固位钉的作用

(1)固定、连接充填体到牙体组织上,防止松动、脱落。

(2)脆弱牙尖通过横向固位钉的固定、连接,防止受力后劈裂。

临床上应注意,使用固位钉的数目不要太多,直径也不要太粗。

3.固位钉的类型 有黏固、摩擦和自攻螺纹 3 种钉。目前临床常用自攻自断螺纹钉。该钉颈部较狭窄,当旋至钉道底时,遇阻力即在颈部自断,其固位力强(为黏固钉的 5～6 倍);用于慢速手机,操作方便;造成牙裂的可能性较摩擦钉小。

4.固位钉的设计

(1)固位钉的选用原则上钉数尽可能少,直径和深度尽可能小,以获最佳固位效果。

一般缺一个牙尖用 1 个钉,边缘嵴缺损用 2 个钉,后牙全冠缺损用 4～5 个钉。前牙切角缺损可用 L 或 1 形固位钉,前牙切嵴缺损则用 U 形固位钉。颊舌径较宽的邻𬌗邻洞或仅剩颊尖或舌尖的牙,常在颊、舌轴壁做水平钉道,以交叉连锁方式修复。前牙多选用小直径钉,后牙选用大直径钉。

(2)固位钉在牙本质和修复体中的深度:固位钉深入牙本质和修复体均为 2.0mm。固位钉上面覆盖的修复材料厚度不得小于 2.0mm,避免断裂。

5.钉道的定位 钉道的位置在釉牙本质界内 1.0mm 为宜;如在釉牙骨质界的根方制钉道,则钉道距牙表面的距离不得小于 1.0mm;钉道最好在轴面角处制作,避让牙尖下的髓角和根分叉薄弱区;钉道位置不能太靠近洞侧壁,距洞壁至少 0.5mm;若多钉应用时,大钉间距不得小于 5.0mm,小的应大于 3.0mm。

钉道方向应与牙面平行,以防侧壁穿通。多钉道应在牙的不同平面制作,以免同一平面力导致牙劈裂。

6.操作程序

(1)牙体预备:遵循窝洞预备原则。

(2)钉道预备:选择好固位钉,确定数目和位置后,先用小球钻磨一小凹,换与钉配套的螺钻制作钉道。操作中应注意:①慢速(300～500r/min)旋转;②支点稳而不晃动;③一次完成,勿上下提插和中途停钻。

(3)清洗、隔湿、干燥牙面和钉道。

(4)固位钉就位:根据固位钉的类型采用相应的方法。

1)黏固钉:在钉表面和钉道内分别涂少量黏固剂,后将钉送入钉道。黏固剂勿太稠、太多。

2)摩擦钉:轻敲钉就位,用力勿太大,且要顺钉道方向。

3)螺纹钉:用配套的手用扳手顺时针向将钉旋入钉道,或用慢速手机推钉至钉道,钉便自断。

(二)沟槽固位与银汞合金钉技术

固位钉的存在会降低修复体的强度及产生牙本质微裂。20 世纪 80 年代后,学者们提出用沟槽固位和银汞合金钉部分取代固位钉。二者可随需制作,操作简便,可单用,也可与固位钉合用。该技术要求有足够体积的牙本质,牙本质较薄区(如前牙切嵴和牙颈部)不宜采用。

(三)嵌体修复术

嵌体是一种嵌入牙体窝洞内部,可以恢复牙齿形态和功能的冠内修复体。嵌体按照所用材料可分为金属嵌体、烤瓷嵌体和树脂嵌体。比较一般的充填材料,嵌体具有机械性能良好、边缘性良好并可高度抛光等特点。

【适应证】

1.牙体缺损较大,一般充填材料难以获得良好固位。

2.殆力过大的后牙牙体缺损。

3.后牙牙尖、边缘嵴缺损。

4.后牙接触点的恢复。

5.用高嵌体恢复牙冠高度及外形。

6.支持可摘局部义齿的支托。

7.牙体缺损至龈下,一般充填材料难以获得良好的边缘性。

【基本要求】

1.嵌体窝洞不能有倒凹,洞壁可稍外展,一般 2°～5°,不超过 6°。

2.嵌体窝洞边缘要预备 45°洞斜面,保护洞缘薄弱的釉质,增加边缘密合度。殆面的洞斜面应深及釉质的全长。

3.剩余牙体组织较薄弱,特别是后牙近中-殆-远中嵌体,嵌体要覆盖整个殆面,称作高嵌体。

4.嵌体窝洞的殆面洞缘线要离开殆接触区 1mm,邻面洞缘线要离开接触点位于自洁区。

【牙体预备】

1.去净腐质,行预防性扩展。

2.窝洞无倒凹,嵌体箱洞洞形的所有轴壁外展 2°～5°。

3.预备洞缘斜面,在洞缘釉质内预备出 45°斜面,斜面宽度 1.5mm,一般起于釉质厚度的 1/2 处。

4.斜面片切形:对邻面缺损表浅、突度小、邻接不良的患牙,要预备做邻面片切形,目的是使恢复缺损区邻接,改善邻面突度。片切面的颊舌边缘应达到自洁区,可在片切面做固位形或小肩台。

5.辅助固位形:根据需要做固位沟、钉洞等固位形。

四、深龋的治疗

龋病发展到牙本质深层,牙髓很容易被外界因素刺激,如温度、物理、化学和龋坏的牙本质细菌及其代谢产物所激惹,牙髓常有一定的炎症反应。如能去除刺激,牙髓可恢复正常。因此,深龋治疗有其特点。

(一)治疗原则

1.停止龋病发展,促进牙髓的防御性反应　去净腐质,消除感染源是停止龋病发展的关键步骤。原则上应去净腐质,而尽量不穿髓。由于深龋接近牙髓,去腐质时应特别小心,必须根据不同年龄的髓腔解剖特点,结合洞底的颜色、硬度和患者的反应等具体情况而作处理。如年轻人的髓腔大、髓角高,急性龋的软化牙本质多、着色浅、硬化牙本质少,去腐时易穿髓。临床最好使用龋蚀检知液染色,以准确地去除感染的牙本质,保留质软但无感染的牙本质。操作时应采取两次甚至多次去腐法,利用药物(如氢氧化钙、羟磷灰石等)促进脱矿的牙本质再矿化。

2.保护牙髓　术中必须保护牙髓,减少对牙髓的刺激。去腐时,可用较大的球钻间断、慢速钻磨,切勿向髓腔方向加压。随时用温水冲洗窝洞,棉球拭干,保护视野清楚。一般需双层垫底,以隔绝来自充填材料和外界的刺激。

3.正确判断牙髓状况　深龋时,牙髓受外界刺激而发生病变的可能性较大。故治疗深龋时,首先要对牙髓状况作出正确判断,才能制订出正确的治疗方案。

研究表明,牙髓反应与牙本质厚度和钙化程度、牙髓细胞和微循环、病变进程、细菌种类、数量和致病性及患者年龄等因素有关。临床应详细询问病史,了解患牙有无自发痛和激发痛,结合临床检查(如视、探、叩诊等)作出诊断。必要时进行温度、电活力牙髓测试及 X 射线检查。该病主要与慢性牙髓炎相鉴别,切勿将牙髓炎误诊为深龋。

(二)治疗方法

1.垫底充填术　用于龋坏能完全去净而牙髓正常的患牙,多可一次完成。洞备好后,直接垫底后用适宜的永久材料充填。

(1)适应证:无自发痛,激发痛轻微,无延缓痛,能去净腐质,无穿髓孔。

(2)操作要点:去除洞缘无基釉和龋坏组织,进入龋洞,去除龋坏组织预备洞形,用挖匙或慢速球钻去除深部腐质,按要求把洞壁磨直,洞底不要磨平,以免穿髓。用垫底材料垫平后,做固位形。

(3)充填治疗:为保护牙髓,一般采用双垫底后再充填。先垫氢氧化钙或丁香油氧化锌黏固粉,再垫磷酸锌黏固粉,最后选用适宜的充填材料充填。

2.安抚治疗　将具有安抚、消炎、镇痛作用的药物封入窝洞,使牙髓充血恢复正常,消除临床症状。

(1)适应证:适用于无自发痛但激发痛明显、备洞极敏感的患者。

(2)操作方法:多用丁香油酚小棉球放入备好的窝洞内,用氧化锌丁香油酚黏固剂暂封,观察1~2周。复诊时,如无症状,电牙髓活力测试正常,无叩痛,则取出棉球,做双层垫底后永久充填或做间接盖髓术。如复诊时仍有症状,可试做二次安抚术。如安抚过程中出现自发痛,示意诊断有误,应立即去除暂封物,则行牙髓治疗。

3.间接盖髓术　用具有消炎和促牙髓-牙本质修复反应的制剂覆盖洞底,从而保存活髓的方法叫间接盖髓术。

(1)适应证:适用于牙髓-牙本质反应力正常;软化牙本质不能一次去净,髓壁有少许腐质的患牙。

(2)操作方法:治疗分两次。首次在备好的洞底均匀放置一层氢氧化钙盖髓剂,再用氧化锌丁香油酚黏固剂暂封,观察1~3个月。复诊时若患牙无症状,牙髓活力好,X 射线片正常,则可去除大部分暂封体,垫底,进行永久充填。

(四)深龋的治疗方案

深龋治疗方法的选择主要根据患者的主观症状和洞底软龋是否去净综合考虑见表2-1。

表 2-1 深龋的治疗方案

龋病类型	软龋能否去净	牙髓状况	最佳治疗方案
急性龋、慢性龋	能	正常	垫底充填
急性龋、慢性龋	能	充血	安抚→垫底充填
急性龋	不能	正常	间接盖髓→垫底充填
急性龋	不能	充血	安抚→间接盖髓→垫底充填
急性龋	不能	正常	间接盖髓→去净软龋→间接盖髓→垫底充填
急性龋	不能	充血	安抚→去净软龋→间接盖髓→垫底充填

五、龋病治疗失误的预防及处理

充填术是治疗龋病的有效方法。在龋病治疗过程中,根据患牙龋损的具体情况,做出正确诊断和制订相应的治疗方案,按照正规程序进行治疗,一般不会出现失误。如果诊断不正确,特别是对牙髓状况判断失误或操作不当,极可能造成治疗失败。因此,充分认识可能出现的失误,分析治疗失败的原因,并做妥善处理是十分必要的。

(一)意外穿髓

【常见原因】

1.对髓腔解剖不熟悉 髓腔大小、髓角高低与患者年龄和龋病类型有关,乳牙、年轻恒牙髓腔相对较大、髓角高,急性龋修复性牙本质薄,操作中对髓腔解剖不熟悉,则易造成意外穿髓。

2.髓腔解剖结构的变异 有些牙齿的髓角特别高(如下颌第一前磨牙的颊侧髓角,上颌第一磨牙的近中颊侧髓角等),故在预备窝洞前,最好能拍摄 X 射线片以协助了解牙髓腔的情况,备洞时注意避让这些高陡髓角。

3.髓腔的形态会随着年龄的增长而不断发生变化 年轻恒牙的髓腔较大、牙体硬组织较薄,备洞时应注意窝洞的深度。老年人由于继发牙本质的形成,髓室顶底距离缩小,髓角也相对较高,且在穿通髓角时由于不敏感、不出血而未被发现,造成术后疼痛,故在备洞完成后应仔细探查,确认有无穿髓点。

4.操作不当 窝洞预备的每个环节都应细致操作,稍有疏忽就有可能造成牙髓穿孔。在去腐时,最好使用慢速手机或手用器械(如挖匙),先去除外围腐质,再去除近髓处的腐质,近髓处的操作应小心谨慎,忌用高速涡轮机;急性龋的软化牙本质多,修复性的牙本质薄,可采取两次甚至多次去腐法,一次去腐极易穿髓。深的窝洞洞底应该用材料垫平而非磨平。牙本质钉置入时,应注意钉道位置及方向。

【处理】

发生意外穿髓时,可根据患牙的牙髓生活状态、穿髓孔大小选择直接盖髓术或进行根管治疗。

1.穿髓直径≤0.5mm 的恒牙,行直接盖髓术。

2.穿髓直径>1.0mm 的恒牙,行根管治疗术。

3.穿髓直径>1.0mm 的年轻恒牙,根尖未形成,行活髓切断术或根尖诱导成形术。

(二)充填后疼痛

牙髓性疼痛

与温度密切相关的充填后近期疼痛,应考虑牙髓性疼痛,包括激发痛、与对殆牙接触时痛和自发痛。

1.激发痛　充填后出现冷热刺激痛,但无明显延缓痛或仅有短暂延缓痛。

(1)常见原因:备洞时过冷的水冲洗窝洞、连续钻磨产热及钻牙的负压激惹牙髓。深龋未垫底或垫底材料选择不当,导致银汞合金传导温度至牙髓。复合树脂直接充填修复或深龋直接用磷酸锌黏固粉垫底可刺激牙髓。

(2)处理:症状轻者,可观察。如症状逐渐缓解,可予不处理。如症状未缓解,应去除充填物,安抚治疗后重新充填。

2.与对颌牙接触时痛

(1)常见原因:口腔内两种不同金属的修复体,本身存在着电动势差,咀嚼时由于唾液的作用可产生微弱的电流而刺激牙髓(流电作用)。

(2)处理:对流电作用牙,应更换成一种金属,如去除银汞合金充填体,用复合树脂充填或改行同类金属的嵌体修复。

3.自发痛　充填后出现阵发性自发痛,不能定位,温度刺激可加剧,尤以夜间发作明显,应考虑牙髓炎。

(1)常见原因

1)近期出现的原因:对牙髓状况判断错误,未发现的小穿髓孔,上述引起激发痛的各种因素严重或持续作用,未及时消除。

2)远期出现的原因:充填材料对牙髓有慢性刺激。急慢性龋的深窝洞腐质未除净,致病变发展而累及牙髓。

(2)处理:首先去除充填物,开髓引流,待急性症状缓解后,行牙髓治疗。

牙周性疼痛

1.咬合痛　充填物过高,咬合时出现早接触所致。检查确定早接触部位,磨除高点,症状即可消除。

2.持续性自发钝痛　可定位,与温度刺激无关,咀嚼时加重。

(1)常见原因

1)牙龈损伤:术中器械伤及牙龈,甚至伤及牙周膜,或酸蚀剂溢出至牙龈而引起牙龈炎。

2)充填体悬突:压迫牙龈,引起牙龈炎、牙龈萎缩及牙槽骨吸收。

3)食物嵌塞：邻面接触点恢复不良，造成食物嵌塞，并引起牙龈炎、牙龈萎缩及牙槽骨吸收。

(2)处理：轻度牙龈炎者，局部冲洗，涂碘甘油；去除充填体悬突，去除局部刺激物；接触点恢复不良者应重新充填，或酌情进行嵌体或冠等固定修复。

（三）充填物折断及脱落的原因

【常见原因】

1.深龋备洞不当

(1)备洞深度或垫底不良：致充填体太薄，不能承担咀嚼力。

(2)承担船力区预备不良：邻船面洞鸠尾峡过窄，轴髓线角过锐，洞底不平，龈壁深度不够。

(3)充填体固位不良：如洞口大于洞底未成盒状，邻船面洞无鸠尾固位形，无邻面梯形及其他附加固位形，充填体易脱落。

2.充填材料调制不当　充填材料的比例不当，材料被唾液或血液污染及调制时间过长等使性能下降。

3.充填方法不当　未严格隔湿，充填压力不够，材料未填入倒凹或有气泡等。

4.过早咬合　材料未完全固化前，其机械强度差，如过早咬合，易折裂。

【处理】

去除残存充填体，修整洞形，按正规操作调制材料和完成窝洞充填。认真交代医嘱。

（四）牙折裂

【常见原因】

1.窝洞预备时未去除无基釉，未降低承受咬合力大的脆弱的牙尖的咬合。

2.磨除过多牙体组织，削弱了牙体组织的抗力。

3.窝洞的点、线、角不圆钝和外形曲线不圆缓，导致应力集中。

4.充填体过高、修复后牙尖过陡，引起船创伤。

5.充填材料膨胀，如银汞合金在固化过程中与唾液、血液等接触造成的迟缓性膨胀。

【处理】

折裂可去除小裂片，修整洞形后重新充填。如固位和抗力不够，可用附加固位钉或黏固修复。完全折裂至髓底者应拔除。

（五）继发龋

充填后，在洞缘、洞底或邻面牙颈部等处再出现龋坏。

【常见原因】

1.备洞时未去净腐质，致充填后龋继续发展。

2.洞缘在滞留区内或深窝沟处。

3.无基釉未去净或备洞时又产生，受力折裂出现边缘裂隙，易滞留食物和沉积菌斑。

4.充填体与洞壁界面间有微渗漏，其原因为：材料性能不良或调制不当；充填手法不当，使材料产生羽毛状边缘，受力后出现折裂，产生边缘裂隙；操作不当，充填材料未压紧或未与洞缘密贴而出现裂隙；垫底不当，粘于洞缘侧壁的垫底材料被唾液溶解而出现裂隙。

【处理】

一经诊断继发龋，应去除全部充填体，并将腐质清除干净，修整洞形，重新充填。洞漆和黏固剂的使用可增加充填材料与洞壁间的密合度，降低微渗漏的发生率。

（迟晓辉）

第三章 牙体硬组织非龋性疾病

第一节 牙齿发育异常

牙在生长发育期间,受到某些全身性或局部性不利因素的影响,使牙在颜色、结构、形态、数目和萌出方面受到影响,致使牙发育异常。

牙齿发育异常,通常分为:①异常着色牙。②牙齿结构异常。③牙齿形态异常。④牙齿萌出异常。⑤牙齿数目异常。

一、异常着色牙

人类牙齿的正常色泽为有光泽的,半透明的象牙色。一般情况下,牙颈部颜色较深,切端色浅,而冠体部颜色适中,由于全身或局部因素的影响导致牙齿色泽发生改变即称为异常着色牙。

异常着色牙,根据病因的不同,可分为内源性着色牙及外源性着色牙两大类。着色牙是口腔中常见的疾病,各个年龄段人群均可发生,既可发生在乳牙,也可发生在恒牙。

内源性着色牙是指由于受到病变或药物的影响,牙体硬组织包括牙釉质、牙本质、牙骨质等发生异常着色改变,常伴有釉质缺损等牙发育的异常,活髓牙和死髓牙均可以受累。外源性着色牙主要指由于食物、饮料(茶叶、咖啡、橙汁等)中的色素沉积在牙体组织表面或充填物表面,引起牙体表面颜色的改变,牙体结构完整,只影响牙的美观,不影响牙的功能。

【病因】

1.外源性着色 由进入口腔的外来色素或口腔中细菌产生的色素沉积于牙面所致。常吃含有色素的食物或药物也可产生牙齿色泽的改变,可使牙齿表面,尤其是舌面和邻面出现着色,刷牙时不易去除。

临床常见的因素有:

(1)食入深色素类的食品,如咖啡、茶、橙汁、可乐、酱油等。

(2)长期抽烟:抽烟除可造成牙齿表面烟斑沉积外,亦可导致牙体组织本身色泽发生改变,呈黄色、灰色、灰褐色等。

（3）牙龈出血：经常性的牙龈出血，可导致牙齿异常着色，大多呈黄色、深黄色。

（4）菌斑：与产色素细菌有关。

（5）银汞充填：长期的银汞充填体可使周围牙体组织异常着色，大多呈灰黑色。

2.内源性着色　引起内源性着色的因素较多、较复杂，主要指因身体或牙齿内发生变化所导致的牙齿变色。包括局部因素造成的个别牙齿变色或全身因素引起的多数牙齿着色。

临床常见的因素有：

（1）局部因素

1）牙髓出血：牙齿外伤或使用砷剂失活牙髓后，髓腔内血管破裂出血，血液渗入牙本质小管，血红蛋白分解为有色化合物使牙变色。

2）牙本质脱水：无髓牙的牙本质脱水，使牙齿失去原有的光泽而呈暗灰色。

3）牙髓坏死：坏死牙髓产生硫化氢，与血红蛋白结合形成黑色的硫化铁，使牙齿逐渐变色，随着时间的推移逐步变成黄色、灰色、灰黑色等。

4）塑化液：用临床塑化液治疗牙齿，塑化液可致牙齿呈褐红色。

（2）全身因素

1）四环素牙：牙齿发育矿化期间，过多的使用四环素类药物，四环素分子与牙体硬组织中的钙离子有螯合作用，与其结合形成四环素正磷酸盐复合物，大量沉积于牙体硬组织中，造成牙齿异常着色。

2）氟牙症：又称氟斑牙或斑釉牙，具有很强的地区性分布特点。在我国，氟牙症流行的地区很多，如新疆、陕西、甘肃、山东、宁夏、东北、内蒙古、贵州、福建等地。

3）全身性疾病：某些疾病在牙本质发育的关键时期可引起牙齿变色，如卟啉症可使乳牙或恒牙呈紫黑色。

4）牙釉质发育不全。

5）牙体组织重度磨耗。

6）牙本质过度钙化等。

【临床表现】

1.外源性着色牙　牙齿常表现为黄色、灰黑色等异常颜色，常累及多个或全口牙齿。由于是外源性因素所导致，在牙齿的表面，如牙颈部，牙近中、远中邻面，下颌牙舌面和上颌牙腭面常有条状、线状或者块状的色素沉着，严重者覆盖整个牙面。

2.内源性着色牙　由于许多内源性着色牙均发生在牙胚形成期，因此通常为多个牙同时受累，同时伴有牙体硬组织的缺损，如四环素牙、氟斑牙等。

【治疗原则】

1.外源性着色牙　一般采用常规口腔卫生清洁措施，包括超声波洁牙、喷砂洁牙，可将牙体组织表面附着的异常色素去除，严重者可能需经多次反复清洁才能去除，而长期色素沉着造成的牙体组织本身的异常着色，则需通过与治疗内源性着色牙相同的有关特殊的治疗手段尚能去除。

2.内源性着色牙　随着人们对牙齿美容需求的不断提高,牙齿增白的方法越来越多,大致可分为外漂白法和内漂白法两大类。同时可使用树脂修复、烤瓷贴面、烤瓷冠修复等,应根据牙齿着色的不同类型和不同程度,选择相应的治疗方法。

（一）氟牙症

氟牙症又称氟斑牙或斑釉牙,具有明显的地区性分布特点,在世界各国均有报道。我国氟牙症流行的地区很多,如新疆、陕西、甘肃、山东、山西、宁夏、东北、内蒙古、贵州等地。

【病因】

氟牙症的发生是由于牙在发育期间,长期接受过量的氟,使成釉细胞受到损害,造成釉质的发育不全。

氟牙症的发生一般与下列因素有关:①饮用水中氟含量过高。②食物中摄入过量的氟。③过多氟进入人体的时机。④个体差异。

一般认为水中含氟量以 $1:1000000(1mg/L)$ 为宜,该浓度既能起到有效防御的作用,又不致发生氟斑牙,但个体因素及其他生活条件造成人体对氟的感受性有一定差异。饮用水是摄入氟的最大来源,水氟摄入与气候条件有密切关系,水氟的最适宜浓度主要取决于当地的年平均最高气温。我国地域辽阔,南北气温相差甚大,因此不能只有一个适宜浓度,故我国现行水质标准氟浓度为 $0.5:1000000\sim1:1000000$ 。

食物中摄入氟也是一个重要来源。不同地区居民的生活习惯和食物种类不同,各种饮食的氟含量也不相同。有些地区饮用水中含氟量低于 $1:1000000$,但当地居民习惯性食物中氟的含量偏高,也同样影响了牙齿的发育,出现了氟牙症的现象。

另外,过量氟摄入人体的时机,对是否产生氟牙症起着重要的作用,氟主要损害釉质发育期牙胚的成釉细胞,因此,过多的氟只有在牙齿发育矿化期进入机体,才能产生氟牙症。只有在这一时期,居住在饮水中含氟量高的流行区才能发生,或在这一时期曾经有一段时间进入含氟量过高的地区,即使日后迁往他处,也不能避免以后萌出的恒牙有氟牙症。反之,若 7 岁后才迁入高氟区者,则不会出现氟牙症。

另外,个体差异对氟的敏感性也有影响,因此同样是在高氟地区,有人产生氟牙症,而有人牙齿发育正常。

【发病机制和病理】

碱性磷酸酶可以水解多种磷酸酶,在骨、牙代谢中提供无机磷,作为骨盐形成的原料。当氟浓度过高时,可抑制碱性磷酸酶的活力,从而造成釉质发育不良、矿化不全和骨质变脆等骨骼疾患。病理表现为柱间质矿化不良和釉柱的过度矿化,这种情况在表层的釉质更显著。表层釉质含氟量是深层釉质的 10 倍左右,故临床氟斑牙的不规则黄斑,绝大部分沉积在釉质层及表面,牙本质层侵犯者较少。氟斑牙表层呈多孔性,易于吸附外来色素,而产生氟斑。重型氟牙症的微孔量可达 $10\%\sim25\%$,位于釉柱间,并沿横纹分布。如果这种微孔所占的体积大,釉质表面就会塌陷,形成窝状釉质发育不全。

【临床表现】

1.氟牙症的典型症状:牙齿的釉质层有不规则的黄色斑块,可呈淡黄色、深黄色,甚至黄褐色,有的呈条纹状,前、后牙都可波及。这种不规则斑块有的较浅,出现在釉质层甚至釉质表面;有的着色较深,可达牙本质层,或者釉质上有白黄色的斑块;严重者可伴有釉质点状或斑块状缺损。临床常按轻、中、重度分为白垩型(轻度)、着色型(中度)和缺损型(重度)三种类型。

2.由于胎盘对氟有一定的屏障作用,故氟牙症多见于恒牙,乳牙临床极为少见。当母亲氟摄入量过多,超过了胎盘筛除功能的极限时,乳牙亦可受累,但一般都较轻。

3.对酸蚀的抵抗力强,但对摩擦的耐受性差。

4.严重的慢性氟中毒患者,可伴有全身的病理变化,如骨膜、韧带可钙化产生全身的症状,骨骼可有增殖性改变,可伴有恶心、呕吐、腹泻等。

【鉴别诊断】

氟牙症在临床应与釉质发育不全、四环素牙等相鉴别。

1.釉质发育不全临床均伴有釉质缺损,面积可小可大,甚至整个𬌗面都受累。其色泽的改变,是由于深层的牙本质外露而呈现的黄色。而氟斑牙除重型外,大多数没有釉质缺损,斑块是异常着色造成,而不是牙本质色。

2.釉质发育不全多发生在单个牙或一组牙,多为对称性,而氟斑牙多发生在多数牙上,以前牙为多见。

3.四环素牙为整个牙体硬组织的全层染色,故临床表现为均匀的弥漫性的着色。牙釉质、牙本质全层染色,而氟斑牙为牙齿表面散在不规则的局限性斑块,在同一牙面上,未累及的牙体组织色泽完全正常。

【治疗】

1.磨除、酸蚀涂层法　适用于异常黄斑沉着在釉质及表层者,且釉质无实质性缺损,着色层较深者不宜使用,否则将对牙体组织造成过多损害,此法操作简单,一次完成。具体步骤:

(1)清洁患牙,牙面棉卷擦干。

(2)选择精细的扇形砂轮,砂轮粒度越细越好,在黄斑的表层轻轻来回摩擦。注意动作轻柔,严格控制打磨深度,局限在表层平面,边磨削边滴水,以减少牙面粗糙度,均匀磨除染色层0.1~0.2mm,将黄斑磨净。磨除时切忌在染色深区增加深度,而造成牙面出现高低不平。磨毕,用流水冲净。

(3)棉卷隔湿,干燥牙面,充分暴露患牙,用35%磷酸涂擦3分钟,用加压水枪冲洗牙面1分钟,气枪吹干牙面。

(4)取适量黏接剂涂抹在打磨区,注意黏接剂厚度应适宜,不宜过薄或过厚。将黏接剂均匀涂开,用可见光固化灯光照40秒。

(5)用75%酒精棉球擦去厌氧层,牙面光滑具有光泽。

2.复合树脂修复。

(二)四环素牙

在牙胚时期,发育矿化过程中,服用的四环素类药物与牙体硬组织中的钙离子结合成正磷酸盐复合物,沉积在牙体硬组织中,使牙齿呈现黄色、灰色、褐色等异常颜色,即称为四环素牙。20世纪50年代开始,国外就有报道,服用四环素类药物可引起四环素牙。在我国20世纪60~70年代,四环素大量应用于临床,70年代中期才对四环素牙引起注意。

【发病机制】

在牙齿萌出前的发育矿化期服用的四环素类药物可与牙体硬组织中的钙离子结合成正磷酸钙复合物,此物呈荧光色沉积在牙体硬组织中,而使牙齿异常着色。因此临床在6~7岁前服药,可造成四环素牙。较轻度的四环素牙染色为黄色,另可有灰色、棕色、棕褐色,重度四环素牙染色呈黑褐色。四环素牙在阳光照射下,染色会逐渐加重,因此随着年龄的增长,着色会越来越深,但这种变化极为缓慢。四环素类药物可通过胎盘,孕妇、哺乳期服药,导致婴幼儿发病。一般来说,前牙比后牙着色明显。乳牙的釉质轻薄,较透明,不易遮盖牙本质中四环素结合物的颜色,因此乳牙着色比恒牙明显。着色程度与用药时间长短、剂量大小成正比。短期内大量用药,着色程度更重。

四环素对牙的影响主要是着色,四环素分子有螯合性质,与钙离子有亲和作用,可与牙体组织中的钙形成稳固的四环素正磷酸盐复合物。此物在磨片下可见到特有的形状,大致与牙外形相似的有规则的荧光着色,正磷酸钙复合物在牙本质的沉积比在釉质中高4倍。病理中可见,牙体组织全层均有染色,故临床脱色比较困难。四环素除造成牙体异常着色外,严重者还可造成釉质发育不全。

【临床表现】

四环素着色牙临床最大特点为牙齿全层的均匀染色,牙齿均匀着色与氟斑牙的不规则斑状着色有明显区别。牙齿着色程度由浅至深可呈黄色、灰色、棕色、褐色甚至褐黑色,严重者可伴有釉质缺损。四环素牙临床可呈荧光发亮状态,发亮程度越重者脱色效果越差。染色的性质与服用的药物有关,如土霉素一般染色较轻,临床多呈无发亮的纯黄色、灰色,此类临床脱色效果最佳。四环素可造成牙齿呈黄色、棕褐色等,牙齿多呈荧光发亮,脱色比较困难。而金霉素可导致牙齿呈金黄色,并伴有釉质缺损,临床脱色效果很差。四环素牙严重者可伴有釉质缺损,对牙体组织无其他损害。四环素牙因牙体组织的异常着色,严重影响了牙齿的美观,大量患者因此造成了性格缺陷,如性格内向、人前不张口说笑、不与人交往等,造成巨大的精神痛苦。

根据着色程度,四环素牙大致分为四度:

1.轻度四环素牙 整个牙面呈黄色或灰色,染色均匀,无荧光发亮。

2.中度四环素牙 牙齿的染色呈褐色或棕褐色,伴有荧光发亮。

3.重度四环素牙 牙齿呈褐色甚至褐黑色,明显的荧光发亮,可伴有釉质缺损。

4.极重度四环素牙 牙齿染色呈金黄色,可伴有严重的釉质缺损。

【鉴别诊断】

表 3-1 四环素牙的鉴别诊断

	染色	荧光发亮	部位	牙髓	病史
四环素牙	全牙面均匀	有	全口	活髓	服四环素史
氟斑牙	不规则斑状	无	多见前牙	活髓	高氟区生活史
死髓牙	全牙面均匀	无	单个牙	死髓	死髓牙病史
增龄性黄牙	全牙面均匀	无	全口	活髓	无特殊

【治疗与预防】

为了防止四环素牙的发生,妊娠和哺乳的妇女及 8 岁以下的儿童不宜服用四环素类药物。

四环素牙的治疗一般采用牙齿漂白术。但因四环素牙着色较顽固,漂白治疗效果较其他异常着色牙的效果要差,对较重的四环素牙可采用综合治疗的方法,即在漂白治疗基础上,再辅以光固化树脂盖面修复,或瓷贴面修复,可达到较好的疗效。

二、牙齿结构异常

(一)釉质发育不全

釉质发育不全可分为釉质发育不全和釉质钙化不良两种类型,是牙齿发育期间因全身疾病或局部乳牙根尖周感染所造成的釉质发育障碍导致的结构异常。前者临床有实质缺损,后者临床无实质缺损,只有色泽改变。

【病因】

1.严重营养障碍　维生素 A、C、D 以及钙、磷的缺乏均可造成釉质形成缺损或钙化不良。

2.内分泌失调　甲状旁腺功能降低也可造成牙齿发育缺陷。

3.婴儿和母体的疾病　婴儿时期的一些慢性疾病可造成釉质发育不全,孕妇患风疹、毒血症等也可造成婴儿釉质发育不全。

4.局部因素　乳牙根尖周严重感染,往往是个别牙,又称特纳牙。

【病理变化】

釉质部分有凹陷。在凹陷底部有加重的釉质发育间隙线,釉质易被染料浸透,故釉质中常有色素沉着。

【临床表现】

1.轻症　釉质形态完整,仅有色泽和透明度的改变,牙齿表面可有不规则的白垩色斑块,透明度降低,一般无自觉症状。

2.重症　牙齿釉质层有实质性的缺损。

(1)带状(横沟状)缺损:前牙多见。牙齿唇面釉质层有横沟状的带状缺损,宽窄不一。由于牙本质层外露,故较正常牙齿色黄,有时可数条横沟并列,此处易于发生龋坏。

（2）窝状缺陷：釉质表面形成窝状缺陷，严重者可呈蜂窝状，多发生在磨牙𬌗面，往往对称性发生。常伴有色泽改变，呈透明黄色。

另外还有前牙切缘变薄，后牙牙尖缺损或消失。由于致病因素在牙齿发育期才会起作用，故受累牙往往呈对称性。

【治疗】

釉质发育不全的牙齿因局部矿化较差，易于发生龋齿，故应进行防龋处理，如已发生龋坏应进行常规龋病治疗。

釉质发育不全是牙齿在颌骨内发育矿化期间形成的疾病，故萌出后再对这类患牙进行补充维生素 D 和矿物质毫无意义。

（二）先天性梅毒牙

先天性梅毒牙包括半月形切牙和桑葚状牙等。主要见于恒牙，乳牙极为少见，10％～30％的先天性梅毒患者有牙齿症状。

【发病机制】

在牙胚形成发育期间，牙胚组织由于炎症细胞侵害，特别在成釉期中，有炎性渗出，致使成釉细胞受害，部分釉质的沉积停止。又由于牙本质的矿化障碍，因而牙本质塌陷，形成半月形损害。

梅毒牙少见于乳牙是由于梅毒对组织损害最严重时期是在胚胎末期及出生后第 1 个月，另外，梅毒螺旋体不易经过胎盘直接作用于胎儿。

【病理变化】

镜检发现牙胚发育期，牙胚周围有螺旋体，牙乳头和牙囊有炎症，釉质明显缺少或完全缺失。前期牙本质明显增宽，牙颈部可见含细胞牙本质和骨样牙本质。

【临床表现】

1.半月形切牙　又称哈钦森牙。Hutchinson 发现先天性梅毒患者切牙的切缘比牙颈部狭窄，切缘中央有半月形缺陷，切牙之间有较大空隙，称半月形切牙。

2.桑葚状磨牙　Fournier 发现先天性梅毒患者的第 1 恒磨牙表面粗糙，釉质呈多个不规则的小结节和坑窝凹陷，类似桑葚。牙尖向中央凑拢，牙横径最大处是在牙颈部。

3.蕾状磨牙　Pfluger 等发现有的梅毒患者的第一恒磨牙，牙尖向中央凑拢，有如花蕾。Moon 则称此类牙为圆屋顶式牙。这也是先天性梅毒患者牙特征之一。

X 线显示：梅毒牙的牙根较短。

最有力的证据是血清学检查。

【预防和治疗】

应在妊娠早期治疗梅毒，可使 95％的婴儿免得先天性梅毒，可有效地防止梅毒牙的发生。

对梅毒牙可采用光固化树脂进行修复治疗或修复学方法治疗。

（三）遗传性牙本质发育不全

遗传性牙本质发育不全在临床分为三种类型：

Ⅰ型：伴有全身骨骼发育不全。

Ⅱ型：无全身骨骼异常，又称遗传性乳光牙本质。

Ⅲ型：又称壳牙，牙本质极薄，髓室和根管增大。

临床多见为Ⅱ型遗传性乳光牙本质。因具有遗传性，牙外观有一种特殊的半透明乳光色而得名。

本病在一个家族中可持续出现几代，也可隔代遗传，亲代一人患病，子女有半数可能发病，男女患病机会同等，乳、恒牙均可受累。

临床可见牙冠呈微黄，牙半透明，光照下呈现乳光。在乳牙列，全部牙冠可被磨损至龈缘，还可继发颞下颌关节功能紊乱等疾病。

X线可见牙根短。牙萌出后不久，髓室和根管完全闭锁。

治疗乳牙可用覆罩𬌗面和切缘的塑料夹板预防和处理。恒牙可用烤瓷冠或覆盖义齿进行修复。

三、牙齿形态异常

（一）畸形中央尖

畸形中央尖多见于青少年上下颌前磨牙，下颌前磨牙发病高，尤其多见于下颌第二前磨牙，常为对称性发生。临床可见前磨牙的𬌗面中央窝处，一圆锥形突起。色泽、硬度与正常牙体组织相同，称为畸形中央尖。该尖也可出现在颊嵴、舌嵴、近中窝和远中窝，形态有圆锥形、圆柱形或半球形等，高度1～3mm，半数的中央尖有髓角伸入。

【病因】

一般认为发生此种畸形是由于牙发育期，牙乳头组织向成釉器突起，在此基础上形成釉质和牙本质而造成。

【临床表现】

临床多于青少年，常因畸形中央尖磨损或折断造成临床牙齿遇冷热酸痛或阵发性自发痛，伴有夜间痛等牙髓炎症状而就诊。有的患者因中央尖折断细菌侵犯牙髓组织，造成牙髓组织坏死，导致急慢性根尖炎，临床牙齿叩痛明显甚至牙龈红肿而就诊。临床检查时可发生，前磨牙𬌗面中央窝处中央尖折断或被磨损，呈圆形或椭圆形黑环，中央有浅黄色或褐色的牙本质轴，在轴中央有时可见到黑色小点，此点就是髓角，但在此处极细的探针也不能探入。

畸形中央尖因常与对𬌗牙接触易造成磨损，甚至折断，造成牙髓组织感染坏死，影响根尖的继续发育，使根尖呈喇叭形。但也有一些畸形中央尖是被较长时间逐渐磨损的，继发性牙本质可不断生成或属无髓角伸入型，这种情况下，牙髓组织可完好无损，牙根可继续发育。

【治疗】

1.对圆钝而无妨碍的中央尖可不作处理。

2.尖而长的中央尖容易折断或被磨损而露髓,可多次少量调磨此尖,并适当调磨对𬌗牙,这样可在髓角部形成足够的修复性牙本质而免于露髓,并可避免中央尖折断或磨损。

3.若发现过度长而尖的中央尖,可在局麻下严格消毒,将此尖一次磨除盖髓剂盖髓,进行常规的盖髓治疗。

4.中央尖折断,已引起牙髓或根尖周病变时,可采用常规的根尖形成术或根尖诱导形成术,以保存患牙,并促使牙根继续发育完成。

(二)牙内陷

牙内陷为牙发育时期,成釉器过度卷叠或局部过度增殖,深入到牙乳头中所致。

【临床表现】

常见于上颌侧切牙,偶发于上颌中切牙或尖牙。牙萌出后,在牙面可出现一囊状深陷的窝洞。临床可分为:畸形舌侧窝、畸形根面沟、畸形舌侧尖、牙中牙。

1.畸形舌侧窝　可在牙齿的舌侧见囊状深陷,此处易滞留食物残渣,加之有发育上的缺陷,易引起牙髓感染、坏死或根尖周病变。

2.畸形根面沟　畸形舌侧窝越过舌隆突,向根方延伸,在牙齿的舌面形成一条纵形裂沟,严重者可达根尖部,有时甚至将根一分为二,形成一个额外根。畸形根面沟使龈沟封闭不良,细菌、毒素等易入侵,造成牙周组织的破坏。

3.畸形舌侧尖　舌隆突呈圆锥形突起,有时突起成一牙尖,牙髓组织可进入舌侧尖内,形成突起髓角,易遭磨损而引起牙髓及根尖周组织的破坏。

4.牙中牙　是牙内陷最严重的一种。牙呈圆锥状,较正常形态大,X线显示其深入凹陷部好似包含在牙中的一个小牙,其实陷入部分的中央不是牙髓,而是含有残余成釉器的空腔。

【治疗】

1.牙内陷治疗　早期按深龋处理,将空腔内软化组织去净,形成洞形,行间接盖髓术。若去腐质时露髓,应行牙髓病或根尖周病治疗。

2.畸形根面沟治疗　如牙髓组织正常,但腭侧有牙周袋者,先做翻瓣术,暴露牙患侧根面,沟浅可磨除,修整外形,沟深制备固位,常规玻璃离子黏固剂充填,生理盐水清洗创面,缝合,上牙周塞治剂,7天后拆线。如牙髓已坏死伴腭侧牙周袋者,应先行根管治疗术,即刻进行翻瓣术并裂沟的处理。如隐沟已达根尖部,造成了牙周组织广泛破坏,预后不佳,应予拔除。

四、牙齿萌出异常

人体正常生理现象,每组牙都在一定的年龄萌出。牙萌出异常有早萌和迟萌等现象。

早萌多发生于下颌乳切牙,在出生时或出生后不久即萌出。早萌的牙根发育不全甚至无牙根,常自行脱落或早期被拔除。如乳牙脱落过早,有时会造成恒牙早萌,多数或全部恒牙早萌极为罕见。

迟萌、异位和萌出困难,乳牙很少有异位或萌出困难,个别乳牙迟萌可能与外伤或感染有关。临床常可见恒牙上颌切牙萌出困难,常因相应的乳牙脱落过早,局部牙龈长期咀嚼致牙龈过度角化、增厚,恒牙无力萌出,必要时可作切龈助萌术帮助牙齿萌出。

五、牙齿数目异常

牙数目异常主要指额外牙和先天性缺额牙。

正常牙之外多生的牙是额外牙。额外牙可发生在颌骨任何部位,最多见的是"正中牙",位于上颌两个切牙之间,体积较小,呈圆锥形,根短。临床多见单个,下颌前磨牙也多见额外牙,常可见三颗牙拥挤呈"品"字形排列。上颌侧切牙和上颌第3磨牙后区也可见额外牙,额外牙有时可阻生于颌骨内,常影响邻牙位置,甚至阻碍邻牙正常萌出,萌出的额外牙可导致牙列拥挤,成为牙周病或龋病的发病因素。

先天性缺额牙一般有家族遗传倾向,既有个别牙缺失,也有多数牙缺失,极少见全部牙缺失。多见于恒牙,最多见于第3磨牙缺失,其次为上颌侧切牙和下颌第2前磨牙。有时在下颌切牙区可缺少个别牙。缺额牙一般有家族遗传倾向。

全口多数牙缺额或全口牙缺额称无牙畸形,临床极为少见,多为全身性发育畸形的部分表现,部分无牙畸形比全口无牙畸形多见。

额外牙大多需要拔除。

(迟晓辉)

第二节　牙急性损伤

牙体急性损伤是指在外力作用(含咀嚼力)下造成的牙体或牙周组织的损伤,这些损伤往往并不仅局限于牙齿本身,同时还可伴有颌骨、口腔颌面部的软组织和牙齿支持组织的损伤。因此,临床处理牙外伤时,应仔细检查。

一、牙震荡

牙震荡是指牙周膜在外力作用下的轻度创伤,不伴有牙体组织的缺损。

【病因】

因外力碰伤或进食时骤然咀嚼硬物所致。

【临床表现】

患牙有伸长感,不松动或轻微松动,咬合时有酸痛感,有叩痛,龈缘可以见到少量渗血,是牙周膜损伤后的表现。患牙对牙髓活力测试一般开始没有反应,数周或数月后逐渐恢复。牙髓活力可长期保持正常,也可逐渐失去活力、最后完全坏死。有时患牙在伤后 1 年以后,其牙髓活力才逐渐丧失。

【诊断】

1.外伤史。

2.患牙有酸痛感。

3.患牙松动＜Ⅰ度,叩痛(±)

4.牙髓活力测试反应不一。

【治疗】

1.轻者可不作特殊处理。

2.受伤较重者应使患牙休息,在 1～2 周内避免承受压力,可调磨对𬌗牙,使其与患牙不接触。如果牙齿Ⅱ度松动,可行简单结扎固定。

3.受伤后定期复查记录,每月复查 1 次。半年后若无自觉症状,牙冠不变色,牙髓的活力正常,可不必处理;如牙冠变色,牙髓活力不正常,应考虑做根管治疗。

二、牙脱位

牙脱位是指牙齿在外力作用下发生位置偏离,甚至从牙槽窝中脱出,这里所指的牙脱位不包括拔牙的脱出。

【病因】

碰撞是引起牙脱位的最常见原因。

【临床表现】

由于外力方向不同,牙齿脱出可向根尖方向嵌入或唇(舌)方向移位。脱位后常出现疼痛、松动和移位,咬合障碍。X 线片显示牙根尖与牙槽窝的间隙明显增宽,牙齿向深部嵌入者,牙冠变短。完全脱位者,牙槽窝空虚,同时常伴有牙龈撕裂和/或牙槽突骨折。

牙齿脱位后,还可发生下列病理变化:

1.**牙髓充血**　牙齿外伤无论伤势轻重均引起程度不等的牙髓充血,其恢复情况与患者年龄关系密切,应定期观察其恢复情况。

2.**牙髓出血**　牙冠呈现粉红色,或于外伤后当时出现,也可经一定时间后才出现。年轻恒牙微量出血有可能恢复正常,成年人牙不易恢复,日久变成深浅不等的黄色。患牙如无其他症状,不一定要做根管治疗。

3.**牙髓休克**　牙齿外伤后,牙髓可能失去感觉,对活力测验无反应。经过一段时间(1～13 个月)以后,牙髓活力可缓慢地恢复正常。这种情况多发生于年轻恒牙。因此,牙齿外伤后当时牙髓活力测验无反应,不一定说明牙髓坏死,不必立即做牙髓治疗,应定期观察,诊断明确后再处理。

4.牙髓坏死　脱位、根折、牙齿震荡和处理不当的冠折患牙均可发生牙髓坏死,其中嵌入性脱位的牙髓坏死发生率高达 96%。牙根发育完全的外伤牙牙髓坏死发生率明显增高。发生牙髓坏死后,应立即做根管治疗。

5.牙髓钙化　多见于年轻恒牙的脱位损伤之后,患牙牙冠颜色可略变暗,牙髓活力迟钝或无反应。X 线片表现为牙髓腔和根管影像消失。如无症状可不处理。

6.牙根吸收　脱位和根折的外伤牙后期可出现牙根外吸收和牙内吸收。根管治疗时,在根管内封入氢氧化钙可以预防和停止牙根吸收的发生和进行。牙根外吸收患牙偶伴有骨性黏连。

【诊断】

1.外伤史。

2.不完全脱位者:患牙伸长,倾斜移位,松动Ⅱ度~Ⅲ度。叩痛,扣痛明显,牙龈出血,X 线片示根尖周牙周膜间隙明显增宽。

3.嵌入型脱位:牙冠变短或扭转,X 线片示根尖部牙周膜间隙消失,叩痛及牙龈缘出血。

【治疗】

1.部分脱位牙　局麻下复位,固定 4 周,定期复查。

2.嵌入型脱位牙　复位 2 周后行根管治疗,年轻恒牙任其自然萌出,不可强行复位。

3.完全脱位牙　半小时内行再植,防止牙齿干燥。根尖发育完成者及时复位,术后 3~4 周行根管治疗。脱位 2 小时以上就诊者,体外行根管治疗,处理根面及牙槽窝后复位固定。若为年轻恒牙,及时就诊者,固定观察;未及时复位者,体外行根管治疗,处理根面及牙槽窝后再植,固定。

4.定期复查　观察牙髓情况、根尖周情况及根是否有吸收现象。

5.牙脱位固定的常用方法

(1)牙弓夹板固定法:先将脱位的牙复位,再将牙弓夹板弯成与局部牙弓一致的弧度,与每个牙相紧贴。夹板的长短,根据要固定的范围而定。原则上牙弓结扎的正常的固位牙数应大于脱位牙数的两倍,注意应先结扎健康牙,后结扎脱位牙。所有结扎丝的头,在扭紧后剪短,并推压在牙间隙处,以免刺激口腔黏膜。

(2)金属丝结扎法:用一根长结扎丝围绕损伤牙及其两侧 2~3 个健康牙的唇(颊)舌侧,作一总的环绕结扎;再用短的结扎丝在每个牙间作补充垂直向结扎,使长结扎丝圈收紧。对单个牙的固定有"8"字结扎法。

(3)高强弹性纤维固定法:先将脱位的牙复位,根据情况对所需固定的牙齿唇颊侧进行酸蚀,然后清洁干燥,取相应长度的高强弹性纤维与每个牙的唇颊面紧贴,涂黏结剂,光照后再用流动树脂黏结光照固定。

三、牙折

【病因】

常见于外力撞击,也可因局部咬合力过大,如咬硬物而发生。

【临床表现】

因外力的大小、方向的不同,牙折的位置也不同,临床上将牙折分为冠折、根折和冠根折3型。有外伤史。

1.冠折 牙冠有横折、斜折和纵折,露髓或未露髓,牙髓充血,牙齿敏感症,牙髓炎。

2.根折 常有根颈 1/3 折、根中 1/3 折和根尖 1/3 折。X 线片为诊断的重要依据,显示折裂线。有时可见龈缘出血,牙根部扣痛。

(1)根颈 1/3 根折:折断处多与龈沟相交通,牙冠松动度大,牙龈可见明显撕裂伤,龈沟溢血,不能咬合。

(2)根中 1/3 根折:X 线片可见到折断线位置,牙冠可有松动。牙髓在伤后 6~8 周时才有反应,牙髓也可能全部坏死或部分坏死。患牙叩痛明显。

(3)根尖 1/3 根折:X 线片可见折断线位置,牙冠一般无明显松动,或仅比正常牙稍有松动。可有肿痛,牙髓活力测定应在伤后 6~8 周进行。

3.冠根折 牙髓常暴露,叩痛明显,牙龈出血。斜行冠根折多见。

4.纵折 多见于后牙,以第 1 磨牙发生率最高,第 2 磨牙次之。其最常见原因是咬合力过大,如咬硬物,或已作过牙髓治疗的牙齿其承受咬合力的能力下降,导致纵折。最常见的症状是咀嚼痛,牙折片松动,牙齿可有伸长感,或合并有牙周或根尖周感染。

【治疗】

1.冠折 缺损少,无症状者,半锐利边缘磨光即可。敏感者行脱敏治疗。露髓者根据年龄及根尖发育情况采用牙髓摘除术、活髓切断术。牙冠缺损较大者,采用复合树脂修复或人工冠修复。

2.根折 根颈 1/3 折断者,治疗可先去除折断的牙冠,做根管治疗后进行接冠或冠修复。根中 1/3 折断者,治疗首先将有移位的牙冠复位,降低咬合,并做夹板固定牙冠,每月定期复查,尤应注意牙髓活力情况。如果牙髓坏死,应及时做根管治疗。根折处组织愈合后,即可去除夹板。根中部 1/3 折断还可考虑采用根管骨内植桩术,以保留患牙。根尖 1/3 折断者,治疗时应首先降低咬合,必要时可做夹板固定。患牙牙髓一般可长期维持正常生理功能,折断处常可自行愈合,所以开始时可定期观察,数月后未愈合者,可结合外科手术治疗,去除折断的根尖。

3.冠根折 凡可作牙髓治疗者均应予以保留。根管治疗后可用固位钉(桩)加冠修复或在根管治疗术后保存牙根,其上用义齿修复。个别折断处已达龈缘之下,可在龈切除后进行牙髓治疗。

4.纵行根折 治疗应根据其折裂程度采用不同的处理方法,如果仅为少部分牙尖折失,大部分牙体组织仍稳固,应做相应的牙髓治疗,最后用冠修复以保存患牙。如果牙冠已全部折裂,并且就诊及时,可先将牙冠用钢丝结扎,做牙髓治疗后再作冠修复,以保存患牙。但纵折时间较长的牙常常因为折裂线处与牙周、口腔相通,难以控制感染而使治疗失败,导致拔牙。

(迟晓辉)

第三节　牙慢性损伤

牙慢性损伤是指一组由机械、物理、化学或综合刺激作用下形成的牙体组织慢性进行性损伤。

一、磨损

单纯机械磨擦作用而造成牙齿硬组织慢性丧失称为磨损。正常咀嚼造成的磨损称生理性磨损或磨耗,其他非咀嚼过程造成的磨损现象称病理性磨损。

【诊断标准】

1.轻度　切缘或牙尖磨损,牙本质外露,可有牙齿敏感症状或无自觉症状。

2.中度　牙冠部硬组织大面积磨损,功能尖已磨平或在磨损的牙本质面上又出现凹陷的磨损面。可出现牙齿敏感及食物嵌塞、龈乳头炎及殆创伤。

3.重度　继发牙本质暴露或髓角暴露,可并发牙髓炎、牙髓坏死或根尖周炎。颌间距离变短,可出现颞下颌关节功能紊乱或损伤。

【治疗原则】

1.去除病因,改正不良习惯,修复缺失牙。

2.对症治疗,脱敏、调殆、牙髓或牙周治疗。

3.殆面有凹陷的可做充填治疗。

4.颌间距离变短或已并发颞下颌关节疾病者,需进行相关治疗。

二、楔状缺损

牙颈部硬组织在某些因素缓慢作用下逐渐丧失,形成由两个光滑斜面组成的缺损称为楔状缺损。

【诊断标准】

1.牙颈部硬组织缺损,可呈程度不等的楔形、碟形及深而窄的沟状,唇颊面多见,也见于舌、腭侧。

2.缺损面光滑、坚硬,一般不着色。

3.可无任何症状或出现牙齿敏感症,亦可并发龋病或继发牙髓炎、根尖周炎。

【治疗原则】

1.消除病因,改正刷牙方法;矫正口腔内酸性环境,改变喜酸饮食习惯;检查并调整殆关系,注意分散殆力负担。

2.对症治疗,牙齿敏感者可脱敏治疗,并发龋病者可做充填治疗,出现牙髓炎或根尖炎者应做牙髓治疗。

3.无症状浅凹形缺损可不处理,对较深的缺损应予以充填治疗。

三、牙隐裂

牙齿表面由于某些因素的长期作用而出现的临床不易发现的微细裂纹。

【诊断标准】

1.中老年人磨牙、前磨牙有长时间咀嚼痛和冷热刺激痛病史,可有咬在某一特定部位疼痛或曾有硬物伤的病史。

2.𬌗面隐裂与发育沟融合并延伸越过边缘嵴。

3.碘酊涂染后出现深染,投照检查时可见深入牙体内的细阴影。一般同名牙对称发生。

4.患牙𬌗面多有异常磨损和高陡牙尖,有侧方叩痛和咬合痛。

5.隐裂处常有色素沉着,可继发龋病、可复性牙髓炎、急慢性牙髓炎、牙髓坏死、根尖周炎。

【治疗原则】

1.无牙髓症状者可做调𬌗或隐裂封闭,定期复查牙髓症状。调𬌗无改善,可按第三条原则处理。

2.隐裂并发龋病可用复合树脂充填并调𬌗。

3.已出现牙髓炎、牙髓坏死或根尖周炎者应做牙髓治疗进行大量调𬌗。若隐裂已达髓腔壁,应在牙髓治疗前做带环,牙髓治疗后应尽快做全冠修复。

4.调整全口牙齿𬌗力负担,治疗对侧牙病,修复缺失牙。

四、酸蚀症

牙齿受内源性或(和)外源性化学酸性物质的侵蚀,使牙体硬组织发生进行性丧失的一种疾病。

【诊断标准】

1.有喜食酸性饮料、食物,长期接触酸雾或胃病反酸的历史。

2.多数牙遇冷、热、酸、甜等刺激时敏感,或有咀嚼痛。

3.不同种类的酸蚀形成不同牙齿损害。硝酸、杂酸:口唇与牙面交界处牙齿唇面呈白色或灰褐色斑或缺损;盐酸:前牙唇面呈刀削状的光滑面,严重者牙髓外露,呈残根状;胃酸:牙尖变平、变短,牙面釉质消失,表面光滑。

4.严重者口腔黏膜可有烧灼感和呼吸道刺激症状,味觉、嗅觉和食欲均可减退,甚至体力减弱。

【治疗原则】

1.注意防护,用含氟牙膏刷牙或定期用2%苏打水含漱。

2.矫正喜酸食习惯,改善劳动环境,治疗全身相关疾病。

3.对牙本质敏感症可用钙或氟离子导入,出现牙髓炎和根尖周炎者应及时做根管治疗。

4.缺损明显者应修复牙体外形并恢复功能。

5.对出现全身症状者可用药物治疗。

五、牙根纵裂

牙齿根部硬组织在某些因素作用下,发生与牙长轴方向一致的穿通牙髓腔和牙周膜间隙的纵向裂纹。

【诊断标准】

1.中老年人磨牙牙冠完整无牙体疾患,未经治疗的牙齿出现牙髓炎或根尖周炎症状。

2.有长期咬合不适,咀嚼疼痛或有反复肿胀病史。

3.患牙相应冠部叩诊浊音,叩诊疼痛,根裂相应牙龈红肿、扪痛,可有不同程度松动。

4.可探到深而细窄的牙周袋,可并发牙周脓肿、疼痛。晚期可由牙周袋探到已折断的游离断根和断端。

5.X线片患根根管影像呈直线状增宽,或根尖部根管影像增宽。晚期可见颈部根折的断片,并有移位或横行折断线;邻近牙周组织破坏。应注意对侧同名牙的X线检查。

6.患牙多有殆力负担过重,如多个患牙未经治疗或缺失牙较多。

【治疗原则】

1.多根牙做牙髓牙周治疗后,可行截根术或牙半切除术,保留无病变牙根。

2.单根患牙松动明显应拔除。

3.治疗其他患牙,修复缺失牙以减轻殆力负担。

六、牙根外吸收

牙根表面发生进行性的病理性吸收。

【诊断标准】

1.患者多无自觉症状,可能有牙外伤、再植或髓腔内漂白治疗史,一般做常规X线检查时发现。

2.X线片显示根尖圆钝、变短或根尖区外形有不规则缺损,有时可无根管影像。

3.外吸收患牙的邻近可发现埋伏牙或阻生牙。

4.当外吸收涉及到牙髓和牙周组织时,可出现牙髓、牙周等相应疾病的症状。

【治疗原则】

1.对因治疗。

2.若出现症状做相应治疗,患牙根吸收少于根长1/2者可做根管治疗,先以氢氧化钙制剂做根管封药,分别于3个月、半年、1年复查观察患牙临床情况,摄X线片并换入新鲜氢氧化钙制剂,待吸收稳定后再做常规根管充填,也可直接用MTA行根尖封闭。

3.多根牙其中一个牙根吸收较多者,可做截根术或牙半切除术。

4.吸收大于根长 1/2,且临床松动明显或有根尖周病变者,应拔除患牙。

七、创伤性根横折

创伤性根横折为承受𬌗力较大的牙根在创伤性𬌗力的作用下所发生的牙根横折。

【诊断标准】

1.中老年人牙冠完整,无牙体疾病,有长期咬合不适、疼痛史或急性咬合外伤史。

2.叩诊不适或叩痛,根折侧叩诊浊音,有时可探到根折面。

3.患牙可有Ⅰ～Ⅱ度松动,以手指扪患牙颊侧面检查功能动度可达Ⅱ～Ⅲ度。

4.全口𬌗力分布不均,患牙侧方𬌗早接触明显。

5.X 线片可见患根的横折线,偶见根尖断端移位。

6.可并发牙髓炎、根尖周炎以及患根的牙周炎。

7.开髓后在折断线处探诊异常或根尖定位仪反应异常可帮助确诊。

【治疗原则】

1.牙髓活力正常,无牙周疾患者定期观察。

2.并发牙髓、根尖周病和牙周疾病者应做相应治疗。

3.解除𬌗干扰,调整全口𬌗力负担。

4.断根不与龈袋相通者做根管治疗,相通者做截根术或牙半切除术。

（王海英）

第四节　牙本质过敏症

牙齿受到外界刺激如温度、化学以及机械刺激等发生短而快的尖锐性疼痛。牙本质过敏症不是独立疾病,而是多种牙体疾病的共同症状。

【诊断标准】

1.机械刺激时牙齿疼痛、酸软,刺激去除后疼痛立即消失,或并发有对冷、热、酸、甜激惹痛,无自发痛。

2.用探针检查牙体时可找到敏感点,一般在牙本质暴露部位,釉牙本质交界处。

3.常伴有造成牙本质暴露的牙体疾病,如磨损、楔状缺损或冠折等。

4.患者可伴有神经官能症、妊娠、月经期等全身应激性增高的背景。

【治疗原则】

1.去除病因。

2.家庭和诊室联合治疗。多数牙齿敏感,特别牙颈部敏感,可用激光或离子导入法脱敏,同时配合家庭脱敏法(如使用脱敏牙膏,咀嚼生核桃、大蒜、茶叶等)。

　　3.对于凹陷状小而深的敏感点可调磨边缘后充填治疗。敏感区脱敏治疗,注意检查调整对颌高陡牙尖。

　　4.少数患者脱敏治疗无效,伴有重度磨损且激发痛明显者可做冠修复和(或)牙髓治疗。

　　5.对患有神经官能症等机体应激性增高的患者建议采用相应治疗。

　　附:脱敏治疗

　　1.家庭治疗。

　　2.树脂粘接剂脱敏　患牙隔湿,清洁并干燥牙面,用自酸蚀复合树脂粘接剂涂擦敏感区光固化20秒。点状或浅碟状缺损处可用流动树脂充填。

　　3.氟化物脱敏

　　(1)药物:氟化物制剂。如2%氟化钠溶液、0.76%单氟磷酸钠凝胶、75%氟化钠甘油等。

　　(2)隔湿:清洁并干燥牙齿敏感部位,用蘸有药剂的棉球涂擦患区,开始时患区敏感,随后疼痛明显减轻。

　　4.离子导入法脱敏

　　(1)药物:2%氟化钠溶液和15%氯化钙溶液。

　　(2)用直流电疗机将Ca^{2+}、F^-导入敏感部位。每次10~20分钟,每日1次,每10次为一疗程。每疗程结束后可休息2~4日再做另一疗程。视患者情况可做1~3个疗程。

　　5.麝香草酚熨热脱敏

　　(1)药物:50%麝香草酚酒精溶液。

　　(2)隔湿:清洁并干燥牙面,找准敏感部位。将浸透药液且大小与敏感部位相适应的棉片贴置于敏感区。用合适的加热充填器工作端熨烫蘸药棉片,同时用强力吸引器吸去熨热产生的烟雾,防止患者呛咳。一个敏感区以上述同样方式处理三四次,至探针检查原敏感点消失为止。

　　6.注意事项

　　(1)使用麝香草酚熨热脱敏时,必须找出确切的敏感区。熨烫时注意切忌灼伤软组织。牙本质暴露至中深层的敏感区,不宜用此法脱敏。

　　(2)牙殆面脱敏治疗时,应同时检查对殆牙的尖嵴是否过于锐利、陡峭,应酌情予以适当调磨。

　　(3)牙颈部敏感者,在脱敏治疗的同时,应教以患者使用正确的刷牙方式。

　　(4)义齿修复所致牙齿敏感者,除脱敏治疗外,应请修复医师共同商讨解决。

　　(5)用上述各方法脱敏治疗3次或3个疗程后,仍无明显疗效者,可酌情考虑局部备洞充填、冠修复或做牙髓治疗。

(王海英)

第四章　牙髓病和根尖周病

第一节　牙髓及根尖周组织生理学特点

牙髓位于牙齿内部,周围是钙化程度较高的牙本质,在冠部,最外层还有牙釉质覆盖,在牙根,还有牙骨质被覆。因此,外界刺激一般不易进入牙髓腔引起牙髓病变。牙髓炎多由感染引起,感染主要来自深龋。牙髓组织通过窄小的根尖孔与根尖周组织联系,牙髓中的血管、神经、淋巴管都必须由根尖周组织通过根尖孔进入髓腔。因此,牙髓组织与根尖周组织是密切相关的。

在病因上,牙髓病与根尖周病大致相似,例如严重龋病可引起牙髓炎,继而又可引起根尖周炎。

在病理学上,绝大多数根尖周病变,特别是炎症,都是继发于牙髓病,牙髓中的病变产物和细菌很容易扩散到根尖周组织。反过来,根尖周组织的病变也可影响牙髓。例如,来自于牙周的深部感染在病变达到根尖时,也可使牙髓产生病变。

在治疗上,牙髓病和根尖周病的治疗一致性也很大,消除并治愈牙髓病即可使根尖周病痊愈。在欧美国家,大多数牙髓病和根尖周病都采用根管治疗术。在我国,由于种种原因,牙髓病和根尖周病的治疗方法是多样的,但有的却正在被逐步淘汰。

一、牙髓的组织结构和生理功能

牙髓腔是位于牙体中央并与牙体外形相似,但比牙体牙本质显著缩小的腔隙。髓腔内充满牙髓组织,在牙冠部髓腔膨大称髓室,延向牙根的部分细窄称根管。根管末端的开口称根尖孔,是髓腔内的血管、神经、淋巴管与牙周的通道。除根尖孔外,髓腔的壁全部为坚硬的牙本质。

一般情况下,牙髓不能被直视,仅能通过 X 线观察到它的大致外形。但在一些偶然的情况(如外伤)时,牙髓可以暴露于口腔,它为一团红色或粉红色的具有黏性的软组织。用一根拔髓针,可将一个正常有活力的牙髓从髓腔内完整地拔出,检查时可以发现,牙髓是一个坚实的、黏性的和具有弹性的实体,并能保持它在髓腔内的形态。

牙髓的血液来源于上、下牙槽动脉。动脉经根尖孔进入牙髓后,在牙髓中央区域向冠部行走,沿途向周边发出分支,从小动脉到微动脉,最后形成毛细血管。虽然毛细血管存在于整个牙髓,但在成牙本质细胞下层形成了密集的毛细血管网,以满足邻近成牙本质细胞层和多细胞层内细胞功能的需要。离经毛细血管的血液回流到毛细血管后静脉和小静脉,出根尖孔后汇入牙槽静脉。多根牙在髓室内有丰富的血管吻合,但由于来源于副根管的交通血管不足或缺乏,牙髓无有效的侧支循环。另外,在牙髓特别是在根髓中,存在着静脉和动脉的直接吻合,当炎症使组织压升高时,这些吻合的血管可以开通,以降低组织压和维持牙髓正常的血流量。

牙髓的神经主要来源于三叉神经的上颌支和下颌支,其感觉神经纤维束伴随着血管自根尖孔进入髓腔。在中央区可见较粗大的神经纤维,随着向冠方和周边的行走,它们逐渐分出越来越细小的分支。在邻近多细胞层,广泛的神经分支形成了神经壁层,也称为 Raschkow 丛,该神经丛包括有髓鞘的 Aδ 纤维和无髓鞘的 C 纤维。

牙髓具有 4 种基本功能:①形成牙本质功能。②营养功能。③感觉功能。④防御功能。

从解剖生理学和胚胎学的观点看,牙髓和牙本质属于一个系统,都是从牙乳头发育而来,牙本质显露后的各种变化,包括牙本质内的变化都是和牙髓密切相关。因此,有人主张将两者合并起来,称为牙髓-牙本质复合体。

(一)形成牙本质功能

牙髓在牙的整个生命过程中有不断形成牙本质的功能,初期成牙本质细胞形成牙本质即原发性牙本质是管状且排列有规律,当原发性牙本质形成之后,牙髓会继续形成牙本质,即形成继发性牙本质。由于继发性牙本质是在牙行使功能性咬合之后所形成的牙本质,因此,它又称为功能性牙本质。

外界刺激如龋病、磨损、楔状缺损等可导致牙本质暴露和成牙本质细胞的变质。邻近的成牙本质细胞和储备细胞或年轻成纤维细胞代替这些变质的细胞在受损区形成牙本质,通常称为修复性牙本质。这是一种防御机制,其目的是保护牙髓免遭不良刺激。由于外界刺激是诱因,更精确的术语应是刺激性牙本质。修复性牙本质形成的速度较快,牙本质小管形态不规则,数目较少甚至缺乏,且不含成牙本质细胞突,因此它们对外界刺激的敏感性较低。若修复性牙本质的形成速度过快,基质中就会含有细胞或组织,形成类似骨组织样外观,因此又被称为骨样牙本质。

(二)营养功能

牙齿的营养是靠牙髓组织提供的,血管系统向牙髓-牙本质复合体提供营养物质。牙髓的血液来源于上、下牙槽动脉。动脉经根尖孔进入牙髓后,在牙髓中央区域向冠部行走,沿途向周边发出分支,从小动脉到微动脉,最后形成毛细血管。

牙髓组织中有淋巴管存在,其毛细淋巴管以盲端起源于牙髓周边,所收集的淋巴液逐步汇入较大的淋巴管,最后牙髓淋巴管与血管神经一起出根尖孔,汇入相应的淋巴结。毛细淋巴管内皮细胞的间隙较大,且基底膜不连续,使得大分子物质甚至细菌能够进入管中。炎症时,淋巴管可移走过多的组织液、蛋白成分、细胞碎片和细菌等,因此,它具有降低组织压、缓解早期炎症反应的功能。

牙本质液来源于组织液,组织液经成牙本质细胞间不断进入牙本质小管内,成为牙本质液,其组成与血浆成分相似。

(三)感觉功能

牙髓丰富的神经分布是其行使感觉功能的基础。牙髓神经属三叉神经终末分支,属于感觉神经。牙髓内仅有伤害感受器或疼痛感受器,不管受到外界何种刺激如机械、温度或化学刺激时,反映的冲动传递都是疼痛。因此,牙髓的感觉功能是产生痛觉。

牙髓的神经为全纤维束,含有鞘和无鞘纤维,在穿过牙槽骨时分开,而在进入根尖孔前又汇合成牙髓神经。在根髓行进时,分支甚少,至冠部,神经束主要分为牙尖神经丛,并向周围分成细支,最后形成 Rasehkow 成牙本质细胞下神经丛。

Aδ 纤维为有髓鞘神经纤维,其末梢主要分布于牙髓牙本质交界区,刺激阈值较低,疼痛特征为尖锐刺痛,一般认为它与牙本质过敏有关。C 纤维是无髓鞘神经纤维,末梢遍布整个牙髓,刺激阈值较高,疼痛特征为烧灼样剧痛,相对而言,它与牙髓炎疼痛有关。

牙髓炎的主要症状是疼痛,特别是自发痛在诊断上具有重要意义。牙髓炎疼痛的原因被认为与组织压升高的压迫作用和某些炎症介质直接作用于神经末梢有关,特别是 C 纤维的兴奋与炎症性疼痛关系密切。

(四)防御功能

牙髓的防御功能包括疼痛、修复性牙本质形成和炎症反应。

在受到外界刺激时,牙髓感觉神经纤维可向中枢系统发放冲动而引发痛觉,并通过肌肉运动能够和血液变化等痛觉反应发挥保护作用,使牙髓免遭进一步损害。

修复性牙本质的形成是牙髓对外界刺激的一种防御反应,其目的是保护牙髓免遭进一步的有害刺激。过度形成的修复性牙本质内无神经支配,因此,它对外界的敏感性较正常牙本质低。一般情况下,修复性牙本质形成的量或范围与牙本质破坏的量和范围有关,也与损伤因素(如龋病的发展速度)有关。牙本质破坏越多,修复性牙本质形成相对越多;龋病进展速度越快,修复性牙本质形成相对越少。

在外界有害刺激下,牙髓受到损伤时,组织释放的炎症介质可引起毛细血管的通透性增加及血流的变化,血管内的液体和中性粒细胞随之进入受损区。

牙髓炎症过程由于缺乏有效的侧支循环和处在不利的环境中,牙髓一旦出现明显炎症,就难以恢复。

二、牙髓组织的生理学特点及其临床意义

(一)牙髓组织的生理特点

1.组织学特点　牙髓组织是一种过渡型的疏松结缔组织,称为黏液性结缔组织。其特点是纤维细胞大,呈星状,基质富含胶原,呈溶胶状,显黏蛋白反应。基质中含有很多细致的胶原纤维网,这种网易被银盐染色。另一部分不定型的基质则由黏多糖组成。牙髓组织的代谢,如血管内水溶性物质(氨基酸、维生素、氧等)在进入细胞前,以及细胞的代谢产物在进入小静脉

和淋巴管前都必须通过牙髓的基质,特别是不定型的基质。

基质与水的亲和力很强,因此含有大量处于溶胶状态的结合水,成为水溶性代谢物和气体通过的溶媒。

不定型基质的黏多糖是一种聚合物,它使牙髓基质具有黏性。这种性质使牙髓内一旦发生炎症时,炎症不易扩散,另一方面又会使局部组织压增高。

2.组织压特点　牙髓组织具有较体内其他器官更高的组织压,一般体内组织液具有比大气压略低的负压。最早研究牙髓压力的是 Ydnkowitz(1963),他用狗做实验,测得狗牙内压为 $4.67\sim11,3kPa$,平均为 $8.26kPa$。以后 Brown 和 Ydnkowitz(1964)改进了方法,测得狗牙的内压力平均为 $6.80kPa$。1965 年,Beveridge 和 Brown 测量了人牙,上颌第一前磨牙的牙髓内压力平均为 $3.73kPa$,下颌前磨牙的牙髓内压力为 $4kPa$。VanHasse(1971)经过几百次努力,历时 7 年,用实验的方法测得牙髓内压力平均为 $3.33kPa$。

由于牙髓包围在硬组织腔内,限制了血流量的变化,牙髓内压力增高,即导致牙痛。当进行了合适的牙髓治疗,消除增高的牙髓内压力,就使急性牙痛得以缓解。任何对牙髓的刺激,都有可能使牙髓内压力增加,如果刺激未能及时解除或未及时治疗,就可导致牙髓静脉萎缩、血流停滞和缺血、局部坏死,以后逐渐扩展。

关于牙髓内压力的研究,目前已有以下的结论:①牙髓内压力有与心搏一致的节律变化。②牙髓内压力与血流有密切关系,即牙髓内压力在结扎颈总动脉时下降,在结扎颈静脉时升高。③牙髓内压力受作用于血管的药物所影响。④牙髓内压力直接与温度改变有关,即降低牙髓温度,可使压力降低,反之亦然。

3.神经特点　牙齿的神经来自牙槽神经,大约 90% 是有鞘纤维。这些神经末梢终止于牙髓基质间质或成牙本质细胞间,少数纤维进入前期牙本质或牙本质。

温度改变、压力改变、药物或充填材料等刺激,引起的牙髓反应都是痛觉。牙髓生物学问题,即产生牙痛的机制是目前最具争论的问题之一。

假说一:认为牙本质中有神经纤维,并已有形态学的证明,且有特殊的神经传导物乙酰胆碱酶存在。反对者则认为,牙本质内的神经分布只是在前期牙本质和近髓角区的牙本质内才能发现,而给予牙本质表面的刺激,并不渗透牙本质全层,因而也不能传到感受器;其次用局部麻醉剂或有沉淀蛋白质潜力的药物,不能减低对这种刺激的敏感。另外用于皮肤神经末梢的致痛物质,如组织胺、乙酰胆碱和 5-羟色胺,对牙本质则无作用。

假说二:Brannstrom 等(1970)提出液体动力学说:他认为牙本质小管内充满着组织液,并且与牙髓组织液相交通。这小管内的液体在受到刺激时有缩胀反应,产生压力,刺激牙本质神经,而激发冲动的传入。例如冷刺激、搔刮、钻磨、甜食均可使牙本质液收缩而向外移动,热刺激使液膨胀而压向牙髓,由于液体的流动而刺激牙髓,导致疼痛。

假说三:成牙本质细胞损伤后,在损伤点的细胞膜处改变了表面的电荷,这一改变沿浆膜运动而刺激成牙本质细胞所接触的神经纤维,即疼痛感受器,激发冲动的传入。

4.牙髓的血供特点　牙髓组织的血供是通过一狭小根尖孔进行的,因而缺少侧支循环,易造成:①牙髓发炎或有其他病变时,牙髓内不易得到有力的免疫系统的支持。②病变产物不容易顺利被输送出去。③不利于牙髓组织的修复。

5.根尖周组织血循环特点　根尖周组织的血液循环极为丰富,修复再生力很强,在得到治疗后容易恢复和痊愈。另外,牙周膜中含有丰富的神经末梢,能传递触觉及深压觉,并且还具有本体感受性,触动牙体时可感到牙齿的位置,因此病人能明确指出是哪个患牙。

(二)牙髓对外界刺激的反应

牙髓对外界刺激的反应是炎症反应和硬组织形成,包括修复性牙本质和硬化区的形成。这些硬组织隔绝了外界对牙髓的刺激。

Mjor 等证实,如果在同名牙上制备颊面洞,那么开放在唾液中的窝洞就会受到污染,牙髓就会产生炎症。牙髓对充填体下的刺激,如细菌,反应也是强烈的。如果将刺激去除,修复体下垫基,牙髓炎症就可能消退,修复性牙本质就可能形成。他们还证明,不少牙髓损伤是可以恢复的。

临床医师必须注意,在治疗龋病时,如果牙髓已有轻度炎症,应采取无创伤治疗,以免加重对牙髓的刺激,牙髓才有可能恢复正常。

对牙髓的刺激有龋病、制洞、牙科材料、修复体周围细菌的渗漏、创伤及牙本质暴露等。

1.龋病　这是导致牙髓损伤的主要原因。当龋坏波及牙本质时,可引起成牙本质细胞产生反应,形成修复性牙本质和牙本质硬化区。修复性牙本质实质上是继发性牙本质加速形成形式,因它形成得快,牙本质小管的排列则更无规则,不规则的程度代表了它的生成率。硬化区发生在成牙本质细胞突起的最远端,是一种防御机制。

只有龋坏进一步发展,侵袭到修复性牙本质时,牙髓才可能感染,但也只是可逆性的损伤。坚持去净龋坏组织,并充填起来,牙髓可以恢复正常。龋坏发展到晚期,常发生像脓肿形成这样严重的牙髓病变。

2.洞型制备　用旋转器械切割牙本质,对牙髓有不同程度的损伤作用,除非是制备很浅的洞型。切割时加用冷却水喷雾可大大减轻对牙髓的刺激。

牙本质预备对牙髓的反应极其重要,切割的牙本质小管暴露的越多,通向牙髓通道也越多。制备的大洞比制备的小洞造成的牙髓损伤要大,全冠的牙体预备往往对牙髓造成潜在的损害,偶尔还发生没有适当的冷却喷水装置而造成的牙髓不可逆性损伤。

龋病越深,潜在的损伤越大。这是因为牙本质小管呈反射状排列,洞越深,单位面积成牙本质细胞突起被切割的就越多,牙本质小管暴露的横断面积也越大。

3.牙科修复材料　不少牙科修复材料都对牙髓有刺激性。例如硅酸盐黏固粉长期以来就被认为是最有刺激性的修复材料。Brannstrom(1971)发现硅黏固粉在凝固后,可在牙体与材料之间形成小的裂隙,细菌进入就会导致牙髓损伤,在以后的实验中,他又仔细排除细菌存在的可能,但仍发现牙髓对修复材料本身有反应,这是释放的游离酸之故。

复合树脂对牙髓也有刺激性,充填 3 天后,牙髓有中等炎症反应,5～8 周消失,可形成修复性牙本质,但也有造成不可逆性牙髓炎的。

4.细菌渗透　各种修复材料边缘都可能产生细菌渗透,细菌渗透和牙髓炎症有内在关系。牙髓对细菌渗透的反应有产生炎症、形成修复性牙本质和硬化区。防止牙髓损伤可采用洞漆、洞衬,使用复合树脂要酸蚀窝洞边缘。

在牙体手术中,采用洞衬、洞漆的目的主要是防止牙髓受到来自修复体边缘细菌渗透的影响,隔绝温度、隔绝材料刺激则是次要的。

5.创伤和牙本质暴露 创伤可能通过以下方式对牙髓造成损伤:①外层釉质脱落,牙本质暴露,菌斑在暴露面形成,刺激牙髓。②牙髓本身暴露。③损伤了牙髓血供,导致牙髓钙化或坏死。

各种原因造成的牙本质暴露,都可使牙髓对外界刺激敏感,如果在牙本质暴露面形成菌斑,就可能造成牙髓炎。牙髓可通过修复性牙本质和硬化区来降低对外界刺激的敏感度以保护自己。

(三)牙髓对牙周组织病及其治疗的反应

Czarneckl(1979)指出,牙周疾病只有在波及主要侧支根管时,才可能引起牙髓的病理性变化。牙髓要保持正常活力,离不开根面牙骨质层的完整性。如果这层被吸收,那么位于其下的牙本质小管将受到细菌侵蚀,造成牙髓炎症。

由于洁治术,去除了一些牙骨质,牙髓就可能产生炎症、修复性牙本质和硬化区形成。然而,牙髓对洁治术的反应一般都很轻,也不会造成不可逆性的损伤。洁治后,根部牙本质小管可能开放,牙齿产生过敏症。一般来说,几周后过敏程度就会降低,这是由于牙本质小管因矿物质沉淀而堵塞之故。

(四)牙髓组织病变的临床特点

综上所述,牙髓组织是一种特殊的结缔组织,血运虽然丰富,但缺少侧支循环,加之牙髓组织周围又被坚硬的牙体包围,在有较强的刺激时,牙髓就可能发生较严重的炎症,血管扩张、水肿、渗出增多,从而破坏了牙髓细胞以及成牙本质细胞的功能。如果动脉内的血流增加,而静脉的回流量不变,甚至如果静脉内发生血栓,则牙髓腔内的组织压会进一步增高。这一方面会压迫神经末梢,产生剧痛,另一方面又会加速牙髓的破坏和死亡。这就是症状性不可复牙髓炎产生的基础,对这类牙髓炎要及早开放引流,以降低组织内压力。深龋已穿孔而牙髓仍有活力这种情况属于开放性病变,其病理变化是穿孔处牙髓有炎症反应甚至坏死,但其余部分较为正常,这就是牙髓渗出物得到引流的结果。

三、牙髓-牙本质复合体的增龄性变化

随着年龄的增长,牙髓-牙本质复合体也会发生增龄性变化,产生结构和功能上的退行性变化。

1.成牙本质细胞具有不断形成生理性继发性牙本质的功能,所以随着年龄的增长,髓腔周围的牙本质会不断增多,牙髓体积就会不断缩小。髓室由大变小,髓角变低或消失,根管由粗变细,根尖孔变窄。髓室顶、底的继发性牙本质相对地要比髓室壁形成的多,有时可见髓底和髓顶相连,而髓角位置变化不大,髓腔在X线上显"H"形。

严重的磨损或龋病也可诱导牙髓形成修复性牙本质,加速牙髓增龄性变化,使髓腔变小,

甚至闭塞。在临床治疗过程中,要特别注意牙髓这种"早老"性变化。

2.管周牙本质缓慢性生长及牙本质小管的钙化使牙本质小管堵塞,折光率改变,从而形成了透明牙本质,增加了牙本质硬化。同时,根尖孔的变窄和血管数目的减少可造成牙髓血流的随之减少,使牙髓中的细胞因缺乏足够的营养物质和氧的供给而丧失它们在防御和修复方面的功能。神经纤维数目的减少,也导致了增龄性变化的牙髓对外界刺激的敏感性降低。

3.随着年龄的增加,牙髓内成纤维细胞的体积变小和数目逐渐减少,牙髓不仅有外形上的变化,还有结构上的变化。在牙髓老化过程中,细胞成分及神经、血管的数目亦明显减少,钙盐沉积在变性或坏死的细胞、血管壁、神经纤维以及胶原纤维上,导致了牙髓营养不良性钙化的发生,增加了根管治疗的难度。牙创伤和盖髓术常可诱发和加速牙髓组织的钙化,年轻恒牙的髓腔也会出现钙化性闭塞。

4.随着年龄增长,牙本质不仅厚度增加而且性质也改变。这些变化使得牙齿颜色逐渐变黄,也是牙齿最常见的增龄性改变。

5.随着年龄增长,血流供应量明显下降。进入根尖孔动脉数量、小血管分支明显减少,纤维组织成分增加;感觉反应也较迟缓。随着年龄增加,牙髓矿化增强;按程度,青年:老年约为1:10。因此弥漫性矿化和髓石的形成通常也因衰老而逐年增多。

四、根尖周组织生理学特点

根尖周组织完全不同牙髓组织,血液循环极为丰富,修复再生力很强,在得到治疗后容易恢复和痊愈。根尖周组织是指根尖部的牙周组织,包括牙骨质、牙周膜和牙槽骨。

(一)牙骨质

牙骨质冠 2/3 的结构与尖 1/3 的结构是有所不同的。牙根冠方 2/3 的牙骨质为薄的板层状结构,而根尖 1/3 的牙骨质为较厚的不规则的板层状,多为细胞性牙骨质。牙骨质的基本功能是将牙周膜的主纤维附着于根面上,除此之外,牙骨质还可行使一些其他生理功能。

在正常情况下,根尖 1/3 不断有细胞性牙骨质沉积,以补偿牙冠的磨耗。这种不断沉积的特点使牙根不断增长和根尖孔逐渐缩小。根尖孔过度的缩小将影响血流进入牙髓,诱发牙髓的退行性或增龄性变化。虽然牙根的长度在不断增加,但如果以牙本质牙骨质界为测量标准,根管工作长度却在不断减少,在根管充填后,根尖牙骨质持续性的沉积将增加牙本质牙骨质界与根尖孔之间的距离。

根管预备的深度应止于牙本质牙骨质界,通常距根尖孔约 1mm,在老年人患牙该值大于1mm。牙本质牙骨质界是根管最狭窄处,是牙髓与周边组织的分界,因此,它又被称为组织学根尖孔。在根管治疗中,组织学根尖孔可协助根管预备器械在根尖定位,同时还可预防根管充填材料超出根尖孔。

牙骨质可修复因炎症导致的牙根病理性吸收。也可修复因牙移位导致的牙根生理性吸收;在对后者的修复过程中,可使根尖孔开口更偏向侧方。另外,在根尖诱导成形术后,牙骨质在根端硬组织屏障形成中亦具有重要作用。

（二）牙周膜

根尖周牙周膜由成束的胶原纤维和其间的疏松结缔组织构成，它位于牙骨质于牙槽骨的间隙中，通过根尖孔与牙髓相接。根尖周胶原纤维束呈放射状排列，一端埋在牙骨质内，一端埋入牙槽骨，具有悬吊和支持牙的作用。在胶原纤维束之间的疏松结缔组织中含有神经、血管和各种细胞成分，它们发挥不同的生理功能。

牙周膜内分布有触觉（压觉）感受器和疼痛感受器，前者可传导压力和轻微感触牙体的外部刺激，发挥本体感受功能；而后者可传导痛觉，参与防御反应。当根尖周组织发生炎症时，由于炎症介质的释放、血管的扩张和局部组织压力的增加，患者既可感觉到疼痛，又能指出患牙所在。

与牙髓相比，牙周膜的侧支血液循环较为丰富，其血供有三个来源：①牙槽动脉在进入根尖孔前的分支。②牙槽的血管通过筛状孔进入牙周膜。③牙龈血管也可分支至牙周膜。这些血管在牙周膜内形成血管网，能较好地清除炎性产物，使病变在接受合理治疗后易恢复和痊愈。根尖周淋巴管也较丰富，因此在根尖周炎时，所属淋巴结可肿大，扣压时产生疼痛。另外，牙周膜中的营养可以渗透到牙骨质中，经过治疗失去活髓的牙体，其营养主要依靠牙周膜的供给。进入牙骨质的营养物质可以渗透到牙本质，无髓牙和死髓牙能保存于颌骨内并继续行使功能就是依靠牙周膜的联系及营养。

根尖周牙周膜内含有成纤维细胞、组织细胞和未分化的间质细胞，后者在炎症过程中可分化成各种细胞，如成牙骨质细胞、成骨细胞和破骨细胞等。根尖周牙周膜内还含有牙周上皮剩余，它受到炎症刺激时可增殖，在根尖囊肿的形成中起重要作用。

（三）牙槽骨

牙槽骨由固有牙槽骨和支持骨组成，固有牙槽骨为薄层致密骨，构成牙槽窝的内壁，它在X线片上呈围绕牙根的连续阻射白线，又称为硬骨板。持续性根尖周炎症可导致根尖周硬骨板的吸收，在X线片上表现为阻射白线的模糊、中断甚至消失。牙槽骨是易变化的骨，它不断被吸收，同时也不断新生。当根尖周炎由急性期转为慢性期时，根尖周组织中未分化的间叶细胞受到刺激变为破骨细胞，将牙槽骨吸收。在病变刺激较弱时，则不但不会引起牙槽骨的吸收，反而出现骨质增殖，形成致密性骨炎。

固有牙槽骨上有许多小孔，它们是血管、神经进出的通道，这些小孔使固有牙槽骨呈筛状外观，因此它又被称为筛状板。因为固有牙槽骨的筛状特点，牙周间歇就不至于和牙髓一样处在一个无让性的环境中。所以，由根尖周炎压力引发的疼痛远没有牙髓炎疼痛那么剧烈。

（古卫红）

第二节　牙髓病与根尖周病的病因

大多数情况下，牙髓的病变是在牙釉质、牙骨质和牙本质被破坏后产生的。只要牙本质一经暴露在外，外界刺激就可能直接或间接地进入牙髓腔，使牙髓产生各种反应和病变。当然，反应的形式和程度决定于外界刺激的强度和机体抵抗力的大小,也与剩余牙本质厚度有关。根尖周病变情况也是这样,但大多数继发于牙髓病,因此病变程度直接与牙髓病的性质有关。

产生牙髓病和根尖周病的病因有以下几个方面:

一、感　染

(一)深龋
这是牙髓感染最常见的途径,细菌及其毒素通过牙本质小管或直接进入牙髓。

(二)外伤
外伤牙折后露髓或接近牙髓,感染可通过牙本质小管或直接进髓。备洞时意外穿髓,使牙髓感染。

(三)近髓损伤或畸形
近髓或穿髓的楔状缺损、畸形中央尖、畸形舌侧窝,都可能造成牙髓感染。

(四)磨损
牙体隐裂和严重磨耗,可引起感染。

(五)牙周病
牙周袋深达根尖或接近根尖时,袋内感染可经根尖孔进入髓腔,另外,相邻近的根尖周病患牙,感染也可通过根尖孔进入髓腔,这两种情况称为逆行性感染。

(六)血源性感染
菌血症或脓毒血症时,细菌有可能随血运进入牙髓,引起感染,这种情况极为少见。

根尖周的感染除少数来自牙周病,大多数感染来自牙髓。不过,死髓而没有细菌感染(如理化因素造成的)是不可能引起根尖周感染的。感染主要来自受染的根管,当根管治疗时,将根管器械超出根尖孔;根管冲洗时,强力压迫冲洗;根管充填时未将根管充填完满,都可能把根管内的感染带至根尖周组织,引起急性根尖周炎。

20世纪60年代以前,人们普遍认为链球菌是牙髓、根尖周感染的主要病原菌,混以葡萄球菌、白喉杆菌、螺旋体、梭形杆菌等。70年代后,由于厌氧菌培养技术的发展,越来越多的证据表明牙髓、根尖周病的优势菌是厌氧菌,尤其是专性厌氧菌,就感染的状态来看仍为混合感染。就分离的菌属看,拟杆菌、消化链球菌、消化球菌、真杆菌的分离率高。临床上有些难治的根尖周病可能与放线菌有关。Sundqvist(1976)首次表明了特异的微生物和临床症状有明显关系,从而提出产黑色素类杆菌及其亚种可能是引起化脓性根尖周炎的特异细菌。Griffee(1980)发现产黑色素类杆菌与疼痛、窦道、根管臭味有显著关系,从而指出产黑色素类杆菌是死髓牙症状发展的重要致病菌。究竟有无特异性细菌导致根尖周感染是当前根管治疗学的研究课题之一。

二、化学刺激

在治疗深龋时,选用的消毒药物刺激性过大,如酚、硝酸银等,都可能刺激牙髓引起牙髓病变。某些修复材料中,含有酸或毒性物质,如使用不当,也会刺激牙髓产生病变,如磷酸性黏固粉、硅酸盐黏固粉、自凝塑料、复合树脂等。

在治疗牙髓病和根尖周病时,使用药物不当,药物刺激根尖周组织会引起根尖周炎。如使用砷剂使牙髓失活,超过了封药时间,或在根管封药时,使用刺激性大或过量的药物,尤其在根尖孔粗大的患牙,都可引起根尖周炎,称之为药物性根尖周炎或化学性根尖周炎。

三、物理刺激

超过牙髓耐受限度的温度刺激,如制洞时高速切割牙体组织产生大量的热;深龋治疗时金属修复体下未垫隔温材料、修复体将温度刺激传至牙髓、口腔内不同种金属体产生的流电反应、气压的急剧变化等,均可刺激牙髓,发生牙痛。

四、创伤

急性意外创伤,可使牙体受到猛烈撞击引起根尖血管挫伤或断裂,导致牙髓血循环障碍。若为全部血循环障碍,则导致牙髓坏死;若为部分血循环障碍,则多引起牙髓炎症或退行性变。

根管治疗中,如果操作不当,器械通过根尖孔,刺伤根尖周组织,或根管充填时大量根充剂超填出根尖孔所造成的根尖周组织创伤都可引起尖周炎。长期的创伤会给根尖周组织过大的压力,也可引起根尖周炎。

五、原因不明的牙髓病变

有些牙髓病变的原因不明,如牙髓钙化、髓石、纤维性变、内吸收。

六、免疫学因素

近年来免疫学的迅速发展,人们日益重视口腔疾病与免疫学的关系。对于牙髓和根尖疾病的免疫学研究,Morse作了比较详细的综述,指出正常人在受到髓源性抗原刺激时,可能在牙髓、根尖周或身体其他部位表现免疫反应。这种反应可能是保护性的,也可能是损害性的,或者利害参半。在牙髓和根尖周病变中可以观察到相应的抗体浓度升高。免疫反应的抗原可以是细菌或细菌产物,也可以是宿主本身的组织成分,甚至可以是应用的药物和材料。

(一)牙髓腔内的抗原性物质

免疫性反应必有抗原和抗体。牙髓腔内的抗原性物质有口腔细菌、细菌的代谢产物、变性坏死的牙髓组织及其腐败产物等。机体本来不会把自己的组织成分当成异物或抗原,即自身组织一般对机体没有抗原性。但由于感染或药物的影响使组织变性和坏死后,自身组织就可能成为自身抗原刺激机体产生针对自身组织的免疫反应。

实验证明,用药物处理过的牙髓组织具有抗原性并能导致细胞或体液免疫反应。Block 等通过实验发现,现在根管治疗中使用最频繁的药物甲醛甲酚(FC)等,就可能成为一种新的抗原引起根尖周病。此外,许多牙科药物和材料,如氧化锌丁香油糊剂、硅黏固粉、树脂、次氯酸钠、过氧化氢等都可能成为半抗原。

(二)牙髓根尖周病变中的免疫成分

用荧光抗体技术发现,在几乎所有的根尖周病活标本中,细胞内外都有 IgG、IgA、IgM、IgE 和 C_3 存在。

病灶中的浸润细胞有 T 淋巴细胞、B 淋巴细胞、浆细胞、巨噬细胞、中性粒细胞、肥大细胞和嗜酸性粒细胞,这些细胞都是免疫活性细胞。

(三)根尖周病的免疫反应机制

特异抗体、致敏 T 淋巴细胞和根管内抗原发生反应,根尖周免疫反应的形式可以是保护性反应或变态反应。变态反应包括速发型变态反应、免疫复合物型、细胞毒型和迟发超敏反应,可以是其中的一型或几型的联合。变态反应可能是根尖周病急性发作(疼痛、肿胀和骨吸收)的致病性因素。由于有 IgG、IgA、IgM、IgE 和 C_3 的存在,提示几种类型的免疫反应都参与了根尖周病理过程,与一般免疫反应相比,体现了它的复杂性和特殊性。

在根尖周病中抗原抗体相互作用形成免疫复合物,免疫复合物可固定补体系统。当免疫复合物附着于多形核白细胞,或被多形核白细胞吞噬时,释放溶酶体。溶酶体含有许多损伤组织的酶,如前列腺素、组织蛋白酶、激肽形成和降锯酶等;也会有巨噬细胞趋化因子,吸引巨噬细胞至病变部位。巨噬细胞能释放前列腺素、胶原酶、酸性水解酶和其他酶。多形核白细胞和巨噬细胞释放的物质引起了根尖周组织的损伤。

组织病例检查时,几乎所有病例都有淋巴细胞浸润,有些为 T 淋巴细胞,它能介导细胞免疫反应和迟发超敏反应。当致敏淋巴细胞和抗原接触,就开始分化增殖,产生淋巴毒素。这种反应一方面对根管抗原是保护性反应,另一方面对附近组织则有损伤作用,这种反应一旦开始就持续进行,直到抗原被彻底清除为止。

在临床工作中常见的两种现象就可能是一种半抗原性质的作用。一是在根管治疗时,长期反复使用某种药物,结果不理想;二是在根管内封上某种药物后,立即引起疼痛反应,由于这种现象,故有人提出根管治疗时不使用某些化学药物,而依靠无菌操作和机体的抵抗力来完成根管治疗。

(刘守超)

第三节　牙髓病的分类、临床表现和诊断

一、牙髓病的分类

牙髓病的分类一直无一致的标准,诊断无可靠的依据。因此迫切需要建立既有组织病理学依据又有临床实用价值的分类。

（一）历史沿革及临床分类

早在 1800 年，Galen 就对牙髓病的分类做过尝试，但缺乏系统的科学理论。

Linderer 首先提出比较科学的分类法，把牙髓炎分为闭锁型及开放型，并认为牙髓的化脓、腐败和增生是炎症的继续。

Albrecht 把牙髓炎分为急、慢型。急性型可以引起牙髓化脓、坏疽、脓肿形成；慢性型可引起牙髓溃疡、坏疽、钙变、吸收和增生等。

此后，随着病理学、细菌学等基础医学的发展，产生了许多分类法，具有代表性的有：

1.Euler 分类

（1）牙髓充血。

（2）急性牙髓炎。

1）急性浆液性牙髓炎：局部性；全部性。

2）急性化脓性牙髓炎：局部性；全部性。

（3）慢性牙髓炎。

1）慢性闭锁性牙髓炎。

2）慢性开放性牙髓炎：溃疡性（牙髓溃疡）；增生性（牙髓息肉）。

（4）牙髓坏死。

1）牙髓全部性脓性分解。

2）湿性腐败性坏死（牙髓坏疽）：开放性；闭锁性。

3）湿性非腐败性坏死。

4）干性非腐败性坏死（木乃伊变性）。

（5）退行性变。

1）空泡变性。

2）脂肪变性。

3）透明变性。

4）淀粉样变性。

5）钙变。

6）化生。

7）牙髓萎缩。

（6）肿瘤。

（7）囊肿。

（8）髓石。

2.JIekkep 分类

（1）血管的病变

1）牙髓出血

2）牙髓充血

（2）炎症

1）急性浆液性牙髓炎。

2）急性化脓性牙髓炎。

3）慢性牙髓炎：纤维性；肉芽肿性。

（3）退行性变

1）牙髓萎缩。

2）牙髓坏死。

3）牙髓坏疽。

4）代谢障碍——非定形髓石或钙化。

（4）进行性变

3.Baume 分类　Baume 提出一个症状与治疗结合的分类。

（1）Ⅰ类：意外露髓或近髓深龋，但牙髓无症状，可盖髓者。

（2）Ⅱ类：有牙痛病史，可作药物保存治疗者。

（3）Ⅲ类：牙髓应摘除，并可及时根充者。

（4）Ⅳ类：牙髓坏死，根部牙本质感染，适于防腐性根管治疗者。

4.Seltzer 分类　Seltzer 根据疼痛症状，联系牙髓的器质性病变分类如下：

（1）轻、中度牙痛者：牙髓炎移行阶段，慢性局部性牙髓炎，牙髓萎缩。

（2）自发痛、温度刺激引起持续痛、有牙痛史者：严重牙髓损伤，不能作保存治疗。

（3）龋坏牙有严重痛者：牙髓暴露，严重牙髓病，可能伴有液化坏死。

（4）有修复体的牙痛：不可逆性牙髓炎，牙髓坏死。

5.Morse 分类　Morse 认为牙髓病的分类，从牙髓治疗观点看，只应考虑牙髓能治或不能治，而且根尖周病主要是来自牙髓的感染，故提出了一种基于症状的分类。

（1）牙髓有活力，无症状

（2）过敏性牙本质

（3）可逆的牙髓炎症

（4）不可逆的牙髓炎症、退变，无根尖周稀疏区

（5）不可逆的牙髓炎症、退变，有根尖周稀疏区

（6）牙髓坏死，无根尖周稀疏区

（7）牙髓坏死，有根尖周稀疏区

6.肖明振分类　肖明振根据临床诊治的观点，将牙髓病分为五类：

（1）保髓型牙髓病

（2）去髓型牙髓病

（3）干髓型牙髓病

（4）变干型牙髓病

（5）根治型牙髓病

（二）对分类法的评价

近百年来,许多学者对多种分类进行评价,发现各种牙髓病的临床诊断与组织病理学诊断的符合率为 22%～42.68%,各种牙髓炎的临床诊断与组织病理学的诊断符合率为 40%～68%。

Baume 提出牙髓充血只是炎症中的一个过程,不能构成组织学诊断,临床诊断就更谈不上了。有的学者则认为,深龋时牙髓的反应就可能是血管扩张和有慢性炎症细胞浸润,这种反应是可复的,在龋坏修复后可逐渐消除,因而和一般牙髓炎还是有区别的。

史俊南指出:大量的研究表明,由龋病引起的牙髓炎大多是慢性牙髓炎,组织切片上很难见到单独存在的急性牙髓炎,见到的急性牙髓炎都是在慢性牙髓炎的基础上发生的,是慢性牙髓炎的急性发作。真正的急性牙髓炎只发生在牙体手术的创伤后。

Thoma、Romer 等认为,将牙髓分为部分性和全部性或浆液性和化脓性是没有价值的,从症状上也不能区分,治疗上也没有意义,主张不必做此区分,笔者认为这个意见是恰当的。

总之,牙髓病的分类法中还没有一种达到尽善尽美的程度,有待进一步改进。目前,应采用理论上、临床上较合理又简便的分类法。我国 2004 年版的全国统编教材《牙体牙髓病学》将牙髓病作出如下的临床分类:

1.可复性牙髓炎。

2.不可复性牙髓炎。

(1)急性牙髓炎:包括慢性牙髓炎急性发作。

(2)慢性牙髓炎:包括残髓炎。

(3)逆行性牙髓炎。

3.牙髓坏死。

4.牙髓钙化。

(1)髓石。

(2)弥漫性钙化。

5.牙内吸收:不管哪种分类,都应首先区别是活髓还是死髓,然后再一步区别牙髓病变是否可逆,以决定采用何种合适的治疗方法。

二、牙髓病的临床表现和诊断

诊断牙髓炎主要是依据其症状、病因及患牙对一定刺激的反应进行分析判断。

牙髓炎的症状主要是疼痛,而且是特征性疼痛,病因也比较明确(大多是感染途径),牙髓炎发生时牙髓敏感度增高,因此诊断牙髓炎并不困难。但是牙髓炎的疼痛是不定位的,因而确定患牙是诊断牙髓炎的重要问题。临床医生常有这样的感觉:诊断牙髓炎一般并不困难,可是一旦困难起来,常常使医生难于准确判断。

诊断牙髓炎首先是问诊,如果病人反映的牙疼特点符合牙髓炎,便可得出初步印象,然后再进行检查,如查到有可能引起牙髓炎的病因存在时,即可认为患牙髓炎的可能性很大。这时还应进一步对可疑为牙髓炎的患牙进行牙髓活力检测,以验证是否患牙髓炎,只有这样一步一步地证实判断的可靠性,才能得出正确的诊断。

确定牙髓状态的方法很多,但没有一种方法是万能的。一种方法对有的病例是有效的,对有的病例则是无效的,有的引出的只是损伤牙髓组织中正常部分的反应。因此,在所有检测后,医生必须根据临床表现来确定牙髓状态。

(一)可复性牙髓炎

可复性牙髓炎是一种病变较轻的牙髓炎,受到温度或化学刺激时,立即产生短暂、尖锐的酸痛,但除去刺激后,症状立即消失。

检查时应无穿髓孔,电活力检测时,牙髓反应应与正常牙相同或稍高。冷诊时,产生疼痛,但刺激一停疼痛立即消失。

有人认为,可复性牙髓炎不是一个单一的独立病,是一种症状,所以有人称之为牙髓充血。如果除去刺激、积极治疗,牙髓则可恢复至正常,如果刺激继续存在,则可发展为不可复性牙髓炎。

可复性牙髓炎与不可复性牙髓炎的区别是:①用温度刺激检测时,都可产生疼痛,当刺激去除后,可复性牙髓炎疼痛立即消失,而不可复性牙髓炎疼痛持续较久。②可复性牙髓炎无自发痛史,不可复性牙髓炎则常有自发痛史。

(二)不可复性牙髓炎

不可复性牙髓炎可以是急性的或慢性的;牙髓可能是感染的,也可能是未感染的;炎症可能是局限性的,也可能是全部性的。炎症的范围和性质从临床上很难区别,而且对治疗也无意义,因此,过去把牙髓炎分为浆液性、化脓性,是没有必要的。临床上常把这类不可复性牙髓炎分为急性牙髓炎(包括慢性牙髓炎急性发作)、慢性牙髓炎、逆行性牙髓炎和残髓炎。

Ⅰ.急性牙髓炎

包括慢性牙髓炎急性发作。这种牙髓炎临床表现主要是发病急,疼痛剧烈。临床上绝大多数属于慢性牙髓炎急性发作的表现,龋源性者尤为显著。无慢性过程的急性牙髓炎发生在受到急性的物理损伤、化学刺激以及感染等情况下,如手术切割牙体组织等导致过度产热、充填材料的化学刺激等。

【疼痛性质】

1.自发性阵发性痛　在没有任何刺激下可发生强烈的自发痛,突然发作强烈的自发性尖锐疼痛,这种痛是阵发性的,有持续过程又有缓解过程,即所谓的阵发性发作或阵发性加重。在炎症早期,疼痛持续的时间较短,而缓解的时间较长;到炎症晚期,则疼痛的持续时间延长,可持续数小时甚至一整天,而缓解时间缩短或根本没有疼痛间歇期。炎症牙髓出现化脓时,患者可主诉患牙有搏动性跳痛。

2.温度刺激可使疼痛加剧　若患牙正处于疼痛发作期内,温度刺激可使疼痛更为剧烈。如果牙髓已有化脓或部分坏死,则患牙可表现为所谓的"热痛冷缓解"。

3.疼痛沿三叉神经分布区放射至同侧上、下牙及头面部　病人常不能确定患牙位置。疼痛呈放射性或牵涉性,常常是沿三叉神经第二支或第三支分布区域放射至患牙同侧的上下颌牙或头、颞、面部。但这种放射痛绝不会放射到患牙对侧区域。

4.疼痛在夜间加重,平卧位时加重　患者常因牙痛而难以入眠,或从睡眠中痛醒。

【诊断要点】

诊断主要是依靠病史、检查和温度试验,电活力检测意义不大。

1.诊断急性牙髓炎首先是问诊,如果病人的疼痛症状典型,反映的牙疼特点符合牙髓炎,便可得出初步印象。

2.然后再进行检查,如查到有可能引起牙髓炎的病因存在时,即可认为患牙髓炎的可能性很大。

3.这时还应进一步对可疑为牙髓炎的患牙进行牙髓活力检测,以验证是否患牙髓炎。

【鉴别诊断】

1.三叉神经痛   三叉神经痛的发作一般有疼痛"扳机点",患者每触及该点即诱发疼痛。患者在诉说病史时,往往忽略此点,应特别加以详细询问。再者,三叉神经痛很少在夜间发作,且冷、热温度刺激并不引发疼痛。

2.龈乳头炎   龈乳头炎也可出现剧烈的自发性疼痛,但疼痛性质为持续性胀痛,对温度测验的反应为敏感,一般不会导致激发痛,患者对疼痛多可定位。检查时可发现患者所指示部位龈乳头有充血、水肿现象,触痛极为明显。患处两邻牙间可见有食物嵌塞的痕迹或可问及食物嵌塞史。一般不能查及可引起牙髓炎的牙体硬组织损害及其他疾患。

3.急性上颌窦炎   通过仔细检查,在急性上颌窦炎时所出现的疼痛为持续性胀痛,患侧的上颌前磨牙和磨牙可同时受累而致二三颗牙均有叩痛,但无引起牙髓炎的牙体硬组织疾患。上颌窦前壁可出现压痛,同时,患者还可能伴有头痛、鼻塞、脓涕等上呼吸道感染的症状。

Ⅱ.慢性牙髓炎

是牙髓炎中最常见的一型,临床症状不典型。一般没有剧烈的自发痛,有时有不明显的阵发性痛,有时呈轻微的钝痛,温度变化可产生疼痛,且持续时间较长,发展到晚期,可有叩痛。检查时可见穿髓孔、探针刺入可引起疼痛,如未见穿髓孔的要和可复性牙髓炎区别,要点在于有无自发痛史和温度试验所产生的疼痛是否持续。

慢性牙髓炎有以下几种分型:

1.慢性闭锁性牙髓炎

(1)症状:无明显的自发痛。但是,对有过急性发作的病例或由急性牙髓炎转化而来的病例则可追及有过剧烈自发痛的病史,也有从无自发痛症状者。几乎所有患者都有长期的冷、热刺激痛病史。

(2)检查:①有深的龋洞、冠部充填体或其他近髓的牙体硬组织疾患。②洞内探诊患牙感觉迟钝,去净腐质后无肉眼可见的露髓孔。③患牙对温度测验和电活力测验的反应多为迟缓性反应。④有轻度叩痛(+)或叩诊不适感(±)。

2.慢性溃疡性牙髓炎

(1)症状:多无自发痛,但常有食物嵌入患牙洞内的剧烈疼痛。另一典型症状是当冷、热刺激激惹患牙时,会产生剧痛。

(2)检查:①有深的龋洞或其他近髓的牙体损害。患者由于怕痛而长期废用患牙,以致患牙侧见大量软垢、牙石。②去除腐质,可见穿髓孔。用尖锐探针探查穿髓孔时,浅探不痛,深探剧痛且见有少量暗色血液渗出。③温度测验表现为敏感。④一般没有叩痛,或仅有极轻微的叩诊不适。

3.慢性增生性牙髓炎 此型牙髓炎发生的原因是:①患牙根尖孔粗大,血运丰富。②穿髓孔较大,足以允许炎症牙髓增生呈息肉状自髓腔突出。因此,慢性增生性牙髓炎多见于青少年患者。由于经受轻度而持久的刺激,机体修复能力强,血运丰富,牙髓组织向外增殖,形成息肉。

(1)症状:一般无自发痛,可有进食时患牙感疼痛或进食出血现象,因此,长期不敢用患侧咀嚼食物。

(2)检查:患牙大而深的龋洞中有红色的肉芽组织——牙髓息肉,它可充满整个洞内并达咬合面,探之无痛但极易出血。由于长期的废用,常可见患牙侧有大量软垢、牙石沉积。

这种牙髓炎诊断容易,但要和牙龈息肉区别。鉴别方法为:①可以用探针检查息肉蒂部的起源。②可以用 X 线检查髓底的完整性。

【诊断要点】

1.患牙有长期冷、热刺激痛病史和(或)自发痛史。

2.肯定可查到引起牙髓炎的牙体硬组织疾患或其他病因。

3.患牙对温度测验的异常表现。

4.叩诊反应可作为很重要的参考指标。

在临床上诊断慢性牙髓炎不必再细分为闭锁型、溃疡型及增生型。这是因为临床对洞底是否与髓腔穿通的检查结果与实际的组织学表现常有出入.再者从治疗方法的选择上,这三种类型也并无区别。因此,临床仅对患牙明确诊断出"慢性牙髓炎"即可。

【鉴别诊断】

1.深龋 无典型自发痛症状的慢性牙髓炎有时与深龋不易鉴别。可参考温度测验结果进行判断。深龋患牙对温度测验的反应与对照牙是相同的,只是当温度刺激进入洞内才出现敏感症状,刺激去除后症状立即消失;而慢性牙髓炎对温度刺激引起的疼痛反应会持续较长时间。另外,慢性牙髓炎可出现轻叩痛,而深龋患牙对叩诊的反应与正常对照牙相同。

2.可复性牙髓炎 可复性牙髓炎对温度刺激也敏感,但往往是当冷、热刺激进入深龋洞内才出现疼痛反应,而刺激去除后症状并不持续。当牙复性牙髓炎与不可复性牙髓炎难以区别时,可先按可复性牙髓炎的治疗进行安抚治疗。

3.干槽症 患侧近期有拔牙史。检查可见牙槽窝空虚,骨面暴露,出现臭味。拔牙窝邻牙虽也可有冷、热刺激敏感及叩痛,但无明确的牙髓疾患指征。

Ⅲ.逆行性牙髓炎

是因为牙周袋深达或接近根尖,袋内的感染通过根尖孔或侧支根管进入牙髓引起炎症,所以在诊断时必须有不可复性牙髓炎的症状。X 线检查有助于诊断。

【诊断要点】

1.患牙有严重的牙周炎表现,特别是深的牙周袋。

2.近期出现牙髓炎症状。

3.患牙未查及引发牙髓病变的牙体硬组织疾病。

Ⅳ.残髓炎

经过牙髓治疗的牙,残留根髓产生炎症称为残髓炎。发生在经牙髓治疗后的患牙,由于残留了少量炎症根髓或多根牙遗漏了未作处理的根管,因而命名为残髓炎。所表现的症状同不可复性牙髓炎。

根据病史,患牙曾作过牙髓治疗,现有自发痛、温度刺激痛、咬合痛,应疑为残髓炎。若以温度试验检测患牙有感觉时,可诊断为残髓炎。除去旧充填物后,探诊根髓,如有疼痛,便可证实为残髓炎,这是最可靠的诊断方法。

(三)牙髓坏死

牙髓坏死可由牙髓炎发展而来,也可由外伤、化学刺激引起。牙髓坏死后,牙髓组织呈弥散的无结构样物质,组织可能是液化的,也可能是凝固的。牙髓部分坏死可能产生不可复性牙髓炎的症状,牙髓全部坏死在未波及根尖周组织前一般是无症状的。牙髓坏死时,牙冠可变为暗黄色或暗灰色,牙髓活力检查无反应。但多根牙的牙髓,病理改变可能不一,牙髓活力检测常不够准确,这时往往需开髓后进行检查才能准确诊断。

【诊断要点】

1.无自觉症状。

2.牙冠变色。

3.牙髓活力测验结果和 X 线片的表现异常。

4.牙冠完整情况及病史可作为参考。

(四)牙髓钙化

牙髓钙化则是由于牙髓营养障碍,发生钙盐沉积,有的弥散,有的成为小团块,称为髓石。一般情况下牙髓钙化没有自觉症状,极少数病例可出现剧烈的自发痛,并放射到头面部,但无扳机点及神经痛史。有时很像有症状的不可复性牙髓炎,但与温度刺激无关,X 线检查有助于诊断。

【诊断要点】

1.X 线的阳性检查。

2.排除由其他引起自发性放射痛的疾病。

3.询问病史,有外伤或氢氧化钙治疗史者可作为参考。

(五)牙内吸收

牙髓受到某种刺激后,牙髓组织发生肉芽性变,即牙髓组织变为炎性肉芽组织。这种肉芽性变的牙髓组织中,可以产生破牙本质细胞,从髓腔内部将牙本质吸收,叫做牙内吸收。牙内吸收原因不明,一般多见于受过创伤的牙、再植牙、外科正畸牙以及做过活髓保存治疗的牙。

牙内吸收一般无自觉症状,但牙内吸收严重时,由于牙体组织变薄,可透出髓腔内肉芽组织的颜色,使牙体呈粉红色。X 线检查可见髓腔扩大。

【诊断要点】

1.X 线片的表现作为主要依据。

2.病史和临床表现作为参考。

(刘守超)

第四节　根尖周病的分类、临床表现和诊断

根尖周病是根管内的感染通过根尖孔作用于根尖周组织引起炎症。当根管内的感染刺激物毒力强,机体抵抗能力弱时,表现为急性根尖周炎;当根管内的感染刺激物毒力弱,机体抵抗能力强时,表现为慢性根尖周炎。此外,牙齿受到急剧的外力撞击时,根尖周组织受到创伤可造成创伤性根尖周炎。

一、根尖周病的分类

按临床表现和病理过程将根尖周病分为急性根尖周炎和慢性根尖周炎。

1.急性根尖周炎　该型又可分为急性浆液性根尖周炎和急性化脓性根尖周炎。

2.慢性根尖周炎　该型又可分为慢性根尖周肉芽肿、慢性根尖周囊肿、慢性根尖脓肿和慢性根尖周致密性骨炎。

二、根尖周病的临床表现、诊断和鉴别诊断

(一)急性根尖周炎

急性根尖周炎(AAP)是从根尖周组织出现浆液性炎症发展为化脓性炎症的一系列反应过程,是根尖周病变由轻到重的发展过程,严重时将发展为颌骨骨髓炎。

Ⅰ.急性浆液性根尖周炎

【临床病理】

根管内的感染刺激物通过根尖孔,感染根尖周组织,主要病理表现为根尖部牙周膜血管扩张、充血、渗出,渗出物以浆液性渗出为主,局部组织出现水肿,炎细胞浸润。此过程经过较短。如果根管内的感染刺激物毒力强,机体抵抗能力弱,局部引流不畅,很快发展为化脓性炎症;如果根管内的感染刺激物毒力弱,机体抵抗能力较强,炎性渗出物得以引流,则可转为慢性根尖周炎。

【临床表现】

1.症状　初期患牙有伸长、浮起感,此时一般无自发痛。炎症继续发展,牙周间隙内压力升高,患牙出现自发性、持续性疼痛,咬合痛。患者不能咀嚼,影响进食。患者能够明确指出患牙。

早期,因渗出物较少,当咬合时渗出物被压入牙周膜间隙内,使局部压力降低,患者主诉咬紧患牙稍感舒服。随着病变加重,根尖周膜内渗出物淤积,牙周膜内压力升高,患牙浮起感和伸长感加重,咬紧患牙不但不能使疼痛减轻,反而引起更为剧烈的疼痛。

2.检查

(1)患牙可见龋坏、充填体或其他牙体硬组织疾病,有时可查到深牙周袋。

(2)牙冠变色。牙髓活力测试无反应。

(3)患牙叩诊疼痛(＋)~(＋＋),触诊患牙根尖部有不适或疼痛感。

(4)患牙可有 I°松动,根尖部扣诊疼痛。X 射线牙片示根尖周无明显异常表现。

【诊断】

1.患牙有自发性、持续性疼痛和咬合痛。患者能够指明患牙。

2.叩诊疼痛(＋)~(＋＋),根尖部扣诊疼痛。

3.牙髓活力测试无反应。

4.X 射线牙片示根尖周无明显异常表现。

Ⅱ.急性化脓性根尖周炎

【临床病理】

急性化脓性根尖周炎多由急性浆液性根尖周炎发展而来,随着根尖周炎症的进一步发展,多形核白细胞浸润增多,组织溶解、液化,形成脓液。初期脓液聚积在根尖孔附近的牙周膜内,炎症主要局限在根尖孔附近的牙槽骨骨髓腔中,临床称根尖周脓肿。若脓液不能及时引流,则脓液常沿阻力小的部位排出,并从组织结构较薄弱处突破。聚集在根尖附近的脓液可有以下3 种排脓途径。

1.脓液经薄弱的牙槽骨突破骨膜、黏膜或皮肤向外排脓　是最常见的排脓途径。临床可有 4 种排脓途径。

(1)脓液通过颊(唇)侧或舌(腭)侧牙槽骨突破黏膜排脓:大部分牙齿唇颊侧牙槽骨骨质薄,脓液穿透唇颊侧骨板,在前庭沟形成骨膜下脓肿,临床称骨膜下脓肿阶段。脓液穿透骨至黏膜下形成黏膜下脓肿,临床称黏膜下脓肿阶段,破溃后形成龈瘘管。上颌磨牙腭侧根靠近腭侧骨壁,脓液常穿破腭侧骨壁,达腭侧龈黏膜形成龈瘘管。临床最常见。

(2)脓液穿通骨壁突破皮肤排脓:少数情况下根尖部的脓液没有排在口腔内,而是穿透骨壁后绕过前庭沟从皮肤排出,破溃后形成皮瘘。如上颌尖牙的牙根很长,根尖位置高,其根尖脓肿的脓液可通过尖牙窝的疏松结缔组织在眶下部形成皮瘘管。

(3)脓液突破上颌窦壁向上颌窦排脓:上颌磨牙牙根距上颌窦窦底位置较近,尤其上颌第一磨牙,当上颌磨牙发生根尖周炎时,脓液穿透薄层的上颌窦壁向上颌窦内排脓,引起牙源性上颌窦炎。

(4)脓液突破鼻底黏膜向鼻腔排脓:偶然见于上中切牙。

2.脓液通过根尖孔经根管从龋洞排脓　此种排脓途径需具备的条件:龋洞较大,髓腔开放,根管通畅,脓液自龋洞排出。此排脓途径对根尖周组织破坏最小,是理想的排脓途径,但急性根尖周炎的患者很少有上述排脓情况。在临床治疗中,对于急性根尖周炎患者,应尽早开通髓腔,使脓液经此途径排出,以减少对根尖周的破坏。

3.脓液经牙周间隙从龈沟或牙周袋排脓　患牙有较严重的牙周组织病,牙周袋较深,根尖部的脓液接近牙周袋底,脓液从薄弱的牙周膜处向牙周袋内排脓,形成牙周窦道,此种排脓途径使牙周膜纤维遭到严重的破坏,加重了牙周组织病变,常导致牙松动脱落,是预后最差的排脓途径。

【临床表现】

病变早期,由于炎性渗出,局部压力增高,患牙有浮出感和早接触,咀嚼疼痛。随着脓肿的逐渐形成,疼痛加剧,表现为自发性、持续性、搏动性跳痛,但这种牙痛不受温度变化的影响,且患者能准确定位患牙。根据急性化脓性根尖周炎的病理过程,当脓液聚集在不同部位时,可出现不同的临床呈现,表现各具特征的 3 个阶段,即根尖周脓肿阶段、骨膜下脓肿阶段、黏膜下脓肿阶段,各阶段临床表现如下。

1.根尖周脓肿

(1)症状:患牙出现自发性、剧烈、持续跳痛,伸长感加重,患者因而不敢咬合。

(2)体征:患牙深龋或变色,牙髓坏死,患牙叩痛(＋＋)～(＋＋＋),松动Ⅱ°～Ⅲ°,根尖部潮红,但没有明显肿胀,触诊根尖部疼痛较轻。颌下及颏下淋巴结肿大有压痛。

2.骨膜下脓肿

(1)症状:此阶段脓液集聚在骨膜下,由于骨膜致密坚韧,张力大,疼痛达最高峰,患牙持续性、搏动性跳痛更加剧烈,患者感到极度痛苦。患牙肿胀、松动,轻触患牙即感觉疼痛难忍。此时常伴有全身不适、发热等全身症状,影响睡眠和进食。

(2)体征及辅助检查:患者表情痛苦,体温常在 38℃ 左右,患牙叩痛(＋＋＋),松动Ⅲ°,牙龈红肿,前庭沟肿胀变平,触诊疼痛明显,有深部波动感,颌下及颏下淋巴结肿大有压痛。

(3)实验室检查:血常规检查,白细胞总数增高,分类中性粒细胞增多。

3.黏膜下脓肿

(1)症状:患牙自发性胀痛及咬合痛减轻,全身症状缓解。

(2)检查:患牙叩痛(＋)～(＋＋),松动Ⅰ°,根尖区黏膜的肿胀已局限,呈半球形隆起,触诊波动感明显,脓肿较表浅、易破溃。

【诊断】

1.有持续性的自发痛,患牙伸长、咬合痛,与温度刺激无关,能准确定位。

2.检查患牙常有明确的病因,牙髓多已经坏死,有明显松动、叩痛、触痛。

3.X 射线检查,急性根尖周炎的根尖部改变不明显或仅有牙周间隙增宽,围绕根尖周的骨硬板没有正常清楚。若为慢性根尖周炎急性发作,则可见根尖部牙槽骨破坏的透射影像。

急性根尖周炎较易明确诊断,但从浆液期到化脓期的 3 个阶段是一个移行过渡的连续发展过程,虽然不能截然分开,但在临床上根据症状及检查做出各阶段的诊断也是很有必要的,因为各阶段的应急处理不同。根尖周脓肿阶段持续性的跳痛可与急性浆液性根尖周炎鉴别。骨膜下脓肿阶段疼痛极为剧烈,根尖部红肿明显,伴有全身症状。发展到黏膜下脓肿时,疼痛减轻,局部肿胀明显而局限。

【鉴别诊断】

1.急性牙髓炎 临床上急性牙髓炎和急性根尖周炎患牙均有剧烈疼痛,但二者疼痛特征不同,鉴别见表 4-1。

表 4-1　急性牙髓炎与急性根尖周炎的鉴别要点

鉴别要点	急性牙髓炎	急性根尖周炎
自发痛	阵发性放射痛	持续性痛
疼痛部位	不能定位,沿神经分布区放射	明确指出患牙
叩痛	晚期可有轻度叩痛	叩痛明显
触痛	无	有
咬合	不影响咬合	不敢咬合、牙有伸浮起感
牙松动	无	逐渐明显
牙髓活力	敏感	无反应
根尖牙龈	一般正常	水肿、按压疼痛
X 射线片	正常	多数根尖有稀疏区
应急处理	安抚止痛、开髓减压	根管开放,脓肿切开、抗炎

2.急性牙周脓肿　急性化脓性根尖周炎发展到黏膜下脓肿阶段时,根尖区黏膜明显肿胀,呈半球形隆起,触诊波动感明显,临床易与急性牙周脓肿混淆,应注意二者的鉴别诊断见表 4-2。

表 4-2　急性根尖周脓肿与急性牙周脓肿的鉴别要点

鉴别点	急性根尖周脓肿	急性牙周脓肿
感染来源	来自牙髓的感染	来自牙周的感染
病史	有牙体硬组织病病史	有牙周组织病病史
牙髓活力	无反应	正常
牙体情况	有牙体硬组织疾病	正常
牙周情况	正常	有牙周袋
叩痛	明显	较轻
牙松动度	轻	明显
脓肿部位	靠近根尖部	靠近牙龈缘
疼痛程度	重	轻
X 射线片	若为慢性根尖周炎急性发作,根尖骨质有透射影像	牙槽骨有吸收

(二)慢性根尖周炎

慢性根尖周炎(CAP)是指根管内由于长期有感染及病原刺激物存在,根尖周围组织呈现出慢性炎症反应,表现为炎症肉芽组织的形成和牙槽骨的破坏。这种破坏在彻底去除根管内感染及病原刺激物的前提下,可以修复和重建。在感染及病原刺激物存在及机体抵抗能力低下时,慢性根尖周炎可转化为急性根尖周炎,因此,慢性根尖周炎常有反复疼痛、肿胀的病史。慢性根尖周炎患牙一般没有明显的疼痛症状,病变类型可分为根尖周肉芽肿、慢性根尖周脓肿、根尖周囊肿和慢性致密性骨炎 4 种类型。

【临床病理】

慢性根尖周炎的病理特征是根尖周组织增殖性炎症变化,即纤维组织增生和肉芽组织的形成,以及牙周膜间隙的形态学改变。

1.根尖周肉芽肿　是慢性根尖周病中最常见的一型。根尖周病变区有破骨细胞,骨组织破坏,被肉芽组织所替代。肉芽组织中有淋巴细胞、浆细胞和少量嗜中性白细胞浸润,并有纤维细胞和毛细血管增生。肉芽组织的周围常有纤维性被膜及呈条索状或网状上皮增殖。根尖周肉芽肿大小和形式不一,拔牙时往往连同牙根尖一同拔出,根尖肉芽肿可维持较长时间相对稳定。

2.慢性根尖周脓肿　随着病程的进展,炎症性肉芽组织的体积不断增大,病变中央的组织细胞发生坏死、液化,形成脓液并潴留于根尖部的脓腔内。根尖周脓肿可穿过牙槽骨及黏膜形成牙龈窦道,或穿通皮肤形成皮肤窦道。

3.根尖周囊肿　根尖部的炎症肉芽组织内有发育期间遗留的牙周上皮剩余,在慢性炎症的长期刺激下,其增殖为上皮团块,或上皮条索发生退行性变,甚至坏死、液化,形成小囊腔,囊腔逐渐扩大形成根尖周囊肿。

根尖周肉芽肿、慢性根尖周脓肿和根尖周囊肿三者之间联系密切,可相互转变,有着移行的关系。

4.致密性骨炎　是根尖周组织受到轻微、缓和、长时间慢性刺激后产生的骨质增生性反应。

【临床表现】

1.症状　一般无明显的自觉症状,有的患牙咀嚼时有不适感。由于慢性根尖周炎常常是继牙髓病而来,有些病例又曾有过急性发作,或者有些病例本为急性根尖周炎未治疗彻底而迁延下来,在临床上多可追问出患牙有牙髓病史、反复肿痛史或牙髓治疗史。

2.口腔检查及辅助检查

(1)患牙可查及深龋洞或充填体,以及其他牙体硬组织疾患,牙冠变色。

(2)牙髓活力测试无反应。

(3)叩诊无明显异常或仅有不适感,一般不松动。

(4)有窦型慢性根尖周炎者可查及位于患牙根尖部的唇、颊侧牙龈表面的窦道开口,挤压时可有脓液溢出。

(5)较大囊肿可见患牙根尖部的牙龈处呈半球状隆起,触诊有乒乓球感,富有弹性,并可造成邻牙移位或使邻牙牙根吸收。

(6)X射线检查:患牙X射线片上根尖区骨质破坏的影像是确诊的关键依据,各型慢性根尖周炎X射线影像不同,是区分各型的主要点,各型X射线表现(表4-3)如下。

1)根尖周肉芽肿:根尖部有圆形的透射影像,边界清楚,直径一般小于1cm,周围骨质正常或稍致密。

2)慢性根尖周脓肿:边界不清,形状不规则,周围骨质疏松呈云雾状。

3)根尖周囊肿:根尖圆形透射区,边界清楚,直径一般大于1cm,有一圈由致密骨组成的阻射白线围绕。

4)慢性致密性骨炎:根尖部骨质呈致密性阻射像,无透射区,一般不需治疗,是机体的一种防御性反应。

表 4-3　慢性根尖周炎 X 射线投射影像表现

	根尖周肉芽肿	慢性根尖周脓肿	根尖周囊肿
形状	圆形	不规则	圆形
界限	清晰	不清	清晰
大小	不超过 1cm	不定	可大、可小
周围骨质	正常	疏松	有一圈致密骨阻射白线

【诊断】

1.患牙无明显自觉症状,叩诊和咬合有不适感。

2.有反复肿痛史和治疗史。

3.牙冠变色,失去光泽。

4.窦型慢性根尖周炎时根尖部牙龈表面可见有时好时坏的瘘管形成。

5.牙髓活力测定无反应。

6.X 射线示根尖部有骨质破坏影像,此是该病的主要诊断依据。

(王海英)

第五节　牙髓病和根尖周病的治疗

一、治疗原则和治疗前的准备

(一)治疗原则

保存牙髓、牙齿是现代口腔医学的基本内容,是体现口腔医学水平的重要标志。

牙髓病和根尖周病是口腔科最常见的疾病,其治疗方法和程序都非常细致,需要牢固的基础知识和熟练的操作技能,同时还要求有一定的设备和精细的器械,才能实现保存牙齿和牙髓、恢复其生理功能的预期目的。

牙髓病和根尖周病的治疗原则是保存具有正常生理功能的牙髓或保存患牙。

牙髓组织具有形成牙本质和营养硬组织的功能,对外来刺激能产生一系列防御性反应,因此,保存活髓有十分重要的意义。

在进行牙髓治疗时,首先应确定牙髓的生活状态,是死髓还是活髓。生活牙髓具有防御、修复、营养牙齿、保持牙齿活力的功能。保存活髓是最理想的治疗,凡能保存活髓的应尽量保存,不能保存全部活髓的,也应尽力保存生活的根髓。但由于牙髓组织所在的环境,不利于牙髓的修复,又限于目前的口腔医疗水平,只能保存非感染的牙髓。

当患有牙髓病而不能保存活髓时,应当去除病变牙髓,尽量保存患牙,以维持牙列的完整,维持牙的咀嚼功能。采取去除牙髓的治疗方法,尚可保存患牙,行使功能。然而,一旦失去牙髓,牙硬组织变脆并容易折裂。因此,在保存患牙的同时,应注意保护硬组织。

成年人的牙髓炎原则上不作保存活髓的治疗,仅保存无害的死髓牙或无髓牙,以便继续行使咀嚼功能。

牙髓保存疗法中的活髓保存法,分全部活髓保留和部分活髓保留。全部活髓保留中的安抚疗法,是使处在异常过敏、充血和亢奋状态的牙髓恢复到原有的健康状态。盖髓术的目的是隔绝外界刺激防止牙髓感染,同时促进牙髓的修复。盖髓术又分为间接盖髓和直接盖髓两种。

部分活髓保存法是去除感染的冠部牙髓或部分感染的冠部牙髓,切断后余下的根髓仍保持生活功能,并发挥其固有功能,形成牙本质桥,以保持牙齿生活功能。

干髓术是切除感染牙髓,将余下的根髓失活使之木乃伊化.并使其继续保留在根管内,防止感染扩散到根尖。

对死髓牙的治疗原则是保存患牙。

牙髓去除法是去掉感染的牙髓,它包括牙髓摘除术和根管治疗术。根管治疗术还适用于牙髓坏死和各型根尖周炎。

根尖周病的病灶存在于根尖周组织,破坏达到颌骨内,危害着身体健康。因此根尖周病的治疗原则首先是消除病灶,除去对机体的威胁,同时在清除病灶的前提下尽量保存患牙。

急性根尖周脓肿的治疗首先是控制炎症,控制炎症的目的不仅及时解除了病人的痛苦,还有效地防止炎症继续扩展和加重。急性根尖周脓肿如未得到及时有效地控制,可以向纵深发展,引起颌骨骨髓炎、颌面部间隙感染,甚至引发菌血症。

慢性根尖周炎在消除病原刺激物后,通过根管治疗是可以恢复的,但若根尖周组织破坏过大,则不易修复。此时可在根管治疗后用根管外科的方法解决。

(二)术前准备

牙髓病和根尖周病治疗的手术效果,除要求术者应具备丰富的牙体、牙髓病和根尖周病的知识,扎实的髓腔解剖学基础,以及熟练的操作技能外,还要求了解病人的身体状况,以及无菌技术和无痛操作。

1.病例的选择　牙髓病和根尖周病的治疗和其他牙科手术一样,必须综合考虑病人的全身状况和局部条件。

病人的全身健康、精神状态、年龄以及有无牙髓病和根尖周病的治疗经历都应注意。对一些慢性病病人(如结核病、心血管病、神经过敏者)或老人、女性、儿童等,手术时间不宜过长,动作更要敏捷轻柔,取得病人的信任和合作。对无根管治疗经历的人,要耐心解释,打消恐惧感,求得配合。

患牙自身的条件,如有无叩痛,有无溢脓、肿胀,松动度如何,有无牙周组织疾病。邻牙的情况,患牙在口腔牙列中的"地位",有无可修复性,保留价值如何。以及牙根的长短、根管的形态、根管数目、有无解剖变异等。

X线片是根管治疗的重要依据,借此可以大致了解根管的数目、形态、弯曲度、钙化程度以及根管内有无充填物或异物。

做不做根管治疗取决于下列情况：

（1）病人的全身状况：年老、体弱，或有严重全身性疾病者，因抵抗力及恢复能力差，组织愈合能力也差，故根管治疗的疗效欠佳。

（2）根尖周病变范围的大小：根尖周病变范围过大，或伴有严重牙周疾病者，根管治疗往往不能达到预期目的。

（3）根管本身的条件：根管严重弯曲、钙化、器械不能达到根尖孔，使根管治疗无法进行。

（4）患牙的保留价值：牙冠破坏严重，不能修复者，或保留牙根也不能做义齿（包括覆盖义齿）修复者，则根管治疗毫无意义。

（5）术者的技能、工作条件和病人的合作程度。

一般来说，各型不可复性牙髓炎、牙髓坏死、各型根尖周炎，只要上述条件许可，都适合做根管治疗。

治疗牙髓病或根尖周病前，一定要对病例进行全面分析。了解患者及患牙的状况，确定治疗的必要性和可行性，选择有效的治疗方法，使患者受到医疗保护，并使医生避免在医疗保险和法律纠纷中出现问题。

2.隔湿与消毒　牙髓病和根尖周病的病因主要是细菌感染，口腔唾液中存在各种细菌，随时都可能污染牙体和牙髓治疗的器械。无菌指不含活菌的状态，是灭菌的结果。防止微生物进入人体及其他物品的操作技术称为无菌技术。

牙髓病和根尖周病的治疗和其他手术一样，也需无菌操作，它包括手术区消毒、术者手指的消毒及器械材料的消毒等。

（1）隔湿（手术区的隔离）：隔离手术区就是将准备治疗的牙隔离开来，不让唾液和其他液体的侵入，以免污染患牙，影响充填效果和充填材料的性能。

在进行牙髓病和根尖周病治疗时，这种要求更高，除不能有唾液污染外，还要防止根管器械、硬组织碎屑等异物落入气管、食管。

1）橡皮障隔离法：橡皮障隔离法是19世纪Barnum S.C.发明的，最初用来隔离患牙放置金箔，现在的橡皮障已经发展成为一种保护医生和患者的精密装置。使用橡皮障隔离手术区是最有效的方法，可将手术区完全隔离出来，不受唾液污染，防止根管器械、异物进入气管、食管，减少交叉感染机会，提高工作效率。

橡皮障隔离技术在我国尚未普及，有人认为难以操作，有人根本没用过，甚至没见过。其实，掌握橡皮障技术并不困难：首先是术者要有信心，这是首要条件；其次是在橡皮障上打出的洞必须清晰，不能拖泥带水；第三是选用的橡皮障夹必须合适，不能在牙齿上滑动或脱落；最后在操作橡皮障时，手指必须干燥。

2）简易隔离法：橡皮障隔离法优点很多，因为需要特殊设备，所以目前即使在城市医院也没普及，大多数医院还是用简易隔离法。

简易隔离法首先用消毒棉卷或纸卷置于患牙的唇、舌侧，或将棉卷、纸卷置于唾液腺导管开口处，使分泌出的唾液立即被吸收。如再配合使用综合治疗台上的吸唾器，效果则更好。

简易隔离法简便易行,不需特殊设备,但隔离效果不如上者。唾液过多者,要不断更换棉卷、纸卷,颊舌的活动也会使棉卷、纸卷脱出。另外,上颌前庭沟长时间使用棉卷隔湿,会使黏膜干燥,造成损伤。

(2)消毒:牙科手术操作需要动力装置,如手机、车针、根管锉、超声治疗仪等,这些装置都可能沾有病人唾液和血液的喷雾和飞沫。这些喷雾和飞沫常含有各种细菌和病毒,可引起口腔科院内感染。为保护口腔医生和就诊病人,迫切需要采用切实可行的方法来防止院内感染。

1)手术区的消毒:隔湿以后,即作牙面和橡皮障的消毒。过去常用米他酚酊消毒,再用75%乙醇洗涤。现在最常用的是2%碘酊,然后再用乙醇擦拭脱碘。特点是消毒效果可靠,挥发快。

2)手和手指的消毒:术者要剪去指甲,术前术后都要用肥皂洗手,并用流水充分冲洗,这样可将手上的病菌基本去掉,手指可用碘酊加乙醇消毒。戴无菌手套。

3)器械材料的消毒:根管治疗中,所有的器械,尤其是被血液污染者,必须在消毒前彻底清洗,有条件的可用超声清洁器清洗以保护操作者的手免受污染,然后再消毒。选用多酶清洗剂浸泡,清洁效果更佳。一般器械可用人工清洗或机械自动清洗。根管器械及其他细小器械可用一个筛状小器具封装后放进清洗机清洗。

①高压蒸汽消毒:又称湿热灭菌法,高压蒸汽的高热强穿透力作用能有效地杀灭包括芽胞在内的一切微生物,是最常用的方法。优点是经济实用,消毒周期短,透入包裹性能好,适用于金属、玻璃以及不适于干热消毒的棉、布、纸等材料及其制品。灭菌时间:121℃时,需15~40分钟;132℃时,仅需3分钟。缺点是消毒棉、布、纸后,必须烘干,不锈钢根管器械可能被腐蚀。

②干热消毒:干热空气在足够高热和时间的条件下,能杀灭细菌和芽胞,确实可靠,使用方便,不会使金属生锈,相对也较经济。缺点是穿透缓慢且不均匀,故消毒时间较长,温度要达到160℃,持续1~2小时。所以橡胶、塑料、棉纸等不适用此法。

③冷灭菌法:冷灭菌法又称浸泡灭菌法。所谓"冷",是相对高热、高温而言,是指与周围环境相同的温度。适用于金属、玻璃、塑料等不吸入药物的材料制品的消毒及本法对热易产生损害的物品消毒。缺点是消毒时间较长,对金属器械有腐蚀性,真实的灭菌效果无法检测,化学灭菌剂的灭菌能力也会因溶液中的有机物和水的含量增高而降低,目前已少用此方法。

a.戊二醛:是口腔科首推的冷灭菌消毒药物,它能有效杀死细菌、芽胞、病毒(乙肝、艾滋病)。无臭、毒性小,无腐蚀性,不影响导电性能,适用于刀具、橡胶、塑料的消毒。使用时,2%戊二醛加0.3%碳酸氢钠,浸泡器械1~2小时,有效期2周,还可加上0.16%的亚硝酸钠的防锈剂。

b.甲醛:甲醛具有杀灭细菌、芽胞及病毒的作用,穿透能力强,但有臭味,刺激性大。常用10%浓度的甲醛进行根管器械的消毒。

④熏蒸消毒法:熏蒸法的优点是在低温下进行器械消毒的,适用范围广,由于这种消毒没有水的存在,所以一旦消毒完成,棉卷和纸巾是干燥的,立即就可使用。缺点是花费时间过长,且需要特制的密闭容器。

常用的药物有氧化乙烯(ETO),室温下为无色气体,低温下为无色透明液体,能杀灭细菌、芽胞和病毒。每立方米用量为 300～700g,室温下消毒 8～12 小时,适用于各种用品的消毒,尤其是机头、电子器械的消毒。

要消毒的根管器械应排列好放入金属盒内进行灭菌和贮存,金属盒可以是有间隔的,也可以是无间隔的。金属盒最好准备两套,一个是装已灭菌器械的盒子,一个是空的非灭菌盒子。从灭菌盒中取出器械使用,用过后置入非灭菌空盒中。

3.牙髓的失活和麻醉　牙髓组织富含神经纤维,对刺激反应敏感。在牙髓治疗过程中,各种操作都会引起疼痛,使患者难以忍受以致惧怕接受治疗。因此,对于牙髓炎需做根管治疗术和去髓术的病例,都要保证患者无痛,才能使病人接受和合作,便于手术的进行,如牙髓已坏死,则此步可以省略。常用的有失活法和麻醉法。

(1)失活法:失活法是一种用药物破坏牙髓组织的一些生理功能,以达到牙髓治疗时无痛的方法。方法虽为古老,而且有些缺点,但因其确实可靠,至今仍有不少医生使用。失活法可以有效地达到无痛操作,常规用于干髓治疗。其他去髓治疗在麻醉效果不佳,或对麻醉剂过敏时才采取失活法。使牙髓失活的药物称作失活剂,常采用多聚甲醛,以及金属砷、亚砷酸和蟾酥制剂。

1)亚砷酸:三氧化二砷是一种剧毒药物,现在有人反对用该药,认为它对人体有潜在的危害。其酸酐(As_2O_3)为白色粉末,溶于水,对原生质有强烈毒性,0.8mg 就足以使牙髓失活。临床应用中稍有不慎便可破坏周围组织,给患者带来极大的痛苦。由于其毒性强烈,所以在制剂中加入赋形剂,以增加其体积,便于使用。为了容易查看封药时是否有砷剂外溢,还常加入着色剂。赋形剂多为棉纤维、石棉纤维、药用炭的粉末等,着色剂多为油烟、卡红,再加上一些麻醉、镇静、消毒等药物,如盐酸普鲁卡因、麝香草酚、石炭酸等,最后用甘油、丁香油类液体调成糊剂,以备使用。

亚砷酸是强烈的毛细血管毒素,最易感受的是毛细血管和血管内皮细胞。作用的结果,使血管扩张、充血、形成血栓,血管破裂出血,血细胞破坏。同时,也作用于神经组织使神经纤维弯曲、膨胀、髓鞘及轴索破坏。神经与血管的变化出现在封药后 24～48 小时,牙髓失去痛觉活性。

亚砷酸具有强渗透性,而且无自限性,故要谨慎使用。特别要注意用药的量和用药时间,使其只作用于牙髓,而绝不作用到根尖孔以外,如达根尖周组织,则引起化学性根尖周炎。剂量越大,时间越长,渗透越深,故应嘱患者按时复诊,防止造成危害。

亚砷酸的作用与牙髓的生活状态关系密切。年轻人的牙髓,血运丰富,组织液多,药物渗透性强,失活作用较快;老年人的牙髓有退行性变,晚期牙髓炎牙髓部分坏死者,其失活作用较缓慢。失活剂直接接触在生活牙髓组织上作用快,如放在近髓的牙本质上,其作用也可以通过牙本质小管达到牙髓,但所需时间较长。根尖孔尚未形成的牙齿,应忌用失活剂,因其血运极丰富,药物作用扩散快,很易达到根尖周组织,引起化学性根尖周炎。封失活剂前,应向患者说明封药的目的和药物具有的毒性。待患者同意并按患者可能的复诊时间,选择失活剂进行治疗。避免因未能按时复诊,封药时间过久而造成根尖组织损伤。

封药时必须初步制备洞型,并严格隔湿,才能封闭严密。用探针取粟粒大小失活剂置于穿髓孔或近髓处,以暂时性封闭剂密封窝洞。封闭剂常用氧化锌丁香油黏固粉,调拌时要稍软些,以免密封时将失活剂压进髓腔内,失活过程中发生剧痛。或将砷剂移位,或将其压出洞外,渗漏到牙龈组织,造成牙周组织坏死。对于邻面龋洞,为防止药物渗漏,也可先用磷酸锌黏固粉在邻面做壁后,再封失活剂。

2)金属砷:也称之为钻石,黑灰色,金属结晶物质,不溶于水。此剂先与牙髓接触氧化成亚砷酸后,再起失活作用。它较亚砷酸作用慢而缓和,能使牙髓组织血管扩张、淤血、栓塞,并不产生大量渗出液。因此失活的牙髓较干燥,髓腔压力不增高,比亚砷酸安全,多用于乳牙的失活。

3)三聚甲醛和多聚甲醛:两者均为甲醛聚合体,可缓慢释放甲醛渗入到牙髓组织,使血管壁麻痹,血管扩张,出血,形成血栓。特点是先使牙髓感觉丧失,后使牙髓缓慢坏死、凝固变硬。作用缓慢,对牙周膜刺激性小,使用安全,多用于乳牙或不能按时复诊者以及对砷剂禁忌的病人。

4)中药失活剂:中药失活剂的主要成分为蟾酥,可使牙髓发生充血、淤血、循环障碍和坏死。作用原理与砷剂不同,它并不是使牙髓组织坏死才达到无痛效果的,而是与自身的麻醉性能有关,它可使神经纤维发生传导障碍,产生麻醉。

中药失活剂有快速和慢速两种,快速失活剂封药后 30～40 分钟便可达到麻醉无痛,可用于开髓、切髓、拔髓,一次完成治疗,既缩短疗程,又免去砷剂失活并发症。慢速失活剂则需要封药 2～4 天。

(2)麻醉法:失活法虽有操作简便、效果确实、出血少等优点,但人们似乎更倾向于用麻醉法。特别是阿替卡因、甲哌卡因的引入。麻醉法能缩短疗程,一次拔髓,也不会造成恼人的化学性根尖周炎,以及牙周组织的坏死等。牙髓麻醉方法与拔牙麻醉方法在目的和手法上都有不同,牙髓神经极其敏感,因此麻醉的效果要求更强烈、更确实。

1)麻醉药物:根管治疗时的麻醉只需局部麻醉即可,它还可以用于疾病的诊断(见口腔检查章节)。

理想的局部麻醉药应符合以下条件:①对神经组织及其他组织没有刺激性。②水溶性强。③溶液稳定,可经高压蒸汽或煮沸消毒,而不分解变质。④吸收后无明显毒性。⑤麻醉显效快,药效持久。⑥能透过黏膜,并在组织内有很好的弥散性能。⑦局部麻醉药作用可逆,没有残留或持久的副作用,神经生理功能可完全恢复。

现有的局部麻醉药未必能完全具备这些条件,但只要基本符合,就可在临床上推广使用。目前常用的局部麻醉药有酯类的普鲁卡因、丁卡因,酰胺类的利多卡因、卡波卡因、阿替卡因、甲哌卡因等。

a.普鲁卡因:又名奴佛卡因,无色无臭,味微苦,小针状结晶,水溶液在碱性环境不稳定,易分解而失效。

普鲁卡因常用其盐酸盐,盐酸普鲁卡因水溶液能经受热力蒸煮,但不论哪种普鲁卡因,多次加热或久贮后会泛黄,深黄色药液局麻效能降低。

普鲁卡因的局麻显效时间为 2～5 分钟,一般仅维持 45～60 分钟。由于有明显的扩张血管作用,能迅速吸收人血液循环中,故为了延长时效,减缓药物吸收,药液中常加入肾上腺素(1∶100000~1∶400000),时效可延长 20％左右。普鲁卡因为酯类药物,偶能产生过敏反应。

b.利多卡因:又名赛洛卡因。其盐酸盐为白色粉末结晶,无臭,苦麻味,易溶于水及乙醇。市场上销售的为盐酸盐制剂,水溶液无色透明,化学性能稳定,可长时间储存和耐高压灭菌。

利多卡因具有较强的弥散力和组织穿透力,作用强度是普鲁卡因的 2 倍,麻醉范围广,麻醉深度深,维持时间亦长,扩张外周血管作用也不显著。但毒性作用比普鲁卡因高,用作局部麻醉时,用量应比普鲁卡因少 1/3~1/2 较为安全。

本品具有快速耐药性,反复多次用药 4~5 次后,药量要逐渐增大,才能产生同等程度的局部麻醉效应,加肾上腺素可以改善其耐药性。

利多卡因可使已损伤的或处于兴奋状态的细胞膜或神经膜电位趋于稳定,可制止产生异位心律,也可抑制心室自律性,缩短心肌不应期,对各种原因的室性心律失常都有显著的治疗效果,所以也是心律失常病人首选的局部麻醉药。碳酸利多卡因注射液是近期问世的药物,它通过提高溶液的 pH 值使药效增加。与盐酸利多卡因溶液相比,潜伏期缩短,阻滞作用强度增加,不过持续时间和毒性无明显区别。

c.丁卡因:又名潘妥卡因、阿美索卡因。其盐酸盐水溶液不稳定,2~3 次高压消毒或久贮3~6 月后,多被分解。浑浊时不能再用。本品穿透能力强,主要用于表面麻醉,麻醉强度和毒性作用是普鲁卡因的 10~20 倍。由于毒性大,故不用于浸润麻醉。

d.阿替卡因:商品名必兰麻,最新的酰胺类麻药。特点:麻醉起效快,用量少,持续时间长,毒性低,麻效高,安全性高。使用时要注意:①仅适于 4 岁以上儿童及成人。②注射速度:每分钟不超过 1ml。③注射前应回抽无血。

e.甲哌卡因:又名卡波卡因,商品名斯康杜尼,是一种类似利多卡因的局部麻醉药,局部麻醉强度和毒性作用都类似,但时效长。本品溶于水和乙醇,性能稳定,有血管收缩作用,可不加肾上腺素。

2)麻醉方法:对牙髓根尖周病治疗的麻醉方法,基本同其他牙科手术的麻醉方法。

①浸润麻醉:又称骨膜上浸润麻醉,浸润麻醉是将局部麻醉药液注入组织内,以作用于神经末梢,使之失去传导痛觉的能力而产生麻醉的效果。

在进行上下颌前牙和上颌前磨牙等的牙髓治疗时,浸润麻醉根尖部软组织是最为安全、迅速、有效、简单的方法,黏膜下浸润麻醉效果欠佳时,可将麻醉药注入骨膜下,这时称之为根尖部骨膜下注射法。针尖刺入牙根中部骨膜下,沿骨面滑行至根尖处注药 1ml。骨膜下浸润麻醉应在骨膜上浸润麻醉后施行,避免针刺骨膜及注药加压造成的剧痛。

首先根据注射部位调整好椅位,并预先告知病人,然后牵引注射处的黏膜,使之紧张如鼓面,这样易于穿刺。将注射针刺入牙齿唇颊沟,触至根尖部骨面,针的斜面朝向骨面形成适当的角度,在以根尖为中心的数毫米范围内移动针尖,稍加压力缓缓注入骨膜下。数分钟后,即显效;否则应视为麻醉失败,再追加麻醉。

②阻滞麻醉:阻滞麻醉是将局部麻醉药液注射到神经干或其主要分支附近,以阻断神经末梢传入的刺激,使神经分布的区域产生麻醉效果。

进行阻滞麻醉时,必须熟悉口腔颌面部的局部解剖,掌握三叉神经的行径和分布,以及注射标志和解剖的关系。操作时应严格遵守无菌原则,注意勿使针头触及唇、舌、牙等器官,以防并发感染。当注射针头到达神经干附近时,在注射麻药之前,必须检查回抽有无回血,如见回血,应将注射针头退回,改变方向重新刺入,直至回抽无血,方可注射麻药。

a.上齿槽后神经阻滞麻醉:是将局麻药液注射于上颌结节,以麻醉上齿槽后神经,故又称上颌结节注射法。在牙髓病的治疗中,它适用于上颌磨牙的麻醉。

注射时,一般采用口内法,以上颌第二磨牙远中颊侧根部前庭沟作进针点,在上颌第二磨牙尚未萌出的儿童,则以第一磨牙的远中颊侧根部的前庭沟为进针点。注射时,病人取坐位,头微后仰,上颌牙秴面与地平面呈45°,半张口,术者用口镜牵拉口角向后上方,显露穿刺点。注射针与上颌牙的长轴成45°,向后、向上、向内刺入。进针时,针尖沿上颌结节的弧形表面滑动,深约2cm,回抽无血,即可注射麻醉药。注意针尖刺入不宜过深,以免刺破上颌结节后方的翼静脉丛引起血肿。另外,第一磨牙的颊侧近中根由上齿槽中神经支配,故在做第一磨牙牙髓治疗时,应加上第一磨牙近中颊侧根部相应的浸润麻醉。

b.下齿槽神经阻滞麻醉:一般都采用口内法。其注射标志是:翼下颌韧带中点外侧的颊脂垫尖。方法是:病人张口,下牙秴面与地平面平行。注射器置于对侧口角,即对侧第一、二前磨牙之间,与中线成45°。注射针高于下秴平面1cm,并与之平行。按注射标志进针2～2.5cm,抵达骨板后,回抽无血,即可注入麻醉药。5分钟后,病人主诉注射侧下唇麻木。

该方法适用于所有下颌牙的牙髓治疗。下前牙由于可能有对侧吻合支的支配,可采用或加用浸润麻醉。颊长神经有的参与下颌磨牙与前磨牙的神经支配,故在行下齿槽神经阻滞麻醉后,针尖退至肌层、黏膜下层后,注射0.5ml麻醉药,一并麻醉颊长神经。

c.颏神经阻滞麻醉:颏神经自颏孔穿出下颌骨体部。颏孔位于下颌两前磨牙根尖之间的下方,下颌骨下缘上方约1cm。

口内注射法:用口镜外拉口角,在下颌两前磨牙根尖颊沟移行皱襞处进针,向前、向下方寻找颏孔,一般能顺利刺入孔内,麻醉后,可行下前牙和第一前磨牙的牙髓治疗。

③表面麻醉:对于害怕注射麻醉的成人和儿童病人,如果只准备去除牙髓表面组织,就可采用表面麻醉法。本法适用于表面牙髓搔刮术或部分牙髓切断术。方法是用棉球浸2％丁卡因液,也可用2％～4％的利多卡因,但效果不如前者,将药液置于露髓处1～3分钟,就能使牙髓表面麻醉。

表面麻醉另一个含义是麻醉黏膜表面,为下面的局部麻醉作准备,以此减轻麻醉注射针头刺入黏膜时的痛觉,消除病人的痛苦。德国Voco公司的黏膜表面麻醉片,使用时只要将该片贴于将要进针处,2分钟后即可产生麻醉效果,针刺黏膜时就不会产生痛觉。同时,在贴片处,黏膜呈蓝色,为进针定好标志。

④牙髓内注射:是将麻药液直接注入髓腔内,方法是将注射针头直接插入髓腔内,加压注入药液,适用于根管粗大的前牙,以及作为浸润麻醉和传导麻醉的追加麻醉。

⑤牙周韧带麻醉(PDLA):牙齿与牙槽骨板之间的牙周韧带间隙是麻醉极易奏效的部位。与其他方法相比,用少量的麻醉药就可得到有效的麻醉,对妊娠、产妇、老人、心血管疾病病人,

尤其适用。

进行牙周韧带内注射,必须使用特制的抽吸式金属注射器,这种注射器形态短小,形似枪形或笔形,使用时可藏于医生手中,减轻了病人心理上的不安和恐惧感,刺入时疼痛感很轻,适用于小儿。注入麻醉药时的压力,只需唧筒式注射器所用压力的1/9。

抽吸式金属注射器由注射器杆、注射剂槽和拇指环等构成。在注射器杆的针筒端有一回抽钩,可插入麻醉剂安瓿的活塞,另一端是一个拇指环,当拇指轻轻推拉,回抽钩带动安瓿活塞,反向运动可产生回吸的负压,向前推进可将麻醉剂推出。操作者手持注射器,向后拉注射器活塞杆,放入安瓿至注射器槽内,将回抽钩插入安瓿底座,缓缓向前放松活塞杆。如果偏离,可用手指调整注射器槽内安瓿的轴向。针头刺入安瓿隔的中央后,推动活塞杆向前1~2mm。检查注射器滑动是否灵活,观察液体是否从针尖流出,有无其他渗漏。注射时可能流入患者口内,这时需中止注射,更换安瓿。

注射前,针尖斜面朝向根面,刺入龈沟或牙周袋,沿韧带间隙推进至遇阻力为止。缓缓加压,如注射时毫无阻力,则可能药液漏出,应继续向深处刺入或改变位置,枪形注射器一次可注入0.2ml,笔型注射器一次可注入0.05ml,过多时可引起一过性的牙髓血运受阻或牙周韧带受压损伤。由于麻醉药液只能分布于注射部位的牙周韧带间隙,不能超越牙槽间隔和牙间隔,而使邻根或邻牙麻醉,因此麻醉多根牙时,必须每个根的牙周间隙都要注射,同时由于不能麻醉邻牙,所以可用于牙痛的定位诊断。急性牙周感染和深的牙周袋禁忌。

由于特殊的压力注射器普及,故牙周韧带注射这种方法在我国已被越来越多的牙髓病医生接受。

3)计算机控制下的口腔无痛局部麻醉仪的使用计算机控制的口腔局部麻醉仪由麻醉剂套筒、手柄、主机和足控开关组成。可以进行传导阻滞麻醉、局部浸润麻醉、牙周韧带注射麻醉及特定部位注射等麻醉。快速产生的无痛麻醉效果可减少患者的恐惧、疼痛和焦虑,同时减轻医生的压力。

①特点

a.麻醉通道技术:当针头进入组织时,保持压力使麻醉剂一直位于针头前方,成为一个麻醉通道,减轻针头进入组织的不适感。

b.慢流速技术:慢流速技术解决了传统麻醉方法注射速度过快导致疼痛的问题。计算机控制的注射流量可保持匀速,自动释放麻醉药物,使注射时几乎无痛。

c.握笔式左右旋转进针:能够精确定位注射,特别是在阻滞麻醉时,能防止因针头偏转而造成注射位置不准确。

d.自动回吸功能:避免麻醉药物进入血管,使麻醉注射安全有效。

②操作方法

a.将麻醉剂装入手柄套筒紧压以刺穿隔膜,插入主机机座内逆时针旋转固定。

b.足控开关有两挡控制,轻压和重压分别为慢速和快速。

c.进行回吸预测试,先确定针尖斜面向下,压足控开关后放开,可见针尖麻醉剂"泪滴"回缩。

d.找准注射点,当针头快进入时踩下足控开关至慢速,将1～2滴麻醉剂滴至注射点上。

e.握笔式握住手机柄,在轻轻旋转针头的同时缓慢地刺穿组织到达注射部位。

f.放松足控开关,开始回吸,若回吸无血则踩下足控开关,按需要保持流速或提高流速。注射所需剂量后,针头保持原位几秒,待液体压力消失后取出针头。

麻醉法和失活法各有优缺点,在治疗上应根据具体情况采用不同的方法。但从治疗的速度及病理组织学的角度来看,麻醉下拔髓的创面愈合较快,又无失活剂溢漏的并发症。失活法的优点是方法简单,牙髓干燥,出血极少,对于麻醉困难的病例,适合采用失活法。

二、治疗方法

(一)盖髓术

盖髓术是一种保存活髓的治疗方法,是在接近牙髓表面或已暴露的牙髓表面覆盖使牙髓病变恢复的药物,以保护牙髓,消除病变。盖髓术包括间接盖髓术和直接盖髓术。覆盖牙髓表面使牙髓病变恢复的药物称盖髓剂,理想的盖髓剂应具备的性能有:①能促进牙髓组织修复再生;②与牙髓组织有良好的生物相容性;③有较强的杀菌或抑菌性及渗透性;④药效稳定、持久;⑤便于操作。临床常用的盖髓剂有氢氧化钙类制剂及氧化锌丁香油类制剂。

氢氧化钙类制剂是最具疗效的盖髓剂之一,呈碱性,能中和炎症产生的酸性产物,具有消炎、止痛作用;能激活成牙本质细胞碱性磷酸酶,促进牙齿硬组织的形成。新型的含钙聚合体(MTA)盖髓剂主要成分有硅酸三钙、硅酸二钙、铝酸三钙、铝酸四钙等,具有良好的密闭性、生物相容性和诱导成骨性,也有与氢氧化钙一样的强碱性及抑菌功能。

氧化锌丁香油类制剂用于间接盖髓。这类制剂具有安抚、镇痛作用,也具有抑菌作用。

1.间接盖髓术 是将盖髓剂覆盖在接近牙髓的洞底上,以消炎、止痛,促进修复性牙本质形成,保存牙髓活力的治疗方法。

(1)适应证

1)深龋、外伤近髓患牙。

2)可复性牙髓炎。

3)诊断性治疗,无法确定慢性牙髓炎或可复性牙髓炎。

(2)操作步骤

1)去龋:在局麻下用球钻低速去除龋坏组织,用挖匙去除近髓牙本质上的软龋,尽量去除干净。为避免穿髓近髓角处少量的软龋,可以保留。

2)冲洗隔湿:用温生理盐水冲洗窝洞,擦拭吹干窝洞。隔湿患牙。

3)放置盖髓剂:用氢氧化钙糊剂或其他盖髓剂放置于近髓处,调拌氧化锌丁香油黏固剂暂封窝洞。

4)充填:暂封后观察1～2周,如果患者没有自觉症状,且牙髓活力正常,保留部分暂封的氧化锌丁香油黏固剂做第一层垫底,磷酸锌黏固剂第二层垫底,进行永久充填。对于少量软龋不能去净的患牙,暂封后观察6～8周,复诊时去除暂封的氧化锌丁香油黏固剂及盖髓剂,去净软龋。如果患牙去龋时酸痛感不明显,牙髓活力正常,可去净软龋,重新垫底,永久充填;如果患牙去龋时酸痛感很明显,更换盖髓剂后暂封,直到症状完全消失再做永久充填。

2.直接盖髓术　是用盖髓剂直接覆盖在较小的意外穿髓孔处,以保存牙髓活力的一种方法。

(1)适应证

1)根尖孔尚未形成,因机械性、外伤性意外露髓(穿髓孔直径<1mm)的年轻恒牙。

2)根尖孔发育完善,因机械性、外伤性露髓(穿髓孔直径<0.5mm)的恒牙。

(2)操作步骤

1)预备洞形,去净龋坏组织无论是机械性露髓还是外伤性露髓的患牙,去龋时应在局麻下进行,动作准确,尽可能直视下操作,避开穿髓孔,及时清理洞内软组织碎屑,保护牙髓。

2)放置盖髓剂:首先用温生理盐水轻轻冲洗,严密隔湿,拭干窝洞。将氢氧化钙盖髓剂直接覆盖在穿髓点处,动作轻柔,避免加压,用氧化锌丁香油黏固剂暂封窝洞。

3)永久充填:暂封后观察1~2周,如果患者没有自觉症状,且牙髓活力正常,保留部分暂封的氧化锌丁香油黏固剂做第一层垫底,磷酸锌黏固剂第二层垫底,进行永久充填。暂封后观察1~2周,如果患牙对温度刺激比较敏感,可更换盖髓剂暂封1~2周,症状完全消失再进行永久充填。如果暂封后患牙出现自发痛、夜间痛等症状,根据情况选择根管治疗。

(3)预后:直接盖髓术预后取决于患者的年龄及牙髓暴露的类型、范围、时间等因素。年轻恒牙血液循环好,预后较成熟恒牙好;牙髓暴露时间短、范围小,预后较好。另外还与术中、术后的感染及全身的健康状况有关。

(4)转归:直接盖髓术后,露髓处形成血凝块,然后血凝块机化,形成修复性牙本质,2个月后封闭穿髓孔,为治疗成功。如果直接盖髓术后,患牙出现自发性疼痛,或者出现牙髓钙化、牙内吸收,为治疗失败。直接盖髓术后,应半年复诊一次,追踪2年,根据X射线检查及牙髓活力测试判断治疗是否成功。

(二)牙髓切断术

牙髓切断术是指切断炎症的冠部牙髓组织,将盖髓剂覆盖于根髓的牙髓断面上,保留部分活髓的治疗方法。

1.原理　彻底切除髓室内有炎症反应的牙髓,将盖髓剂覆盖于健康的牙髓组织断面上,维持部分牙髓正常的状态和功能。

2.适应证　牙髓切断术仅适用于病变局限于冠髓的根尖未发育完善的年轻恒牙,外伤性、龋源性或者机械性意外露髓,且范围较大,直径超过1mm者可行牙髓切断术,以保存活的根髓,直到牙根发育完成。

3.操作步骤

(1)术前准备:手术前准备常规治疗器械,严格消毒。拍摄X射线片了解根尖周组织及牙根吸收情况,牙根吸收1/2时不宜做活髓切断术。

(2)局部麻醉:患牙采用神经阻滞麻醉。

(3)去净龋坏组织:先用温水清洗窝洞,去除表面的食物残渣及表层的软龋,再用小号球钻去除干净洞内的软化牙本质,用温生理盐水冲洗。

(4)隔湿,严格消毒:术区要严密隔湿,彻底消毒,整个过程要遵循严格的无菌操作。

(5)揭髓顶:按照髓腔侧壁的延长线在牙齿表面的投影线,揭净髓室顶。

(6)切除冠髓:冲洗窝洞内残屑,用锐利挖匙或中号球钻去除全部髓室内的牙髓组织,从根管口处切断,去净髓室内的牙髓组织纤维,在根管口处形成整齐的断面。

(7)止血:生理盐水冲洗,用消毒棉球轻压止血。如果牙髓断面出血较多,可用小棉球蘸0.1%肾上腺素放置根管口处轻压止血。

(8)盖髓:牙髓组织断面止血后,将新鲜调制的氢氧化钙糊剂盖于断面,厚度约1mm,轻压与根髓密合,用氧化锌丁香油黏固剂暂封窝洞。

(9)充填:暂封后观察1~2周,如果患者没有自觉症状,且牙髓活力正常,保留部分暂封的氧化锌丁香油黏固剂做第一层垫底,磷酸锌黏固剂第二层垫底,进行永久充填。

4.预后和转归　牙髓切断术成功与否,与患者的年龄、病变的程度、盖髓剂的选择及术中预防感染的措施等均有关系,预后常有3种情况。

(1)牙髓断面出现牙本质桥,封闭根管口,根髓保持正常活力。

(2)牙髓断面形成不规则钙化物,形成不规则牙本质。

(3)根髓已形成慢性炎症,或发生内吸收,导致治疗失败。

牙髓切断术后要定期复查,根管钙化、牙内吸收和牙髓坏死常是牙髓切断术的潜在并发症。该手术适用于根尖未发育完善的年轻恒牙,保留活的根髓,目的是让牙根发育完善,牙根一旦发育完成,患牙应再行牙髓摘除术。

5.并发症及处理　牙髓切断术后的并发症主要是根髓感染,原因多是在操作过程中,未执行严格的无菌操作,造成根髓感染,也可能因为患牙病变程度较重而引起感染。根髓感染预防的关键是术中一定要遵循严格的无菌操作,也要选择好适应证。

(三)牙髓塑化治疗术

牙髓塑化治疗术是20世纪50年代末,根据我国的国情,由王满恩等学者提出的,其操作简便、有效,易于掌握。目前牙髓塑化治疗术存在一些问题,现不作为牙髓病和根尖周病的首选治疗方法。

1.原理　牙髓塑化治疗术是将未聚合的塑化液注入已拔除大部分牙髓的根管内,塑化剂聚合前能够渗入侧支根管、牙本质小管及感染坏死组织中,当塑化剂聚合时,能将上述物质包埋、塑化成为一个整体,并保持长期的无菌状态,从而达到彻底清除病原刺激物、治疗牙髓病和根尖周病的目的。

2.塑化剂的组成及性能

(1)组成:塑化剂的主要成分是甲醛、甲酚和间苯二酚。

(2)性能:塑化剂可通过其塑化作用、渗透作用和抑菌作用而达到消除感染刺激物、堵塞根管的目的。

1)塑化作用:塑化剂对活组织、坏死组织及组织液均有塑化作用,能够将其塑化为一个整体。使用时要注意塑化剂的体积必须大于被塑化物的体积才能塑化。

2)渗透作用:塑化剂未聚合前具有较强的渗透性,能够渗入侧支根管、牙本质小管及坏死组织中。

3)抑菌作用:塑化剂聚合前对常见感染病源菌有强抑菌作用,对口腔致病菌厌氧菌和感染根管的优势菌也有抑菌作用和杀菌作用。

4)体积改变:酚醛树脂聚合后,当其暴露空气中,有体积收缩,但在密闭环境中无体积改变。因此,塑化治疗后必须将塑化剂严密的封闭在根管内。

5)刺激作用:塑化剂聚合前对组织有刺激性,操作时忌超出根尖孔及接触口腔软组织。

6)生物相容性:聚合后的酚醛树脂液不具溶血活性,不会引起系统免疫反应。

7)毒理学性能:聚合后的酚醛树脂无急性细胞毒反应。

3.适应证

(1)晚期牙髓炎。

(2)牙髓坏死、坏疽。

(3)慢性根尖周病,除外根尖周囊肿和根尖周病变过大的患牙;急性根尖周炎应急治疗后。

(4)根管形态复杂、细小、弯曲,及存在异物的根管。

(5)根管治疗器械折断于根管内,无法取出,又没有超出根尖孔的患牙。

4.禁忌证   根尖孔粗大的根管,易致塑化液的流失。前牙、乳牙及年轻恒牙不能做牙髓塑化治疗术;因塑化剂聚合后极难自根管中取出,需做桩冠修复的患牙不适应做塑化治疗术。

5.操作方法

(1)根管准备:以无痛技术开髓,揭尽髓腔顶,暴露根管口,使根管器械能顺利找到根管口。吹干窝洞,先向髓腔内滴入2%氯亚明,选择合适拔髓针,插入根管应尽量接近根尖部,但忌超出根尖孔,无须根管扩大。

(2)配置塑化剂:严格按照比例将塑化剂置于较浅的塑料瓶盖内,调拌均匀至液体黏稠、发热。按照比例配置的塑化剂在外聚合时间为5~15min,便于临床操作。

(3)塑化:用注射器抽取新鲜配制的塑化液滴入髓腔内,将小号根管扩大针插入根管旋转并上下捣动以利根管内的空气排出及塑化剂进入。重复上述操作3~4次。用同样的方法进行其他根管的操作,避免遗漏根管。取适量氧化锌丁香油黏固剂置于髓腔内根管口处,用蘸有塑化剂的小棉球将其轻轻推压,完全覆盖于根管口表面,使塑化剂严密封闭在根管内。

(4)充填窝洞:7d后无异常,磷酸锌黏固剂垫底后,银汞合金永久充填。

6.注意事项

(1)根尖部可以保留少量残髓,可以防止塑化剂流出根尖孔,但残留的组织不能太多,必须将塑化剂导入该处,使残髓得以包埋、固定。

(2)塑化时患牙要严格隔湿,随时警惕塑化剂流出从而导致口腔软组织的损伤。

(3)操作时器械与根尖孔保持约1mm距离,切忌超出根尖孔。

7.并发症及处理

(1)塑化剂烧伤:塑化剂聚合前有刺激性,操作时不小心,将塑化剂接触口腔软组织,可导致塑化剂烧伤,局部可出现颜色改变、充血、水肿,局部有麻木涩胀感,严重者局部可出现糜烂、溃疡,有烧灼样疼痛。

1)预防:在操作时,只要注意操作方法,本并发症完全可以预防。

2)治疗措施一旦发现塑化剂流出接触软组织,立即用棉球擦去,或用生理盐水冲洗干净,局部涂 3%碘甘油。

(2)化学性根尖周炎:由于操作不规范或适应证选择不当,塑化剂超出根尖孔,对根尖周组织造成化学性刺激,引起化学性根尖周炎。临床多在治疗后近期,患牙出现持续性咬合痛,检查患牙可有叩痛。

1)预防:选择好适应证,对于前牙、乳牙及年轻患牙不能选择此种方法;操作时器械与根尖孔保持约 1mm 距离,切忌超出根尖孔。

2)治疗:调整咬合,观察,一般可以自行缓解。如患牙疼痛较重,可口服消炎止痛药物。

(四)失活干髓术

失活干髓术是除去感染的冠髓,保留干尸化的根髓,保存患牙的一种治疗方法。因该种治疗方法适应范围小且远期效果差,因此,现已经较少采用。

1.适应证

(1)牙髓病变早期,不能行保存活髓治疗的成年恒磨牙。

(2)换牙期的乳磨牙,早期牙髓炎。

2.失活剂

(1)多聚甲醛:作用缓和,使用安全,封药时间 2 周左右。

(2)亚砷酸:剧毒,0.8mg 可使牙髓失活,临床已少用。因亚砷酸剧毒,对血管、神经、细胞都有强毒性,使用亚砷酸失活时一定要严格掌握封药的剂量及时间。封药时间不能超过 48h。因亚砷酸失活牙髓无自限性,时间过长可对深部组织造成破坏,为防止对周围组织造成损害,一定要将药物严密地封入窝洞内。乳牙、年轻恒牙不宜使用亚坤酸失活。

(3)金属砷:作用缓慢而温和,常用于乳牙失活。一般封药时间 5~7d。

3.干髓剂　能对根髓或残髓产生防腐作用,并使之凝固、干化,长期无害固定于根管中。临床最常用的干髓剂是多聚甲醛。

4.操作步骤　失活干髓术包括牙髓失活和干髓两大步骤。

(1)牙髓失活(第一次就诊):急性牙髓炎应紧急处理,开髓引流 2d 后,可直接在穿髓点处封失活剂;慢性牙髓炎,先穿通髓角,再封入失活剂。取 5 号球钻大小的亚砷酸失活剂,用棉絮包好后,放置于穿髓点处,贴紧而不能有压力,上面放置小棉球,调拌氧化锌丁香油黏固剂暂封。

(2)干髓(第二次就诊):首先询问病史,患牙无疼痛,检查患牙无叩痛,局部消毒,去除暂封材料,将失活剂完全取出,冲洗窝洞,轻探穿髓点,无疼痛即可揭净髓腔顶,并预备洞形。用锐利挖匙自根管口下 1mm 处切断冠部牙髓,用温生理盐水冲洗窝洞,吹干,隔湿,将蘸有甲醛甲酚的小棉球放置于根髓断面上,行"甲醛甲酚浴",取出小棉球,吹干窝洞,将干髓糊剂放置于根髓断面,以盖满根管口为宜,垫底,充填窝洞。

5.预后及转归　失活干髓术后,已经失活的根髓在干髓剂的作用下,保持无菌干化,牙骨质逐渐沉积,1～2 年封闭根尖孔治疗成功。如果根髓在干髓剂的作用下,未完全无菌于化,可引起根尖周炎,治疗失败。

6.失活干髓术的失误及处理

(1)封失活剂后疼痛:封失活剂数小时后,患牙可出现轻微疼痛,属正常现象,治疗前告诉患者,如果出现剧烈疼痛,应及时复诊处理。

1)原因:多因封失活剂时压迫过紧,髓腔压力高或者急性牙髓炎未引流,直接封失活剂引起。

2)治疗:立即清除暂封物,温生理盐水冲洗窝洞,放置丁香油小棉球,引流 1～2d,重新封失活剂。如果患者仍然疼痛严重,可在局麻下拔除根髓,做牙髓摘除术。

(2)根尖周炎:治疗后,患牙出现自发性咬合痛,患牙叩痛。

1)原因:①患者未按时复诊,失活剂继续作用,引起化学性根尖周炎。②病例选择不当。由于判断冠髓病变程度非常困难,有些感染的根髓可能留在根管内,成为感染源。③干髓术时牙髓是有炎症的活髓,经失活后牙髓坏死,干髓剂的药力在尚未杀死细菌固定组织之前,近根部的牙髓分解,其分解的产物可引起慢性根尖周炎。④干髓剂渗透性强,可能作为抗原,引起根尖周组织免疫反应导致慢性根尖炎。

2)治疗:针对不同原因,采用不同的治疗方法。封失活剂时间长,引起化学性根尖周炎,应立即拔净牙髓,用生理盐水反复冲洗根管,封入碘仿糊剂,2～3 周后复诊,行根管治疗术。其他原因引起的根尖周炎,应拔除根髓,做根管治疗术。

(3)残髓炎:治疗后,患牙出现冷热刺激痛、自发痛,引起了残髓炎。

1)原因:①失活不彻底;②干髓剂过稀,置干髓剂后黏固剂垫底,易使干髓剂移位;③放置干髓剂量太少,未盖满根管口;④放置的干髓剂配制时间长,药效降低。

2)治疗:患牙重新放置失活剂,失活牙髓后再行干髓术或直接行根管治疗术或牙髓塑化治疗术。

(4)牙折

1)原因:①干髓术后牙本质失去来自牙髓的营养,不可能形成修复性牙本质,致使牙脆性明显增加;②干髓术后未降低咬𬌗,加上患者咬过硬食物,从而造成牙折。

2)治疗:部分冠折根尖无病变,可用充填材料恢复牙体外形后全冠修复。冠折面积大,可保留牙根者,经根管治疗后行核全冠修复或做覆盖义齿。冠折面积大,不可保留牙根者,可拔除患牙。

(5)牙周组织坏死:邻面窝洞封闭不严或取出失活剂时未去干净,可导致牙龈乳头及深部组织坏死,重者可见牙龈呈灰白色,牙槽骨坏死,局部牙髓炎。

三、根管治疗术

(一)牙髓组织的去除

根管治疗就是要清除根管内的感染源,将根管内的污染减少到最低程度。在去除牙冠部的龋坏组织以及隔离和消毒后,即可开始去除根管内的牙髓组织。这一过程分为开髓、根管口扩大和拔髓三步。

1.开髓　根管治疗前,必须设计和制备好窝洞入口,其设计要求是:

(1)完全揭去髓顶,防止髓角和髓室内残留坏死组织和碎屑,以免牙冠变色。

(2)入口能和根管连成近直线的通路,以保证器械无障碍地进出根管,便于去除根管内容物,最后充填根管。

(3)尽量少切削牙体组织,防止形成薄壁。对于多根牙,要保证开髓后,根管口正好位于窝洞边缘,使根管器械沿洞壁直接滑入根管内。

要完成合理的洞型入口设计和正确的开髓,必须全面地掌握各类牙的髓腔解剖特点和应用解剖。开髓之前,要先观察患牙的 X 线片,了解髓腔的形态、牙根的弯曲度以及和邻牙相比的倾斜角度。

2.根管口扩大　开髓后,应立即冲洗髓室,在扩大根管口之前,必须先探查出根管口准确的位置。

(1)探查根管口:临床上,有时不易找到根管口。常见的原因有:

1)根管口形态变异。

2)窝洞入口制备不当或髓室顶未全去除等使根管口不能充分显露;或髓室内的污染物未去净,视野不清晰,难以发现根管口。

3)髓室底和髓室壁磨削变形,从而破坏了根管口与髓室壁线角及髓室底沟凹的相互延续的关系。

4)根管口位置的变异:查寻根管口时,最好先用质硬而尖锐的探针沿髓室壁线角及髓底的自然沟凹滑动并稍加压力,以便探入根管口内。然后在探针进入或滞留的地方换用小号扩大针,按不同的根管方向探插根管口。如仍找不到根管口,可在髓底涂上碘酊,使其渗入根管内,然后再用乙醇棉球擦干,着色较深的地方很可能就是根管口。

寻找根管口除了要非常熟悉根管的解剖和可能的变异外,还要非常耐心和细心。切记,在未能确定根管口的准确位置前,决不能进行盲目的扩大操作。

(2)根管口扩大:根管口由于钙化而狭窄、变异或出现弯曲的情况,应该给予纠正,将其扩大成较粗大的较圆滑的漏斗状形态,以利于频繁的根管器械进出,以及其后的根管充填。

3.拔髓　根管口扩大后,要再次清洗消毒,防止将感染物带入根管深部。

(1)活髓牙:对于单根管牙,用拔髓针就可以取出髓室内的牙髓和根管内的根髓。

对于多根牙,应先用锐利挖匙去除髓室内牙髓组织,然后再用拔髓针摘除各个根髓。但对细小的或弯曲的根管,也只能用 H 型锉或 K 型锉来去除根髓组织。

(2)死髓牙:要成功地去除死髓牙中的坏死牙髓组织则稍微困难一些。最好的方法仍是用拔髓针和根管锉,参照活髓牙的去髓方法,从根管的冠部开始,分段去除坏死牙髓组织,每次将器械多插入根管内 3～4mm,旋转 1 周,然后拉出。对于坏死分解的牙髓,拔出时常呈碎块或粉状,有时甚至拔不出有形物质。这时则可在根管内滴入 2％氯胺(亦称氯亚明)或 5.25％次氯酸钠液,放拔髓针于根管内,轻轻振荡,使根管内腐败物质被溶解,然后再用 3％过氧化氢溶液冲洗。过氧化氢与根管内物质作用,放出氧气,形成泡沫后将根管内腐败物质冲出根管。

拔髓以后,不管是活髓,还是死髓,都必须用次氯酸钠液和过氧化氢溶液进行根管内的反复冲洗。这不仅使潮湿的根管有助于锉的运动,而且还冲洗掉了残留的血液和牙髓残屑,可防止不必要的牙冠变色。

(二)根管工作长度的测定

准确地测量根管工作长度对于完美的根管治疗是至关重要的,没有准确的根管工作长度,就不会有合格的根管治疗。确定准确的根管工作长度不仅为根管预备所必须,对完善的根管充填也是必不可少的条件。

1.根管工作长度(亦称根管操作长度) 是指从冠方开始,根管预备和根管充填所应该达到的长度。理论上讲,这一长度的终点应在根管的根尖狭窄区,而不是解剖学上的根尖或根尖孔。根管工作长度的起点是在牙体上选择的参照点,一般都采用前牙的切缘和后牙的牙尖或边缘嵴。根管工作长度既不同于牙齿长度,也不同于根管长度。

2.根管工作长度的测定方法 在根管治疗前,术者必须掌握各个牙齿的平均长度,这样能大概估计出根管工作长度。

(1)指感法:根据无变形的根尖X线片和估计出的大概根管工作长度,选择合适型号的扩大针或锉,要注意其粗细易通入根管又不易超出根尖孔。细小弯曲的根管,可选用08#或10#的;磨牙的粗大根管和大多数单根管牙,可选用15#、20#、25#的。在放置扩大针或锉时,不要忘了在杆上配好定位器。将测量器械慢慢插入,当抵达根尖狭窄区时,手指会有轻微的阻力感,这时器械尖端至定位器的距离即为所测的根管工作长度。

指感法简便快捷,不需投照X线片,但对于医生的要求非常高,一般适用于经验丰富的医生,而且又缺乏X线投照条件时。对弯曲根管、钙化根管或根尖孔未形成的年轻恒牙,不宜采用。

(2)X线片法:是常用而又较为准确的方法。

比例计算法:在根管内插入测长器械,摄X线片,测量X线片上的牙齿长度和测长器械的长度,按测量器械的实际长度,计算出牙齿实际长度。在进行根管工作长度测量时,必须考虑到根尖狭窄区和解剖根尖的不一致性。

(3)仪器测定法:电子根管长度测定仪是确定根管工作长度的另一种方法,临床上有较高的准确性。尽管它还不能完全取代插针拍X线片测定法,但确实是根管治疗医生的好帮手。对一些确定根尖位置困难和拍标准根尖X线片困难的后牙,尤其适用。对一些根尖孔距X线上根尖较远的牙来说,应用这种仪器可有效地防止根管测长器械穿出根尖狭窄区。从临床角度看,用仪器测量根管工作长度要比用X线片法快得多。受益最大的当然是孕妇,因为她们避免了X射线的伤害。

(三)根管预备

根管预备包括清理、扩大和冲洗,扩大的过程主要是根管内的机械操作过程。由于扩大根管在根管预备中占主要的和重要的地位,因此有人将根管预备称为根管扩大,与之相应的术语有根管的器械预备、清理、清洁和成形等。实际上根管预备是不能用"扩大"这个词概括的,因为根管直径的增加并不能说明管腔成形,也不能说明根管内残余组织已经清除。根管的清理、扩大和冲洗只能用"根管预备"来统之。

1.根管预备的方法

(1)根管预备的原则:根管预备的原则是:

1)不破坏术前原根管的形态,预备应限制在根管工作长度内。

2)根管要预备成圆锥形,最狭窄部应在根尖狭窄区。

3)根管的冠1/2要有足够的宽度,以利于整个根管系统细菌和组织碎屑的去除以及根管的冲洗,同时有足够的空间进行牙胶和糊剂的根管充填。

最后,不要忘了根管和牙根的空间解剖关系,预备好的根管应和牙根的锥度、形态、走向相一致,不应有台阶、侧穿的发生。

(2)根管预备的方法:根管的清理、扩大和冲洗是根管预备的三个内容,而不是顺序,在根管预备中,这三个内容是同时或交替进行的。虽然在概念上根管预备不等同于根管扩大,但实际上根管预备是通过机械法(根管扩大)和化学法(根管冲洗)来实现的。

1)机械法:是利用扩大针、根管锉等工具扩大根管的方法。扩大根管的重要性在于减少细菌的数量,清除细菌赖以生存的碎屑和残髓,增加管腔直径,便于冲洗、消毒和充填。

①根管扩大的标准:

a.以主尖锉为标准:将根管扩大前能进入根管,并能达到工作长度的最大号根管锉定为初尖锉。比初尖锉大3号,但能同样到达工作长度的根管锉定为主尖锉。根管扩大的标准就是要扩大到主尖锉。

b.以根管器械为标准:不少学者都提出,根管扩大的最小直径应是25#器械。Gerstein指出,只要有可能,牙根发育完全的磨牙,根尖处都应扩大到30#～50#。

c.以牙本质刮屑为标准:不少学者认为,行根管扩大时,当扩大针或根管锉上见到清洁、白色的牙本质刮屑时,可作为根管已扩大到位的标准。另一些学者则认为,在见到这样的碎屑后,还应再扩大2～3号。

②扩大根管的方法:扩大根管要根据X线片所了解的根管情况,插入根管扩大器械,顺时针方向向根尖捻进,一般捻转不超过半周,再贴紧管壁一侧向外提拉,同时也带出感染物质。根管扩大既可以用扩大针,也可用根管锉。扩大针旋转切削能力强,深入穿透力强,形成的根管壁圆滑,适用于穿透根管,切削侧壁,但在弯曲根管中易形成台阶或侧穿。根管锉的提拉切削力强,不易折断,用于弯曲根管不易侧穿,适用于椭圆或凹凸不平、形态不规则的根管。一般来说,两者是交替使用的,充分发挥两者的效能。直粗根管多先用扩大针,弯曲根管多先用锉,然后则交替使用。

扩锉根管的器械应遵循由细到粗、由小号到大号顺序进行的原则,切不可跳号,更不能开始就选用较大号器械强行开扩,以免形成台阶、侧穿或器械折断。后牙开始可选用10#器械,上前牙开始可选用20#器械,当器械在根管内可自由转动而无阻力后,即可换用大一号的器械。每次更换器械,都应用次氯酸钠和过氧化氢溶液进行根管冲洗。扩锉根管的器械应达到根尖狭窄区,不可超出而使根尖孔人为扩大。

2)化学法:是利用次氯酸钠、EDTA等化学溶液来溶解根管的软硬组织、以扩大根管的方法。实际上,化学法是根管冲洗的一个内容,化学法就是通过根管冲洗来实现的,化学法是机械法的补充。在机械预备时,用上一些化学药物,除冲溢出根管内的碎屑外,还能润滑器械、增加切割效率。根管预备都是在冲洗液的频频冲洗下进行的,化学预备法的药液和根管冲洗液是相同的。

3)根管冲洗:根管内的有机物碎片和切削掉的无机物碎末,都是感染源,应用冲洗液将它们清洗干净。根管冲洗是根管治疗过程中要反复进行的操作,除根管扩大外,化学预备、根管治疗开始前、开髓拔髓、根管预备后,以及根管消毒和根管充填前,都要进行根管冲洗。

①根管冲洗液应具有的性能:a.溶解有机碎屑。b.能冲溢出无机碎屑。c.润滑根管器械。d.具有杀菌作用。e.相对无毒。f.价格便宜。

②常用根管冲洗液

a.次氯酸钠:是最接近于理想性能的冲洗液,对组织有很好的溶解性,同时具有杀菌、漂白和润滑作用,价格也相对便宜。次氯酸钠常与3%过氧化氢溶液交替使用,两者合用可释放新生态氧和氯,产生大量泡沫,增强清洗效果。

b.乙二胺四乙酸(EDTA):乙二胺四乙酸是一种螯合剂,与钙结合形成螯合钙,可使根管内壁的硬组织软化脱钙,玷污层去除,因此有利于细小根管的开扩和根管壁的清洁。EDTA为无机溶剂,对有机质无作用,故与次氯酸钠合用效果更好。

c.其他:蒸馏水、生理盐水都可用于根管冲洗,但因不具有杀菌和溶解有机组织的性能,所以并不是理想的冲洗液。当然,这些刺激性小的药液还是可以作为过氧化氢溶液、次氯酸钠、EDTA冲洗后的最终冲洗剂。

不管选用哪种根管冲洗剂,都要保证足够的冲洗量,并在根管系统内进行。因此清洗液应轻轻导入根管,任何压力都可能造成根尖周组织的损伤,导致疼痛和肿胀。

切记,最后一次的冲洗液必须是生理盐水或蒸馏水。

2.根管预备的术式

(1)常规法:本法最简单,是沿袭多年的古老方法,适用于根管直通、有明显根尖狭窄区的圆根管。这样的牙在根管工作长度确定后,依次用扩大针和/或根管锉进行预备,器械从小到大,每号都必须达到同一工作长度,在整个预备过程中,不要忘了不断地进行根管冲洗。这种方法又称之为简单扩大法或单纯扩大法。

每一种器械,特别是大号的柔韧性差的,都有一种复直性,因此单纯扩大法的主要缺点就是在弯曲根管易形成台阶。这种弯曲在X线片中,有的能看出,有的则看不出。

为了解决上述问题,应尽量使用高柔韧性的根管器械,这对细小的器械是可行的,但是大号的器械,柔韧性必定要差一些,易造成弯曲根管内侧壁过多的预备,以及根尖部位根管中轴移位。这样预备的根管最狭窄部位不在根尖狭窄部,而是在根尖的弯曲部位,称之为"根管肘"。这种"时钟"样的根管,要想完美充填是非常困难的。因而,对于弯曲根管,可以采用后退台阶法。

(2)后退台阶法:又称逐步后退法,特点是在根管的根尖部分形成台阶,以利于垂直向充填

和侧向充填的加压,使根管得到严密的充填。此法的扩大、清理效果好,很少引起根尖周组织损伤,操作步骤如下:

1)确立根尖终点,进行根尖部根管预备按前述的方法确定根管工作长度后,选择适当型号的根管初尖锉,慢慢导入根管直至整个工作长度,沿根管壁顺时针方向依次提拉扩锉。当感到小号锉在整个根管内非常松弛时,再更换大一号锉,直至根管根尖部分预备完毕。根管内要不断冲洗,以利于提高锉的效能。

为防止根管阻塞,在换用大一号器械前应再用小一号器械插入根管,并配合根管冲洗以清除碎屑。更换器械的顺序是:$10^{\#} \rightarrow 15^{\#} \rightarrow 10^{\#} \rightarrow 20^{\#} \rightarrow 15^{\#} \rightarrow 25^{\#} \rightarrow 20^{\#} \cdots \cdots$

2)逐步后退:根管预备的这一阶段,就是要扩大根管空间,并和根尖部预备好的根管"接轨"。每次换用比前一个器械大一号的器械,并且每次的工作长度要比前一次缩短1mm,这样就在根管内形成了台阶。应当要强调的是,这里所指的台阶与根管内的并发症之一的台阶是两个完全不同的概念,后者妨碍了根管的进一步扩大。

3)完成根管预备:根管的中1/3和冠1/3,可以用锉,也可以用G^-钻进行根管预备。根管较直的部位可用2号或3号G^-钻预备,这种方法对于直根管是效率极高的,但要严防侧穿、器械折断和过分预备。

后退台阶法产生的台阶是很小的,但也必须在最后阶段用锉去除台阶,光滑管壁。预备好的根管应呈圆锥状,最狭窄处在根尖部位,最大直径在窝洞开口。

(3)冠-根向预备法:根管器械预备时,会将根管内的残留牙髓组织、微生物、牙本质碎屑、冲洗液等挤出根尖孔。另外,根管内的细菌有一个明显的趋向性,即随着根尖孔的接近,细菌逐渐减少,在某些感染牙髓的病例中,在根尖部甚至没有细菌的存在。然而在根管器械预备中,穿过冠部下玷污层和中部牙髓的器械,就可能将感染物质带入根尖区。

Hession指出:①根管的器械预备有助于根管内容物挤出根尖孔。②这种情况最易发生在根管器械直径与根管内直径相吻合时,因为这时的根管和器械会产生一种"唧筒样"作用。③根管预备前先行敞开根管,可提供一个冠向通道,有效地减少"唧筒样"作用。

冠-根向预备是用Gates-Glidden钻和大号根管器械形成冠向的根管通道,以利根管内容物和牙本质碎屑的排出,在进行根管器械预备时,执行的是从大到小和无根尖压力的原则。这不仅减少了根管内容物的挤出,而且由于根管中1/3和冠1/3的开放,使得弯曲根管的弯曲度减小,有利器械操作。下面以上中切牙为例,具体描述冠-根向无压力预备法。

1)冠部开髓:是指从牙冠表面到根管口这段距离的预备,包括开髓、根管口扩大和拔髓等。

2)根管开通预备:是指从根管口到根管中1/3与尖1/3交界处的大部分根管预备,包括根管内容物的去除。

在不向根尖施加压力的情况下,向根管内插入$35^{\#}$锉,直至遇有阻力为止。如果锉深≥16mm,根管开通的深度就在16mm范围进行。如果所测深度<16mm,就应与术前X线片比较,确定根管是否存在弯曲、狭窄和钙化。如果所遇阻力是因为根管弯曲,那么根管开通的深度就以所测的深度为准。如果所遇阻力是因为根管狭窄,那么就应扩大到$35^{\#}$,锉能没有阻力地深入到16mm处,然后记下根管开通长度(RAL)。

根管开通按照预先测定的 RAL,先用 2 号,再用 3 号 Gates-Glidden 钻,在根管中完成。

3)假设工作长度的预备:根据术前 X 线片,将离 X 线片上的根尖 3mm 处定为假设工作长度(PWL)的终点。根管内插入 30$^\#$ 根管锉,遇到阻力后,在不向根尖方向施压的情况下,顺时针方向旋转两周。取出 30$^\#$ 根管器械,放入 25$^\#$ 根管器械,遇到阻力后,不施压旋转两周。不断更换小一号的器械,直至根管器械到达假设的工作长度(PWL)。

4)实际工作长度的预备:假定工作长度预备完毕后,留下使用的最后一根根管器械,插针拍 X 线片,以确定实际工作长度(TWL)。如果所插入的根管器械尖端与根尖的距离超过 3mm,应更换小一号的根管器械,行无根向压力开扩。这一方法要不断更换小一号的器械进行,直至达到实际工作长度。这就是从 30$^\#$ 根管器械开始的首轮系列器械预备。

第二轮系列器械预备要从 35$^\#$ 根管器械开始,比第一轮开始的器械型号要大一号。插入 35$^\#$ 器械,旋转两周,取出,更换小一号器械预备,直至到达实际工作长度。

第三轮系列器械预备从 40$^\#$ 开始,接下来还可从 45$^\#$、50$^\#$ 开始,直至获得满意的根尖部分预备。从临床实践看,到达实际工作长度的最终根管器械型号应是首轮器械的 2 倍,或至少达到 25$^\#$。

该方法预备根管,不需将器械预弯;避免了根尖向压力和扭力;也避免了在根管同一深度重复放置和旋转同一型号器械。在同一根管深度重复放置和旋转同一型号根管器械,是弯曲根管形成台阶的主要原因。

(4)平衡力法:是 1979 年 Roane 提出的,同时还创立平衡力学说,设计出 flex-R 型锉,因此该方法又称 Roane 法。

该方法是以反时针方向旋转器械来扩大根管,Roane 提出,顺时针旋转器械会把碎屑压向根尖孔,反时针旋转器械则可使碎屑向牙冠方向溢出。操作时先以顺时针方向旋转动作伴轻度根尖向压力使器械伸入根管,当器械遇阻力后,则反时针方向旋转器械,以发挥更大的切割效率。顺时针进入,反时针切割,相互交替,直至达到整个工作长度的根管预备。

flex-R 型锉的尖端无锋利的切嵴;尖与螺旋的连接处较光滑、圆钝,使用这种器械将使平衡力法更加安全、高效。flex-R 型锉能更好地定位于根管,对主根管的解剖方向改变很小,预备的根管尖部也更为圆钝。

3.超声预备　早在 1957 年,Richman 首次将倒钩髓针接在超声手机头上,并在超声手机上安置了冲水装置,开创了超声根管治疗术。其后,超声波在根管治疗术中的作用越来越受到人们的重视。超声波技术不仅在根管预备上有很好的效果,而且在根管治疗的其他几个方面也有着良好的治疗作用。它不仅提高了根管治疗的质量,而且还使原先的治疗方法变得简便、省力。

在新型的超声波洁牙机上,都配有一个根管治疗的专用超声机头,可换置各种型号的超声扩大锉,并配有冲洗装置,成为多功能超声波机。

当超声波被引入到液体中后,沿着一定的方向进行震荡,在震荡过程中产生真空效应,使附着在根管壁上的细菌、残屑易于脱落,也同时将侧支根管中的一些污染物质吸入主根管。如果扩锉用金刚砂锉,则因金刚砂锉颗粒有极佳的传导超声的性能,因而比手用根管锉切割效率高。

在超声根管预备时,同时伴有次氯酸钠液的持续冲洗,超声锉搅动冲洗液引起主要的超声液体效应即空穴作用,其内聚力形成震荡真空效应,使侧支根管内的残屑脱落并吸入冲洗液的主流而被冲走。同时,超声的摆动力量使次氯酸钠液加温,增加了杀菌力,并不断在锉尖流动而将所余下的残屑冲走。洁化根管的能力主要是由于超声波高频震荡在液体介质中产生的成腔效应、热效应、声流效应和搅动效应。

超声波除了用于根管的清理外,还可用来取出根管内异物、桩钉,输入根管糊剂,充填根管以及进行根尖呈喇叭口状死髓牙的根管预备。

4.声波器械　声波振动器械直接接高速涡轮机,有 Endo MM 1500 和 Endo MM 3000 两种,分普通接口和快速接口,普通接口可以接 BOR 两孔或 MID 四孔,快速接口则可以接 BOR 两孔、三孔或 MID 四孔。工作频率为1500Hz,使用的是特殊设计的根管锉:Heli-锉,Rispi-锉和 Shaper 锉。Shaper 锉适用根尖 1/3 的根管预备,Rispi-锉更适用冠 2/3 的根管预备。锉的安装非常方便,只要松一下机头上半部,露出安装孔,插入特殊设计的根管锉即可使用。

机头上带有控制根管工作长度的保险装置,可准确深入所测量的长度。当锉在进行旋转和上下运动时,根管被切削扩大。机头上还带有冲洗装置,工作时有冲洗液始终直接冲在根管锉上。

机头上还有调节环,可调节合适的频率,一般调节的频率是 1500 赫兹(Hz)。方法是:从静止位置开始,反时针旋转调节环,直到肉眼看出锉尖是在 0.5mm 范围内摆动为止。

声波器械预备改善了工作环境,使工作舒适,减轻了术者疲劳。同时还使从根尖挤出的碎屑减少,减轻了术后疼痛和肿胀。

5.镍钛机用器械　20 世纪 90 年代发展起来的镍钛机用器械根管预备系统,由马达和各型镍钛根管锉构成。研究显示其成形和清理效果优于不锈钢手用器械,术后肿痛少,缩短操作时间,减轻术者疲劳。

僵硬的不锈钢锉不能随着根管的弯曲而弯曲,过分的侧方压力易将根管拉直或使得根管变形,但高弹力的镍钛锉却能顺应根管形态,即使在弯曲根管,也体现了很好的可预见性及安全性。许多研究表明,与不锈钢锉比较,镍钛机用预备系统更加快捷,根管中轴不易偏移,更加丰满匀称,更好地保持了根管原先的解剖形态。

目前常用的系统有 ProFile、ProTaper、HERO642、Quantec、K_3 和 LightSpeed 等。

在根管预备时,机用器械不是万能的,更不是手用器械的替代物。大量研究表明,机用器械仅能起到省时、省力作用,影响工作效率的最主要因素是根管本身的解剖形态。

(四)根管消毒

根管消毒是根管治疗的一个重要步骤。经过机械法和化学法处理过的根管,其侧壁牙本质深层、侧支根管和根尖周围等处仍有一些坏死物质或微生物的存在。为进一步消灭或减少微生物,促进根尖周组织愈合,应进行彻底的根管消毒。

1.根管消毒的目的　根管消毒必须建立在完善的根管预备基础上才能有效。根管内的微生物必须通过机械清理、化学清洗才能去除,单纯依靠根管消毒来去除根管内全部微生物的想法是错误的。根管消毒只能用于经机械和化学方法处理过的根管,对侧壁牙本质深层、侧支根管和根尖分歧处残存的病原刺激物进行药物消毒。

在复杂的根管治疗中,根管消毒除有助于杀灭微生物外,还具有减轻疼痛、减少根尖渗出、促进愈合和硬组织形成、控制炎症性根吸收等作用。

(1)杀灭微生物:机械预备和化学冲洗虽然减少了根管系统内的细菌,但不能杀灭细菌。医生希望在根管预备时,用一种杀菌力很强的冲洗液。在根管预备时,虽然也用了冲洗液,但冲洗的时间是短暂的,没有足够的时间保证冲洗液杀灭感染牙本质小管内的细菌。在根管内放置抗菌药物数天或数周,就可以从时间上保证药物弥散入牙本质小管来杀灭细菌。

(2)缓解疼痛:根尖周疼痛是由根尖周的急性炎症所引起的,炎症可能是原发的、急性的细菌性的感染,但更多见的是慢性炎症的急性发作。慢性根尖周炎就像一个没有引爆的"炸弹",一旦根管内的细菌和机体的防御平衡被打破,"炸弹"就会爆炸,炎症发作伴有剧烈疼痛、局部肿胀,甚至发展成蜂窝织炎。

做好根管消毒,能有效地减少急性根尖周炎的发生以及慢性根尖周炎的急性发作,从而减少或减轻疼痛。目前,几乎所有的抗生素和肾上腺糖皮质激素合用都有较好的止痛效果。

(3)减少根尖周渗出:根管充填以前,根尖周不能有渗出存在。这是因为:①根尖周有渗出,就提示根尖周组织有持续性的、活动性的炎症反应存在。②潮湿的环境也影响了根管充填的封闭性。

$Ca(OH)_2$ 等药物可明显减少根尖周渗出,樟脑酚减少根尖周渗出的作用较差。

(4)促进愈合和硬组织形成:$Ca(OH)_2$ 是活髓牙治疗中应用最广的材料,现在也用于死髓牙,特别适用于牙根没有发育完全的牙、大型根尖周病的保守治疗、根折和根吸收的病例。$Ca(OH)_2$ 在根管治疗中的主要作用是杀菌作用和促进硬组织钙化作用。

$Ca(OH)_2$ 可以是粉剂,也可以是糊剂。如果是粉剂,使用前要用适当的液体调和,如局部麻醉药、生理盐水、蒸馏水。糊剂则是预先制好的,特别适用于根管用药,有利于促进硬组织钙化。

(5)控制炎症性吸收:炎症性根吸收,大都发生在脱位牙和再植牙,其原因不明。

控制炎症性根吸收破坏过程的进展,首先要避免细菌对无活力牙髓组织的侵袭。要及早进行去髓、根管清理、根管内消毒、封药等,所用的药物仍以 $Ca(OH)_2$ 制剂为好。

综上所述,根管消毒除杀灭细菌外,还具有止痛、减少渗出、诱导钙化、控制炎症性根吸收的作用,因而又有人称根管消毒为根管用药。

2.根管消毒药物　过去使用的根管药物大都是水剂,现在用的都是糊剂。糊剂的优点是能在一定的时间内,不断释放药物的有效成分渗入到牙本质和根尖周组织中,同时糊剂本身也充满了根管空间。

(1)根管消毒药物应具备的条件:根管消毒药物应具备以下条件:①杀菌作用强、具有广谱抗菌效果,疗效可靠、迅速,不易产生耐药性。②对根尖周生活组织无刺激性。③渗透性要强,在牙本质小管和侧支根管中,消毒剂的作用应达到深部才能有助于消除感染。④消毒效能的时间要长,至少应维持 24 小时,而且越长越好。⑤遇血液或渗出物时不降低疗效。⑥不会使牙齿变色。⑦无抗原性或半抗原性，不出现免疫反应。⑧性能稳定，贮存方便，价格便宜。

目前，尚无完全符合上述条件的理想消毒药物。

（2）常用根管消毒药物

1）氢氧化钙：具有强碱性，pH 值 9～12，可抑制细菌生长，促进硬组织形成，减少根尖周渗出和控制炎症性吸收等功效，可用于根管消毒和根管暂时性充填。

常用的剂型有：①pulpdent：氢氧化钙加水样甲基纤维素。②calxyl：氢氧化钙与 ringer 液混合。③calvital：氢氧化钙与碘仿等制成糊剂。④dycal：氢氧化钙、氧化锌、碘胺乙基甲苯与二氧化钛等调成糊剂。⑤calcimol：氢氧化钙加催化剂。⑥氢氧化钙加蒸馏水调和。

2）樟脑酚（简称 CP）：是将樟脑加入酚中制成，与单用酚比较，刺激性小，消毒力强，但不如甲醛甲酚液。适用于牙髓镇痛和根管消毒。

处方：甲酚 30％，樟脑 60％，乙醇 10％。

3）碘仿：又名三碘甲烷，呈淡黄色粉末或结晶，具有特殊气味。当遇到炎性组织液、渗出液或血液时，能缓慢释放游离碘，通过碘化和氧化作用，使细菌代谢酶受到抑制，从而起到消毒、防腐、杀菌作用。同时碘仿还有吸收创面渗出物、保持创面干燥的作用，特别适用于渗出多的根管。另外，碘仿与砷剂可以结合成稳定的碘化物而解毒，可用于封砷过程中所致的化学性根尖周炎的治疗。

4）抗生素类：虽然对根尖周组织无刺激性，但作用时间太短，而且还有一些过敏反应和毒副作用，因而受到一定限制。目前多采用合剂形式，如 Ledemix 糊剂，主要成分是去甲金霉素和氟羟泼尼松龙，对根管内大部分细菌都有效。

5）甲醛甲酚液（简称 FC）：是目前世界上应用最广泛的根管消毒药物。三甲酚有镇痛、杀菌、除臭作用，可与腐败脂肪产物皂化；甲醛具有凝固蛋白质的作用，渗透性强，作用缓慢。甲醛与甲酚合用比两者单独使用具有更强的杀菌、消毒、去腐、除臭的作用，同时也兼有渗透性强、持续时间长的特点，缺点是对根尖周组织具有一定的刺激性。适用于根管感染，特别是根管坏疽，但用药量不可过大。有人不主张在根管内置甲醛甲酚棉捻消毒根管，而主张在髓室内置甲醛甲酚棉球消毒，依靠药物的蒸气渗透根管。

处方：甲醛液（福尔马林）10.0ml，三甲酚（三煤酚）10.0ml，无水乙醇 5.0ml。

（3）根管消毒的操作方法：在根管扩大、根管冲洗和根管干燥后，即可进行根管消毒。

1）糊剂类消毒剂的操作方法

①导入糊剂：将螺旋充填器装于低速手机上，蘸满糊剂后，开动低速手机，当顺时针方向转动时，即可迅速将糊剂推入并填满根管。螺旋充填器进入根管的深度应短于该牙根管工作长度 3mm，在根管内垂直抽动 2～3 次，压入糊剂。最后将螺旋充填器慢慢抽出，但手机不能停止转动直至充填器完全抽出，方可停止转动，以免充填器折断。

对弯曲根管，不适于采用螺旋充填器，可用扩大针上蘸有糊剂，然后插入根管，反时针方向来回旋转，并上下推进。

有的糊剂已被装在特殊设计的注射器内，只要选择型号适合的针头，即可将药物直接注入根管，简便快捷。

②清洁髓室：糊剂导入根管后，要仔细地用湿棉球擦净髓室内的药物。一是为暂封材料留下足够的空间，二是防止牙冠部染色。

③覆盖根管口：根管口要用干棉球覆盖，以防止在封入和拆除暂封材料时，杂物落入根管，同时也节省了暂封材料的用量。

④封闭髓腔：常用的封闭材料有氧化锌丁香油黏固粉和牙胶，这两种封闭材料都为暂时性封闭材料，便于操作，易于拆卸。

2）液体类消毒剂的操作方法：一般将棉捻或纸尖蘸少量消毒液浸湿后放入根管，要注意不可过饱和，以免对根尖周组织造成刺激。根管口置干棉球，洞口用暂封材料按上述方法暂封。

3）封药时间：封药的时间应根据药物性能而定，酚类封2～3天，抗生素只能封1天，甲醛甲酚封1周，碘仿封1～2周，氢氧化钙可以封数月。

3.电解药物疗法　电解药物疗法是利用电解作用，将一些有杀菌和消毒作用的药物离子带进根管系统，而达到消毒的效果，故又称离子电渗疗法。一般说来，某一消毒剂杀菌作用，电解疗法要比常规根管用药强3倍左右。但由于电解药物疗法需要专用设备，操作相对复杂，以及根管治疗的理论、术式、方法、器械和药物的进步，电解药物疗法并未能普及。

(1)电解药物疗法的原理：电解质一经电解即产生离子，带正电的为阳离子，带负电的为阴离子。离子在电解质内是不断运动的，而且有一定的方向。阳离子趋向阴极电极，阴离子趋向阳极电极。通电停止，电解质即不再分解，已经分解但尚未与电极结合的离子，逐渐又相互结合成电解质分子。

根管的电解药物疗法就是根据这一原理加以改进而成。电解药物疗法是在根管内注入一种药物作为电解质，并在其内放一电极（通常放入阴极），另一电极（阳极）则包以薄纱布握于病人手中。通电后药物即分解，利用药物的离子有强力杀菌作用，对根管内以及根管深部的细微结构进行消毒。

(2)电解药物疗法的特点：应用直流电进行药物电解有以下特点：①由直流电带入体内的药物离子不会失去它们的药理性能。②由于弥散、渗透、电渗透，特别是电离子透入定律的作用，药物就能更有效地进入根管深部进行消毒。③药物能在透入的局部形成大量的药物离子堆，并能长时间保持作用而不被机体吸收。④直流电导入的药物，在体内保存时间长、排泄慢，有持续治疗作用。⑤局部和深层组织产生极化，加强了药物本身的功效。⑥发挥了直流电本身的治疗作用，如阳极有改善血运和局部营养作用，阴极有提高细胞兴奋性和渗透性作用等。

(3)电解药物的方法：根管内插入阴极，病人手中握湿纱布包裹的阳极。接通电流后，可见根管内有气泡溢出，缓慢加大电流至病人感觉疼痛为止，记录病人能忍受的电流强度，根据Zierler创立的公式，计算出治疗所需时间。

电解药物时间（分钟）＝30/忍受的电流强度（mA）

如病人的忍受电流强度为3mA，则电解药物时间为10分钟。通电10分钟后，取出电极，即可暂封。

(五)根管充填

用根管充填剂或成形充填材料进行根管充填是根管治疗的最后一个重要步骤。其目的是严密封闭主根管及侧支根管,消灭死腔,预防细菌的再感染。

根管治疗的最终目标就是要实现根管系统的三维完全充填,各种技术和材料的应用都是为了达到这个目标。

1.根管充填的材料 要达到根管充填的目的,完成一个完好密合的根管充填,根管充填材料是非常重要的。

(1)根管充填材料的性能要求:理想的根管充填材料性能要求为:①对根尖周组织无刺激性,并能促进根尖周组织病变的愈合和根尖孔的封闭。②性能稳定,体积不收缩,不溶解。③X线阻射。④操作简便,能以简单技术即可填满根管,必要时也能很容易从根管内取出。⑤能长期保存在根管内,不被吸收。⑥不使牙冠变色。⑦消毒作用持久。⑧不受根尖周渗出液的影响。⑨无抗原性,不引起免疫反应。

(2)根管充填材料:临床上应用较多的根管充填材料可分为两大类:一类是固体型成形根管充填材料;另一类是糊剂型可塑性根管充填材料。前者是利用充填材料的物理性质,致密地充填根管,阻断外来的刺激物质,促进根尖周组织自然愈合。后者则常和前者合用,既可弥补固体材料与根管间的微小间隙,又可利用其自身的化学性能,促进根尖周组织愈合。

1)固体型根管充填材料

①牙胶尖:牙胶尖充填根管具有以下优点:a.在根管内性质稳定,对组织有亲和力。b.具有压缩性,通过缩聚加压,可以和根管壁紧密结合。c.X线阻射。d.温度变化不引起体积改变。e.不使牙齿染色。f.必要时,容易取出。

缺点是:硬度不够,不能用于细弯根管;对根管壁无黏结性,因而需用黏固粉、封闭剂等封闭根管内的间隙。

厂家生产的牙胶尖有标准型和普通型两类,标准型牙胶尖的直径、锥度与 ISO 标准型的根管扩大器械的型号相同。根充时,应选用与根管预备所用的最大根管器械型号相同规格的标准牙胶尖作为主尖。普通型牙胶尖分为粗、中、细三型,使用不太方便,可用作辅尖。

②银尖:亦称银针,类似的金属材料还有钴尖、钛尖等。银尖适用于根管过分狭小弯曲,而且应用牙胶尖困难的病例,特别适用于上颌磨牙的近中颊侧根管和下颌磨牙的近中根管。

银尖的优点是:a.比牙胶尖易导入根管,不致折断扭曲,尤其适用于弯曲细小的根管。b.不收缩、不吸收水分。c.具有抑菌作用。d.对根尖周组织无刺激性。e.X线阻射。f.不使牙冠变色。g.易于进行椅旁消毒。

其缺点是:a.银针充填根管后,留在髓室内的末端部分不易去除。b.充填后的银尖不像牙胶那样容易取出,甚至根本不能取出。c.拟做桩冠的牙根不适合用银针充填。

2)糊剂型根管充填材料:在根管治疗中,不管是根管预备前还是根管预备后,大多数根管形态都是不规则的。很难有固体或半固体根管充填材料完全适合根管形态,达到完全密合的程度。要做到完满的根管充填,必须加用糊剂型可塑性根管充填材料,以填补于固体、半固体充填材料之间,以及和根管壁之间的空隙。

①氧化锌丁香油黏固粉:是口腔科最常用的药物之一,由粉剂(氧化锌)+液剂(丁香油酚)组成的双组分制剂。适用于安抚、垫底、盖髓、暂封等,其黏固性、封闭性及化学性能也适用于

根管充填,除乳牙外,一般不单独充填根管。

②氢氧化钙糊剂:氢氧化钙用于盖髓术或切髓术,可诱发牙髓组织形成不规则的骨样钙化组织,最终成为牙本质。根据这一原理,用氢氧化钙作为根充剂,就是试图刺激根尖孔处硬组织的形成。

氢氧化钙在根管内有杀菌作用,对根尖周的损害有促进骨质再生作用,长期用它做根管内封药,可见根尖区有钙化屏障形成,用它作暂时性根管充填材料,大的根尖病变可发生迅速的骨质修复。对严重的根尖病损,尽管经过彻底清创和消毒,但仍会有持续性的渗出,而氢氧化钙则具有很强的干燥根管作用。

外伤性损伤的牙齿,由于牙髓坏死,可能会发生根管外吸收,用氢氧化钙充填根管可阻止外吸收,重建牙周膜及硬骨板。对根横折的病例,在根尖断片部分,经常保存的是活髓,用氢氧化钙临时充填冠部的断面,断面上就可能形成钙化屏障,使根折愈合。对慢性根尖周炎症引起的根尖外吸收、根管根尖部分的内吸收或根尖切除失败又需再治疗的病例,由于根尖的正常解剖被破坏,用一般的根管充填方法,很难获得根尖封闭,而用氢氧化钙临时充填根管就有可能重建或封闭根尖。

氢氧化钙是一种可吸收性材料,作为根管内封药和暂时性根管充填材料,用于组织恢复过程中是合理的。当愈合发生后,应改用永久性充填材料充填根管。

③碘仿糊剂:是常用的根管充填材料,具有防腐、杀菌、减少渗出等作用。碘仿糊剂适用于脓液多、渗出物多的根管,以及根尖未发育完成的年轻恒牙根管、乳牙根管。由于碘仿与砷剂可以结合成碘化物而具有解毒作用,所以可用于砷剂所致的化学性根尖周炎的治疗。

④牙胶糊剂:是用有机溶剂将牙胶溶解而制成。因溶剂是挥发性的,一旦溶剂挥发,根管充填材料的体积就会发生收缩,因此这类糊剂不能单独使用,主要是和牙胶尖合用。

a.氯仿牙胶:是将牙胶碎块溶于氯仿中制成,它是作为牙胶尖的黏结封闭剂,硬固后将与充填的牙胶尖构成一整体的圆锥形牙胶,严密封住整个根管。

b.桉油牙胶:是将牙胶碎块用上述同样的方法溶于桉油醇中制成,根据译音,又称为优卡牙胶。

⑤玻璃离子(GIC)根管糊剂:由极细的钙铝氟硅酸玻璃粉与聚丙烯酸溶液混合而成的高分子聚合物,有很好的组织相容性、黏结性和封闭性,但取出困难。研究显示,当其作为一种逆充填材料时,渗漏最小。根尖封闭性显著优于其他根充糊剂。

⑥环氧树脂类根充糊剂:AH-26 和 AH-plus 为代表的属于环氧树脂为基质的一类。这类材料表现了良好的密封性和体积稳定性。另外,hydron、diaket 等属聚羟基乙烯甲基丙烯酸类根充糊剂。

2.根管充填的方法　　根管充填的方法从根管充填的目的来看主要有两种:①机械地、严密地填塞根管,阻断根管和根尖周组织以及根管壁的牙本质小管间的交通,防止异物从外面再侵入根管内,也防止根管内可能残留的微生物通向根尖周组织,这就是所谓的机械的根管充填法或固体型根管充填法。②用有药理作用的、能促进根尖周组织愈合的材料作为根充剂,以保护根尖周组织并促进硬组织(牙本质、牙骨质、骨组织)的再生,促使牙齿本身自行封闭根尖孔的所谓生物性根管充填法或糊剂型根管充填法。由于双方的优缺点可以互补，目前多是二法合一。

（1）牙胶尖法

1）单尖法：即根管内只用一根牙胶尖充填的方法，牙胶尖与根管壁之间的间隙则用糊剂充填，多适用于粗细适中、形状较圆的根管。这种方法适用于标准器械预备的根管，这样预备的根管和所选用的牙胶尖才可能吻合，封闭效果才能好。

单尖充填法适合于用常规法预备的根管，但实际上，根管预备后的拦截面，除了根尖 $2\sim3mm$ 的根管外，其余部分很少是圆形的，因此，单尖法封闭最好的区域是根尖 $2\sim3mm$ 的根管，其余部位可能未完全充填。

2）多尖法：当根管横截面为卵圆形或长圆形时，若只用单根横截面为圆形的牙胶尖来充填，就不能使根管密封，故必须配用几根辅助牙胶尖来进行充填，这就是所谓多尖法。目前，该方法已逐步被侧方加压法替代。

3）侧方加压法：实质上是多尖法的发展，它能够实施接合性较好的根管充填，适用于根管口部与尖部大小相差悬殊或横截面为长圆形、卵圆形的根管充填。该法是首先用合适的单尖充填根管，使根尖处 $2\sim3mm$ 的根管完全填满，然后用根管充填器械将先填的牙胶向侧方挤压，留出间隙，再充入合适的牙胶，如此反复，直至整个根管充填完毕。

侧压充填的缺点是牙胶在根管中不能形成均质的充填体，它的最终充填体是由大量紧密挤压在一起的牙胶尖和糊剂形成。

4）垂直加压法：由于根管系统的复杂性、不规则性，传统的不加热牙胶侧压充填技术不能对根管系统进行严密封闭。热牙胶充填技术可充填根管不规则区，达到良好的根尖封闭，实现根管系统的三维充填。

本法是将牙胶尖加热软化作垂直向（根尖向）加压根管充填的方法，由于施行的是严密适合的根管充填，可使牙胶和糊剂充填到根管侧支或根尖分支。该方法适用于弯曲粗大的根管，根管的大小要能适合根管充压器的插入，根管必须制备成根管口处粗大，根尖孔处狭窄。具体方法如下：

①同其他充填方法一样，选择好合适的主牙胶尖，将牙胶尖的尖端截去 $2\sim3mm$，作为垂直加压法所用的主牙胶尖。②选择合适的根管充压器，保证能顺利伸入到根管的根尖 $1/3$ 处。③根管内导入少量糊剂，主牙胶尖的尖端醮少许根管糊剂，插入根管预定部位，将多余的牙胶尖齐根管口截去。④用加热的根充扩大器插入根管内牙胶 $3\sim4mm$，使牙胶部分软化，再用冷的根管充压器向根尖方向垂直填压，如此反复数次。这时受到充填的牙胶仅是根管冠部的牙胶，该段牙胶尖受到了严密的侧方和垂直向充填。⑤用加热的器械去除根管冠部的牙胶，再用上述同样的方法，加热和充填剩下的牙胶，如此方法，牙胶尖就会被压至根尖孔，与根尖孔完全密合，整个根管壁也被完全压上一层薄薄的牙胶。⑥停止操作，摄 X 线片，如 X 线片证实根尖部充填好，应用牙胶尖将余下的根管间隙按上述方法充填。这时的根管充填不需用根管糊剂，单独用牙胶完成三维根管充填。

牙胶垂直加压技术能够在根尖部分获得更大的牙胶密度，并能够充填侧支根管和微孔。

该法的缺点是操作时间较长,且难以在细小弯曲的根管中实施充填,加热器械也不易控制热量,过热会引起牙周损伤。

5)热塑牙胶注射法:热塑牙胶充填是将消毒的牙胶装入热牙胶注射器内,加热软化后,注入根管。热牙胶在根管内具有较好的流动性和充盈性,易随根管形态灌注到管腔各个部位形成一个均匀致密的整体,迅速完成充填。

使用时先根据患牙的根管长度和粗细选择合适的注射针管,插入根管内适当深度,一般以针头距根尖孔距离3~5mm为宜。牙胶用75%乙醇浸泡消毒后,装入热牙胶注射充填器内,加热软化呈流动状,即可向根管内注射。注射时能感到一种后退的力量,此时应边注射边退针,直到根管充填完满。充填一个根管一般只需几秒至十几秒钟。

6)Thermafil牙胶充填:本法是Johnson创立的,由一套Thermafil充填尖组成。每一充填尖与相应的根管锉直径一致,中间为金属轴或塑料轴,外包alpha相牙胶。其方法是将成品的Thermafil充填尖充入根管。

操作方法:①根管预备后,选择与预备时所用的最大根管锉相同型号的根管充填尖。②在Therma Prep炉中将充填尖加热。③将封闭剂置入根管,再将加热的充填尖插入根管至工作长度。④自根管口的上方1~2mm处用倒锥钻切断充填尖的柄端部分,完成根管充填。

Abarca的研究表明,对于曲度为20°~40°的弯曲根管,Thermafil方法才是替代牙胶侧方加压的满意方法。

(2)金属尖法:金属尖大多采用银尖、钛尖,多用单尖充填,适用于细小弯曲的根管。按照根管预备时所用的最大根管器械型号,选择相应的金属尖。金属尖置酒精灯上消毒,根管内置入糊剂,插入金属尖完成根管充填。露出根管口外的多余部分,可先用磷酸锌黏固粉垫底后,再用倒锥钻割断。

(3)糊剂法:选择根管糊剂时,首先要考虑糊剂的性质、药理作用及对牙髓、根尖周组织的影响。糊剂应具有各自的特殊作用,如氢氧化钙的促进硬组织形成作用、碘仿的解毒作用等,同时还要具有促进组织愈合的作用以及满意的远期疗效等。

充填时,可先将糊剂置入根管口,或直接用器械将糊剂送入根管。用光滑髓针或扩孔钻从根管口向根尖方向紧贴根管壁旋转推进,在接近根尖时,再将器械紧贴根管壁直线抽出,如此反复数次。初填时可见糊剂随螺旋运动进入根管,逐渐糊剂不再进入,此时糊剂已基本填满。另一种方法是使用专用的螺旋充填器,该方法既快又很容易充填根管。

3.根管充填的时机

(1)牙髓摘除术的充填时机:对牙髓摘除术,应在拔髓后立即实行根管充填,但技术要求较高;对把握不大者,可在封药后第二次就诊时,实行根管充填,以免病人不适。

(2)感染根管的充填时机:感染根管的充填应在病原物已去除,感染已被控制,病变开始恢复的情况下进行,具体的指征是:①牙体的腐败组织已经完全去除,经过彻底的根管预备,根管消毒,暂封物完整。②病人无自觉症状。③根尖部牙龈无红肿,无叩痛,无压痛,④根管内无渗出,封入的棉捻干燥、无臭味。

(3)关于根管治疗一次法:所谓根管治疗一次法是指:①从开髓、根管预备和根管充填一次完成。②为了减轻病人疼痛曾作开髓引流,在复诊时一次完成根管预备和根管充填。③因过去根管治疗失败,现一次完成根管的重治疗。

一次性根管治疗术把根管预备、根管消毒、根管充填三大步骤一次来完成,这大大缩短了疗程,减少了病人的就诊次数和时间。

首先,进行一次性根管治疗术的病例选择是非常重要的。临床观察慢性窦道型根尖周炎,进行一次性根管治疗疗效较好,有窦型由于脓液以及炎性分泌物可以从窦道口排出,不易转化为急性炎症;患者的年龄对病例的选择也有关系,年轻人组织修复能力强,髓腔大,有利于操作,并不易发生术后反应。全身情况差的,对根管治疗的反应较差,预后不良。

在一次性根管治疗完成后,临床上常嘱病人口服螺旋霉素和甲硝唑片 3 天,以防术后不良反应。

(六)根管治疗的并发症

根管治疗术是一种非常精细的手术,操作中要使用许多细小的器械、各种药物及材料,要求术者全神贯注,来不得半点马虎。在操作中,由于术者的主观原因和其他的客观原因,可能会发生一些意外的事,造成一些不良的后果,有时甚至是很严重的后果,给病人带来一定的损失。因此,术者在治疗时必须高度警惕,严格遵守医疗常规,防患于未然。一旦发生术中意外,必须迅速、冷静、正确、及时地处理,将损害减少到最低程度。

1.根管器械折断　根管治疗术中,由于种种原因,扩孔钻、根管锉、拔髓针等根管器械可能折断在根管中,造成医源性的根管堵塞。

(1)器械折断的原因:

1)术者工作中粗心大意,动作粗暴。

2)使用了已生锈、有裂痕和失去弹性的器械。

3)在细小弯曲的根管,未能按操作常规进行根管预备,强力开扩,旋转过度。

4)倒钩髓针伸入根管过深,甚至穿出根尖孔,由于倒刺的作用,强力抽出,可能造成倒钩髓针的折断。

(2)折断器械的去除:不管是采用哪种方法,都必须先摄 X 线片,以确定折断器械在根管内的位置。

1)折断器械的断端露在根管口外,可用镊子、蚊式血管钳或特制的根管钳挟持,然后慢慢旋转晃动后取出。

2)折断的器械断在根管内,比较松动者,如 Peeso 钻、Gates-Glidden 钻的断段,用探针可以拨动,但因体位和重力的关系,不能拨出。也可用根充扩大器沿折断器械边缘缝隙插入,利用楔力,将折断器械挤压脱出。对折断在根管内的扩大针、根管锉、髓针等,可试用拔髓针、H型锉,缠少量棉花,试将折断器械带出。

3)Masserann 器械法 1971 年,法国人 Masserann 发明了专用于取根管内折断器械的一套装置——Masserannkit。使用时,先用 Peeso 钻预备通道,直到根管内折断器械的残段为止。接着使用管形钻,这种钻类似空心管,但尖端有刃。旋转时,利用折断器械作导向装置,在折断器械周围形成环形沟,使折断器械部分游离。最后,将挟持器的尖端伸入根管内,将折断器械的游离部位紧紧挟住,将其取出。

Masserann 器械法具有安全、可靠的优点,但整套器械在结构上、数量上和操作上都过于复杂,并且只适用于较直的根管。

4)超声波法:首先用一根小号的 K 型锉($10^#\sim15^#$),在牙本质与折断器械之间形成一个穿通点,最好要达到折断器械的一半,至少也要有 $1\sim1.5mm$ 深度。然后改用 $15^#\sim25^#$ 超声锉,将超声机开到最大输出功率,使锉在折断器械的一侧作小幅度的上下运动,使折断器械周围的牙本质碎屑松解,并随冲洗液移去,使折断器械游离,最终随冲洗液流出。

用超声波法配合手术显微镜取根管内折断器械是一个省力、有效、安全的方法。

5)充填法:对于折断器械在根管中部,又不妨碍其他根管器械进入者,可常规进行根尖 1/3 的根管充填,根管的中 1/3 和冠 1/3 可用热塑牙胶充填。对于折断在根尖部的器械,或虽折断在根管中部,但其他根管器械无法通过者,可行根管液体(酚醛树脂)充填术。

6)逆向去除法:用手术方法切除根尖使其成为斜面,术者能明视根管内的部分折断器械,用小号车针磨除折断器械周围的牙本质,用蚊式血管钳等小器械上推折断器械使其松动后将其取出。

7)根尖切除术:是将折断在根尖部根管内的器械,连同相应的牙根一并切除后用银汞合金封闭根尖。

2.根管旁穿和台阶形成　正常情况下,髓腔是通过根管系统与牙周组织交通的。由于各种原因,髓腔通过其他通道与牙周组织发生了交通,就称之为根管旁穿。本节主要讨论医源性的根管旁穿。医源性的根管旁穿既可以发生在使用车针、扩大针、根管锉操作不当或不正确时,也可发生在制作桩冠时。如果根管器械虽偏离了根管方向,但未产生侧穿,则可在根管壁上形成台阶。

(1)分类和原因:

1)髓室旁穿:是从髓室至牙周组织的交通,较为少见。常发生于下颌切牙、下颌前磨牙和下颌磨牙。

2)髓室底穿孔:髓室底穿孔是指髓室穿通髓底,或与牙周组织的联通,常见于增龄变化的髓室狭窄,或术者误将根管口当成髓角而盲目开髓等。

3)侧壁穿孔:是指根管侧壁穿孔,是髓腔穿通根管侧壁与牙周组织的交通。常见于弯曲、狭窄、钙化的根管或其他变异。术中操作不当,越号强行开扩也可能形成侧壁穿孔或台阶。

(2)穿孔的处理:穿孔处理的三大原则是及时、无菌和严密。即穿孔的部位要尽早修复,穿孔部位要防止感染,穿孔的修复要严密。

1)髓室旁穿:发现髓室旁穿后,应重新寻找主根管,完成根管充填。然后对穿孔部位进行清理、冲洗、止血,最后充填封闭。

2)髓室底穿孔:髓室底的穿孔在根充前要立即封闭,用生理盐水冲洗、止血、吸干后,即用氧化锌丁香油黏固粉封闭,小的穿孔也可直接用银汞合金充填,也可直接用 MTA 充填。

对于较大的陈旧性髓室底穿孔,在保守治疗无效时可采用牙半切除术、截根术、牙半分离术,严重者应拔除患牙。

3)侧壁穿孔

①根管冠 1/3 的穿孔：调整开扩方向，重新找到主根管，以分段法充填主根管，再按封闭髓室底的方法封闭穿孔。也可常规充填主根管，再去除根管冠 1/3 的牙胶，然后再封闭穿孔。

②根管中 1/3 的穿孔：如穿孔的部位在颊侧或近中、远中，可以用外科手术的方法修补。方法是翻开黏膜骨膜瓣、凿去部分骨质，找到穿孔的根面。舌腭侧穿孔因操作不便，常需拔除。

③根管尖 1/3 的侧穿：假如侧穿发生在根管的近根尖处，可在充填根管时采用热牙胶充填法，加压将充填材料压入根管和穿孔部。也可将穿孔处作为一个副根管看待，对穿孔像根管一样清理、修整和充填。有时因根尖部弯曲，穿孔部位又在根管冠 1/3 长轴的连线上，要想回到根尖区的主根管并且充填之，几乎是不可能的，这时可将穿孔部位当主根管充填，原根尖区主根管可看成是根管欠填，如小于 2mm，可观察一段时期后处理，如大于 2mm，应行根尖切除术。

3.误吸和误咽　误吸和误咽是指在行根管治疗术时，器械落入呼吸道或消化道。这是根管治疗术中的严重事故，会给病人和术者都带来痛苦和不安，应尽力避免。

(1)原因：术者手术时注意力不集中，缺乏高度的警惕性；根管器械柄没有擦拭干净，沾上有一定润滑作用的根管冲洗剂或口水。

病人体位不当，尤其是电动卧式手术椅的普及，增加了误吸、误咽的机会；病人不合作或突然的呛咳、恶心等。

(2)处理：一般来说，器械从手中滑脱后，多半先落入口腔中，如在口腔前部，应立即取出。如落在近咽部，则易产生吞咽反射而将器械吞入。此时术者应保持镇静，切勿慌张，应立即将右拳放入病人口中，使病人不能闭口，不能产生吞咽反射。同时，用左手托住病人头部，使头部前倾，让器械滑到口腔前部，然后取出。

如果术者过度紧张，未采取上述紧急措施，近咽部的器械一般都咽入消化道。此时，应立即进行胸腹部 X 线检查，了解位置和可能发生的情况，收病人住院密切观察。嘱病人少运动，多吃含纤维多的食物，如韭菜、芹菜等，观察病人的大便，不断进行 X 线观察，多数器械都能随粪便排出，极少数病人需开腹手术才能取出。要注意的是，切不能让病人服泻药，以免增加肠蠕动，而将器械刺入消化道内壁。

若在根管治疗术中，病人头部过仰，器械直接落入咽部，则有可能吸入呼吸道。在根管治疗术中，如器械滑落口腔后消失，病人伴剧烈呛咳，则表明器械已落入呼吸道。立即请耳鼻喉科会诊，尽早用气管镜取出。若器械已到很深的部位，气管镜不能取出者，必须做开胸手术才能取出。

4.疼痛与肿胀　从开髓至根管充填结束这一整个根管治疗过程中，由于机械的、化学的、生物的各种不良刺激都可能诱发炎症反应，出现局部的肿胀、疼痛等并发症。

(1)原因：

1)机械性刺激：根管预备时，扩大针、根管锉超出根尖孔，造成过分预备；根管工作长度测量时，测量器械超出根尖孔。超出的器械除本身对根尖周组织是一种机械刺激外，还可能将细菌、毒素、分解产物带入根尖周组织。

根管充填时，由于操作失误，使根管充填材料超出根尖孔引起疼痛和肿胀。

2）化学性刺激：根管冲洗剂、根管消毒剂、根管充填剂、失活剂对根尖厨组织有一定的刺激作用，如含多聚甲醛的糊剂有一定细胞毒性，超出范围后会引起严重的根尖周组织反应和临床症状。

3）生物性刺激：过分的器械预备或加压冲洗，将细菌、毒素等带入根尖周组织，会引起严重的根尖周组织反应。

（2）处理和预防：根管预备时，要严格掌握好根管的工作长度，切不可将根管器械穿出根尖孔。根管充填也应遵照所测工作长度，准确充填。

掌握和控制根管用药，根管冲洗后的最后冲洗必须使用生理盐水或蒸馏水。对根尖孔未形成的年轻恒牙，应使用刺激性小的药物。

对用砷剂失活的牙髓，必须向病人说明情况，要求按时复诊。

处理感染根管时，应严格遵守无菌操作的原则，对根尖周炎症反复发作的病例更需注意。根管治疗的每个步骤，都要做到无菌处理，如在根管充填前，发生感染性根尖周炎，应立即开放引流，降低咬合，给予抗菌药物，待急性炎症消退后，再做根管充填。如发生在根管充填后的根尖周炎，一般不必再拆除充填物开放引流，可降低咬合，给予抗生素；如已形成脓肿的，可切开排脓。

5.皮下气肿　根管冲洗时，冲洗针头插入根管过紧，堵塞住根管使冲洗液不能回流，或冲洗时压力过大，都可使过氧化氢溶液溢出根尖孔，形成气肿。根管干燥时，使用压缩空气吹干根管也可形成皮下气肿。

发生皮下气肿时，病人的颜面部、颈部出现突发性的肿胀，无痛，不红，有捻发音。一旦在根管冲洗时发生皮下气肿，应立即停止过氧化氢的冲洗，改用生理盐水冲洗掉根管内的过氧化氢溶液，并将根管开放。如是因使用压缩空气不当造成的气肿，也必须将根管开放。

对于皮下气肿无特殊处理方法，应向病人解释清楚，保持病人安静，同时服用抗生素预防感染。一般说来，气肿在10日内会自行消退。

6.牙体折裂　根管治疗术后，牙体硬组织失去了来自牙髓的营养和修复功能，牙体组织相对薄弱、容易折裂。如果折断只发生在冠部，可以修整洞形，重作充填修复。全冠修复可以增强充填后患牙的抗折裂强度，提倡根管治疗后用全冠修复。

四、根管外科

（一）根管外科的治疗原则

1.根管外科的适应证和禁忌证

（1）对根管外科适应证和禁忌证的认识：以往的教科书、文献中都罗列过一些根管外科的适应证和禁忌证。在选择手术治疗还是非手术治疗时必须考虑以下的一些因素：①根管治疗术本身的疗效非常高。②根管治疗术几乎没什么禁忌证，而根管外科则必须考虑一些系统性疾病和术后并发症,如疼痛、肿胀、麻木、瘢痕等。③根管外科必须考虑外科手术可能引起的心理反应,尤其是对年轻人或已有心理障碍的病人。④施行根管外科,必须考虑到软组织、骨组织和牙根的邻近解剖和解剖变异。⑤一旦软组织瓣复位,它覆盖在某些解剖组织间隙之上,可能成为术后感染扩散的通道。⑥根管外科术不是根管治疗失败后的"万能药"。⑦希望通过外科途径来提高封闭性是无意义的。⑧单纯的超充、器械折断、根管壁侧穿等也不一定都是根管外科的适应证,非外科治疗和临床观察都是可取和必要的。⑨当根管治疗失败后,一般应首选根管再治疗。⑩根管外科的远期疗效并不高于根管治疗。

作为一个牙科医师必须认识到,真正的根管外科适应证是极少的,而且还必须建立在病人迫切要求、医生擅长和以现代根管治疗生物学为基础的"三原则"上。

(2)根管外科的适应证和禁忌证:在"三原则"的基础上,笔者认为根管外科的适应证应是:①如果根管再治疗存在着很大的失败可能,可采用根管外科手术。②如果病变是根管治疗失败引起的,并且不可能采用根管再治疗,或虽能根管再治疗,但不能有好的预后,可采用根管外科手术。

根管外科的手术禁忌受着以下三个因素的制约:①病人(精神因素、系统性疾病等)。②医生(资历、经验和技能等)。③解剖(可能伤及上颌窦或下齿槽神经的患牙,手术无法达到的部位等)。

2.组织瓣的切口和设计　在各类根管外科手术中,有不少要采用翻瓣术才能显露和去除病变组织,如根尖切除术、根管倒充填等。组织瓣的设计是根管外科的一个重要内容。

(1)切口设计:根管外科采用的组织瓣切口通常分为水平切口和垂直切口两种。

1)水平切口:①龈沟内水平切口:是从龈沟将牙龈组织连同龈乳头切开,从牙槽骨上分离。②龈沟下或龈缘下水平切口:切口与龈沟内水平切口平行,在龈缘下的附着龈上,不伤及龈沟底和龈乳头。

2)垂直切口:从龈缘或龈缘下开始,与牙长轴平行,一直切到膜龈联合处。从龈缘开始的垂直切口,切不可将龈乳头中央剖开或从前牙唇舌面中间的龈缘切开,亦不可正对根分叉处,最佳的位置是唇面靠近龈乳头的近中侧或远中侧。

(2)组织瓣的设计:组织瓣分为全黏膜骨膜瓣和部分黏膜骨膜瓣,两者的区别就是水平切口的位置。前者是采用的龈沟内水平切口,龈头(牙间龈组织)和龈缘是瓣的组成部分。后者是龈缘下水平切口,组织瓣不包括龈缘和牙间龈组织。黏膜骨膜瓣是指黏膜牙槽骨膜瓣,它的厚度应包括牙槽黏膜、龈组织和牙槽骨膜,确切的定义应是黏膜牙龈骨膜瓣。由于历史的原因,我们通常所指的黏膜骨膜瓣是包括牙龈组织的。

1)全黏膜骨膜瓣:①三角瓣:由一个龈沟内水平切口和单一的垂直松弛切口构成。该设计的主要优点是组织瓣的血供破坏极小,有利于伤口的迅速愈合,也有利于伤口的复位缝合;缺点是单一的松弛切口常限制了手术的视野。②矩形瓣:由一个水平龈沟内切口和两个垂直松弛切口构成,优点是扩大了术野,但瓣的复位和缝合都比上者困难,移位的可能性也较大。③梯形瓣:由一个水平龈沟内切口和两个向龈方聚集的垂直切口构成,瓣的基底部宽于游离端。梯形瓣在身体其他部位,特别是整形外科皮瓣运用上是有效的。但是黏膜骨膜瓣的血供主要是垂直向的(与牙体长轴平行),因此斜行切口比完全垂直的切口损伤的血供多,易造成组织瓣的局部缺血和坏死。④横式瓣或信封瓣:由单一的水平龈沟内切口构成,形似信封的开口,所以又称信封瓣。优点是基本不伤及瓣的血供,所以愈合快,术后固定和伤口复位缝合都很容易。缺点是术野小,一般不用于根尖手术,常用于根管壁侧穿的修复。

2)部分黏膜骨膜瓣:部分黏膜骨膜瓣不包括龈缘和牙间龈组织,水平切口只在附着龈上,垂直切口包括两侧的附着龈和牙槽黏膜。

①龈下弧形瓣:龈下弧形瓣由单一的弧形切口构成,切口从牙槽黏膜开始,弯向冠方的附着龈,再回到牙槽黏膜,形似半月,所以又称半月瓣。该设计优点不多,缺点不少,包括不利于伤口愈合和术野过窄等。和梯形瓣一样,在现代根管外科中已不太采用。

②龈下矩形瓣:龈下矩形瓣由一个在附着龈的龈缘下水平切口和两个垂直松弛切口构成,水平切口与龈缘外形一致,呈贝壳状,使龈沟底到水平切口能保持适当的一致深度。这种设计克服了半月瓣和其他全黏膜骨膜瓣的不足之处,主要优点是对龈缘和牙间龈组织无损伤,也不显露牙槽嵴顶的骨组织;缺点是离断了垂直向的骨膜血管,增加了组织瓣收缩、愈合延缓和瘢痕形成的可能性。

3.根管倒充填　行根管外科手术的患牙,有的需同时进行根管充填,有的则已行根管充填,这些牙齿的根尖封闭常用三种方法:①直行充填或正充填,即从根管口向根尖方向进行充填。②倒充填,即从根尖向冠方的根管充填。③直行充填加倒充填。

(1)根管倒充填材料:根管倒充填材料应具有的性质:①和根管牙本质壁有较强的黏着力,有良好的根尖封闭性,消除微渗漏。②非溶解性。③便于在根尖区创口操作。④不受唾液、血液污染。⑤无毒。⑥与组织相容,具有抗菌能力,不易氧化。⑦体积稳定。

这些材料有金箔、氧化锌丁香油黏固粉、银尖、钛尖、磷酸锌水门汀、氧化锌丁香油水门汀、聚羧酸水门汀等,但最常用的还是银汞合金、玻璃离子、复合树脂。

近十年来,MTA已广泛应用于牙髓病、根尖周病的研究。

MTA随着时间的推移,微渗漏逐渐减少,研究者推测MTA在潮湿环境下可进一步水合,水合的结果使抗压强度增加,微渗漏减少。由于潮湿环境有利于MTA的固化,因此根尖外科时,根尖窝洞中难以干燥的潮湿环境不影响MTA的封闭性能。

(2)根管倒充填的方法:根尖部的洞形设计:①洞形要尽可能小。②洞深不少于 $2\sim3$mm。③洞壁无腐质,污染、软化、着色深的牙本质必须去除。④对于一个牙根中有两个根管的牙根,备洞时应将两根管之间的狭部,连同两根管一并备出,形成两个相连的圆形,形似"8"字。⑤窝洞有少许倒凹,以增加固位力。⑥沿根管长轴备洞,防止偏斜,在根尖切除后的斜面上备洞,尤其要注意。关键是要保证在根尖倒充填时,充填材料既要能接受一定的充填压力,又不会向四周挤出。

(二)根尖搔刮术

根尖搔刮术亦称根尖刮治术,是从无髓牙的根尖和根侧牙槽骨去除病变组织的一种手术方法。

1.适应证　许多学者将根尖搔刮术并入在根尖切除术中讨论,在行根尖搔刮术时也常同时行根尖切除术。因此,单纯的根尖搔刮术的适应证就比较窄了。文献中已报道的有:①除去超充的根充材料。②获取活检的标本。③治疗牙根外吸收。④根管治疗是完美的、牙根是无损的,但病人仍有症状和体征。⑤根尖周病变长期不愈,特别是疑有根尖囊肿者。⑥去除坏死的牙骨质,以及根尖周牙槽骨内的感染组织,加速病变的愈合。

2.手术方法　根尖搔刮的手术原则如下:①术前详细了解病史,严格掌握好手术适应证和禁忌证,并对病人做好解释工作。②仔细阅读X线片,了解牙根的形态和走向、病变的范围和大小以及邻近的解剖关系,确定手术的范围。③常规消毒手术区,根据部位施行不同的局部麻醉。④根据不同的牙位,选择合适的切口和合适的组织瓣,根尖手术一般选择部分黏膜骨膜组织瓣,组织瓣要包括左、右各一个邻牙,以便使根尖区充分显露,切口要深达骨面,但不要切断软组织系带。⑤用骨膜分离器将组织瓣分离,翻瓣后使破坏的根尖区牙槽骨板显露,剥离的骨膜要完整,术中要保护好黏膜骨膜组织瓣,不要过度牵拉或压迫。⑥对于根尖周破坏区较大者,只需顺着破坏区进一步扩大,就很容易达到根尖,如果唇面骨板完整,则可用骨凿或骨钻除去骨板,先制成一个小洞,然后逐渐扩大,直至露出根尖为止。⑦用各种刮匙仔细刮除根尖周的病变组织和异物,特别要注意牙根舌侧面,同时还要将根尖锉去少许,以便露出健康的牙骨质。⑧手术区冲洗,骨腔内拭干,轻轻搔刮骨面至新鲜血液充满骨腔,将组织瓣复位、缝合。⑨术后可在切口相应的面颊部进行加压包扎或冷敷,以防止术后水肿,术后暂不刷牙,多使用漱口水以保持口腔清洁,并常规应用抗菌药物,5～7天后拆线。

（三）根尖切除术

根尖切除术是切除牙根的根尖部分、去除根尖周病变组织的一种手术方法。

【适应证】

1.去除病变组织　如折断的根尖、感染的根尖,经完善的根管治疗后仍长期不愈的根尖周病。

2.去除解剖上的变异　根尖区的侧支根管、副根管、根管分叉、根尖三角区,以及严重弯曲的根尖、钙化的根尖影响治疗效果者。

3.根管治疗出现意外　根管治疗中,在根管根尖1/3处出现台阶、穿孔、堵塞或器械折断。

4.根管充填不满意　但根管重治疗仍无法达到根尖时。

5.根管治疗失败或根本未行根管治疗　根管虽无异常,但无法通过根管行根管重治疗,如桩冠、嵌体及烤瓷冠等。

【根尖搔刮术和根尖切除术的选择】

选择根尖搔刮术作为单一手术时,必须考虑到:①是不是不做根尖切除术也能去除致病的肉芽组织。②根尖搔刮加根尖切除是不是比单纯根尖搔刮术治疗效果好。③是不是有把握在保留根尖完整性时,保证治愈根尖周病变。如果不切除根尖就不能消除根管内病原刺激物,或必须行根管倒充填时,就不能再考虑行单纯根尖搔刮术。

【手术方法】

根尖切除术的手术方法基本同根尖搔刮术,所不同的就是要切除部分根尖。

根尖切除的长度视具体情况而定,没有固定的尺寸,一般为 1～3mm。根尖切除后的根面应朝外,以获得好的视野,并为其后可能需要的根管倒充填做好准备。

(四)牙根切除术和牙半切术

牙根切除术亦称断根术、截根术,牙根切除术是除去多根牙的一个或两个不能保留的牙根,留下牙冠的主体部分。牙半切术则是去除病变的牙根和相应部分的牙冠,或将牙齿纵向切开,并不拔除,经特殊处理后,形成两个独立的牙。

牙根切除术或牙半切术确实能使一些本要拔除的牙得到保留,但它们毕竟不是一种常规的治疗方法。它们的病例选择条件要求高,医师要掌握好根管治疗、牙周治疗和牙体修复的各种技术,因此目前开展还不普遍。

【适应证】

适应证(仅限于稳固的多根牙中的一个或两个病变根)

1.垂直型或水平型根折。

2.牙根周围的严重垂直型骨吸收。

3.牙根的内、外吸收,广泛的牙根龋坏。

4.根管侧穿、钙化、堵塞,而无法进行根管治疗者。

5.根分叉病变。

【禁忌证】

除根管外科手术常规的禁忌证外,还有

1.保留根的冠根比例失调。

2.保留根骨支持组织过少。

3.保留根不能做根管治疗,也不能根管倒充填。

4.保留根不宜做牙体修复或牙列修复。

5.融合根。

【手术方法】

1.牙根切除术

(1)术前进行洁治、刮治,对牙冠进行改形,减少牙冠的颊舌径,对保留牙根进行根管治疗,对拟断牙根在根管口进行银汞充填,再充填患牙。为防止根管口银汞合金残屑落入邻近软组织,应待银汞合金结固后再行切除术。

(2)消毒、铺巾、局部麻醉:对根周骨组织严重垂直型吸收的病例,可不行翻瓣。但对根管侧穿、根折等根周无破坏的病例,则必须翻瓣,显露病变区。显露后,应立即刮除病变肉芽组织,减少出血。

(3)沿根分叉处切断拟断的牙根,所切的断面应稍倾斜,以根分叉为起点,切不可水平向横断。断面要保持光滑,以利软组织的附着。

（4）小心拔除断根：一般来说，使用牙挺、血管钳、乳牙钳和根尖钳较为安全和方便。断根取出后，应刮槽止血、压槽复位。

（5）修复组织瓣，使之尽可能遮住断根区，必要时，可做松弛切口，稍加转移，以保证覆盖断面。将瓣复位并缝合，以牙周塞治剂保护创口，以利愈合。

2.牙半切术

（1）术前处理与牙根切除术类似。

（2）铺巾、消毒、局麻。纵向切开牙冠，纵切的器械必须与牙齿的长轴平行，长度要达到髓室底至根分叉处。

（3）确定牙冠已被切开后，将病根连同相应的牙冠一并拔除。修整牙冠和根分叉区域，使根面、冠面光滑，无悬突。清创后缝合伤口。

（4）观察数周后，再作牙冠修复。

（五）再植术

外伤脱臼和故意拔除的自身离体牙，经处理后重新植入牙槽窝称为再植术，后者又称意向再植术，这里讨论的主要是意向再植术。

【适应证】

1.外伤后，患牙完全脱位，但牙体完好无折断，脱位时间较短，最长不超过 24 小时。

2.根尖病变严重，或因钙化、器械折断等原因无法进行根管治疗重治疗和根尖外科手术时。

【手术方法】

1.局部麻醉下拔除患牙，拔除时不得使用暴力，不要过分扩大牙槽窝。将拔除的牙冲洗干净，用湿纱布包好根部，常规开髓，做根管治疗；如根管堵塞，则作倒充填，同时，将牙齿的𬌗面均匀磨去 0.5mm，使之再植后能得到充分休息。

2.将处理好的患牙放入抗生素液中浸泡 30 分钟～1 小时，如用青霉素则必须预先作皮试；有条件的，可将再植牙放入-40℃低温冰箱中脱敏，或直接浸入硫唑嘌呤免疫液中脱敏。

3.刮净牙槽窝中的病变组织，压迫止血。

4.将处理好的牙植入牙槽窝内，植入的动作应轻柔缓慢，以容许牙槽窝内的液体排出，猛然推入，可因流体静压之故引起反跳，患牙就位后，要进一步调𬌗。

5.术后结扎固定，也可不结扎固定。现认为最好是做容许牙齿轻微活动的固定，这样可使牙周纤维得到功能性的排列，过紧的固定使牙周纤维顺牙长轴排列，易引起骨性愈合。所以现在大都不再结扎固定，而仅用牙周塞治剂，即可以防止细菌的侵入，又有一定的夹板固位作用。

6.4 周后解除结扎固定，再度调𬌗，摄 X 线片复查。

7.对于外伤脱臼的牙，特别要强调及早将牙齿复位，半小时内进行再植，90% 的牙根可免于吸收，牙龈、牙周膜的成活率也很高，牙髓的活力也可能保存，因此半小时内的再植不需做牙髓处理，2～3 周后复查，如确系牙髓已坏死再做根管治疗也不迟。30 分钟至 2 小时以内的脱臼牙，牙髓也有可能成活，但要视牙齿的保存情况，如是否保持湿润或冷藏，处理是否轻柔等。

外伤 2 小时后的再植,一般牙髓很难成活,需做根管治疗。其他处理步骤同意向再植术。

【治疗机制】

牙齿经再植后,一般情况下牙周膜不能再度愈合,而只能由新生的骨组织与再植牙的牙根愈合,即骨性愈合,使植入的牙齿牢固地愈合在牙槽窝内,这虽失去了正常的生理动度,但对咀嚼无太大影响。极少数病例,也可出现牙周膜重建的情况。

再植后,还会发生排斥现象,牙根逐渐被吸收,吸收部分又很快被新生骨组织所填满,最后再植牙脱落。吸收快的,数月至 1 年后,牙根就完全吸收,这是机体的免疫反应。故植入前进行脱敏处理,可提高再植牙的寿命。

(六)囊肿减压引流术

在根管治疗后,大部分根尖囊肿可以治愈,但仍有一部分范围较大的根尖囊肿在根管治疗后仍不能痊愈。这种情况,过去都采用外科手术摘除的方式,这不仅要拔除患牙,切除大量骨组织,有时还波及邻牙,损伤邻近解剖结构,给病人造成生理上、心理上的巨大痛苦。理想的治疗方法是囊肿减压术,该方法通过减压消除病损或至少是缩小病损范围,如以后仍需摘除,其损伤的范围将大为减小。减压术是通过持续不断地排除有害的代谢产物,从而提高了根尖周组织的生物性反应能力,最后达到完全愈合。

【适应证】

1.根管治疗未能治愈的大型根尖囊肿。

2.估计根管治疗不能治愈的大型根尖囊肿,可行根管治疗加囊肿减压引流术。

【手术方法】

1.常规铺巾、消毒、局麻。

2.一般作垂直切口,剥离黏膜骨膜组织瓣,用高速钻机钻开骨壁、人工造瘘。

3.吸取囊液,大量生理盐水反复冲洗。

4.在切口处插入引流管,以保持这个减压引流的通道。

5.根管治疗或根管重治疗。

这里需要强调的是,引流管可以利用脐动脉导管、导尿管。理想的导管应该是 X 线阻射的,这在不幸吞下、吸入时,可以随时定位,也利于确定导管在囊腔的位置。

【手术后的指导和复诊】

术后 48 小时复诊,口腔可出现红、肿、痛炎症反应,不必处理。检查引流管的位置和角度,必要时做些修整。用生理盐水进行大量反复的囊腔冲洗。1 周后第二次复诊,造瘘口仍可能潮红,但应比上次复诊时好转,因为瘘口已有上皮长入,需用生理盐水反复冲洗。指导病人每日自我冲洗,或请家属冲洗,这可省去许多复诊的麻烦,并有可能加速愈合。每次冲洗都要拔掉引流管,冲洗完后再重新插入。2～3 周复诊一次,进行冲洗和检查,如发现囊腔缩小,应将引流管剪短重新插入。

术后 4～5 周,再次摄 X 线片对比,两次的投照角度要一致,以利于 X 线诊断。

拔管时间没有一定的要求,一般在术后 5～14 周,可长可短。参考指征有:①X 线片显示在整个 X 线透射区有纤细的、肯定的骨小梁修复征象。②临床表现囊肿缩小，多次需要剪短引流管。③没有和病灶有关的症状出现，如流脓、痛疼等。

　　定期复查直至 X 线片上显示完全愈合。

（李丽华）

第五章　牙周病

第一节　牙周病的病因学

牙周病的病因复杂,由多种因素协同作用所致。一般分局部因素和全身因素两方面。局部因素指存在于口腔环境中的各种刺激因素,是引起牙周组织病的主要因素。在局部因素中,菌斑微生物及其产物是牙周组织病的最主要病因,是引起牙周组织病的始动因子;口腔卫生不良、牙石、食物嵌塞、创伤性殆等,能促进菌斑的积聚,增强细菌毒力,造成牙周组织损伤,为局部促进因子。全身因素指人体的全身健康状况和对局部刺激因素的免疫反应和防御能力。一些全身疾病与牙周组织病关系密切,如内分泌失调、免疫缺陷、营养不良等,可导致机体抵抗力降低,牙周组织感染的机会增加,从而促进牙周组织病的发生和发展,将其称为全身促进因子。局部因素和全身因素之间紧密联系,互相影响、互相制约。

一、局部因素

(一)细菌

口腔内温度、湿度和营养均适合细菌的生长,是细菌生长的最佳场所。在健康的牙龈沟内细菌少,菌斑内主要是革兰氏阳性球菌和杆菌;牙龈炎时革兰氏阴性菌数量有所增高;慢性牙周炎时主要是革兰氏阴性厌氧杆菌、丝状菌及螺旋体等;侵袭性牙周炎则主要为伴放线放线杆菌。可见,从健康牙龈到牙龈炎、再到慢性牙周炎,菌斑内细菌的变化规律是:从革兰氏阳性球菌、需氧菌为主,到革兰氏阴性杆菌、厌氧菌为主。

目前认为与牙周组织病有关的致病菌主要是:伴放线杆菌、牙龈卟啉单胞菌、福赛坦菌、具核梭杆菌、中间普氏菌、黏放线菌和齿垢密螺旋体等。各种牙周组织病患牙菌斑内细菌的数量、组成和比例均会发生变化,细菌数量可高于健康部位 10~20 倍。

(二)牙菌斑

牙菌斑是一种细菌性生物膜,由基质包裹互相黏附,黏附于牙面、牙间及修复体表面的软而未矿化的细菌性群体,不能被水冲去或漱掉。

根据牙菌斑形成部位,可分为龈上菌斑和龈下菌斑。

1.**龈上菌斑**　指位于龈缘以上的牙菌斑,主要分布在窝沟、裂隙、邻接面、龋洞表面等部位。革兰氏阳性需氧菌及兼性厌氧菌占优势,与龋病的发生、龈上牙石的形成有关。龈缘附近的龈上菌斑还会危害牙周组织。

2.**龈下菌斑**　指位于龈缘以下的牙菌斑,分布在龈沟或牙周袋内,可分为附着性龈下菌斑和非附着性龈下菌斑。

(1)附着性龈下菌斑:指龈缘以下附着于牙根面的龈下菌斑,它由龈上菌斑延伸到牙周袋内。健康的牙龈因龈沟较浅,龈下菌斑少,当牙龈有炎症使龈沟加深或形成牙周袋后,龈下菌斑随之增加。这种菌斑中微生物以革兰氏阳性球菌、杆菌及丝状菌为主,它与龈下牙石形成、根面龋、根面吸收及牙周组织病有关。

(2)非附着性龈下菌斑:指龈缘以下位于附着性龈下菌斑的表面或直接与龈沟上皮、袋内上皮接触的龈下菌斑,为结构较松散的菌群,主要为革兰氏阴性厌氧菌及能动菌和螺旋体。其与牙周炎的发生和发展密切相关,在牙周炎快速发展时,非附着性龈下菌斑明显增多,毒力增强,与牙槽骨的快速破坏有关,被认为是牙周炎的"进展前沿"。

3.**牙菌斑的致病机制**

(1)直接作用:与牙周组织病相关的微生物主要为革兰氏阴性兼性厌氧菌和专性厌氧菌。微生物的直接致病作用主要包括以下几方面。

1)牙周定植、存活和繁殖:牙周致病菌须先选择性地黏附、定植于适当的宿主部位,如牙齿、牙周组织和已附着的菌斑团块表面,并在营养环境中生长繁殖,才能引起宿主组织破坏。

2)入侵宿主组织:细菌能侵入牙周组织,是牙周炎的一个重要致病机制。在牙龈炎、慢性牙周炎及侵袭性牙周炎等的牙周组织中发现入侵的细菌,包括球菌、短杆菌、梭杆菌、螺旋体和真菌等。

3)抑制或逃避宿主防御功能。

4)损害宿主牙周组织细菌表面的抗原成分、各种酶、毒素及代谢产物,可直接破坏牙周组织,或引起牙周组织局部的免疫和炎症反应,造成组织损伤。

(2)间接作用宿主的免疫炎症反应在牙周组织病进展中的作用已得到充分认定,牙周组织病的大多数损害不是感染微生物直接引起的,而是宿主对感染微生物及其毒性产物的应答间接引起的。一般而言,宿主的炎症免疫反应是保护性的,可防止局部感染的发展,但是宿主组织的局部变化和破坏也会造成牙周组织的免疫病理性损害。

(三)牙垢和牙石

1.**牙垢**　是牙面上软而黏的沉积物,呈白或黄色,由食物碎屑、口腔脱落上皮细胞、白细胞、微生物、唾液蛋白和脂类混合而成。一般沉积在牙冠的龈 1/3 区和不易清洁的区域,肉眼可见,较松软,可通过刷牙、剔牙等机械方法去除。牙垢中的微生物及其代谢产物可以刺激牙龈,引起牙龈炎症、出血、口臭等。

2.**牙石**　指沉积于牙面或修复体表面的已钙化或正在钙化的菌斑及牙垢。牙石形成后不能用刷牙方法去除。根据沉积的部位,以龈缘为界,将牙石分为龈上牙石和龈下牙石两种。

(1)龈上牙石:指沉积在龈缘以上的牙面上,肉眼可直接看到的牙石,呈黄或白色,也可因烟、茶、食物等着色而呈深色。其矿物质主要来自于唾液,一般体积较大,尤其是在唾液腺导管开口相应处的牙面上沉积更多,如上颌第一磨牙颊面和下颌前牙的舌面。

(2)龈下牙石:指沉积在龈缘以下的牙面上,肉眼看不到,需探针才能查到的牙石,有时在X射线片也能看到。龈下牙石呈褐色或黑色,较龈上牙石体积小而硬,能更牢固地附着于牙面。其矿物质主要来自于龈沟液和血液。

3.牙石的形成　包括三个基本步骤,即获得性薄膜的形成、菌斑成熟和矿物化,前两个步骤实际上是菌斑的形成过程。牙石形成的速度因人而异,这与机体代谢、唾液成分、龈沟液成分、菌斑量、食物性质等有关。此外,牙石形成还与牙齿排列不齐、牙面或修复牙表面粗糙、口腔卫生差等有关。

4.牙石的成分　牙石中含70%～80%无机盐,主要成分为钙、磷,主要以羟磷灰石等结晶形式存在,其余为有机物和水。有机成分为蛋白质和糖类,脂肪甚少。龈上牙石和龈下牙石的化学成分类似。

5.致病作用　牙石与牙周组织病的关系非常密切。流行病学研究表明:牙石量与牙周炎的发生呈正相关。牙石也是牙龈出血、牙周袋加深、牙槽骨吸收和牙周组织病发展的一个主要因素。因此,去除牙石是牙周组织病治疗的基本原则。

(四)殆创伤

不正常的殆接触关系或过大的殆力,造成咀嚼系统各部位的病理性损害或适应性变化,称为殆创伤。凡能造成牙周创伤的殆关系称为创伤性殆。如咬合时牙齿的过早接触、过高的修复体、牙尖干扰、夜磨牙等,正畸治疗时加力不当也可造成牙周创伤。

从殆力与牙周组织两方面考虑,殆创伤又可分为如下几种。

1.原发性殆创伤　异常的殆力作用于牙周组织。

2.继发性殆创伤　殆力作用于病变的牙周组织,或虽经治疗但支持力已减少的牙齿。由于支持组织的减少,对原来可以耐受的咬合力已变成超负荷,超过了剩余牙周组织所能耐受的程度,因而导致继发性殆创伤。

3.原发性和继发性殆创伤并存　临床上原发性和继发性殆创伤多共同存在,二者常难以区分。

目前关于殆创伤对牙周组织作用的认识如下。①单纯、短期的殆创伤不会引起牙周袋,也不会引起或加重牙龈的炎症;②殆创伤会增加牙的动度,但动度增加不一定是诊断殆创伤的唯一指征,因为牙周膜增宽或牙松动可能是以往殆创伤的结果;③长期的殆创伤伴随严重的牙周炎或明显的局部刺激因素,会加重牙周袋和牙槽骨吸收,这种加重作用的真正机制尚不明了;④自限性牙松动在没有牙龈炎症的情况下,不造成牙周组织的破坏。在牙周炎的治疗中,应将消除炎症放在首位,在正畸治疗前必须先治疗已有的牙龈炎症。

（五）食物嵌塞

在咀嚼过程中,食物被咬合压力楔入相邻牙的牙间隙内,称为食物嵌塞。食物嵌塞是导致局部牙周组织炎症和破坏的常见原因之一。嵌塞物的机械作用和细菌的定植,除引起牙周组织的炎症外,还可引起牙龈退缩、龈乳头炎、邻面龋、牙槽骨吸收和口臭等。根据食物嵌塞的方式,分为两大类:垂直型食物嵌塞和水平型食物嵌塞食物。

1.垂直型食物嵌塞　食物从殆面垂直方向嵌入牙间隙内,由于食物嵌入较紧,不易剔除。垂直型食物嵌塞的原因有以下几种。

(1)两邻牙失去正常接触关系:其原因有:①邻面龋破坏了接触区和边缘嵴;②充填体或全冠等修复体未恢复接触区;③牙错位或扭转等,使接触区的大小和位置异常;④缺失牙未及时修复,邻牙向缺牙间隙倾斜,使相邻牙失去接触;⑤牙周组织病致牙松动,接触不佳。

(2)来自对颌牙的楔力或异常的殆力:①牙形态异常,某个牙尖过高或位置异常,致使对颌牙接触点发生瞬间分离,能将食物挤入牙间隙的楔形牙尖,称为充填式牙尖;②不均匀的磨耗所形成的尖锐牙尖或边缘嵴可将食物压入对颌两牙之间;③不均匀的磨耗或牙齿倾斜,使相邻两牙的边缘嵴高度不一致而引起食物嵌塞。

(3)邻面和殆面的磨损使食物外溢道消失,致使食物挤入牙间隙。

2.水平型食物嵌塞　牙周炎患者的牙间乳头退缩或支持组织高度降低,使龈外展隙增大,进食时,唇、颊和舌的运动可将食物压入牙间隙,造成水平型食物嵌塞。

（六）其他因素

1.解剖因素　根分叉、根面凹陷、颈部釉突、釉珠、腭侧沟、牙根形态、冠根比例、骨开裂或骨开窗、牙龈和牙槽黏膜的宽度和形态等发育异常或解剖缺陷,常成为牙周疾病发生的有利条件,或加快牙周组织病的进程。

2.牙位异常、拥挤和错殆畸形　牙齿的错位、扭转、过长或萌出不足等均可使相邻牙接触点位置改变,利于菌斑堆积、食物嵌塞和咬合创伤,促使牙周炎发生或加重。

3.不良习惯　口呼吸、吐舌习惯、牙刷创伤、咬唇(颊)、吮指、咬指甲或咬铅笔、夜磨牙或紧咬牙等,均可对唇、颊、牙周膜及骨、牙体及殆关系造成一定影响。

4.不良修复体　充填体悬突、修复体外形未恢复或恢复不当,如金属冠边缘过长或不贴合,修复邻、殆面外展隙过小,活动义齿和矫治器的基托、卡环设计或制作不当,正畸治疗力过大等,均可直接损伤牙龈,导致菌斑和牙石的堆积,引起牙周组织的病变。

5.牙面着色　牙面色素通常与食物、化学物质、烟草及色素细菌有关。大而厚的色斑沉积物能提供菌斑积聚和刺激牙龈的粗糙表面,继而造成牙周组织炎症。

二、全身因素

研究结果表明,没有任何一种全身疾病会单独引起牙周组织病,但全身因素作为牙周组织病的危险因素,可降低或改变牙周组织对外来致病因素的抵抗力,增进宿主对细菌及其产物致病的易感性,促进牙周组织病的发生和发展。牙周组织病的发生与以下全身因素关系密切。

（一）遗传因素

单纯遗传因素不会引起牙周疾病,但某些遗传因素可增加宿主对牙周组织病的易感性,能影响和改变宿主对微生物的反应,可能是侵袭性牙周炎或重度牙周炎发病的主要决定因素之一。掌跖角化综合征,其牙周组织的严重破坏可能与中性粒细胞的趋化功能抑制有关。Down综合征,其牙周破坏可能与细胞介导和体液免疫缺陷以及吞噬系统缺陷有关。

（二）内分泌因素

内分泌功能紊乱对牙周组织病发生和发展的影响至关重要。牙龈是一些性激素的靶器官,性激素及其代谢物存在于牙龈组织中,炎症时其浓度增加。青春期牙龈炎、妊娠期牙龈炎及服用激素类避孕药时,菌斑指数不增加,但牙龈炎症的发生率和严重性却增加了,其原因可能与血液和龈沟液中激素浓度增高有利于菌斑内的中间普氏菌繁殖有关。此外,内分泌功能紊乱时,牙周临床指数如牙龈探诊深度、出血指数和龈沟液量均增加。

（三）系统病

1.糖尿病　是目前公认的牙周组织病的危险因素之一。糖尿病引起牙周组织病的病理机制可能是白细胞趋化和吞噬功能缺陷、血管基底膜的改变、胶原合成减少、骨基质形成减少以及免疫调节能力下降等,这些使患者的抗感染能力下降、伤口愈合障碍,易使原有的牙周组织病加重,牙龈出血、肿胀,反复出现牙周龈肿和牙齿松动。据报道,在菌斑计分相同的情况下,糖尿病患儿较无糖尿病儿童的牙龈炎症要重。

2.艾滋病　是人类免疫缺陷病毒（HIV）感染所致。由于患者全身免疫功能的低下,容易发生口腔内的机会性感染。HIV感染或艾滋病患者发生的牙周感染性病损包括线形龈红斑、坏死性溃疡性牙龈炎和牙周炎。发生在HIV阳性患者的慢性牙周炎进程要比未感染者快。

3.血液病　白血病、再生障碍性贫血等都可使机体抗感染能力降低,易患牙周组织疾病。

4.骨质疏松症　骨质疏松症的特点是骨量的减少和骨组织的微细结构受损,使骨的脆性增加,易发生骨折。

（四）其他因素

1.吸烟　吸烟是牙周组织病尤其是重度牙周炎的高危因素,吸烟者较非吸烟者牙周炎的患病率高、病情重,失牙率和无牙率均高。吸烟增加了附着丧失和骨丧失的危险性,使牙周组织的破坏加重,因而吸烟状况可作为评估个体牙周危险因素的一个重要指标。

2.精神压力　精神压力增加了激素及免疫介质的释放,从而影响宿主防御系统的功能。精神压力与附着丧失和牙槽骨破坏的关系最明显,是慢性牙周炎的明显危险指征。

3.药物因素　主要由长期服用某些药物,如抗癫痫药、免疫抑制剂和钙拮抗剂等引起,服药者易发生牙龈纤维性增生。

此外,老龄、种族、男性、饮酒、有牙周炎既往史、口腔卫生不良、牙科保健条件不够等均是牙周组织病的危险因素。

（刘守超）

第二节　牙周病的主要临床症状和临床病理

　　牙周病是细菌感染性疾病,菌斑微生物及其产物长期作用于牙龈,引起机体的免疫应答反应,首先导致牙龈的炎症反应。炎症扩延到深部牙周组织,引起牙龈及牙周膜胶原纤维溶解破坏,以及牙槽骨吸收,导致牙周袋的形成,此时即为牙周炎。牙龈炎为牙周炎的前期阶段,但并非所有牙龈炎均会发展成牙周炎。两者在牙龈组织中的病理和临床表现十分相似,均为慢性非特异性炎症,只是炎症的范围和程度有所不同。牙周病的主要病理变化有牙龈的炎症和出血、牙周袋形成、牙槽骨吸收、牙松动和移位。

一、牙龈的炎症和出血

(一)临床病理

　　牙龈炎症的病理变化是与牙颈缘及龈沟内牙菌斑中的微生物相联系的。这些微生物及其毒性产物长期作用于牙龈,一方面直接破坏牙周组织的上皮和结缔组织,另一方面又可刺激局部免疫系统,引起免疫应答反应,导致牙龈的炎症反应。根据牙龈炎的发生、发展过程将其分为 4 期,但它们之间并无明显界限,而是移行过程。

　　1.初期病损　指龈炎的初期,此期一般发生在菌斑堆积后 2～4d。临床上无明显症状,仅表现为龈沟液增多。病理上有轻度急性渗出性炎症及免疫反应。组织学可见结合上皮在龈沟上皮下方的结缔组织内毛细血管扩张、充血,组织水肿,浆液渗出,形成龈沟液。中性粒细胞在血管壁黏附,白细胞穿过结缔组织到达结合上皮和龈沟内积聚。此期的炎症细胞浸润区约占结缔组织的 5%。

　　2.早期病损　指龈炎的早期,在菌斑堆积后 4～7d。临床上可见炎症表现,牙龈发红,探诊出血。组织学可见血管扩张、数目增多,淋巴细胞和中性粒细胞是此期的主要浸润细胞,浆细胞很少见。炎细胞浸润约占结缔组织体积的 15%,同时,浸润区的胶原纤维破坏达 70%。结合上皮和沟内上皮的基底细胞增生,出现上皮钉突,反映机体加强了对菌斑的防御屏障。

　　3.确立期损害　指龈炎已确实发生,在菌斑堆积后 2～4 周可形成,临床上已有明显的炎症和水肿,牙龈色暗红,龈沟加深,牙龈不再与牙面紧贴。此期也可视为慢性炎症病损。

　　在典型的确立期病损中,大量的浆细胞主要位于近冠方的结缔组织中,随着炎症不断扩展至结缔组织深处及根方的血管周围和胶原纤维束之间,胶原纤维破坏明显,甚至消失,沟内上皮和结合上皮继续增殖,形成上皮钉突,但上皮附着的位置不变。沟内上皮有大量白细胞浸润,中性粒细胞穿过上皮向龈沟移出,并可能出现暂时的溃疡。

　　病损确立期可能有两种转归:一种是病情稳定长达数月或数年;另一种则发展为活动期,称为进行性破坏性病损。

（二）临床表现

1.牙龈出血　牙龈炎症的临床最初表现是龈沟液量的增多和龈沟探诊出血。探诊后牙龈出血常为牙周组织病患者的主诉症状,多在刷牙或咬硬食物时发生,偶也可有自发出血,它是诊断牙龈有无炎症的重要指标之一,对判断牙周炎的活动性也有很重要的意义。

2.牙龈颜色变化　色泽变化是牙龈炎和牙周炎的重要临床体征之一。正常牙龈呈粉红色,患牙龈炎时游离龈和龈乳头呈鲜红或暗红色,重症龈炎和牙周炎患者的炎症充血范围可波及附着龈,当血管减少、纤维增生或上皮角化增加时,牙龈颜色变浅或苍白。

3.牙龈外形改变　正常的龈缘菲薄而紧贴牙面,附着龈有点彩。牙龈有炎症时组织肿胀,使龈缘变厚,牙间乳头圆钝,与牙面不再紧贴,点彩可因组织水肿而消失,表面光亮。也有的正常牙龈根本无点彩,故不能单以点彩的有无来判断牙龈有无炎症。在以炎症和渗出为主要病变者,牙龈松软肥大,表面光亮,龈缘有时糜烂渗出;在以纤维增殖为主的病例,牙龈坚韧肥大,有时可呈结节状并盖过部分牙面。

4.牙龈质地改变　由于结缔组织内炎症浸润及胶原纤维消失,原来质地致密坚韧的牙龈变得松软脆弱,缺乏弹性。有些慢性炎症,牙龈上皮增生变厚,胶原纤维增生,使牙龈表面看来坚硬肥厚,而龈沟和牙周袋的内侧壁仍有炎症,探诊仍有出血。

5.探诊深度及附着水平　健康牙龈的龈沟深度不超过 3mm。当牙龈炎时,由于牙龈肿胀或增生,龈沟探诊可超过 3mm,但此时结合上皮仅开始向根方增殖,尚未与牙面分离形成牙周袋,也就是说,上皮附着水平仍位于正常的釉牙骨质界处,没有发生结缔组织附着的降低,故又称为龈袋或假牙周袋,这是区别牙龈炎和牙周炎的一个重要标志。当有牙周袋形成时,探诊深度大于 3mm,袋底位于釉牙骨质界根方的牙面上,也就是说发生了附着丧失。附着丧失是牙周支持组织破坏的结果。

6.龈沟液　龈沟液渗出增多是牙龈炎症的重要指征之一,因此测量龈沟液的量可作为炎症程度的一个较敏感的客观指标。

除以上各种表现外,龈缘还可有糜烂或肉芽增生,龈沟或牙周袋也可溢脓。

二、牙周袋形成

牙周袋是病理性加深的龈沟,是牙周炎最重要的病理改变之一,也是诊断牙周炎的重要依据。当患牙龈炎时,龈沟的加深是由于牙龈的肿胀或增生使龈缘位置向牙冠方向移动,而结合上皮的位置并未向根方迁移所致,此为假性牙周袋,或称龈袋。而患牙周炎时,结合上皮向根方增殖,其冠方部分与牙面分离形成牙周袋,即为真性牙周袋。

牙周袋的加深及牙龈炎症肿胀的加剧,更利于牙菌斑的堆积和滞留,使炎症进一步加重,牙周袋进一步加深,进而形成一个进行性破坏的恶性循环。

（一）牙周袋的病理

1.软组织壁　牙周袋一旦形成,袋上皮是细菌生物膜和结缔组织之间的唯一屏障。牙周袋的内壁上皮显著增生,上皮钉突呈网状伸入结缔组织内并向根方延伸。这些上皮突起及内壁上皮水肿、变性,部分糜烂或形成溃疡。袋底的结合上皮不规则地向根方及结缔组织内增殖,细胞间隙增宽,炎细胞浸润,深层为血管丰富的炎性肉芽组织。

牙周袋是慢性炎症病损,牙周袋软组织壁的状况是组织被破坏和修复相互作用的结果见表 5-1。

表 5-1　牙周袋的临床表现与组织病理学改变

临床表现	组织病理学改变
1.牙龈呈暗红色	1.慢性炎症期,局部血循环阻碍
2.牙龈质地松软	2.结缔组织和血管周围的胶原纤维破坏
3.牙龈表面光亮,点彩消失	3.牙龈表面上皮萎缩,组织水肿
4.有时龈色粉红且致密	4.袋的外侧壁有明显的纤维修复,但袋内壁仍存在炎性改变
5.探诊后出血及有时疼痛	5.袋内壁上皮变形、变薄或有溃疡。上皮下方毛细血管增生、充血。探痛是由于袋壁有溃疡
6.有时袋内溢脓	6.袋内壁有化脓性炎症

2.根面壁　根面壁是指暴露于牙周袋内的牙根面,此壁可见牙石沉积,其上覆有龈下菌斑。牙石下方的根面牙骨质可发生结构、化学性质和细胞毒性等方面的改变。

(1)结构改变

1)牙骨质表面脱矿:由于菌斑内细菌产酸,以及蛋白溶解酶的破坏作用,导致牙骨质脱矿、软化,进而发生根面龋。在探诊或刮治时,软化的牙骨质易被刮除,引起根面敏感。

2)牙骨质高度矿化:当牙龈退缩、牙根暴露于口腔时,脱矿的牙根面可发生唾液源的再矿化,主要含羟磷酸灰石,有阻止结缔组织新附着的作用。

(2)化学性质改变:袋内根面的牙骨质脱矿,钙、磷含量降低,而暴露于口腔中的牙根面钙、磷、镁、氟等均可增多,抗龋作用增强。

(3)细胞毒性改变:牙骨质中也可渗入有害物质,如细菌及内毒素均可进入牙骨质,深达牙骨质牙本质界。

3.袋内容物　牙周袋内含有细菌、菌斑、软垢、食物残渣、龈沟液、唾液黏蛋白、脱落上皮和白细胞等,白细胞坏死后形成脓液。袋壁软组织因受龈下牙石的刺激,易引起袋内出血。袋内容物具有较大的毒性,能引起局部脓肿的形成。

（二）牙周袋的类型

1.根据其形态以及袋底位置与相邻组织的关系分类　分为两类。

(1)骨上袋:是牙周支持组织破坏后所形成的真性牙周袋,袋底位于釉牙骨质界的根方、牙槽嵴顶的冠方,牙槽骨一般呈水平吸收。

(2)骨下袋:此种真性牙周袋的袋底位于牙槽嵴的根方,袋壁软组织位于牙根面和牙槽骨之间,也就是说,牙槽骨构成了牙周袋壁的一部分。

2.根据其累及牙面的情况分类　分三种类型。

(1)单面袋:只累及一个牙面。

(2)复合袋:累及两个及以上牙面。

(3)复杂袋:是一种螺旋形袋,起源于一个牙面,但扭曲回旋于一个以上牙面或根分叉处。复杂袋与复合袋在检查中较易被遗漏,应予注意。

三、牙槽骨吸收

牙槽骨吸收是牙周炎的另一个主要病理变化。由于牙槽骨的吸收,牙齿的支持组织丧失,牙齿逐渐松动,最终脱落或被拔除。牙槽骨是人体骨骼系统中代谢和改建最活跃的部分。在生理情况下,牙槽骨的吸收和新生是平衡的,因此,牙槽骨的高度保持不变,当骨吸收增加或骨新生减少,或二者并存时,牙槽骨密度或高度将降低,即发生骨丧失。

(一)临床病理

患牙周炎时,牙槽骨的吸收主要由局部因素引起。引起牙槽骨吸收的局部因素是指慢性炎症和咬合创伤。炎症和创伤可单独作用或合并作用,从而决定骨吸收的程度和类型。

1.慢性炎症　慢性炎症是骨破坏的最常见原因。当牙龈的炎症向深部牙周组织扩展达到牙槽骨附近时,骨表面和骨髓腔内分化出破骨细胞和单核细胞,发生陷窝状骨吸收,使骨小梁吸收变细,骨髓腔增大。在距炎症中心较远处,可有骨的修复性再生。在被吸收的骨小梁的另一侧,也可见有类骨质及新骨的沉积。在牙周炎过程中,骨吸收和修复性再生常在不同时期、不同部位出现。新骨的形成可缓解牙槽骨丧失的速度,也是牙周治疗后骨质修复的生物学基础。

2.咬合创伤　患牙周炎时,常伴有咬合创伤。受压迫侧的牙槽骨发生吸收,受牵引侧则发生骨新生。一般认为创伤引起的牙槽骨吸收常为垂直型吸收,形成骨下袋;而炎症引起的牙槽骨吸收多为水平型吸收,形成骨上袋。也有学者认为,垂直性骨吸收也可发生于无咬合创伤但有菌斑及慢性牙周炎的牙齿。

(二)牙槽骨破坏的形式

牙槽骨的破坏形式可表现为如下几种。

1.水平型吸收　为最常见的骨破坏形式。牙槽间隔、唇颊侧或舌侧的骨嵴边缘呈水平吸收,而使牙槽嵴高度降低,常形成骨上袋。

2.垂直型吸收　也称角形吸收,是指牙槽骨发生垂直方向或斜行方向的吸收,与牙根面之间形成一定角度的骨缺损,牙槽嵴高度轻度降低,而牙根周围的骨吸收较多。垂直吸收大多形成骨下袋。

骨下袋根据骨质破坏后剩余的骨壁数目,可分为下列几种。

(1)一壁骨袋:牙槽骨破坏严重,仅存一侧骨壁,多见于邻面骨间隔区,颊、舌侧和患牙的邻面骨壁均被破坏,仅有邻牙一侧骨壁残留。

（2）二壁骨袋：即骨袋仅剩留两个骨壁，最多见于相邻两牙的骨间隔破坏而仅剩颊、舌两个骨壁。

（3）三壁骨袋：袋的一个壁是牙根面，其他三个壁均为骨质，即邻、颊、舌侧皆有骨壁，常见于最后一个磨牙的远中面。

（4）四壁骨袋：牙根四周均为垂直吸收所形成的骨下袋，颊、舌、近中、远中四面似乎均有骨壁，牙根孤立地位于骨下袋中央，而骨壁与牙根不相贴合。此种虽为四壁袋，实际上相当于四面均为一壁袋，治疗效果较差。

（5）混合骨壁：垂直吸收各个骨壁的高度不同，常可见骨下袋在近根尖部分的骨壁数目多于近冠端的骨壁数。如颊侧骨板吸收较多，则可在根方为颊、舌、远中的三壁袋，而在冠端则为仅有舌、邻的二壁袋，称为混合壁袋。

3.凹坑状吸收　指牙槽间隔的骨嵴顶吸收，其中央与龈谷相应的部分破坏迅速，而颊舌侧骨质仍保留，形成弹坑或火山口状骨缺损。

4.其他形式的骨变化　由于各部位牙槽骨吸收不均匀，骨边缘参差不齐，当牙间骨骼破坏而下凹，而颊舌面骨嵴未吸收时，骨缘呈现反波浪形的缺损。

由于外生骨疣或附壁骨形成、适应性修复等而使唇、颊面的骨增生，牙槽嵴呈"唇"形或骨架状增厚。

（三）牙槽骨吸收的临床表现

牙槽骨吸收的方式和程度，可以通过 X 射线片来观察，但 X 射线片主要显示牙近远中的骨质情况，而颊舌侧骨板因牙与骨组织重叠而显示不清晰。牙周炎的骨吸收最初表现为牙槽嵴顶的硬骨板消失，或嵴顶模糊呈虫蚀状。嵴顶的少量吸收使前牙的牙槽间隔由尖变平或凹陷，在后牙则使嵴顶由宽平变为凹陷，随后牙槽骨高度降低。正常情况下，牙槽嵴顶到釉牙骨质界的距离为 1～2mm，若超过 2mm 则可视为有牙槽骨吸收，牙槽骨量减少 30% 以上时，才能在 X 射线片上看到高度的降低。骨吸收的程度一般按吸收区占牙根长度的比例来描述。如吸收为根长的 1/3、1/2、2/3 等。邻面的垂直吸收在 X 射线片上很容易发现，大多数垂直吸收都形成骨下袋，但在 X 射线片上难以确定是几壁骨袋，只有在手术翻开牙龈后才能确定。凹坑状吸收也难以在 X 射线片上显示。应该指出，良好的 X 射线片投照条件及正确的投照角度是正确诊断的保证。

四、牙松动和移位

（一）牙松动

在生理情况下，牙有一定范围的动度，主要是水平方向，一般不超过 0.02mm，在病理情况下牙松动会超过生理范围，这是牙周炎的主要临床表现之一。引起牙松动的主要原因如下。

1.牙槽骨的吸收　牙槽骨的吸收使牙周支持组织减少，此是牙松动最主要的原因。由于牙周炎病程进展缓慢，早期牙齿并不松动。一般在牙槽骨吸收达根长的 1/2 以上时，特别是牙齿各个面的牙槽骨均有吸收时,临床冠根比例失调,牙松动度逐渐增大。

2.殆创伤 有咬合创伤时可使牙槽骨发生垂直吸收,牙周间隙呈楔形增宽,牙齿松动。但单纯的殆创伤不会引起牙周袋的形成,消除咬合创伤因素,牙槽骨可自行修复,牙齿动度恢复正常。若患有牙周炎的牙齿同时伴有殆创伤,则可使松动度明显加重。临床上见到牙槽骨吸收不重而牙周膜增宽,且牙齿较明显松动时,应考虑殆创伤存在的可能性。

3.牙周膜的急性炎症 如急性根尖周炎或牙周脓肿等,由于牙周膜充血水肿及渗出,可使牙明显松动,急性炎症消退后,牙齿可恢复稳定。

4.牙周膜翻瓣手术后 由于手术的创伤及部分骨质的去除,组织水肿,牙齿有暂时性动度增加。一般数周后牙齿即能逐渐恢复稳固。

5.女性激素水平变化 妊娠期、月经期及长期口服激素类避孕药的妇女可有牙齿动度增加。

(二)牙移位

引起牙齿病理性移位的主要因素有以下几方面。

1.牙周支持组织的破坏 牙周炎时,牙槽骨吸收,支持组织减少,易发生继发性殆创伤,使牙齿向受力方向发生移位。牙周肉芽组织也会使患牙向殆方挺出或移位。

2.殆力的改变 是指施加于牙齿上的各种力的改变。正常的接触区、良好的牙的形态及牙尖斜度、牙列的完整性、殆力与唇颊舌肌力的平衡等都是保持牙齿正常位置的重要因素。如以上因素发生异常,则可对牙周组织产生侧向的异常力,使牙齿发生移位。邻牙缺失后长期得不到修复也会使牙齿向缺牙间隙倾斜,以及对颌牙齿伸长。

病理性移位一般向殆力方向移位,常伴有牙齿扭转,好发于前牙,也可发生于后牙。发生在前牙为扇形移位,发生在后牙易致食物嵌塞。

(蒋海泉)

第三节 牙周病的检查和诊断

对牙周病患者进行认真、细致、全面的检查,并将检查结果以文字及表格的形式进行详细记录,有利于医生对牙周组织病进行综合分析,给出正确诊断和制订合理的治疗方案,也是观察治疗效果的可靠依据。

一、病史采集

(一)系统病史

询问患者的全身健康情况,尤其是与牙周组织病有关的系统性疾病,如血液病、心血管病、糖尿病、其他内分泌疾病及免疫功能缺陷等。

(二)口腔病史

询问牙周组织以外的口腔疾病情况,如根尖周病可在牙龈出现窦道,颌骨外伤可直接造成牙松动,一些肿瘤因压迫和破坏骨质而使牙松动、移位。另外,对有正畸治疗史的年轻患者应考虑牙周组织病是否与不合理的正畸有关。

(三)牙周组织病史

详细询问并记载患者发病的时间、主要症状、可能的诱因及疾病的发展过程、治疗经过及疗效,同时,还应了解患者所采取的口腔卫生措施。怀疑有遗传倾向的疾病时,应问家族史。

(四)家族史

询问父母、兄弟姐妹或其他直系亲属的牙周健康状况,尤其是一些与遗传有关的牙周组织病,如侵袭性牙周炎、牙龈纤维瘤病等。

二、牙周组织检查

牙周组织的常规检查器械有口镜、镊子和探针。

(一)口腔卫生状况

对于初诊患者,首先要进行口腔卫生检查。用菌斑显示剂、探针、牙线等检查菌斑、牙垢及牙石的堆积量及部位,并按菌斑指数或简化口腔卫生指数来评价口腔卫生水平的状况。

(二)牙龈状况

1.牙龈炎症状况　　牙龈炎时,牙龈呈鲜红或暗红色,质地松软而失去弹性,牙龈肿胀,边缘厚钝,甚至肥大增生,促使菌斑积聚。探诊检查,牙龈易出血。临床上常用牙龈指数、出血指数、龈沟出血指数和探诊出血等指标比较准确而客观地判断牙龈炎症程度。

2.牙龈缘的位置　　牙龈缘的位置受生理和病理改变的影响。生理情况下,随着年龄的增加,结合上皮位置逐渐向根方迁移,牙龈缘的位置也发生相应的改变。病理情况下,牙龈炎时,牙龈肿胀、增生,使龈缘向冠方延伸,结合上皮的位置不变,没有附着丧失;牙周炎时,结合上皮移向根方,导致附着丧失,但龈缘仍可位于牙冠上,这就需要牙周探诊来确定附着丧失的程度。

3.牙龈色泽的变化　　除了局部炎症或全身因素可引起牙龈的充血发红或苍白外,还有其他一些原因可使牙龈色泽改变,如吸烟、重金属着色、牙龈黑色素沉着和白色病损等。

4.牙龈的剥脱性病损　　主要表现为牙龈乳头、龈缘和附着龈的上皮剥脱并出现炎症,过去称之为剥脱性龈炎。牙龈剥脱也可以是糜烂型扁平苔藓、寻常型天疱疮或良性黏膜类天疱疮在牙龈上的一种表现,均可出现上皮浅层的剥脱、糜烂和炎症。临床上发现牙龈有剥脱性损害时,应首先排除上述三种口腔黏膜病。

(三)牙周探诊

牙周探诊是牙周炎诊断中最重要的检查方法。临床上用牙周探针或电子探针了解有无牙周袋或附着丧失,并探测牙周袋的深度和附着水平。

牙周刻度探针有扁形和圆柱形两种,刻度以"mm"计算。探诊时应注意以下几点。

1.支点应稳,尽可能贴近牙面探测。

2.探测力应恰当,以既能发现病变,又不会引起疼痛和损伤为好,一般使用20～25g的探诊压力。训练这种感觉力量的方法是将探针轻轻插入甲沟内,以不引起疼痛和不适为度。

3.牙周探测要能反映牙周袋在牙面的位置及形态,常在牙齿的颊(唇)、舌侧牙颈部的远中、中央和近中六点测量并记录各位点的探诊深度。

4.牙周探测一般从右上后牙开始,依次完成第一个象限后,继续按第2、3、4象限顺序完成探诊,以免遗漏检查。探测时应使探针尖始终紧贴牙面,探针与牙长轴方向平行,但邻面探测时,可允许探针紧靠接触点并向邻面中央略微倾斜,这样便可探得邻面袋的最深处。

(四)牙的松动度

正常情况下,牙均有生理性松动度。牙周炎时,由于牙槽骨吸收、咬合创伤、急性炎症及其他牙周支持结构的破坏,牙松动度超过了生理范围,而出现病理性牙松动。

检查牙松动度时,前牙用牙科镊夹住切缘做唇舌方向摇动;在后牙,闭合镊子,用镊子尖端抵住𬌗面窝,向颊舌或近远中向摇动。牙的松动度常分为三度记录。

1.Ⅰ度松动　松动超过生理松动度,幅度在1mm以内。

2.Ⅱ度松动　松动幅度在1～2mm。

3.Ⅲ度松动　松动幅度在2mm以上。

临床实际也可根据松动方向确定松动度:颊(唇)舌方向松动者为Ⅰ度,颊(唇)舌和近远中方向均松动者为Ⅱ度,颊(唇)舌、近远中和垂直方向均松动者为Ⅲ度。

牙的松动度还可用牙松动度测量仪来测定。

三、𬌗与咬合功能的检查

(一)𬌗的检查

下颌在行使各种运动时,上下颌牙的接触现象称为𬌗或咬合,这种接触关系称为𬌗关系或咬合关系。牙周组织病患者的𬌗检查主要包括以下几种情况。

1.正中𬌗:检查时观察下颌位置是否在正中位,上下颌牙是否达到最广泛且密切接触的𬌗关系,属于何种𬌗类型;上下前牙的中线是否一致,牙排列是否正常,有无拥挤或牙错位、扭转等错𬌗;覆𬌗及覆盖是否正常,有无深覆𬌗、深覆盖或反𬌗、对刃𬌗、锁𬌗等。

2.检查磨耗程度是否均匀。

3.检查有无牙松动或移位、牙缺失或牙倾斜等。

(二)早接触的检查

当下颌从休息位置到上下牙发生接触时,如果只有少数牙甚至个别牙接触,而不是广泛的密切接触,这种个别牙的接触,称为早接触。检查咬合有无异常时,首先要检查有无早接触以及早接触的位置。

（三）殆干扰的检查

在前伸咬合达到前牙切缘相对时,后牙应无接触;侧向殆时,工作侧的牙有接触,非工作侧的牙应无接触。若以上无接触的部位出现了殆接触,则称为殆干扰。

当下颌前伸运动时,可用牙线或用镊子夹玻璃纸条放在后牙区,若后牙能咬住牙线或玻璃纸,则说明后牙有殆干扰。当下颌侧向运动时,按上述方法将牙线或玻璃纸放在非工作侧,若非工作侧能咬住牙线或玻璃纸,说明非工作侧有殆干扰。

（四）殆检查的方法步骤

首先应教会患者做各种咬合运动,如正中殆、侧方殆和前伸殆运动,再进行以下检查。具体步骤如下。

1.视诊　殆关系、早接触或殆干扰等均可先用视诊初步确定,再用其他方法进一步确定准确位置。

2.扣诊　医生将示指指腹放在上颌牙的唇(颊)面,嘱患者连续做咬合运动(先做正中咬合运动,再做非正中咬合运动),了解各种咬合运动中牙的松动度,如手指下的患牙与邻牙相比,前者有较大松动度或震动感,可能有早接触的存在。

3.咬合纸法　正中殆与非正中殆检查时,可分别使用蓝、红两色咬合纸。擦干牙面后,将蓝色咬合纸放于牙殆面上,让患者做正中咬合,如果殆面蓝色印迹比较均匀为正常,如个别处蓝点深,甚至将纸咬穿,该处即为早接触。重复检查时应先将蓝点擦去,以免印迹过多不易辨别。

4.蜡片法　取厚度均匀的薄型蜡片,烤软后放在被检查牙的殆面,让患者做正中咬合,待蜡片冷却后取出,然后对光透照检查蜡片上的咬合印迹。若有菲薄透亮甚至穿孔区,即为早接触点。

5.牙线　主要用于检查有无殆干扰存在。确定有殆干扰的牙位后,进一步用其他方法确定该牙上的殆干扰部位。

6.研究模型　对难以确定的创伤性殆,可预备研究模型,将殆关系转移到模型上,进行模型分析。

四、其他检查方法

（一）X 射线片检查

拍 X 射线片是一种重要而常用的检查方法,对牙周炎的诊断和疗效的评价有重要意义。但 X 射线片的可靠性受多种因素的影响,观察的结果必须结合临床检查,进行综合的分析判断,不能单凭 X 射线片就给出诊断或治疗计划。观察牙周组织病损以平行投照的根尖片为主,也可拍摄曲面断层片观察全口牙及牙周组织的概况。患牙周炎时,由于牙槽骨的破坏,硬骨板常不完整或消失,而牙周膜间隙也相应显示增宽或明显增宽,牙槽嵴的高度和形态也可发生改变。在标准根尖片上,当牙槽嵴顶到釉牙骨质界的距离超过 2mm 时,可认为牙槽骨有吸收。牙周组织病时,牙槽骨吸收类型主要表现为水平吸收和垂直吸收。根据吸收程度分为三度。

1.Ⅰ度　牙槽骨吸收在牙根的颈 1/3 以内。

2.Ⅱ度　牙槽骨吸收超过根长 1/3,但在根长 2/3 以内。

3.Ⅲ度　牙槽骨吸收占根长 2/3 以上。

有时在 X 射线片上看到牙槽嵴的高度虽然已经降低,但吸收的边缘整齐,骨嵴顶端有致密的硬骨板,骨小梁致密且排列整齐,表明牙槽骨的破坏已经停止或有修复。

(二)细菌学检查

牙周炎是以厌氧菌为主的感染性疾病,不同类型的牙周炎,其菌斑微生物的组成不同。一些重症患者,或对常规治疗反应不佳者,或怀疑患牙处于疾病活动期者,可以先检测牙周袋内的优势菌,然后选择敏感的药物进行治疗,或者在某种治疗前后进行微生物检测以评价或监测疗效。

(三)龈沟液检查

龈沟液是来自牙龈组织的渗出液,其成分来源于血清和局部牙龈结缔组织。正常龈沟液很少,牙龈炎和牙周炎时液量增加,而且成分也发生变化。龈沟液内含多种可作为诊断指标的成分,将龈沟液的成分和量进行检测,对牙周炎的诊断、疗效观察和预测发展有重要的意义。

(四)血液检查

根据患者病情进行血液检查。牙龈出血者,如局部炎症不明显,应排除血液病,可检查白细胞计数与分类、血小板计数、毛细血管脆性试验及出凝血时间等。

五、牙周组织病的病历书写要求

病历是检查、诊断和治疗的全面记录,也是总结经验、评价医疗质量和进行科学研究的重要依据和原始资料。此外,它还是法律裁定的正式依据。因此,病历的书写应规范,内容应准确,项目应齐全,书写应清楚,不得随意涂改。病历主要内容应围绕牙周疾病的演变和治疗过程以及与口腔其他疾病的关系进行记录,与牙周组织病相关的全身疾病也需要记录。

(一)病史内容

问诊应以牙周组织病史为主,同时还应包括与牙周组织病相关的口腔病史及系统病史。

1.主诉　包括主要症状、患病部位、发病时间。

2.现病史　是对主诉的进一步陈述,包括从发病到就诊时的病情演变过程,着重记录现阶段的情况以及患者自认为可能的病因及诱发因素,曾做过何种治疗及其疗效等。

3.既往史、家族史　有选择地记录与主诉及牙周组织病有关的既往史、家族史及系统病史。

(二)检查内容

除牙周组织外,还包括口腔黏膜、牙及其咬合关系、颞下颌关节和必要的全身检查及辅助检查。

（三）病例书写

病例书写需突出牙周组织病的特点。

（牛星光）

第四节　牙龈病

一、慢性龈缘炎

慢性龈缘炎是菌斑性牙龈病中最常见的疾病。牙龈的炎症主要位于游离龈和龈乳头。该病的诊断和治疗并不复杂，但因其患病率高，治愈后仍可复发，部分患者可发展成为牙周炎，预防其发生和复发显得尤为重要。

【流行情况】

龈缘炎是一种极为普遍的牙龈疾病，尤其是在儿童和青少年中患病率高。国内外调查资料显示，人群中龈缘炎的患病率为 60%～90%，儿童在 3～5 岁时就可能患龈缘炎，随着年龄增长，患病率和严重程度亦逐步增加，到青春期达高峰，17 岁以后，患病率逐渐下降。

【病因】

龈缘附近牙面上堆积的牙菌斑是引起慢性龈缘炎的始动因子，其他如牙石、食物嵌塞、不良修复体、牙列不齐等均可促进菌斑的积聚，引发或加重牙龈的炎症。

【临床表现】

患慢性龈缘炎时牙龈的炎症一般局限于游离龈和龈乳头，严重时也可波及附着龈。牙龈的炎症一般以前牙区为主，尤其是下前牙区最为显著，也可波及全口牙。

1.自觉症状　慢性龈缘炎的患者常在刷牙或咬硬物时牙龈出血，有些患者可感到牙龈局部痒、胀、不适及口臭等症状。

2.牙龈色泽　正常牙龈呈粉红色。患慢性龈缘炎时，游离龈和龈乳头变为鲜红色和暗红色。病变较重时，炎症充血范围可波及附着龈。

3.牙龈外形　正常牙龈的龈缘菲薄，呈扇贝状紧贴于牙颈部，龈乳头充满牙间隙，附着龈有点彩，点彩之多少或明显与否因人而异。患龈缘炎时，由于组织水肿，龈缘变厚，不再紧贴牙面，龈乳头变圆钝肥大，点彩也可消失，表面光亮。少数患者的牙龈炎症严重时，可出现龈缘糜烂或肉芽增生。

4.牙龈质地　正常牙龈的质地致密而坚韧，尤其是附着龈处的上皮下方具有丰富的胶原纤维，使其牢固地附着于牙槽骨表面。患牙龈炎时，由于结缔组织水肿和胶原破坏，牙龈可变得松软脆弱，缺乏弹性。但当炎症较轻且局限于龈沟壁一侧时，牙龈表面仍可保持一定的致密度，点彩仍可存在。

5.龈沟深度　健康的龈沟探诊深度一般不超过 3mm,当牙龈有炎症时,由于组织的水肿或增生,龈沟的探诊深度可达 3mm 以上,此时结合上皮虽可有向根方或侧方的增殖,但上皮附着(龈沟底)的位置仍在釉牙骨质界处,临床上不能探到釉牙骨质界,也就是说此时尚无附着丧失,也无牙槽骨吸收,形成的是假性牙周袋。是否有附着丧失是区别牙龈炎和牙周炎的关键指征。

6.龈沟探诊出血　健康的牙龈在刷牙或轻探龈沟时均不引起出血。患龈缘炎时,用钝头探诊轻探龈沟即可引起出血。在龈炎的早期或患牙的炎症主要局限于龈沟内上皮一侧时,牙龈表面炎症不明显,但探诊后仍有出血,这对龈缘炎的早期诊断很有意义。

7.龈沟液量增多　健康牙龈有极少量的龈沟液,牙龈有炎症时,龈沟液量增多,其中的炎症细胞也明显增多,有些患者还可出现龈沟溢脓。

【诊断与鉴别诊断】

1.诊断　根据上述主要临床表现,龈缘附近牙面有明显的菌斑、牙石堆积,以及存在其他菌斑滞留因素等,即可诊断。

2.鉴别诊断

(1)与早期牙周炎鉴别:牙周炎的治疗比龈缘炎复杂、疗程长、维护治疗要求高,若治疗不及时,将导致支持组织的继续破坏,因此对长时间的较重的龈缘炎患者,应仔细检查有无附着丧失和牙槽骨的吸收,必要时可拍摄 X 线片以确定诊断,并及早治疗。

(2)血液病引起的牙龈出血:白血病、血小板减少性紫癜、血友病、再生障碍性贫血等血液系统疾病,均可引起牙龈出血。故对以牙龈出血为主诉且有牙龈炎症的患者,应注意与上述血液系统疾病相鉴别。有关的血液学检查有助于排除上述疾病。

(3)坏死性溃疡性龈炎:坏死性溃疡性龈炎除了具有牙龈自发性出血的临床表现外,还有其特征性的损害——龈乳头和边缘龈的坏死,且该病患者的疼痛症状也较明显,而龈缘炎是没有自发痛的。

(4)艾滋病相关性龈炎(HIV-G):是艾滋病感染者较早出现的口腔症状之一。临床可见,游离龈缘呈明显的火红色线状充血带,称作牙龈线性红斑(LGE),附着龈可有点状红斑,有刷牙后出血或自发性出血。在去除局部刺激因素后,牙龈的充血仍不消退。目前认为 LGE 与白色念珠菌感染有关。艾滋病患者的口腔内还可出现毛状白斑、Kaposi 肉瘤等,血清学检测有助于确诊。

【治疗原则】

1.去除病因　慢性龈缘炎是最常见的牙龈病,其病因明确且无深层牙周组织的破坏,通过洁治术彻底清除菌斑、牙石,消除造成菌斑滞留和刺激牙龈的因素,牙龈的炎症可在 1 周左右消退,结缔组织中胶原纤维新生,牙龈的色、形、质可完全恢复正常。对于牙龈炎症较重的患者,可配合局部药物治疗。常用的局部药物有 1％过氧化氢溶液、0.12％～0.2％氯已定(洗必泰)以及碘制剂。对于无全身合并疾病的龈缘炎患者,不应全身使用抗生素。

2.防止复发　椅旁积极开展口腔卫生宣教工作,指导并教会患者控制菌斑的方法,持之以恒地保持良好的口腔卫生状况,并定期(每 6～12 个月 1 次)进行复查和预防性洁治,才能巩固疗效,防止复发。

【预后及预防】

1.预后 慢性龈缘炎是一种可逆性病变,预后良好。但如果患者不能有效地控制菌斑和定期复查,导致菌斑再次大量堆积,龈缘炎是很容易复发的。

2.预防 慢性龈缘炎的预防,最关键的是要坚持做好菌斑控制工作。口腔医务工作者有责任开展广泛的口腔卫生宣教工作,推广正确的刷牙方法和正确使用牙线、牙签等工具,有效地预防牙龈炎。

二、青春期龈炎

青春期龈炎是受内分泌影响的牙龈炎之一。男女均可患病,但女性患者稍多于男性。

【病因】

1.局部因素 菌斑仍是青春期龈炎的主要病因。青春期少年由于乳恒牙的更替、牙齿排列不齐、口呼吸及戴矫治器等,造成牙齿不易清洁,加之该年龄段患者不易保持良好的口腔卫生习惯,如刷牙、用牙线等,易造成菌斑的滞留,引起牙龈炎,而牙石一般较少。

2.全身因素 青春期少年体内性激素水平的变化,是本病发生的全身因素。牙龈是性激素的靶组织,由于内分泌的改变,牙龈组织对菌斑等局部刺激物的反应性增强,产生较明显的炎症反应,或使原有的慢性龈缘炎加重。

【临床表现】

本病好发于前牙唇侧的牙间乳头和龈缘,舌侧牙龈较少发生。唇侧牙龈肿胀较明显,龈乳头常呈球状突起,颜色暗红或鲜红,光亮,质地软,探诊出血明显。龈沟可加深形成龈袋,但附着水平无变化,亦无牙槽骨吸收。患者的主诉症状常为刷牙或咬硬物时出血、口臭等。

【诊断】

患者的年龄处于青春期,且牙龈的炎症反应超过了局部刺激物所能引起的程度,即牙龈组织的炎症反应较强。

【治疗原则及预防】

青春期龈炎反映了性激素对牙龈炎症的暂时性增强,青春期过后,牙龈炎症可有部分消退,但原有的龈缘炎不会自然消退。因此,去除局部刺激因素是青春期龈炎治疗的关键。通过洁治术去除菌斑、牙石,必要时可配合局部药物的治疗,如龈袋冲洗、局部上药及含漱等。多数患者经基础治疗后可痊愈。对于个别病程长且牙龈过于肥大增生的患者,常需手术切除增生的牙龈。完成治疗后应定期复查,必须教会患者正确刷牙和控制菌斑的方法,养成良好的口腔卫生习惯,以防止复发。

三、妊娠期龈炎

妊娠期龈炎指妇女在妊娠期间,由于女性激素水平升高,原有的牙龈慢性炎症加重,使牙龈肿胀形成龈瘤样改变,分娩后病损可自行减轻或消退。

【病因】

1.局部因素　菌斑微生物仍然是妊娠期龈炎的直接病因。妊娠期妇女若不注意维护口腔卫生,致使牙菌斑、牙石在龈缘附近堆积,易引发牙龈炎症,若同时有食物嵌塞和不良修复体存在,更易加重牙龈的炎症。

2.全身因素　妊娠不是引起牙龈炎的直接原因,如果没有菌斑的存在,妊娠不会引起牙龈的炎症过程,只是由于妊娠时激素水平的改变,牙龈对局部刺激的反应增强,使原有的慢性牙龈炎症加重或改变了特性。牙龈是女性激素的靶组织,妊娠时血液中的女性激素特别是孕酮水平增高,到第6个月以后可达平时的10倍,这使牙龈毛细血管扩张充血,血管通透性增加,炎症细胞和液体渗出增加,加重了牙菌斑所引起的炎症反应。

【病理】

组织学表现为非特异性的、多血管的、大量炎细胞浸润的炎症性肉芽组织。有的牙间乳头可呈瘤样生长,称妊娠期龈瘤,实际并非真性肿瘤,而是发生在妊娠期的炎性血管性肉芽肿。

【临床表现】

患者一般在妊娠前即有不同程度的龈缘炎,从妊娠2～3个月后开始出现明显症状,至8个月时达到高峰,且与血中孕酮水平相一致。分娩后约2个月时,龈炎可减轻至妊娠前水平。

妊娠期龈炎可发生于少数牙或全口牙龈,以前牙区为重。龈缘和龈乳头呈鲜红或暗红色,松软而光亮,显著的炎性肿胀、肥大,有龈袋形成,轻触之即易出血,患者吮吸或进食时也易出血,此常为就诊的主诉症状。一般无疼痛,严重时龈缘可有溃疡和假膜形成,有轻度疼痛。

妊娠期龈瘤(也称孕瘤)发生于单个牙的牙间乳头,前牙尤其是下前牙唇侧乳头较多见。通常开始于妊娠第3个月,迅速增大,色鲜红光亮或呈暗紫色,表面光滑,质地松软,极易出血。瘤体常呈扁圆形向近远中扩延,有的呈小的分叶状,有蒂或无蒂。一般直径不超过2cm,但严重的病例可因瘤体较大而妨碍进食或被咬破而出血感染,患者常因出血和妨碍进食就诊。分娩后,妊娠期龈瘤能逐渐自行缩小,但必须去除局部刺激物才能完全消失,有的患者还需手术切除。

【诊断和鉴别诊断】

1.诊断　育龄妇女的牙龈出现鲜红色,高度水肿、肥大,且有明显出血倾向者,或有龈瘤样表征的患者,应询问其月经情况,了解是否妊娠。若已怀孕,便可诊断。文献报道有些长期服用激素类避孕药的妇女也有类似的症状。

2.鉴别诊断　本病应与化脓性肉芽肿鉴别,其临床表现与妊娠期龈瘤十分相似,表现为个别牙间乳头的无痛性肿胀、突起的瘤样物,有蒂或无蒂,牙龈颜色鲜红或暗红,质地松软极易出血。多数病变表面有溃疡和脓性渗出物,一般多可找到局部刺激因素。病理变化为血管瘤样的肉芽性病变,血管内皮细胞和新生毛细血管的大量增殖,并有炎症细胞浸润,上皮可萎缩或增厚,表面常有溃疡和渗出。本病的治疗为消除局部刺激因子,并切除病损。有时易复发。

【治疗原则】

治疗原则与慢性龈缘炎相似。但应注意,尽量避免使用抗生素等全身药物治疗,以免影响胎儿发育。

1.去除一切局部刺激因素,如菌斑、牙石、不良修复体等,由于牙龈易出血和患者处于妊娠期,故操作时应特别仔细,动作要轻柔,尽量减少出血。

2.认真细致地进行口腔卫生教育,在去除局部刺激物后,患者一定要认真地作好菌斑控制和必要地维护治疗,严格控制菌斑。

3.对于较严重的患者,如牙龈炎症肥大明显、龈袋有溢脓时,可用1%过氧化氢液和生理盐水冲洗,或使用刺激性小、不含抗菌药的含漱液,如1%过氧化氢液。

4.手术治疗:经上述治疗后牙龈的炎症和肥大能明显减退或消失。对一些体积较大的妊娠期龈瘤,若已妨碍进食,则可在彻底清除局部刺激因素后考虑手术切除。手术时机应尽量选择在妊娠期的 4～6 个月内,以免流产或早产。手术中应避免流血过多,术后应严格控制菌斑,防治复发。

【预防】

妊娠早期应及时治疗原有的龈缘炎,整个妊娠期应严格控制菌斑,可大大减少妊娠期龈炎的发生。

四、急性坏死性溃疡性龈炎

急性坏死性溃疡性龈炎(ANUG)是指发生于龈缘和龈乳头的急性坏死性炎症。由于 Vincent 于 1898 年首次报道此病,故又称为 Vincent(奋森)龈炎。

【病因】

1.微生物的作用　不少作者报告在 ANUG 病损处总能找到梭形杆菌和螺旋体,20 世纪 80 年代以后,发现中间普氏菌(Pi)也是坏死性溃疡性龈炎(NUG)的优势菌。目前较普遍的看法是:NUG 是一种由多种微生物的毒力引起的机会感染,要求有局部抵抗力降低的组织和宿主,才能使这些微生物的毒力造成 NUG 病损。

2.慢性龈缘炎或牙周炎是发病的重要条件　深牙周袋内或冠周炎的牙龈适合螺旋体和厌氧菌的繁殖,在存在某些局部组织的创伤或全身因素时,细菌大量繁殖,并侵入牙龈组织,发生 NUG。

3.吸烟的影响　绝大多数急性坏死性溃疡性龈炎的患者有大量吸烟史。吸烟可能使牙龈小血管收缩,影响牙龈局部的血流,加重牙龈的病变。

4.心身因素　患者常诉说有精神紧张、睡眠不足、过度疲劳、工作繁忙等情况,甚至有的曾受到精神刺激。

5.使机体免疫力降低的某些因素　如营养不良的儿童,特别是维生素 C 缺乏,某些全身性消耗性疾病,如恶性肿瘤、急性传染病、血液病、严重的消化功能紊乱等易诱发本病。艾滋病患者也常有类似本病的损害,须引起高度重视。

【病理】

坏死性溃疡性龈炎(NUG)的组织病理学表现为牙龈的非特异性急性坏死性炎症,病变由表及里可分为以下几区：

1.坏死区 上皮坏死，表层由纤维素、坏死的白细胞和上皮细胞、细菌等构成的假膜，在坏死区与生活组织之间可见大量梭形杆菌和螺旋体。

2.坏死区下方的结缔组织区 其中有大量血管增生并扩张充血，多形核白细胞密集浸润。

3.慢性炎症浸润区 更下方的结缔组织内有慢性炎症细胞浸润，主要为浆细胞和单核细胞，表明本病是在原有的慢性龈炎的基础上发生的。此区可有螺旋体侵入结缔组织深达 0.25～0.30mm 处，主要为中型和大型螺旋体。

【临床表现】

1.好发人群 NUG 常发生于青壮年，以男性吸烟者多见。在不发达国家或贫困地区亦可发生于极度营养不良或患麻疹、黑热病等急性传染病的儿童。

2.病程 本病起病急，病程较短，常为数天至 2 周。

3.特征性损害 以龈乳头和边缘龈的坏死为特征性损害，尤以下前牙多见。初起时龈乳头充血水肿，在个别牙间乳头的顶端发生坏死性溃疡，上覆有灰白色污秽的坏死物，去除坏死物后可见牙间乳头的颊、舌侧尚存，而中央凹下呈火山口状。病变迅速沿牙龈边缘向邻牙扩展，使龈缘如虫蚀状，坏死区出现灰褐色假膜，易于擦去，去除坏死组织后，其下为出血创面。乳头被破坏后与边缘龈成一直线，如刀切状。病损一般不波及附着龈。

4.患处牙龈极易出血 患者常诉晨起时枕头上有血迹，口中有血腥味，甚至有自发性出血。

5.疼痛明显 急性坏死性溃疡性龈炎的患者常诉有明显疼痛感，或有牙齿撑开感或胀痛感。

6.有典型的腐败性口臭。

7.全身症状 轻症 NUG 患者一般无明显的全身症状，重症患者可有低热、疲乏等全身症状，部分患者颌下淋巴结可肿大，有压痛。

急性期如未能及时治疗且患者抵抗力低时，坏死还可波及与牙龈病损相对应的唇、颊侧黏膜，而成为坏死性龈口炎。在机体抵抗力极度低下者还可合并感染产气荚膜杆菌，使面颊部组织迅速坏死，甚至穿孔，成为走马牙疳。此时患者有全身中毒症状，甚至导致死亡。

NUG 患者若在急性期治疗不彻底或反复发作可转为慢性坏死性龈炎。其主要临床表现为牙间乳头严重破坏，甚至消失，乳头处的龈高度低于龈缘高度，呈反波浪状，牙间乳头处颊舌侧牙龈分离，甚至可从牙面翻开，其下的牙面上有牙石和软垢，牙龈无坏死物。

NUG 患者若不及时治疗，或在某些免疫缺陷的患者，病损可延及深层牙周组织，引起牙槽骨吸收、牙周袋形成和牙齿松动，称为坏死性溃疡性牙周炎（NUP）。

【诊断和鉴别诊断】

1.诊断 根据上述临床表现，包括起病急、牙龈疼痛、自发性出血、有腐败性口臭以及龈乳头和龈缘的坏死等特征，急性坏死性溃疡性龈炎的诊断并不困难。病变区的细菌学涂片检查可见大量梭形杆菌和螺旋体与坏死组织及其他细菌混杂，这有助于本病的诊断。慢性期的诊断主要根据反复发作的牙龈坏死、疼痛和出血、牙龈乳头消失、口臭等，细菌涂片检查一般无特殊细菌。

2.鉴别诊断

(1)慢性龈缘炎。

(2)疱疹性龈(口)炎:为单纯疱疹病毒感染所致,好发于6岁以下儿童。起病急,开始有1～2天发热的前驱期。牙龈充血水肿波及全部牙龈而不局限于边缘龈和龈乳头。典型的病变表现为牙龈和口腔黏膜发生成簇状小水疱,溃破后形成多个小溃疡或溃疡互相融合。假膜不易擦去,无组织坏死,无腐败性口臭。病损可波及唇和口周皮肤。

(3)急性白血病:该病的牙龈组织中有大量不成熟的白细胞浸润,使牙龈有较大范围的明显肿胀、疼痛,并可伴有坏死。有自发性出血和口臭,全身有贫血和衰竭表现。血常规检查白细胞计数明显升高并有幼稚白细胞,这是该病诊断的重要依据。当梭形杆菌和螺旋体大量繁殖时,可在白血病的基础上伴发NUG。

(4)艾滋病:患者由于细胞免疫和体液免疫功能低下,常由各种细菌引起机会感染,可合并NUG和NUP,后者大多见于艾滋病患者。

【治疗】

1.去除局部坏死组织 急性期应首先轻轻去除牙间乳头及龈缘的坏死组织,并初步去除大块的龈上牙石。

2.局部使用氧化剂 1％～3％过氧化氢溶液局部擦拭、冲洗和反复含漱,有助于去除残余的坏死组织。必要时,在清洁后的局部可涂布或贴敷抗厌氧菌的制剂。

3.全身用药和支持治疗 全身给予维生素C、易消化的蛋白质等支持疗法,充分休息。重症患者可口服甲硝唑或替硝唑等抗厌氧菌药物2～3天,有助于疾病的控制。

4.及时进行口腔卫生指导 立即更换牙刷,保持口腔清洁,指导患者建立良好的口腔卫生习惯,以防复发。劝患者戒烟。

5.对全身性因素进行矫正和治疗。

6.急性期过后的治疗 急性期过后,对原已存在的龈缘炎或牙周炎应及时治疗,通过洁治和刮治术去除菌斑、牙石等一切局部刺激因素,对外形异常的牙龈组织,可通过牙龈成形术等进行矫正,以利于局部菌斑控制和防止复发。

五、增生性龈炎

增生性龈炎指牙龈组织在慢性炎症的基础上受到某些局部因素刺激而发生的炎症性增生,主要表现为牙龈组织明显的炎性肿胀,同时伴有细胞和胶原纤维的增生。本病多发生于青少年。

【病因】

1.牙菌斑是本病的直接病因,其他的局部刺激因素,如牙石、食物嵌塞、不良修复体、正畸装置及邻面龋洞等均可诱发本病。

2.由于鼻部疾患引起的通气不畅,或因上颌牙前突、上唇过短等,均可造成口呼吸。长期的口呼吸可使牙龈及牙齿表面干燥而缺乏唾液冲洗自洁作用,使菌斑易于堆积;口呼吸患者的前牙唇侧牙龈经常暴露于干燥的空气中,不断受到气流的刺激,更易发生增生性龈炎。

3.某些错殆畸形,如牙齿排列不齐、错位拥挤等均易引发本病。

【临床表现】

1.早期表现:本病在临床上早期表现以炎性肿胀为主,多发生于上、下前牙的唇侧牙龈。其主要特点是牙龈呈深红或暗红色,松软光亮,探之易出血。龈缘肥厚,龈乳头呈球状增生,甚至可覆盖部分牙面。使龈沟探诊深度超过 3mm,但结合上皮的位置仍在釉牙骨质界处,形成龈袋或假性牙周袋。

2.病程较长的患者,牙龈的炎症程度减轻,颜色变浅或接近正常,探诊出血亦减轻。龈乳头和龈缘呈坚韧的实质性肥大,质地较硬而有弹性。X 线片显示无牙槽骨吸收,或可有牙颈部的牙周膜间隙增宽。

3.患者自觉症状虽然轻,但增生肥大的牙龈易使局部堆积较多的菌斑,加重了局部的炎症,有牙龈出血、口臭或局部胀、痒感觉。部分患者可因龈袋内壁的化脓性炎症而出现溢脓现象。

【诊断和鉴别诊断】

1.诊断 根据患者的发病年龄、部位以及典型的牙龈色、形、质的改变,诊断并不困难。

2.鉴别诊断 本病需与下列疾病相鉴别

(1)药物性牙龈增生。

(2)牙龈纤维瘤病。

(3)白血病引起的牙龈肥大。

【治疗原则】

1.针对病因的治疗 是去除一切局部刺激因素,保持良好的口腔卫生,施行洁治术,并教会患者控制菌斑。口呼吸患者应针对原因进行治疗,如治疗鼻部疾患,上唇过短者可进行唇肌训练,或在前牙唇侧牙龈涂凡士林以减轻牙龈干燥。纠正错殆和食物嵌塞,改正不良修复体等。

2.局部药物治疗 龈袋内可用 3%过氧化氢冲洗,放碘制剂,或用含漱剂(如氯已定)以保持口腔清洁。

3.手术治疗 去除病因后炎症消退,但牙龈形态影响美观且有碍菌斑控制时可施行牙龈成形术,以恢复生理外形。

4.口腔卫生指导 应教会并督促患者控制菌斑,以防止复发,定期到医院复查,酌情再作洁治或其他治疗。

六、急性龈乳头炎

急性龈乳头炎是指病损局限于个别牙间乳头的急性非特异性炎症,是一种较为常见的牙龈急性病损。

【病因】

牙间乳头受到机械或化学的刺激,是引起急性龈乳头炎的直接原因。

1.食物嵌塞造成牙龈乳头的压迫及食物发酵产物的刺激可引起龈乳头的急性炎症。

2.不恰当地使用牙签或其他器具剔牙,过硬、过锐的食物的刺伤,邻面龋尖锐边缘的刺激也可引起急性龈乳头炎。

3.充填体的悬突、不良修复体的边缘、义齿的卡环尖以及不良的松牙固定等均可刺激龈乳头,发生牙龈乳头的急性炎症。

【临床表现】

牙间乳头发红肿胀,探触和吸吮时易出血,有自发性的胀痛和明显的探触痛。女性患者常在月经期疼痛感加重。有时疼痛可表现为明显的自发痛和中等度的冷热刺激痛,易与牙髓炎混淆。检查可见龈乳头鲜红肿胀,探触痛明显,易出血,有时局部可查到刺激物,牙可有轻度叩痛,这是因为龈乳头下方的牙周膜也有炎症和水肿。

【治疗】

1.去除局部刺激因素　应首先去除明显的局部刺激因素,如嵌塞的食物、充填体的悬突、鱼刺、折断的牙签等。

2.消除急性炎症　去除邻面的菌斑、牙石,以消除和缓解龈乳头的急性炎症。

3.局部使用抗菌消炎药物　如1%～3%的过氧化氢液冲洗、碘制剂等。

4.彻底去除病因　待龈乳头的急性炎症消退后,应彻底去除病因,如消除食物嵌塞的原因,治疗邻面龋和修改不良的修复体等。

【预防】

消除可能引起急性龈乳头炎的各种潜在因素,如矫正食物嵌塞、及时治疗邻面龋等。作为口腔医生在进行口腔治疗时,应注意防止对龈乳头的刺激,以防发生急性龈乳头炎。

七、药物性牙龈增生

药物性牙龈增生是指长期服用某些药物引起牙龈的纤维性增生和体积增大。

【病因】

1.长期服用抗癫痫药物苯妥英钠等,使原来已有炎症的牙龈发生纤维性增生,是本病发生的主要病因,但药物引起牙龈增生的真正机制目前尚不十分清楚。

其他药物如免疫抑制剂环孢菌素A和钙通道阻断剂如硝苯地平(心痛定)、维拉帕米、硫氮卓酮等也可引起药物性牙龈增生。据报道,服用环孢菌素A者有30%～50%发生牙龈纤维性增生。硝苯地平与环孢菌素A联合应用,会增加牙龈增生的发生率和严重程度。这两种药引起牙龈增生的原因尚不十分清楚。

2.菌斑引起的牙龈炎症可能促进药物性牙龈增生的发生。长期服用苯妥英钠,可使原来已有炎症的牙龈发生纤维性增生。局部刺激因素虽不是药物性牙龈增生的原发因素,但菌斑、牙石、食物嵌塞等引起的牙龈炎症能加重药物性牙龈增生和加速其发展。

【病理】

苯妥英钠引起的牙龈增生,其病理特点为上皮棘层显著增厚,钉突伸长达到结缔组织深部。结缔组织中有致密的胶原纤维束、大量的成纤维细胞和新生的血管,间有多量无定形的基质,炎症细胞很少,常局限于龈沟附近。环孢菌素 A 和硝苯地平所引起的牙龈增生其组织学和临床表现均与苯妥英钠所致的牙龈增生相似,但环孢菌素 A 引起的增生组织中血管和慢性炎症细胞的成分较多。

【临床表现】

苯妥英钠所致的牙龈增生一般开始于服药后的 1~6 个月内,增生起始于唇颊侧或舌腭侧龈乳头,呈小球状突起于牙龈表面。继之,增生的乳头继续增大而互相靠近或相连并向边缘龈扩展,覆盖部分牙面,严重时波及附着龈,使牙龈的外观发生明显的变化。龈乳头可呈球状、结节状,增生的牙龈表面可呈桑葚状或呈分叶状,增生的牙龈基底与正常牙龈之间有明显的沟状界限。牙龈增生严重者,甚至可覆盖大部或全部牙冠,严重妨碍进食,也影响美观和口腔卫生。增生的牙龈还可将牙齿挤压移位,多见于上前牙。药物性牙龈增生的牙龈组织一般呈淡粉红色,质地坚韧,略有弹性,一般不易出血。多数患者无自觉症状,无疼痛。由于牙龈增生肿大,使龈沟加深,形成假性牙周袋,加之牙龈失去正常生理外形,使菌斑易于堆积。因此,多数患者合并有不同程度的牙龈炎症,此时牙龈可呈深红或紫红色,质地较松软,牙龈边缘部分易出血。

药物性牙龈增生常发生于全口牙龈,但以上、下前牙区较重,它只发生于有牙区。拔牙后,增生的牙龈组织可自行消退。

【诊断与鉴别诊断】

1.诊断　根据牙龈实质性增生的特点以及长期服用上述药物的历史,诊断本病并不困难,但应仔细询问全身病史。

2.鉴别诊断

(1)遗传性牙龈纤维瘤病:此病无长期服药史但可有家族史,牙龈增生范围广泛,程度重。

(2)增生性龈炎:一般炎症较明显,好发于前牙的唇侧和牙间乳头,增生程度较轻,覆盖牙冠一般不超过 1/3,有明显的局部刺激因素,无长期服药史。

【治疗】

1.停止使用引起牙龈增生的药物　这是对药物性牙龈增生的最根本的治疗。对那些病情不允许停药的患者,必须与相关的专科医师协商,考虑更换药物或与其他药物交替使用,以减轻副作用。

2.去除局部刺激因素　通过洁治、刮治以消除菌斑、牙石,并消除其他一切导致菌斑滞留的因素。

3.局部药物治疗　对于牙龈有明显炎症的患者,可用 3% 过氧化氢液冲洗龈袋,并在袋内置入抗菌消炎的药物,待炎症减轻后再做进一步的治疗。

4.手术治疗　对于牙龈增生明显的患者,虽经上述治疗,增生的牙龈仍不能完全消退者,可采用牙龈切除并成形的手术治疗。手术应选择在全身病情稳定时进行。术后若不停药和忽略口腔卫生,复发难以避免。

5.指导患者严格控制菌斑　以减轻服药期间的牙龈增生程度,减少和避免手术后的复发。

【预防】

对于需长期服用苯妥英钠、环孢菌素 A 和钙通道阻断剂等药物者,应在开始用药前先进行口腔检查,消除一切可能引起龈炎的刺激因素,并教会患者控制菌斑保持口腔卫生的方法,积极治疗原有的龈炎,能减少本病的发生。

八、遗传性牙龈纤维瘤病

遗传性牙龈纤维瘤病又名家族性或特发性牙龈纤维瘤病。为牙龈的弥漫性纤维结缔组织增生,是一种较为罕见的疾病。

【病因】

本病病因至今不明,有的患者有家族史,但也有的患者并无家族史。有家族史者可能为常染色体显性或隐性遗传。

【病理】

病理变化的特点是牙龈上皮的棘层增厚,上皮钉突明显增长,结缔组织体积增大,充满粗大的胶原纤维束和大量成纤维细胞,血管相对较少,炎症不明显,仅见于龈沟附近。

【临床表现】

本病可在幼儿时就发病,最早可发生在乳牙萌出后,一般开始于恒牙萌出后,牙龈广泛地逐渐增生,可累及全口的龈缘、龈乳头和附着龈,甚至达膜龈联合处,以上颌磨牙腭侧最为严重。增生的牙龈可覆盖部分或整个牙冠,以致妨碍咀嚼,牙齿常因增生的牙龈挤压而发生移位。增生牙龈的颜色正常,组织坚韧,表面光滑,有时也呈颗粒状或小结节状,点彩明显,不易出血。由于牙龈的增厚,有时发生牙萌出困难。

【诊断和鉴别诊断】

1.诊断　根据典型的临床表现,或有家族史,就可作出诊断,无家族史者并不能排除本病。

2.鉴别诊断

(1)与药物性牙龈增生鉴别:该病有服药史而无家族史,牙龈增生主要累及龈缘和龈乳头,一般不波及附着龈,而遗传性牙龈纤维瘤病可同时波及龈乳头、游离龈及附着龈。药物性牙龈增生程度相对较轻,增生牙龈一般覆盖牙冠 1/3 左右,而牙龈纤维瘤病常覆盖牙冠的 2/3 以上。药物性牙龈增生者伴发慢性龈炎者较多,而牙龈纤维瘤病偶有轻度炎症。

(2)与增生性龈炎鉴别:该病主要侵犯前牙的牙间乳头和龈缘,增生程度相对比较轻,覆盖牙冠不超过 1/3,多数伴有炎症,局部刺激因素明显,无长期服药史和家族史。

【治疗】

治疗以牙龈成形术为主,切除增生的牙龈并修整外形,以恢复牙龈的生理功能和外观。本病手术后易复发,复发率和口腔卫生的好坏有关。本病为良性增生,复发后仍可再次手术治疗。

一部分本病患者在青春期后可缓解,故手术最好在青春期后进行。

(蒋海泉)

第五节　其他几种牙周病

一、急性坏死性溃疡性牙周炎

当坏死性溃疡性牙龈炎进展到发生附着丧失时,则称为坏死性溃疡性牙周炎,两者是同一种感染的不同阶段,有人建议集中称为坏死性牙周病。

(一)病因

1.梭状杆菌和螺旋体在原有慢性缘龈炎或牙周炎的基础上,大量繁殖甚至侵入牙龈组织,直接或间接地造成牙周组织的炎症和坏死。

2.吸烟使牙龈小血管收缩,影响局部血循环并降低白细胞的趋化和吞噬功能。

3.身心因素如工作繁忙、过度疲劳、睡眠不足、情绪紧张以及精神刺激等。

4.在不发达或贫穷落后地区可发生于营养不良及患麻疹、黑热病等传染病的儿童。全身消耗性疾病,如急性传染病、血液病、严重的消化功能紊乱、艾滋病患者,由于细胞免疫和体液免疫功能低下也可造成各种细菌大量繁殖,特别是梭状杆菌和螺旋体。

(二)病理

1.坏死区　上皮坏死,表层由纤维素、坏死的白细胞、上皮细胞和细菌等组成假膜,在坏死区与生活组织间可见大量的梭状杆菌和螺旋体。

2.坏死区下方　结缔组织中血管增生、扩张、充血,有大量多形核白细胞浸润。

3.慢性炎症浸润区　更下方的结缔组织中有慢性炎症细胞浸润,主要为浆细胞和单核细胞,也可见侵入的螺旋体。

4.牙周膜、牙槽骨坏死。

(三)诊断

1.有自发性、剧烈的疼痛,可有出血,唾液分泌量增加,腐败性口臭明显。

2.牙龈呈火山口样溃疡,有灰褐色假膜覆盖,软硬组织广泛坏死,可探及牙周袋。

3.X线片可见牙槽骨吸收,有死骨形成。

4.常有发热,颌下淋巴结肿大。

5.牙周袋内细菌涂片检查,可见到梭状杆菌和螺旋体。

(四)治疗

治疗原则:①控制疾病的进一步发展,缓解疼痛,对进食困难的患者给予全身支持治疗;②使用超声洁治器可更好地去除牙面的软、硬沉积物,避免手用器械造成不必要的疼痛和损伤;③急性期后做彻底的龈下刮治和根面平整。

局部治疗和全身治疗同坏死性溃疡性龈炎。

二、牙周牙髓联合损害

牙周牙髓联合病变是来源于牙周和(或)牙髓的局限而环绕牙齿的感染。这种感染可由牙髓炎症扩散并经由牙周膜或牙槽骨而通到口腔,也可由牙周袋内的炎症经牙齿副根管和(或)根尖孔中继发地感染牙髓,另外也可为根折的续发病变。

(一)病原微生物和病因

牙周牙髓联合损害是以厌氧菌为主的混合感染。牙周炎和牙髓根尖周病的发病因素和病理过程虽不完全相同,但它们引起的炎症和免疫反应有相似之处。因此,二者的感染和病变可相互影响扩散,导致联合病变的发生。

(二)病理

1.牙髓病、根尖周病引起牙周病变 一般不引起明显的牙周病变,坏死牙髓中的细菌毒素及代谢产物通过侧支根管引起牙周病变。

(1)根尖周炎急性感染成牙槽脓肿,脓液从牙周组织引流,沿牙周膜间隙向龈沟、龈袋、牙周袋排脓,形成单一的、窄而深的牙周袋,X线片上表现为烧瓶样的破坏。

(2)脓液由根尖周组织穿透附近的密质骨到达骨膜下,掀起软组织向龈沟排脓,形成宽而深的牙周袋,但不能达根尖。

(3)牙髓治疗过程中或治疗后造成的牙周病变如根管侧穿、髓底穿通。

2.牙周病变引起牙髓病变

(1)深牙周袋内的细菌、毒素通过根尖孔或侧支管进入牙髓,引起牙髓充血或发炎。

(2)牙周袋内的细菌毒素对牙髓造成慢性刺激,早期、小量的刺激引起修复性牙本质,大量或持久的刺激造成牙髓炎症,退行性变、钙化,甚至坏死。

3.牙周病变与牙髓病变并存 指二者发生于同一个牙齿,各自为独立病变。当病变发展到严重阶段时,二者可互相融合和影响。

(三)诊断

牙周和牙髓来源的感染可导致邻近根面的牙周探诊深度增加、肿胀、探诊出血、化脓、窦道形成、触痛、牙动度增加、角形骨吸收和疼痛,可能发生面部肿胀和(或)蜂窝组织炎。

1.牙髓病、根尖周病引起牙周病变

(1)牙髓无活力或活力降低,牙周袋和根分叉病变局限于个别牙。

(2)与根尖病变相连的牙周骨质被破坏,呈烧瓶形,即根尖区阴影向冠方扩散,近远中牙槽嵴高度并无缺损,邻牙的牙周基本正常或破坏轻微。

2.牙周病变引起牙髓病变

(1)典型的急性牙髓炎,可见患牙有深达根尖的牙周袋或牙龈退缩,牙槽骨大部分暴露。

(2)无牙髓急性炎症者,电活力测试阳性,牙髓活力降低或坏死。

(3)有牙龈炎症时,探诊或压迫牙龈牙周袋有脓血溢出。

(4)X线片显示局部牙槽骨吸收,可以为水平、垂直、根分叉区甚至根尖区骨吸收。

3.牙周病变与牙髓病变并存

(1)患牙可查见龋坏、过度磨损、畸形等导致牙髓病变的病因,同时也可查见充血水肿的牙龈和深牙周袋。

(2)叩诊敏感或有脓性渗出。

(3)X线片显示牙槽骨水平吸收。

(四)预防和治疗

1.预防　保持口腔卫生,控制菌斑,积极治疗已有的牙周炎,充填龋坏。

2.治疗

(1)由牙髓病、根尖周病引起牙周病变的患牙

1)患牙尽早进行彻底的根管治疗。病程短者,进行单纯的牙髓治疗后,牙周病变即可完全愈合。

2)病程较长的患牙,在牙髓治疗的同时进行牙周治疗,如常规韵洁治、刮治、根面平整、牙周袋局部冲洗上药,清除袋内感染,促使牙周组织早日愈合。

3)必要时行牙周翻瓣术。

(2)已有深牙周袋,牙体正常,牙髓活力不定的患牙

1)死髓牙可行根管治疗及彻底的牙周治疗。

2)牙髓活力降低,牙周袋较深或已达根尖的患牙,可行根管治疗及彻底的牙周治疗。

3)牙髓活力正常的患牙可行彻底的牙周治疗。有时患牙对冷热反应敏感,有早期牙髓充血症状而牙周袋不深,可行洁刮治后,袋内涂以25%甲硝唑凝胶或2%盐酸米诺环素软膏(派丽奥),局部敷以塞治剂,在控制袋内感染的同时,隔绝外界刺激,达到安抚、镇痛的目的。

(3)牙周病变与牙髓病变并存的患牙:能否保留,应以患牙牙周病变的程度及治疗的远期效果而定。若患牙过于松动,感染不易控制,应拔除患牙。可以保留者,行根管治疗和彻底的牙周治疗。暂时考虑保留的牙齿,髓腔内可长期封药,如封甲酚醛3~6个月,同时行常规的牙周治疗。

总之,应尽量查清病原微生物,以确定治疗的主次,在不能确定的情况下,活髓牙先做系统的牙周治疗、调和,若疗效不佳,再视情况行牙髓治疗。

三、牙周脓肿

牙周脓肿是牙周袋壁组织的局限性化脓性感染,可致牙周膜和牙槽骨的破坏。

(一)病原微生物和病因

导致牙周脓肿的病原微生物主要为G厌氧菌和螺旋体。主要病因包括以下几个方面。

1.深牙周袋内壁的化脓性炎症向深部结缔组织扩展,而脓液不能向袋内排出。

2.迂回曲折、涉及多个牙面的深牙周袋,脓性渗出物不能顺利引流。

3.洁刮治时,动作粗暴,将牙石碎片推入牙周袋深部组织,或造成牙龈组织的损伤。

4.深牙周袋刮治不彻底,袋口收紧,袋底感染仍存在且得不到引流。

5.牙髓治疗时,根管及髓底侧穿、牙根纵裂等。

6.机体抵抗力下降或有严重全身疾患如糖尿病等。

(二)病理

牙龈上皮高度水肿,牙周袋壁内有大量的中性多形核粒细胞,生活的、坏死的并存,组织坏死、溶解形成脓液,脓液周围为大量的炎性细胞,结缔组织水肿,有时可见侵入的厌氧菌及螺旋体。

(三)诊断

1.症状

(1)发病突然,在患牙的唇颊侧或舌侧牙龈形成椭圆形或半球状的肿胀突起。

(2)自发性搏动性疼痛,较剧烈。

(3)全身症状一般不太明显,局部淋巴结肿大或白细胞轻度增多,可有味觉不适。

(4)牙周脓肿一般为急性过程,可自行破溃排脓和消退,若不积极治疗可成为慢性牙周脓肿,抵抗力下降又可急性发作。

2.体征

(1)牙龈发红、水肿、表面光亮。

(2)患牙可有浮出感,叩痛、触痛,患牙松动,由于脓血液溢出,探诊疼痛明显。

(3)脓肿后期,脓液局限,疼痛略减轻,脓肿表面变软,触诊有波动感,用手指挤压,可有脓液自袋内流出。

(4)慢性牙周脓肿一般无明显症状,在牙龈表面可见瘘道开口,可有咬合和叩诊不适。

(四)鉴别诊断

1.牙龈脓肿。

2.牙槽脓肿　见表 5-2。

表 5-2　牙周脓肿与牙槽脓肿的鉴别

	牙周脓肿	牙槽脓肿
感染来源	牙周袋	牙髓或根尖周病
牙周袋	有	一般无
牙体情况	无龋病	有龋、修复体及非龋疾病
牙髓活力	有	无
脓肿部位	局限于牙周袋壁,近龈缘	范围弥散,靠近根尖区
疼痛程度	相对较轻	较重
牙松动度	松动明显	松动较轻,也可松动明显
叩痛	相对轻,以侧叩为重	很重,垂直向叩痛尤其明显
X 线片	牙槽骨破坏	根尖周骨质破坏
病程	相对短(3~4 天)	相对长(5~6 天)

(五)预防和治疗

1.预防　积极治疗已有的慢性牙周炎和系统疾病,治疗动作轻柔,减少不必要的创伤。

2.治疗

(1)控制炎症：全身使用足够的抗生素及止痛药，如羟氨苄青霉素与甲硝唑联合使用，螺旋霉素、罗红霉素、替硝唑等。必要时使用非甾体类抗炎药，以抑制牙槽骨的吸收。

非甾体类抗炎药的作用机制为通过抑制环氧化酶和脂氧化酶的活性，降低花生四烯酸的代谢，减少前列腺素和白三烯的合成；抑制前列腺素从炎症细胞内释放，减弱白细胞介素-1 等细胞因子对前列腺素合成的诱导。常用的药物有芬必得、布洛芬、风平等。

(2)脓肿切开引流

1)在脓肿的波动区切开在脓肿的最突处做垂直切口，用血管钳扩张排脓。

2)通过牙周袋建立引流用匙刮或超声波洁治器去除龈下牙石及袋内肉芽，使袋口扩大。

(3)局部治疗：牙周袋用 3％过氧化氢溶液和 0.25％洗必泰冲洗后局部置药并使其缓慢释放。通常将对牙周优势菌最敏感的药物如甲硝唑、洗必泰、四环素制成的棒条、药膜、糊剂等放入牙周袋内。

(4)降低咬合：对松动、伸长而不能咬合的患牙，用砂轮快速磨改患牙的工作尖。

(5)慢性牙周脓肿的治疗

1)如果牙周脓肿的位置很深，牙周袋也较深，宜采用龈翻瓣术，将脓肿内病变组织、所有感染肉芽组织刮去。

2)如果牙周脓肿位于牙周袋软组织中，须做龈切除术，将脓肿和牙周袋一并切除。

3.疗效评估

(1)体征和症状消除，急性期解除后失去的附着有部分恢复。

(2)急性病变不愈的部位可能会复发脓肿和(或)继续牙周附着丧失。

(3)导致病变不愈的因素包括未去除刺激因素、清创不彻底、诊断不完善(如伴发的牙髓病变)，或有隐伏的全身疾病。

(4)病变不愈的患者，需行附加的检查和治疗。

四、慢性牙周炎

慢性牙周炎是发生于牙龈及其邻近附着结构的炎症性疾病。其特征表现为牙周膜和邻近的支持骨破坏而导致附着丧失。

(一)病原微生物及病因

1.病原微生物　高度相关的牙周致病菌包括牙龈卟啉单胞菌(Pg)、伴放线放线杆菌(Aa)、福氏类杆菌(Bf)，中等相关的牙周致病菌包括中间普氏菌、巨核梭杆菌(Fn)、牙密螺旋体。

2.病因

(1)遗传因素、吸烟、糖尿病、精神压力等增加了宿主的易感性。

(2)致病菌的存在。

(3)局部环境有利于致病菌的生长及毒性因子的表达。

1）食物嵌塞：在咀嚼过程中，食物被咬拾力楔入相邻两牙的牙间隙内。

2）医源性因素：不良修复体、充填物及正畸治疗等任何有可能加重菌斑积聚的医源性因素。

3）牙位异常与错拾畸形以及不良习惯：如无意识的咀嚼、咬物动作等。

（二）病理

1.软组织壁　炎性细胞浸润、结缔组织变性或坏死、牙龈表面上皮萎缩、组织水肿、袋内壁上皮溃疡、上皮下方毛细血管增生，袋内壁可有化脓性炎症。

2.根面壁　结构上的脱矿和再矿化，矿物质成分改变及细菌毒素的渗入。

3.袋内容物　菌斑、白细胞、脱落上皮。

（三）临床表现

多见于成年人，也可见于儿童和青少年。常以咀嚼无力、不适和牙龈出血就诊。牙周组织破坏程度与局部刺激因素相一致。常见龈下牙石，牙龈呈现不同程度的慢性炎症，与慢性龈炎一致。病情呈缓慢或中等速度进展，其间可出现间歇性的活动期，使牙周组织破坏加速进行，随后又转入静止期。但也可有快速进展期。牙周炎晚期可出现一些伴发症状，如牙齿移位、牙龈退缩、食物嵌塞、继发性拾创伤、口臭等，还可继发逆行性牙髓炎。

根据牙周袋的深度、附着丧失程度将牙周组织的破坏程度分为：①轻度牙龈炎症和探诊出血，牙周袋＜4mm，附着丧失1~2mm，X线片显示牙槽骨吸收不超过根长的1/3；②中度牙周袋＜6mm，附着丧失3~5mm，X线片显示牙槽骨水平型或角形吸收超过根长的1/3，但不超过根长的1/2；③重度牙周袋＞6mm，附着丧失＞5mm，X线片显示牙槽骨吸收超过根长的1/2，多根牙有根分叉病变，牙多有松动。

根据扩展范围和严重程度进一步分为：①局限型：受累部位≤30%；②弥漫型：受累部位＞30%。

（四）鉴别诊断

1.慢性龈炎：有牙龈炎症，但无附着丧失和牙槽骨吸收及牙松动。

2.侵袭性牙周炎、牙周炎合并创伤。

3.牙周膜炎和急性根尖周炎见表5-3。

表5-3　慢性牙周炎与牙周膜炎和急性根尖周炎的鉴别

	慢性牙周炎	牙周膜炎	急性根尖周炎
病因	菌斑、牙石等	外伤、药物等刺激	龋坏、隐裂、牙折
炎症性质	慢性炎症	急性炎症	急性炎症
叩痛	叩痛不明显	牙侧叩痛明显	牙垂直叩痛明显
龈组织	红肿	红肿	根尖区部位红肿
牙周袋	有	无	无
咬合	咬合痛不明显	牙伸长感，不敢咬	牙伸长感，不敢咬
牙髓活力	一般正常	正常	活力下降或消失
X线片	牙槽骨水平吸收	牙周膜间隙增宽	慢性尖周炎急性发作，根尖区骨吸收

(五)预防

保持口腔卫生,控制菌斑,积极治疗已有的慢性龈炎,定期复查及洁治。

(六)治疗

1.治疗目标

(1)改变和去除导致牙周炎的微生物因素和促进性危险因素,从而阻止疾病的进展,保持健康、功能良好、美观的牙列,并预防复发。

(2)在有指征时尝试促使牙周附着再生。

2.治疗方法

(1)指导患者控制菌斑,强化口腔卫生宣教并评价患者控制菌斑的情况。

(2)通过龈上洁治、龈下刮治和根面平整去除菌斑和牙石。

(3)去除和控制慢性牙周炎的局部致病因素。

1)去除或磨改充填体悬突和过突的冠修复体

2)修改不合适的义齿

3)充填龋坏牙

4)牙体成形术

5)拔除无治疗希望的患牙

6)通过正畸的方法改善牙的排列

(4)可以辅助使用抗菌制剂。选择性地收集龈下微生物标本进行药敏试验,依据试验结果选用抗菌药物。

(5)局部药物治疗。

1)牙周袋内冲洗:3%过氧化氢溶液、0.1%～0.2%氯乙定、生理盐水、碘氧液($KI+H_2O_2$或碘复+3%过氧化氢)。

2)缓释抗菌药物:2%盐酸米诺环素软膏、25%甲硝唑凝胶、30%干重的氯乙定薄片、甲硝唑药条置于牙周袋内。上述制剂中的有效成分均可在牙周袋内缓慢释放达7～10天。

3)含漱药物:1%过氧化氢溶液,0.1%～0.2%氯乙定溶液,2%盐水、口泰、艾力克等含漱。

4)涂布消炎收敛药:碘复、碘甘油。

(6)全身药物治疗。

1)抗生素甲硝唑200mg,每日3～4次,7～10天为一疗程。替硝唑首日2g,以后每次0.5g,每日2次。螺旋霉素200mg,每日4次,5～7天为一疗程。羟氨苄青霉素500mg,每日3次,7天为一疗程。四环素族药物250mg,每日4次,2周为一疗程。罗红霉素0.15g,每日2次,5～7天为一疗程。

2)非甾体类抗炎药消炎痛、风平、布洛芬、芬必得。

(7)牙周手术。

1)牙龈增宽术。

2)再生性手术:骨替代物植入,引导组织再生术(GIR),综合性再生手术。

3)切除性手术:翻瓣术或翻瓣术加骨手术,截根术、半切术、牙龈切除术或牙龈成形术。

(8)其他治疗。

1)为达到目标进行的其他精细治疗。

2)去除余留危险因素,如戒烟、控制糖尿病。

3)为解决特定问题而进行的手术治疗。对于在既往治疗中能有效控制菌斑、依从性好的患者,通过这些治疗能更有效地刮净根面,可能有助于提高再生术疗效、减少牙龈退缩。

4)维持期治疗和定期复查。

3.疗效评估

(1)经过治疗,慢性牙周炎患者可取得以下预期疗效。

1)牙龈炎症的临床表征明显改善。

2)探诊深度减少。

3)临床附着水平维持稳定或有改善。

4)菌斑减少,与牙龈健康状况相一致。

(2)仍可能存在牙周状况未控制的区域,其特征如下。

1)牙龈有炎症。

2)探诊深度没有改善或增加。

3)临床附着水平不稳定。

4)牙菌斑量仍多,不能保持牙龈健康。

(3)对牙周状况未控制的患者需进行附加治疗。

1)治疗不是对所有患者所有位点都有良好的效果,治疗反应也不尽相同。

2)附加治疗可根据位点特异性来确定。

五、慢性牙周炎伴咬合创伤

牙周组织的损伤可因超过支持组织所能适应或修复的过大咬合力所致。这种殆创伤可以是原发的,也可以是继发的。

(一)病因

主要是菌斑微生物所引起的炎症。临床上许多中、重度牙周炎患者常伴有不同程度的殆干扰或早接触,从而加重牙周组织的破坏。

(二)病理

软组织的表现同慢性牙周炎,牙槽骨呈垂直吸收或角形吸收,形成的袋底位于牙槽嵴下方的骨下袋。

（三）诊断

1.症状

（1）牙龈出血、牙齿松动。

（2）咀嚼无力、咀嚼肌疼痛或颞下颌关节紊乱综合征。

2.体征

（1）局限的窄而深的牙周袋。

（2）牙松动情况保持不变可能是牙周组织对过大殆力适应的结果，而继续加重的松动移位更应引起注意，此时牙齿动度超过牙槽骨的吸收程度。

（3）患牙对冷、热敏感，或叩诊时牙痛、不适。

（4）牙移位或咀嚼时牙有震颤感。

（5）牙齿磨损小平面重于患者年龄。

（6）釉质崩碎或冠根折裂。

（7）不对称的龈退缩、龈裂、龈缘突等。

3.辅助检查　X线片可见牙周膜间隙增宽，骨硬板模糊，垂直骨吸收形成骨下袋，根分叉区或活髓牙的根尖区有阴影，牙根吸收。

（四）预防和治疗

1.预防　保持口腔卫生，控制菌斑，减轻致病因素，使患者能维持舒适和功能良好的牙列。

2.治疗

（1）消除或减轻牙的松动度。

（2）通过治疗改变现有的殆关系，建立有效的咀嚼功能。

（3）消除和改善不良的咬合习惯。

（4）松牙固定。

（5）用正畸的方法将移位的牙齿重新排列整齐。

（6）拔除无法保留的牙齿。

（7）局部治疗和全身治疗同慢性牙周炎。

六、侵袭性牙周炎

侵袭性牙周炎是一类临床表现和实验室检查均明显不同于慢性牙周炎的疾病，多数情况下发生于其他方面健康者。本病有家族聚集倾向且病情进展迅速。分为局限型和广泛型。

（一）病原微生物及病因

1.病原微生物　优势致病菌为伴放线放线杆菌（Aa）、二氧化碳嗜纤维菌、牙龈卟啉单胞菌（Pg）、福氏类杆菌（Bf）。

2.病因

(1)特殊的致病菌。

(2)中性多形核粒细胞趋化功能和吞噬功能异常,这种缺陷带有家族聚集性。

(3)有些患者有自体混合淋巴细胞反应,或对胶原、IgG 有自身免疫反应。

(二)病理

1.软组织表现为慢性非特异性炎症。

2.中性粒细胞功能减弱,趋化作用及吞噬作用减低,在细胞介导的免疫中也有缺陷。

3.牙龈结缔组织中仍以浆细胞浸润为主,但其中产生 IgA 的细胞少于慢性牙周炎型,游走到袋上皮内的中性粒细胞数目也较少。

4.牙槽骨破坏较重,前牙表现为水平吸收,第一磨牙为垂直吸收或弧形吸收。

(三)诊断

1.临床表现

(1)患者除患牙周炎外,其他方面无异常。

(2)病情进展快速。

(3)家族集聚性。

(4)附着丧失和牙槽骨吸收可有自限性。

(5)附着丧失和骨破坏明显,菌斑堆积量与牙周组织破坏的严重程度不相符合。

2.实验室检查

(1)伴放线放线杆菌(Aa)和牙龈卟啉单胞菌(Pg)的检出率增高。

(2)吞噬细胞异常及巨噬细胞过度反应,包括 PCE2 和 IL-1B 水平升高。

(四)分型

1.局限型

(1)青春期前后发病。

(2)对病原菌有高水平血清反应。

(3)局限于第一磨牙和切牙,至少有 2 颗恒牙邻面附着丧失,其中一颗是第一磨牙,非第一磨牙和切牙的其他牙不超过 2 颗。

(4)X 线片显示第一磨牙呈弧形吸收,切牙呈水平吸收。

2.广泛型

(1)通常发生于 30 岁以下者,也可见于年龄大者。

(2)对病原菌的血清抗体反应较弱。

(3)附着丧失和牙槽骨的破坏呈明显的间歇性。

(4)广泛的邻面附着丧失,至少累及 8 颗恒牙。

（五）鉴别诊断

侵袭性牙周炎应与慢性牙周炎及牙周炎合并创伤相鉴别，详见表5-4。

表 5-4　侵袭性牙周炎与慢性牙周炎和牙周炎合并创伤的鉴别

	侵袭性牙周炎	慢性牙周炎	牙周炎合并创伤
病因	微生物及机体防御缺陷	微生物、牙石等	微生物及殆创伤
发病率	低，但破坏迅速	高	高
年龄	35岁以下，青少年多见	多见于成年人	多见于成年人
口腔卫生	一般或良好	差	差或一般
炎症范围	一组牙或全口牙	多数牙或全口牙	个别牙
牙周袋	普遍性深袋	浅而宽，为骨上袋	窄而深，为骨下袋
牙松动	早期出现，晚期加重	晚期出现	早期个别牙松动
牙移位	上前牙扇形排列移位	一般无	个别牙可能移位
X线片	牙槽骨混合吸收	牙槽骨水平吸收	牙槽骨垂直吸收
预后	差，但有自限性	一般良好	一般良好

（六）预防

改变和去除导致牙周炎的微生物因素和促进性危险因素，从而阻止疾病的进展，保持健康、舒适、功能良好、美观的牙列，并预防复发。

（七）治疗

1.治疗方法

（1）在有指征时尝试促使牙周附着再生。

（2）由于侵袭性牙周炎与全身因素、免疫缺陷和微生物群间的关系复杂，并不是对所有病例都能控制住病情。对于这些病例，合理的治疗目标是减缓疾病的进展。

（3）局部治疗同慢性牙周炎。

（4）全身治疗除使用一般抗生素外，可选用四环素族药物，其不仅可较强地抑制伴放线放线杆菌（Aa）等多种牙周可疑致病菌，而且能抑制胶原酶的活性，阻止骨吸收，促进牙周组织再生。用法：四环素250mg，每日4次，2周为一疗程，或使用小剂量的强力霉素50mg，每日2次。

（5）中药治疗。以六味地黄丸为基础的固齿丸可改善机体的免疫功能。

2.治疗中需考虑的问题

（1）治疗效果差时，应检查全身情况以确定是否患有系统疾病。

（2）可考虑进行细菌培养和抗生素药敏试验。

（3）如果乳牙受累，应对恒牙的萌出进行监控以便及时发现可能出现的附着丧失。

（4）由于侵袭性牙周炎具有潜在的家族特性，有必要检查家庭其他成员并做出评价。

3.疗效评价

（1）经过治疗，侵袭性牙周炎患者可取得以下预期疗效。

1）牙龈炎症的临床表征明显改善。

2）探诊深度减少。

3）临床附着水平维持稳定或有改善。

4）X线片检查有骨修复。

5）菌斑减少,与牙龈健康状况相一致。

6）咬合关系倾向于稳定,前牙的扇形排列趋势得到控制。

（2）仍可能存在牙周状况未控制的区域,其特征如下。

1）牙龈有炎症。

2）探诊深度没有改善或增加。

3）临床附着水平不稳定。

4）牙菌斑量仍多,不能保持牙龈健康。

5）牙齿松动度持续增加。

七、侵袭性牙周炎青春前期型

侵袭性牙周炎青春前期型是发生于健康个体的一种侵袭性牙周疾病,多于乳牙萌出期发病。它有别于唐氏综合征,为有明显先天性异常者并发的牙周炎。

（一）病原微生物及病因

本病病因不明,在病变部位可发现一些致病力很强的牙周致病菌,如伴放线放线杆菌、牙龈卟啉单胞菌、巨核梭杆菌、侵蚀类杆菌。

（二）诊断

发病年龄早至4岁左右,累及乳牙列,根据受累范围分为弥漫型和局限型。

1.弥漫型

（1）累及全口多数牙,炎症较重。

（2）牙齿较早松动甚至自动脱落。

（3）周围血中性粒细胞和单核细胞功能缺陷,患儿常伴有中耳炎、皮肤及上呼吸道反复感染的情况。

（4）对抗生素治疗反应差。

（5）所有乳牙均可被波及,恒牙可以受累,也可能不受影响。

（6）牙龈为火红色,水肿、出血,牙龈裂和多处牙龈明显退缩。

（7）牙槽骨破坏速度快、范围广,牙松动。

2.局限型

（1）侵犯少数乳牙,部位不定,应与换牙过程中个别乳牙的炎症相区别。

（2）牙龈炎症较轻,菌斑沉积较少,只是边缘牙龈轻度炎症,但可有深牙周袋。

（3）牙槽骨吸收速度比弥漫型缓慢。

（4）可有中性粒细胞和单核细胞的趋化功能障碍。

（5）全身健康,对治疗反应尚佳。

（6）少数乳牙牙龈红肿,可探及深牙周袋。

（7）X线片少数牙牙槽骨吸收,牙出现松动且较早脱落。

（三）鉴别诊断

应与恒牙萌出期龈炎相鉴别。个别患儿在混合牙列期,由于口腔卫生保持不好或由于邻面龋坏、牙列拥挤及排列不齐,导致牙龈发炎、红肿、出血,但无牙槽骨破坏及深牙周袋出现。

（四）预防和治疗

1.预防　本病的预防在于消除菌斑,保持口腔卫生,但效果与患者的年龄及发病类型有关。

2.治疗

（1）局限型常规治疗通常效果较好。

1)通过口腔卫生指导,控制菌斑,由家长协助及督促,做彻底的洁治术及根面平整。

2)感染反复存在、迁延不愈则全身使用抗生素,必要时拔除患牙,有助于把病变限制在乳牙列。进行间隔较短的长期随访,密切注意恒牙是否受累。

（2）弥漫型预后很差,即使在治疗的情况下,牙龈炎症往往继续加重,牙龈退缩,牙槽骨迅速吸收,病情不易控制。

八、根分叉病变

指牙周炎的病变波及多根牙的根分叉区,可发生于任何类型的牙周炎。以下颌第一磨牙的发病率最高,上颌前磨牙最低,发生率随年龄的增大而上升。

（一）病因

1.与慢性牙周炎病因相同,菌斑是主要原因,而且根分叉区一旦暴露,该处的菌斑、牙石的清除十分困难。

2.根分叉区是咬合力的敏感部位,殆创伤是本病的促进因素。

3.牙根的解剖形态。

（1）根柱的长短:多根牙的牙根由根柱和根锥体构成,根柱较短的牙,根分叉的开口离牙颈部近,一旦发生牙周炎,较易发生根分叉病变。

（2）牙颈部的釉质突起:约有40%的多根牙在牙颈部有釉突,该处无牙周膜附着,仅有结合上皮,故在牙龈有炎症时,易形成牙周袋。

（3）牙髓感染:通过髓底的副根管蔓延到根分叉,造成该处骨吸收,形成牙周袋。

（二）病理

与慢性牙周炎相同,牙周袋壁为慢性炎症,牙槽骨为水平吸收或垂直吸收。

（三）诊断

病变使牙根暴露或牙髓受累时,患牙对温度敏感或出现自发痛,甚至出现逆行性牙髓炎。根据探诊和X线片牙槽骨的吸收程度将其分为四度。

Ⅰ度：骨质吸收轻微，X线片上看不到改变。探针能从牙周袋内探及根分叉。

Ⅱ度：根分叉处有骨质吸收，X线片显示该处牙周膜增宽，骨密度降低。探针不仅能探及根分叉，而且可从水平方向不同深度地进入根分叉区。

Ⅲ度：X线片上可见根分叉区完全的透影区，牙根之间的牙槽骨完全吸收，形成"贯通性"病变。探针能水平通过根分叉区，但其仍被牙周袋壁覆盖而未直接暴露于口腔。

Ⅳ度：与Ⅲ度破坏相同，牙龈退缩使根分叉完全暴露于口腔中。

根分叉区的菌斑不易清洁，牙周袋常有明显的炎症或溢脓，若引流不畅可发生急性牙周脓肿，晚期可出现牙松动。

（四）治疗

清除根分叉病变区内牙根面上的牙石、菌斑。通过手术方法形成一个有利于患者自我控制菌斑并长期保持疗效的局部解剖外形，如袋壁切除术、翻瓣术、引导组织再生术、截根术、半切术。

1. Ⅰ度病变　龈上及龈下刮治，若袋较深、牙槽骨形态不佳，可在基础治疗后行翻瓣术修整骨外形。

2. Ⅱ度病变

（1）根柱较长、牙龈能充分覆盖根分叉的患牙，在基础治疗后，行引导组织再生术，必要时可植骨。

（2）骨破坏较多、牙龈退缩的患牙，基础治疗后做根向复位瓣术和骨成形术，使根分叉充分暴露，有利于菌斑控制。

3. Ⅲ度和Ⅳ度病变

（1）若颊侧有足够宽的附着龈，可切除部分牙周袋使根分叉充分暴露。若附着龈较窄，可行翻瓣术，彻底刮净根面后将龈瓣根向复位缝合。

（2）若多根牙的一个根病变严重，患牙稳固，根管治疗后，上颌磨牙行截根术并调和。下颌磨牙行半切术，将余留部分磨改为双尖牙外形，做固定桥修复。

九、伴糖尿病性牙周炎

糖尿病是一种代谢紊乱综合征，与糖耐量下降有关，一般表现为口渴、饥饿、多尿、体重减轻，分1型（胰岛素依赖型糖尿病）和2型（非胰岛素依赖型糖尿病）。糖尿病本身并不引起牙周炎，但该病的基本病理变化，如小血管病变、免疫反应低下、胶原分解等，使牙周组织对局部致病因子的抵抗力下降，因而破坏加重、加速。有人提出将牙周炎列为糖尿病的第六大并发症。

（一）病原微生物及病因

糖尿病患者的龈下微生物包括伴放线放线杆菌、二氧化碳嗜纤维菌、中间普氏菌、直肠弯曲杆菌、牙龈卟啉单胞菌。患者的中性粒细胞功能包括趋化作用、吞噬作用及杀菌力减低。

（二）临床表现

1.症状

(1)牙周破坏的严重程度与糖尿病的类型、代谢控制的程度、糖尿病的病程长短相关,以上均为影响牙周炎的危险因素。

(2)血糖控制不好,牙周炎症较重。

2.体征

(1)牙龈红肿至肉芽状增生,易出血,易出现多发性牙周脓肿或牙周袋溢脓。

(2)牙槽骨吸收迅速,牙齿松动明显。

(3)病损以切牙和第一磨牙为重,随着年龄增加可波及全口多数牙。

（三）预防和治疗

1.预防　戒烟并保持良好的口腔卫生习惯,定期复查,包括血糖控制水平和牙周组织检查。

2.治疗

(1)如有牙周脓肿应先做应急处理,如脓肿切开引流,局部用3％过氧化氢溶液、0.2％氯乙定溶液冲洗,局部使用25％甲硝唑凝胶、洗必泰、2％盐酸米诺环素缓释药,若脓肿为多发性,可配合全身使用抗生素,如青霉素、甲硝唑或替硝唑口服。

(2)急性炎症控制后做彻底的龈上洁治、根面平整,血糖未控制之前,不做复杂的牙周治疗。

(3)必要时请内科医生会诊,确定糖尿病的诊断、病程、血糖控制水平、用药及治疗史。

(4)对糖尿病控制不良的患者,在牙周治疗时考虑全身使用抗生素。

(5)减少患者的精神紧张和焦虑情绪。

十、艾滋病相关性牙周病

艾滋病全称为获得性免疫缺陷综合征(AIDS),是免疫缺陷病毒(HIV)侵犯人类 CD4 受体的淋巴细胞和巨噬细胞,导致机体免疫功能受到严重损害的疾病。患者易受到许多机会菌、病毒、原生物、真菌感染,而且易发生肿瘤和神经功能紊乱。

（一）病原微生物和病因

1.病原微生物　牙周袋内的主要检出菌为牙龈卟啉单胞菌、中间普氏菌、巨核梭杆菌、伴放线放线杆菌、白色念珠菌等。

2.病因　HIV 感染,宿主细胞反应机制受到抑制,致使牙周致病菌的致病能力增强,中性粒细胞的功能由于长期与细菌接触反而十分活跃。

（二）诊断

1.临床特点

(1)HIV 龈炎:又称牙龈线性红斑,其特点是在牙龈缘处有明显的鲜红的宽 2～3mm 的红边,在附着龈上可呈淤斑状,极易出血,对常规治疗反应差。

(2)坏死性溃疡性牙龈炎:此类型的龈炎与非 HIV 感染的坏死性溃疡性龈炎表现类似,只是病情更加严重,治疗反应不佳。

(3)坏死性溃疡性牙周炎:可以由于患者抵抗力极度低下,由坏死性溃疡性牙龈炎发展而来,也可能是在慢性牙周炎的基础上,坏死性溃疡性牙龈炎加速和加重了病变。患者在短时间内迅速发生严重而广泛的牙周软组织坏死、溃疡,骨吸收和附着丧失特别严重,甚至有死骨形成,多数病例牙槽骨暴露。患者主诉深部颌骨刺痛、口臭,牙齿呈进行性松动,但牙周袋较浅。

2.实验室检查

(1)病毒学检查:血清中查见 HIV 病毒。

(2)特异性抗体检查:血清 HIV 抗体阳性。

(三)鉴别诊断

应与慢性牙周炎及侵袭性牙周炎相鉴别。

(四)预防和治疗

1.预防　注意隔离病人及无症状病毒携带者。对患者的血液、排泄物、分泌物进行消毒,加强国境检疫,防止艾滋病传入。严禁贩毒、吸毒,取缔娼妓,禁止性乱交,及早治疗并治愈性病。严格选择供血人员,检查血液制品,推广使用一次性用品和用后消毒、毁形。对患者使用过的物品、医疗器械严格消毒。加强对高危人群监测,HIV 疫苗研制取得可喜进展,在将来会对 HIV 的预防起到积极的作用。在医疗服务中,医务人员须有安全操作意识,执行普遍预防的原则,严格执行消毒规程,防止交叉感染。

2.治疗

(1)按常规牙周炎处理,局部清除牙石和菌斑,全身给予抗生素,首选甲硝唑 200mg,每日 3～4 次,共服 5～7 天。

(2)局部使用 0.12％～0.2％氯己定含漱液或 1％聚维酮碘,每天不超过 3 次,对细菌、真菌、病毒均有杀灭作用。

(3)对坏死组织表面残存物可用过硼酸钠或 3％过氧化氢溶液冲洗。

(4)抗 HIV 治疗。

十一、掌跖角化牙周病综合征

掌跖角化牙周病综合征的特点是手掌和脚掌部位的皮肤过度角化,牙周组织严重破坏。

(一)病原微生物及病因

1.病原微生物　致病菌群类似慢性牙周炎,在牙周袋近根尖区有大量的螺旋体,牙周袋内可检出伴放线放线杆菌。

2.病因　本病为遗传性疾病,属常染色体隐性遗传,患者的中性粒细胞趋化功能异常。

（二）病理

牙周袋壁为明显的慢性炎症,主要为浆细胞浸润,中性多形核粒细胞较少。牙根细而尖,牙根部骨质发育不良,牙骨质非常薄,牙槽骨破坏明显,破骨活动明显大于成骨活动。

（三）诊断

牙周病损在乳牙萌出不久即可发生,炎症严重、溢脓、口臭,约在 5～6 岁时乳牙即相继脱落。恒牙萌出后,牙槽骨破坏依然迅速,在十多岁时自行脱落或因极度松动而拔除。患儿智力及一般状况正常。

有深牙周袋,牙槽骨破坏严重,牙松动明显。皮损与牙周病变常同时出现,手掌、足底、膝部及肘部局限性过度角化及鳞屑、皲裂,有多汗和臭汗。

（四）治疗

常规的牙周治疗效果差,目前还没有较好的治疗方法。有研究表明,在乳牙列期将患病的乳牙全部拔除,并在第一恒磨牙和切牙萌出后连续使用 10～14 天抗生素,可防止恒牙发生牙周破坏。

若患儿就诊时恒牙已受累,则根据恒牙的牙周破坏情况进行如下处理:①拔除破坏严重的恒牙;②局部进行彻底的洁刮治,多疗程应用抗生素;③每 2 周复查 1 次并洁治,保持良好的口腔卫生;④避免新萌出的恒牙受累。

十二、Down 综合征

Down 综合征是由 21 号染色体异常引起的遗传性疾病,又称 21-三体综合征或先天愚型综合征,具有明显的家族性。

（一）病因

由 21 号染色体异常引起。龈下微生物与慢性牙周炎没有明显差别,产黑色素类杆菌群增多。外周血中性多形核粒细胞趋化功能和细胞内杀菌功能降低。

（二）临床表现

1.患者发育迟缓、四肢较短、智力低下。

2.颅面部畸形,脸圆而平,眼距过宽,舌大,痴呆面容。

3.口腔卫生差,所有的患者都有严重的牙周炎,可同时累及乳牙和恒牙列。

4.全口牙齿均有深牙周袋及炎症,以下颌前牙为重。

5.病情发展迅速,牙周的破坏程度、速度远超过菌斑、牙石等局部刺激的量,可伴坏死性龈炎。

（三）治疗

保持口腔卫生,行常规的牙周治疗,但由于患儿智力低下,常难以坚持,故家长要给予孩子耐心的帮助。

（古卫红）

第六节 牙周病的治疗

一、牙周基础治疗

牙周基础治疗就是要清除引起炎症的病原因素,如菌斑及其产物,以及去除有利于菌斑滞留的因素,如牙石、悬突,矫正不良修复体和食物嵌塞,使炎症减轻到最低程度,并为下一阶段的治疗做准备。

(一)菌斑控制

菌斑控制是治疗和预防牙周病的必需措施,是牙周基础治疗的基础,因为菌斑是牙周病的主要刺激因素,除去之后还会不断地在牙面上重新形成,因此必须坚持每天彻底清除菌斑,才能预防牙周病的发生和复发。对已患有牙周病者,在治疗过程中除了彻底清除牙面的菌斑牙石外,还必须掌握菌斑控制的方法,菌斑控制贯穿在牙周治疗的始终。临床医生应在治疗开始前即向患者说明菌斑的危害性及菌斑控制的重要性,教会患者控制菌斑的方法,并在治疗过程中随时检查和指导。

1.菌斑显示的方法　菌斑显示剂能将菌斑染色,便于观察。常用的菌斑显示剂如中性红和四碘荧光素钠等溶液或片剂。溶液使用方法有两种,一种是涂布法,将蘸有菌斑显示剂的棉球轻轻涂布于全口牙的颊舌及邻面,约一分钟后漱口,牙面上着色的部位即为菌斑;另一种方法将菌斑显示剂滴在患者舌尖,令其用舌尖舔各个牙面,然后漱口,菌斑即可被显示。患者每次就诊时,医生可用菌斑显示剂检查并记录其菌斑控制情况,并将结果反馈给患者,以鼓励并增强患者控制菌斑的信心。

为了检查患者自我菌斑控制的效果,可用国际上广泛采用的菌斑记录卡记录菌斑的量。

记录方法:每个牙分 4 个牙面,凡显示有菌斑的牙面,可在卡的相应部位的格内画道,然后计算有菌斑牙面的百分率,计算方法如下:

(1)被检牙的总数×4＝牙面数

(2)有菌斑的牙面数/牙面数×100＝菌斑牙面百分率

根据菌斑记录卡反映的信息,通过患者在首次染色记录时,百分率较高,但在接受菌斑控制知识教育后,一般都能认真地按要求执行,菌斑记录的百分率都会明显下降。若已小于20%,则已属基本被控制。

2.菌斑控制的方法　菌斑控制的方法很多,有机械的方法和化学的方法,以机械清除牙菌斑的效果最为确切。

(1)刷牙:刷牙是自我清除菌斑的主要手段,设计合理的牙刷和正确的刷牙方法能有效地清除菌斑。

对于牙周病患者清除菌斑的重点是龈沟附近和邻牙间隙,以水平颤动法(Bass 法)较为适宜。本法应选用软毛牙刷，以避免损伤牙龈。

1）Bass法的要点：①将刷头放于牙颈部，与牙面成45°角，毛端向着根尖方向，轻轻加压，使毛束末端一部分进入龈沟，一部分在沟外并进入邻面。②牙刷在原位作近远中向水平颤动4～6次，颤动时刷毛移动仅约1mm，可将龈缘附近及邻面的菌斑揉碎并从牙面除去。③刷上下前牙的舌面时，可将牙刷头竖起，以刷头的前部接触近龈缘处的牙面，作上下的颤动。④依此移动牙刷到邻近的牙齿，重复同样的动作。

全口牙齿应按一定的顺序刷，并做到"面面俱到"，勿遗漏。

2）竖转动法（Rolling法）：适用于有牙龈退缩者。可选用中等硬毛或软毛牙刷，刷毛不进入龈沟，牙刷不会损伤牙龈，且去除菌斑的作用较为有力。其方法要点如下：

①刷毛先与牙齿长轴平行，毛端指向牙龈缘，然后加压转动牙刷，使刷毛与牙齿长轴成45°角。②转动牙刷，使刷毛由龈缘刷向𬌗面方向。③每个部位刷5～6次，然后移动牙刷位置。

以上两种方法也可综合运用，以取得较好的效果。

（2）邻面清洁措施：良好的刷牙方法只能清除约70%的菌斑，在牙齿的邻面常遗留菌斑，需采用相应方法清洁。

（3）化学药物控制菌斑：应用有效的化学药物来抑制菌斑的形成或杀灭菌斑中的细菌是控制菌斑的另一途径。

3.特殊人群的菌斑控制　特殊人群是指年龄幼小或因疾病而缺乏自理能力的人群，需要他人的帮助控制菌斑。

1）幼儿在乳牙萌出后，家长可用棉签或软塑料刷为其擦拭牙面。

2）手的动作不便或弱智的患者，可用电动牙刷。

3）昏迷患者或植物人，可由他人用棉签蘸化学抗菌剂擦洗牙面和口腔。

4）口腔内各种手术后的患者，除用含漱剂含漱外，对手术区以外的牙面仍需用常规刷牙来控制菌斑。

（二）龈上洁治术

龈上洁治术是指用洁治器械去除龈上牙石、菌斑和色渍，并磨光牙面，以延缓菌斑和牙石再沉积的方法。洁治术是去除龈上菌斑和牙石的最有效的方法。

龈上牙石常常延伸到龈沟或牙周袋内与浅的龈下牙石相连，因此在洁治时应同时去除龈沟内的牙石，对深层的龈下牙石，通常待龈炎减轻、出血减少时，再作龈下刮治。

1.适应证

（1）各类牙龈炎和牙周炎：洁治术是牙龈炎的主要治疗方法，也是牙周炎治疗的第一步。

（2）预防性洁治：在维护期内定期（半年～1年）作洁治，是维持牙周健康、预防牙龈炎和牙周炎发生或复发的重要措施。

（3）口腔内其他治疗前的准备：如修复缺失牙，先作洁治术，使印模更准确，义齿更合适；正畸治疗前和期间也应作洁治术，消除原有的牙龈炎，并预防正畸过程中发生龈炎；口腔内一些手术如肿瘤切除、颌骨切除术等，术前先作洁治术，保证手术区周围的清洁，消除感染隐患。

2.超声波洁牙机洁治　超声波洁牙机是一种高效去除牙石的器械，具有使用简便、省时省力的优点。

超声波洁牙机的使用方法:接通水源电源,踩脚踏开关,见工作头有水雾喷溅,说明超声振动已产生。工作头有各种不同形状,根据牙的不同部位、牙石的多少选择适宜的工作头。洁治时工作头与牙石轻轻接触,相交呈 0~15°,调节超声功率,使用足以去除牙石的最小功率进行洁治。

使用超声波洁牙机进行洁治应注意以下几点:①安装心脏起搏器的人禁用,以免因电磁波干扰起搏器工作,造成眩晕和心律紊乱。②对于有肝炎、肺结核等传染性疾病者也不宜使用超声洁牙,以免血液和病原菌随喷雾而污染诊室空气。③为减少环境污染,防止感染,术前必须让患者用氯己定溶液或过氧化氢溶液含漱一分钟,并在洁治区涂布 1% 的碘酊。④医生应有防护措施,如戴口罩、帽子、防护眼罩、手套等。⑤洁治完成后应注意工作头和手机的消毒,以避免交叉感染。

3.手用器械洁治 手用器械洁治依靠手腕的力量来刮除牙石,是洁治的基本方法。

(1)洁治器:常规应用的龈上洁治器械由柄、颈、工作端组成,工作端包括工作颈和刃口。

1)镰形洁治器:工作端的外形如镰刀,刀刃的横切面为等腰三角形,有效刀刃是镰刀的两侧刃口。本器械适宜刮除大块的牙石。

前牙镰形洁治器的工作头呈直角形或大弯形,其工作端与柄呈直线,大弯形的镰形洁治器还可用于唇、舌面大块牙石的刮除。后牙镰形洁治器在颈部呈现两个角度,左右成对,适用于后牙邻面牙石的刮除。

2)锄形洁治器:外形如锄,左右成对,刀口一端成锐角,使用时锐角置于牙石侧的龈沟内,刮除龈上牙石及龈下浅牙石,主要用整个刃口光滑牙面上的色素、菌斑和牙石。

3)磨光器:洁治后牙面并不光滑,必须用磨光器将牙面打磨光滑,使菌斑不易再附着。常用的磨光器有橡皮杯、细沙条等。

(2)基本方法

1)执握器械:大多采用改良握笔式,即以中指的指腹放于洁治器的颈部,同时以中指或中指加无名指置于被洁治牙附近的牙为支点。此执握方法稳定、灵活、效率高。

2)支点:放在靠近力点的硬组织上,支点一定要稳。

3)位置:洁治时器械的工作刃放在牙石的根方,紧贴牙面,与牙面形成 80°角,使用腕部发力,向𬌗面方向用力将整块牙石从牙面上刮下,避免层层刮削。洁治动作以垂直、水平或斜向等推拉进行,每刮一下应与前一动作有重叠,以免遗漏牙石。

4)器械的移动范围:一般在 1~2mm,刀刃不能超过切缘及𬌗面,以免损伤软组织。

5)洁治完后注意:需用探针仔细检查是否干净,并加以抛光。

(三)龈下刮治术(根面平整术)

龈下刮治术,即根面平整术,是用比较精细的龈下刮治器刮除位于牙周袋内根面上的牙石和菌斑。因为龈下牙石的一部分可能嵌入到表层牙骨质内,加之牙周袋内菌斑产生的内毒素可为牙骨质表层吸收,所以在做龈下刮治时,应同时刮除牙根表面感染的病变牙骨质,并使部分嵌入牙骨质内的牙石也能得以清除,使刮治后的根面光滑而平整。但刮除牙骨质不宜太多。

1.龈下刮治器械

1)匙形刮治器匙形刮治器是龈下刮治的主要工具,工作端薄而窄,前端为圆形。工作端的横断面呈半圆形,其两侧边均有刃口,能紧贴牙面。用于前后牙的匙形刮治器外形一致,只是在颈部形成不同的角度,有利于不同牙位的工作,此类刮治器称为通用型刮治器。

目前国际上普遍使用的 Gracey 刮治器,其外形结构及角度与通用型刮治器不同,它有牙位特殊性,每支有特殊形态设计,适用于不同牙的不同牙面。其刃面与器械颈部呈70°,工作端的两个刃缘不平行,长而凸的外侧切缘是工作缘。Gracey 刮治器共有 7 支,编号为 1～14,均为双头、成对。#1/2、#3/4 适用于前牙,#5/6 适用于前牙及尖牙,#7/8、#9/10 适用于磨牙及前磨牙的颊舌面,#11/12 适用于磨牙及前磨牙的近中面,#13/14 适用于磨牙及前磨牙的远中面。一般用 4 支,即#5/6、#7/8、#11/12、#13/14,可满足全口各区域的需要。

2)龈下锄形刮治器:龈下锄形刮治器工作端为锄形,喙窄小,适宜在窄而深的牙周袋内操作。分为颊舌侧、近远中各一对,刀叶与柄相交成 100°角,刀叶末端变薄,形成内斜 45°角的线性刀口。操作时,刀刃置于牙石根方的牙面.器械与牙面应成两点接触,向冠方用力,连续刮除牙石。

3)根面锉:根面锉工作端扁平,用于锉光根面,防止菌斑和牙石的再沉积。

2.操作要点

1)龈下刮治是在牙周袋内操作,不能直视,术前应先探明牙周袋的形态和深度及龈下牙石的量和部位,刮治时应采用锐利的龈下刮治器,提高工作效率。

2)采用改良握笔式握持器械,支点要稳,刮的幅度要小,避免滑脱或损伤软组织。

3)为避免遗漏,应分区按牙位逐个刮治。刮治后应冲洗袋,检查有无碎片、肉芽组织遗留。深袋刮治应在局麻下进行,以达到彻底的目的。

(四)调𬌗

调𬌗法是通过多种手段包括磨改牙齿的外形和牙列修复、正畸方法矫正错𬌗、牙周夹板、正颌外科手术及拔牙等,最终建立起有利于牙周组织的功能性咬合关系,从而减轻对牙周组织的损伤,促进牙周组织愈合,提高咀嚼功能。

本节主要介绍以调𬌗法为主的𬌗治疗,即通过磨改牙齿的外形来消除创伤性𬌗和食物嵌塞。这种方法是直接地、永久性地、不可逆地改变牙齿形态和咬合关系,因此必须认真细致地进行。

1.创伤性𬌗的治疗　创伤性𬌗不是牙周炎的直接原因,但它可加速牙周炎的破坏过程,影响牙周组织的修复,故在牙周炎的治疗过程中应尽量消除创伤性𬌗。调𬌗可以改善牙列的功能关系,使牙齿及其支持组织均匀承受一定的功能刺激,有利于牙周组织的修复。

(1)选磨法:选磨法即用砂石等磨改牙齿的外形以消除创伤性𬌗的方法。

1)选磨原则

①教会患者作各种咬合运动,并找出早接触或𬌗干扰的牙和部位。

②必须准确定位后再磨改。

③磨改以消除早接触为主,磨改中应注意使侧向力转为垂直力,并消除过大的𬌗力。

④早接触点的选磨原则:a.若正中𬌗有早接触,非正中𬌗协调:应磨改牙尖对应的窝。b.若正中𬌗协调,非正中𬌗有早接触:应磨改与牙尖相对应的斜面。c.若正中𬌗和非正中𬌗都存在早接触:应磨改早接触的牙尖或下颌前牙的切缘。

⑤𬌗干扰的选磨原则:a.前伸𬌗时,多个牙保持接触,后牙一般不应有接触,若有接触,可对有接触的牙进行磨改。b.侧向𬌗时,工作侧有多个牙接触,非工作侧一般不应有接触,若有接触,可对非工作侧有接触的牙进行磨改。

𬌗干扰的选磨部位均位于磨牙的功能性牙尖上,磨改时应十分小心。

⑥不均匀或过度磨损牙的选磨原则:磨牙不均匀磨损的结果是磨牙非功能尖形成高尖陡坡,磨改时应磨低高陡的牙尖,形成相应的颊舌沟,并减小𬌗面的颊舌径。另一种情况是磨牙重度磨损使𬌗面成为平台状,磨改时应减小𬌗面的颊舌径,并尽量恢复𬌗面的生理外形。

2)选磨方法

①选择合适的磨改工具。

②一般选磨正中𬌗的早接触点,对功能性牙尖的磨改一定要慎重。

③磨改时一次不应磨牙太多,防止出现新的早接触点或不平衡。

④对松动牙的磨改,应用左手指将牙固定,以减少磨改时的不适与创伤。

⑤若选磨的太多,应分次完成,以避免患者肌疲劳,影响调𬌗的准确性。

⑥在选磨工作中,应尽量恢复牙齿的外形。

⑦磨改结束后,应用橡皮轮抛光。

(2)修复缺失牙:通过修复缺失牙,使咬合力分散,减轻牙周组织的负担,有利于牙周组织的健康。

(3)正畸治疗:通过正畸治疗,使移位的牙齿复位,调整𬌗力方向,消除创伤𬌗,有利于牙周组织的修复和愈合。

(4)松牙固定:松牙固定后,分散了𬌗力,使牙周组织得到生理性休息,有利于愈合。

2.食物嵌塞的𬌗治疗　造成食物嵌塞的原因很多,下面介绍垂直型食物嵌塞的调𬌗方法。

(1)选磨法

1)重建或调整边缘嵴:𬌗面磨损过度可使边缘嵴变平,或因种种原因使相邻两牙的边缘嵴高度不一致,均可造成食物嵌塞。可用磨石磨出边缘嵴,或使相邻两牙的边缘嵴高度尽可能一致。

2)重建食物溢出沟:后𬌗面磨损严重时原有的食物溢出沟可能消失,食物易嵌入邻间隙中,可用磨石磨出发育沟形态,使食物有溢出的通道。

3)恢复牙尖的生理形态:磨牙的不均匀磨损常形成高陡锐利的牙尖,应将牙尖磨低并尽量恢复牙齿的正常外形以消除充填式力量。

4)加大外展隙:由于邻面的过度磨损而使接触区过宽,使食物易于塞入邻面。可加大外展隙,有利于食物流出。

(2)充填体或冠的修复:邻接区不紧密时,食物易进入邻面造成嵌塞,可用充填术或冠的修复来消除食物嵌塞。

（3）拔牙：若下颌第 3 磨牙近中倾斜与第 2 磨牙之间有食物嵌塞时，应拔除第 3 磨牙；若上颌或下颌第 3 磨牙有一方缺牙而使对殆牙伸长造成食物嵌塞者，应拔除伸长的牙。

（4）正畸治疗：青少年牙排列不齐或牙列稀疏等原因造成食物嵌塞者，正畸治疗是较理想的方法。

（5）修复缺失牙：缺失牙不及时修复，可使对殆牙伸长或使两侧邻牙向缺牙区倾斜，造成食物嵌塞，因此，对缺失牙要及时修复。

二、外科手术治疗

（一）牙龈切除术

经牙周基础治疗后，牙龈炎症有所消退，但仍有增生肥大及形态不良的牙龈组织，需手术切除和修整，重建牙龈的生理外形。

【适应证】

1.基础治疗后牙龈仍增生肥大，形成假性牙周袋者。

2.后牙区中等深度的骨上袋，颊侧袋底不超过膜龈联合，附着龈有足够宽度。

3.正位智齿冠周龈瓣覆盖影响清洁者。

4.龈瘤。

【手术步骤及注意点】

1.局部浸润麻醉和/或阻滞麻醉手术区。

2.口周皮肤 75% 酒精常规消毒，漱口液含漱 1 分钟，铺消毒巾。术者戴消毒手套，用 1% 碘酊消毒手术区。

3.定位：用印记镊无钩端与牙长轴平行插至袋底，有钩端量龈面，夹紧镊子后在牙龈形成出血点，每牙定点 2~3 个，作为切口的参考。

4.用刀片从标记点根方 1~2mm 处呈 45°角做外斜切口，用柳叶刀或用 11 号尖刀切断龈乳头。

5.用镰形洁治器刮除切下的龈组织，用匙形洁治器使根面平整。

6.用组织剪修整创面边缘，呈薄而接近生理外形，不遗留平台状、厚的龈缘。

7.生理盐水冲洗，止血，置牙周塞治剂。

8.病变范围大，增生明显者，可用电刀切除。

【注意点】

1.药物性/遗传性牙龈增生　术后易复发，术前应向患者说明，并注意菌斑控制，定期复查。

2.妊娠期龈瘤　如影响进食或出血严重，可在妊娠 4~6 个月内行简单切除术，否则应在分娩后手术。

（二）袋内壁刮治术

袋内壁刮治术又称牙周袋肉芽组织刮治术，手术不切龈瓣，术者用锐利的匙形刮治器，盲刮袋内壁肉芽组织和使根面平整,达到清除炎症、促进新附着、消除牙周袋的目的。由于此手术操作全凭手指触觉,带有一定的盲目性,很难彻底地去除感染肉芽组织,影响效果,临床应用受到限制。

【适应证】

1.5mm 左右深度的骨上袋,不需做骨手术的患牙。

2.受累仅 1～2 个牙面,附着龈有一定宽度。

3.洁治后牙周炎症不消退者。

4.局限性邻接面盲袋。

【手术步骤】

1.常规消毒、局麻。

2.术区用 1‰碘酊消毒。

3.用龈下刮治器做根面平整。

4.用 Gracey 刮匙插入牙周袋底,用左手示指放在牙龈表面作支点,刮匙紧贴袋壁,向龈缘方向或近远中方向移动,将袋内壁炎性肉芽组织刮净,操作时应保护牙龈,防止龈被刺穿。

5.探查根面及袋内壁,对残留的袋壁肉芽组织,可用弯头眼科剪刀插入袋内进行修剪。

6.3%双氧水和生理盐水冲洗术区,用棉卷或纱布轻压龈组织,使龈瓣贴附牙根面,易形成新附着。

7.上牙周塞治剂,1 周后复诊。

(三)切除新附着术

切除新附着术(EXAP)与袋内壁刮治术相似,区别是前者用手术刀切除牙周袋内壁的病变组织,包括上皮和结缔组织,其优点是手术刀比刮治器能更彻底清除袋内壁的肉芽组织。操作简单不需剥离黏骨膜,不暴露骨组织,组织丧失少,预后好。不足是视野较局限。

【手术步骤】

1.常规消毒,局麻。

2.用牙周刻度探针探查袋底并测量,预测切口深度。

3.用刮治器做根面平整。

4.用 15 号手术刀片,距牙龈边缘 0.5～1mm,并与牙根面形成 15°～20°的夹角,作内斜切口,根据病变累及的牙根面进行环形或半环形切断,尽可能多地保留牙间乳头。

5.用刮匙将切断的袋内壁及牙龈领圈组织一并刮除。

6.生理盐水冲洗术区,龈瓣复位,压迫止血。

7.必要时缝合。

8.敷牙周塞治剂,1 周后复诊。

(四)翻瓣术

翻瓣术用手术方法切除牙周袋内壁肉芽组织,翻起黏骨膜瓣,直视下清创,即刮除龈下菌斑、牙石,必要时修整牙槽骨外形,龈瓣复位缝合,其目的是消除牙周袋,建立牙周新附着,促进牙周组织再生。目前临床多采用改良 Widman 翻瓣术。

【适应证】

1.适用于深牙周袋(≥5mm),用其他方法不能彻底去除袋内炎性肉芽组织者。

2.需行牙槽骨修整和植骨者。

3.需行冠延术、截根术、半切术或需根向复位者。

4.涉及附着龈的重度牙龈增生者(尤其是前牙)。

5.引导性牙周组织再生术。

【手术步骤及注意点】

1.常规消毒、传导阻滞加局部浸润麻醉。

2.口周消毒、漱口,常规铺巾。

3.切口设计改良式 Widman 翻瓣术手术切口,必要时附加纵形切口,以便更好的暴露术野。

(1)内斜切口:根据龈组织形态,选择近龈缘切口,一般在距龈缘 1～2mm 处,用 15 号刀片,刀尖指向根方,与牙面成 10°～20°角切入,刀片循牙龈扇贝状的外形以提拉方式从术区的一端唇(颊)侧开始,直达牙槽嵴顶。切口应延伸至患牙区近中或远中至少一个健康牙齿。

(2)沟内切口:用 11 号刀片插入牙周袋内,直达牙槽嵴顶切入。

(3)水平切口:用 11 号刀片插入第一切口处,将刀片与牙面垂直,水平切断已被分离的袋壁组织及牙间组织。

(4)纵形切口:在颊侧水平切口的近中或远中两端作纵形切口。

4.用骨膜剥离器插入内斜切口,用钝性分离方法将龈瓣从骨面上分离。

5.刮治及根面平整:翻瓣后,首先用镰形或匙形刮治器刮除内斜切口切下的龈组织,再彻底刮除感染的肉芽组织,术区出血会迅速改善。然后根面平整,去除根面牙石、病变牙骨质。

6.根面处理:用 50%饱和枸橼酸液(pH=1)小棉球放在根面 2～3 分钟,涂布时用生理盐水纱布保护术区软组织,再用生理盐水冲洗根面。

7.修整骨缘:根据牙槽骨破坏情况,用 8 号圆钻磨除肥厚或不齐的骨缘,也可用锐利的骨凿。用手机修整骨的同时应给予生理盐水冷却降温,防产热过度。

8.修整软组织瓣:用组织剪修整内斜切口尚未切净的残留上皮和感染的肉芽组织。必要时修剪龈组织瓣长度及外形,使之与骨外形相适应。

9.再次清创:用温生理盐水冲洗术区,同时用刮匙边冲洗边清理术区的组织残屑、骨碎片及不良血块。让新鲜血液充满术区,复瓣后再由根方向冠方轻压龈瓣 2～3 分钟,挤出多余血液及空气,有利于组织瓣与骨面、根面紧贴。

10.缝合:如有垂直切口应先缝合垂直切口再缝合水平切口。

11.术区上牙周塞治剂:不要将塞治剂压入瓣内。

12.术后护理:术后用抗生素 3 日,并用漱口剂含漱。术后 7～10 日拆敷料及缝线,用 3%双氧水和生理盐水冲洗术区。如需要可再上塞治剂 1 周。

临床上选择切口原则:

(1)能不用垂直切口尽量不用。

(2)切口选择取决于术区的暴露程度。

(3)尽量不采用矩形瓣,可用角形或梯形瓣,有利于创面愈合。

(4)龈乳头瓣切口是临床常用的方法,此切口易严密缝合,术后反应轻,愈合快。

13.翻瓣术中的根面处理:牙周病变使骨面牙骨质发生物理及化学变化,使根面与周围的牙周组织不相容,阻碍牙周组织再附着,增加术后的复发概率。因此,翻瓣术除了作严格的物理性骨面平整外,近年来,国内外学者对根面进行化学性处理,营造牙周组织再生的局部环境。

(1)临床常用 50%枸橼酸术中牙根面处理,枸橼酸为弱酸,可使牙根面的牙骨质轻微脱钙,诱发新牙骨质生成,有利于牙周纤维的附着。注意使用时保护牙龈和牙周组织。

(2)近年来,国内外有学者用 2.5%盐酸米诺环素溶液处理根面。研究表明,米诺环素处理根面后,能显著提高牙周膜细胞的附着和增殖。其临床作用及机制有待进一步探讨。

(3)生物制剂处理根面,如纤维黏连蛋白处理牙根面,尤其是先化学处理,再使用生物制剂处理。研究证实,牙周纤维细胞对根面的附着和纤维定向生长均优于未作处理的根面。

(五)骨切除术和骨成形术

牙周炎引起牙槽骨损害,失去正常的生理外形,进行牙槽骨的手术,使牙槽骨接近生理外形,在翻瓣术的同时进行骨切除或骨成形术。骨切除术是切除一部分支持牙槽骨,使骨嵴高度适当降低。骨成形术是在不降低支持骨高度的情况下,修整牙槽骨的边缘、厚度和外形。二者在手术中往往不能截然分开。

【适应证】

1.牙槽骨窄而深的 V 型缺损。

2.牙槽嵴边缘不规则或增厚。

3.骨边缘线高低不齐呈反波浪形。

4.骨隆突和外生骨疣。

5.根分叉骨嵴凹陷或釉珠、牙骨质疣等。

6.浅的一壁骨袋或二壁骨袋,切除后使骨面形成斜坡状。

7.为延长临床冠,作翻瓣术同时切除部分牙槽嵴顶。

【手术步骤】

1.常规翻开龈瓣。

2.根面平整及去除炎性肉芽组织。

3.用 8 号圆钻或锐利骨凿磨改骨外形,使病损牙槽骨接近生理外形。

4.生理盐水冲洗术区,龈瓣复位并尽量覆盖骨面,缝合。

5.敷牙周塞治剂。

(六)植骨术

由于骨缺损,翻瓣后用自体骨或同种异体骨,或异种骨、人工骨和生物陶瓷等材料放入缺损处,充填并引导或诱导骨的新生,达到恢复牙槽骨解剖形态的目的,促进牙周新附着。

【适应证】

1.骨下袋:X 线片示牙槽骨有角型或垂直型吸收,二壁及三壁骨袋。

2.根分叉病变Ⅱ～Ⅲ度。

【手术方法】

1.常规翻瓣,切口设计应遵循以下原则:①龈瓣必须能完好覆盖受骨区。②在相邻健康牙槽骨的龈组织上作纵形切口或梯形切口。

2.根面平整,去除龈下结石和菌斑。

3.骨袋内彻底清创,去除病理性骨质,暴露健康新鲜骨创面。

4.根面用50%枸橼酸处理,生理盐水冲洗创面。

5.植骨材料置入受骨区,注意植入材料不要超过袋口,应平齐,并压实。

6.龈瓣复位并严密覆盖受骨区,采用垂直缛式缝合,其优点是使龈组织瓣紧贴牙面和骨创面上,保护移植骨。

7.敷以塞治剂。

8.术后给予消炎药和漱口液控制感染。

9.7～10天拆线,术后定期摄片,对照观察。

(七)截根术

截根术又称断根术,用于多根牙,术中截去病变严重的1或2个牙根,消除病灶,从而延长牙在口腔内的时间,特别是患牙留作基牙。

【适应证】

1.多根牙根分叉病变活跃,反复发作,X线片有明显骨质破坏,其他牙周治疗方法效果不佳者。

2.多根牙其中1～2个根牙周组织破坏严重,常规治疗不能治愈,其余牙根健康或病变较轻,松动Ⅰ～Ⅱ度者。

3.磨牙的其中1或2个根管不通,或器械折断在根管内不能取出,影响根尖病变愈合者。

4.多根牙的某根纵裂、根折或根管内吸收。

【注意点】

1.术前需经过牙周基础治疗。

2.仔细调整,降低咬合,减短颊舌径,减轻患牙负荷。

3.术前拟保留的牙根需行严密根管充填,用汞合金充填拟切开的病变牙根根管口,以避免断根后的倒充填。

【手术方法】

1.常规翻瓣,多采用一侧纵行切口或矩形全厚瓣,充分暴露病变根分叉区。

2.刮净炎性肉芽组织,使根分叉部干净清晰。

3.用装有细裂钻的高速涡轮手机,从根分叉斜向釉牙骨质界处断根并取出。

4.修整截根面外形,使其呈流线型,切忌留下树桩样的根面。

5.用匙刮器搔刮牙槽窝及根分叉深部炎性组织。

6.用8号圆钻的慢速手机修整骨缘,注意生理盐水冷却降温。

7.用生理盐水清洗创面。

8.止血后黏骨膜瓣紧贴创面缝合,上牙周塞治剂,注意可用碘仿纱条填入断面间隙处,再上牙周塞治剂,以免塞治剂直接填入伤口影响愈合。

注意:截根术后并发症是余留牙根根折。其原因为:①受力方向的改变即原有轴向力变为侧向力,对患牙造成创伤。②根管治疗使管壁过薄。③根管内吸收致根折。因此,复查时应适当调殆。

(八)牙半切术

牙半切术是将下颌磨牙破坏严重的近根牙或远根牙连同其相应的牙冠一并切除,成为"单根牙",可作为修复体的基牙,从而消除重度根分叉病变及深牙周袋。

【适应证】

1.患牙留作修复体基牙。

2.冠纵劈裂至根分叉处,一侧根周广泛病变,另一侧可保留者。

3.下颌磨牙近远中根周严重破坏并伴有根分叉病变者。

4.根管不通(包括根管内器械折断)同时患根侧冠损大无法修复者。

(九)膜龈外科手术

膜龈外科手术是指同时涉及到牙龈和牙槽黏膜的联合手术。临床常采用侧向复位瓣术和游离龈移植术,解决附着龈与牙槽黏膜或口腔前庭之间的关系。

Ⅰ.侧向复位瓣术

侧向复位瓣术是利用牙的健康牙龈,形成带蒂的龈黏膜瓣或全厚瓣,向相邻牙位侧向滑动转瓣,修复单个或多个邻牙的牙龈退缩,改善牙龈外形。

【适应证】

单个或多个牙龈退缩,牙龈暴露者

【手术方法】

1.常规消毒,局麻。

2.受瓣区准备,退缩牙龈边缘作 V 字或 U 字形切除,切口距暴露根面的龈缘 0.5~1mm。切口龈缘形成一斜向外的短斜面,增加创面宽度。

3.刮治及根面平整,并用 50%饱和枸橼酸(pH=1)处理根面冲洗、干燥,形成新鲜的牙骨质表面。

4.供瓣区准备切口距受区 V 字或 U 字形切口 1~2 牙宽,高度与受瓣区相当的黏骨膜瓣面积。切口长度以是否能完全覆盖暴露之根面而定,且深度达骨膜或骨面上,并作内切口。

5.翻瓣用骨膜分离器分离黏骨膜瓣,松解瓣组织,便于滑动,必要时可用刀片锐性分离或转瓣,困难时可将切口再适当延长或潜行分离。

6.转瓣缝合,将移动瓣侧缘与受区预备的龈缘斜面对接,缝合固定,必要时修剪牙龈乳头,使供区龈乳头与舌侧龈乳头适应。

7.在供区及受区表面放置碘仿纱布或油纱布,上牙周塞治剂。

8.术后 7 天复诊,拆线,更换塞治剂至创口痊愈。

Ⅱ.游离龈移植术

游离龈移植术是取自体腭部龈黏膜游离瓣,移植到患区,修整牙龈退缩面积较大的裸露根面或加宽附着龈,恢复健康龈覆盖裸根面,改善美观。

【适应证】

1.附着龈过窄、过薄或完全缺乏者。

2.龈退缩面积较大。

【手术方法】

1.常规消毒,传导阻滞麻醉或术区周围浸润麻醉。避免游离瓣处直接注麻药,以免影响血供及瓣存活。

2.受瓣区在膜龈联合界做水平切口,切至黏膜下骨膜上,并潜行锐性分离龈组织,将冠方牙龈推向牙槽嵴,形成受瓣创面。

3.将锡箔剪成受瓣区大小形状。

4.用生理盐水纱布覆盖创面。

5.供瓣区游离龈按受区面积取材于上颌双尖牙至第一磨牙腭侧距龈缘2~3mm的角化牙龈处。厚度1~1.5mm,包括上皮角化层及少量结缔组织,并修剪去腺体及脂肪。

6.供区创面缝合止血,盖油纱布或碘仿纱布,上牙周塞治剂。

7.将取下的游离瓣移植至受瓣区,用浸泡过生理盐水的纱布轻压,使其紧密受床。

8.用细针及4~0号线,将游离瓣缝合至受区牙龈黏膜上,针数尽量少,使其固定即可。根方不缝,缝后再用湿纱布轻压1~2分钟。

9.创面覆盖油纱布或碘仿纱布,上牙周塞治剂。

10.嘱患者保持术区塞治剂稳定,促进游离瓣成活。

11.手术后10天去塞治剂和拆线,用复方洗必泰漱口液保持口腔卫生。

Ⅲ.系带矫正术

唇颊侧系带附丽位置异常(如高位附丽),由于口腔咀嚼、语言等功能运动常引起一系列症状及不良后果,如附丽处牙龈退缩或形成牙周袋及牙周附着丧失。因此,必须及时进行矫正。

【适应证】

1.系带过短:系带附丽位置过于靠近龈乳头或龈缘,由于唇颊部运动而牵动龈缘及附着龈,促使牙周袋形成和发展。

2.附着龈狭窄,唇颊沟较浅,清洁口腔不易、食物滞留,影响牙周组织健康。

3.系带附丽处牙龈退缩或已形成牙周袋者。

4.影响义齿修复:缺失牙牙槽骨萎缩唇颊沟变浅,系带附丽影响义齿修复者。

【手术方法】

1.准备手术刀,止血钳1~2把,黏骨膜分离器,缝针,缝线。

2.局部浸润麻醉。

3.常规术区消毒。

4.用止血镊夹住系带,镊缘指向移动沟。

5.沿系带两侧将附着部分呈 V 字形切开,深近骨膜。

6.止血镊所夹组织全部切除,使唇或颊侧黏膜创面与牙槽骨侧创面相对形成菱形创面。

7.钝性剥离创口下的纤维组织,以松弛系带。

8.修整创缘黏膜。

9.沿系带纵行方向作间断缝合,张力大处可用褥式缝合。如有骨膜暴露,则可覆盖碘仿纱布或油纱布后上牙周塞治剂。

10.1 周拆线。

三、牙周病的药物治疗

(一)牙周病的全身药物治疗

治疗牙周炎的全身用药主要包括抗菌药物、非甾体类抗炎药以及中药等,口服给药是临床上常用的方法。

1.抗菌药物的全身应用　全身应用抗菌药物作为机械性清除菌斑细菌的辅助疗法,具有明显的优点,但缺点也不可忽视。

(1)优点

1)药物作用可深达牙周袋的底部及根分叉等器械难以达到的区域,有助于清除这些部位的细菌。

2)可杀灭侵入牙周袋壁的微生物。

3)可清除口腔中非牙周袋区域的病原微生物,如舌背、扁桃体及颊黏膜等处的伴放线放线杆菌和牙龈卟啉单孢菌等,防止病原菌在牙周袋内再定植。

(2)缺点

1)全身用药后,到达牙周袋内的药物浓度较低。

2)易诱导耐药菌株的产生。

3)易产生副作用,如胃肠道反应、全身过敏反应等。

4)大剂量、长时间地全身使用抗菌药物,易引起菌群失调,造成二次感染,如白色念珠菌感染等。

(3)常用的抗菌药物

1)甲硝唑:是咪唑类衍生物,为常用的治疗厌氧菌感染的药物。甲硝唑能有效地杀灭牙龈卟啉单孢菌、中间普氏菌、具核梭杆菌、螺旋体及消化链球菌等,对由这些细菌引起的牙周炎和坏死性溃疡性牙龈炎具有良好的治疗效果,能显著减少螺旋体、梭杆菌等,改善牙龈出血、牙周袋溢脓等症状,对 HIV 相关性牙周炎急性期症状的控制有效。甲硝唑是一种高效价廉、能杀灭专性厌氧菌的药物,不易引起菌群失调,也不易产生耐药菌株,它与大多数常用的抗生素无配伍禁忌。甲硝唑对兼性厌氧菌、微需氧菌感染无效,但可与其他药物(如羟氨苄青霉素或螺旋霉素)合用,对由伴放线放线杆菌(微需氧菌)感染所致的侵袭性牙周炎和对常规治疗反应不佳的病例等有疗效。该药无明显毒副作用,部分患者可出现恶心、胃肠道不适等症状,偶有发生腹泻、皮疹、口内金属异味等不良反应。长期服用可能出现一过性白细胞减少、周围神经病变等。有报道大剂量使用可能有致癌、致畸的倾向，故妊娠和哺乳期的妇女禁用；因其大部分由肾排出，故有血液疾病或肾功能不全者慎用。服药期间应忌酒，因其能抑制乙醇代谢。

用法：治疗牙周炎的常规用量为每次口服 200mg，每天 3～4 次，连续服用 5～7 天为一个疗程。

2)替硝唑：也是咪唑类衍生物，与甲硝唑相比，它具有疗效更高、半衰期更长、疗程更短的优点，但其副作用的发生率也较高。主要不良反应仍是胃肠道不适、头痛等，与甲硝唑相似。

用法：口服，首日顿服 2g，以后每日 2 次，每次 0.5g，连续服用 3 天为一疗程。有人报告将首日顿服 2g 改为分 2 次各服 1g，可取得同样效果，而副作用较少。

3)四环素族药物：此类药物为广谱抗生素，对细菌及螺旋体具有抑制其繁殖的作用。四环素族药物口服后在体内分布广，可存在于多种组织、器官和体液中，尤其对骨组织亲和力强，在龈沟液中的浓度为血药浓度的 2～10 倍。牙周治疗中常用的四环素族药物为：四环素、强力霉素、米诺环素。

四环素族对多种牙周炎可疑致病菌都有抑制作用，如牙龈卟啉单孢菌、具核梭杆菌、二氧化碳噬纤维菌及螺旋体等，特别是对伴放线放线杆菌（Aa）具有较强的抑制作用，文献报道局限型青少年牙周炎（侵袭性牙周炎）患者常有 Aa 侵入牙周袋壁，单靠刮治术难以完全消除 Aa。刮治后口服四环素可有效地消灭组织内的细菌，取得较好的临床疗效，并有牙槽骨修复。米诺环素是半合成的四环素族药物，抑菌谱广而强，可抑制慢性牙周炎患者的螺旋体和能动菌，药效能保持 3 个月。强力霉素的抑菌效果与米诺环素相近，其在胃肠道的吸收不受钙离子或抗酸剂的影响，优于其他四环素族药物。

四环素族药物由于其本身为酸性，且具有金属离子螯合作用，用这类药物处理根面还能使根面轻度脱矿，牙本质小管开放，暴露的胶原纤维刺激牙周膜细胞在根面上迁移，直接促进细胞附着与生长。此作用依赖于局部药物浓度和作用持续时间，过高浓度、过长时间的接触反会抑制成纤维细胞的生长。

四环素族药物中，强力霉素的抗胶原酶活性最强，用小剂量、长疗程的强力霉素治疗牙周炎，能取得良好的临床疗效。有报道在根面平整后口服小剂量的强力霉素，每次 20mg，每天 1 次，3 个月为一疗程，可提高牙周炎的疗效，减缓疾病的进展。糖尿病患者胶原酶活性明显增高，采用强力霉素、洁治术及根面平整来联合治疗并发有糖尿病的牙周炎患者，疗效很好。

四环素的副作用有：胃肠道反应，肝、肾功能损害，使发育中的牙齿着色等，孕妇及 6～7 岁以前的儿童禁用。

用法：四环素口服剂量为每次 250mg，每天 4 次，连续服用 2 周为一疗程。米诺环素每天 2 次，每次 100mg，连续服用 1 周。强力霉素的服法是首日 100mg，服用 2 次，以后每次 50mg，每天 2 次，共服 1 周，若作为小剂量抗胶原酶使用则可每次口服 20mg，每日 2 次。

4)羟氨苄青霉素：是半合成的广谱青霉素，为 β-内酰胺类抗生素，对 G^+ 菌及部分 G^- 菌有强力杀菌作用。与甲硝唑联合使用治疗侵袭性牙周炎，可增强疗效。本药对一些能产生 β-内酰胺酶的细菌如中间普氏菌、具核梭杆菌等无效，但阿莫西林加上克拉维酸就有效，因为克拉

维酸能降解 β-内酰胺酶,使阿莫西林发挥杀菌作用。本药副作用少,偶有胃肠道反应、皮疹和过敏反应。对青霉素过敏者禁用。

用法:羟胺苄青霉素口服剂量为每次 500mg,每天 3 次,连续服用 7 天为一个疗程。安灭菌每次口服 750mg,每天 3 次。

5)螺旋霉素:为大环内酯类抗生素,对 G^+ 菌抑菌力强,对 G^- 菌也有一定的抑菌作用,它能有效地抑制黏性放线菌、产黑色素拟杆菌群以及螺旋体等。螺旋霉素进入体内后,可分布到龈沟液、唾液、牙龈和颌骨中,且在这些部位的浓度较高。龈沟液中的浓度为血液中的 10 倍,在唾液腺及骨组织中储存的时间长达 3~4 周,缓慢释放,非常有利于牙周病的治疗。该药毒性小,副作用少,偶有胃肠道不适反应。

用法:每次口服 200mg,每天 4 次,连续服用 5~7 天为一个疗程。与抗厌氧菌药物联合使用,具有协同作用。

6)红霉素、罗红霉素:也是大环内酯类抗生素,其作用与螺旋霉素相似,此外,两者还对衣原体和支原体有效。

(4)全身用抗菌药物的疗效

1)近期疗效:上述各类抗菌药物,如能合理使用,并与机械清除菌斑的方法相结合,可产生良好的临床疗效,可使探诊出血的部位减少,牙周探诊深度变浅及牙周附着增加等。牙周袋内微生物的组成也发生变化,如 Pg、Aa、螺旋体、能动菌等牙周可疑致病菌明显减少或消失,G^+ 球菌增加等。值得强调的是,单纯的洁治术和根面平整术也能达到良好的治疗效果,故抗菌药物不应常规应用于牙周炎,而只是牙周系统治疗计划中必要时的补充。

2)远期疗效:合理的应用抗菌药物,可使病变区牙槽骨密度和高度增加,促进牙周组织的再生;减少和延迟复发,减少需拔除的牙数或需用牙周手术治疗的牙数。远期疗效的保持主要依靠定期复查和必要的支持治疗,药物的作用基本上是短期的。

(5)影响疗效的因素

1)药物对组织的吸附:不同药物对组织的吸附不同,如四环素可吸附于牙根面,然后缓慢释放于牙周袋内,延长药物的作用时间。

2)感染的类型:在 G^+ 菌与 G^- 菌、兼性与专性厌氧菌混合感染的牙周袋内,微生态环境复杂,多种致病菌、非致病菌共同存在于其中,非致病菌通过结合、降解、消耗、失活抗菌药物等机制,降低龈沟液中药物的浓度,致使主要致病菌不能被消除。例如,粪链球菌通过使甲硝唑失活,保护脆弱类杆菌等。

3)耐药性:多种牙周炎可疑致病菌对牙周炎治疗中常用的抗生素(四环素、羟氨苄青霉素等)都可产生耐药性。耐药菌株的产生,使抗菌药物的效能下降。

4)菌斑生物膜:牙菌斑生物膜是一个多种微生物的生态群体,细菌凭借生物膜这一独特的结构,黏附在一起生长,细菌外基质中的多糖-蛋白质复合物及其他物质,使抗菌药物不易渗入和作用于致病微生物。

5)药代动力学:根据药代动力学,抗菌药物可分为三类。一类为浓度依赖性,如甲硝唑。该类药物具有首次接触效应,药物浓度是决定药效的关键,而与药物作用时间无关,故应采用大剂量、间断给药的方式;另一类为时间依赖性,如青霉素类药物。只要血药浓度高于最小抑菌浓度(MIC),就能有效杀菌,进一步升高浓度并不增加杀菌能力,其疗效与作用时间长短有关,故这类药物的使用原则是尽量长时间地维持有效的血药浓度。第三类是具有抗菌后效应的抑菌剂,如四环素等。抗菌后效应是指血药浓度降至最小抑菌浓度后的一段时间内,仍具有抗菌作用,故给药的间隔时间宜长。

6)药物的配伍:牙周病是多种细菌的混合感染,临床上可采取两种抗菌药物的联合应用。联合用药时,应考虑药物之间的相互作用,配伍得当,可使药物间的协同作用得以发挥,有利于提高疗效。杀菌剂(如青霉素)与抑菌剂(四环素)同时应用会产生拮抗作用,因为杀菌剂只能作用于分裂期细菌,而抑菌剂抑制了细菌的分裂。但如果采用序列治疗,先用强力霉素抑菌,再用甲硝唑杀菌,即可避免药物拮抗作用。

2.调节宿主防御反应的药物治疗　已有的研究表明,牙周炎过程中,组织的破坏与宿主反应有着密切的关系。由此,近年来提出了各种调节宿主防御功能的治疗方法,以阻断牙周组织的破坏。现有的资料主要集中于:①对宿主免疫和炎症反应的调节。②对过度产生的基质金属蛋白酶的调节。③对花生四烯酸代谢产物的调节。④对骨代谢的调节。但这些大都还处于体外研究或动物实验阶段,尚需严密设计的临床研究来加以验证。目前的研究有:

(1)对宿主免疫和炎症反应的调节。

(2)小剂量强力霉素的全身应用。

(3)非甾体类抗炎药物的全身应用。

(4)预防骨质疏松的药物。

(5)中药的全身应用。

(二)牙周病的局部药物治疗

局部用药是牙周炎药物治疗的重要方面,其主要目的有:①作为牙周炎的辅助治疗。②预防和减少菌斑的形成。局部药物治疗可以避免全身用药的诸多副作用,并具较高浓度的药物直接作用于病变部位等优点。牙周局部用药的方法很多,包括含漱、涂布、局部冲洗和牙周袋内缓释和控释药物的使用等。无论采用何种方式的局部用药,其疗效都取决于:①药物能否到达病变区域,尤其是器械难以到达的部位。②达到病变部位的药物浓度是否足够高。③药物在病变部位作用的时间是否足够长。

1.含漱药物　理想的含漱剂应能减少口腔内细菌的数量,消除或减少牙面、舌背、扁桃体、颊黏膜等处的微生物,并能抑制龈上菌斑的堆积,阻止致病菌重新在牙面和牙周袋内的定植,防止牙龈炎症的复发。但含漱药物在口腔内停留时间短,且药物进入龈下不超过1mm,故对牙周袋内的菌群没有直接影响。常用含漱药物有:

1) 0.12%～0.2%氯己定液:又名洗必泰,是双胍类化合物,为广谱抗菌剂。

2) 1%过氧化氢液。

3)西吡氯烷:又称西吡氯铵,是一种阳离子季铵化合物,可与细菌细胞壁上带负电荷的基团作用而杀灭细菌。有报道使用0.05%的西吡氯烷溶液含漱,可使菌斑的量减少25%～35%。其抗菌作用不如氯己定强,而副作用也比氯己定少,不少市售的含漱液中均有此成分。

4)三氯羟苯醚:是一种非离子性的广谱抗菌剂,过去数十年用于肥皂和除臭剂等,近年来作为含漱剂或加入牙膏中,具有抑制菌斑形成及抗炎的双重作用。但含漱后在口腔内停留时间短,抗菌斑作用不如在牙膏中明显。有报道用含 0.15％的三氯羟苯醚含漱液含漱 4 周后,患者的菌斑指数较对照组明显降低。

5)氟化亚锡液:长期以来,氟化物一直被用于龋病的防治,近年的研究表明,使用 0.05％或 0.1％的氟化亚锡液含漱,还可有效地抑制菌斑的聚集,起到减轻牙龈炎的作用,可用于牙周疾病的预防和辅助治疗。但氟化亚锡不稳定,应使用新鲜配置的药液。

2.涂布药物 20 世纪前半期,在洁治术或根面平整术后,常在牙周袋内涂布消炎收敛药物,如碘甘油、碘酚等。这类药物具有较强的消毒防腐作用,有的可凝固蛋白质,腐蚀袋壁坏死组织,具有灭菌、除脓、止痛、收敛等作用,但其缺点是刺激性太强。大量研究已证实彻底的洁治和根面平整,已能使炎症消退及牙周袋变浅,故目前洁治和刮治术后已不需涂药,除非炎症很重,有肉芽增生或急性脓肿等,可适当涂药。

1)碘伏:是一种低毒、安全、刺激性小的消毒剂,可置于脓肿引流后的牙周袋内,有较好的消炎作用。

2)碘甘油:为刺激性较小的药物,含碘化钾、碘、甘油等,具有一定的抑菌、消炎收敛作用。复方碘甘油含碘化锌、碘片及甘油等,其收敛和杀菌作用比碘甘油强,需由医师将药置入牙周袋内。

3)碘酚:含碘和酚,为腐蚀性较强的药物,有腐蚀坏死组织、消除溢脓、减少炎性渗出等作用。使用时应注意避免灼伤周围正常组织。现已少用。

3.冲洗药物 冲洗是使用水或抗菌药液对牙龈缘或牙周袋内进行冲洗,以清洁牙周、改善局部微生态环境的一种方法。冲洗具有一定的机械清洁作用,但药物停留时间较短,也不易达到较高的浓度,因而不论是龈上或龈下冲洗的疗效均是短暂的。

(1)冲洗方式

1)龈上冲洗:单纯用水进行龈上冲洗,只能去除口腔内的食物残屑,对牙菌斑无影响,使用抗菌药液进行龈上冲洗,也不能去除已形成的牙菌斑,但可能抑制和减缓新的菌斑形成。临床上,在洁治术后用药液进行龈上冲洗,具有去除已刮下的牙石碎片、稀释和减少残余细菌及毒素、清洁口腔、止血和减缓菌斑再附着的作用。总之,龈上冲洗不能替代刷牙的清除菌斑作用。

2)龈下冲洗:使用抗菌药物进行龈下冲洗,一般用于治疗牙周急性炎症,也可作为刮治术和根面平整术后的辅助治疗,也可用于维护期患者的疗效巩固,但药物在袋内停留时间短,需反复冲洗。龈下冲洗后可使袋内的螺旋体、能动菌及厌氧菌等暂时减少,牙龈炎症略减轻,但效果短暂,1～8 周之内微生物又反弹。有学者报告,由于龈沟液不断渗出,使药物在牙周袋内的半衰期只有数分钟。而菌斑生物膜的结构也使得冲洗的药物难以进入生物膜起抑杀作用。

(2)常用的冲洗器具及冲洗方法

1)注射针筒加弯曲的钝针头:冲洗时针头进入龈下 2～3mm,一般能将药物送至牙周袋深度的 70％～90％及根分叉区。冲洗时应避免产生过大压力,保持针孔的畅通,应由专业人员操作。

2)家庭用电动加压冲洗器:是近年来用于个人口腔卫生保健的器具,由患者自行使用,该冲洗器工作头不能达到龈下,对龈下菌斑无影响。对口腔卫生较差者能起到冲去软垢、清洁口腔、略微减轻牙龈炎症的作用,而且应在洁治的基础上使用,因为菌斑生物膜是不能被水冲洗掉的,对于菌斑指数已较低者,冲洗器并无辅助作用。

3)带冲洗系统的超声洁牙机:是近年来用于临床的一种超声洁牙系统。因自身带有冲洗装置,可在超声洁治和刮治的同时,给予抗菌药物冲洗,延长了冲洗药物的作用时间,并可通过超声工作头,将药物送到牙周袋底。其优越性还有待于进一步的临床评估。

(3)常用的冲洗药物

1) 3%过氧化氢液:过氧化氢一旦与组织、血液或脓液中的过氧化氢酶接触,立即释放出新生态氧,产生大量气泡,有清创、止血、灭菌、除臭等作用,并可改变牙周袋内的厌氧环境,抑制厌氧菌生长。用于治疗急性坏死性溃疡性龈炎和急性牙周感染有较好的疗效,洁治术后及根面平整术后辅助用过氧化氢冲洗,有助于清除袋内残余的牙石碎片及肉芽组织。

2) 0.12%~0.2%氯己定:具有高效、广谱杀菌作用,它能吸附于细菌表面,改变细胞膜的结构,破坏其渗透平衡从而杀菌,是较常用的牙周冲洗药物。其对 G^+、G^- 菌及真菌都有很强的杀菌作用,但在牙周袋内有脓血的情况下会影响其作用的发挥。

3)聚维酮碘:是碘与表面活性剂的结合物,对各种 G^+、G^- 菌、病毒、真菌、螺旋体等均有杀灭作用。刺激性小,着色轻。有报道 0.5%聚维酮碘用于牙周冲洗,可使龈下微生物组成向有益的方向转化,其效果与氯己定相似。聚维酮碘冲洗牙周袋,还可改善局部牙龈炎症的状况。

4.缓释及控释抗菌药物

(1)牙周缓释药物:缓释剂是指活性药物能缓慢、有控制地从制剂中释放出来,直接作用于病变组织,使病变局部能较长时间维持有效药物浓度的特定药物剂型。

1)缓释抗菌药物的优点:牙周袋内使用缓释抗菌药物与全身使用抗菌药物和局部使用非缓释型抗菌药物相比,有如下优点:①牙周袋内药物浓度高。②药物作用时间延长。③显著减少用药剂量,避免或减少毒副作用。④减少给药频率,减少患者复诊次数。⑤由医师给药,依从性好。

2)牙周缓释抗菌药物的缺点:①对已侵入牙周袋壁组织中的 Aa、螺旋体等病原微生物无效。②对舌背、扁桃体及颊黏膜等处的致病菌无作用。③如有多个患牙,需逐一放置药物,较费时。④可能诱导袋内耐药菌株的产生。

3)牙周缓释抗菌药物的适应证

①经龈下刮治后,仍有较深的牙周袋,并探诊后出血的患牙;顽固性或复发性牙周炎。②急性牙周脓肿引流后。③牙周瘘道。④急性冠周炎。⑤不宜全身用药的牙周炎患者。

4)牙周缓释抗菌药物的剂型

①根据载体的不同可分为:a.可吸收型:置入牙周袋后基质遇龈沟液可缓慢降解,药物随之释放,被组织吸收,不需医生取出。b.不可吸收型:载体不能降解和吸收,在置入袋内一定时间后,需由医生取出。

②根据药物在载体中的形态不同可分为：a.液态，如早期 Goodson 应用的纤维微管型制剂，即是将药物溶液注入空心的管内，置入牙周袋，由于药物在短时间内即释出 95%，严格地说它不属于缓释剂型，而只是载药装置。b.固态：如各种药膜、药条，或实心纤维制剂，所用载体材料有羧甲基纤维素钠、乙基纤维素等。c.半固态，即凝胶或膏剂，也是目前使用较广泛的剂型，其基质材料为单酸甘油酯或三酸甘油酯，遇水后变硬呈高黏度凝胶状，不易从牙周袋脱落，基质材料能被酯酶分解而逐渐排出，在此过程中，药物成分亦缓慢释放。

5）常用的缓释抗菌制剂

①米诺环素：米诺环素的缓释剂型有可吸收的 2% 的米诺环素软膏和不可吸收的 5% 米诺环素薄片，目前国内市场上已有成品销售。2% 的米诺环素软膏商品名为"派丽奥"，是一种可吸收型的软膏状缓释剂，药物储存于特制的注射器内，通过纤细的针头可将软膏导入牙周袋的深部，软膏遇水变硬形成膜状，可在牙周袋内缓慢释放其有效成分，并在较长时间内保持局部较高的药物浓度。有研究报道：在牙周袋内注入 2% 盐酸米诺环素软膏后，可维持有效抗菌浓度约 1 周，需重复放置 4 次。同时，盐酸米诺环素还有抑制胶原酶活性的作用，辅助洁治和根面平整治疗牙周炎，其临床疗效稍优于单独使用洁治和根面平整，对急性牙周脓肿也有一定效果。

②甲硝唑：25% 的甲硝唑凝胶和甲硝唑药棒是常用的甲硝唑的局部缓释剂型。甲硝唑药棒是国内自行研制生产的一种牙周局部制剂，商品名为"牙康"，其载体是淀粉和羧甲基纤维素钠，已在牙周临床应用多年，对牙周脓肿和深牙周袋的治疗效果良好，但牙周袋内有效药物浓度维持时间较短（2～3 天），从严格意义上讲，甲硝唑药棒能否作为缓释剂尚存有争议。

③其他抗菌缓释剂：四环素纤维及氯己定薄片、强力霉素凝胶等，均是国外常用的牙周局部缓释抗菌药物，但目前国内市场尚无销售。

（2）抗菌药物的控释系统：局部缓释抗菌药物虽能大大提高牙周袋内的药物浓度，但由于缓释剂中药物释放速度不稳定，通常在缓释剂置入袋内 2～3 天内释放出 80%～90% 的药物，随后释放速度变慢，药物浓度明显下降，致使牙周袋内药物浓度波动较大，不利于感染的控制。而控释系统则能使药物在局部保持恒定的浓度。

药物控释系统（CRDDS），是指通过物理、化学等方法改变制剂结构，使药物在预定时间内自动按某一速度从剂型中恒速（零级速度）释放于特定的靶组织或器官，使药物浓度较长时间恒定地维持在有效浓度范围内。

上述各种局部制剂已有大量的临床报告，主要是作为洁治和根面平整的辅助治疗，或在维护期复查中发现有炎症的牙周袋内施用。总的来说，局部用药比不用药的对照组有略好的效果（牙周探诊变浅和附着增加的程度优于对照组），但差别幅度不大（大多在 1mm 以内）。因此，牙周局部缓释制剂的应用价值还需进一步长期观察。

四、松牙固定术

牙周炎的主要临床症状之一是牙的松动，经过基础治疗，炎症消除并建立平衡殆后，有些患牙的松动度能减轻，但动度较大的牙虽经牙周治疗也很难恢复正常，因而影响咀嚼功能，或产生继发性咬合创伤。对某些松动的牙加以固定,使之行使正常的咬合功能,也是牙周治疗的重要组成部分。

牙周炎松动牙的固定是通过牙周夹板将松动牙连接,并固定在健康稳定的邻牙上,形成一个咀嚼群体,当其中某一颗牙受力时,𬌗力就会同时传递到被固定的相邻牙的牙周组织,从而分散了𬌗力,减轻了患牙的负担,调动了牙周组织的代偿能力,为牙周组织的修复和行使正常的功能创造了条件。

(一)松牙固定的指征和时机

牙周治疗后,患牙的动度多有不同程度的减轻。对于仍有松动的牙是否需要特殊处理,如夹板、联冠等,主要根据两个方面考虑:

1.松牙的功能状况　如果松动牙妨碍咀嚼或不适,则需要固定;如松动牙能行使咀嚼功能且无不适,说明该牙已具有适应和代偿功能,则不必固定。

2.观察松牙程度及牙周病变有无继续加重　当患牙的剩余支持组织已不能承受正常咬合力,即有继发性𬌗创伤,导致患牙动度加重,甚至继续移位,对这种松牙应作夹板固定,以增强功能,阻止病情加重。当然,固定夹板应在软组织的炎症控制、𬌗干扰已消除的情况下开始制作。

(二)牙周夹板的生物力学原理

1.牙周组织对不同方向的𬌗力反应　在咬合运动中,牙齿所受的𬌗力可来自三个方向,不同方向的𬌗力使牙周组织有不同的反应。

(1)垂直向或轴向力:是指与牙齿长轴方向一致的𬌗力,正常咬合运动中,牙齿所受的力量多数是垂直向力。由于牙周膜纤维的结构与排列对于垂直向力具有最大的适应性,能使大部分牙周纤维受到牵引力,生理范围内的牵引力可使牙槽骨新生,有利于牙周组织健康。

(2)水平向或侧向𬌗力:即与牙长轴形成 90° 角的力量。牙周纤维对这种方向的力量适应性差。因为水平向力可使受压侧牙槽嵴顶及对侧根尖部骨质发生吸收。而受牵拉侧牙颈部及根尖可形成骨质增生,并可使牙齿向咬合力的方向倾斜移位,又引起新的𬌗创伤,因此水平向力对牙周组织的损伤较大。

(3)旋转力或扭力:是指以牙齿长轴为中心,使牙齿发生旋转的力量,这种方向的力量对牙周组织的损害最大,可使牙周膜纤维撕裂及牙槽骨吸收,牙齿松动。

2.夹板的生物力学原理　牙周夹板固定是将多个松动牙连接成一个新的"多根牙",建立起一个新的咀嚼单位。当牙齿受到不同方向的𬌗力时,牙齿不会再像原来单个牙那样各自受力而发生倾斜移位,而是由多个牙根的牙周膜纤维共同负担了咬合力量,且能抵御各个方向的外力,因而分散了𬌗力,减轻了每个患牙的负担,使牙周组织得到生理性休息,有利于牙周组织恢复健康。

(三)夹板的种类

夹板可分为暂时性与永久性两种。

1.暂时性夹板　暂时性夹板主要利用细不锈钢结扎丝将患牙结扎在一起,并固定于健康的邻牙上,也可与复合树脂联合应用,使松动牙暂时固定。一般可维持数周至数月或更长。当牙周组织反应良好,X线显示有骨组织修复时,可拆除夹板或换成永久性夹板。

(1)适应证

1)牙周炎松动牙:经牙周手术治疗,组织愈合后,牙松动仍较明显,但牙列完整者,可作牙周结扎以利于牙周组织的修复。

2)因外伤而松动的牙:夹板固定牙齿后利于牙周组织的修复,一般固定8周后便可拆除。

(2)优缺点:暂时性夹板的优点是操作简便,色泽较为美观,价格便宜,且可随时修补或拆除,比较方便。缺点是牙面上有附加物,如结扎丝和复合树脂,患者需要用一段时间,增加了菌斑控制的难度。

(3)制作方法

1)光敏树脂黏合夹板:这种夹板适合于外伤性松动牙,或作牙周治疗前的临时性固定,不需作牙体预备,固定数周后即可拆除,损坏时再加修补。

操作方法:牙面彻底清洁后在需固定牙的邻面均用磷酸处理,清水冲洗、吹干后,在邻面涂一层黏结剂,光照1分钟,然后用复合树脂覆盖充填牙邻面,用刻形刀修整外形,注意勿刺激牙间乳头,近牙根部适当保留牙间隙,以利于控制菌斑,最后光照固化并抛光,达到外形美观光亮。

2)不锈钢丝联合复合树脂夹板:必要时钢丝结扎固定前可作适当的牙体预备,如在健康基牙的远中轴面角处,结扎丝将要通过的部位磨出0.2～0.3mm的沟槽,可防止结扎丝滑向牙颈部。

(4)操作方法

1)钢丝结扎:取直径0.25mm的不锈钢软细丝一段,从中央弯成U形,钢丝从固定基牙的远中牙间隙穿过,两端分别位于唇面和舌面,钢丝固定位置应在牙齿邻接区与舌隆突之间。在美观牙间隙处进行"8"字形唇舌侧交叉,直至另一侧固定的基牙,如此将牙拴结在一起。如牙间隙较大,可在间隙处将钢丝多交叉几圈,其长度应恰好占据牙间隙近远中宽度,这样可以防止松动牙结扎后的近远中移位。最后钢丝末端拧紧,剪去多余钢丝,端断弯于牙间隙内,注意勿刺激牙龈。

2)光敏复合树脂覆盖加固:在结扎钢丝附近的牙面,包括唇、舌及邻面,彻底清洁后进行酸处理,清水冲洗,吹干后牙面涂一层黏合剂,光照1分钟后,再用光敏复合树脂将钢丝覆盖,树脂不宜太厚,以免光固化不完全或妨碍咬合,也不宜太薄,最好以遮盖住钢丝使唇面不露颜色为好,用刻形刀修整树脂外表,邻面不应压迫牙间乳头,不形成悬突,不妨碍菌斑控制,达到牙齿和牙列外形美观光滑,然后光照固化,最后打磨抛光。

钢丝与复合树脂联合夹板由于有钢丝和复合树脂的双重固定作用,因此这种夹板比较牢固,维持时间较长,一般可达1年左右,因此最适合用于牙周治疗后牙松动仍较明显者。如中途树脂有损坏,也可随时加以修补,比较方便。此法仅适用于前牙,尤其是下前牙。

(5)注意事项

1)在松动固定时应保持牙齿原来的位置,不可有牵拉移位等力量,以免造成新的创伤,甚至引起急性疼痛症状。松动牙固定后应即刻检查有无新的咬合创伤,特别是有无早接触存在,应及时予以调殆。

2)加强口腔卫生指导,教会患者如何保护好牙周夹板,以及控制菌斑,不用固定牙咬过硬的食物等。

2.永久性夹板　永久性夹板是通过固定式或可摘式修复体制成的夹板,其特点是耐用,能长期保持。永久性夹板更适用于口内多数牙特别是前后牙均有松动的情况,有缺牙者可制作带修复体的永久性夹板。夹板有可摘式与固定式两种。

(郭　斌)

第六章　口腔黏膜病

第一节　概述

一、口腔黏膜和口腔黏膜病

黏膜是指与外界相通的体腔表面衬覆的组织。口腔黏膜覆盖于口腔表面,前借唇红与唇部皮肤相连,后与咽部黏膜相延续,在结构和功能上具有皮肤和消化道黏膜的一些特点。与皮肤不同的是,由于唾液腺开口于黏膜表面,所以口腔黏膜表面经常保持湿润。另外,口腔黏膜颜色粉红,除皮脂腺外无其他皮肤附件。

口腔黏膜病是指发生于口腔黏膜及软组织的类型各异、种类众多的疾病总称。主要包括口腔黏膜感染性疾病、口腔黏膜变态反应性疾病、口腔黏膜溃疡类疾病、口腔黏膜大疱类疾病、口腔黏膜斑纹类疾病、唇舌疾病、性传播疾病、系统疾病的口腔表征以及肉芽肿性疾病等。

二、口腔黏膜的结构和功能

(一)口腔黏膜的结构

口腔黏膜均由上皮层与其下的结缔组织构成。口腔黏膜上皮是复层鳞状上皮,结缔组织分为固有层与黏膜下层。上皮和固有层借基底膜相连,黏膜下层存在于部分口腔黏膜深部,还有一部分口腔黏膜无黏膜下层,其固有层直接与深部的骨组织或肌肉直接相连。

1.口腔黏膜的基本组织结构

(1)上皮层:根据上皮细胞是否参与角化被分为角质形成细胞和非角质形成细胞。前者组成复层鳞状上皮,后者游离分布于上皮层内。

1)角质形成细胞:口腔黏膜上皮为复层鳞状上皮,复层磷状上皮又可分为角化、不全角化和无角化型等几类。

2)非角质形成细胞:非角质形成细胞不参与上皮细胞的增生和分化,包括黑色素细胞、郎格罕斯细胞、迈克尔细胞。

黑色素细胞位于黏膜上皮的基底层,内含黑色素颗粒,因此临床上,牙龈、硬腭、颊舌等处常可见色素沉着斑。这些部位也是黑色素性病变的好发部位。

朗格罕斯细胞主要位于棘层,也可见于基底层。该细胞与黏膜的免疫功能有关。

迈克尔细胞位于上皮基底层,成群分布,是一种压力或触觉感受器。

(2)固有层:由致密的结缔组织构成,分为乳头层和网状层。其中伸入上皮部分的乳头称为乳头层,其余部分称为网状层。

(3)基底膜:上皮与固有层紧密结合,两者之间的交界面并不是一条直线,而是固有层结缔组织形成许多乳头状突起,光镜下可见上皮和固有层之间有一膜状结构,此结构称基底膜。电镜下,基底膜由透明板、密板、网板三部分构成。类天疱疮患者的上皮和固有层在透明板处分离,因此形成上皮下疱。

(4)黏膜下层:黏膜下层由疏松结缔组织构成,内含小涎腺、血管、淋巴管、神经及脂肪组织,为固有层提供营养和支持。

2.口腔黏膜的分类及其结构特点　口腔黏膜覆盖在口腔表面,在解剖学上可分为牙龈黏膜、颊黏膜、唇黏膜、舌黏膜、硬腭黏膜、软腭黏膜和口底黏膜等部分。因其结构和功能的差异,通常将口腔黏膜分为以下3类。

(1)咀嚼黏膜:咀嚼黏膜包括牙龈和硬腭黏膜。在咀嚼时受到的摩擦力较大,上皮角化程度高,与深层组织附着牢固,不能移动。腭黏膜由前2/3的硬腭和后1/3的软腭组成。硬腭前方正中切牙乳头的上皮下为致密的结缔组织,内含退化的鼻腭管,其内壁衬有假复层柱状上皮。硬腭前方侧部有黏膜皱襞,称腭皱襞,其隆起部分由固有层致密的结缔组织组成。

(2)被覆黏膜:被覆黏膜指除咀嚼黏膜和特殊黏膜外,被覆于口腔表面、起一般性保护作用的口腔黏膜。如唇、颊、软腭、口底等处的黏膜均为被覆黏膜。

颊黏膜上皮无角化,固有层组织致密,黏膜下层内有颊腺,与前方唇腺、后方磨牙后腺相邻。在颊黏膜咬合线区有时出现成簇粟粒状淡黄色异位皮脂腺。

口底黏膜较薄,附着松弛,在舌下皱襞处有舌下腺。

软腭黏膜颜色较硬腭黏膜深,黏膜下层含黏液腺。

(3)特殊黏膜:也叫舌背黏膜,功能上属于咀嚼黏膜,但同时又具有被覆黏膜的特征,又因其具有含味蕾的舌乳头,因此称为特殊黏膜。

(二)口腔黏膜的功能

1.屏障保护功能

(1)唾液屏障:唾液对口腔黏膜的机械冲洗不仅可以去除有毒物质,而且可使细菌和微生物不能黏附于口腔黏膜表面。此外,唾液中的黏蛋白在黏膜表面形成一层保护膜,起到滋润抗干燥以及阻止外源性酸和降解酶进入黏膜的作用;乳铁蛋白与细菌生长所必需的铁结合,起到了抗菌的作用;唾液中的溶菌酶对细菌也有抑制作用。

(2)上皮屏障:完整的口腔黏膜上皮是阻止异物和微生物进入深层组织的天然生理屏障,并在口腔咀嚼运动中承受压力、牵拉力和摩擦力。

(3)免疫细胞屏障:上皮内的淋巴细胞受到抗原刺激后发生增殖反应,产生淋巴因子;朗格罕斯细胞提呈抗原使 T 淋巴细胞活化,发挥免疫功能。

(4)免疫球蛋白屏障:免疫球蛋白中的 SIgA 能保留在上皮细胞或细菌表面,具有很强的抗菌作用和消化水解酶的蛋白降解作用。

2.感觉功能

(1)口腔黏膜对触觉、痛觉和温度觉非常敏感。

(2)口腔黏膜有特有的味觉感受功能。

3.其他功能　口腔黏膜还具有温度调节和分泌的功能。

三、口腔黏膜病基本病损特点

(一)斑

斑是指局限性黏膜颜色异常,不高出于黏膜表面,形状、面积大小不等,颜色通常比周围黏膜深,可呈红色、棕红色或棕黑色。

红斑为固有层血管扩张、增生和充血。如果加压褪色,为出血,见于坏血病或血小板减少性紫癜。

黑斑是由于上皮基底层有黑色素沉着,如阿狄森病,或黏膜固有层有陈旧性出血的含铁血黄素存在,使表面发黑。黏膜内有金属颗粒沉积时也可形成黑斑。

白斑实为黏膜角化斑,有的平伏,有的高于黏膜表面。如口腔白色角化病、口腔白斑病,其他疾病如口腔扁平苔藓临床上亦可有白色斑块表现。

(二)丘疹

丘疹是黏膜上一种小的实体性突起,直径从针头大小到 5mm 不等。颜色为灰白色或红色,表面可以是圆形、尖形、扁平形或多角形。光镜下可见上皮增厚,浆液渗出,炎性细胞浸润,消退后不留痕迹。扁平苔藓在口内的表现为典型的丘疹,呈带状、斑块和环状排列。

(三)丘斑

丘斑是一种界限清楚、大小不等、稍隆起而坚实的病损,为白色或灰白色,表面比较平滑或粗糙,可见沟裂。口腔黏膜白斑、癌及慢性盘状红斑狼疮均可出现这类病损。

(四)疱

黏膜内贮存液体而成疱,圆形,突出于黏膜表面,可以是单发的,也可堆集成簇,破溃后形成糜烂或溃疡。

根据内容物不同将疱分为水疱、脓疱和血疱。内有浆液为水疱,天疱疮、类天疱疮初始多见水疱;有血液为血疱,如创伤、白血病所致的黏膜血疱;有脓液为脓疱,如脓疱疮,或水疱继发感染所致的脓疱。

按照疱的大小可将疱分为小疱和大疱。小疱直经一般为 1~5mm,如疱疹性口炎;直径大于 5mm 的疱则称为大疱,见于天疱疮或类天疱疮。

如果疱的部位在皮内,称为上皮内疱,如天疱疮。疱疹性口炎没有棘细胞层松解。如果疱的部位在皮下,称上皮下疱,如大疱性类天疱疮的水疱病损。

（五）糜烂

糜烂为黏膜的浅表性缺损，是上皮的部分损伤，呈红色，不损及基底层，下方结缔组织内血管明显可见，可有痛感。大小形状不定，边界不清，表面光滑。一般由机械刺激或药物烧伤引起。

（六）溃疡

溃疡是口腔黏膜上皮的完整性出现持续性缺损或破坏。溃疡表面凹陷，有渗出物形成的假膜，多为圆形，也可出现狭长带状溃疡，尤其见于机械性或化学性损伤的反应。溃疡边缘可能呈潜掘形（如结核性溃疡），或突起硬化（如恶性肿瘤）。溃疡常引起疼痛。

（七）皲裂

皲裂表现为黏膜或皮肤的线状裂口，是某些疾病或炎症浸润，使局部组织失去弹性变脆而成，如核黄素缺乏引起的口角皲裂。浅层皲裂仅限于上皮内，愈合后不留瘢痕；深达黏膜下层的皲裂可引起出血、灼痛，愈合后可留瘢痕。

（八）假膜

假膜为灰白色或黄白色膜，由炎性渗出的纤维素、坏死脱落的上皮细胞和炎性细胞组成，不是组织本身，故可以擦掉或撕脱。溃疡表面常有假膜形成。

（九）结节

结节是一种突起于口腔表面的实体病损，其实质是结缔组织团块迫使其表面上皮向外突起，形成浅表损害。结节大小不等，直径一般为 $0.5 \sim 2.0$ cm，触之坚实。颜色从粉红到深紫色，如纤维瘤或痣。

（十）肿瘤

口腔黏膜的肿瘤是一种起自黏膜而向外突起的实体性生长物，大小及形状不等，可分为真性肿瘤和瘤样病变。

（十一）萎缩

萎缩可呈鲜红色的病变，表面上皮变薄，一些特有的上皮结构消失，被一薄层上皮所取代，如舌乳头萎缩，可使舌面光滑而发红。

（十二）坏死和坏疽

体内局部细胞的病理性死亡，称为坏死，如坏死性龈口炎；体内局部细胞较大范围的坏死，继发腐败菌感染，称为坏疽，如坏死性口炎。

（十三）痂

在黏膜或皮肤表面病损的渗出物变干而形成痂，为凝固的组织和血浆。

四、口腔黏膜病的检查和诊断

（一）病史

黏膜病的种类繁多，并多与全身性疾病或皮肤病有关，所以口腔黏膜病的病史应更为详尽，一般基本同住院志，包括完整主诉、现病史、既往史、家族史、系统情况及治疗史。

(二)一般检查

1.全身情况 口腔黏膜病的临床检查以视诊及触诊为主。除局部检查外，对罹患全身疾病有口腔表征的患者要注意是否有皮肤症状及体征。

2.口腔情况 重点检查口腔黏膜病损的部位、大小、颜色、表面及基底的情况。

(1)唇红：注意唇线的对称性，唇的张力及形态，唇红的色泽，有无脱屑皲裂及痂壳，上下唇的闭合情况，口角区有无糜烂或渗出。

(2)唇、颊黏膜：注意唇、颊系带的位置及唇前庭部位的黏膜形态。

(3)口底及舌腹：口底和舌腹黏膜菲薄，舌系带位于口底中分，舌下腺导管和颌下腺导管开口扣诊时可见唾液流出。

(4)舌：伸舌检查注意其对称性，有无偏斜及震颤；舌背乳头有无增生或萎缩；舌苔的形态及颜色。

(5)腭：硬腭前份有腭皱襞，软硬腭交界处有腭凹。注意软腭的活动度及悬雍垂的形态。

(6)咽：咽部常见充血，扁桃体肿大，常同时并发舌根部淋巴滤泡炎症。

(7)牙龈：注意牙龈的形态、色泽，有无起疱及上皮剥脱、白色斑纹分布等。

3.特殊检查

(1)活体组织检查：即从病损区取下病变组织做成切片，用显微镜观察组织的变化，然后进行病理学诊断。目的是确定诊断及排除恶变，常用于持续2～3周不愈的溃疡和一些癌前病变的检查。

(2)口腔真菌检查：主要用于白色念珠菌病的检查，常用涂片检查或培养。

(3)血液检查：除血常规外，还可考虑凝血功能检查，血清铁、叶酸等测定，红细胞沉降率和血糖的测定。

(4)免疫学检查：可包括血清免疫球蛋白含量测定、淋巴细胞转化试验、抗核抗体、类风湿因子试验、T 细胞及其亚群测定、B 细胞测定等。

(5)脱落细胞检查：了解上皮细胞的种类及性质，病毒性疾病及天疱疮的辅助诊断。

(6)分子生物学技术：用于某些黏膜病病因及发病机制的研究。

(李丽华)

第二节 口腔黏膜感染性疾病

一、口腔单纯疱疹

口腔单纯疱疹是由单纯疱疹病毒(HSV)等所致的皮肤黏膜病的口腔表现。临床上以出现簇性小水疱为特征，有自限性，易复发，可传染。

【病因】

人单纯疱疹病毒可分为Ⅰ型和Ⅱ型,口腔单纯疱疹由Ⅰ型单纯疱疹病毒引起。病变大多局限于皮肤黏膜表层。新生儿、严重营养不良或有其他感染的儿童、免疫缺陷和应用免疫抑制剂者,感染病毒后可发生血行播散。原发性感染多为隐性,仅有10%的患者出现临床症状。原发感染发生后,病毒可持续潜伏在体内。当机体抗病力减弱时体内潜伏的病毒即活跃而引起发病。

【发病机制】

口腔单纯疱疹病毒感染的患者及无症状的带病毒者为传染源,主要通过飞沫、唾液及疱疹液直接接触传播,也可以通过食具和衣物间接传染。

单纯疱疹病毒初次进入人体,造成原发感染,大多无临床症状或呈亚临床感染。此后病毒可沿感觉神经千周围的神经迁移而感染神经节,如口面部的三叉神经节,也可潜伏于泪腺及唾液腺内。机体遇到激发因素如紫外线、创伤、感染、胃肠功能紊乱、妊娠、劳累及情绪、环境等改变,可使体内潜伏的病毒活化,疱疹复发。有学者认为,人类单纯疱疹病毒Ⅰ型与唇癌有关。

【病理】

上皮细胞出现棘层气球变性和网状变性,细胞彼此分离,形成水疱。气球变性的上皮细胞多在水疱底部。细胞核内有嗜酸性病毒小体(包涵体)。

【临床表现】

1.原发性疱疹性口炎　原发性疱疹性口炎是最常见的由Ⅰ型单纯疱疹病毒引起的口腔病损,又称急性疱疹性龈口炎。该病以6岁以下儿童较多见,成人也可罹患,6个月至2岁幼儿更易发生。

原发性疱疹性口炎的病程大致分为以下几个阶段。

(1)前驱期:常有接触史。潜伏期为4～7d,以后患儿流涎、拒食、烦躁不安,出现发热、头痛、疲乏不适、全身肌肉疼痛,甚至咽喉肿痛等急性症状,颌下和颈上淋巴结肿大、触痛。经过1～2d后,口腔黏膜广泛充血水肿,附着龈和龈缘也常出现急性炎症。

(2)水疱期:口腔黏膜任何部位皆可发生似针头大小的成簇小水疱,特别是邻近乳磨牙或前磨牙的上腭和龈缘处更明显。水疱直径约2mm,圆形,水疱疱壁薄、透明,溃破后形成浅表溃疡。

(3)糜烂期:水疱溃破后可引起大面积糜烂,并能造成继发感染,上覆黄色假膜。除口腔内的损害外,唇和口周皮肤也有类似病损,疱破溃后形成痂壳。

(4)愈合期:糜烂面逐渐愈合,整个病程需7～10d。

血液中抗病毒抗体在发病的14～21d最高,虽可保持终生,但不能防止复发。

2.复发型疱疹性口炎　有30%～50%的原发性疱疹感染愈合后可能发生复发性损害,多见于成人。一般复发感染的部位在口唇或接近口唇处,故又称复发性唇疱疹。复发的口唇损害有3个特征。

(1)损害总是以起疱开始,常为多个成簇的疱。

（2）损害复发时,总是在原先发作过的位置,或邻近原先发作过的位置。

（3）复发的前驱阶段,患部有烧灼痒感,随即出现红斑及簇集性红色小丘疹,疱液澄清,水疱破裂后呈现糜烂面,数日后干燥结痂。该病病程约 10d,但继发感染常有延缓愈合的过程,并使病损处出现小脓疱,愈合后不留瘢痕,但可有色素沉着。

【诊断】

依照临床表现即可诊断。

【鉴别诊断】

1.带状疱疹　三叉神经带状疱疹是由水痘带状疱疹病毒引起的颜面皮肤和口腔黏膜的病损。水疱较大,沿三叉神经的分支排列成带状,但不超过中线。疼痛剧烈,甚至损害愈合后在一段时期内仍有疼痛。本病任何年龄都可发生,愈合后多不再复发。

2.手足口病　手足口病是因感染柯萨奇病毒和肠道病毒 71 型所引起的皮肤黏膜病。该病好发于 3 岁以下儿童,夏秋季更多见,起病突然,然后在口腔黏膜、手掌、足底出现散在水疱、丘疹与斑疹。

3.疱疹样口疮　疱疹样口疮损害为单个小溃疡,散在分布,病程反复,无发疱期;溃疡数量较多,主要分布于口腔内角化程度较差的黏膜处,不涉及牙龈,无皮肤损害,儿童少见。

4.疱疹性咽峡炎　疱疹性咽峡炎是由柯萨奇病毒所引起的口腔疱疹损害,临床表现较似急性疱疹性龈口炎,但前驱期症状和全身反应都较轻,病损的分布只限于口腔后部,很少发于口腔前部,牙龈不受损害,病程大约 7d。

5.疱疹样阿弗他溃疡　疱疹样阿弗他溃疡好发于女性,青壮年多见。病损一般不累及咀嚼黏膜,散在分布,不聚集成簇,反复发作,无皮肤损害,局部症状以疼痛为主,

【治疗】

1.全身用药

（1）核苷类抗病毒药:目前认为核苷类药物是抗 HSV 最有效的药物。此类药主要有阿昔洛韦、伐昔洛韦、泛昔洛韦等。

（2）免疫增强剂:若患者免疫功能低下,可应用胸腺素肠溶片,也可选匹多莫德、转移因子、左旋咪唑等。

2.局部治疗

（1）0.1%～0.2%葡萄糖酸氯已定溶液、复方硼酸溶液、0.1%依沙吖啶溶液漱口。此类药物皆有消毒杀菌作用。

（2）3%阿昔洛韦软膏或酞丁安软膏局部涂擦,可用于治疗唇疱疹。

二、带状疱疹

带状疱疹是由水痘-带状疱疹病毒（VZV）所引起的疾病,以沿单侧周围神经分布的簇集性小水疱为特征,常伴有明显的神经痛。

【病因】

本病的致病病原体为水痘-带状疱疹病毒,侵犯儿童引起水痘,侵犯成年人及老年人则引起带状疱疹。机体患水痘后为不全免疫,患带状疱疹后为完全免疫,很少复发。

【病理】

带状疱疹的疱底可见气球样变性上皮细胞,细胞核内有嗜酸性包涵体,可见显著的细胞间及细胞内水肿,血管扩张及多核白细胞、淋巴细胞浸润。

【临床表现】

1.本病好发于夏秋季,常有低热、乏力等前驱症状,将发疹部位有疼痛、烧灼感,三叉神经带状疱疹可出现牙痛。本病最常见为胸腹或腰部带状疱疹,约占整个病变的70%;其次为三叉神经带状疱疹,约占20%,损害沿三叉神经的三支分布。60岁以上的老年人三叉神经较脊神经更易罹患该病。

2.疱疹初起时颜面部皮肤呈不规则或椭圆形红斑,数小时后在红斑上发生水疱,逐渐增多并能融合为大疱,严重者可为血疱,有继发感染则为脓疱。数日后,疱浆混浊而吸收,终呈痂壳,1~2周脱痂,遗留的色素也逐渐消退,一般不留瘢痕,损害不超越中线。老年人的病程常为4~6周,也有超过8周者。

3.口腔黏膜的病损区疱疹密集,溃疡面较大,病损仅限于单侧。三叉神经第一支除侵袭额部外,也可累及眼角黏膜,甚至引起失明;第二支累及唇、腭及颞下部、颧部、眶下皮肤;第三支累及舌、下唇、颊及颏部皮肤。此外,病毒入侵膝状神经节可出现外耳道或鼓膜疱疹,膝状神经节受累同时侵犯面神经的运动和感觉神经纤维时,表现为面瘫、耳痛及外耳道疱疹三联征,称为Ramsay-Hunt综合征。

4.带状疱疹常伴有神经痛,剧烈疼痛为本病特征之一,但多在皮肤黏膜病损完全消退后1个月内消失。少数患者可持续1个月以上,称为带状疱疹后遗神经痛,常见于老年患者,可能存在半年以上。

【诊断】

根据特征性的单侧皮肤-黏膜疱疹,沿神经支分布及剧烈的疼痛,一般易于诊断。

【治疗】

1.全身治疗　全身给予抗病毒、增强免疫、止痛及神经营养药物。慎用糖皮质激素,病情严重者早期可考虑给予糖皮质激素,以消炎止痛、防止脑神经及眼部损害。继发感染者可使用抗生素。

2.局部治疗　局部注意消毒、防腐,控制继发感染。

(1)口内黏膜病损:若有糜烂溃疡,可用2.0%~2.5%四环素液、0.1%~0.2%氯己定或0.1%高锰酸钾液含漱,5%金霉素甘油糊剂局部涂擦。

(2)口周和颌面部皮肤病损:疱疹或溃破有渗出者,用纱布浸消毒防腐药水湿敷,可减少渗出,促进炎症消退,待无渗出并结痂后可用少量3%阿昔洛韦软膏或酞丁安软膏局部涂擦。

三、手足口病

手足口病是一种发疹性传染病,主要是由多种肠道病毒引起,以手、足皮肤和口腔黏膜疱疹或破溃后形成溃疡为主要临床特征。

【病因】

肠道病毒71型与柯萨奇病毒A16是手足口病的主要病原体,前者常侵犯较大儿童及成年人,而后者多在婴幼儿中流行。

【临床表现】

1.潜伏期3～4d,大多数患儿是突然发病,首先表现为1～3d的持续低热,同时伴有头痛、咳嗽、流涕、口腔和咽喉部疼痛等症状。

2.发热的同时或发热1～2d后,出现皮疹,呈离心状分布,多见于手指、足趾背面及指甲周围,手掌、足底、会阴及臀部也可见。初起为玫红色斑丘疹,1d后形成半透明小水疱,若不破溃感染,2～4d可吸收干燥成深褐色薄痂,愈后无瘢痕。

3.颊黏膜、软腭及舌缘可见散在红斑及小疱疹,疱疹破溃后会形成溃疡,周围黏膜红肿,疼痛感较重,患儿常表现出烦躁、哭闹、流口水、拒食等。

4.病程7d左右,可自愈,绝大部分患儿预后较好,少数重症患儿可合并心肌炎、脑炎。

【诊断】

诊断要点为夏秋季幼托单位群体发病,3岁以下幼儿多见,手足口部位突发性疱疹,皮肤上水疱不易破溃,全身症状轻,可自愈。

发病初期在唾液、疱液及粪便中可分离出病毒,疱液中分离病毒最准确。

【鉴别诊断】

该病应注意与疱疹性咽峡炎、水痘鉴别。

1.疱疹性咽峡炎 疱疹性咽峡炎为柯萨奇A4病毒引起,好发于软腭及咽周,且无手足的病变。

2.水痘 水痘由带状疱疹病毒引起,病程更长,为2～3周。皮疹最密集的部位则是前后胸、腹背部等躯体部位,不呈离心性分布。可接种疫苗进行预防。

【治疗】

手足口病属国家丙类法定传染病,口腔医师一旦发现手足口病患者,应严格按照《中华人民共和国传染病防治法》和《传染病信息报告管理规范》的有关规定进行报告。

1.全身治疗

(1)可口服病毒唑。

(2)对症治疗:病情轻微者,可对症治疗,选用具有抗病毒作用的中成药,如口炎颗粒、小儿咽扁冲剂。

2.局部用药 针对口腔溃疡,可用各种糊剂及含片。

3.隔离观察　发病开始隔离 7～10d,饮食宜清淡、无刺激性,忌食辛辣及鱼、虾、肉类等易使病情加重的食物。饮食温度不宜过高,食用过热的食物可以刺激破溃处引起疼痛,不利于病变愈合。可口服维生素类药物以促进溃疡愈合。

四、口腔念珠菌病

口腔念珠菌病是念珠菌属感染所引起的急性、亚急性或慢性口腔黏膜疾病。

【病因】

本病由念珠菌且主要是白色念珠菌感染引起。念珠菌为条件致病菌,可存在于正常人的口腔、咽、肠道、阴道和皮肤等处。正常人口腔带菌者为 30%～50%,当全身或局部抵抗力下降时,念珠菌由非致病性转化为致病性细菌。

白色念珠菌和热带念珠菌致病力最强,也是念珠菌中最常见的病原菌。

【病理】

本病的病理特征是在棘细胞层上方,白色念珠菌菌丝侵入增厚的不全角化上皮,形成上皮斑,PAS 染色可见菌丝垂直侵入角化层,其基底处炎细胞聚集,并形成微脓肿。棘细胞层常有增生,固有层慢性炎细胞浸润。

【临床表现】

口腔念珠菌病根据其发病情况可分为急性假膜型念珠菌病、急性萎缩型念珠菌病、慢性萎缩型念珠菌病和慢性增殖型念珠菌病。

1.急性假膜型念珠菌病

(1)又叫鹅口疮、雪口病,可发生于任何年龄的人,但多见于新生儿、小婴儿。

(2)可发生于口腔的任何部位,以舌、颊、软腭、口底等处多见。

(3)病程为急性或亚急性。

(4)新生儿鹅口疮多在出生后 2～8d 内发生,好发部位为颊、舌、软腭及唇。损害区首先有黏膜充血、水肿,口内有灼热、干燥、刺激等症状。经过 1～2d,黏膜上出现散在白色斑点,状如凝乳,呈半黏附性,略微高起。随后小点逐渐融合扩大,成为形状不同的白色或蓝白色丝绒状斑片,并可继续扩大蔓延至扁桃体、咽部、牙龈。早期黏膜充血较明显,故呈鲜红色与雪白的对比。经过数日,白色斑块的色泽转为微黄,日久则可变成黄褐色。白色斑片与黏膜粘连,不易剥离,若强行撕脱,则暴露出血创面,但不久又被新生的斑片所覆盖。

(5)患者有口干、烧灼感及轻微疼痛。患儿烦躁拒食、啼哭不安,全身反应较轻。部分患者可有体温升高。少数病例可能蔓延至食管和支气管,引起念珠菌性食管炎或肺念珠菌病。少数病人还可并发幼儿泛发性皮肤念珠菌病、慢性黏膜皮肤念珠菌病。

2.急性萎缩型念珠菌病

(1)又称急性红斑型念珠菌病、抗生素性口炎,多见于成年人。

(2)患者多有服用大量抗生素和激素史,且大多数患者患有消耗性疾病,如白血病、营养不良、内分泌紊乱、肿瘤化疗后等。某些皮肤病如系统性红斑狼疮、银屑病、天疱疮等,在大量应用青霉素、链霉素的过程中,也可发生念珠菌性口炎。

（3）以舌黏膜多见,两颊、上腭、口角、唇等部位亦可发生。舌部好发于舌背中线处。

（4）口腔黏膜充血,形成广泛的红色斑块,边缘不整齐,局部丝状乳头呈团块萎缩,周围舌苔增厚。患者常有味觉异常或味觉丧失,口腔干燥。病变双侧的丝状乳头增生与病变区形成明显的界线,严重时在萎缩的病变区可形成小的溃疡面,相对应的腭黏膜可出现充血的红斑区、疼痛并有明显的烧灼感。

3.慢性萎缩型念珠菌病

（1）又称慢性红斑型念珠菌病、义齿性口炎。

（2）好发于戴上颌义齿和正畸矫正器的患者,也可发生于一般患者。损害部位常在上颌义齿侧面接触之腭、龈黏膜,多见于女性患者。

（3）临床表现为义齿承托区黏膜广泛发红,形成鲜红色弥散红斑,在红斑表面可有颗粒增生。舌背乳头可萎缩,舌质红,可有轻度口干和烧灼感,常伴有口角炎。该病呈慢性病程,可持续数月至数年,可复发。

4.慢性增殖型念珠菌病

（1）又称慢性肥厚型念珠菌病。

（2）常发生于吸烟或口腔卫生差的患者。有些患者发病与全身疾病有关,如血清铁低下、内分泌失调等。可见于颊黏膜、舌背及腭部。

（3）由于菌丝深入黏膜或皮肤的内部,引起角化不全、棘层肥厚、上皮增生、微脓肿形成以及固有层乳头的炎细胞浸润,而表层的假膜与上皮层附着紧密,不易剥脱。组织学检查,可见到轻度到中度的上皮不典型增生。高龄患者应提高警惕,争取早期活检,以明确诊断。

（4）本型的颊黏膜病损,常对称地位于口角内侧三角区,呈结节状或颗粒状增生,或为固着紧密的白色角化斑块,类似一般黏膜白斑。腭部病损可由义齿性口炎发展而来,黏膜呈乳头状或结节状增生;舌背病损,可表现为丝状乳头增殖。肥厚型念珠菌口炎可作为慢性黏膜皮肤念珠菌疾病症状的一个组成部分,也可见于免疫不全综合征和内分泌功能低下的患者。

【诊断】

根据各型临床表现,配合念珠菌涂片、培养和鉴定,一般比较容易诊断。

【鉴别诊断】

急性假膜型念珠菌口炎,应与急性球菌性口炎、梅毒黏膜斑及口腔白斑相鉴别。

1.急性球菌性口炎　由金黄色葡萄球菌、溶血性链球菌、肺炎双球菌等球菌感染引起,儿童和老年人易罹患,可发生于口腔黏膜任何部位。病损区充血水肿明显,大量纤维蛋白原从血管内渗出,凝结成灰白色或灰黄色假膜,表面光滑致密,略高出于黏膜面。假膜易被拭去,遗留糜烂面而有渗血。区域淋巴肿大,可伴有全身反应。涂片检查或细菌培养可确定主要的病原菌。

2.梅毒黏膜斑　由梅毒螺旋体感染引起。灰白色微隆斑片,不能拭去,抗生素治疗有效。

3.口腔白斑　该病呈慢性病程,病因不明。苍白色粗糙斑块,不能拭去。

【治疗】

1.全身治疗　用药原则以局部抗真菌为主,对病情严重者联合全身使用抗真菌药。用药疗程应足够长,即使症状消失后,仍需坚持用药7～14d,以避免复发。婴幼儿患者应母婴同治。禁用糖皮质激素。

2.局部治疗

(1)去除局部刺激因素。

(2)2%～4%碳酸氢钠溶液:用于哺乳前后洗涤口腔,以消除能分解产酸的残留凝乳或糖类,使口腔成为碱性环境,可阻止白色念珠菌的生长和繁殖。轻症患儿一般不用其他药物,病变在2～3d内即可消失,但仍需继续用药数日,以预防复发。也可用本药在哺乳前后洗净乳头,以免交叉感染或重复感染。

患慢性消耗性疾病者及确需长期服用抗生素或免疫抑制剂者可预防性使用。

成人可用碱性漱口液含漱,每日3～4次。疼痛者饭前可用2%普鲁卡因含漱。较重的患者可用10万U霉菌素甘油液涂擦。

(3)甲紫水溶液:口腔黏膜以用0.5%浓度为宜,每日涂擦3次,以治疗婴幼儿鹅口疮和口角炎。

(4)抗真菌药物:①制霉菌素:局部可用5万～10万U/ml的水混悬液涂布,每2～3h一次,涂布后可咽下。也可用含漱剂漱口,或制成含片、乳剂等。②咪康唑:散剂可用于口腔黏膜,霜剂适用于舌炎及口角炎,疗程一般为10d。咪康唑凝胶涂口腔患处与义齿组织面,每天4次,治疗义齿性口炎疗效显著。0.5%酮康唑溶液涂擦,每日3次,或用2%酮康唑霜剂局部涂擦,每日1～2次,效果良好。1%～5%克霉唑霜涂擦,可治疗念珠菌口角炎及念珠菌唇炎。

五、口腔结核

口腔结核是由结核杆菌通过黏膜或皮肤的创伤而引起的口腔慢性特异性的病损,以顽固性浅表溃疡或肉芽肿为其特点,包括口腔黏膜结核初疮、口腔结核性溃疡、口腔寻常狼疮等。其中以结核性溃疡最常见。

【病因】

病原菌为结核杆菌,口腔病损多由痰中和消化道的结核菌引起。

【病理】

病变组织中可见结核结节,结节的中心为干酪样坏死,其外环绕着多层上皮样细胞和朗格汉斯巨细胞(多核巨细胞)。最外层有密集的淋巴细胞浸润。

【临床表现】

1.结核初疮(原发性综合征)

(1)临床上不常见,多发于儿童,成人也可见。

(2)发生在口腔的典型损害,常位于口咽和舌部。

(3)结核菌素试验阴性者,口腔黏膜可能为结核杆菌首先入侵部位。入侵处可出现小结,进一步发展为顽固性溃疡,周围有溃疡称结核初疮。一般无痛感,局部淋巴结疼痛。

2.结核性溃疡

(1)口腔中最常见的继发性结核损害。

(2)结核性溃疡常见于舌部。

(3)病损区表现为慢性持久性溃疡,边界清楚或呈线形,表现为浅表、微凹而平坦的溃疡,其底部覆有少许脓性渗出物,除去渗出物后,可见暗红色的桑葚样肉芽肿。溃疡边缘微隆,呈鼠啮状,并向中央卷曲,形成潜掘状边缘。溃疡基底的质地可能与周围正常黏膜组织近似。仔细观察溃疡表面,有时在边缘处可看到黄褐色粟粒状小结节。患者疼痛程度不等,以舌部溃疡疼痛较明显。

3.寻常狼疮

(1)临床较少见。一般见于无结核病灶且免疫功能较好的青少年或儿童。

(2)早期损害为一个或数个绿豆大小的发红的小结节,质稍软,略高出皮肤表面,边界清楚。若以透明玻璃片进行压诊检查,可见结节中央呈圆形的苹果酱色,周围正常皮肤呈苍白色。若继发感染,则可发生坏死,形成大块组织缺损,似狼噬状,故称狼疮。疼痛明显。

(3)寻常狼疮的口腔损害也可能表现为硬化性肉芽肿。

【诊断】

根据临床特点,特别对于无复发史而又长期不愈的浅表溃疡,应怀疑为此种损害。此外,结核史、结核菌素试验、胸部透视或 X 射线片检查、周围血红细胞沉降率、抗酸染色、浓缩集菌培养等,均有诊断价值。颌骨 X 射线摄影,有助于结核性骨髓炎的诊断。口腔结核损害的确诊,主要取决于活体的组织病理学检查。

【鉴别诊断】

1.创伤性溃疡　溃疡的形态常与慢性机械损伤因子基本契合,除去创伤因子后,损害可逐渐好转。

2.梅毒　有不洁性接触史,典型表现为硬下疳或黏膜白斑,有溃疡或穿孔的梅毒瘤性浸润,常类似结核性病变。鉴别诊断应通过梅毒血清试验、结核菌素试验。

3.深部霉菌感染　如孢子丝菌病、芽生菌病和球孢子虫病,都可有类似结核溃疡和肉芽肿的表现。可采用真菌培养、活体组织检查等鉴别。

4.腺周口疮　有口腔溃疡反复发作史,溃疡深大,常伴有小溃疡,有自限性,愈后有瘢痕形成。

5.癌性溃疡　溃疡深大,病变进展迅速,基底有细颗粒状突起,溃疡呈菜花状,基底。和边缘较结核溃疡更硬,触淋巴结坚硬粘连。

【治疗】

1.全身治疗　全身抗结核治疗,根据情况选用抗结核药物,如异烟肼、利福平、对氨水杨酸钠及链霉素等,至少用药 6 个月。

2.局部治疗　除注意控制继发感染及对症治疗外,还可于病损处用抗结核药物。比如用链霉素 0.5g,隔日 1 次,于病损处局部注射。

六、球菌性口炎

球菌性口炎是由致病性球菌引起的急性球菌性感染性口炎,临床上以形成均匀致密的假膜性损害为特征,故又称伪膜性口炎。

【病因】

主要致病菌有金黄色葡萄球菌、草绿色链球菌、溶血性链球菌、肺炎双球菌等。通常金黄色葡萄球菌感染以牙龈多见,肺炎双球菌好发于硬腭、舌腹、口底及颊黏膜,而链球菌感染多见于唇、颊、软腭、口底等部位黏膜。

【临床表现】

可发生于口腔黏膜任何部位,口腔黏膜充血,局部形成边界清楚的糜烂或溃疡。在溃疡或糜烂的表面覆盖着一层假膜,假膜特点是较厚而微突出黏膜表面,致密而光滑,呈黄色或灰黄色,界限清楚。假膜不易被擦去,如用力擦去后,下方可见出血的创面。患者疼痛明显,口臭,淋巴结肿大、压痛,常伴有全身不适、体温升高等。

【诊断】

急性发病,结合临床表现及涂片镜检、细菌培养等实验室检查可辅助诊断。

【鉴别诊断】

1.鹅口疮(急性假膜型念珠菌病)   在口腔黏膜充血的基础上可见白色凝乳状斑点或斑片,涂片或培养可见霉菌菌丝和孢子。

2.坏死性龈口炎   受累黏膜可见坏死性溃疡,自发性出血,疼痛明显,典型的腐败性口臭,灰黄色或灰黑色无光泽假膜,坏死区涂片可见到大量梭状杆菌和螺旋体。

【治疗】

1.全身治疗

(1)抗炎,控制感染,可给予抗生素和磺胺类药物。

(2)多休息、多饮水,适当补充维生素C及B族维生素。

2.局部治疗

(1)口腔局部止痛用1%普鲁卡因饭前含漱,或涂擦含有麻药的溃疡膏。

(2)控制感染可用0.1%雷夫奴尔、0.05%洗必泰漱口液含漱。

(李丽华)

第三节   口腔黏膜变态反应性疾病

一、概述

变态反应也叫超敏反应,是指机体对某些抗原初次应答后,再次接受相同抗原刺激时发生的一种以机体生理功能紊乱或组织细胞损伤为主的特异性免疫应答。人们日常遇到的皮肤过敏,皮肤瘙痒、红肿,就是一种变态反应。

变态反应可分为四型:Ⅰ型为速发型,Ⅱ型为细胞毒型/细胞溶解型,Ⅲ型为免疫复合物型,以上3型均由抗体所介导,而Ⅳ型为迟发型或细胞介导型,由细胞因子所介导。

二、药物过敏性口炎

药物过敏性口炎是药物通过口服、注射或局部涂擦、含漱等不同途径进入机体内,使过敏体质者发生变态反应而引起的黏膜及皮肤的变态反应性疾病。常表现为单个或几个大小不等的水疱,水疱破溃后形成糜烂或溃疡,表面有黄白色渗出物,疼痛明显。

【病因】

由于过敏体质者使用药物引起变态反应而发病。引起过敏的药物一般以抗原性较强的化学药物居多,常见的有抗生素类,如青霉素、链霉素、四环素等;解热镇痛药,如阿司匹林等;催眠与抗癫痫药,如苯巴比妥、苯妥英钠和卡马西平等。中成药也有引起药物过敏性口炎的,但发生率远较西药低。引起药物过敏性口炎的药物仅少数是全抗原,如人免疫球蛋白、破伤风抗毒素和某些疫苗等。大多数药物和其代谢分解产物为半抗原,需与机体内大分子的载体蛋白结合后才能成为全抗原。

【病理】

本病在病理上为急性炎症表现。上皮细胞内及细胞间水肿或水疱形成,结缔组织水肿,炎细胞浸润,血管扩张明显。

【临床表现】

1.病损可单发于口腔,也可伴有皮肤损害。

2.口腔病损好发于唇、颊、舌和上腭,前部多见。常见病损为单个或几个大小不等的水疱,水疱破溃后形成糜烂或溃疡,表面有黄白色渗出物,病变易出血,唇部形成黑紫色血痂,张口受限,疼痛明显。唾液增多,可混有血液。局部淋巴结肿大、压痛。

3.皮肤病损好发于口唇周围、颜面部、四肢下部、手足的掌背两面以及躯干等部位。最常见的病损为圆形红斑,典型的圆形红斑呈同心圆似的环形,状似虹膜,又称为虹膜状红斑或靶形红斑。有时在红斑的基础上出现水疱,称疱性红斑。皮肤有瘙痒不适感,疼痛不明显。病损在同一部位反复以同一形式发生者称固定药疹,常见于口唇及唇部周围皮肤,多有色素沉着。发病时呈暗红色,边缘比较齐,圆形或椭圆形。

4.重型的药物过敏常为急性发病,全身症状较重。除口腔和皮肤发生病损外,身体其他腔孔如眼、鼻腔、阴道、尿道、肛门等均可发生炎症及糜烂。全身皮肤广泛水肿,红斑性水疱及大疱可融合,破溃后呈糜烂面,疼痛剧烈,皮肤表皮松解,尼氏征阳性,甚至气管、食管黏膜均可糜烂脱落,亦可累及内脏器官,出现电解质紊乱症状,称为中毒性表皮坏死松解症。

【诊断】

1.有明确的用药史或曾有药物过敏史。

2.突然发生的急性炎症,口腔黏膜起疱,疱破溃形成糜烂面,边缘多比较整齐。皮肤有红斑、疱疹及丘疹等病变。

3.停用可疑致敏药物后,病损很快愈合。

【治疗】

1.全身治疗

(1)立即停用一切可疑致敏药物以及与其结构相似的药物。

(2)应用维生素 C、10％葡萄糖酸钙,增加血管的致密性,减少渗出,减轻炎症反应。

(3)应用抗过敏药物,内服抗组胺类药物,如氯苯那敏、赛庚啶、苯海拉明。

(4)面积广泛、糜烂和渗出严重者,可给予皮质类固醇激素。

(5)如有感染存在,选用抗生素时应注意避免使用易过敏药物,可结合细菌学检查结果选用过敏反应发生较少的抗生素(如红霉素、林可霉素等)。如抗生素治疗效果不佳,应注意有无真菌感染的可能,如确诊应尽快加用抗真菌药物。

2.局部治疗　用 0.05％复方氯己定含漱剂含漱或湿敷。外用养阴生肌散、冰硼散等,以利清热消肿、收敛生肌。

三、接触性过敏性口炎

接触性过敏性口炎是过敏体质者局部接触药物后发生变态反应而引发的一种炎症性疾病。常见的致敏物质包括义齿、银汞合金充填物、唇膏、牙膏、口香糖、某些食物和局部药物制剂等。

【病因】

接触性过敏性口炎多为Ⅳ型变态反应,或是以Ⅳ型为主的混合型变态反应。接触物多为半抗原,这些半抗原物质可使 T 细胞致敏。当再次接触相应抗原(过敏原)时,致敏 T 细胞分化增殖,直接杀伤靶细胞,或释放淋巴因子,引起以单核细胞浸润和细胞变性坏死为主的局部变态反应性炎症。该变态反应一般经48～72h 才发生,故称迟发型变态反应。

【临床表现】

1.接触过敏原后 2～3d 出现口腔局部黏膜充血水肿,或形成红斑,重者发生水疱、糜烂或溃疡,甚至组织坏死,表面渗出形成假膜覆盖。

2.病变除接触部位外,也可向邻近部位扩展。

3.口腔临床常见自凝塑料等修复材料引起的接触性过敏性口炎,患者有灼热刺痛感,与义齿基托相接触部位的黏膜充血、发红、肿胀,甚至形成水疱、糜烂或溃疡。摘掉义齿,病变可于1～2 周内好转。

4.临床上亦可见银汞合金充填或金属冠的牙齿在相应部位的黏膜和牙龈上出现发红或有白色条纹状病变,患者有不适烧灼感或刺痛感,少见糜烂或溃疡,称为苔藓样变。除过敏因素外,有人认为,不同金属充填物的电势不同,所形成口腔中的微小流电也与病变的发生有关。

5.因口腔黏膜局部用抗生素软膏、止痛剂、含漱剂或化妆唇膏等引发的过敏反应,可在接触部位有瘙痒不适或烧灼痛,亦可出现红肿、糜烂、出血,与药物性口炎的临床表现相似。

【诊断】

根据临床表现和过敏病史,去除局部过敏原后病变明显好转和消失。

【鉴别诊断】

1.义齿性口炎　义齿性口炎为真菌感染性疾病,而非变态反应性疾病,慢性病程。该病多发于上腭及牙龈,而非与义齿接触的黏膜,黏膜表现为萎缩发红。

2.创伤性溃疡　创伤性溃疡是由局部创伤因素引起的溃疡性损害,是由义齿不合适导致的创伤性溃疡,在调改义齿后可不复发。

【治疗】

1.首先除去过敏因素,如改换义齿修复材料或牙体充填材料,停用可疑的过敏药物或化妆品。

2.药物治疗以局部用药为主,严重者辅以全身用药。用药力求简单且无刺激性;防止诱发新的变态反应。具体用药同药物过敏性口炎。

四、血管神经性水肿

血管神经性水肿是一种发生于皮下疏松组织或黏膜的局限性水肿,其特点是突然发作局限性水肿,但消退亦较迅速。

【病因】

本病为Ⅰ型变态反应性疾病,往往不能找到确切原因。常见过敏原有食物、药物、感染、物理因素、动物皮毛及植物花粉等。

【病理】

深层结缔组织内毛细血管扩张充血,少量炎细胞浸润。

【临床表现】

1.突然急性发病,症状持续数小时或数天后消失。

2.好发于头面部疏松区,唇、眼睑、舌、口底和颌下。唇部损害可单独累及上唇或下唇,也可同时累及双唇。

3.患处皮肤或黏膜瘙痒、灼痛、肿胀,肿胀区界限不明显,按之较韧而有弹性。肿胀呈淡红色或无色泽改变,无压痛。水肿以口唇最为多见,可表现为上唇肥厚翘突。

4.可在同一部位反复发作。

5.如肿胀发生在舌部可导致巨舌,波及软腭可引起口腔功能障碍。若肿胀发生在会厌处则影响呼吸,甚至窒息,如不立即施行气管切开,可造成死亡。

6.肿胀持续数小时或数日消退,不留痕迹,但可能复发。

【诊断】

突发性局限性短暂的皮肤或黏膜无凹陷性水肿,局部无压痛,色泽正常或光亮潮红,或有复发史,常可追溯食物或药物史等。

【治疗】

1.尽量寻找过敏原并加以隔离。

2.肿胀局限、轻微者可不给予全身用药,肿胀严重者全身进行抗过敏、抗感染治疗,局部对症治疗。具体用药参见药物过敏性口炎。

3.当出现喉头水肿、呼吸困难时应密切观察,必要时要进行气管切开。

五、多形性红斑

多形性红斑又称渗出性多形红斑,是一种病因复杂的急性炎症性皮肤病。皮疹具有多形性,如红斑、丘疹、疱疹、糜烂及结节,常伴黏膜损害,其特征性皮损为高出皮肤的靶形或虹膜样红斑,常对称分布。

【病因】

多形性红斑的病因尚未完全明确,一般认为和过敏体质有关。目前一般认为是外来抗原激发了机体的特异性细胞毒反应而引起表皮细胞损伤。

【病理】

镜下可见皮肤的表皮和真皮、黏膜的上皮及结缔组织均有细胞间及细胞内水肿,上皮下疱形成,炎细胞浸润,血管扩张,内皮细胞肿胀变性,血管周围炎细胞浸润。

【临床表现】

患者发病前常有倦怠、发热、头痛、咽喉痛、关节痛、咳嗽等前驱症状。按临床表现可将本病分为两型。

1.轻型多形红斑

(1)好发于青壮年,多见于春秋两季。

(2)皮肤损害对称分布于手背、足背、前臂及小腿伸面及颈两侧,表现为红斑、丘疹、水疱、大疱或血疱等。皮疹中央形成水疱,周围绕以暗红色晕,称虹膜样红斑。多见于腕部、踝部及手背。有瘙痒感,无明显疼痛。

(3)口腔黏膜病损早期多在口腔前部,黏膜水肿充血、起大水疱,疱破形成糜烂溃疡面,表面覆盖假膜。唇部损害尤为严重,糜烂水肿,易出血,常形成黑紫色血痂,常合并痂下感染,疼痛明显,影响进食。

(4)部分患者可有眼或外阴等其他黏膜病变,但均较轻。

(5)一般持续 3～4 周完全消退,但可复发。大疱或血疱愈后可留色素沉着,偶尔留有瘢痕。

2.重型多形红斑　亦称为多窍糜烂外胚叶病或斯-约综合征。

(1)发病急剧,迅速出现水肿或大疱。

(2)口腔黏膜损害可在疾病早期发生,如唇、颊、咽、喉黏膜肿胀,出现水疱、糜烂、出血或形成浅在溃疡。口唇糜烂,常形成褐红色厚痂,自觉疼痛,影响张口及进食。

(3)外阴、尿道口及肛门处黏膜损害出现可略迟,损害为红斑、水疱、糜烂或浅溃疡,导致排便、排尿均感疼痛。

(4)眼部损害多较严重,表现为结膜炎、角膜炎、角膜溃疡或巩膜炎。患结膜炎时由于上下眼睑皮肤糜烂,分泌物较多,常使上下眼睑粘连。眼部护理不善者可发生角膜溃疡。

(5)发病过程中中毒症状显著,可有高热、全身无力、肌肉关节痛等。

【诊断】

1.突然发生的急性炎症,春秋季常见,可有复发史。

2.典型的病损为虹膜状红斑或靶形红斑。口腔黏膜病损是全口黏膜广泛糜烂,唇部糜烂并形成血痂。

3.无皮肤损害者不诊断为该病。

【鉴别诊断】

1.疱疹性口炎 临床表现为口腔黏膜上成簇性水疱,病理变化为上皮内疱,上皮内有气球样细胞。细胞核内可见嗜酸性病毒包涵体。

2.寻常性天疱疮 皮肤黏膜的疱疹逐渐发生,疱疹长期此消彼长,病理变化为上皮内疱,棘层松解。

【治疗】

全身注意抗感染、抗过敏及支持治疗;局部对症治疗,止痛、促愈合、防止继发感染;用药应慎重。

1.追查病因,进行特异性和针对性的治疗,防止再次用致敏药物。

2.皮肤损害,水疱大时应将疱液抽出,对渗出性损害可用生理盐水液湿敷,渗出水肿-消退后外用氧化锌油,硼锌糊包扎。

3.口腔黏膜损害,可用1%~2%双氧水清洗局部或含漱,每天3~5次。口唇糜烂溃疡时可用0.1%利凡诺液湿敷,然后外用0.05%肤轻松凝胶。出现白色念珠菌感染时可外用1%龙胆紫液或制霉菌素甘油液(含制霉菌素5万~10万 U/ml)。

4.眼部损害,治疗需极小心,要有眼科医师参加治疗,包括湿敷、冲洗、解离粘连、局部应用皮质类固醇等治疗。

5.支持疗法,补充营养及维生素。

6.重型多形红斑,应及时转入皮肤专科医院和科室住院治疗,尽早使用激素和抗生素以控制损伤。

(蒋海泉)

第四节 口腔黏膜溃疡类疾病

一、复发性口疮

复发性口疮(RAU 或 ROU)是最常见的口腔黏膜病,专指一类原因不明、反复发作,又有自限性的,大多为孤立的圆形或椭圆形溃疡。

口疮这一名词在我国中医沿用已久,且广为流传,许多口腔病损均称之。

阿弗他溃疡是指痛而原因不明的溃疡,有其特有的临床表现,因此口疮和阿弗他并不完全相对应,但因口疮这一病名已习惯地用于临床,故目前仍以口疮称之。

【病因及发病机制】

复发性口疮的病因复杂。至今仍不很清楚,可能与下列因素有关。

1.免疫学异常　对 RAU 患者的 T 淋巴细胞亚群分析、功能测定和淋巴因子的研究显示其细胞免疫出现异常。在 RAU 前驱期病损区即开始有大量活化的 T 淋巴细胞浸润,同时患者外周血中的 T 淋巴细胞也出现明显的变化。有研究显示,T 细胞抑制,功能下降,提示 T 淋巴细胞在 RAU 的发病中起重要作用。另有报告指出,RAU 患者外周血肿瘤坏死因子 α (TNF-α)在活动期增高,白细胞介素 2(IL-2)含量降低。

95％以上 RAU 患者的免疫球蛋白 IgG、IgA、IgM 属正常范围。补体成分 C_3、C_4 均属正常,血清蛋白电泳结果显示 γ 球蛋白不足。27％~40％的 RAU 患者外周血中出现循环免疫复合物(CIC)。有人应用直接免疫荧光法对 RAU 标本切片进行免疫球蛋白和补体测定,发现 45％有基底膜荧光反应。采用间接免疫荧光抗体测定,有 66％的患者的血循环中存在抗口腔黏膜抗体。以上结果说明体液免疫和自身免疫反应是 RAU 发病的可能因素之一。

2.感染因素　有人提出链球菌和几种病毒在 RAU 发病中起病原的作用,但尚无确定的结论。有人认为在 RAU 静止期 L 型细菌在细胞内寄生呈潜伏带菌状态,对宿主无害,在条件合适时即转变为致病菌,但也有人认为 L 型菌只是继发感染。

关于病毒,最近的研究证实,RAU 的复发和单纯疱疹病毒、水痘带状疱疹病毒及巨细胞病毒的感染有关,或是潜伏的病毒感染的结果。但证据不足,尚需进一步的研究。

3.遗传因素　在 RAU 病人中常常发现有家族遗传倾向,部分患者中有遗传史。流行病学调查显示,RAU 是一种多基因遗传病,多基因遗传病受遗传和环境两类因子制约。RAU 遗传度为 75％。

4.环境精神因素　心理社会压力都可发生口疮,包括心理环境、生活环境和社会环境等。精神紧张、社会或家庭的急剧变动、工作压力、睡眠不佳等均可成为 RAU 发病的诱因。

5.系统性疾病因素

(1)消化系统疾病及功能紊乱:RAU 与消化道疾病如溃疡性结肠炎、节段性回肠炎和其他小肠疾病、慢性胃炎、胃及十二指肠溃疡等有密切关系。RAU 可发生在胃肠疾病的过程中,也可在消化道症状发生之前出现,有人报告口疮的复发、缓解与消化道疾病的加剧、减轻密切相关。也有人认为 RAU 与消化道溃疡没有必然的联系。

(2)营养因素:有报道 RAU 患者测得有铁、锌、硒、叶酸和维生素等缺乏,给予补锌、铁、叶酸及维生素等治疗可取得一定疗效。

(3)微循环障碍:RAU 患者的甲皱、舌尖等部位微循环检查以及血液流变学的检测,患者毛细血管静脉端曲张、丛数减少、管袢形态异常,全血和血浆黏度增高,血流速度减慢,血液流量减低,毛细血管静脉端管径扩张,表明有微循环障碍。

此外,轻微的创伤,如粗糙食物、刷牙、咬伤、口腔治疗时的损伤等都可促使口疮复发。

【病理】

各型口疮都表现为非特异性炎症,上皮局限性坏死与水肿变性,形成溃疡,其表面覆盖一层纤维素样渗出物,形成假膜,上皮下方见明显的炎症细胞浸润。毛细血管充血扩张,可伴有黏膜腺炎。重型阿弗他溃疡腺周口疮可深及黏膜下层。除炎症表现外,还有小涎腺腺泡破坏,腺管扩张,腺管上皮增生,直至腺小叶结构消失,由密集的淋巴细胞代替,呈淋巴滤泡样结构。

【临床表现】

1.轻型(小型)口疮 这是临床上最常见的一种类型,在复发性口疮中约占80%,多见于非角化黏膜,即唇、颊、舌、口底和软腭等部位。在口疮发生前局部有些烧灼感或触痛,局部水肿、充血,呈一小红点或丘疹状,上皮破损形成一小溃疡,此时灼痛,吃刺激性食物可使疼痛加重。溃疡为圆形或椭圆形,直径2~5mm,微凹,上覆灰黄色或浅黄白色假膜,边缘整齐,周边红晕,基部柔软。溃疡数目1~5个,4~5天后渐愈合,溃疡持续时间7~14天。愈后不留瘢痕,为自限性,能自愈,又具有复发性,多无全身症状。

2.重型(巨型)口疮 又称复发坏死性黏膜腺周围炎(PMNR)或腺周口疮。在复发性口疮中较少见,占8%~10%,其发病情况与前者相似,本型通常为1~2个溃疡,溃疡特点是大而深、状如弹坑,直径10~30mm,可达黏膜下层,甚至肌层,周围组织红肿且微隆起,溃疡愈合后有瘢痕或组织缺损,早期溃疡多位于口腔前部,在多次复发过程中,病损有向口腔后部移行的趋势。溃疡愈合慢,持续时间较长,可达数月,但仍有自限性、复发性,疼痛重,可伴有局部淋巴结肿大,全身情况尚可。

3.疱疹样口炎(又称口炎型口疮) 该型在临床上较少见,占复发性口疮中的8%~10%。特点是溃疡小,直径仅1~2mm,如针尖大小,但数目多,有数十个或更多,散在分布于口腔非角化黏膜,以舌腹、口底及唇黏膜多见,与相邻的溃疡也能融合成稍大的溃疡,周围黏膜充血发红。病程7~14天,患者疼痛剧烈,影响说话、进食,个别患者有头痛、低热。

【诊断】

根据复发性自限性病史和各型复发性口疮的临床体征不难诊断。轻型口疮,溃疡数目较少亦较表浅,故愈合后不留瘢痕,溃疡具红(红晕)、黄(假膜)、凹、痛四征。重型口疮多为1~2个大溃疡,疼痛重,病程长,愈合后留有瘢痕,好发于口腔后部。口炎型口疮溃疡小而数目多,达数十个,散在分布,疼痛较剧。

【鉴别诊断】

复发坏死性黏膜腺周围炎因病程长、溃疡大、破坏深,临床上应与创伤性溃疡、结核性溃疡、癌肿溃疡相鉴别。疱疹样口疮需与疱疹性口炎相鉴别。原发性疱疹性口炎多发生于婴幼儿,急性发作伴发热,为成簇小水疱、溃疡,可相互融合,可发生在口腔任何部位,包括角化黏膜牙龈和硬腭。疱疹样口疮多见于成人,病损仅限于非角化黏膜,不形成龈炎,无皮肤损害,反复发作散在的小溃疡,全身反应轻,必要时可作实验室检查。

【治疗】

复发性口疮病因未完全明确,目前尚无特异的治疗方法。对于数目少、溃疡浅、发作不频繁及全身症状轻的 RAU 患者以局部用药为主,而对于反复发作、间歇期短、溃疡数目多而深的患者应配合全身治疗。

1.全身治疗　首先要针对每个病例可能存在的致病诱因予以消除和治疗。例如有心理社会压力时,应作心理疏导,调节免疫,补充维生素和微量元素等。

(1)免疫抑制剂:肾上腺糖皮质激素类药物:该类药物有抗炎和抗过敏作用,可降低毛细血管壁和细胞膜的通透性,减少炎性渗出,并能抑制组胺及其他毒性物质的形成和释放,因而减轻了溃疡急性期的组织破坏,使愈合期缩短。一般用中、小剂量,短疗程。常用泼尼松片,5～10mg/次,每日 3 次,口服(必要时日总剂量可增达 60mg),用药 3～5 天。溃疡控制后开始减量,每天减 5～10mg,总疗程 7～10 天,即可完全停药。常需同时用抗生素预防感染,或用地塞米松 0.75mg,每日 3 次,口服。根据糖皮质激素昼夜分泌的节律,多主张每日上午 8 时分泌高峰时 1 次给药,或隔日 1 次给药,即两日的总量于隔日上午 8 时 1 次服用。肾上腺糖皮质激素用于 RAU 能缩短病程或减轻病情,但不能防止复发,长期服用又有不良反应,故不可滥用,对病情重、溃疡深大、数目多,复发频繁而又无禁忌证的患者方可应用。如有胃肠溃疡、糖尿病、感染性疾病、严重高血压、孕妇等应禁用或局部慎用。

细胞毒类药物:也称抗代谢类药物,具有非特异性抗炎作用,临床上常常与肾上腺糖皮质激素类药物合用,能减少激素的剂量,又能提高疗效。常用环磷酰胺片,每片 50mg,每次 25mg,每日 2 次,口服。硫唑嘌呤片,每片 50mg,每次 25mg,每日 2 次,口服。一般控制在 2 周左右。长期大量使用有骨髓抑制。

沙利度胺(酞胺哌啶酮):系谷氨酸衍生物,报道有中枢镇静、色效调节、激素样作用,可抑制组胺引起的损伤等,对各型 RAU 都有良好的疗效,病情控制后亦可小剂量维持。亦可采用间歇疗法,即发病时服用控制。不仅能控制症状,且能控制复发。不良反应有强的致畸作用,因此孕妇禁用,未育妇女慎用。另外可发生神经炎,当总剂量达 40～50g 后有可能导致不可逆的多发性神经炎,应根据病情,每日可 1～3 次,控制用量,口服。病情好转后可每日服用25～50mg,维持一段时间以巩固疗效。治疗期间密切观察副作用的发生,便秘、头晕、口干等不良反应。驾驶员、高空作业者慎用。

(2)免疫调节剂和免疫增强剂:①甘露聚糖多肽(多抗甲素):5mg/片,5～10mg/次,3 次/天,1 个月为 1 疗程。副作用较小。②聚肌胞:高效干扰素诱导剂,有广谱抗病毒作用,可提高体液免疫功能。1～2mg/次,2～3 次/周,肌肉注射,5～10 次为 1 疗程。③左旋咪唑:在小剂量、间歇性服药后使免疫缺陷或免疫抑制的宿主恢复免疫功能。25mg/片,用法:50mg/次,每日 2～3 次,口服。2 周连服 3 日,或每周连服 2 日,1 个月为 1 疗程。不良反应有头晕、恶心、食欲不振,少数有白细胞下降等,饭后服药,并加服维生素 B,可同时加服肌苷片或利血生、鲨甘醇等,减少不良反应。用药前后均需查血常规,肝功能不全、血像低的患者慎用。④转移因子:提高细胞免疫功能。2ml/支,2ml/次,2～3 次/周,上臂内侧皮下注射,10 次为 1 个疗程。⑤胸腺素:调节和增强人体免疫功能的作用,针剂,2mg/次,2～3 次/周,每日或隔日 1 次,肌肉注射,1 个月为 1 疗程。

(3)其他药物:①维生素类药:维生素维持正常的代谢功能,促进病损愈合。②当有继发感染时可使用抗生素如螺旋霉素、罗红霉素等,亦可选用磺胺药治疗。③女性激素:妇女发病与月经有关者可用己烯雌酚 0.1～0.25mg/次,每晚服 1 次,自月经后第 5 天起,连服 20 天,但本品大剂量使用易引起恶心、呕吐、头痛、水肿、皮疹等不良反应,中途停药可能导致子宫出血。孕妇禁用,心、肝、肾功能严重减退者以及癌症患者忌用。④中医中药:首先应辨证虚实。虚证中阴虚火旺者用知柏地黄汤加减;脾肾阳虚者用参术肾气丸加减;实证中心脾实火者可用口炎冲剂;气滞血瘀者可用活血化瘀的方剂如腽清饮,或中成药复方丹参片;虚实夹杂型中肾阴虚夹湿可用养阴利湿的甘露饮;有月经不调者,用中成药乌鸡白凤丸等。⑤中成药:雷公藤总苷,具有较强的抗炎,抑制免疫作用,但无肾上腺糖皮质激素的副作用。10mg/片,10mg/次,3 次/天,口服,1～3 个月为 1 个疗程。不良反应有胃肠道反应,可致白细胞及血小板下降;可致男性不育,青年男性禁用。或昆明山海棠片,具有较强的抗炎、抑制免疫作用,无肾上腺糖皮质激素的副作用。500mg/次,3 次/天,口服,1～3 个月为 1 个疗程。

2.局部治疗 以消炎、止痛和促进溃疡愈合为主要原则。

(1)膜剂:种类很多,如口疮膜(复方四环素泼尼松膜)、金霉素药膜、螺旋霉素药膜、洗必泰药膜等。

(2)糊剂:罗红霉素鱼肝油糊剂、金霉素甘油。软膏,糖皮质激素软膏局部应用,有效且可减少全身应用的不良反应。

(3)中药散剂:锡类散、冰硼散、金冰霜及养阳生肌散等。

(4)理疗:利用激光、微波等局部照射,可止痛,促进溃疡愈合。

(5)其他:素高捷明口腔膏等局部应用,可止痛,加速溃疡愈合。疼痛明显者,可用 2% 的利多卡因液于饭前漱口,有止痛作用,亦可局部涂布 0.5% 盐酸达克罗宁液止痛。局部封闭:对经久不愈或疼痛明显的溃疡,可于溃疡下封闭注射,常用氢化泼尼松 25mg/ml 加等量 2% 利多卡因液,每次 0.5～1ml,行局部注射,2～3 次/周,5 次为 1 疗程。

二、白塞病

白塞病(BD)又叫白塞综合征、贝赫切特综合征或口-眼-生殖器三联征。1937 年由土耳其眼科医师 Behcet 首先报道,是一种反复发作的口、眼、生殖器和皮肤损害为基本临床特征的全身性疾病,其中以口腔溃疡为最基本的病损,发生率为 10%。眼部疾病可致盲,全身病变甚至可危及生命。

【病因及发病机制】

病因尚不十分明确,有关研究表明,可能与遗传、纤溶系统缺陷、微循环系统障碍以及病毒、细菌、支原体等感染,过度劳累,情绪紊乱及内分泌异常等有关。理论认为 BD 属自身免疫性疾病。

近年来,免疫学研究发现一些病人血清中免疫球蛋白有不同程度的提高,免疫复合物升高,补体一般也是增高的,在血清中有多种抗体,抗体的增减与病变严重程度有关,细胞免疫功能低下。人们推测 BD 为某些因素如病毒、细菌、支原体感染等诱发的一种自身免疫病。

有学者报道 BD 发病可能与纤维蛋白溶解系统功能低下,微循环障碍而导致血流缓慢,红细胞聚集、血栓形成,导致血管病变,致组织缺血坏死而形成病损。

组织相容性抗原(HLA)的研究发现 BD 有较明显的地理和种族差异,以及血缘与家族等分布趋势。有学者报道家族发生率为 2.1%。

【病理】

基本病理变化是非特异性血管周围炎,以静脉明显。

【临床表现】

1.全身症状　BD 多见于东方人,20~40 岁多发,男性多见。

症状可分为 4 型:

(1)完全型:具有口、眼、生殖器、皮肤溃疡病损四个主征。

(2)不完全型:出现上述三个主症状,伴前房积脓性虹膜炎或视网膜脉络膜炎。

(3)可疑型:出现两个主症状。

(4)可能型:具有一个主症。

(5)其他型(特殊型):又称副症,①关节滑膜炎。②消化系统可发生溃疡(阿弗他)及穿孔。③血管型:如发生大小动脉或静脉闭塞和动脉瘤,致血管破裂。动静脉闭塞的结果导致下肢水肿、颜面、颈部肿胀,肾性高血压、吐血、步行及语言障碍。④神经型:中枢神经系统受累,占 BD 的 10%,病死率达 20%~25%。运动系、感觉系、脑干、脑膜及第Ⅲ、Ⅳ、Ⅴ对脑神经均可受累。

上述多系统多脏器病损为先后出现,且以反复发作为特征。在同一病人,某些症状可相隔几年至十几年才表现出来。

2.基本症状

(1)口腔病损:BD 的特异性症状是反复发作的口腔黏膜溃疡,占 98.9%~100%,是 BD 的首发症状,以后相继产生其他部位的症状,因此 RAU 往往为 BD 出现其他器官或其他系统性症状时诊断的极重要依据。各型复发性口疮溃疡均可出现,但以轻型的小溃疡多见,亦可能发生疱疹样口疮或巨型腺周口疮的溃疡。

(2)眼部病损:眼部病变一般出现较晚,眼部各组织均可受累。开始发生于单眼,以后可累及双眼。典型的病损是虹膜睫状体炎和前房积脓,亦可表现为结膜炎、角膜炎、脉络膜炎及视网膜炎,还可发生视神经炎和视神经萎缩等,可导致视力减退,甚至失明。

(3)皮肤病损:皮肤最常见而典型的病损是结节性红斑。皮肤损害发生率仅次于口腔损害。多在四肢发生,尤以下肢多见。其他常见的皮肤损害有面部反复出现的疖肿、痤疮、毛囊炎及皮肤针刺反应。

(4)生殖器病损:主要表现为溃疡,发生率较高,约占 55%,但间歇期长于口腔溃疡,形态类似口腔阿弗他溃疡,生殖器溃疡多见于阴囊、阴茎、龟头、大小阴唇处,阴道、子宫颈亦能发生。溃疡还可发生在生殖器周围,肛门或直肠内,男性亦可引起附睾炎。

3.特殊症状

(1)关节:主要累及大关节,表现为关节疼痛,有红肿热痛,甚至关节腔积液,无明显游走性,但易复发,为特殊症状中最常见的症状。

(2)心血管系统:主要表现为静脉炎,静脉血栓、闭塞,动脉炎,动脉狭窄闭合和动脉瘤。心脏受累少见,可引起心肌炎、心包炎、心脏扩大、心肌梗死等。

(3)消化系统:可发生非特异性消化道溃疡。临床表现为腹痛、腹泻、腹胀、恶心、呕吐、消化道出血、穿孔等症状。

(4)神经系统:中枢神经系统症状较周围神经的损害多见。主要表现为脑膜炎、脑干综合征、器质性神经错乱症等,早期症状有头痛、头晕、意识或感觉障碍、记忆力减退,以后有语言障碍、眼肌麻痹、复视、不全截瘫、尿潴留等,严重者引起呼吸麻痹而死亡。

(5)呼吸系统:由于血管的病变可引起咳嗽、咯血、胸痛、肺间质纤维化,肺部 X 线检查出现阴影等。

(6)泌尿系统:主要为肾炎,临床可出现蛋白尿、血尿等。

本病病程长,有的长达数十年,各种症状可能反复发作,而又可自行缓解。口腔及皮肤病损愈合后无后遗症。眼部病损严重者有失明的危险,少数患者可因严重内脏或神经损害而死亡。

【诊断】

一般诊断目前仍以临床症状和体征为主要依据,包括以上所述的基本症状和特殊症状。

白塞病国际研讨会的诊断标准是:复发性口腔溃疡,复发性阴部溃疡,眼疾等;皮肤病,结节性红斑等;过敏反应试验阳性。凡具有以上四项中的两项即可诊断。

皮肤针刺试验:针刺反应是一种血管炎反应。如用针刺或生理盐水 0.1ml 注射于前臂皮内,若皮肤注射针眼处在 24~48 小时内出现红疹,中央可有无菌性小脓疱则为阳性反应,皮肤针刺反应有相当高的诊断价值。

诊断依据:①典型的口腔及生殖器溃疡,结节性红斑,毛囊炎样皮疹及眼症状,②结核菌素皮试阳性率较高,有结核抗体存在。③组织病理特点:血管炎,可表现为白细胞破碎性血管炎,有 25%~75% 为淋巴细胞性血管炎。④皮肤针刺反应阳性率较高。应与非激素类药物(如消炎镇痛药)所致口、生殖器复发性溃疡(阿弗他溃疡)作鉴别。

【鉴别诊断】

复发性口疮:复发性口疮患者仅见口腔溃疡,白塞病除口腔溃疡外可同时或先后出现眼、皮肤、外阴部或其他系统的病损,故需仔细询问病史及检查。

在口、眼、皮肤、生殖器等部位可同时或先后发生病损者除白塞病外尚有斯-约综合征、药物过敏性口炎和寻常性天疱疮,但后三者口腔和生殖器病损主要为水疱、糜烂,而不是溃疡。斯-约综合征起病急,渗出、出血多,皮肤病损为靶样红斑,而药物过敏性口炎有明确的药物应用史,皮肤出现固定药疹。寻常性天疱疮为上皮内疱,尼氏征阳性,病理学及直接免疫荧光检查有助于鉴别诊断。

【治疗】

1.局部治疗

(1)口腔溃疡:同 RAU。

(2)外阴和肛门溃疡:外阴和肛门溃疡可用高锰酸钾水坐浴,每晚 1 次,洗后再用可的松软膏涂布。

(3)眼部损害:眼部病损用氢化可的松和抗生素滴眼液滴眼。

(4)皮肤损害:皮肤病损用去炎松乳膏、肤轻松软膏局部涂搽。

2.全身治疗

(1)全身应用免疫抑制药物治疗及支持疗法。肾上腺糖皮质激素为首选药物。给药途径及剂量按病情决定。以泼尼松为例:

1)短期疗法:适用于急性和较严重病例,起始量每天 30~60mg,1 周后减为每天 20~30mg,然后每隔 3~4 天减少 5mg,到维持量每天 5~10mg,直至停药。

2)长期疗法:适用于复发迁延,较顽固病例,起始量每天 30~40mg,病情控制后,每 7 天减少 5~10mg 至维持量每天 5~10mg,主张每天 1 次,于晨间 6~8 时服用,或采用隔日服法:将 2 天的总剂量于晨间 6~8 时 1 次顿服,隔天 1 次。

使用糖皮质激素时,应注意激素使用的适应证和禁忌证。

(2)细胞毒类药:可以增强肾上腺糖皮质激素疗效,减少其用量,降低副作用。如环磷酰胺、硫唑嘌呤等(用法用量及注意事项见 RAU)。

(3)中成药:雷公藤总苷、昆明山海棠片及酞胺哌啶酮(反应停)。用法用量注意事项见 RAU。

(4)解热消炎镇痛药:如吲哚美辛(消炎痛)、布洛芬、保泰松等。

(5)其他:如维生素及微量元素制剂。

(6)有系统症状的病人请相关专科配合诊治。

【预防】

当患者出现常见的口腔、生殖器溃疡及眼、皮肤病损时,应注意全身其他系统的可疑症状,早期发现,及时治疗。

三、创伤性口炎

创伤性口炎是由机械性、化学性、物理性等因素造成口腔黏膜损伤所致的非特异炎症。根据创伤性质、创伤强度、时间不同及受累部位不同,创伤性口炎可有不同的临床表现。

【病因与临床表现】

1.创伤性溃疡

(1)褥疮性溃疡:持久性机械刺激引起的一种口腔黏膜深溃疡。多见于成年人,尤其是老年人。残根、残冠尖锐牙尖及边缘嵴和不良义齿的长期慢性刺激均可引起,多见于舌缘和唇、颊黏膜。溃疡为圆形或不规则形,大小、形状与刺激物一致。有的溃疡可波及到黏膜下层形成深溃疡,溃疡边缘微隆起、中央凹陷、表面覆假膜。有的患者呈肉芽肿性增生,触之坚韧。患者一般无明显的疼痛症状,但有继发感染时疼痛可加重,局部淋巴结肿大。

(2)急性创伤病损:如异物刺伤、咬伤,多引起口腔黏膜撕裂伤或擦伤。多见于腭部、舌、颊或唇,一般多引起小溃疡。当癫痫患者发病时咬伤舌所致的溃疡,则较大较深,重者可引起组织缺损。

(3)Riga-Fede病:指婴儿舌系带由于创伤而产生的溃疡。多见于舌系带过短的婴儿,初萌出的下切牙边缘较锐,在吮奶等运动时,乳牙切缘与舌腹部和舌系带摩擦形成较深的溃疡,溃疡边缘隆起,局部增生,有灰白色假膜覆盖。

(4)Bednar口疮:婴儿腭部褶皱处黏膜较薄,若长期不良刺激,如吮拇指、橡胶奶头玩具等,长期压迫创伤,可形成圆形或椭圆形的浅溃疡。

(5)化学灼伤性溃疡:腐蚀性化学药物所致,主要引起黏膜组织蛋白的凝固,组织坏死,病损表面形成一层白色坏死的薄膜,如拭去即露出出血的红色糜烂面,自觉疼痛。如口腔治疗操作不当,造成三氧化二砷、酚醛树脂、硝酸银等腐蚀性药物外溢灼伤黏膜,不但损及黏膜呈灰褐色组织坏死,更有甚者可使牙槽骨坏死。

(6)热灼伤:主要为热气等引起的口腔黏膜溃疡,如咬食刚刚炒好的栗子等,轻度灼伤仅见黏膜发红,有轻微疼痛或麻木感,形成水疱,疱破溃后形成糜烂或浅溃疡.疼痛明显。

2.黏膜血疱 临床上常因咀嚼干、硬食物的摩擦或吞咽过快致口腔黏膜擦伤而形成血疱,好发于软腭、咽旁、颊、舌和口角黏膜。血疱为紫红色,疱壁薄,大小1～3mm,大疱可迅速破损而出血,破后疱膜覆盖其上,以后疱膜坏死、脱落而呈一边缘清楚的鲜红色糜烂面,周围黏膜充血,疼痛较剧,病程历时7～14天愈合。血疱未破,如将疱中血液吸出,且无继发感染时,1～2天即可愈合。

【诊断与鉴别诊断】

创伤性口炎因刺激因素和病损部位不同表现各异,病损的特点与刺激因素相一致,但原因明确,有损伤史,病损的相应部位有明显的刺激因素存在,故诊断不难。要仔细询问病史,仔细检查。局部刺激因素去除后,病损即愈合。褥疮性溃疡要与复发坏死性黏膜腺周围炎、结核性溃疡、癌肿溃疡相鉴别。慢性长期不愈的溃疡较深大。基底较硬者,应做活体组织检查与癌相鉴别。黏膜血疱应与血小板减少性紫癜的口腔黏膜血疱相鉴别。

【治疗与预防】

首先应去除局部刺激因素,如拔除残根、残冠、磨改或拆除不合适的修复体,磨改锐利的牙尖或牙缘;磨钝下颌乳切牙切嵴,溃疡未愈合时可用汤匙喂养,患儿稍大时可手术矫正舌系带过短,Bednar口疮应更换过硬的橡皮奶嘴等。培养良好的进食习惯,血疱过大影响呼吸时,迅速刺破血疱,以防窒息。

局部治疗:消炎防腐,止痛,促进溃疡愈合为原则。可以用普鲁卡因液或0.1%达克罗宁液含漱止痛,局涂2.5%金霉素甘油,或贴敷各种药膜,亦可外敷中药散剂(如溃疡散等)。化学性灼伤应以大量生理盐水冲洗,饱满的血疱应用消毒针刺破,化学性灼伤应以大量生理盐水冲洗,然后按以上方法治疗。

全身治疗:如有继发感染、局部淋巴结肿大、疼痛等,根据情况给予抗生素等全身治疗。

(郭　斌)

第五节　口腔黏膜大疱类疾病

一、天疱疮

天疱疮,是一种严重的慢性皮肤-黏膜大疱性疾病,损害不易愈合,多发于中老年人。大疱发生在外观正常的皮肤和黏膜上,呈不规则分布。病程多呈慢性,长期反复发作。目前多数学者主张采用 Lever 分类法,即根据皮肤损害特点分为寻常型、增殖型、落叶型、红斑型。其中口腔黏膜损害以寻常型天疱疮最为多见,且最早出现,对天疱疮的早期诊断具有重要意义。

【病因】

本病病因尚未阐明,目前多数学者认为是一种自身免疫性疾病。已发现天疱疮患者的皮肤和血清中含有抗表皮细胞间质的自身抗体——IgG,其抗体滴度多随病情的进展和恶化而增高。近来研究证明,天疱疮抗体与靶细胞抗原(棘细胞膜的黏附分子之一)结合,作为一个信号传递至细胞内部,使细胞释放纤维蛋白酶原激活物,引起纤维蛋白酶系统活化,从而导致细胞间黏合物质降解,破坏了棘细胞之间的正常结构——桥粒,使棘细胞失去内聚力,引起表皮棘层细胞松解。但天疱疮抗体是如何产生的?目前尚不清楚,认为可能系淋巴细胞的"禁忌株"失禁忌,导致异常自身免疫效应的 B 淋巴细胞克隆的出现,产生大量的抗表皮细胞膜的抗体。

【临床表现】

1.寻常型天疱疮　为天疱疮中最多见者。

(1)口腔损害:本病患者几乎都有口腔黏膜损害,多数患者初发部位是口腔黏膜,或与皮肤损害同时发生。损害可出现在易受摩擦的部位。在起疱前常有口干、咽干或吞咽时感到刺痛。由于棘层松解,口腔黏膜出现数量不等及大小不同的水疱——棘层内疱。疱液清澈,也可因渗血而成血疱。疱壁薄,往往在数分钟至数十分钟内破裂,破后残留灰白色疱壁。若撕去疱壁时,常连同周围外观正常的黏膜一并撕去,但并不太痛,也可以探针沿疱边缘向周围黏膜探入而不出血。失去疱壁的创面为鲜红色的糜烂面,还可继续扩大。在附着龈可表现为剥脱性龈炎。糜烂面感染后使病情加重,表现为充血、水肿、渗出,不易愈合,患者常因疼痛流涎,影响进食。

(2)皮肤损害:多在胸前、腋下、背、腹股沟区等易受摩擦的部位发生水疱,为淡黄色的透明血清。疱易破,破后露出红色湿润的糜烂面,可结痂。若感染化脓可成脓血痂,有臭味。若疱不破,则可渐变为浑浊后干瘪。由于棘层松解,用手指轻推外表正常的皮肤(或黏膜),可迅速形成水疱或破溃,原有的水疱也可在外力推动下左右移动,这种现象称尼氏征,对诊断天疱疮有意义。随着病情发展,不断出现新水疱而大量失水,电解质与蛋白质大量消耗,抵抗力下降而继发感染。

(3)其他部位黏膜:鼻、眼、外生殖器、肛门等黏膜均可发生类似于口腔黏膜损害,不易恢复。

2.增殖型天疱疮 本病为天疱疮的缓和型,可与寻常型天疱疮互相转化。口腔损害同寻常型天疱疮,但在疱破后的糜烂面上常有明显的乳头状增生,表面隆起如沟裂状。皮损好发生于腋下、肛门、脐部等皱褶处,破溃后形成糜烂,乳头状增生,表面污秽、结痂,有腥臭味。

3.落叶型天疱疮 病损部在棘细胞浅层。口腔损害少见,黏膜微有红肿或表浅糜烂。皮肤损害仍为松弛大疱,疱破后有黄褐色油腻性鳞屑痂,痂往往中心附着,边缘翘起游离,呈落叶状。多数病人皮损最后可泛发全身,以结痂和鳞屑为主,极似剥脱性皮炎,故易误诊。

4.红斑型天疱疮 是落叶型天疱疮的异型,以红斑、小水疱为主,尼氏征阳性,可覆有鳞屑、结痂,好发于头部、面颊及胸背部。面部皮损分布多为蝶形红斑,酷似红斑狼疮。头部、胸背部多覆有脂溢性结痂,和脂溢性皮炎相像。

【诊断要点】

据慢性病史、临床表现、尼氏征等可作出诊断,下列检查有助于确诊。

1.细胞学检查 将新鲜水疱剪去疱顶,刮取疱底组织,涂于玻片上,干燥后染色,光镜下可见典型的棘层松解细胞,称 Tzanck 细胞,又名天疱疮细胞。实际上它们是变性的棘细胞。

2.活体组织检查 取完整新鲜水疱及其周围组织做病理检查,可见棘层松解及上皮内疱或裂隙的水疱位于上皮基底细胞层的上方;落叶型与红斑型水疱形成于上皮的颗粒层下。取材时防止上皮与其下组织的分离。

3.免疫学检查 免疫荧光法检查具有重要诊断价值,当上述检查方法不能确诊时可考虑使用。取活体组织作直接免疫荧光法检查,疾病早期可定位显示棘细胞层间的抗体,即天疱疮抗体,主要是 IgG 和 C$_3$ 沉积。当病情发展到一定程度后,用间接免疫荧光法能测出患者血清中的自身抗体,抗体效价和病情大致是平行的。

【鉴别诊断】

1.良性黏膜类天疱疮 根据病理及免疫学检查,无棘层松解及上皮下疱形成。DIF(直接免疫荧光)见 IgG 和 C$_3$ 沿基底膜呈线状排列。

2.多形红斑 一种急性病损,皮肤多表现为特征的虹膜状红斑,尼氏征阴性,组织学上无棘层松解,易与本病区别。

3.剥脱性龈炎 牙龈之非特异性炎症,本病及类天疱疮、扁平苔藓、银屑病等均可表现这种病损,但其他疾病组织学上无棘层松解,尼氏征阴性,易于鉴别。

【治疗】

1.全身治疗

(1)肾上腺糖皮质激素:为治疗本病首选药,起始量较大,如泼尼松每天 80～150mg,一般在1个月内可控制病情。逐步减量,每次递减5mg,1～2周减1次,直至每天10～15mg维持量。

(2)肾上腺糖皮质激素与免疫抑制剂联合运用:常用硫唑嘌呤和环磷酰胺。当用大剂量糖皮质激素控制病情并逐渐减量后,加入免疫抑制剂,再减少糖皮质激素量直到完全撤掉,这时再减少免疫抑制剂量,直至病情完全控制。在控制病情、延长缓解期和避免肾上腺糖皮质激素的不良反应等方面,联合用药明显优于肾上腺糖皮质激素单独使用。

(3)支持疗法:给予易消化的高蛋白、高热量饮食,并定期补充钙、钾和多种维生素,适当补充血浆或全血。对于广泛的皮肤损害应加强护理。

(4)若继发细菌感染,应增用抗生素。

(5)中医中药治疗:配合中药治疗可扶持正气、补益脾胃气血。

2.局部治疗　以保护清洁,防治继发感染和促进糜烂愈合为原则。皮肤可用1∶8000高锰酸钾溶液清洗或浸浴,糜烂面处搽0.1%雷佛奴尔锌氧油,有感染可用1%新霉素地塞米松软膏涂搽。口疮药膜局部贴用可消炎止痛,口唇糜烂若有渗出者可用0.1%雷佛奴尔湿敷。

二、良性黏膜类天疱疮

良性黏膜类天疱疮是一种皮肤和黏膜的慢性疱性疾病,为类天疱疮的一种类型。以水疱为主要表现,好发于口腔、眼结膜,愈合后往往形成瘢痕,又称瘢痕性类天疱疮或黏膜类天疱疮。患者以中老年女性多见,致死者少见。

【病因】

病因尚不清楚,一般认为是自身免疫性疾病。用免疫荧光直接法检查,20%～40%可见抗基底膜区抗体,主要是IgG。用间接法往往检测不到自身抗体,即使出现阳性反应,其效价也低。

【临床表现】

1.口腔　基本上都损及口腔黏膜,任何部位均能出现水疱损害,可突然发生。尽管疱壁较厚(上皮下疱),但在口腔环境中仍容易破溃,形成覆有疱性假膜的溃疡或糜烂面。约90%出现牙龈受损,是最早出现的部位和特征,在龈缘及邻近附着龈红斑的基础上发生水疱或血疱,疱破裂后形成红色的剥脱面,类似于剥脱性龈炎。无牙区的黏膜也常被波及,若有托牙,在托牙基底的边缘为好发区。若发生在悬雍垂、软腭、扁桃体、舌腭弓和咽腭弓等处,愈合后形成瘢痕,易与邻近组织黏连,使咽部畸形,影响吞咽。

2.眼　常波及眼部发生持续性单纯性结膜炎。局部可有痒感和疼痛,反复发作与缓解,持续数年,形成瘢痕,使睑球相互黏连或睑缘黏连,以致睑内翻、倒睫,使角膜受损,造成角膜瘢痕,危及视力。失明是本病最严重的并发症。

3.皮肤　20%～50%的患者有皮肤损害,出现水疱——表皮下疱。因无棘层松解,故尼氏征阴性。疱壁较厚而紧张,不易破,疱也不易增大;若疱破后,则形成糜烂、结痂,有愈合趋势。有两种皮损形式:一为张力性水疱,多见于四肢及腹股沟,愈合后不留瘢痕;另一种为局限性红斑,于红斑上反复发生水疱,愈合后留有瘢痕或色素沉着,好发于头颈部。

【诊断要点】

病史为慢性过程。临床上口腔黏膜表现为水疱或糜烂面,尼氏征阴性。牙龈常呈剥脱性龈炎,软腭、悬雍垂、舌腭弓、咽腭弓等处可有瘢痕黏连,形成畸形。眼可有睑球黏连,皮损少见。组织病理检查表现为上皮下疱,无棘层松解。直接免疫荧光法有助诊断。

【鉴别诊断】

1.寻常型天疱疮　口腔黏膜出现水疱或糜烂,揭疱壁试验或边缘扩展阳性。组织病理检查和直接免疫荧光检查具特征性,可确诊。

2.糜烂型扁平苔藓　特别是发生于牙龈的扁平苔藓,与瘢痕性类天疱疮类似,呈剥脱性龈炎,但周缘或颊舌部有白色花纹。病理可确诊。

【治疗】

1.全身治疗　病情严重者考虑全身用糖皮质激素。红霉素能对抗非感染性炎症,可作为辅助药物治疗本病。

2.局部治疗　本病为慢性过程,主要应考虑局部治疗。如用糖皮质激素眼药水滴眼,防止眼的纤维性黏连。口腔病损可用糖皮质激素的糊剂、药膜局部应用,或糖皮质激素局部注射。糜烂或因疼痛而妨碍进食者,可用止痛消炎的含漱剂。皮肤损害参照天疱疮治疗。

三、大疱性类天疱疮

大疱性类天疱疮是类天疱疮中的另一种类型,也是一种慢性皮肤黏膜病,多见于老年人。皮肤发生张力性水疱,10%～20%患者出现口腔黏膜水疱,但疱较小。本病病程较长,但预后良好。

【病因】

病因不明,多数学者认为大疱性类天疱疮是侵犯基底膜的一种自身免疫性炎症性疾病。大多数患者血清中存在抗BMZ-Ab(抗基底膜抗体),此抗体可与其靶抗原即位于BMZ半桥粒中BP230和BP180发生特异性反应,引起真表皮连接结构破坏和表皮下水疱形成。嗜酸性粒细胞在基底膜损伤、表皮-结缔组织界面分离、水疱形成过程中起重要作用的。

【临床表现】

1.口腔损害　口腔形成水疱的患者不到20%。疱较皮肤水疱小,为上皮下疱,不易破溃。若破后则形成糜烂、溃疡,渐趋愈合,并不扩展。水疱好发于颊部,亦累及牙龈,表现为非特异性剥脱性龈炎。

2.皮肤损害　皮损好发于躯干、四肢伸侧、腋窝和腹股沟等处,严重者泛发于全身,表现为在外观正常皮肤或红斑的基础上发生张力性水疱、大疱,疱壁比较厚,不易破裂,疱即使破后也不扩展、不融合,糜烂面易于愈合,因此刨面不多,疼痛轻微,一般尼氏征阴性。紫外线可激发疱的发生。

【诊断要点】

皮肤损害以张力性水疱与水疱不易破裂为特征,口腔则较少受累,皮肤黏膜水疱尼氏征阴性。组织病理学检查,可见上皮与结缔组织之间有裂隙或水疱,多为上皮下疱,无棘层松解,结缔组织有大量嗜酸性粒细胞、中性粒细胞及淋巴细胞细胞浸润。直接免疫荧光法检查,可见基底膜区有一连续线状的荧光带,主要是 IgG 的沉积。间接免疫荧光法也可测出抗基底膜抗体,有 70%～80% 的患者血清中抗体效价高,对诊断有意义。

【鉴别诊断】

1.寻常性天疱疮　棘层松解、上皮内疱、疱壁薄,尼氏征阳性。黏膜损害早于皮肤。检查可见棘细胞间有 IgG 和补体的一些成分沉积。

2.瘢痕性类天疱疮　剥脱性龈炎、眼结膜的损害,有瘢痕形成。皮肤的大疱很少。

3.大疱性表皮松解征　为表皮先天性缺陷,进食时软腭易发生大疱,手、足、膝可因摩擦发生大疱。多有家族史,幼年即可发病。抗原结构与大疱性类天疱疮不同。

【治疗】

1.全身治疗

(1)糖皮质激素:为治疗本病的首选药物,但药物用量要小,轻微者只需要局部外涂皮质类固醇。

(2)免疫抑制剂:可单用或与糖皮质激素联合应用,一般选用硫唑嘌呤、环磷酰胺。

(3)抗生素:抗生素的使用主要是利用其抗炎作用而非抗菌作用。

(4)支持治疗:给予高蛋白高维生素饮食,注意水及电解质平衡。

2.局部治疗　对于溃疡或糜烂可用 2.5% 泼尼松龙 1ml 加等量的麻醉药(如 2% 利多卡因)行局部注射,也可将倍它米松、地塞米松做成糊剂局部应用,同时使用消炎、防腐、止痛的含漱剂。皮肤损害参照天疱疮治疗。

(古卫红)

第六节　口腔黏膜斑纹类疾病

一、口腔白色角化病

口腔白色角化病又名良性过角化病,亦称为单纯性过角化、良性白色角化病,是一种口腔黏膜局部浅表的灰白色斑块或斑片,属角化异常现象,触诊柔软。

【病因与发病机制】

局部长期机械性或物理、化学性刺激,如吸烟,残冠,残根,锐利的牙尖及边缘嵴,以及错位、异位牙和不良修复体等对黏膜的摩擦刺激。还可能由于维生素 A 的缺乏导致上皮组织代谢异常,从而降低了上皮对外界刺激的抵抗力。

【临床表现】

为灰白色、浅白或乳白色边界不清的斑块或斑片,平伏或略高出黏膜表面,病区之皱褶沟仍呈红色,局部由光滑而逐渐变为粗糙,触诊柔软,去除刺激因素后,一般角化区白色会逐渐减退。

可发生在口腔黏膜的任何部位,以颊、唇、舌部及腭部多见。

颊黏膜咬合线区域多见,病损呈带状,左右常对称。范围大小与刺激范围大小成正相关,与烟熏及不良咬合等局部刺激有关。上下唇吻合区出现圆形或椭圆形淡白色絮状病损,大多为抽烟刺激所致。

舌背黏膜好发于舌背前部中央区域,白色云雾状。

硬腭病损多见于吸烟者,呈弥漫性分布,伴有散在红色点状的白色病损,红色小斑点为黏膜腺导管开口,亦称烟草性口炎或尼古丁口炎。

【病理】

上皮过度角化或部分不全角化,上皮层或有轻度增厚,棘层增厚,或不增厚,上皮钉伸长,固有层无炎症细胞浸润或轻度炎症细胞浸润,包括浆细胞、淋巴细胞。

【诊断】

口腔黏膜局部白色或灰白色斑块、斑片,有不良刺激因素,通常去除刺激1~2周后,病损白色变浅或范围明显缩小,甚至消失。

【鉴别诊断】

主要应与口腔白斑病相鉴别。

【治疗】

首先去除刺激因素,戒除一切不良嗜好,尤其是戒烟。局部涂布维生素 AD、维 A 酸制剂。角化严重者维生素 A 及维生素 C 内服。

【预防】

戒除不良嗜好如吸烟等,积极及时地治疗残冠、残根等,注意均衡饮食营养。

二、口腔白斑

白斑(LK)指口腔黏膜上以白色斑块或斑片为主的损害,不具有其他任何定义的损害特征。一部分口腔白斑可转化为癌。

白斑属于癌前病变。白斑是肉眼检查所见的临床术语,在组织病理学上的诊断应符合癌前损害特征——上皮异常增生(不典型增生)。

【病因及发病机制】

1.局部因素 局部刺激因素为残冠、残根或异位牙,锐利、粗糙的牙齿边缘,不良修复体、不同金属修复体的电流刺激等。不良嗜好和饮食习惯,如吸烟与白斑发病关系密切,嗜酒、喜烫食或辛辣食物、嚼槟榔等局部刺激也与白斑发生有关。

2.全身因素 白斑发病的全身内在因素比较复杂。研究发现,白斑的发生与组织代谢异常有联系。流行病学的调查显示白色念珠菌感染可能是白斑发生的一个主要致病因素,伴有白色念珠菌感染的白斑——"白念白斑"更容易发生癌变。动物实验中证实了维生素 A 缺乏时,能导致口腔黏膜的过度角化病。微循环障碍亦是可能因素之一,活血化瘀治疗可以使病变缓解。

【病理】

上皮增生,包括过度正角化,过度不全角化及混合过度角化,粒层明显,棘层增生,部分伴有上皮异常增生,是一种癌前病变。固有层炎症细胞浸润。

【临床表现】

本病一般好发于中老年人,男性多见,临床表现为白色斑块或斑片,好发于颊、舌、唇、前庭沟、腭及牙龈等部位。患者局部主观症状为粗糙、木涩感,伴有溃疡时可出现刺激痛或自发痛。

临床上将口腔白斑病分为均质型和非均质型两大类:均质型包括斑块状、皱纹纸状两型;非均质型包括颗粒状、疣状及溃疡状。

1.斑块状白斑　此类型在临床上最为多见,表现为口腔黏膜局部大小不等的白色或灰白色斑块,平伏或略隆起,表面不粗糙或略粗糙,可伴有色素沉着,患者多无症状或有粗涩感,周围黏膜多正常。

2.皱纸状白斑　病损区呈白色皱纸状,边界清楚,表面粗糙,触之柔软,周围黏膜正常。此类白斑多见于口底、舌腹部,皱纸状白斑既可与其他类型白斑同时发生,也可单独发生于口底或舌腹,甚至口底与舌腹部同时发病。患者有粗糙不适感,有的有刺激痛症状。此类白斑会癌变,应提高警惕。

3.疣状白斑　病损呈乳白色斑块,隆起,表面粗糙,高低不平,伴有乳头突起或毛刺状突起,质地稍硬,多发生于牙槽嵴、口底、唇、上腭等部位,有粗糙感,如伴发溃疡患者则有疼痛感。此类白斑容易癌变。

4.颗粒状白斑　有人称此类型为颗粒-结节状白斑。病损区黏膜充血,似有小片状或点状糜烂,常呈三角形状分布,在充血的黏膜上有散在或密集的颗粒状白斑,病区红白相间。此类白斑好发于口角内侧,由于局部常伴充血小糜烂面,触压之敏感,患者在遇刺激性食物时有疼痛感。此型白斑易癌变。

以上各类型白斑若合并溃疡时,又归为"溃疡型",合并溃疡时必须警惕癌变。对长期不消退的白斑,应防其癌变。

【诊断】

1.临床诊断　根据本病好发部位与临床表现进行诊断。

2.病理学诊断　上皮角化异常,包括过度正角化,过度不全角化及混合过度角化,棘层增生,有上皮异常增生,口腔白斑病为临床诊断术语,病理学诊断应写明是否伴有上皮异常增生,并判断其程度(轻、中、重度)。固有层炎症细胞浸润。

3.癌前病变的诊断　本病为癌前病变,具有恶变的潜能,诊断时应综合考虑,有下列因素,加以警惕,严密观察。

(1)年龄：年龄越大，癌变倾向较大，年龄在 60 岁以上，恶变的潜能很大。

(2)性别：不吸烟的女性，特别是年轻女性患者。

(3)吸烟：吸烟时间越长，数量越多，则其恶变率愈高。

(4)部位：舌缘、舌腹、口底或口角部位黏膜为高危区，发生在该区域的白斑应提高警惕。

(5)类型：疣状、颗粒型或溃疡糜烂者易癌变，伴有白色念珠菌感染者易致癌变。

(6)病理：伴有上皮异常增生者，程度越重者越易癌变：

(7)时间：病变时间较长者。

(8)症状：有刺激痛或自发痛者。

【鉴别诊断】

白色角化病与本病初起的白斑不易鉴别，必要时做活体组织检查。病理检查白色角化病时上皮细胞无异形性变化，而白斑则有。

舌部白斑应与舌部萎缩型扁平苔藓相鉴别。

【治疗】

1.去除一切刺激因素　戒除烟、酒、烫、辛、辣等嗜好，拔除残冠、残根，磨除过锐牙尖，治疗龋病，纠正不良修复，因为白斑病是有其可逆性的。

2.局部治疗　维生素 AD 涂布对早期白斑有一定效果。亦可用 0.1％～0.3％维 A 酸软膏或 1％维胺酸局部涂布。注意涂布时勿用力过重。

局部药物离子导入亦有一定疗效。离子导入疗法用 10％维生素 A、10％维生素 C 或活血化瘀中药提取液作离子透入。

制霉菌素：当白斑伴有白色念珠菌感染时可用制霉菌素制剂含漱或外涂。

3.全身治疗

(1)维生素 A：有助于消除或减轻上皮的过度角化，维持正常功能代谢，2.5 万 U/片，每天 1 次，1 片/天，1～2 个月为一疗程。维 A 酸胶囊，是维生素 A 的代谢中间产物，具有促进上皮细胞正常分化及角质溶解作用，防止过角化，10mg/粒，初剂量宜小，5mg/次，2～3 次/天，1～2 个月为一疗程。副作用较大，如致畸、头痛等，非蓄积性中毒。消化及肝肾功能不良者慎用。

(2)维生素 E：能保护维生素 A，防止其氧化。因而常和维生素 A 同时服用，胶囊，0.1g/粒，用法是 1 粒/次，每天 1 次，口服。

(3)抗真菌药物：治疗念珠菌性白斑，如酮康唑、制霉菌素等。

4.手术切除　对有恶变倾向的病损，应定期随诊，密切观察，如保守治疗疗效不佳，出现增生、硬结、溃疡等改变时，应及时手术切除并活检。对已发展为浸润癌者应作根治术。

5.病损亦可选择冷冻、激光等疗法治疗。

【预防】

加强卫生宣教是预防口腔白斑的重点。提倡戒烟、禁酒，消除局部有害刺激，保持良好的口腔卫生。白斑早期是无症状的，易被疏忽，所以应在人群中开展普查，做到早发现、早治疗、早预防。

三、口腔扁平苔藓

扁平苔藓(LP)是一种慢性浅表性炎症的皮肤-黏膜角化异常性疾病,主要发病于皮肤和黏膜,可单独发生于口腔或皮肤,也可以二者同时发病。有时也可见于生殖器、指(趾)甲,以中年妇女患者较多。是口腔黏膜常见病之一。

【病因与发病机制】

扁平苔藓的确切病因至今不明,目前认为与免疫、遗传、精神神经因素、内分泌异常、全身系统性疾病等有关。

1.免疫因素 生物、化学、物理等因子作用可使自身组织发生改变,产生自身抗原,以致引发对自身抗原物质的系列免疫反应,发生自身免疫反应,已有大量研究证明,参与扁平苔藓发病的免疫过程是 T 细胞介导的免疫反应。

2.内分泌因素 发现有的患者在妊娠期病变消失或缓解,分娩后复发。本病好发于中年女性,部分患者性激素失调,研究表明,本病患者雌二醇、睾酮多低于正常人。

3.精神神经因素 根据临床观察,50％的口腔扁平苔藓(OLP)患者有精神创伤史,如失业、亲属突然生病及死亡、婚姻纠纷等。

4.遗传因素 本病有家族史倾向,有些患者有家族史。系谱分析不符合单基因遗传规律。有研究发现 OLP 的 HLA 抗原的 A_3、B_5 和 B_8 位点异常,且强度很高。

5.系统性疾病 有研究发现扁平苔藓发病与肝炎、糖尿病、高血压、消化系统疾患有关(如溃疡性结肠炎)。

【病理】

临床诊断困难或者考虑有癌变倾向时可做活检,进一步进行病理学诊断。本病病理变化主要是上皮角化异常,如过度角化、不全角化或混合角化,颗粒层明显,棘层增厚或萎缩,上皮钉不规则延长,呈锯齿状,基底细胞液化变性,液化变性时患者可形成上皮下疱。棘层、基底层或固有层可见胶样小体。固有层有淋巴细胞浸润带。免疫病理的研究表明 OLP 上皮基底膜区有免疫球蛋白沉积,主要为 IgM,也有 IgG 和 C_3 的胶样小体沉积。

【临床表现】

本病主要发生于皮肤、黏膜、指(趾)甲等部位,常具有对称性,擦拭不去,多无自觉症状。

1.口腔黏膜表现 在口腔黏膜,病损表现为珠光白色小丘疹。约针头大小的丘疹连成细的白色线条,类似皮肤损害的魏卡姆线,属角化异常病损。由其构成各种花纹如树枝状、条索状、网状、环状或半环状等多种形状,也可表现为白色斑块状。病损区黏膜可发生充血、糜烂、溃疡、萎缩和水疱等改变。本病可发生于口腔任何部位,以颊部为多见,亦可见于舌、龈、唇、腭等处。患者多无自觉症状,病损明显或面积较广时,有粗糙感。有些患者遇辛辣、热、酸、咸等刺激时,局部感灼痛。

临床上 OLP 有学者根据病损形态分类,如网状型、条纹型、环状型、斑块型、丘疹型、水疱型、糜烂型、萎缩型等。但临床上一个患者可同时出现几种病损，或互相重叠，相互转变。有的按病损所在的部位分类，如颊部 LP、舌部 LP、唇 LP 等。在临床上最常用的是将病损结合四周黏膜状况进行分类，便于诊断，并且对治疗有指导意义较为实用，具体分型如下：

（1）斑纹型：四周黏膜表现基本正常，病损表现为白色线条组成的网状、树枝状或环状等，肉眼检查或病理学观察其四周黏膜不充血、糜烂，亦无水疱者，称之为普通型扁平苔藓。此型患者一般多无自觉症状或仅感觉粗涩。

（2）充血糜烂型：白色斑纹基础上黏膜出现充血、红斑、水肿、剥脱糜烂、浅表溃疡、大小水痘。分辨不清时常笼统归之为充血糜烂型。此型愈合后有复发性。

（3）萎缩型：本型多见于舌背。白色病变呈斑片状，表面平滑，较薄或略凹下，浅蓝色，或隐约可见其下萎缩之舌乳头。硬腭萎缩 LP，不规则红色萎缩斑周围白色斑纹。

2.皮肤上病损表现　为紫红扁平或褐色多角形丘疹，如绿豆大小，表面具有蜡样光泽，边界清楚，质地坚硬，触之感觉粗糙而干燥，密集丘疹可单列地形成魏肯姆线，此条纹又可融合成片，状若苔藓，故而名之，患者感瘙痒。病损大多左右对称，四肢伸侧多见，好发于手背、腕、前臂及小腿之伸侧。头皮病损可破坏毛囊而致秃发。

部分指（趾）甲变薄或变厚而无光泽，按压有凹陷，甲体表面可出现细鳞状纵沟、点隙或出现状如利刃削去一层样的平面。继发感染时，压之疼痛。

【诊断】

1.临床诊断　本病的病损由粟粒大小的白色或灰白色丘疹组成的线条构成网状、环状、树枝状、斑块状病损等，结合其白色条纹间及四周黏膜状况是正常、充血或糜烂等即可进行分类诊断。

2.病理诊断　临床诊断困难或有癌变倾向时可作活检，进一步进行病理学诊断。本病典型病理表现主要是上皮角化异常，基底细胞液化变性以及固有层有淋巴细胞浸润带。

【鉴别诊断】

1.苔藓样反应　扁平苔藓有时亦会与苔藓样反应相混淆。苔藓样反应为药物、化学品、牙科材料（如银汞合金）、物理创伤、器官移植等引起的口腔黏膜损害。临床表现常呈局限性、单侧性损害，表面剥脱糜烂、充血、红斑样损害，且伴有放射状细纹，散在而密集的细粟粒状白色损害。而口腔扁平苔藓病损常呈对称性，白色条纹组成的网状、环状或斑块状病损。有时单从临床表现很难区分二者，要进一步从病史（服药史、过敏史），尤其是口腔病变区相对应部位有新近充填或修复的材料可以加以鉴别。能引起苔藓样反应的药物有甲基多巴、氯丙嗪、抗高血压药、降血糖药、利尿剂及扩血管药等。

2.白斑　斑块型 OLP 与白斑有时诊断易混淆，特别是舌背部的病损。白斑好发于男性，扁平苔藓好发于女性，前者白色斑块较厚，稍高出于黏膜，粗硬无弹性，有皲裂；后者为舌乳头萎缩或部分舌乳头呈灰白色小斑块，较薄呈灰色透蓝色，较软，有弹性，无皲裂，有的在其周围仍有白色花纹的改变。病理检查对鉴别有重要意义。

【治疗】

由于扁平苔藓病因不明,所以目前尚无特效疗法,可采用综合治疗。应详细询问病史,了解全身情况,调整心理状态。

1.基础治疗,保持良好口腔卫生 去除机械及化学等刺激因素,去除牙垢牙石,去除病灶、治疗患牙,去除或更换能引起电位差的不良修复体。

2.全身用药

(1)维生素类:对于病情稳定,病损范围较局限,无明显症状者,可给予维生素类药物进行治疗。常用维生素 A、维生素 B、维生素 E 等。维生素 A 促使上皮角化不良得以改善,有助于过角化现象的消退。

(2)口服肾上腺糖皮质激素:对病变范围广、程度严重、水疱或糜烂型病例,则可考虑选用激素治疗,抗炎,促进糜烂愈合。如泼尼松 10mg,每天 3 次,或按医嘱服用,患者不得自行随意增减。

(3)雷公藤与昆明山海棠:雷公藤多苷片每日 0.5～1mg/kg,口服。毒副作用主要为胃肠道反应,心肌、肾、肝损害,白细胞、血小板下降,男性精子数目下降、活力降低,女性闭经、月经紊乱等。昆明山海棠 0.5g,每天 3 次。

(4)羟氯喹(抗疟药):对经久不愈,病损较重、范围较广或糜烂者,临床应用氯喹治疗取得较好疗效。氯喹有抗炎,抑制免疫,减少抗体与免疫复合物的形成的作用。磷酸氯喹 0.25g/片,125mg/次,每天 2 次,口服,病情稳定,大部消失后,一般需 2 周～3 个月,可变为 125mg,每天 1 次,连服 3～6 个月。饭后或饭间服用维生素 B_6。临床实践经验证明对部分患者有明显的效果。

(5)心理治疗:因为本病往往与神经精神紧张、长期情绪焦虑、脑力与体力疲劳、睡眠不足等有关,因而有人提出精神疗法和睡眠疗法。

(6)免疫调节剂:还可选用左旋咪唑、转移因子、聚肌胞、多抗甲素等。

(7)中医中药治疗:中成药有苔藓饮。

3.局部治疗 抗生素类、抗过敏或糖皮质激素类等药物均可制成各种剂型,如制成的油膏、药膜等可在病区涂搽或敷贴除发挥药效外,对局部又可起保护作用,免遭外界不良刺激。且患者可自行掌握操作,可反复应用,简便易行。

例如对普通型扁平苔藓,首先予以观察,了解其变化,是否处于稳定期,即可决定用药;对充血型应积极采取消炎措施,旨在使活动期转向稳定期。具体方法可用泼尼松龙混悬液0.5ml加 2%普鲁卡因 0.5ml 作局部黏膜下注射,每周 1 次,4 次为 1 疗程,效果明显。对糜烂者亦然,目的在于促进愈合。对疱型者应尽量保护,避免破裂,以涂敷油膏为妥,破溃时则按糜烂型处理。抗生素药膜或考的松软膏等皆可应用。

【预后】

本病预后一般良好。是否属于癌前病变,尚有争论。自 Bettmann 报道恶变病例以来,又有人相继报告了一些新病例,逐渐引起对本病癌前性质问题的重视和讨论。文献中有代表性

的恶变率在 $0.4\%\sim2\%$，多数小于 1%，WHO 已将此病列入癌前状态。对于经久不愈、药物疗效不佳、病损局限者，亦可采取手术切除，对有癌变倾向，或已出现癌变者应立即手术切除，并送活检做病理学检查。

四、盘状红斑狼疮

红斑狼疮是一种结缔组织疾病，临床上可分为两种类型，一种是系统性红斑狼疮（SLE），另一种是盘状红斑狼疮（DLE）。SLE 侵犯全身内脏多个系统以及皮肤、黏膜、关节、肌肉等，以发热、心、肾、关节等全身损害为主；DLE 主要局限于皮肤、黏膜，口腔病损多属于盘状红斑狼疮。

【病因与发病机制】

近来研究证实，红斑狼疮是一种自身免疫性疾病。一般认为和日光照射、体内病灶及遗传等因素有关。

1.遗传因素　往往有在同一家族中发病较高的趋势，可从家族史及人类白细胞抗原（HLA)研究资料中获得证据。

2.内分泌因素　本病患者中以女性为多，与月经、妊娠等有关，故认为内分泌的失调与本病的发生有关。

3.感染因素　有人认为本病的发病与某些病毒持续而缓慢的感染有关。

4.物理因素　日晒、寒冷、强烈电光照射、射线等均可诱发本病或使之加重。

5.药物因素　临床发现与药物（如肼苯达嗪)有关。有文献报告本病与药物有关的约占 30%。

总之，在诱因和遗传因素的影响下，形成自身抗原，免疫功能失调，产生大量的抗自身抗原的抗体，抗原和抗体相结合，形成抗原抗体复合物，沉积于组织造成病损。

【临床表现】

盘状红斑狼疮易发于头面部皮肤，以口腔黏膜病变为主，而全身症状轻微。

1.口腔黏膜表现　多见于唇部，尤以下唇唇红多见。病损为红斑、鳞屑、糜烂、结痂，糜烂时轻时重，重时结厚痂，渗血。病损中央发生组织萎缩而低凹，呈盘状，四周血管扩张、充血或伴有白色短条纹呈放射状排列，病变向唇周皮肤蔓延时，唇部黏膜和皮肤界限即模糊不清。因病变改变，痂落则遗下色素消退的桃红色斑块，有的伴有色素沉着，表现为深浅相间之花斑，少数患者颊、舌、腭等黏膜亦可发生，情况基本同唇表现，口内黏膜不起鳞屑，组织萎缩不明显，典型病损四周有白色放射状短条纹。患者可自觉唇干或胀痛不适，但病损严重时，有糜烂渗出及渗血，疼痛影响进食。唇部病损，或皮肤与黏膜共同出现损害，症状较典型，单独根据口腔黏膜病损往往难于做出诊断，必要时根据病理检查确诊。

2.皮肤表现　合并皮肤病损时，好发于面部突起部位，以鼻梁为中心延及颧部出现皮疹、起鳞屑,病损往往呈对称的"蝴蝶斑",有助于诊断。有时在颧部、手背等部位亦可发生圆形或不规则形红斑,还可表现色素脱失似白癜风的病变。病损初起时,表现为边缘清楚的持久性红斑,颜色为桃红色或淡红色,日久颜色转为暗褐色。病损中心萎缩、凹陷,周围可能有扩展呈放射状的白纹,表面覆有鳞屑,揭下鳞屑其反面有刺状突起,为过度角化的角质栓塞,可以帮助确诊。一般无自觉症状,可伴瘙痒、刺痛、灼热等自觉症状。

必须注意,如损害范围广泛,而又伴有低热,关节酸痛,疲乏等症状时,应进一步检查,以排除系统性红斑狼疮的可能。

【病理】

上皮不全角化或过角化伴角质栓形成,棘层萎缩,基底层液化变性,固有层与黏膜下层中炎症细胞呈散在浸润,尤其多见于血管周围,有的病例可见胶原纤维嗜碱变性。免疫荧光检查,约60%患者直接免疫荧光显示在上皮基底层处有粗细不匀的带状或颗粒状免疫球蛋白沉积。

【诊断】

1.口腔及皮肤出现的盘状红斑典型损害。

2.实验室诊断:血液学检验:血沉加快,球蛋白升高。类风湿因子阳性,抗核抗体阳性,而DLE患者血中狼疮细胞(LEC)不易找到。未找到 LEC 并不能否定红斑狼疮的诊断,应进一步作其他有关免疫学检查。

【鉴别诊断】

由于 DLE 好发于下唇,因此必须与以下两种好发于该部位的疾病相鉴别。

1.湿疹糜烂型唇炎　病损只局限于唇部,多不超出唇红,无 DLE 典型表现,皮肤无病损,活检为非特异性炎症,有助于诊断。

2.多型渗出性红斑　为急性病程,唇红糜烂,渗液、渗血多,结厚血痂,有靶样红斑而无角质栓,面部无蝴蝶斑,可有眼部炎症,外阴糜烂。

【治疗】

由于本病病因还不十分明确,可结合有关诱发因素进行对症治疗。

1.去除一切致病因素　如有全身性慢性疾病者,也应积极治疗。

(1)避免紫外线照射,尽可能避免日光直接照射。

(2)防止受寒,避免寒冷刺激,注意保暖。

(3)停用致敏物:对可能导致变态反应的药物和食物,应停止使用,或更换之。

2.局部治疗

(1)病区注射:泼尼松龙混悬液 0.5ml 加普鲁卡因液 0.5ml,在病区作黏膜下注射,每周 1次,可促进糜烂面迅速愈合。

(2)湿敷:当糜烂面较大,渗出多时,可用浸有 0.02%呋喃西林溶液的纱布进行湿敷。

(3)涂药:渗出减少后,病损区可敷以抗生素软膏或考的松软膏等。

(4)冷冻疗法。

3.全身治疗

(1)抗疟药:在治疗 DLE 中经长期观察 75％患者疗效肯定,但 50％病例在停药 6 个月可复发,故需重复、间断治疗。

①磷酸氯喹:125mg,每天 2 次,疗程视病情和患者耐受情况而定。②羟氯喹:100～200mg,每天 2～3 次,口服,不良反应较其他抗疟药少。

抗疟药治疗 DLE 需长期反复服用,因此必须密切观察其不良反应。一般表现为:可能发生皮疹,消化道症状——恶心、呕吐或胃不适,神经系统可能发生耳鸣等,血液系统可引起白细胞和血小板降低等。有报道服抗疟药达 6 个月以上可产生角膜病及视网膜病。所以,凡服用 3 个月以上者应行眼科检查,最好勿应用超过 6 个月并一定在医嘱下服用。

(2)肾上腺糖皮质激素。

(3)维甲酸:能抑制角化、抗炎和增加细胞免疫能力。

(4)维生素 E。

(5)中药:雷公藤具有抗炎作用,可调节免疫功能。

五、口腔黏膜下纤维变性

口腔黏膜下纤维变性(OSF)为癌前状态,是一种慢性进行性疾病。有地区性,好发于 20～40 岁,女性稍多于男性。

【病因与发病机制】

本病在国内多见于湖南一带,东南亚也为好发地区,可能与嚼槟榔、辣椒、烟草等长期刺激有关,也可能与维生素缺乏、胶原纤维代谢、免疫功能异常有关。也有人认为与遗传、微循环与血液流变学等因素也有一定关系,还有人认为本病系一种局限性硬皮病,但不发生在外阴黏膜部位。

【临床表现】

本病可发生于口腔的任何部位,一般以颊、软腭、翼颌韧带、咽处好发。苍白或灰白色斑片,病损呈瘢痕样纤维条索、板石状、坚韧,使口腔活动受限,无明显疼痛。

【病理】

主要变化为结缔组织发生纤维变性,胶原纤维水肿、玻璃样变,上皮萎缩并可有上皮不典型增生。

【诊断】

根据生活地区、嗜好、临床的特殊表现和病理学变化可以确诊。

【治疗】

1.戒除嚼槟榔、辣椒、烟草等特殊嗜好。

2.中药:活血化瘀。主药用当归、桃红、红花、赤芍等。维生素 A、维生素 D、维生素 E 等。

3.手术:切断纤维条索,创面植皮。

(李丽华)

第七节　口腔黏膜肉芽肿性疾病

一、化脓性肉芽肿

化脓性肉芽肿又称毛细血管扩张性肉芽肿,由 Hartzell 于 1904 年提出,是组织对创伤及感染的一种反应性病变,为口腔黏膜的一种良性病变。

【诊断标准】

1.临床表现

(1)局部有刺激因素或外伤史,或有感染因素。

(2)病变好发于牙龈,尤以前牙多见。

(3)临床表现以瘤样增生病变为特点。病变表面光滑或呈分叶状,有或无蒂。颜色呈深红色或带黄白色小点。扪诊时不会变白,但易出血。有时病变表面形成溃疡。

2.病理检查　病理变化特征为血管增生性肉芽肿,有时形成溃疡。

3.鉴别诊断

(1)周缘性巨细胞肉芽肿:发病机制不清,一般认为是一种反应性增生病变。好发于牙龈或牙槽骨黏膜上,表现为暗紫色肿块。触诊时发硬,肉芽肿下方可侵及骨面。病理变化为肉芽组织有大量多核巨细胞呈灶性聚集,毛细血管增多,常见出血灶。X 线可见骨表面呈套叠状破坏。

(2)周缘性骨纤维瘤:通常认为是牙周膜来源的反应性增生病变。颜色发白,表面光滑,不易出血,触诊发硬。无疼痛,不化脓。病理检查可见纤维母细胞性结缔组织及多量钙化物,但无牙源性上皮结构。

【治疗原则】

1.首先要去除刺激因素,如充填物悬突或其他刺激物。如有咬唇、咬颊等不良习惯要及时纠正。

2.病变发红且小时,及时去除刺激因素,局部抗炎治疗,一般病变可逐渐消退,不需手术。

3.对于形成了溃疡性病损的患者,应局部给予消炎、止痛、促进愈合的治疗;对病变较大的增殖性溃疡,可予手术切除。

二、局限性口面部肉芽肿病

局限性口面部肉芽肿病是一种慢性无干酪性坏死的肉芽肿病。病变主要表现在口腔和面部,与结节病和克罗恩病的口面部表现相似,但无这些疾病的全身病变。

【诊断标准】

1.临床表现

(1)口腔表现为局限性口面部肿胀,口腔黏膜增厚、牙龈增生,黏膜下结节形成。

(2)唇肿胀常单独发生于上唇或下唇,亦可双唇发生。肿胀弥散,组织致密,触之韧感。有时肿胀使唇呈分叶状。唇及周围皮肤可呈红色或深红色。唇红部轻度脱屑,可见皲裂。

(3)口腔颊黏膜肿胀增生,表现分叶状或增厚肿大,增厚黏膜易被咬伤而形成创伤性溃疡;舌或口底组织增生,呈"双舌样";牙龈组织可广泛增生肿胀,表面光滑或有小结节;口腔黏膜任何部位均有散在分布的小结节。

(4)面部肿胀多在下半部,肿胀处皮肤的颜色可正常或发红,肿胀可为单侧发生或双侧发生,肿胀可为持续性或暂时性。

2.病理检查 病理表现出现非干酪样坏死肉芽肿结节。

【治疗原则】

1.仅有口腔组织肿胀时,常于病损局部注射肾上腺皮质激素以改善病情。

2.如有眼睑、鼻部、面部肿胀时,可口服肾上腺皮质激素,泼尼松每日 15～30mg,同时注意避免可疑的过敏食物,配合用抗过敏药物。

(蒋海泉)

第八节 唇舌疾病

一、慢性非特异性唇炎

慢性非特异性唇炎又称慢性唇炎,是唇部慢性、非特异性、炎症性病变。病程迁延,反复发作。

【诊断标准】

1.临床表现

(1)上下唇均可发病,更好发于下唇,可有舔唇、撕皮等不良习惯。

(2)反复发作,时轻时重,干燥季节加重,持续不愈。

(3)可分为两型

①慢性脱屑性唇炎:以唇红部干燥、脱屑为主,下唇多见。

②慢性糜烂性唇炎:唇红部反复糜烂,有炎性渗出物,形成血痂或脓痂,疼痛明显。

2.鉴别诊断

(1)过敏性唇炎有药物过敏史及用药史。

(2)唇扁平苔藓糜烂时,需控制感染后诊断。扁平苔藓病损可见白色花纹。

【治疗原则】

1.避免一切外界刺激,纠正不良习惯。

2.慢性糜烂性唇炎采用局部湿敷为主,严重者可用局部注射激素治疗。

3.轻度脱屑患者,又无自觉症状者,可涂少量护唇膏。

二、肉芽肿性唇炎

【诊断标准】

1.临床表现

(1)好发于20～40岁的人,患者也可是儿童和老人。

(2)多见于上唇,也可上下唇同时发病。

(3)唇反复性持续性弥漫性肿胀,无可凹性水肿,时轻时重,但不会恢复正常。唇红可有干燥、脱屑,肿胀明显时可有纵沟形成,常常出现皲裂。

(4)周围皮肤可无改变,有部分患者皮肤呈紫红色,有肿胀感。

(5)肉芽肿性唇炎合并面瘫、舌裂称为梅-罗综合征。

2.病理检查　组织病理可见典型的肉芽肿性结节,结节中有上皮样细胞、淋巴细胞、多核巨细胞,周围可见结缔组织包绕。

3.鉴别诊断

(1)牙源性感染引起的唇肿有明显的病灶牙及感染炎症。

(2)克罗恩病上唇肿胀组织学上也表现为肉芽肿性结节,一般有复发性口腔溃疡史,还可出现腹泻、腹痛等症状,可进一步作直肠镜检查及活检。

(3)血管神经性水肿,也是突然发生,消退后唇能恢复正常外形,一般伴有荨麻疹或其他部位的水肿,常有家族史。

【治疗原则】

1.去除可能引起发病的诱因或病灶,特别要注意治疗患牙。

2.病损区内注射肾上腺皮质激素药物。

3.已肿胀数年或病情已基本稳定的病人,如果唇肿影响美观,可考虑外科手术。

三、腺性唇炎

腺性唇炎为主要侵犯下唇腺体的慢性炎症。

【诊断标准】

1.临床表现

(1)多见于下唇。

(2)唇部增厚,外翻,唇活动性受限,唇腺肥大,可触及小结节状唇腺,唇腺导管开口较大,由于导管口的炎症反应,唇内侧黏膜可看到许多小的红色丘疹样凸起。扩张的导管口处有黏稠的分泌物排出,有时用手指挤压也可见黏液样物质从导管口排出,如有继发感染,可发展成化脓性的病变。

(3)病理表现为上皮棘层肥厚,黏膜下腺体增生,腺导管扩张可通到上皮表面,扩张的腺组织有时形成腺囊肿,并有慢性炎症细胞浸润,主要为淋巴细胞及浆细胞。

2.鉴别诊断

(1)肉芽肿性唇炎。

(2)淋巴管瘤多为先天性,黏膜表面不平,常呈结节状,为黄白色有光泽的颗粒小球状突起,可形成巨唇,病理检查可确诊。

【治疗原则】

1.除去诱因及不良刺激。

2.局部注射激素类药物可使炎症消退。

3.对唇肿明显外翻,疑有癌变者,应及时切除送病理检查。

四、光化性唇炎

由于过度照射日光所引起,分为急性和慢性两种。

【诊断标准】

1.季节性明显,夏季较重,多见于户外工作者。好发于下唇。

2.急性光化性唇炎起病急,有暴晒史。唇红部广泛水肿、充血、糜烂。产生剧烈瘙痒。

3.慢性光化性唇炎干燥脱屑为主,不断出现白色细小秕糠样鳞屑。此病损属于癌前状态,易发生癌变。

【治疗原则】

1.局部治疗为主。

2.因慢性光化性唇炎属癌前状态,有癌变的可能,应早诊断、早治疗。

五、口角炎

口角炎是上下唇联合处口角区发生的各种炎症的总称。

【诊断标准】

1.多为双侧发病,也可单侧。

2.上下唇联合处皮肤湿白、皲裂,继发感染时皲裂加深,局部可形成结痂,口唇活动时易裂出血。

3.病程长的口角炎,局部形成肉芽肿样增生,口角炎处易继发念珠菌及球菌感染。

【治疗原则】

1.除去局部因素如修改义齿加高垂直距离。

2.治疗全身疾病。

3.局部用抗霉软膏或与抗菌软膏交替使用,每日局部涂用 2～3 次。

六、游走性舌炎

游走性舌炎是舌背游走性环形病变,是一种浅层的区域性剥脱性皮炎,因其形状似地图,故又称地图舌。

【诊断标准】

1.男女老幼均可发病,但以儿童和青少年多见。

2.游走性舌炎损害多发生于舌尖、舌背前部与舌侧缘,也可出现在口腔黏膜的其他部位,如腭、颊、唇等处黏膜。病损特征为丝状乳头萎缩,留下圆形或椭圆形红色光滑的剥脱区,病损的外围黄白色稍微隆起的弧形边缘,形似地图。

3.损害可突然出现,持续多日或几周,也可在一昼夜间改变其原来的形态和位置,而原病损区又完全恢复正常,因而常常呈现恢复、消失和新生、萎缩的交替状态。

4.一般无明显自觉症状。有的患者有时有轻度的麻刺感和烧灼感。

【治疗原则】

1.一般不需特殊治疗,进行定期观察。

2.消除不良刺激因素及口腔病灶。

3.保持口腔卫生。

4.病损的发作规律与药物、食物、消化不良有关,可以在医师的指导下作相应的治疗。

5.有麻刺感和烧灼感的患者,可以用一些弱碱性含漱剂,如 2％的碳酸氢钠,2％硼酸钠含漱剂。也可用 0.10％依沙吖啶,0.05％氯己定含漱剂,还可用溃疡膏、溃疡散等局部治疗。

七、沟纹舌

沟纹舌是较常见的舌疾病,舌背上呈纵横交叉的裂沟,又名裂舌,常常与游走性舌炎伴发。

【诊断标准】

1.舌背出现大小、数目、形态及深度不一的裂隙。

2.裂隙内上皮完整,有舌乳头存在,舌的软硬度及生理功能均正常。

3.根据沟纹分布的形态分为两种类型:叶脉型和脑纹型。

①叶脉型:中央有一条前后较深的纵形沟,其两旁多数有排列比较规则的副沟。

②脑纹型:沟裂迂回予舌背,状似大脑的沟回。

4.在先天性舌裂的基础上,若患上慢性增殖型念珠菌病,由于长时间的感染,可引起舌体增大,形态改变,沟裂加深,口干,烧灼感。

【治疗原则】

1.保持口腔卫生,清除滞留于沟内的食物残渣,可用清水或含漱液漱口。

2.炎症时可局部应用消炎及抗感染药物。念珠菌感染用抗真菌治疗。

八、正中菱形舌炎

【诊断标准】

1.成年男性多见。

2.多无自觉症状,不影响舌功能。

3.位于舌背正中人字沟前方,色泽暗红,界限清楚。根据外形分光滑型和结节型。

①光滑型位于舌背正中人字沟前方,界限清楚、红色光滑的乳头萎缩区。

②结节型病损表面有结节状突起,有些为粟粒大小红色突起。

【治疗原则】

1.无症状者不需治疗,解释即可。

2.合并白色念珠菌感染应进行抗真菌治疗。

3.结节型如基底出现硬结,应做活检以明确诊断。

九、黑毛舌

【诊断标准】

1.舌背的中部,可见丝状乳头伸长呈毛发状,并染成黑色,愈近正中黑色愈浓。过度伸长的丝状乳头,可至任何一边而不回复。

2.由于经常刺激软腭,常引起恶心,口臭明显。

【治疗原则】

1.改善口腔卫生,暂停或更换局部应用药物和停止吃着色性食物。

2.可用牙刷轻刷毛舌区。

3.有真菌感染的用制霉菌素甘油局部涂抹。

十、舌乳头炎

舌由肌肉及特殊上皮组成,承担着咀嚼功能,舌的活动性强,极易受到外伤,尤其是菌状乳头和叶状乳头。轮廓乳头很少有炎症,但偶有患者感到局部不适或者误认为肿瘤。

(一)菌状乳头炎

【诊断标准】

菌状乳头水肿,充血。菌状乳头主要分布于舌尖部,极易受伤,它的主要功能是疼痛的感受器,因此患者会有明显的不适感觉。

【治疗原则】

1.除去局部刺激,过锐牙尖调磨后用橡皮轮磨光。

2.疼痛明显者,可用2%普鲁卡因含漱。

3. 0.05％氯己定含漱，上溃疡膏。

（二）叶状乳头炎

【诊断标准】

叶状乳头充血水肿。

【治疗原则】

1. 除去局部刺激如调磨过锐牙尖，防止过度伸舌。

2. 0.05％氯己定含漱。

3. 咽部有炎症时，可服用一些抗炎中成药，例如板蓝根、金莲花等。

（迟晓辉）

第九节　性传播疾病的口腔表现

性传播疾病是一类主要通过性接触或类似性行为接触而传播的疾病。从病原学角度讲，可经此途径传播的病原体有细菌、病毒、螺旋体、真菌、支原体、衣原体、原虫和体表寄生虫等。近年来，性传播疾病发病率虽增加较快，但首诊于口腔专科医院的患者较为少见。因此，口腔医师对此疾病应有足够的认识，认真鉴别，避免误诊。

一、淋病

淋病是由淋病双球菌所致的泌尿生殖系统化脓性疾病。淋球菌的原发性感染部位主要为男性尿道或女性宫颈管内膜，引起泌尿生殖道的化脓性炎症。咽部、直肠、眼结膜亦可作为原发性感染部位受累。淋球菌经血液传播可导致播散性淋球菌感染，引起菌血症、关节炎、心内膜炎等。

（一）病原微生物及病因

1. 病原微生物　淋病双球菌为淋病的致病菌，属奈瑟菌属，为革兰阴性双球菌，通常成对生长，呈卵圆形或圆形，两菌接触面平坦。该菌自身不能运动，无荚膜、鞭毛及芽胞，大小约0.6~0.8μm。该菌抵抗力弱，对热敏感，不耐干燥，一般消毒剂很易将它杀灭。

2. 病因　淋病主要为性交直接传染，是最常见的性传播疾病。此外，接触病人的分泌物、衣服、便盆、浴巾等也可间接传染。人类是淋球菌的唯一天然宿主，淋球菌主要侵犯粘膜，尤其对单层柱状上皮和移行上皮所形成的粘膜亲和力强。感染后，淋球菌首先粘附于上皮细胞，此后，通过上皮细胞的吞噬作用将淋球菌吞入细胞内，在细胞内繁殖，导致细胞崩解，淋球菌遂被排至细胞外的粘膜下层，诱发炎症。细菌外层细胞膜上的特异表面附属结构如菌毛、Por蛋白、Opa蛋白、Rmp蛋白、脂寡糖（LOS）等，在上述的步骤中起着重要的作用。淋球菌通常定居于上皮下层，偶尔进入血流引起播散性感染。在感染和传播过程中淋球菌需适应不利的宿主环境，逃避宿主的防御功能。淋球菌适应及免疫逃避的机制包括表面成分的抗原变异、利用宿主成分以及抵抗不利环境和吞噬细胞的攻击等。

(二)病理

受感染上皮细胞破坏后,淋球菌被排至粘膜下层并诱导中性粒细胞聚集,导致局部的急性炎症,出现充血、水肿、化脓和疼痛。潜藏于尿道腺体、隐窝的细菌可成为慢性淋病的病因。

(三)诊断

1.症状

(1)泌尿生殖系统症状:男性淋病最常见的临床表现是急性前尿道炎,潜伏期为1～14天,常为2～5天。主要症状为尿道脓性分泌物及尿痛。侵犯后尿道表现为尿频、尿痛、急性尿潴留。慢性淋病多为前、后尿道联合发生。常见的并发症有附睾炎、急慢性前列腺炎、精囊炎等。

宫颈是女性淋球菌感染的原发部位,常发生于感染后10天内,主要症状有大量脓性白带,月经间隔期有异常阴道出血,月经过多。70%～90%患者常同时发生淋菌性尿道炎,出现尿频、尿急、尿痛和排尿困难。少数患者可发生前庭大腺炎,局部出现红肿疼痛。如若治疗不当或不及时,淋球菌可上行感染导致淋菌性盆腔炎症性疾病,包括子宫内膜炎、急性输卵管炎、输卵管卵巢脓肿、盆腔脓肿和腹膜炎等。输卵管炎反复发作可导致输卵管狭窄或闭塞,引起宫外孕或不育症。

(2)口腔症状:淋菌性口炎和咽炎主要发生在有口.生殖器接触者中。淋菌性口炎主要表现为局部口腔粘膜疼痛、溃疡。淋菌性咽炎通常症状轻微,为咽部疼痛等急性咽炎表现。

2.体征 淋菌性口炎表现为全口粘膜充血、发红,可见米粒至黄豆大小的深红色斑丘疹,可伴有浅表溃疡,用缘有红晕,表面覆有较厚的黄白色、易于拭去的假膜,拭去后呈现出血创面。可发生于舌、双颊、软腭、腭垂等部位。如果未得到及时治疗,炎症向深层组织蔓延,使上皮及上皮下肌层组织破坏,而造成组织缺损。淋菌性咽炎可出现咽部充血、分泌物,扁桃体肿大等急性咽炎表现。

男性淋病患者体检可见尿道口潮红、水肿,有脓性分泌物。女性淋病患者通过窥阴器检查可见宫颈充血,有脓性分泌物,触痛及宫颈举痛。

3.实验室检查

(1)直接显微镜检查将男性患者尿道分泌物制成涂片,作革兰染色,进行直接显微镜检查,可见到具典型形态的G-双球菌。该方法是诊断淋病的一种重要的辅助方法,对男性淋菌性尿道炎患者的检出敏感性和特异性在95%以上,具有初步的诊断价值。但对女性患者的检查敏感性仅有50%左右,且女性宫颈分泌物中杂菌很多,有的在形态上很像淋球菌,因此WHO不推荐将涂片法用于女性患者的诊断,另外,也不推荐用涂片检查来诊断淋球菌的直肠和咽部感染。由于对淋病确诊会造成病人心理上的压力,为慎重起见,所有的涂片结果都应该用另一种诊断方法证实。

(2)淋球菌的培养及鉴定:培养法为诊断淋病的金标准,根据典型的菌落形态、氧化酶试验阳性及菌落涂片可做出诊断,必要时可做糖发酵试验及荧光抗体检查加以确诊。

(3)针对淋球菌的抗原或DNA的直接鉴定:如Gonozrne是一种检测淋球菌外膜蛋白的酶免疫方法(EIA);Conostat是一种通过基因转化检测DNA的方法;Pace 2是一种直接检测

rRNA 的 DNA 探针。以上 3 种方法在美国已经商品化了。这些方法具较高的敏感性和特异性,但需要一定的设备和技术。

(四)鉴别诊断

1.急性球菌性口炎　是由金黄色葡萄球菌、溶血性链球菌、肺炎链球菌等为主的球菌感染引起的急性炎症,以形成假膜为主要特征,故又称膜性口炎。临床上多见于儿童或老年人,可发生于口腔粘膜任何部位,患区充血、水肿,有灰黄色或灰白色假膜覆盖,假膜较易拭去,而遗留溢血糜烂面。局部疼痛明显,区域淋巴结肿大,可伴有全身症状。通过涂片检查和细菌培养可明确诊断。

2.急性假膜型念珠菌性口炎　亦称鹅口疮或雪口病。常见于新生儿或婴儿,部位以颊、舌、软腭、口底多见,其特征是在充血发红的粘膜上出现白色凝乳状斑块,稍用力可擦去,并暴露出血创面。全身反应一般较轻。通过白色念珠菌培养涂片可明确诊断。

3.急性坏死溃疡性龈口炎　本病好发于青年男性,起病急,病损特征为龈缘组织坏死,形成刀切状或火山口状溃疡,上覆灰白色假膜,疼痛,易出血,伴有典型的腐败性口臭。如未能及时治疗,坏死可扩延至邻近组织,造成组织缺损。坏死区涂片和革兰染色可见大量螺旋体和梭状杆菌,有助于确诊。

(五)预防

淋病的预防关键在于行为的规范,遵守性道德,提倡安全性行为,严厉打击卖淫嫖娼等不良行为。此外,应注意个人卫生,尽量不使用公用的马桶、浴盆和毛巾等用品。患病后不应讳疾忌医,要及时就诊,正规治疗。

(六)治疗

口腔淋病患者均应到皮肤性病科进行相关检查。对于确诊为淋病的患者应及时治疗,用药要规则,剂量要足够,同时应注意有无其他性病,并对患者进行性伴追踪。

从 20 世纪 70 年代以来,淋球菌对抗生素的耐药性不断增加,淋球菌耐药性已成为当前淋病防治的棘手问题。鉴于染色体和质粒介导的高度耐青霉素与四环素淋球菌的出现和流行,成人急性淋球菌性口炎或咽炎的药物治疗,现在已不推荐青霉素与四环素作为治疗淋病的首选药物。可选用头孢曲松 250mg,一次肌注;或环丙沙星 500mg,顿服;或氧氟沙星 400mg,顿服。口腔局部可选用含漱剂、抗生素搽剂等。

泌尿生殖系统有临床症状的患者应到相关科室诊治。

二、梅毒

梅毒是苍白螺旋体引起的一种经典的慢性性传播疾病,几乎可侵犯全身各器官,并产生多种多样的症状和体征。

Hook 和 Marra 研究了梅毒与 HIV 感染的相互作用。性器官梅毒性溃疡可以促进 HIV 的感染与传播,而梅毒的自然病程也可由于感染 HIV 而发生改变。对于感染 HIV 的人,梅毒的实验室诊断可与未感染者不一样;目前使用的梅毒治疗方案,对同时感染了 HIV 的患者疗效不佳。这两种疾病的相互作用取决于患者的免疫抑制程度。

(一)病原微生物及病因

1.病原微生物　梅毒的病原体为苍白螺旋体,是一种小而纤细的螺旋状微生物,平均长度为 $6\sim10\mu m$,有 $6\sim12$ 个规则的螺旋。其特征有:螺旋整齐,固定不变;透明,折光性强,不易着色;行动缓慢而有规律,即围绕长轴旋转而前后移动,靠螺旋伸缩而移动,螺旋自身屈伸如蛇行。故临床上常用暗视野显微镜进行检查并观察其运动方式加以判断。苍白螺旋体为厌氧微生物,以横断分裂的方式繁殖,其增代时间为 $30\sim33$ 小时。对热、干燥、肥皂和各种消毒剂如升汞、石炭酸、酒精等甚为敏感,在体外很容易死亡。在低温($-78℃$)下可在数年后仍保持其形态、活力及毒性。苍白螺旋体在人工培养基上不易培养成功,但可在荷兰猪、家兔、白鼠体内繁殖,以家兔的睾丸最为敏感,故一般多用家兔进行接种。

2.病因　人类是苍白螺旋体唯一的天然宿主,梅毒患者是梅毒的传染源。性接触是主要的传染途径,约 90% 以上的患者是由性接触传染的。未经治疗的患者在感染后 1 年内最具传染性,随病期的延长,传染性越来越小,三期梅毒基本无传染性。其次,患梅毒的孕妇可以通过胎盘使胎儿受感染。少数可通过性接触以外的途径受传染,尤其在皮肤、粘膜破损情况下,间接接触带有梅毒螺旋体的被褥、毛巾、剃刀、餐具、医疗器械等均可能受到传染。个别患者可由于输入有传染性的梅毒病人的血液而受到感染,这样的患者不发生一期梅毒损害,而直接发生二期梅毒。

苍白螺旋体对宿主发生损伤的确切机制目前尚未完全清楚,普遍认为,苍白螺旋体是在性活动中,通过鳞状上皮或粘膜上的微小裂损进入体内的。患者的临床表现与苍白螺旋体在体内大量繁殖及其引起宿主的免疫功能的异常等密切相关。有学者指出,苍白螺旋体的外膜上有其赖以生存的荚膜样粘多糖,其中含有 N-乙酰-D 半乳糖,这一成分苍白螺旋体不能自行合成,必须从宿主细胞获得。螺旋体利用粘多糖酶吸附在含粘多糖的细胞表面粘多糖受体上,分解宿主细胞的粘多糖,获得合成荚膜所需的物质。由于粘多糖是宿主组织和血管支架的重要基质成分,粘多糖被螺旋体分解后,组织受到损伤破坏,引起血管的塌陷,造成管腔闭合性动脉内膜炎、动脉周围炎及坏死、溃疡等病变。

(二)病理

梅毒的基本病理变化主要是血管内膜炎,可见内皮细胞肿胀与增生,血管周围有大量的淋巴细胞和浆细胞浸润。晚期梅毒可见上皮细胞和巨细胞组成的肉芽肿,并有坏死表现。

(三)临床表现

梅毒根据传染途径的不同,分为后天(获得性)梅毒与先天(胎传)梅毒。根据感染时间的长短、临床特点及其传染性,后天梅毒可分为一期、二期和三期梅毒。近年来将病史在 2 年以内的后天梅毒称为早期梅毒,2 年以上者称为晚期梅毒。2 岁以内的先天梅毒为早期先天梅毒,晚期先天梅毒一般在 $5\sim8$ 岁开始发病,至 $13\sim14$ 岁才有多种症状出现。

梅毒的一般病程如下。苍白螺旋体侵入体内后,经 $2\sim4$ 周的潜伏期,在侵入部分发生硬下疳,临床上称为一期梅毒。经 $3\sim6$ 周后,即使不经治疗,硬下疳也会自然消失。但是,苍白螺旋体已由硬下疳附近的淋巴结进入血液,播散到全身,经过 $6\sim8$ 周的潜伏期,可出现发热、浅表淋巴结肿大、皮肤粘膜损害、骨膜炎、虹膜睫状体炎等症状,此时称为二期梅毒。若未经治疗,经 3~12 周后,二期梅毒的症状可自然消失,又进入潜伏状态。大约 1/3 的潜伏梅毒病人可以痊愈;1/3 的病人发展成为隐性感染,具有特异性螺旋体抗体而无症状,当机体抵抗力降低时,症状复发,称为二期复发梅毒;另外 1/3 的患者发展成为苍白螺旋体感染的最严重的情况,即晚期活动性梅毒,包括皮肤粘膜梅毒、骨梅毒、内脏梅毒、心血管梅毒及神经系统梅毒等。

1.后天梅毒

(1)一期梅毒:主要症状是硬下疳。最易出现硬下疳的部位是生殖器,其次为口腔。初起时为粟粒大小、具有浸润性的丘疹或硬结,破溃后成为暗红色圆形或椭圆形溃疡,损害表面清洁,边缘整齐,境界清楚,创面稍高出皮面,无疼痛或压痛,触诊有软骨样硬度,周围有浸润,通常损害仅有 1 个。唇部下疳在上下唇都可发生,常引起唇及周围组织肿大,形成中等程度的巨唇,可形成溃疡。在舌部,病变多位于舌前 1/3。硬下疳出现后数日到 1 周,相应区域淋巴结肿大,如手指头大小,较硬,彼此散在不融合,无疼痛,不化脓。硬下疳及受累淋巴结中均含有大量的苍白螺旋体。硬下疳发生 2~3 周后,梅毒血清试验开始阳性,7~8 周后全部阳性。

(2)二期梅毒:以皮肤、粘膜损害为主,这是由于螺旋体附着于皮肤粘膜的微小血管上或因其毒素作用所致。口腔粘膜表现如下。

1)梅毒粘膜斑:外观为灰白色或黄白色斑块,圆形、椭圆形或环形,稍高出粘膜,边缘稍隆起,中央微凹陷,边界清晰;表面不光滑,假膜不易擦去;触诊无粗糙感,表面较软,基底稍硬;可发生糜烂、溃疡,但无疼痛。损害部位多在易损伤及易感染的部位如唇、舌、牙龈或扁桃体。病损发展较快,并向临近部位或接触部位侵蚀。

2)梅毒性口炎:可在皮疹出现之前、后或同时发生,粘膜呈弥漫性充血,主要见于口腔后部的软腭、腭垂、舌腭弓、磨牙后区及牙龈和硬腭部分的粘膜,并可形成溃疡,表面覆以假膜。自觉症状不明显,可有口干或灼热感。

临床上常见皮肤梅毒疹,可表现为皮疹、扁平湿疣及梅毒性脱发等。苍白螺旋体经血液在人体内大量播散后可出现全身症状,如头痛、咽痛、发热、骨痛、关节痛及肝脾肿大等,并可出现二期梅毒舌病及眼的病变(虹膜炎、脉络膜炎等)。

(3)三期梅毒:树胶肿为典型晚期梅毒损害,是三期梅毒的标志。三期梅毒可侵犯皮肤粘膜、心血管系统、骨骼系统及中枢神经系统。三期梅毒的口腔粘膜损害主要是三期梅毒舌炎、舌白斑和树胶样肿。

1)三期梅毒舌炎:多见于中年或老年患者,男性患者发病一般与烟酒刺激有关。初起时在舌面出现直径为 1~1.5cm 的乳头消失区,损害区光滑充血。逐渐扩大至整个舌前 1/3。有时呈分叶状,伴沟裂,表现为弥散性间质性舌炎,且常在萎缩边缘并发舌背白色角化病或白斑。白斑是三期梅毒舌炎的一种严重并发症,容易恶变。

2)树胶肿:主要发生在皮肤、粘膜(占 80%),并可发生于骨骼、呼吸道、内脏器官(尤其是心血管系统)和脑组织中。树胶肿可多发或散在,但一般常为孤立性病变,常局限于一处,分布不对称。炎症及主观症状轻微。初起为无痛性结节,暗红色,逐渐增大,直径可达 3~5cm,中心逐渐软化、破溃、穿孔,组织广泛坏死,形成境界清楚、无疼痛感的穿凿性溃疡。舌部树胶肿好发于舌背,少见于舌侧缘和舌下。发生在舌体深层的树胶肿一般只有1个,鸽蛋大小,质地坚韧。发生在舌体浅层的树胶肿,常为单个或几个结节状物,其表面粘膜有充血。如果未得到及时治疗,形成不规则的穿凿性溃疡,严重者造成组织缺损,影响舌体功能。腭部树胶肿常发生于软硬腭交界处,或舌腭弓附近。开始仅有咽下不适而无疼痛,故患者不易察觉。以后逐渐扩展、破溃,造成软腭及舌腭弓附近组织破坏及缺损。硬腭树胶肿可产生死骨脱出,造成口腔与鼻腔穿通,使发音和吞咽功能都受到很大影响。因此,树胶肿是一种对组织破坏性很大的损害。

2.先天梅毒 常有较严重的内脏损害,对胎儿的健康影响很大,病死率高。晚期先天梅毒主要侵犯眼睛、牙、骨骼、神经及皮肤。半月形切牙,又称哈钦森牙是晚期先天梅毒的特征之一。哈钦森牙、神经性耳聋、实质性角膜炎合称哈钦森三联征。

(四)实验室检查

1.梅毒螺旋体检查

(1)暗视野显微镜检查:在暗视野显微镜下,如发现有典型的梅毒螺旋体的特征和运动方式为阳性结果。尤其是对皮肤粘膜损害和淋巴结病变的一期、二期梅毒的诊断具有重要价值。且具有快速、方便、易操作等特点。但当检查为阴性结果时,不能排除梅毒诊断。由于口腔中存在其他螺旋体,因此不推荐用暗视野显微镜检测取自口腔的材料。

(2)直接免疫荧光试验(DFA test):将用荧光素标记过的特异的抗梅毒螺旋体单克隆抗体滴加在受检标本上,在荧光显微镜下检查,见到苹果绿色的梅毒螺旋体,即为阳性结果。DFA的特异性及敏感性均大于暗视野显微镜检查。前者特异性地与梅毒螺旋体结合,消除了与其他螺旋体的混淆,特别是对口、肛周部位的损害,可区分梅毒螺旋体与非致病性螺旋体。并且,荧光显微镜检测中不需要活动的微生物。

(3)梅毒螺旋体镀银染色检查:由于梅毒螺旋体具有亲银性,可被银溶液染成棕黑色,因此在普通高倍显微镜下见到染成棕黑色的梅毒螺旋体即为阳性结果。当标本阳性,并有典型的皮肤粘膜损害者可确诊;标本阴性时,不能完全排除梅毒。

2.梅毒血清学试验 当人体感染梅毒螺旋体后4~10周左右,血清中可产生抗类脂抗.原的非特异性抗体和抗梅毒螺旋体抗原的特异性抗体,所以临床梅毒血清学试验主要分为两大类。

(1)非梅毒螺旋体抗原血清学试验:常用的有性病研究实验室试验(VDRL)、不加热血清反应素试验(USR)、血浆反应素环状卡片试验(RPR)。该类试验方法简单且十分敏感,主要应用于初筛试验,由于有时会出现假阳性反应,故还应采用梅毒螺旋体抗原试验证实或排除。此外,该类试验的定量方法可用于抗梅毒治疗的疗效评价。

(2)梅毒螺旋体抗原血清学试验:常用的有梅毒螺旋体血球凝集试验(TPHA)、梅毒螺旋体明胶颗粒凝集试验(TPPA)、荧光梅毒螺旋体抗体吸收试验(FTA-ABS)、19s-IgM梅毒螺旋体血球凝集试验(19s-IgM TPHA),主要应用于梅毒的确诊试验。

值得注意的是,在HIV感染者中,梅毒血清学反应有时会出现难以解释的现象,因此对于临床怀疑梅毒感染而血清学试验又表现为阴性者,建议考虑HIV检查。

3.多聚酶链式反应（PCR）　用于检测螺旋体的基因组，对诊断先天性梅毒和神经梅毒具有一定的敏感性和特异性。

（五）诊断和鉴别诊断

梅毒的诊断应根据详细而确切的病史、全身各系统的检查及正确可靠的血清学检查，全面分析，并认真与以下疾病进行鉴别诊断。

1.复发性坏死性粘液腺周围炎　即腺周口疮，有复发史，疼痛明显，而硬下疳为无痛性溃疡，进行梅毒血清学试验可进一步确诊。

2.鳞癌　为慢性病程，无法自愈，活检可见恶性表现，RPR 试验阴性；而硬下疳病程较短，未经治疗也可消失，青霉素治疗有效，RPR 试验阳性。

3.慢性盘状红斑狼疮　好发于下唇，典型损害为放射状短细白纹及外侧黑色围线环绕的凹陷形红斑，其中心多有糜烂。实验室检查如血沉、免疫学指标以及病理活检均有助于诊断。

4.白斑　白斑明显高出口腔粘膜，中央不凹陷，边缘不隆起，色白如纸，触诊有明显的粗糙感，表面质地稍硬。白斑病程较长，不具有向邻近部位或接触部位侵蚀扩散的倾向，病理表现为过度角化伴有或不伴有上皮的异常增生。

5.扁平苔藓　口腔扁平苔藓仅舌部斑块型应注意与梅毒粘膜斑区别，其他类型则不易与之混淆。舌部斑块型扁平苔藓肉眼观为蓝白色，通常不高出粘膜，常伴舌背丝状乳头萎缩，触诊无粗糙感，质地无改变，病程较长，病损面积时大时小，病理检查可见基底细胞液化变性、上皮钉突呈锯齿状、固有层内淋巴细胞带状浸润等特征性病理表现。

6.白色念珠菌病　常发生于儿童或年老体弱者，病损涂片可见菌丝、芽胞，培养可见白色念珠菌。

7.韦格纳肉芽肿　好发于上腭，多位于中线附近，典型者可侵犯上、下呼吸道，肺及肾，在口腔表现为坏死性肉芽肿性溃疡，受侵组织迅速出现糜烂、溃疡，广泛坏死脱落，继而破坏穿孔。患者往往面部肿胀，有特殊臭味，伴有长期难以控制的发热、贫血。病理检查可见以坏死为主的血管炎，电镜下可见上皮基底膜处有致密的上皮下沉积物。

8.艾滋病　艾滋病口腔表现之一口腔毛状白斑是一种白色斑块样病变，因上皮过度增生而出现毛茸茸如地毯样表现。患者伴有其他条件致病菌感染表现，血清 HIV 抗体阳性，CD4$^+$ T 淋巴细胞显著减少。

（六）预防

应加强对梅毒防治知识的宣传，提倡使用避孕套，树立健康的生活观念，严厉打击卖淫嫖娼等不良行为。对梅毒患者，要求患者遵医嘱完成治疗，对梅毒患者 3 个月内接触过的性伴侣进行检查、确诊及治疗。目前，苍白螺旋体的膜脂蛋白越来越受到关注，有望研制出预防梅毒的疫苗，成为一种应用广泛且行之有效的预防措施。

（七）治疗

明确诊断后应及时、尽早治疗，疗程要规则，剂量要足够，治疗后还应追踪观察 2 年，并定期复查，复查内容包括临床和血清学检查。

青霉素为首选药物，肌注普鲁卡因青霉素 G，每日 80 万 U，连用 10～15 日；或肌注苄星青霉素 G(长效阿莫西林),每次 240 万 U,分二侧臀部注射,每周 1 次,共 2 次。也可选用头孢类药,如头孢三嗪。

对青霉素过敏者,可选用盐酸四环素,每日 2g,分 4 次口服,连服 15 日(肝、肾功能不全者禁用);或红霉素,用法同盐酸四环素;或多西环素,每日 2 次,每次 100mg,连服 15 日(小儿禁用)。近年来,开始使用阿奇霉素治疗,每天口服 500mg,连服 10 天。

三、尖锐湿疣

尖锐湿疣又称生殖器疣或性病疣,是由人类乳头瘤病毒(HPV)引起的皮肤粘膜良性新生物,为我国目前流行最广泛的性传播疾病之一。生殖器肿瘤尤其是女性宫颈癌与 HPV 感染密切相关。

(一)病原微生物及病因

1.病原微生物 尖锐湿疣的病原体是人类乳头瘤病毒(HPV)。HPV 是很小的 DNA 病毒,病毒颗粒由 72 个壳微粒组成,具 20 面对称结构,直径约为 60nm,含有 7.6Kb 的双链环状 DNA。用现代分子生物学技术已能将 HPV 鉴别出 100 多种亚型,不同型别的 HPV 在不同部位产生不同类型的损害,其中引起尖锐湿疣的主要是 HPV 6、11、16、18 型,其次 42、43、44 及 54 型也可见到。

2.病因 尖锐湿疣主要通过性接触传播,少数可通过日常生活用品如内裤、浴巾、浴盆而引起间接感染。其发生与机体免疫功能特别是细胞免疫功能失调关系密切,也与卫生习惯差、局部潮湿不洁及损伤有关。人类的三种鳞状上皮(皮肤、粘膜、化生的)对 HPV 感染均敏感,皮肤粘膜损伤常是感染的主要因素。当含有大量病毒颗粒的脱落表层细胞或角蛋白碎片进入易感上皮裂隙中时,感染就可能发生。病毒感染后,可潜伏在基底角朊细胞间,在表皮细胞层复制,HPV 侵入细胞核,引起细胞迅速分裂,同时伴随病毒颗粒的繁殖与播散,形成特征性的疣状损害。HPV 抗体的出现是一过性的,无中和保护作用,是疾病活动的标志,而不足以使尖锐湿疣痊愈。

(二)病理

组织病理检查可见表皮角化不全,棘层高度肥厚,颗粒层和棘层上部细胞有明显空泡形成,表皮钉突增厚延长呈乳头瘤样增生,表皮与真皮之间界限清楚,真皮水肿,毛细血管扩张,周围有较致密的慢性炎症细胞浸润。其中棘层肥厚和退化性细胞浆空泡形成是 HPV 感染的特征性病变。

(三)诊断

1.临床表现 本病好发于外阴、会阴及肛周,发病高峰年龄为 20~25 岁,潜伏期为 1~8 个月,平均为 3 个月。口腔病损通常无明显自觉症状,仅有轻微异物感或出血,多于照镜子时发现。

在口腔,尖锐湿疣易发生在皮肤与粘膜交界处,如口腔周围,口腔内病损可累及舌、颊、唇、腭、牙龈等。病损多表现为乳头状或菜花状淡红或暗红色赘生物,表面常有白色分泌物,轻擦可去除,根部有蒂,质稍硬,活动度好,易发生糜烂,触之易出血。多发多见,也可为单发。在口周皮肤胡须部位的疣常因剃须而发生扩散。妊娠及抵抗力下降时更易增多、增大。

2.辅助检查

(1)醋酸白试验:用3%～5%醋酸溶液涂抹于可疑之处,5分钟后观察,呈白色改变处即为被 HPV 感染的部位。该方法简便、经济、敏感性较高,对于临床非典型皮损、亚临床感染的诊断有较大帮助;在治疗前使用以确定治疗范围,对防止或减少治疗后复发有一定帮助。但该方法特异性不高,有些慢性炎症可出现假阳性结果。因此,对醋酸白阳性的患者,应结合临床综合分析。

(2)组织病理检查:在显微镜下,如发现典型的组织病理表现如发现空泡化细胞,对诊断尖锐湿疣有较高的特异性,但未见空泡化细胞也不能排除该病,必要时需多处取材或连续切片以找到 HPV 感染的特征性变化。

(3)免疫组化检查:用有过氧化物酶的抗体检测 HPV 抗原,阳性率在 40%～60%,该方法敏感性低,但特异性很高,阳性结果基本可确定为 HPV 感染。如采用型特异性的抗体,还可进行 HPV 分型研究。

(4)核酸杂交实验:有 DNA 探针原位杂交法、DNA 印迹法和聚合酶链式反应(PCR),这些方法有较高的敏感性和特异性,但费时、烦琐、花费大,目前多用于实验室研究,尚未普遍用于临床。

(四)鉴别诊断

1.迷脂腺症　是皮脂腺错位,多发生于 20～40 岁之间的男性。表现为口腔粘膜细小的浅黄色或白色粟粒状改变,可与粘膜面平齐或稍凸出,数目较多,可融合成片或不规则的黄色斑块,常为左右对称,好发于口角后部咬合线附近的颊粘膜。此外,也可见于唇红区、唇粘膜、牙龈、舌背及腭部。一般无自觉症状。组织学检查为成熟的皮脂腺小体。

2.乳头状增生　亦称炎性乳头状增生。患者通常口腔卫生情况不佳,有不良修复体。通常发生于腭部,偶见于颊部和牙槽粘膜。病损表现为多发、柔软、小(直径 2～4mm)、无蒂的乳头状突起.,组织学上表现为多数乳头状突起组成,每个乳头的中心为结缔组织,可见较多炎性细胞浸润,表面覆以复层扁平上皮,上皮呈不全角化或正角化。

3.乳头状瘤　为粘膜表层鳞状上皮发生的良性肿瘤。年长者多见。常见于颊、舌、腭、龈、唇粘膜。一般高出粘膜表面,外观如同疣状或菜花状,边界清楚,有蒂。常为单发,多发者少见。病理表现主要是棘细胞增生成乳头状,其中心为血管结缔组织支持,表层过度角化。

4.鳞状细胞癌　溃疡呈菜花状,基底硬结,范围广泛。若为乳头状或疣状,则表面呈灰白色或粉红色,并可伴有浅表溃疡。淋巴结转移表现为固定、坚硬、粘连融合。通过活体组织检查可明确诊断。

(五)预防

夫妻双方避免婚外性接触是预防本病的最好方法,注意个人卫生,尽量不使用公用的马桶、浴盆和毛巾等用品。尖锐湿疣患者应及时就医。孕妇的尖锐湿疣应在妊娠早期尽早治疗,在临近分娩仍有皮损者,要避免自然产道分娩,以防止新生儿受到传染。

（六）治疗

治疗除去临床可见的疣体外,还应检查并治疗生殖道其他感染,并追踪性伴,对发病者给予诊疗。

对于口腔病损,治疗方法包括激光治疗、冷冻治疗、电烙术治疗及手术治疗等,同时可采用增强免疫力的辅助治疗,以减少复发。常用的免疫调节药物有:①α干扰素 300 万 IU,皮下或肌肉注射,每周 3 次;②卡提素 0.5mg 肌肉注射,隔日 1 次,1～2 个月为一个疗程;③丙种球蛋白定期使用。中医可采用燥湿清势、化痰散结的方剂治疗。

四、艾滋病

艾滋病全称为获得性免疫缺陷综合征(AIDS),是由人免疫缺陷病毒(HIV)引起的一组以严重细胞免疫功能缺陷为特征,并由此导致各种条件性感染或肿瘤的疾病。该病主要通过性接触、血液和血制品及胎儿和围生期感染,传播速度快,波及地区广,病死率高,目前尚无法治愈,对全世界人民的生命安全、社会经济发展构成严重威胁,成为当前最棘手的医学难题之一。在不可能做 HIV 血清学普查的情况下,早期发现和诊断 HIV 感染是防止该病传播的重要途径。艾滋病发病前 1～5 年内,患者可出现各种典型的口腔病损,这些是早期发现和诊断 HIV感染的关键症状,所以要求口腔医师必须具备有关知识,以便早期诊断、早期治疗并防止传播。在美国,对 AIDS 的防治已成为口腔科医生的一项重要任务。在美国加州大学牙科学院的门厅,有标语为"牙科医生站在与 AIDS 斗争的最前沿"。

（一）病原微生物及病因

1.病原微生物　HIV 属于逆转录病毒科的慢病毒,病毒颗粒呈球形或卵形,直径约为 100～140nm,是一种脆弱的病毒,对热及各种消毒剂均敏感,一般消毒剂如 75％酒精、2.5％碘酊或 0.5％来苏水等处理 5 分钟即可灭活。

2.病因　艾滋病的传染源为艾滋病患者及 HIV 携带者,主要有三种传播途径:①性接触传染,包括同性恋和异性恋;②血及血制品感染,或共用 HIV 感染的注射器或针头;③胎儿和围生期感染,患有艾滋病的妇女在产前、产程中均可感染新生儿。同时,患者的血液、唾液、精液、阴道分泌物、眼泪、乳汁和尿液均可分离出 HIV,都具有传染性。此外,尚未证明病毒可借空气、昆虫、水、食物而传播。

HIV 的靶细胞是细胞表面表达 $CD4^+$ 分子的细胞,包括 T_4 淋巴细胞、单核细胞、巨噬细胞、脑组织细胞、脊髓细胞和周围神经细胞等。HIV 侵入人体后选择性地攻击这些细胞,使得整个依赖 T 细胞调节的各种免疫反应均处于失控状态,细胞免疫功能下降,诱发顽固的条件致病性感染和恶性肿瘤,最终导致死亡。

（二）诊断

1.临床表现　典型的 HIV 感染从开始到死亡经历以下四个阶段:急性 HIV 感染,无症状HIV 感染,艾滋病前期和艾滋病。在感染 HIV 后 6 天～6 周内,53％～93％的感染者出现急性症状,似感冒表现,如发热、淋巴结肿大、咽炎等,不经特殊治疗一般可自行消退。但机体

HIV 抗体逐渐转阳。随着急性感染症状的消退,感染者转入无症状阶段,该阶段 $CD4^+$ 细胞数量进行性下降。进入艾滋病前期后,感染者出现持续或间歇性的全身症状,即艾滋病相关综合征(ARC),对没有接受抗逆转录病毒治疗者而言,从严重的免疫抑制($CD4^+$ 细胞 $<200/\mu L$)开始,平均经 $12\sim18$ 个月,即发展为艾滋病。

艾滋病的口腔表现是诊断艾滋病的重要指征之一。多数 HIV 感染者都有口腔表现,其中与 HIV 感染密切相关的口腔病损如下。

(1)白色念珠菌病:口腔念珠菌病常是 HIV 感染的首发症状,也是艾滋病最常见的口腔表征。临床表现为红斑型、假膜型、增生型白色念珠菌病及念珠菌性口角炎,腭粘膜为损害最好发的部位。口腔念珠菌病作为艾滋病的口腔表征,有以下特点:①无任何诱因的健康年轻人或成人(指无放疗、化疗史,无长期使用激素、抗生素史及无其他免疫功能低下疾病史)患口腔白色念珠菌病;②颊部红斑型白色念珠菌病;③累及咽部、软腭、腭垂的假膜型白色念珠菌病;④累及附着龈的白色念珠菌病。有以上 4 种特点之一者,应做血清学检查以排除艾滋病病毒感染。

(2)艾滋病相关性牙周病:是艾滋病感染者最早出现的相关症状之一。

1)牙龈线形红斑:又称艾滋病相关性龈炎。临床表现为游离龈缘呈明显的火红色线状充血,附着龈可有点状红斑,患者自发性出血或刷牙后出血,但口腔卫生情况良好,很少甚至无牙菌斑。

2)艾滋病相关牙周炎:表现为牙周附着短期内丧失,牙周骨组织迅速破坏,牙齿松动、脱落,疼痛可伴有牙龈或牙周组织坏死。由于牙周软硬组织同时坏死,故而牙周袋不深。

3)急性坏死溃疡性牙龈炎(ANUG):表现为牙龈边缘及牙龈乳头坏死,呈刀切状或火山口状溃疡,表覆灰白色假膜,极易出血,疼痛明显,有典型的腐败性口臭,以前牙牙龈最为严重。症状可在 $3\sim4$ 周后逐渐消退,但常复发。

4)急性坏死溃疡性牙周炎(ANUP):症状和坏死性牙龈炎相似,但以软组织缺损为特点,牙槽骨暴露,附着龈溃疡或坏死;还有牙周附着和骨丧失,牙齿松动,疼痛明显。

5)坏死性口炎(NS):由急性坏死溃疡性牙龈炎或牙周炎发展而来,表现为广泛的软组织坏死,骨组织外露、坏死,可见分离的坏死骨片或骨块。坏死性口炎是艾滋病患者最严重的口腔感染之一,可危及生命。

(3)毛状白斑:近年来被认为是 HIV 感染的一种特有的口腔病损,为发生艾滋病的高度预兆。临床表现为呈肋骨弧形排列,与舌体长轴相垂直的白色细小皱折或白色扁平斑块,由于过度增生而产生毛茸茸、地毯样表现,好发于舌外侧缘,多为双侧,可扩展到整个舌背或舌腹部。但病损的大小和严重程度与艾滋病感染者的病情程度无相关性。

组织学检查可见上皮增生,棘细胞层过度不全角化,角蛋白突起,细如毛发,上皮异常增生少见。上皮细胞表层可见白色念珠菌菌丝。电镜检查可见 EB 病毒。

(4)卡波西肉瘤:卡波西肉瘤为 HIV 感染者中最常见的口腔肿瘤,可为 HIV 感染的首发症状。口腔卡波西肉瘤的早期病变表现为浅蓝色、紫蓝色或紫红色扁平状斑,不高出粘膜面,随着病损发展,逐渐高出粘膜面,颜色变深,可出现分叶或溃疡。好发于腭部,次为牙龈。艾滋病的卡波西肉瘤与典型的卡波西肉瘤一样,病理表现为交织在一起的梭形束、丛状的内皮组织和非典型的血管改变。近年研究表明,此肿瘤的发生与人类单纯疱疹病毒8型的机会感染有关。

(5)口腔疱疹:常见的有单纯疱疹和带状疱疹,具有病损范围广泛、病情严重、进展迅速、持续时间长的特点(病损表现参见口腔粘膜病毒感染)。单纯疱疹持续1个月以上,为确诊艾滋病的指征之一。带状疱疹患者常伴有其他机会感染,死亡率较高。

(6)其他表现:

1)HIV相关性复发性阿弗他溃疡(RAU):除了一般RAU的复发性及病损表现出的"红、黄、凹、痛"外,还有以下特点:①溃疡面较大,多表现为重型阿弗他溃疡,疼痛明显;②溃疡面不易自愈;③对大多数药物无反应,较难治疗;④可伴有咽部及食道病损。

2)涎腺疾病:表现为腮腺和颌下腺肿大,常为双侧,为柔软的弥散性肿大,患者可有口干、眼干、关节疼痛等类似合格伦综合征的症状。

3)颏麻木综合征:表现为突发性单侧或双侧颏神经分布区麻木,无原因的全口牙痛或颊部感觉异常。

4)其他病毒或真菌感染:HIV感染者可发生尖锐湿疣、灶性上皮增生、寻常疣等,它们与人乳头瘤病毒7、13、18、32型的感染有关。与巨细胞病毒有关的慢性口腔溃疡和与软疣病毒有关的传染性软疣也可见于HIV感染者。真菌感染如组织胞浆菌病,临床表现为大且质硬的痛性溃疡,多见于舌侧缘。

5)肿瘤:HIV感染者肿瘤的发生率比一般人群高。其中非霍奇金淋巴瘤是发生率仅次于卡波西肉瘤的恶性肿瘤。临床表现为固定而有弹性的红色或紫色肿块,可伴有溃疡,好发于牙龈、上腭或咽门。其病因可能与EB病毒感染有关。

2.实验室检查

(1)抗体检测:常用酶联免疫吸附试验(ELISA)和免疫印迹试验。前者敏感性及特异性均较好,可作初筛试验,需重复2次阳性,才可确定为阳性。后者测定病毒的结构蛋白,特异性很高,常作为证实试验。

(2)病毒抗原检测:常用ELISA夹心法检测P24抗原,可使HIV感染的窗口期缩短近1周,在临床上主要用于HIV抗体阳转前早期感染的诊断,也可用于献血者的筛查。但是该检测敏感性较低,阴性结果不能排除感染的可能。

(3)HIV核酸检测:包括原位杂交、定性HIV前病毒DNA(DNA)检测和定量HIV-RNA检测。HIV核酸检测可用于辅助诊断急性HIV感染、血清学检测结果不确定或感染HIV母亲所生的孩子的感染情况。原位杂交敏感性较低,而后两者的敏感性较高(90%~100%),但是存在一定的假阳性。

(4)病毒分离培养:常用外周淋巴细胞进行病毒培养。HIV分离阳性,表明人体内含有一定量的病毒,它是确定病毒性疾病病因的最可靠的手段之一。一般在病毒感染早期或艾滋病发病期病毒容易分离培养,而在潜伏期,由于血清中抗体滴度较高,不易分离培养到病毒。病毒分离培养需要在生物安全P_3级的实验室中进行,技术要求高,昂贵、费时。

（5）免疫功能检查

1）周围血淋巴细胞计数常低于 $1 \times 10/L(1000/\mu L)$，正常 $>1.5 \times 10^{9}/L(1500/\mu L)$。

2）$CD4^{+}$ T 淋巴细胞特征性减少：其绝对数 $<200/\mu L$，百分率低于 16%；正常 $CD4^{+}$ 绝对数为 $500 \sim 1600/\mu L$，百分率为 $40\% \sim 70\%$。

3）$CD4^{+}:CD8^{+}<1.0$，正常为 $1.75 \sim 2.7$。

4）迟发型变态反应性皮肤试验对 DNCB（二硝基氯苯）、白色念珠菌素等皮肤试验反应消失。

5）T 细胞转化试验降低：E 花环 <65。

6）β_2 微球蛋白增高：HIV 感染后，单核细胞被激活或破坏，使血清 β2 微球蛋白水平升高（$>3mg/L$）。常用放射免疫法或酶免疫法检测。

（6）病原体检查：包括卡氏肺囊虫、白色念珠菌、新型隐球菌等条件致病菌的检查。

（三）鉴别诊断

1.血液病及原发性或继发性免疫缺陷病   关键在于寻找导致患者免疫功能低下的原因。

2.边缘性龈炎   去除牙菌斑和龈上结石后充血消退，治疗反应良好。

3.白斑、白色角化病及扁平苔藓   口腔毛状白斑应与口腔其他白色损害相鉴别。

（1）白斑：好发于颊部、软腭、口底或舌腹，临床表现为皱纸型、疣状结节型及颗粒型，活体组织检查一般有上皮异常增生。而毛状白斑好发于舌外侧缘，多为双侧，活体组织检查很少看到上皮异常增生。

（2）白色角化病：多见于嗜烟男性，损害呈平伏、柔软的灰白色斑块，去除刺激因素后，损害多在 2 周至数月内减轻或消退。而毛状白斑须通过药物治疗才能消退，且容易复发，血清检测 HIV 抗体阳性。

（3）舌部斑块型扁平苔藓：肉眼观为蓝白色，通常不高出粘膜，常伴舌背丝状乳头萎缩，触诊无粗糙感，质地无改变，病程较长，病损面积时大时小，病理检查可见基底细胞液化变性、上皮钉突呈锯齿状、固有层内淋巴细胞带状浸润等特征性病理表现。

（四）预防

目前的医学水平尚不能完全抑制新的艾滋病病毒在患者体内形成，即使正在进行有效治疗的患者，其血液和体液中仍携带具有传染性的艾滋病病毒。因此，预防艾滋病病毒感染的关键在于行为的规范，遵守性道德，提倡安全性行为，及早治疗并治愈性病。其次，要确保安全的血液供应，提倡临床合理用血。在医疗服务中，要提高医务人员安全操作的意识，执行普遍预防的原则，严格执行消毒规程，防止医源性传染。

（五）治疗

迄今尚无特效疗法，治疗主要包括以下几方面。

1.抗病毒治疗   1995 年以来，抗艾滋病病毒治疗取得了明显的进展。新的药物不断涌现，抗逆转录病毒的联合疗法逐步规范化，使 HIV 感染者或艾滋病患者的存活期延长，生活质量得到提高。目前已批准生产的有 3 大类 14 种化学治疗药物，包括 5 种核苷类逆转录酶抑制剂、3 种非核苷类逆转录酶抑制剂及 6 种蛋白酶抑制剂。目前最常用的是 AZT（叠氮胸苷）、

DDI(双脱氧肌苷)和 DDC(双脱氧胞苷)。2 种核苷类逆转录酶抑制剂加 1 种蛋白酶抑制剂,或 2 种核苷类逆转录酶抑制剂加 1 种非核苷类逆转录酶抑制剂,或 2 种蛋白酶抑制剂加 1 种核苷类逆转录酶抑制剂,是目前对 HIV 感染治疗所采用的三联疗法。

2.增强免疫功能 HIV 感染是一种慢性、进展性发展的免疫功能缺陷性疾病,因此通过免疫疗法,可增强免疫力,减缓疾病的进展。常用的免疫调节药物有:①α 干扰素 300 万 IU,皮下或肌肉注射,每周 3 次,3～6 个月为一个疗程;②IL-2,用法为 250 万 IU,连续静脉点滴 24 小时,每周 5 次,共 4～8 周;③丙种球蛋白,定期使用;④中药如香菇多糖、丹参、黄芪、甘草甜素等,有调节免疫功能的作用。目前,某些中药的体外试验证明其有抑制 HIV 的作用,具有良好的应用前景。另外,有报道某些疫苗能诱导有益的免疫应答,减少感染者的发病。

3.针对各种症状的治疗

(1)白色念珠菌病:局部可用 2%～4%碳酸氢钠溶液或 0.2%氯乙定溶液含漱,制霉菌素制成软膏或霜剂局部涂搽。全身治疗主要使用酮康唑 400mg,或氟康唑 100～200mg,也可选用伊曲康唑 200mg,每日 1 次,10～14 日为一个疗程。对于免疫功能不能重建的患者,为防止复发,常用维持治疗。维持治疗中,局部治疗如前述,全身用药为氟康唑 100～200mg,每周 3 次。

(2)艾滋病相关性牙周病:首先应进行仔细认真的口腔清洁,去除菌斑及牙结石。由于艾滋病患者多伴有中性粒细胞减少及出血倾向,因此在洁治前应予以预防性抗生素治疗及预防出血的适当措施,洁治中动作应轻柔,用 0.1%～0.2%氯乙定溶液或 1%聚维酮碘冲洗,洁治后嘱患者用 0.1%～0.2%氯乙定溶液含漱。对于伴有严重缺损的患者,如急性坏死溃疡性牙龈炎或坏死性口炎,可用抗革兰阳性菌及抗厌氧菌的药物,如甲硝唑 200mg,每日 4 次;克林霉素 300mg,每日 3 次;阿莫西林-克拉维酸钾 500mg,每日 3 次,疗程为 7～14 天。

(3)毛状白斑:在高效抗逆转录病毒治疗后,病损可消失,因此对无症状的毛状白斑可不治疗。目前多数学者认为该病损与 EB 病毒感染有关,对有症状者建议选用抗病毒治疗,如无环鸟苷 400mg,每日 4 次,疗程为 2～3 周。对于伴有白色念珠菌感染的患者,进行抗霉菌治疗。此外,也可选用 0.1%维甲酸糊剂局部涂搽。

(4)卡波西肉瘤:目前尚无有效的治疗方法。现在用的方法有化疗、放疗、α 干扰素、局部切除、激光或冷冻治疗等。对口腔病变用激光、放疗及长春新碱或硬化剂局部注射疗效较好。

(5)口腔疱疹:主要采用抗病毒治疗。对于单纯疱疹性口炎,可选用无环鸟苷 400mg,每日 3 次;或泛昔洛韦 125～250mg,每日 3 次;或万乃洛韦 500mg,每日 2 次。口腔单纯疱疹病毒感染极易复发,复发后越早用药,效果越好。带状疱疹症状较严重,建议用大剂量无环鸟苷,可达到 800mg,每日 5 次;严重病例可静脉用药,5～10mg/kg,每 8 小时 1 次,连用 5 天。早期可酌情选用皮质类固醇激素,但一般时间不超过 2 周。

(6)HIV 相关性 RAU:局部治疗可选用消炎防腐促进愈合的药物,如 0.1%～0.2%氯乙定溶液含漱。溃疡深大可选用地塞米松贴片、曲安缩松凝胶局部使用。全身治疗可选用沙利度胺 100～200mg,每日 1 次,一般不主张全身使用皮质类固醇激素。

(刘守超)

第十节 系统疾病口腔表现

贫血临床上一般指外周血中血红蛋白的浓度低于患者同年龄组、同性别和同地区的正常标准。国内的正常标准比国外的标准略低。沿海和平原地区,成年男子的血红蛋白如低于12.5g/dl,成年女子的血红蛋白低于11.0g/dl,可以认为有贫血。

贫血不是一个独立的疾病,仅是一个症状或征兆期,除血液系统外的疾病也可引起贫血,继发性贫血即由许多的全身性疾病引起的贫血:慢性肝炎、肾炎、感染等皆可引起贫血。

根形态分类:可分为正细胞正色素性贫血如再生障碍性贫血;小细胞性贫血如缺铁性贫血以及大细胞性贫血如巨幼性贫血。此外,可据血红蛋白下降的量与程度不同,贫血可分为:轻度:90g/L;中度:60～90g/L;重度:30～60g/L;极重度:30g/L。

贫血对健康最根本的危害之一就是携氧能力低下,影响全身各个系统功能的发挥。贫血症状有轻有重,取决于疾病性质、失血量为人体代偿能力。

一、缺铁性贫血

【诊断标准】

1.临床表现

(1)面色萎黄或苍白,倦怠乏力,食欲减退,腹胀腹泻,吞咽困难,头晕耳鸣,甚则晕厥,稍活动即感气急、心悸不适,伴有冠状动脉硬化患者,可促发心绞痛,妇女可有月经不调,闭经等。

(2)特殊表现:缺铁的特殊表现有:口角炎、舌乳头萎缩、舌炎,严重的缺铁可有匙状指甲(反甲),食欲减退,恶心及便秘,欧洲的患者常有吞咽困难,口角炎和舌异常,称为 Plummer-Vinson 或 Paterson-Kelly 综合征。

(3)儿童生长发育迟缓或行为异常,表现为烦躁、易怒、上课注意力不集中及学习成绩下降。

(4)异食癖是缺铁的特殊表现,患者常控制不住地进食一种"食物",如冰块,黏土,淀粉等,铁剂治疗后此症状可消失。

(5)皮肤黏膜表现:口腔表征:口腔黏膜呈苍白色,以唇、舌、牙龈黏膜表现明显;口腔黏膜对外界刺激敏感,常有异物感、口干、舌灼痛等。指甲皱缩,不光滑,反甲,皮肤干枯,毛发干燥脱落等。

(6)心动过速,心脏强烈搏动,心尖部或肺动瓣区可听到收缩期杂音。严重持久的贫血可导致贫血性心脏病,甚至心衰。

(7)其他:约10%缺铁性贫血患者脾脏轻度肿大,少数严重贫血患者可见视网膜出血及渗出。

2.实验室检查

(1)血细胞分析:呈现为小细胞低色素性贫血血红蛋白(Hb)男性小于120g/L,女性小于110g/L;MCV小于80fl,MCH小于26pg,MCHC小于0.31。

(2)血清铁蛋白<14μg/L,总铁结合力大于64.44μmol/L(360g/dl)。运铁蛋白饱和度小于15%。

【治疗原则】

1.治疗缺铁性贫血一般采用口服铁剂或者注射铁剂的方法治疗,最常用的制剂为硫酸亚铁、枸橼酸亚铁。服药时忌茶,以免铁被鞣酸沉淀而不能被吸收。

2.维生素 B;高蛋白饮食;注意口腔卫生及口腔损害的对症治疗。此外,进一步查清引起缺铁性贫血的病因,并进行针对性的治疗,如治疗胃肠炎、驱虫、止血等。

3.中医治疗:①心脾两虚:补益心脾,益气生血。②脾肾两虚:温肾壮阳,右归丸加减。

二、巨幼红细胞贫血

巨幼红细胞性贫血又称大细胞性贫血主要由叶酸和(或)维生素 B_{12} 直接或间接缺乏所致,大多因摄入不足或丢失过多所致。其血细胞形态学特点是红细胞体积较大。中性粒细胞核分叶过多,骨髓中巨幼红细胞增生。

【诊断标准】

1.临床表现

(1)可出现末梢神经炎的表现。

(2)口腔表现:呈萎缩性舌炎样表现。舌乳头萎缩,舌面光滑如镜,舌黏膜及其他口腔黏膜出现片状充血发红区。可伴有味觉迟钝或丧失,舌疼痛,或有烧灼感等症状。

(3)常伴有食欲减退、腹胀、腹泻等消化道症状,以及手足麻木、感觉障碍、嗜睡等精神症状。

2.实验室检查

(1)贫血为大细胞性,白细胞及血小板也可减少。红细胞大小不等,大的红细胞常呈椭圆形,中心淡染区消失。中性粒细胞有核分叶过多,还可能见到巨大血小板。

(2)骨髓有红细胞系统增生及出现巨幼红细胞;粒细胞及巨核细胞亦有巨幼,如巨大的杆状核粒细胞及分叶过多的巨核细胞。

(3)有条件时测定血清维生素 B_{12}(低于59pmol/L即80pg/ml,正常值110～332pmol/L,即150～450pg/ml)或叶酸(低于7nmol/L即3ng/ml,正常值15～44nmol/L即6.5～19.6ng/ml)。

【治疗原则】

1.西医治则　维生素 B_{12} 500μg隔日肌内注射,连续2～3周;叶酸5～10mg,每日3次,口服;维生素 C 100mg,每日3次,口服。

2.中医治则　一般可分为心脾两虚、气血两虚、脾肾两虚等三型。①心脾两虚型:治法:健脾益气,养血安神。方药:归脾汤加减。②气血两虚型:治法:补气养血。方药:八珍汤加减。③脾肾两虚型:治法:健脾益肾。方药:十四味建中汤加减。

三、再生障碍性贫血

【诊断标准】

1.临床表现

(1)主要表现为进行性贫血、出血和感染。皮肤黏膜广泛出血,有大片出血点或瘀斑。50%以上患者伴有内脏出血。

(2)口腔表现为口腔黏膜苍白,并可出现黏膜紫色瘀斑或血肿,牙龈容易出血,可发生严重的口腔黏膜坏死性溃疡或咽部溃疡。

2.辅助检查

(1)血细胞分析:红细胞、白细胞、血小板三系减少。

(2)骨髓检查:骨髓组织减少,脂肪增多。

【治疗原则】

1.避免诱发因素,勿用抑制骨髓的药物。

2.注意皮肤、口腔、外阴卫生,感染时加强抗炎治疗。

3.血红蛋白<60～70g/L,有心肺功能不全的病人可考虑输红细胞悬液;有严重出血时输血小板悬液。

4.激素:大剂量雄激素可以刺激骨髓造血,为治疗慢性再生障碍性贫血首选药物,其发生疗效时间常在服药2～3个月后。

5.免疫抑制剂。

6.中医治疗:中医治疗再生障碍性贫血是在确诊的基础上,按急性再障、慢性再障分型论治。慢性再障者属中医学"虚劳血虚"范畴,从肾论治,辨别阴阳,酌加活血化瘀、疏肝解郁方药。急性再障者以"急劳髓枯温热型"论治,着重以凉血解毒法治疗。

四、白血病

白血病是一类常见的造血系统恶性疾病,特点为白细胞及其前身幼稚细胞在骨髓或其他明确造血组织中弥漫性地异常增生进而浸润人体组织器官产生许多症状。白血病按白血病细胞分化程度可分为急性与慢性两大类。

1.临床表现

(1)发热:急性白血病的首发症状多为发热,体温在37.5℃～40℃或更高。

(2)出血是白血病的常见症状,出血部位可遍及全身,尤以鼻腔、口腔、牙龈、皮下眼底常见,也可有颅内、内耳及内脏出血。

（3）白血病早期即可发生贫血表现为面色发白，头晕心悸等。

（4）肝脾肿大有 50%的白血病病人会出现肝脾肿大，以急性淋巴细胞性白血病的肝脾肿大最为显著。

（5）全身广泛的淋巴结肿大，浅表淋巴结在颈、颌下、腋下、腹股沟等处；深部淋巴结在纵隔及内脏附近。肿大的淋巴结一般质地软或中等硬度，表面光滑，无压痛、无粘连。

（6）皮肤及黏膜病变：伴随白血病的皮肤损害表现为结节肿块、斑、丘疹等。黏膜损伤表现为鼻黏膜、呼吸道黏膜和口腔黏膜等处发生肿胀和溃疡等。

（7）神经系统炎症：蛛网膜、脑膜等处可以发生白细胞浸润表现颇似脑瘤脑膜炎等患者，也会出现颅内压增高、脑膜刺激、肢体瘫痪等多种症状。

（8）骨骼及关节病变：病变浸润骨骼及关节后常发生骨骼及关节疼痛，表现为胸骨、肱骨以及肩、肘、髋、膝关节等处出现隐痛、酸痛，偶有剧痛。儿童急性淋巴细胞性白血病多出现骨及关节压痛。

（9）口腔表现：①牙龈增生：白血病细胞口腔内浸润导致牙龈增生肿大，牙龈增生严重者增生牙龈的高度可能与咬合面平齐，外形不整齐呈不规则肿大。此外，可导致舌体肥大，舌体边缘可见明显的齿痕。②出血：牙龈及口腔黏膜自发性出血情况较轻者，仅在刷牙或咬食苹果等硬物后出血，重者无任何诱因即可不停地出血，不易止住。可见增生的龈缘上有凝血块；口腔黏膜可见出血点、瘀点瘀斑；牙龈颜色不均匀呈现苍白而紫红，口臭明显。③感染：患白血病后机体抵抗力下降，加上局部损伤等因素，易引起口腔感染，出现咽痛、牙痛、牙龈坏死等。牙龈、颊黏膜出现坏死溃疡的患者可有口臭和血腥味，进食困难。牙齿松动异常，白细胞在牙髓内浸润可引起类似牙髓炎的剧烈牙痛。淋巴结肿大，颈淋巴结最常见呈双侧性多发性肿大，质地软或中等硬度，不粘连，无痛。

2.辅助检查

（1）白血病典型外周血象：显示贫血，血小板减少，白细胞有质与量的改变。白细胞总数多时可达 $(300\sim500)\times10^9/L$，低时少至 $(0.2\sim0.3)\times10^9/L$（如低增生性白血病）。

（2）骨髓象：骨髓象是诊断白血病的重要依据。典型骨髓象显示有核细胞增生明显活跃或极度活跃。但部分骨髓象显示增生活跃或增生低下者。而相应系列的原始细胞或幼稚细胞呈明显增高。其中原始细胞数大于 30%。

（3）组织化学：目前组织化学检查已成为诊断白血病的常规之一，借助组织化学的染色不同，可以帮助临床进一步诊断、鉴别白血病细胞类型。

（4）免疫分型检查：有助于划分白血病细胞的类型。

（5）细胞遗传学检查：以了解染色体有无异常。伴有染色体异常的白血病往往比没有染色体异常的白血病预后差。

【治疗原则】

1.化学治疗　白血病分为很多类型，每一种类型的治疗方法不一样，西医治疗主要是化疗，同时辅以支持治疗，治疗分为三期：诱导缓解期、巩固期及维持期。

2.口腔治疗　对白血病患者的口腔治疗时需十分谨慎，口腔治疗最好在缓解期进行并最大限度地减轻疼痛和创伤,尽量减少对口腔坏死组织的刺激。拔牙、口腔组织活检和深部牙周刮治均属禁忌。

五、维生素缺乏症

(一)维生素 B₂ 缺乏症

【诊断标准】

1.口腔表征口角炎、唇炎、舌炎,有的患者可出现口腔黏膜溃疡。

2.依据营养史、诱发史、临床特征(角膜炎、皮炎、外阴湿痒及口腔病损)进行诊断。也可进行治疗性诊断。治疗性诊断是指维生素 B₂ 缺乏症,经维生素 B₂ 治疗后症状迅速消失或减退。

【治疗原则】

治疗应改良饮食习惯,多吃富含核黄素的食物,如牛奶、肝脏、菠菜、胡萝卜、白菜等。

(二)维生素 PP 缺乏症(糙皮病)

维生素 PP 包括烟酰胺和烟酸(抗糙皮病维生素)。

【诊断标准】

1.口腔表征出现严重的舌炎,丝状乳头和菌状乳头萎缩,舌面发红、光秃,呈牛肉红色,对创伤或其他刺激特别敏感,容易患创伤性溃疡。除舌受累外,还可出现一般的口炎,口腔黏膜发红和灼热痛。

2.根据营养史和生活习惯,结合临床特征可以做出诊断。也可试探性采用维生素 PP 治疗,若损害迅速消失,即可协助诊断。

【治疗原则】

治疗调整饮食,多食用含有丰富烟酸的肉类、豆类、新鲜绿色蔬菜;可口服烟酸或烟酰胺 $100\sim300mg/d$,分次口服。

(三)维生素 C 缺乏症(坏血病)

【诊断标准】

1.牙龈炎、牙龈出血是早期出现的突出口腔表征。

2.诊断:依据营养史,长期不吃新鲜果蔬,或有不适当饮食习惯,或为人工喂养婴儿;有典型症状,实验室检查,毛细血管脆性试验阳性,大便隐血,尿中有红细胞。亦可试探性治疗,坏血病经维生素 C 治疗见效迅速,有助于诊断。

【治疗原则】

治疗选择富含维生素 C 的水果、蔬菜和肉类食物;改善饮食习惯;口服维生素 C,每日 300～500mg。

(蒋海泉)

第七章　儿童口腔医学

第一节　儿童牙齿解剖生理特点

　　儿童时期的牙齿主要有乳牙和年轻恒牙。熟悉和了解乳牙、年轻恒牙的解剖形态及组织结构的特点是临床医疗、预防和研究工作不可忽视的基础知识。本章主要阐述乳牙和年轻恒牙的解剖生理特点。

一、乳牙解剖特点

　　乳牙于婴儿出生后 7 个月左右开始萌出，至 2 岁半左右出齐，上、下颌各有 10 个乳牙，各区自中线至远中分别为乳中切牙、乳侧切牙、乳尖牙、第 1 乳磨牙和第 2 乳磨牙。

　　乳牙的基本结构和组成与恒牙相似，牙体由牙冠、牙根、牙颈三部分组成。剖面观察，乳牙由牙釉质、牙本质、牙骨质和牙髓组成。

（一）乳牙解剖的共性

　　1.颜色　乳牙牙冠呈微青白色或近白色，而恒牙呈微黄白色。

　　2.大小　乳牙都比同名恒牙小，但乳磨牙牙冠近远中径大于前磨牙牙冠近远中径，此解剖特点产生的剩余间隙有利于乳恒牙的替换，其他乳牙牙冠的近远中径均小于其继承恒牙。

　　3.牙根与牙冠的长度比例　乳牙牙根与牙冠长度比例较恒牙大，故乳牙显得根长。

　　4.形态和邻接关系

　　（1）除乳磨牙外，乳牙牙冠外形基本与继承恒牙相似。第 2 乳磨牙牙冠形态和第 1 恒磨牙相似，第 1 乳磨牙牙冠形态介于前磨牙及恒磨牙之间。

　　（2）乳牙牙颈部明显缩窄，牙冠在颈部区域有带状隆起。

　　（3）乳牙到一定年龄会发生生理性根吸收。自乳牙牙根形成至牙根开始吸收这一时期，是牙根处于稳定的时期，也是临床上牙髓病、尖周病进行根管治疗最有利的时期。

　　（4）髓腔与牙外形基本相似，与恒牙相比，乳牙髓腔大，髓角高，根管粗大、壁薄，根尖孔亦相对宽大。

　　（5）乳牙邻面为面接触，恒牙为点接触。

5.硬组织结构

(1)乳牙牙釉质比恒牙薄,约 1mm;牙本质亦比恒牙薄。

(2)有机质含量高于恒牙,钙化差,硬度低,易磨耗。

(二)乳牙的解剖特点

1.乳前牙

(1)牙冠:与恒牙相比,牙冠短而宽,切迹不明显,易磨损。隆突和舌窝多不明显。颈缘曲度小,颈嵴明显。

(2)牙根:单根,断面呈三角形,根尖 1/3 弯向唇侧,根中至根尖的根面可见纵的浅沟。

(3)根长与冠长比值:根长与冠长比值大于恒牙。

(4)髓腔:乳前牙之髓室似漏斗状的移行至根管,根管为单管。

2.乳磨牙

(1)牙冠:小于同名恒牙,大于继承恒牙。牙冠近远中径较大,高度较短,故外形粗短,如矮胖形。由于颊舌面从颈部向咬合面倾斜聚拢明显,故咬合面的颊舌径小于近远中径。

1)乳磨牙:拾面的牙尖或发育沟不如恒牙那样有规则,咬合面窝沟数量多,形态复杂,深度各异,窝沟宽度在 $100\mu m$ 左右,比恒牙小,目前,尚不能使牙刷的刷毛刷及窝沟底部。观察磨片可见窝沟的深度不一,以此可分为三种类型:沟底未达釉质厚度 1/2 者为浅度;沟底达釉质厚度 1/2 为中度;沟底近釉牙本质界处的属深度。窝沟的类型可分为 P、V、U、I、IK 和 C 型。

P 型指开口较宽广,两侧壁相交大于 90°;V 型是开口较宽,两侧壁呈直线相交,所成角度小于 90°;U 型为开口稍宽,底部呈"U"字形;I 型指裂隙狭窄,似棒状的类型;IK 型是裂隙狭窄,而底部稍膨大;C 型是指不属于上述各型之复杂形态的窝沟。

2)牙尖数目:上颌第 1 乳磨牙 2~4 个(多为 2 个),上颌第 2 乳磨牙 4 个,下颌第 1 乳磨牙 4~6 个(多为 5 个),下颌第 2 乳磨牙 5~6 个(多为 5 个),颈嵴明显(尤以颊面近中颈部为甚)。

(2)牙根:乳磨牙的根分叉接近髓底,且叉开度大,利于容纳继承恒牙牙胚,根尖稍向内弯曲,根多为扁平形。上颌乳磨牙均为颊 2 腭 1 的 3 根,下颌乳磨牙牙根为 2~4 个不等。

(3)根长与冠长的比值:其比值比同名恒牙和继承恒牙都小。

(4)髓腔:髓角颊侧比舌侧高,近中比远中高,近颊髓角最高。乳磨牙根管口的位置均靠近牙颈部髓腔之近远中壁和颊舌壁。髓室底离根分叉近,特别是第 1 乳磨牙,髓室底的厚度可为 1mm 多一点,临床操作时要特别注意,避免人为穿通。髓底副根管多,牙髓炎症易扩散到根分叉下,临床治疗时要考虑这一解剖结构特点。

腭根几乎都是单管,两颊根单管者为 75%~80%,近颊根根管分歧多;下颌乳磨牙单管少,根管分歧多,1 个牙根完全是两管的在第 1、2 乳磨牙都可见到,但以下颌第 2 乳磨牙近中根最多见,其次是下颌第 1 乳磨牙的近中根。

东京齿科大学小儿齿科学教研室就乳牙根管的类型作有分析,把根管分为三种类型,即:单纯根管,指一个牙根中有一个与其形状类似的根管;分歧根管,指一个牙根中的 2 个或数个根管是由分歧而成,分歧后形成完整的根管称分歧完全根管,若分歧后又合成 1 个根管者称为分歧不完全根管;网状根管,指分歧的根管间有多个管间侧支相连,如网形。

二、乳牙生理特点

虽然乳牙比恒牙存留口内的时间短,但乳牙的生理功能非常重要。

1.咀嚼功能　乳牙是儿童咀嚼器官的主要组成部分。食物经乳牙切割、撕裂、捣碎、磨细的机械加工,为进一步的化学消化打下了良好的基础。

2.促进颌面部和全身的生长发育　乳牙的咀嚼功能,不仅促进消化,而且还增进牙周组织的健康和功能,促进颌面部软硬组织和全身的生长发育。

3.有利于恒牙萌出和正常恒牙咬合的形成　乳牙的存在为继承恒牙的萌出预留间隙,如果乳牙因病早失,可致邻牙移位、间隙变小,使恒牙萌出异常,最终产生咬合畸形。乳牙的根尖周病亦可使继承恒牙过早萌出,也可影响继承恒牙牙胚,使其釉质发育不全,形成特纳牙。

4.发音功能　牙齿是发音的辅助器官之一。乳牙萌出期和乳牙列期是儿童开始发音和学习讲话的主要时期,正常的乳牙列有助于儿童正确发音。

5.美观功能　正常的乳牙、牙列、牙槽骨支持颌面部软组织,使唇颊部丰满适度,左右对称,形态正常,表情自然。乳牙(尤其是上颌乳前牙)的大面积龋或过早丧失,不仅影响美观,还常常给儿童心理带来不良影响。

因此,口腔科医师都应注重卫生宣教工作,增强人们对乳牙的重视,提高保护意识。

三、年轻恒牙的解剖生理特点

年轻恒牙是指已萌出,但未达𬌗平面,在形态和结构上尚未发育完成和成熟的恒牙。尚未出龈之恒牙不称年轻恒牙。年轻恒牙特点是:

1.尚处于不断萌出中,故临床牙冠的高度低。牙根尚未形成,根尖孔呈开扩的漏斗状,髓腔整体宽大,根管壁薄。牙根形成 2/3 左右时恒牙开始萌出,萌出后牙根继续发育,于萌出后 2~3 年内完全形成。

2.萌出不久,磨耗少,切嵴、牙尖形态清晰。故前牙多见明显的切缘发育结节与舌边缘嵴。后牙𬌗面沟嵴明显,形态复杂,沟裂多为 IK 型,𬌗面比成熟恒牙难以自洁。

3.磨牙咬合面远中可见龈瓣覆盖。

4.牙龈缘附着位置随牙的萌出而不断退缩,需 3~4 年才稳定。

5.未达咬合平面,无咀嚼功能。大部分恒牙自萌出后达咬合平面需 7~12 个月。牙齿刚达到咬合面时,往往形成尖对尖的咬合关系,修复时应注意恢复咬合面形态,以免影响今后正常恒牙咬合的形成。邻接点未固定,邻接面修复时应注意邻接面形态的恢复,而不强调恢复邻接关系,以免影响以后正常邻接关系的形成。

6.硬组织薄,钙化度低,溶解度高,渗透性强。此为年轻恒牙龋蚀发展较快又多为急性龋的因素之一。

7.牙釉质萌出后成熟现象:是指牙齿萌出后,唾液中钙、磷在牙釉质表面处于中性状态下,通过牙釉质晶体或小柱间隙渗入牙釉质,使牙釉质成熟钙化的过程。成熟后的牙釉质晶体变大,渗透性减低,有机质含量减少,无机质含量增高,氟含量、硬度、比重增加,表层的透过性和二氧化碳减少,抗酸性增大。成熟期较短,从萌出后半年至 1 年左右。此时是局部涂氟的好时机。

8.牙髓组织细胞成分多,纤维成分少,血运丰富,其抗病能力及修复功能较强,是临床上保存活髓治疗的有利条件。

四、乳、恒牙的鉴别

熟悉了乳牙、恒牙的解剖形态、萌出时间及次序等特点,再加上一定的实践经验,鉴别处于混合牙列期的乳、恒牙并不困难。但是由于第 1 磨牙和第 2 乳磨牙位置相近,形态相似,初学者往往容易出错。以下几点可资鉴别。

1.色泽　乳牙色白,而恒牙微黄,更显有光泽。

2.大小　与同名牙相比,乳牙比恒牙小。

3.形态　乳牙牙冠高度短,近远中径相对较大,牙颈部颈嵴明显,向咬合面倾斜大,固有咬合面小。

4.磨耗度　由于乳牙萌出早又易磨耗,故切嵴、牙尖磨耗明显。年轻恒牙新萌出不久,磨耗不明显,新萌出的恒切牙尚可见明显的切嵴结节。

5.排列　在完整的牙列中,可参考牙齿排列次序加以鉴别。

6.X 线片　显示乳牙根分叉度大,其下有恒牙胚,牙根有生理性吸收,髓腔宽大等特点。第 1 磨牙则根长或未发育完成,其下方无牙胚。

(刘守超)

第二节　牙的发育异常

一、萌出异常

(一)萌出过早

【概述】

牙齿萌出过早又称早萌,是指牙齿萌出的时间超前于正常萌出的时间,而且萌出牙齿的牙根发育不足根长的 1/3。

早萌有乳牙早萌和恒牙早萌。乳牙早萌有两种现象,一种称诞生牙,是指婴儿出生时口腔内已有萌出的牙齿。一种称新生期牙,是指出生后不久萌出的牙齿。

【临床表现】

1.乳牙早萌

(1)多见下颌中切牙,偶见上颌切牙或第一乳磨牙。

(2)多数是正常牙,也有是多生牙。

(3)多数没有牙根,且只与粘膜连接而无牙槽骨支持,极度松动。

(4)乳牙釉质、牙本质菲薄,并钙化不良。

2.恒牙早萌

(1)多见于前磨牙,下颌多于上颌。

(2)牙根发育不足,极度松动。

(3)常伴有釉质钙化不良或发育不全现象。

【诊断要点】

1.牙齿萌出时间明显超前于正常萌出时间。

2.患牙不同程度的松动。

3.时有釉质发育不全现象。

4.X线片检查恒牙牙根发育仅为根长的 $1/3 \sim 1/2$。

【治疗原则及方案】

1.乳牙早萌

(1)极度松动者,为了避免吮乳时脱落或自行脱落吸入呼吸道,应及时拔除。

(2)松动不明显者,可予以严密观察。

(3)当吮乳时,因早萌的下切牙磨擦舌系带,造成舌系带处创伤性溃疡,可暂停哺乳,改为汤匙喂乳,调磨早萌下切牙的切缘,使溃疡自愈。

2.恒牙早萌

(1)早萌恒牙松动不明显,可不作处理予以观察。

(2)拔除相应的残根、残冠等,先行乳牙及有根尖周病的邻牙治疗,有助于早萌恒牙继续发育。

(3)应对早萌牙进行局部涂氟,预防龋病发生。

(二)萌出过迟

【概述】

牙齿萌出过迟又称迟萌,是牙齿萌出时间显著晚于正常萌出时间。全部乳、恒牙或个别牙均可发生。

【临床表现】

1.乳牙迟萌

(1)多数乳牙或全口乳牙萌出过迟多与儿童全身因素有关。例如佝偻病、甲状腺功能低下以及营养不良等。

(2)佝偻病患者的乳牙可迟14、15个月才萌出,而且萌出的乳牙常伴有釉质、牙本质发育异常。

2.恒牙迟萌

(1)个别恒牙迟萌常见于上颌恒中切牙、恒尖牙或恒前磨牙。这是因为乳切牙过早脱落，儿童习惯用牙龈咀嚼，局部牙龈角化增生，坚韧肥厚，使恒切牙萌出困难所致。若乳尖牙或乳磨牙过早脱落，邻牙移位，间隙缩小，可使恒尖牙、前磨牙萌出困难或萌出过迟，此外，还需考虑恒牙冠、根的发育状况、牙胚的长轴方向以及是否有多生牙、牙瘤等周围阻力。

(2)多数恒牙迟萌则需考虑遗传因素和儿童机体状况。例如，先天性甲状腺分泌缺乏，可引起发育迟缓、全身性水肿、牙齿萌出过迟和错𬌗畸形等。

【诊断要点】

1.牙齿萌出时间明显晚于正常萌出时间。

2.X线片检查恒牙牙胚的发育状况、牙轴方向、周围阻力及间隙大小等。

【治疗原则及方案】

1.恒牙迟萌

(1)因坚韧的龈组织阻碍恒中切牙萌出过迟者，可在局麻下施行助萌术，即切除切缘部位增厚的龈组织，暴露整个切缘，助其萌出。

在行助萌术前，需由X线片了解该牙的牙根发育状况及是否弯曲，牙冠形态和牙轴方向等，若有异常，或存在其他障碍，助萌术后牙齿也难以萌出。

(2)由于多生牙、牙瘤、囊肿等阻碍牙齿萌出者，需拔除萌出的或埋伏的多生牙及手术摘除牙瘤等。

(3)与全身疾病有关的，应查明原因，进行治疗。

2.乳牙迟萌　查明原因，针对全身性疾病进行治疗，促进乳牙萌出。

(三)异位萌出

【概念】

异位萌出是指恒牙在萌出过程中未在牙列的正常位置萌出，多发生在上颌第一恒磨牙和上颌恒尖牙，其次是下颌侧切牙和第一恒磨牙。

有可逆性异位萌出和不可逆性异位萌出。可逆性异位萌出的恒牙可随患儿颌骨生长发育自行调整其位置。不可逆性异位萌出常因颌骨较小，特别是上颌结节发育不足或恒牙萌出角度异常受阻而难以萌出。

【临床表现】

1.第一恒磨牙异位萌出

(1)远中边缘嵴已萌出，而近中边缘嵴被阻生在第二乳磨牙的远中牙颈以下，并使牙冠倾斜。

(2)X线片显示第二乳磨牙远中根近牙颈部位的根面有弧形的非典型性吸收区，第一恒磨牙近中牙尖边缘与吸收区重叠。

2.恒尖牙异位萌出

(1)上颌恒尖牙唇侧异位萌出。有时该异位萌出牙可与第一前磨牙或侧切牙相重叠。

(2)当上颌中切牙过早缺失后，尖牙可越过侧切牙，向前移位到中切牙位置萌出。

(3)恒尖牙亦可横位、斜位埋藏于颌骨内。

【诊断要点】

1.牙齿萌出于正常牙列之外。

2.牙齿移位萌出在牙列中的其他牙位上。

3.X线片检查第二乳磨牙远中颈部或远中根有被吸收现象。

【治疗原则及方案】

1.第一恒磨牙异位萌出

(1)早期发现可以不处理,临床追踪观察是否可自行调整萌出位置。

(2)铜丝分离法,8岁以后萌出的近中倾斜位的第一恒磨牙,因其与第二乳磨牙远中紧密接触,可用0.5～0.7mm铜丝给两牙作结扎分离。待两牙接触松解,出现间隙,可去除铜丝,由对𬌗之咬合压力,促其自行调整萌出。

(3)截冠法,当下颌第二乳磨牙远中根被完全吸收,而近中根完好时,在近中根作根管充填后,截除远中部分牙冠,并用金属冠修复剩余牙冠。

(4)拔除法,当第二乳磨牙牙根吸收严重时,可拔除第二乳磨牙,并做导萌器,引导第一恒磨牙萌出到正常位置。

2.恒尖牙异位萌出 有条件者可结合全牙列情况进行正畸复位。

二、形态结构异常

(一)畸形结节

【概述】

是指发生在上颌第一乳磨牙颊侧颈部的结节状突起,及发生在上颌第二乳磨牙近中舌侧的结节状突起,前者称上颌第一乳磨牙颊侧畸形结节,后者称上颌第二乳磨牙舌侧畸形结节。

【临床表现】

1.上颌第一乳磨牙颊侧畸形结节

(1)畸形结节位于颊侧近颈部,呈结节状或呈圆锥状突起。有的上颌第二乳磨牙也发生颊侧畸形结节。

(2)有的下颌乳磨牙或下颌恒磨牙也可发生颊面结节状突起。一般无明显症状表现。

2.上颌第二乳磨牙舌侧畸形结节

(1)畸形结节位于近中舌尖的舌侧,呈结节状或尖状突起。绝大多数为左右侧同名牙对称性发生。

(2)有的上颌第一乳磨牙也可发生舌侧畸形结节。

(3)有的上颌第一恒磨牙也可发生舌侧畸形结节,多数也为左右侧同名牙对称性发生。

(4)上颌第二乳磨牙无舌侧畸形结节者,第一恒磨牙也可能发生此类畸形结节。

(5)一般无明显症状表现,但尖高沟深者,也能发生龋病和牙髓病。

【诊断要点】

乳磨牙颊面或舌面出现结节状或尖状突起。

【治疗原则及方案】

1.畸形结节不妨碍咬合,可不予处理。

2.畸形结节的尖状突起妨碍咬合可进行调磨。

3.沟深者可进行窝沟封闭、预防性充填以预防龋病发生,如已发生龋病,则需及时充填修复。

(二)融合牙

【概述】

是由两个牙胚间的牙釉质或牙本质融合在一起而成。

【临床表现】

1.有冠根完全融合,冠部融合、根部分离或冠部分离、根部融合等表现,临床多见为冠部融合,根管是一个或两个。

2.乳、恒牙都可发生融合牙,融合牙在乳牙列多于恒牙列。

3.乳牙多见于下颌的乳中切牙和乳侧切牙,或乳侧切牙和乳尖牙的融合。恒牙多为多生牙和正常牙融合。

4.乳牙融合多为单侧,也可在双侧对称性出现。乳牙融合牙常有其后继恒牙缺失一个的现象。

5.融合牙一般均为两个牙的融合,三个牙的融合较为罕见。

6.融合牙尤其是双侧性融合牙,对其所在颌牙列之宽度、对称性有所影响。

【诊断要点】

1.两个牙胚融合为一体的异常形态。这种形态为双牙形态。在双牙形态中,融合牙需与结合牙、双生牙鉴别。

2.结合牙是两个或两个以上基本发育完成的牙齿,由于牙齿拥挤或创伤,使两个牙根的牙骨质增生并结合一起而成。结合牙的牙本质是完全分开的。

3.双生牙是指两个牙冠和一个共同牙根的牙齿。牙冠虽有完全分开或不完全分开两种,但其形状是对称的。

【治疗原则及方案】

1.融合牙对身体健康无任何影响,可不作处理。

2.由于融合牙的存在会影响牙列的大小,尤其当双侧性融合牙时,对牙列大小影响更大,所以待乳、恒牙替换时应予以观察并作好预防性矫治。

(三)过小牙

【概述】

过小牙是指小于正常牙的牙齿。

【临床表现】

1.过小牙的体积较正常牙显著缩小,形态常呈圆锥形,又称锥形牙,此牙与邻牙相间的间隙较大。

2.多见于上颌侧切牙和上颌第三磨牙。

【诊断要点】

牙齿体积过小或呈锥形。

【治疗原则及方案】

1.过小牙对身体健康无任何影响,可不作处理。

2.影响美观者可做树脂冠或烤瓷冠修复。

(四)过大牙

【概述】

过大牙是指大于正常牙的牙齿。

【临床表现】

1.过大牙的体积较正常牙显著过大,但形态与后者相似。

2.过大牙多见于上颌中切牙和下颌第三磨牙。

【诊断要点】

牙齿体积过大。

【治疗原则及方案】

过大牙对牙列无任何影响,可不作处理。

(五)弯曲牙

【概述】

弯曲牙是指牙冠和牙根形成一定弯曲角度的牙齿。

【临床表现】

1.多见于上颌恒中切牙。

2.有牙冠部弯曲、牙根中部或近根尖部弯曲的。发生弯曲的部位取决于乳牙受伤时继承恒牙胚的发育状况。

3.多数弯曲牙出现萌出受阻。

4.牙冠萌出方向异常或唇粘膜被异常方向的牙冠造成创伤性溃疡。

【诊断要点】

X线片显示牙冠、牙根形成一定的弯曲度。

【治疗原则及方案】

弯曲牙的治疗取决于牙齿的弯曲程度。

1.弯曲严重而不能萌出或不能保留的患牙需拔除。

2.弯曲不甚严重,而且牙根尚未发育完全的患牙,可手术开窗助萌,待牙冠萌出后,再行牙齿牵引复位法,使患牙排入牙列的功能位置上。

三、数目异常

（一）多生牙

【概述】

多生牙是指超过正常牙数以外的牙齿。

【临床表现】

1.可在牙列中多生一个或几个牙。

2.多见于混合牙列和恒牙列，较少见于乳牙列。

3.好发于上颌中切牙之间，其次是第三磨牙之后，称第四磨牙。多生牙多见于前牙区，有碍美观。

4.多生牙的形态，多呈较小的圆锥形、圆柱形、三角棱形，其次为结节形、数尖融合形，也有与正常牙相似的形态。

5.多生牙有萌出于口腔内的，也有埋伏于颌骨内的，后者常呈现牙轴异常。

6.多生牙可位于牙列中，也可在牙列的唇颊侧或舌腭侧，甚至有位于鼻腔、上颌窦内，而出现相应部位的症状。

7.多生牙可影响正常恒牙的发育和萌出，如迟萌，出现牙间间隙、牙齿移位、扭转等。

8.多生牙可出现与正常牙融合、含牙囊肿或致邻牙牙根吸收。

【诊断要点】

依据牙齿数目、形态和位置等作出诊断，并经 X 线片予以确诊。

1.超过正常牙数以外的、形态异常的牙齿。

2.摄取 X 线片，必要时还需摄取全口曲面断层或多生牙定位片确定多生牙数目和在颌骨内的位置。

3.埋伏于颌骨内的多生牙在 X 线片常呈牙轴和形态异常。

【治疗原则及方案】

为减少多生牙对恒牙或恒牙列的影响，应尽早发现，及时处理。

1.萌出的多生牙应及时拔除。

2.埋伏的多生牙，若无不良影响可不处理。如需拔除，手术必须仔细小心，勿损伤正在发育的邻牙牙根。必要时，需等邻牙牙根发育完成后再拔除。

3.若多生牙致邻牙牙根吸收或弯曲畸形，可拔除后者而保留多生牙，代替该邻牙。

（二）先天性缺牙

【概念】

先天性缺牙是指先天的牙齿数目不足。有个别或部分牙齿先天缺失和先天性无牙症。

先天性无牙症是先天大部分牙齿缺失或无牙，常是外胚叶发育不全综合征的一种表现。

【临床表现】

1.个别或部分牙齿先天缺失

(1)牙齿缺失的数目和位置可不一。

(2)缺失牙数以 2 颗多见,其次是 1 颗,5 颗以上少见。

(3)可发生在乳牙列或恒牙列。

(4)恒牙列先天缺失牙多见的是上颌侧切牙、下颌第二前磨牙和第三磨牙。

(5)乳牙列先天性缺失牙较少见,有见于上颌侧切牙,下颌侧切牙和尖牙。

2.先天性无牙症　此症与属遗传性疾病的外胚叶发育不全综合征有关,表现为牙齿先天缺失、毛发稀疏和皮肤异常等,有无汗型和有汗型两类。

(1)乳牙和恒牙均可发生,缺失牙数不等,或全部缺失,或仅有为数不多的几颗牙齿。

(2)残存牙齿的牙体小,呈圆锥形,牙间距离稀疏。

(3)无牙部位无牙槽嵴。

(4)毛发和眉毛纤细、色浅、稀疏。

(5)无汗或少汗,不能耐受高温。

(6)皮肤干燥而多皱纹,尤在眼周围皮肤。

(7)指甲发育不良、缺失或变厚。

(8)患儿发育迟缓、矮小、前额部和眶上部隆凸而鼻梁下陷,上唇突出,耳廓明显。

【治疗方案和原则】

1.可做活动性义齿修复体修复缺失的牙齿,以恢复咀嚼功能,促进颌面骨骼和肌肉的发育。

2.活动性义齿修复体必须随患儿颌骨的生长发育和年龄的增长而不断更换。

3.儿童患者不宜采用种植体修复。

(刘守超)

第三节　儿童龋病

一、乳牙龋病的特点和危害

(一)乳牙龋病的临床特点

1.患龋率高,发病年龄早。

2.患龋牙位多。尤其是猛性龋和奶瓶龋。

3.邻接面龋发生率较恒牙高。

4.龋蚀范围广、牙面多、程度重、残冠残根多。

5.急性龋多、进展快,短期内继发牙髓炎、根尖周炎。

6.自觉症状不明显,易延误早期诊治。

7.充填率低,绝大多数报告为10%以下,需治疗的患牙数量大。

8.充填后继发龋多。龋坏不易去净,隔湿困难,洞缘密合度差。

9.修复性牙本质的形成活跃。

(二)乳牙龋病的危害性

乳牙龋病对儿童口腔局部和机体都有不良的影响。

1.局部影响

(1)影响咀嚼功能:乳牙因龋蚀致牙体缺损,尤在涉及大部分乳磨牙时,咀嚼功能明显降低。造成面部发育不对称及颌面部程度不等的畸形。

(2)影响恒牙及恒牙列:乳牙龋蚀使食物残渣、软垢等易停滞在口腔内,口腔卫生恶化,易使新萌出的恒牙发生龋蚀。

乳牙龋发展成根尖周炎后,炎症影响继承恒牙牙胚,可使其釉质发育不全,如特纳牙的发生。乳牙根尖周炎致局部牙槽骨破坏、感染根管的牙根异常吸收、残根滞留等,使继承恒牙的萌出过早或过迟,影响恒牙萌出顺序和位置。

牙冠因龋缺损,近远中径减少,或因龋早失,为继承恒牙所占间隙缩小。该恒牙萌出时因间隙不足而发生位置异常。

(3)影响颞下颌关节:龋病引起乳牙早失,形成错𬌗,造成颞下颌关节功能紊乱。

(4)损伤口腔黏膜软组织:破损的牙冠可刺激局部舌、唇颊的黏膜。慢性根尖周炎牙的根尖有时穿透龈黏膜外露于口腔内),使局部接触的软组织形成慢性创伤性溃疡。

2.全身影响　多数乳牙患龋、牙冠崩坏,咀嚼功能必然降低,影响儿童的营养摄入,影响颌面部和全身的生长发育。

由龋病转变成的慢性根尖周炎可作为病灶牙使机体的其他组织发生病灶感染。在儿童与病灶牙有关的疾病有低热、风湿性关节炎、蛛网膜炎、肾炎等。有文献报道,在治疗疾病的同时,治疗或拔除病灶牙,能治愈或减轻疾病。

幼儿期是儿童学习语言的时期,乳牙的崩坏和早失会影响正确发音。龋蚀会影响美观,尤其在前牙区严重龋蚀时,会给儿童心理上造成一定的影响。

二、年轻恒牙龋病的特点和危害

(一)年轻恒牙龋病的特点

恒牙虽已萌出,但未达𬌗平面,在形态、结构上尚未完全形成和成熟的恒牙称年轻恒牙,尚未出龈之恒牙不称为年轻恒牙。

1.随着恒牙的萌出,恒牙的患龋率开始升高,特别是第1恒磨牙萌出最早,患龋率最高,常常被家长们误以为乳牙,得不到重视。

2.年轻恒牙尚处于不断萌出中,故临床牙冠的高度显得低,牙根尚未形成,根尖孔呈开扩的漏斗状,髓腔整体宽大,根管壁薄,髓角高。因年轻恒牙萌出不久,后牙殆面沟嵴明显、形态复杂,裂沟多为IK型,殆面比成熟恒牙难以自洁。

3.年轻恒牙的硬组织薄,矿化度低,溶解度高,渗透性强。此特点亦为年轻恒牙龋蚀发展较快又多为急性龋的原因之一。

4.年轻恒牙牙髓易受细菌、化学及物理刺激的影响。

5.年轻恒牙的萌出过程中,有时尚有部分牙龈瓣覆盖。

6.年轻恒牙是指牙根根尖孔未形成的恒牙,故在正常的年轻恒牙未能见到成牙本质细胞所形成的继发性牙本质,自然也不存在修复性牙本质。

年轻恒牙的牙本质小管比成熟恒牙的粗大,小管周围及小管间的矿化度低,制备牙体时较为敏感。

7.年轻恒牙的牙髓组织比成熟恒牙疏松,未分化的间叶细胞较多,纤维成分较少,纤维母细胞多。牙髓的血管丰富,生活力旺盛,因此其抗病能力及修复功能都较强,有利于控制感染和消除炎症。这也是临床上保存活髓疗法的有利条件。

(二)年轻恒牙龋病的危害

年轻恒牙,尤其第1磨牙不仅在咀嚼上担负主要功能,而且在正常恒牙咬合建立过程中起着至关重要的作用。所以第1磨牙龋病,一旦继发牙髓炎、根尖周炎,最终导致残冠、残根、失牙时,对咀嚼功能、颌面部骨组织和软组织的生长发育、正常恒牙咬合建立所带来的危害,远比别的牙严重得多。上颌第1磨牙根尖接近上颌窦,是引起上颌窦炎的主要病源牙。又因牙髓组织疏松、根尖孔大、血运丰富,感染容易扩散。第1磨牙继发根尖周炎时导致相应部位淋巴结炎、蜂窝织炎、颌骨骨髓炎和颌面部皮肤瘘管的机会更多。

三、儿童龋病的诊断

尽管儿童龋病的分类多种多样,但临床诊断主要以病变和特定临床表现为依据。所以,儿童龋病的诊断一般并不困难,但是完全准确地诊断各型龋病也并非易事,必要时应根据条件选用一些准确性较高的特殊检查。

(一)儿童龋病的诊断方法

1.问诊　除问清患龋牙位、时间、症状外,还应问明儿童的饮食习惯,口腔卫生习惯,父母患龋情况。但无论是从患儿还是监护人员口中所得资料的准确性都较成人低。

2.视诊　浅龋可见窝沟点隙有墨浸状着色,光滑面有白垩色或黄褐色改变,中龋以上可见龋洞形成。易漏诊难以直接视诊的牙列末端牙齿的远中面和某些牙的舌面龋损,注意恒磨牙咬合面远中部分有无龈瓣覆盖。

3.探诊　探针尖能插入窝沟点隙或邻接面,且滑动受限,有被钩拉的感觉为浅龋。对已形成龋洞的患牙应探查龋洞的深度,洞底的软、硬度,有无穿髓点和探痛。勿漏探查恒磨牙咬合面远中龈瓣下的牙面。

4.叩诊　龋病无叩痛。

5.龋病探查　对视、探诊不易查明其范围和深度的邻面龋、潜行龋、龈下龋、充填物下的继发龋和深龋是否穿髓,应去龋探查加以确定。此法较为准确。

6.温度刺激检查　分冷、热刺激法,多用冷刺激法。常选用三用枪的冷风或冷水、细冰棒、氯乙烷棉球、热牙胶等刺激患牙。如能引起疼痛,且刺激去除后即停止,则为龋病;若刺激去除后疼痛仍持续一段时间则是牙髓炎;如不痛,需与死髓牙相鉴别。

7.X线牙片检查　龋病在X线牙片上表现为牙体硬组织中的透射阴影,主要用于检查邻接面龋、深龋、龈下龋和充填物下的继发龋。检查邻接面浅龋宜选𬌗翼片,如果邻接面牙釉质有小片密度降低的透射影像即可确诊。准确率在50%左右。

8.牙线检查　将牙线从两牙邻接处滑向邻接面,并紧贴可疑龋牙邻接面,从上而下,再从下而上地做水平拉锯式运动。若有粗糙或牵挂感,并且牙线上可见起毛或部分断裂现象,可能有浅龋。

9.透照光检查　用发光装置(钢笔式手电筒或特制手电筒或光固化灯)对牙的邻接面进行检查,正常牙体硬组织的光线亮度均匀一致,有龋病时光线散乱、偏暗,甚至变黑。

10.龋病检查液检查　龋病检查液是一种含1%酸性红丙二醇的染色液,滴入后能把有细菌感染的牙本质染成红色,深洞去龋时是一种很好的指示剂,以免切割无细菌感染的牙本质,防止意外穿髓。

(二)儿童龋病的诊断要点

1.浅龋　为牙釉质龋。无症状,窝洞点隙呈墨浸状着色且不易去除,探之粗糙或探针尖能稍稍插入,滑动有阻力;或见平滑面有白垩色或茶色斑块即可诊断。对难以诊断的邻接面龋,常需结合牙线、透照光和X线𬌗翼片等,大多可确诊。

2.中龋　为牙本质浅龋。激发痛因人而异,乳牙多不明显,无自发痛;龋洞为中等深度,洞内有食物残渣滞留,探痛和温度刺激痛不如年轻恒牙明显,洞底为黄褐色、棕褐色或棕黑色软龋,未穿髓。

3.深龋　为牙本质深龋。激发痛较中龋明显,但仍因人而异,无自发痛;龋洞较深,近髓(尤其在髓角处),但仍未穿髓。

4.继发龋　指充填后洞缘、洞壁或洞底再次发生的龋病。有牙体充填病史,通过常规视诊和探诊可确诊洞缘继发龋,洞壁或洞底继发龋则靠X线片或去补探查而确诊。

5.猛性龋　有嗜甜食、情绪紧张病史,特定临床表现是:短期内发生多牙位、多牙面的急性进展型龋病,常累及下颌前牙和牙尖、牙嵴。唾液少而稠。

6.奶瓶龋　有长期夜间就寝前喂牛奶或哺乳的不良习惯。特定的临床表现是:上颌乳切牙平滑面和上颌第1乳磨牙咬合面的广泛性龋病,下切牙无龋。

7.环形龋　见围绕上颌前牙牙冠颈部1/3处环绕一圈的特定龋损即可确诊。

四、儿童龋病的治疗

(一)乳牙龋病治疗的目的和意义

乳牙龋病治疗的目的和意义在于:终止龋病发展,预防继发龋,恢复牙冠形态,维持牙冠的近远中径和垂直高度,维持牙列完整,以利乳、恒牙的正常替换和正常恒牙咬合的形成,恢复咀嚼功能,促进颌面部和全身的生长发育。

凡是认为乳牙要替换、不需治疗的观点,必须得到彻底纠正。

(二)乳牙龋病治疗的难点

1.患儿年龄小,配合差,操作难度大。

2.牙冠小,高度低,牙体硬组织薄,制洞深度受限,固位形和抗力形差,修复物易脱落。第1乳磨牙和乳切牙更为突出。

3.髓腔大,髓角高,制洞时易发生意外穿髓。

4.龈缘和龈乳头位置高,临床牙颈部高于解剖牙颈部,窝洞邻接面的龈壁常位于龈下,制备困难。

5.受牙齿解剖形态和保护牙髓的限制,难以达到充分的预防扩展,易发生继发龋。

(三)去龋技术

1.非创伤性治疗技术(ART)　即用简单的器械去除窝洞内的龋坏组织,然后用玻璃离子修复材料充填修复窝沟。优点:不需用电动牙科设备,疼痛感轻。缺点:费时费力,成功率低。

2.化学机械去腐修复　目前研究较多的化学去龋材料为 N-单氯氨基丁酸,可以软化龋坏牙本质,促使已分解的牙本质胶原组织崩解而达到去龋的目的。具有良好的去龋作用。首先用手用器械(挖匙等)机械去龋,3％H_2O_2、5％次氯酸钠交替冲洗,初步去龋,再用 N-单氯氨基丁酸置于窝洞(约2分钟),冲洗,吹干,最后充填修复。研究发现该去龋材料对乳恒牙去龋无差异,故两者均适用。尤其对恒牙近髓预防穿髓可能有价值。

3.牙钻去龋法　是用牙钻磨去龋坏组织的常规方法。一般先用裂钻扩开龋洞,再用球钻去净龋坏组织。优点是既能去龋又能制洞;缺点是易痛,切割牙体硬组织多,易穿髓。

4.化学去龋法　是用化学药物软化、溶解龋坏组织的方法。

5.激光去龋法　用一定输出量的 Nd:YAG 或 CO_2 激光照射龋洞即可去龋。优点是无痛、杀菌,既能去龋又能制洞。缺点是价格昂贵,尚难普及。

6.空气喷磨去龋法　是用空气喷磨机的高压气流,将细微的 α-Al_2O_3 颗粒从精密设计的手机喷嘴喷向龋洞,去除龋坏组织和切割牙体组织的方法。优点是无痛、黏结修复时无须再酸蚀,缺点是所制洞形仍不适合银汞合金充填的要求。

7.龋坏组织是否去净的判断标准

(1)临床经验法:正常牙本质为淡黄色,质硬,锋锐挖匙不能去除,探针不能扎入,慢速切割之牙粉不黏牙钻。乳牙急性龋较多,软化牙本质色淡有时呈透明状,与正常牙本质在颜色上鉴别比较困难。

(2)药物鉴别法:涂淡碘油,软化牙本质染成褐色。涂二甲苯,软化牙本质色暗。较准确的是龋病检查液,能把有感染的牙本质染成红色,是一种较理想的去龋指示剂。

(四)治疗方法

1.磨除法　磨除法是用牙钻或砂石磨除表层龋坏组织,修整外形、制备自洁区、终止龋病的方法。多与药物疗法联用。

适应证是大面积浅龋或不合作的婴、幼儿,多用于乳牙的上前牙。

2.药物疗法　药物疗法是以药物处理龋蚀,使病变终止的方法。主要适用于龋损面广泛的浅龋或剥脱状的环状龋,不易制备洞形的乳牙。这类龋损常见于乳前牙邻面和唇面,有时也可见于乳磨牙之殆面和颊面。

(1)操作步骤

1)修整外形:去除龋蚀周围明显的无基釉或尖锐边缘,并修整外形,形成自洁区。

2)清洁牙面、干燥防湿:涂药前去除牙面上的软垢。欲用含氟药物涂布者,清洁牙面时不宜使用含碳酸钙的摩擦剂,因药物中的氟离子易与碳酸钙中的钙离子结合形成氟化钙,影响氟化物对牙齿的作用。牙面清洁后需吹干,用棉卷隔湿,辅以吸唾器,以免唾液污染牙面或将药物溢染他处。

3)涂药:涂药要有足够的时间,使药液浸润牙面。操作时应反复涂擦2～3分钟,每周涂1～2次,3周为1疗程。涂氟剂后30分钟内不漱口不进食。

(2)常用药物:常用的药物有2%氟化钠、8%氟化亚锡、酸性磷酸氟(APF)、硝酸银、38%氟化氨银和10%氟化钼酸铵等溶液。除硝酸银和氟化氨银外均无腐蚀性,可用于特别不合作的儿童。

1)适应证:同磨除法。

2)常见药物及选用:药物有2%氟化钠、75%氟化钠甘油,8%氟化亚锡、酸性磷酸氟、硝酸银、38%氟化氨银和10%氟化钼酸铵等溶液。关于抑龋效果,氟单用不如与其他离子合用,合用又以38%氟化氨银和10%氟化钼酸铵最有效,抑龋率乳牙为42%～60%,第1磨牙为24%～40%,对平滑面和点隙窝沟都有效。38%氟化氨银涂布后牙齿变成黑色,只适用于乳牙而禁用于恒牙,对软组织有一定腐蚀性。10%氟化钼酸铵不变色、无腐蚀,既适用于乳牙也适用于恒牙,是目前最理想的药物。

3.再矿化治疗　再矿化治疗是对脱矿、硬度下降、但尚未形成龋洞的早期釉质龋,涂布有利于矿物质沉淀的矿化液,或者用矿化液漱口,使之重新矿化的方法。

(1)适应证:为早期牙釉质龋。

(2)处方各异,但都应含钙盐和氟化物。

处方1:氯化钙1.5mmol、磷酸二氢钾1.0mmol、氯化钠150mmol,pH7.0

处方2:硝酸钙0.2g、硝酸锌0.01g、氯化锶0.01g、磷酸钾0.03g、氟化钠0.06g、酒石酸盐1.00g、蒸馏水100ml,pH6.0

(3)方法:局部涂布。清洁牙面,隔湿、吹干,用小棉球蘸药液涂布于病变处2～3分钟,每天1次,疗程不定,短则2～3月,长则半年以上。

4.修复术　修复术是采用手术切割,去净龋坏组织,并将窝洞制成一定的形状,在保护牙髓的状况下,用材料充填窝洞,以恢复牙冠形态和功能的方法。

(1)咬合面洞形设计和制备要点:咬合面窝洞的外形,应根据邻接面和咬合面的龋坏范围和程度、固位形和抗力形的要求全面考虑。颊舌壁,在窝沟处稍向内倾,从邻接面观为口小底稍大的梯形,既减少了固有咬合面牙体组织的切割,又获得了良好的固位、抗力形;在牙尖处按盒形洞要求制备,以免穿髓。洞缘与牙本质表面成直角,以免产生游离釉柱。

(2)邻接面洞形设计和制备特点:邻接面窝洞的外形沿着咬合面颊舌壁向颈部呈梯形扩展至龈缘下1mm,逐步制成阶梯和平坦的龈壁(宽1mm)。龈壁越接近颈部,轴壁就由垂直逐渐变为外倾,否则易穿髓。

(3)辅助固位沟的设计和制备:为了减少切割牙体硬组织,保护牙髓,又不使充填物折裂、脱落。除选择一般的盒形、梯形、鸠尾形固位外,还可根据情况,适当选择制备辅助固位沟,以加强固位。咬合面窝沟洞底处,可用倒锥钻制成潜凹固位;颊轴线角和舌轴线角处,可用小球钻向上制成固位沟;在圆钝的轴髓线角中部向髓、轴壁制成固位沟;在轴龈线角处加深成沟。

(4)修复的特点:浅洞可不垫底,中、深洞垫氧化锌丁香油水门汀或聚羧酸锌水门汀单层基底。Ivory或Ⅱ型成形片夹和相应的成形片适用于乳牙。

(5)修复术治疗的具体过程

1)切削对乳牙的影响:修复治疗中,无论是作充填术、嵌体或金属成品冠等修复方法时,均需用钻针切割乳牙牙质作窝洞或牙体制备。

机械性因素是指切削时的冲击和振动,对釉质的晶体起松散和粉碎作用。在高速切削、钻针的晃动及其轴有弯曲不正等时更易加速裂纹的发生。故临床上在切削牙质前后应注意检查钻针的锋利度、钻针轴是否正常以及手机安装钻针后转动时有无晃动现象等。

切削牙质时影响乳牙形成的另一个因素是产热,这是由于摩擦热致钻针乃至手机的温度上升。温度的高低与切削速度、切削压力、切削时间有关。产热在不同种类的钻针中也表现不一,产热之强弱次序为:不锈钢钻针＞金刚砂钻针＞碳钢钻针。在切削时,同时给予局部喷水降温,边切削边冷却降温,能降低摩擦热的温度。

高速切削乳牙,观察不锈钢钻针与金刚砂钻针对裂纹产生的影响,前者在窝洞缘所形成的纹多,且裂纹长而走向复杂,这是因其形态在切削时与牙质的接触点少于后者,冲击力相对集中所至。金刚砂钻针在切削时冲击力分散,产生裂纹少。

乳牙硬组织薄,切削时牙髓的反应比恒牙敏感而早出现变化。若在切削时,不注意高速切削的冷却,很易致乳牙牙髓受损乃致坏死。

2)充填治疗:充填治疗法即去除龋蚀的病变组织、制备洞形,用牙科材料充填、恢复其牙体外形。在制备洞形时应考虑到乳牙牙体解剖组织结构的特点,在修复外形时也应考虑到生理间隙的特点,不必勉强恢复接触点,尽可能恢复原形但不拘泥于牙尖嵌合的修复。在数个牙的牙冠崩坏时,应注意恢复咬合高度。制备洞形时尚应考虑到材料类别而有不同的要求。

①充填银汞合金时制备洞形的原则:注重其固位与抗力。

a.Ⅰ类洞:乳磨牙𬌗面窝分别发生龋者,若嵴完整,相隔之窝可分别形成各自的洞形。反之,嵴已受损而不明显,应连成单一的洞形。颊面或舌面窝沟龋局限时,可形成圆形或椭圆形之洞形。若龋蚀扩散到𬌗面沟时,应形成𬌗-颊或𬌗-舌复面洞形。由于乳磨牙𬌗面之颊舌径短,所制备洞形的颊壁、舌壁不能过薄,否则易发生折裂。一般,颊壁与舌壁之间的距离,最好为颊、舌侧牙尖间距离为1/3～1/2。又因乳牙颈部明显收缩,若邻壁过薄亦易折裂,此时应作Ⅱ类洞修复。

备洞时,禁忌先用圆钻在洞壁或深处转动,以免在洞壁形成无基釉,以及因视野不清而造成意外穿髓。制作𬌗面Ⅰ类洞时,应避免在髓角突出区制作倒凹。龋洞较深时,颊壁、舌壁和髓壁所形成之线角应稍圆钝,以免穿髓。𬌗髓壁处若局部龋蚀特别深时,为避免意外穿髓,不必强调底平。洞形也不能过浅,特别于𬌗面中央窝处,过浅则充填体呈薄片而易折裂。

乳前牙备Ⅰ类洞时,若洞形过深易露髓,过浅则充填体易脱落,应在许可范围内有一定的深度。倒凹应做在近中和远中部分,不能做在近髓的切端和龈端方向。

b.Ⅱ类洞:若为单面洞,乳磨牙邻面龋在接触点以下,且邻牙缺失或邻牙相接邻面亦有龋蚀,牙钻可以达到时,可制成单面洞形。颊壁与舌壁应达自洁区,龈壁之釉质与轴壁成直角,牙本质部分可稍斜向根方增加固位。备洞时应注意龈壁与轴髓壁所形成之线角处易露髓。

若为复面洞,𬌗面洞形制备的原则与Ⅰ类洞相同。鸠尾峡之宽度应为颊舌牙尖间距的1/3左右。由于乳牙颈部收缩明显,故龈壁越近牙颈方向,轴壁越近牙髓,越易露髓。为避免露髓,轴壁可做成倾斜状与牙髓保持一定的距离。轴髓壁与𬌗髓壁所形成之线角应修整成圆钝状,防止台阶的楔形力将充填体折断。由于乳磨牙牙颈部之釉柱多为水平向,龈壁亦作成水平状。颊、舌壁向邻面处与牙表面相交处以90°为理想角度,角度过大或过小易使该处之充填体或牙体发生折裂,导致充填失败。当乳牙接触点、龈缘或龋蚀较近𬌗面时,可制备成无台阶形复面洞。

c.Ⅲ类洞:在单面洞时,若乳前牙邻面龋在邻牙缺失或生理间隙较大时,可制备成单面洞。洞之外形大致成三角形,轴壁沿牙面略圆凸,各壁与轴壁呈直角相交,为增加固位,可在窝洞的3个角部略加倒凹。但在唇、舌轴点角处应注意,倒凹过度易致折裂。近切端比近龈端部离牙髓腔近,应避免露髓。

在单面洞制备困难时,若龋蚀近唇面或舌面时,可制备复面洞形。由于乳牙对美观的要求可低于恒牙,除由舌面扩洞作固位外,若龋蚀近唇面时,亦可由唇面扩大做成唇-邻面复面洞形。

d.Ⅳ类洞:乳牙的Ⅳ类洞,甚至广泛性龋或切端缺损时,均可用复合树脂修复,不用银汞合金。

e.Ⅴ类洞:制备乳牙Ⅴ类洞形时,在龈壁及𬌗壁可稍作倒凹,近中壁及远中壁沿釉柱排列方向稍向外倾斜。牙颈部环状龋时,不宜作银汞合金修复,可用复合树脂修复。

②去除感染的软化牙本质:去除软化牙本质是治疗龋病中早已确定的原则,临床上可以下列各点分辨是否有感染的软化牙本质残留。

a.牙本质的硬度:以探针或挖匙探挖,正常的牙本质是硬的。

b.牙本质的色泽:正常的牙本质为淡黄色,龋蚀之牙本质为黑褐色或褐色。慢性龋的色素沉着尤为明显。

　　c.涂药鉴别法：ⅰ.二甲苯：涂药后龋蚀牙本质色暗。ⅱ.龋蚀显示液：为 1.0％酸性品红丙二醇。

　　无论是急性龋或慢性龋，首先都是脱钙软化，其次是染色，最后是细菌侵入。近年来认为虽已软化但无细菌感染的牙本质，虽然磷灰石结晶减少但无质的变化，故能再矿化，临床上可以保留。而感染的软化牙本质，由于磷灰石结晶和胶原纤维已成非可逆性，又受细菌感染，不能发生生理性再钙化，故应去除。但仅以硬度和色泽的情况作为去除龋蚀的标准，是不全面的。例如可以保留的透明层，其硬度亦低于正常牙本质；染色的龋蚀组织和正常牙本质无明显的分界线，用肉眼观察难以区分。

　　龋蚀显示液可使感染的软化牙本质染色。窝洞内滴入一滴药液后即以水洗之，染成深红色处为应去除之组织，无染色或染成淡红色的可保留。深染色是由于局部无机质溶解，有机质受酸、细菌酶或外来物质等影响而变性所致。龋蚀显示液尤其适用于乳牙及年轻恒牙的急性龋，作为去除感染的软化牙本质的指示剂。

　　③窝洞的消毒：理想的窝洞消毒药物是杀菌力强，有扩散性和渗透性，不使牙变色，对牙髓组织无刺激性并有止痛安抚的作用。目前尚无理想的药物，一般选用樟脑酚液、麝香草酚酒精、氟化氨银和 75％乙醇等药物。深的窝洞应选用刺激性小的药物。有学者认为去除龋蚀组织后，用清水冲洗干净即可，不必用药物消毒。因为有的消毒药物并不能杀灭牙本质深层的细菌，有的药液对牙髓的刺激性大，而充填修复密封后，残留的少数细菌会受到抑制和减少。

　　④窝洞垫底：乳牙的釉质和牙本质薄，即使已近髓的窝洞也不如恒牙者深。若以磷酸锌黏固粉作单层垫底，则对牙髓有刺激性；若用氧化锌丁香油黏固粉及磷酸锌黏固粉作双层垫底，则银汞合金已无足够的位置。乳牙所受的咀嚼压力不如恒牙大，因此一般都选用对牙髓无刺激的氧化锌丁香油黏固粉作单层垫底，也可选用既对牙髓刺激小，又具有良好抗压强度的聚羧酸锌黏固粉作单层垫底。

　　⑤充填：

　　a.玻璃离子黏固粉充填：玻璃离子黏固粉因其对牙髓的刺激性小，与牙体，尤其和牙本质有一定的黏结力，有的还能缓释氟，抑制继发龋的发生，加之符合美观的需求，应用于乳牙充填修复日益增多。适用于乳前牙Ⅰ类、Ⅲ类和Ⅴ类洞形，乳磨牙颊、舌面之Ⅰ类和Ⅴ类洞形。

　　b.银汞合金充填：用银汞合金充填修复龋齿是一很古老的方法。由于复合树脂材料的开发和进步、汞污染环境以及美观等问题，此充填材料的应用正在明显地减少。

　　乳前牙虽因美观而几乎不用银汞充填，但是由于其耐磨性强，还可用于不被直视的舌面。此充填法仍适用于乳磨牙Ⅰ类、Ⅱ类、Ⅴ类洞形，也常用于无台阶型的复合Ⅱ类洞。

　　作复面洞充填时，除使用成形片夹安置成形片外，常可用 T 形成形片。

　　c.复合树脂充填：由于复合树脂材料的不断更新和改进，其固化时收缩减少，物理强度、黏结力和边缘封闭性增强，近年来应用范围较以前扩大，乳前牙和乳磨牙均可选用。适用于乳前牙Ⅰ类、Ⅲ类、Ⅳ类和Ⅴ类洞形的修复。也可用于多牙面龋、环状龋以及牙冠折断等修复治疗。复合树脂已成一既美观又日趋性能良好的充填材料。

在制备Ⅰ、Ⅱ类洞形时,以去除龋蚀及无基釉为原则,不需作倒凹加强固位,不必受充填银汞合金所需洞形的限制。对Ⅲ、Ⅳ类洞形,为增加复合树脂与釉质的黏结面,可在唇面和舌面之洞缘作斜面。但作Ⅳ类洞时,斜面不能达切端处,因为此处直接承受咬合压力,不宜过薄。

乳前牙切端龋损或广泛性龋蚀时,可以选择大小合适的成品塑料冠套辅助充填,以达到完美的目的。此方法是在去除龋蚀后,经酸蚀剂、黏结剂处理后,在牙面涂一层复合树脂,在形态、大小合适的塑料冠套内注入复合树脂,套在所修复的牙上。待复合树脂硬固后,去除冠套及牙颈部多余的树脂即可。

由于乳牙的牙冠表面有无釉柱层和有机的薄膜,釉质的有机质含量比恒牙多、钙化差,因此在用复合树脂充填时需做的酸蚀效果比恒牙差,应保证足够的酸处理时间。现临床上常用30％～40％的磷酸作用45～60秒。有报告观察乳牙的酸处理与复合树脂黏结力的情况,认为40％磷酸的酸处理时间以90秒为佳。近来又有酸处理所需时间较短为15秒的产品应用,在临床应用于乳牙时,酸处理时间亦需适当增加,有学者认为2倍于恒牙所需时间为宜。酸处理后经清洗、吹干,肉眼可见牙面呈白浊样,失去正常光泽,可以认为已起到良好的酸蚀作用。

酸处理后用水冲洗,用压缩空气的气枪吹干牙面。吹干牙面的时间以30秒为佳。过度的干燥会刺激牙髓,也影响复合树脂的黏结力。黏结剂的涂布应使之成一薄层,过厚易剥脱并刺激牙髓。用注射器状充填器,注入式充填复合树脂能避免气泡混入充填体内。

5.黏结修复　是指通过物理和化学黏结作用将材料和牙体组织连接成一体的修复技术。一般分为酸蚀-复合树脂修复、酸蚀-黏结剂-复合树脂修复、黏结剂-复合树脂修复和(玻璃离子水门汀)直接修复4类。特点如下:

(1)适应证扩大:随着黏结剂和复合树脂性能的改善,黏结修复已逐步适合于乳、恒牙所有牙体的修复。

(2)不强调固位和抗力形:去净龋,窝洞即成。薄壁弱尖、空悬釉柱都应尽量保留,最大限度地保存了牙体硬组织。

(3)不做预防性扩展:黏结修复材料不但与洞缘密合,而且以毛细管形式伸展到窝沟底部。所以无需切割正常牙体硬组织和窝沟做预防性扩展。然而对于邻接面不洁区内有脱矿的牙釉质,或与洞缘相连的即将龋坏的窝沟,最好去除。

(4)洞缘形态设计:以洞缘角(洞壁与牙面之间的角度)90°～120°(洞壁倾斜度60°～90°)为宜。若洞缘角大于120°,充填的复合树脂易滑动,减弱黏结力。图为田氏设计的洞缘斜面,可避此弊。

(5)深洞点状垫底:为加强复合树脂与牙本质的黏结面积,一般只在深洞近髓处做点状垫底。垫底材料有自凝氢氧化钙、玻璃离子水门汀、聚羧酸锌水门汀等。

(6)酸蚀:浅洞和中等深洞应酸蚀以增加固位,深洞近髓处垫底后方可酸蚀。乳牙牙釉质有机质成分高、钙化差,酸蚀时间可延长到1.5～2分钟。

(7)修复:水洗吹干,涂黏结剂,充填复合树脂,光固化(或自凝),调整咬合,磨光。

6.嵌体修复　主要用于乳磨牙Ⅱ类洞的修复。材料多选银合金。方法多采用形态和邻接关系恢复良好的间接法。国外应用较多,国内应用较少。

（1）窝洞类型及制备特点：基本洞形为底小口大，洞缘为斜面的稍外敞的盒形洞。嵌体抗压强度高，洞的深度和宽度低于银汞合金充填的要求。窝洞各轴壁必须彼此平行，点线角明显，但不能制成倒凹。

1）Black式Ⅱ类嵌体洞的特点：在制备银汞合金充填Ⅱ类洞的基础上赋予嵌体基本洞形即成。

2）片切式Ⅱ类嵌体洞：咬合面部分与Black式Ⅱ类嵌体洞制备相同；邻接面不制备外敞的梯形和阶梯。与Black式相比，切割牙体硬组织少，预防扩展充分。片切邻接面时，颈缘应沿龈缘预备，为使颈缘稍位于龈缘下，应从牙轴平行线向牙尖方向倾斜，舌侧倾斜稍大于颊侧。为防蜡型变形，可将轴髓线角中部向髓轴方向加深成沟。

3）Willett式嵌体洞：邻接面制备同片切式，咬合面是按外敞盒形洞向所有颊舌窝沟扩展而制备的洞形。因固位好，洞可制浅，是适合乳磨牙的嵌体修复洞形。

（2）基本步骤：去龋、制洞、取模、制蜡型，包埋铸造，工作模上试戴、调整咬合、磨光，口内试戴、抛光、黏固、调整咬合、抛光。

7.全冠修复　常用于其他方法难以恢复其形态和功能的牙冠大面积龋损，颈部龋深而无法制备颈壁或与邻接牙间隙大的患牙。此外也适应于牙釉质发育不全、外伤牙的修复和缺隙保持器的固位体。乳磨牙多用预成金属壳冠，乳前牙多用复合树脂冠。

（五）治疗中应注意的问题

对年幼者的龋病临床治疗有一定的难度，为使达到良好的疗效，应注意以下问题：

1.取得家长的认同和患儿的配合　在治疗工作开始前应耐心详细地向家长说明治疗的目的、意义和选用的方法。除此，获取患儿的信赖、亲切的态度和熟练的技巧是使治疗操作等得以顺利进行的保证。

2.药物的腐蚀与刺激　药物治疗乳牙龋齿或消毒窝洞时，由于硝酸银和氟化氨银等药物都有腐蚀性，操作时要做好隔湿，防止局部软组织化学性灼伤。

3.意外露髓　制备洞形时一定要熟悉乳牙髓腔解剖特点，加强责任心，避免意外暴露健康牙髓，使患儿遭受痛苦。

4.继发龋　指充填或冠修复后，与修复体相接之洞壁或洞底发生龋蚀。乳牙继发龋的特点为发展快、范围广并有多发的倾向。乳牙易产生继发龋的原因是：

（1）乳牙的矿化程度偏低，儿童喜食糖类，口腔卫生较差。

（2）制备洞形时，儿童不合作，感染的软化牙本质未除尽。

（3）受乳牙解剖形态的限制，在制备洞形时，不易达到预防性扩展、抗力形和固位形应有的要求，无基釉质或充填体折裂，而引起继发龋。

（4）乳牙颈部明显收缩，成形片与木楔的使用难以达到理想的要求，影响充填体恢复牙冠的外形或成品冠的周缘难以与牙体密合。

（5）牙龈乳头位置较高，操作时局部易因唾液、出血而污染，造成充填材料或冠黏结材料不密合。

（6）治疗时幼儿不合作或充填后患儿不遵守医嘱，过早咀嚼硬食物影响修复体质量。

5.充填后疼痛　乳牙充填后发生疼痛或根尖肿痛的因素较多。制备洞形时的机械切削、振动及温度可刺激牙髓；近牙髓的窝洞，使用强刺激的消毒药，也可刺激牙髓；窝洞较深未垫底或垫底不完善，冷热易于传导而刺激牙髓；制备洞形时意外穿髓后未发觉或未及时处理，致充填后并发牙髓炎而疼痛。有时龋牙已露髓，但检查时未能发现，称之为隐性露髓。这种情况往往牙髓是有炎症的，甚至牙髓已坏死。后者因患儿于制备洞形时无反应，误认为正常，导致充填后并发根尖周炎，因此治疗中应注意患儿的反应及患牙的活力。充填体过高、充填体悬突等也可引起充填后咀嚼时疼痛，以及牙龈、牙周炎症。

6.充填体折裂和脱落　无良好的固位力和抗力可致充填体折裂及脱落。窝洞周围所留牙体组织过薄、过锐易折裂而导致充填体脱落。又如充填材料调配不当、隔湿不彻底可影响材料的性能而易发生折裂或脱落。治疗后过早地咀嚼食物也易发生充填体折裂或脱落。

7.牙体折裂　乳牙患龋常可同时发生于多个牙面上，若龋蚀范围较广，留存牙体组织少，充填后牙齿易折裂。因此应适当降低牙齿的功能尖或做成品冠修复。

8.冠修复的脱落、穿孔及龈炎　选用的成品冠过大、冠缘与牙颈部不密合、黏结冠的黏固粉被溶解等.都可使冠修复后容易脱落。乳牙的成品冠薄、硬度较差，可发生磨损及穿孔。若修复时冠缘过度插入龈缘下刺激牙龈，或冠缘不合适易致食物滞留龈缘，刺激牙龈发生炎症。因此，在冠修复时一定要选用大小合适的冠，使冠与牙体紧密接触，黏结时用复合树脂注入冠内，可以避免冠的脱落与磨损穿孔。冠缘的修整及位置很重要，以免刺激牙龈。

（李向东）

第四节　乳牙的牙髓病、根尖周病

一、乳牙的解剖生理特点

儿童牙髓病、根尖周病的临床症状和治疗原则与乳牙髓腔、根尖周的解剖生理特点有很大关系，因此必须熟悉掌握，才能更好地应用于临床实际。

乳牙的髓腔形态与恒牙的髓腔形态相近似，它与恒牙相比有下列特点：

（一）乳牙牙体的解剖生理特点

1.髓室宽大，年幼的乳牙冠髓、根髓腔分界不明显。

2.髓角高，尤其是乳磨牙近中髓角细长，突入牙本质。

3.髓腔壁薄，即牙髓腔与牙冠表面距离近。

4.髓室底薄，根分叉大、副根管多、变异大，故临床上乳牙根尖周炎瘘管位置多偏上，在髓底处。临床上经常见到牙髓尚未坏死，牙髓炎症已通过髓底和副根管，扩散到根分叉处组织引起炎症，甚至牙龈脓肿。

5.根尖孔粗大和牙根生理性吸收。乳牙在刚萌出时，根尖孔未完全发育形成，待牙根发育完成不久,又开始发生吸收,故根尖孔较恒牙粗大。乳牙的牙根存在生理性吸收和病理性吸收两种。乳牙牙根在替换期出现生理性吸收,活动期与静止期交替,故时而牙齿松动,时而稳定。在临床上需与病理性松动相鉴别。乳牙根在牙根发育完成后 1～3 年开始吸收,此阶段为牙根稳定期,在临床上是行根管治疗的最佳时机。

6.乳牙硬组织有机成分高,钙化度低。牙本质小管粗大,渗透性强,尤其在颈部,故乳牙邻面龋极易使牙髓受到损伤。

7.乳牙牙髓组织较恒牙组织疏松,胶原纤维少,血管分支多,血供丰富。感染后,炎症易于扩散,很快引起根尖周炎症。但若治疗及时,增生修复作用也很强。

乳前牙一般为单根管,上颌乳磨牙与恒牙相似,多为 3 个根管,颊侧 2 个,腭侧一个较粗大。下颌磨牙则变化大,可为 2～4 个根管。

乳牙牙髓的神经细胞未完全发育成熟,且神经纤维少,故感觉不如恒牙灵敏。临床上经常发现患儿牙龈肿痛才就诊。

(二)乳牙牙周的解剖生理特点

1.乳牙根尖周组织疏松,纤维成分少,主纤维不成束排列,脓液易从龈沟溢出。

2.乳牙牙槽骨骨质疏松,血供充足。如有炎症,扩散迅速,易引起肿胀,出现全身症状。但若控制及时,炎症消退亦快。

(三)乳牙与恒牙胚的关系

乳牙的下方有恒牙胚,前牙恒牙胚位于乳牙的舌面,后牙则位于乳磨牙的根分叉下方。故乳牙根尖周组织感染可引起恒牙胚的损伤,出现发育不全,发育迟缓。

二、治疗目的

乳牙是儿童咀嚼器官的重要组成部分,对儿童的生长发育及恒牙萌出、恒牙列形成、牙弓的正常发育及颅面部形态、发音、心理健康等都起着重要作用。所以对乳牙牙髓病根尖周病应及时治疗,尽可能保留患牙。

治疗目的主要有:

1.减轻疼痛、消除症状。

2.保留患牙,行使正常的咀嚼功能,以利儿童生长发育。

3.促进颌面部、牙弓的正常发育。

4.更好地发挥乳牙对继承恒牙胚的引导作用,消除根尖炎症对恒牙的影响。

三、检查和诊断

由于患儿不能像成人那样确切叙述病史、描述症状,家长亦不是亲身感受,难以明确代诉,临床检查的某些项目,对儿童使用时可信度较成人低,加之牙髓病临床诊断和病理诊断的符合率较差,因此就更需要依靠医生耐心,仔细地检查,做出恰当的诊断。临床检查应注意下列几点：

（一）疼痛

1.牙髓炎的疼痛有其特征性，所以仔细询问患儿和家长患牙疼痛的情况，是仅在饮食时受冷热刺激或食物嵌入龋洞时发生疼痛，还是自发性疼痛。特别是夜间自发痛，从中可推测病变的程度和范围。

2.儿童无疼痛史不能作为牙髓无病变的依据。

3.有自发痛史表明牙髓有炎症，不适宜保存活髓。

4.有反复肿痛史的肯定有根尖周病变。

（二）肿胀和瘘管

1.肿胀和瘘管是诊断根尖周病的主要依据。

2.单根乳牙牙龈肿胀一般牙髓已完全坏死，多根乳牙牙龈肿胀，牙髓不一定全部坏死，仍可有部分活髓。

（三）叩痛和松动

1.广泛的牙髓炎症或根尖周病变可出现叩痛，但较小儿童叙述不太可靠。

2.乳牙有一定的生理性松动，为避免误诊，应与对颌同名牙作对比。

3.检查患牙的松动度。若患牙牙髓虽仍有探痛等活力反应，但牙松动度明显，则说明炎症波及根尖周组织。

叩痛是通过叩诊检查来反应，可分为垂直叩诊和侧向叩诊两种方式。垂直叩诊反应根尖周情况，侧向叩诊反应某侧牙周情况。做该项检查时必须排除儿童不理解什么是叩诊疼痛反应，而误认为叩诊之局部感觉，加之惧怕心理而诉说的疼痛。

（四）临床肉眼检查

乳牙牙髓炎大多由深龋造成，有的龋洞看上去不深，但实际上已很接近牙髓，使牙髓受到侵犯。

1.真正的龋源性露髓一般均有牙髓炎症。

2.针尖大小的露髓，牙髓坏死可能性或大或小。

3.较大的露髓或露髓处出血较多则表明牙髓有广泛的炎症。

（五）X 线检查

有助于乳牙牙髓病、根尖周病的诊断，选择治疗方法，推测预后，便于操作，应注意以下几点：

1.髓腔的情况　了解龋洞深度及与髓腔的距离，髓腔有无钙化、吸收。

2.根尖周组织的情况　根尖部或根分歧处有无骨质破坏，髓室底吸收或髓室底穿通，牙根生理性吸收的程度，根管的解剖形态、长度。

3.继承恒牙胚发育状况　如牙囊外包绕骨壁是否完整，恒牙牙胚钙化发育程度。

但是，现在家长对 X 线的放射性危害考虑较多，尤其是对幼儿拍摄。如果通过临床一般检查已能确诊的，尽量少拍 X 线片。

（六）牙髓活力测试

临床上一般用温度测试和电测试两种方法。临床上无论是温度测试还是电测试，对乳牙虽有助于诊断，但对年龄幼小的儿童，很难获得可信赖的答复。

四、乳牙牙髓病

乳牙牙髓病指牙髓组织的疾病，发病因素为细菌毒素、化学药物、充填材料或制备洞型时机械切削产热等因素对牙髓的刺激，以及牙受猛烈撞击而影响牙髓活力，但临床上最多见的还是深龋而致的牙髓炎。

（一）乳牙牙髓炎的发病特点

1.多为慢性过程，出现急性症状大多为慢性炎症的急性发作。

2.乳牙慢性牙髓炎可伴有根尖周感染，常见于根分歧下方的根尖周组织。这是由于根分歧处侧支根管多、髓室底壁薄，感染易扩散。

3.牙髓炎症易引起牙根吸收。给临床治疗带来一定的难度。

（二）乳牙牙髓病的临床表现和诊断要点

乳牙牙髓病根据临床表现一般分为四型：急性牙髓炎、慢性牙髓炎、牙髓坏死、牙髓变性。

1.急性牙髓炎　急性牙髓炎大多有深龋、外伤史或最近有补牙史。临床表现主要是剧烈的疼痛，疼痛性质具有下列四个特点：①自发性阵发性疼痛。②疼痛在夜间加剧，平卧时加剧。患儿常夜里痛醒哭闹。③疼痛不定位。④温度刺激可使疼痛加剧，但乳牙牙髓炎对温度刺激的反应不如成人牙髓炎强烈。

临床检查一般均有深的龋洞，探之疼痛，叩之可有不适，或有充填物等。

诊断依据病史、疼痛的性质、检查及温度测试不难确诊。

2.慢性牙髓炎　慢性牙髓炎大多数由龋病发展而来，是临床上最常见的牙髓病。一般按有无穿髓分为慢性开放性牙髓炎和慢性闭锁性牙髓炎。慢性开放性牙髓炎又可分为慢性溃疡性牙髓炎和慢性增生性牙髓炎。

临床表现不典型，由于症状较轻，不易引起家长重视，一般可有轻微疼痛，或进食时食物嵌塞，或过冷过热刺激时才引起疼痛。刺激除去后，疼痛常保持一段时间。临床检查一般有深龋，可有穿髓孔，探之疼痛、出血。慢性增生性牙髓炎，可探及髓室息肉，乳牙髓底较薄，髓室底穿较恒牙多见，故要仔细检查息肉蒂部加以鉴别，但息肉探之疼痛，患儿一般不能配合，故需 X 线片加以确诊。

根据临床表现不难诊断。有髓室息肉者需查明蒂部来源。

3.牙髓坏死　牙髓坏死多数是牙髓炎进一步发展的结果，从局部坏死发展到全部坏死，一般无明显临床症状，往往是由于抵抗力下降，引起根尖周炎出现疼痛时才就诊。牙冠可变色，呈暗黄色或暗灰色。深龋已穿髓者，探之无痛觉，开髓时有恶臭味，X 线片可见根尖区硬骨板破损，骨质稀疏。

诊断主要根据牙冠变色，牙髓已无活力，开髓时有恶臭。

4.牙髓变性 牙髓变性,乳牙主要是牙体吸收。乳牙有生理性吸收和病理性吸收两种:生理性吸收是指乳牙牙根吸收;病理性吸收有内吸收和外吸收,一般无自觉症状,往往是出现患牙松动时就诊,内吸收时牙冠可呈粉红色。

诊断主要依据 X 线片,观察到牙体吸收。

(三)乳牙牙髓病的治疗

在诊断乳牙牙髓病变时,应根据患牙的病情,生理状态以及患儿的年龄给出治疗方案。乳牙牙髓组织血管丰富、组织疏松,防御力和恢复力强,是牙髓治疗的有利因素。特别是对年幼的儿童,为使乳牙尽量保存至生理替换期,保存活髓是应当加以重视的。但由于牙髓组织随着牙根生理性吸收而发生变化,这就应以保留患牙为主,而非强调保留活髓组织。

乳牙牙髓病的治疗方法有下列几种:

1.盖髓术 盖髓术,是指在严格的消毒条件下,将盖髓剂覆盖在已经显露或即将显露的牙髓组织上.隔离外界刺激,促使牙髓形成修复性牙本质,从而保留牙髓活力的一种治疗方法。

目前临床上应用最广泛的盖髓剂是氢氧化钙制剂,它能诱导修复性牙本质形成,其强碱性有中和酸性产物、抗菌和钙化作用。但氢氧化钙有较强的细胞毒性,长期可引起牙髓退变、内吸收且无直接杀菌作用。应用氢氧化钙后,盖髓创面形成的修复性牙本质称为牙本质桥。在术后 1 个月 X 线片上可见明显的牙本质桥,牙本质桥下方的牙髓组织保持活力,无炎症细胞。由于氢氧化钙的缺点,国内外学者都在找寻一种理想的盖髓剂。目前研究较多的是生物制剂,如磷酸钙、骨形成蛋白(BMP)、牙本质磷蛋白、纤维黏结蛋白(FN)、超氧化物歧化酶等。

(1)直接盖髓术:是指将盖髓剂直接覆盖于穿髓处。

1)适应证:健康、可逆的牙髓组织。①制备洞型时意外露髓、露髓孔直径≤1mm。②外伤露髓时间短,一般不超过 5 小时,牙髓未被污染。

2)禁忌证:①龋源性露髓或有牙髓炎和根尖周炎的患牙。②露髓孔直径>1mm。③外伤后牙髓暴露时间过长,并被污染。

3)术后观察与疗效判定:术后观察项目包括一般症状、牙髓活力测验、X 线片检查。在术后 1~2 天有不适感或对冷热刺激敏感,多属正常现象。此类症状若持续 1~2 周后,经处理仍未减轻消失者,或症状渐加重者为治疗失败,应改用其他治疗。术后 3 个月、6 个月、12 个月按期复查。复查时检查牙髓活力,X 线片观察穿髓孔处钙化情况及根尖发育情况。经过 1~2 年的观察,才可准确判断疗效。

4)操作注意点:①严格消毒隔湿,对备洞可能露髓的牙齿,必须按照盖髓术要求准备,逐层去除污染物质,一旦露髓及时采取措施。②窝洞冲洗用温生理盐水,减少对牙髓的刺激。③窝洞消毒用刺激性小的药物,不能用酚制剂。④盖髓剂要准确地放在露髓孔处,暂封时切忌加压。⑤去除暂封时必须小心,不能将暂封物全部除去,再次露髓。⑥术中使用器械钻磨牙体组织时,注意冷却,减少对牙髓组织的刺激。

(2)间接盖髓术:是指对深龋、外伤近髓无牙髓炎症或变性,无牙痛史的患牙进行的盖髓术。通过此治疗抑制龋蚀进一步发展,促进修复性牙本质形成,使脱钙的牙本质再矿化,保护牙髓。

1)适应证:深龋、外伤近髓无明显牙髓炎症状。

2)操作方法:与直接盖髓术大致相同。

2.牙髓切断术　牙髓切断术的目的是去除感染的冠髓,保存未污染的根髓,可分为活髓切断术和失活后断髓术。

(1)活髓切断术:适用于炎症仅局限在冠髓,把冠髓切除,用促进创面愈合形成钙化或组织固定的药物覆盖于断面上,保持根髓的活性。这在儿童牙科的髓病治疗中是一个常用的方法。乳牙的活髓切断术,依据所用药物的不同分为氢氧化钙活髓切断术、甲醛甲酚(Fc)活髓切断术、戊二醛活髓切断术。

1)适应证:深龋、外伤露髓或乳牙的各种急、慢性炎症,只局限于冠髓。

2)禁忌证:①牙齿接近脱落期,牙根吸收超过根长 1/2,或下方继承恒牙的牙冠无骨覆盖。②有自发痛史。③根尖或根分歧病变。④牙髓有浆液性或脓性渗出物。⑤冠髓切除后不能控制出血。⑥患牙有瘘管存在。

3)操作要点:①无痛操作至关重要。②注意无菌操作。③去冠髓时不能伤及根髓,髓室中不能残留牙髓组织,若有出血可用 1% 肾上腺素小棉球轻压止血。④放置盖髓剂避免加压。⑤用温的冲洗液冲洗,减少对牙髓组织的刺激。⑥操作过程中应注意观察牙髓组织的情况,露髓和断髓面有少许出血,组织呈鲜红色的是适应证;若渗血明显、量多,组织呈暗红色,说明炎症范围广,应选择相应的治疗方法。

4)成功的标准:①牙齿无任何临床症状,能正常行使咀嚼功能。②X 线片示牙根无内、外吸收,根尖周组织无病理改变,恒牙胚发育正常。

5)优缺点:此法疗程短、能保存根髓活力,但操作要求高,消毒严格,一次治疗时间偏长,患儿不易耐受,一般对不合作儿童不做。

氢氧化钙活髓切断术在乳牙的成功率较低,原因可能与牙髓炎的临床诊断和病理诊断是否一致有关。失败病例可见牙根吸收、根分歧部位牙槽骨吸收、根管内外吸收及牙齿松动。

Fc 活髓切断术:由于 Fc 药物有一定的杀菌抑菌、消毒和对组织的固定作用,因而此治疗在适应证的选择上比氢氧化钙活髓切断术宽。Fc 活髓切断术是将浸有 Fc 药液的棉球放置在牙髓断面上 3~5 分钟,然后去除棉球,断面上敷以 Fc、丁香油各 1 滴与氧化锌调拌成的糊剂。

戊二醛活髓切断术:戊二醛是一种超微结构保存好、渗透较快的固定剂。与 Fc 比较具有下例优点:①固定组织的作用比 Fc 快。②不透过根尖孔,而 Fc 分子可透过根尖孔分布在牙本质、牙周韧带、骨,甚至继承恒牙胚。③对组织的毒性比较低,故近几年戊二醛活髓切断术已渐渐替代了 Fc 活髓切断术。

(2)髓失活后牙髓切断术,又称干髓术:是用失活剂使牙髓失活后,将干髓剂置于根髓断面,使残留的根髓组织呈干尸状,处于无菌状态,并利用牙周膜的生理修复功能形成纤维瘢痕组织,使根尖孔封闭钙化,维持牙齿的正常功能。失活剂在乳牙多用金属砷或多聚甲醛。

1)髓失活后牙髓切断术原则上适用于牙根稳定期乳磨牙牙髓炎或根尖周炎不合作患儿。一般分 2 次完成:

第 1 次治疗先用失活剂使牙髓失去活性,7~10 天复诊。亦可在局部麻醉下去除冠髓,将

Fc 棉球封入窝洞失活根髓。嘱家长提醒患儿不能用封药侧牙咀嚼食物。

第 2 次治疗完成充填：①复诊时检查患儿封物是否完好，有无叩痛。②若封物完整，无叩痛，牙龈组织完好，去除暂封物，取出失活剂，去尽龋蚀，制备洞型，揭去髓室顶，挖去已失活冠髓并去除根管口下根髓约 1mm。③用无水酒精干燥髓腔，将蘸有 Fc 的小棉球放在根髓断面 1～2 分钟，俗称"Fc"浴。④放干髓剂：将适量干髓剂放于根管口轻压使其紧贴根髓。⑤磷酸锌黏固粉垫底，永久充填。如果复诊时有叩痛/探痛出血等，可用 Fc 棉球换一次药。

2）操作注意事项：①严格掌握适应证。②不能用亚砷酸作失活剂。③必须明确告知患儿家长按时复诊及不按时复诊的严重后果，并让家长提醒患儿封药侧不能咀嚼食物。④邻面洞封失活剂时必须初步制备洞型并严密隔湿。暂封剂不能太干，以免使失活剂移位或嵌入穿髓孔引起剧痛，亦可先用磷酸锌黏固粉在邻面做壁后再封失活剂，以免药物渗漏。⑤干髓剂不能放在髓室底。

3）干髓术治疗中可能出现的问题及预防：

①封失活剂后牙齿疼痛：封失活剂后立即疼痛，若疼痛不严重可向家长解释清楚，一般几小时后疼痛可缓解。但如果疼痛剧烈，则应立即拆除暂封，用丁香油小棉球安抚止痛，待疼痛缓解后，再封入失活剂，切忌加压。

②失活剂烧伤牙龈、牙槽骨的处理：用锐利挖匙挖去坏死组织，直刮到患儿有疼痛感，露出新鲜肉芽组织，用 3% 双氧水冲洗，然后置入碘制剂或碘仿纱条。

③失活剂烧灼根尖组织引起化学性根尖周炎。因封药时间过长，根尖孔粗大或替换期乳牙根吸收明显等原因，应将牙髓全部拔除，用 3% 双氧水和生理盐水交替冲洗、吸干。根管内封入碘仿糊剂，待症状消除后用碘仿糊剂根充。

④干髓治疗后疼痛：a.一般隐痛，多为组织反应，1～2 周可消除。b.患牙明显叩痛，松动，牙龈肿胀表明根尖周组织有病变，应立即开放，症状缓解后改行根管治疗。c.轻微叩痛，充填物有亮点，应调殆。d.若出现自发痛、冷热痛加剧则为残髓炎，应重新治疗。

干髓术因操作简单，价格低廉，消除症状立竿见影，而仍在临床应用。但乳牙干髓术可引起牙根过早吸收，且因乳牙根髓较粗大，不易干化，免疫学研究干髓剂可作为一种抗原或半抗原引起根尖周组织的免疫反应，在国外已很少应用。但对于不能和医生合作的幼儿，及医疗条件、经济条件受限时仍可适用。

3.牙髓摘除术 是将感染的牙髓组织全部摘除，根管消毒预备后用根管充填材料将根管充填而保留感染患牙的一种治疗方法。适用于全部牙髓炎、牙髓坏死或坏疽。操作步骤同根管治疗。

五、乳牙根尖周病

乳牙根尖周病是指根尖周围组织或根分歧部的牙骨质、牙周膜、牙槽骨等组织的炎症。主要由牙髓病发展而来，牙齿外伤，不当的牙髓治疗如失活剂烧灼，扩根时操作粗暴，物理、化学刺激等亦可引起根尖周病。乳牙根尖周炎可分为急性根尖周炎和慢性根尖周炎，两者可互相转化。

(一)发病特点

1.早期症状不明显,就诊时病变已较严重。

2.根尖周脓肿或瘘管多发生在根分歧部位。

3.乳牙根尖周感染时易从牙龈沟排脓,多次发作的病人治疗不易成功。

4.乳牙根尖周感染扩散迅速,很快达骨膜下,且不易局限化,迅速导致间隙感染,出现全身症状。

(二)临床表现和诊断

1.**急性根尖周炎**　有自发性、持续性且较局限性的疼痛,不敢咬合,患儿多数不肯进食。患儿一般能准确指出疼痛的患牙,检查时多能发现龋齿,叩痛明显,牙齿可松动。若发展到急性根尖周脓肿时,出现牙龈红肿,压痛,所属淋巴结肿大,触痛,间隙感染时可伴有全身症状。

2.**慢性根尖周炎**　一般无明显自觉症状,在根分歧处或根尖处可见瘘管,常有反复肿痛史。当抵抗力下降时可急性发作,一般都是家长无意中发现瘘管或行其他牙治疗时发现。X射线可显示根尖区或根分歧区骨质破坏透射影。

(三)乳牙根尖周炎的治疗

治疗原则:控制病变、保留患牙至正常替换期。

1.**急性根尖周炎的应急处理**　急性根尖周炎根尖脓肿应及时开髓引流,迅速减轻患儿的痛苦。

(1)开髓引流:从龋洞距髓角最近的部位开髓。幼儿最好用圆钻防止患儿头部突然转动而损伤牙龈、唇颊黏膜。开髓时动作要轻,应注意固定患牙,沿穿髓孔处揭去髓室顶,拔除根管内残髓使根管通畅。用次氯酸钠、双氧水和生理盐水交替冲洗,调稀,并在髓室内放入浸有消炎止痛药物的小棉球,以防食物嵌入堵塞引起剧痛。

(2)脓肿切开:当急性根尖脓肿发展到骨膜下或黏膜下,脓肿波动明显时,必须同时切开排脓引流,才能有效控制炎症。脓腔较深时放置引流条1~2天。

(3)全身治疗:当急性感染出现间隙感染并伴有全身症状时,应配合全身治疗,给予抗生素支持疗法。

急性根尖周炎的患牙若牙体、根尖周组织破坏不严重,牙根生理性吸收不明显,急性炎症控制后可行根管治疗。急性炎症期患牙松动明显,不能以松动度作为拔牙适应证的唯一指标,待炎症控制后,观察松动度。慢性根尖周炎应根据该牙是否已达替换期,病理性松动度,牙体破坏程度,牙根吸收情况,根分歧或根尖骨质破坏范围及病变与继承恒牙胚的关系而决定患牙是否保留。

2.**根管治疗术**　根管治疗是用机械和化学处理的方法,清除根管内的感染组织,经根管冲洗消毒并用可吸收的充填材料充填根管,从而促进病变的根尖周组织愈合的一种治疗方法。

(1)适应证:各型乳牙牙髓炎,根尖周病变。

(2)操作步骤

1)去龋开髓:去尽龋蚀,制备洞型,开髓一般用圆钻,磨牙开髓从最粗大的根管处进行,开髓后用圆钻沿髓室做提拉动作,切忌用裂钻向深部钻入以免伤及髓底,尤其下颌第 1 乳磨牙。

2)根管预备:①拔髓,测定工作长度。开髓后立即冲洗髓腔,擦干,检查根管口,用大小合适的拔髓针沿根管壁慢慢插入达根管 1/3 处,旋转一圈,再将拔髓针直线拉出,切忌将拔髓针超出根尖孔。乳牙由于根尖孔粗大,不像恒牙有明显的阻力感。②清理、扩大和冲洗,三者交替进行。可选用手工或机械预备,一般根管扩大 3 号(25#)即可。根管冲洗不要使用刺激性大的药物,一般用注射器注入,不可加压插入冲洗,最后必须用生理盐水或蒸馏水结束。

3)根管消毒:根管冲洗、拭干,将浸有消毒液的小棉捻置入根管或将浸有药液的棉球置于根管口,上置干棉球用氧化锌丁香油暂封 1 周。常用的根管消毒液有氢氧化钙、碘仿糊剂、抗生素等。

4)根管充填:1 周后复诊,若无症状,去除暂封,干燥根管,用预备根管的扩大针反复旋转,将根充糊剂导入根管。从最大型号依次到最小型号,然后再用黏稠的糊剂加压向根管内充填。初学者不易充满根管,应常规摄 X 线片,了解根充的完好程度。

5)术后应嘱注意事项和定期复查,短期内出现肿胀疼痛,不必取出根充剂,有条件可配合理疗。

6)充填材料:乳牙的充填材料应选择能被吸收的材料。由于乳牙根有生理性吸收,将被恒牙代替,一般用氢氧化钙制剂,如 vitapex,还有碘仿糊剂、氧化锌糊剂、抗生素糊剂等。

7)操作注意事项:①根管预备时扩大针切忌超出根尖孔,以免将感染物质推出根尖孔或损伤继承恒牙胚。②根管充填时只能用糊剂,不能用牙胶尖等不吸收材料。③操作时器械不能松脱,因儿童配合性差,随时可能活动,以防进入食管或气管。④术后常规拍 X 线片,检查根管充填是否密合到位。

3.变异干髓法　是在干髓法的基础上提出的,扩大了治疗的适应证,是针对距替换期近或出于经济原因考虑的乳牙根尖周炎的一种姑息疗法,以达尽量保留患牙。一般分 2 次完成治疗,第 1 次:去龋揭顶,尽量除去根髓及根管内的感染物质,用次氯酸钠,3% 双氧水,生理盐水交替冲洗,隔湿吸干。在根管口放浸有 Fc 的小棉球,丁香油氧化锌暂封,1 周复诊。如有急性炎症则先开髓引流,待急性炎症缓解后再封药。第 2 次拆除暂封,将具有杀菌作用的药物放在根管口,以维持根管内的无菌状态。

乳牙不能行塑化治疗,因乳牙根尖孔粗大,塑化液易渗出引起化学性根尖周炎及伤及继承恒牙胚。

变异干髓术虽然扩大了适应证,但存在一系列问题,如药物放在根管口很难维持根管内的无菌状态,根尖周病难以愈合;再者根尖周炎症反复发作,根管口上方永久充填使炎症不易引流,易向下方恒牙胚发展,故应慎用。对处于重要位置,距离替换期尚远的乳磨牙,禁用。

4.髓室底穿通乳牙的保留　乳牙由于根分歧处侧副根管多,髓室底薄,龋坏迅速发展易损伤髓室底,临床上髓室底穿的乳牙最好能保留到替换期,尤其是位置重要的乳牙,如第 2 乳磨牙,可用具有抗菌性、对组织刺激小,又能促进牙本质修复的药物,如 vitapex,碘仿糊剂,放在髓室底及根管内,观察 1~2 周。无症状者永久充填维持到继承恒牙正常萌出。

(李向东)

第五节　年轻恒牙的牙髓病、根尖周病

一、临床特点和治疗原则

(一)临床特点

年轻恒牙,即恒牙虽已萌出,但未达到殆面,在形态结构上尚未完全形成和成熟的恒牙。

年轻恒牙的牙髓病、根尖周病的发生,与年轻恒牙的解剖特点密切相关。由于年轻恒牙萌出不久,硬组织较薄,矿化程度低,溶解度高,渗透性强,故年轻恒牙患龋率高,一旦龋病发生,发展迅速,很快即感染牙髓组织,甚至迅速进入根尖周组织。根据年轻恒牙解剖的特殊性,其牙髓病、根尖周病所表现的特点如下:

1.年轻恒牙的牙髓炎症,多数是由龋病、牙齿外伤和牙齿结构异常引起的,也有的是由医源性因素造成的。

2.龋病引起的牙髓炎症,多数是慢性炎症。深龋使得牙髓暴露广泛、形成慢性增生性牙髓炎,髓腔内形成牙髓息肉。牙髓的慢性炎症常可引起牙髓炎的急性发作。牙齿受到创伤,或龋坏备洞意外露髓时,牙髓可能发生急性炎症,若不及时处理,牙髓炎症波及根髓,可出现牙髓坏死,造成根尖周组织炎症和根尖周病变。

3.年轻恒牙根尖周病变是牙髓病的延续发展而继发牙髓坏死,炎症可通过宽大的根管及根尖孔到达根尖周组织,引起急性根尖周组织炎症,并且当机体抵抗力下降,根尖引流不畅时,会导致急性根尖周炎的发生。如及时建立引流,减轻髓腔内压力,急性炎症可转为慢性炎症。

4.年轻恒牙具有牙髓组织和根尖周组织疏松,血液丰富,生活力旺盛,抗病能力及修复能力强的特点,有利于控制和消除感染。反之,若感染不能及时得到控制,炎症易通过疏松的牙髓组织及粗大的根尖孔,快速扩散至根尖周组织,造成急性根尖周炎。

(二)治疗原则

年轻恒牙在萌出后 2～3 年,牙根才能发育至正常的长度。而根管及根尖孔的发育则是在萌出后 3～5 年时间内完成,年轻恒牙牙髓一旦坏死,牙根就停止发育,呈短而开放的牙根。因此,牙根的继续发育依赖于牙髓的作用。

牙髓组织对牙齿发育形成有以下功能:①形成功能。②营养功能。③感觉功能。④防御功能。任何原因造成的牙髓组织病变,都可影响牙根的继续发育,年轻恒牙牙髓坏死后,牙根将不再发育,因此,在牙髓的治疗中,保存年轻恒牙生活牙髓是首选治疗。其治疗原则是:尽力保留全部生活牙髓组织;若不能保留全部活髓,也应保留部分根部活髓和保存牙乳头活力;若以上治疗方法均不可能时,应保存牙齿。

二、年轻恒牙活髓保存治疗的生物学基础

年轻恒牙活髓保存治疗是保存全部或部分生活牙髓的治疗方法。在牙根尚未发育完全的年轻恒牙牙髓病治疗中,保存生活牙髓组织是符合生物学观点的首选治疗。

活髓保存治疗有盖髓术和活髓切断术两种方法,盖髓术是保存全部牙髓的治疗方法,活髓切断术是保留部分活髓的治疗方法。根据受损牙髓的炎症性质、程度以及牙髓是否外露而决定不同的活髓保存治疗方法。

年轻恒牙活髓保存治疗的生物学基础包括牙髓的自我修复潜能和盖髓剂的生物学作用。

(一)年轻恒牙牙髓的自我修复的潜能和特点

1.牙髓自我修复的潜能　年轻恒牙牙髓具有一种自我修复的潜能,是牙髓组织固有的生物学功能。牙髓组织在受到损伤感染时,其储备的未分化细胞可分化为成牙本质细胞,分泌牙本质基质,将牙髓与损伤感染面分离,从而使牙髓具备了损伤修复的潜能。这种潜能是牙髓活髓保存治疗的生物学基础。应用合适的盖髓材料,将牙髓与感染组织隔离,为牙髓组织的自我修复提供良好的生物学环境,对活髓保存起到了重要作用。

2.牙髓自我修复的特点　牙髓为机体的特殊组织,其修复方式具有其特殊性,即以牙本质桥形成为特征。牙本质桥是在暴露的牙髓创面上短期内新生的一层牙本质壁,或X线片显示为带状钙化物的硬组织。牙本质桥的形成是牙本质修复的表现,是牙髓固有的自我修复能力,所以认为牙髓断面上新生牙本质可形成硬组织屏障,封闭牙髓断面,是理想的愈合方式。牙本质修复的基础是牙髓细胞具有再分化的潜能。当各种因素引起牙髓损伤时,牙髓组织即能表现出自我修复潜能,包括修复性牙本质形成在内的防御性反应。

(二)年轻恒牙牙髓损伤修复的相关成分

年轻恒牙修复的相关成分包括有形成分和活性物质。

1.牙髓细胞、血管:牙髓细胞是牙髓主体细胞,也是牙髓主要的功能细胞,说明牙髓组织具有分化成牙本质细胞和形成修复性牙本质的潜力。

2.免疫细胞、HLA-Ⅱ类抗原表达细胞、内皮细胞等对年轻恒牙牙髓具有强大的免疫防御力和免疫应答的能力,参与免疫调控和牙髓修复。

3.年轻恒牙牙髓中的细胞外基质:参与牙本质细胞的分化过程及牙髓损伤的修复过程。

4.牙髓组织中的神经及神经肽:牙髓神经中有丰富的躯体感觉神经和自律神经。神经肽主要分布于神经组织,在信息传递中起递质和调质作用,例如,免疫反应性P物质(SP-IR)、降钙素基因相关肽(CGRP),在炎症和修复过程中呈明显的动态反应性变化。在传递信息到中枢时,参与组织的炎症和修复过程。

5.牙髓细胞中碱性磷酸酶(ALP):在体内广泛分布,在牙髓形成功能和修复功能中是不可缺少的酶。较为肯定的是它与牙本质沉积、矿化过程密切相关,它直接作用于穿髓点,可使牙髓细胞分化为成牙本质细胞和牙本质基质的形成。

6.牙髓中的细胞因子:生长转化因子、骨形成蛋白(BMP)、表皮生长因子(EGF)等细胞因

子在炎症和组织修复中的分布,表明细胞因子在牙髓修复中发挥了重要作用。有研究证实人牙本质中含有 TGF-β,在牙髓损伤时(如龋病),细菌所产生的酸可以溶解牙本质中的 TGF-β 并使其活化,参与牙髓的修复。

虽然年轻恒牙牙髓组织有较强的修复能力,但这种修复能力会受到多种因素的影响和制约,因此,选择适应证和理想的活髓保存盖髓材料是十分重要的。

(三)盖髓剂的生物学作用

盖髓剂主要用于覆盖近髓的牙本质面和已暴露牙髓的创面上,以保护牙髓,并控制牙髓炎症,隔绝外来刺激,促进牙髓的自我修复能力和硬组织愈合。

1.盖髓剂应具备的条件

(1)对牙髓组织有较好的组织相容性。

(2)对牙髓无刺激、无毒性。

(3)有较强的杀菌作用或抑菌作用。

(4)有较强的渗透作用。

(5)有诱导修复性牙本质形成功能,能促进牙本质桥形成。

(6)药效稳定持久。

(7)具有 X 线阻射性,便于临床检查观察。

(8)成本低、使用方便。

2.氢氧化钙的作用　氢氧化钙(CH)用于盖髓治疗以来,已有 60 年历史,至今仍广泛应用于临床,它有促进牙髓、牙本质修复的功能。在氢氧化钙的强碱性和钙离子的共同作用下,完成其保存生活牙髓,促进牙根继续发育形成的目的。

(1)氢氧化钙的强碱性作用:具有较强的抑菌作用,能诱导组织矿化修复,促进钙化封闭根尖孔。在碱性条件下,钙离子与磷酸根离子形成磷酸钙沉积于变性坏死层或牙本质小管中,降低细菌的渗透性。

(2)盖髓后的组织学特点:氢氧化钙与牙髓组织紧密接触,出现表层凝固性坏死。坏死组织与牙髓有良好的亲和性,缓和氢氧化钙持续的直接作用,保护深部牙髓。

(3)氢氧化钙中的钙离子作用:研究表明,盖髓剂中的钙离子仅存在于坏死层和侧壁的牙本质小管中,并不存在于牙本质桥中。有学者认为,氢氧化钙提供的钙离子能激活补体途径和钙依赖性的 ATP 酶,从而促进免疫反应和硬组织新生,这一过程中,氢氧化钙中的钙离子发挥了重要作用。

(4)氢氧化钙的其他作用:氢氧化钙的强碱性和钙离子共同作用还刺激了牙髓细胞 ALP 的活性,因 ALP 与牙本质沉积和矿化有关,是牙本质修复不可缺少的酶,故氢氧化钙可通过 ALP 的作用促进牙髓细胞的分化和修复。

3.磷酸钙类生物材料　包括不溶性的羟基磷灰石(HA)和具有生物自降解作用的磷酸三钙(TCP),是人工合成的磷酸盐材料。羟基磷灰石含有能够通过人体正常新陈代谢的途径进行置换的钙磷元素,具有良好的化学稳定性和生物相容性,保护牙髓组织,对牙髓无毒性和副作用,不引起炎症反应,能够促进骨样牙本质的形成和牙髓组织愈合。

（1）羟基磷灰石盖髓后牙髓组织愈合特点：羟基磷灰石与牙髓组织接触不出现凝固坏死层，所形成的颗粒为核心的新生牙本质瘤，不含管样牙本质，牙髓无炎症反应，不发生退变。

（2）羟基磷灰石作为盖髓剂的局限性：不具备抗菌、抑菌性能。为了提高对牙髓保护作用和抗菌能力，应采用羟基磷灰石的复合材料，加入有效的不影响羟基磷灰石本身盖髓作用的抗菌剂，增强羟基磷灰石的盖髓作用。

4.骨形成蛋白

（1）骨形成蛋白盖髓后牙髓组织愈合的特点：骨形成蛋白（BMP）是一种高效的骨诱导物质，可促进牙髓细胞的分化，诱导牙本质形成，在牙本质形成过程中，伴随大量内源性 BMP 的产生，作用于未分化间叶细胞，使之继续分化形成牙本质。应用 BMP 直接盖髓，术后 2 周可在露髓处见到牙本质桥开始形成。

（2）骨形成蛋白作为盖髓剂的局限性：①BMP 是一种蛋白质，易被体内的蛋白酶破坏，不能提供牙本质桥形成的支架，故单独使用不能发挥其作用。②BMP 是一种酸性物质，强碱性环境会使其失去生物活性，故不宜与氢氧化钙等强碱性药物复合使用。③BMP 制备过程复杂且费用高。这些缺点限制了它的应用。

三、年轻恒牙的活髓保存治疗

活髓保存治疗的方法是指盖髓术（间接盖髓术和直接盖髓术）、活髓切断术。临床上根据牙髓损伤及炎症性质、程度以及牙髓是否外露而选择相应的活髓保存方法，以达到消除牙髓炎症、根尖继续发育完成的目的。

（一）盖髓术

盖髓术是一种保存全部活髓的治疗方法，即在近牙髓的牙本质或已暴露的牙髓面上，覆盖具有保护牙髓活力和防止牙髓受感染后可能出现牙髓病变的药物，使牙髓不被感染和防止病变。

1.间接盖髓术　间接盖髓术是将药物置于接近牙髓的牙本质上，通过药物的作用控制牙髓炎症，促进软化牙本质再矿化和修复性牙本质沉积，保存全部牙髓活力的方法。

（1）原理：牙髓对外来刺激有一定的防御和修复能力。牙髓对龋病最常见的反应是牙本质硬化，硬化层中牙本质小管部分或全部地被磷灰石和白磷钙石晶体等矿物质阻塞，以减少牙本质通透性进而保护牙髓。牙髓限制毒性产物扩散的另一种反应是修复性牙本质，修复性牙本质是阻止细菌及其产物进入牙髓的屏障。

（2）适应证

1）深龋近髓、外伤牙折近髓、无明显牙髓症状的年轻恒牙

2）深龋引起的可复性牙髓炎，牙髓活力测试在正常范围，X 线片显示根尖周组织正常的年轻恒牙。

间接盖髓术不仅是针对深龋，而且是针对牙髓炎症的治疗方法，后者治疗目的是控制牙髓炎症，保存全部牙髓活力。深龋下方的牙髓组织可能是健康的，也可能有炎症，因而对有深龋

的年轻恒牙,难以确定牙髓状况时,应常规在洞底覆盖盖髓剂,从而尽可能争取保存活髓的机会,有利于牙根的继续发育。

(3)注意事项

1)去尽龋坏操作中,当接近牙髓时,切勿探入和加压。

2)2周内出现自发痛,应做牙髓治疗;若仅有刺激痛,无自发痛,可继续观察。

3)深龋与慢性闭锁性牙髓炎诊断不明时,可用氧化锌丁香油黏固剂暂封安抚,在诊断明确后再选择适当的治疗方法。

2.直接盖髓术　是用药物覆盖牙髓暴露面,保护牙髓活力,以消除牙髓的炎症,促进牙根发育形成和修复的方法。

(1)原理:牙髓细胞在受到刺激后发生分化,产生成牙本质样细胞,使损伤的牙髓愈合。直接盖髓术是将盖髓剂覆盖在暴露的牙髓创面上以消除感染和炎症,保护牙髓组织,使其恢复健康。

牙髓暴露、牙根未发育完成的患牙,进行直接盖髓术保存活髓,直至牙根发育完成,再进行常规的根管治疗术。

(2)适应证

1)根尖孔尚未形成,因机械性、外伤性因素露髓的年轻恒牙。受伤后牙髓无明显污染。

2)健康牙髓的意外穿髓,穿髓孔直径不超过1mm的年轻恒牙。

3)无明显症状或症状轻微的深龋露髓。

(3)禁忌证

1)牙髓意外穿髓,穿髓孔较大,渗血明显,不易覆盖的露髓面。

2)临床检查有慢性牙髓炎或根尖周炎表现的年轻恒牙。

3)露髓时间长,污染严重,有自发痛病史的患牙。

(4)操作步骤

经过盖髓治疗后的患牙,1~2周内可能会对温度刺激比较敏感,可去除暂封物,更换盖髓剂。更换药物时应注意无菌操作,避免再感染,直到症状完全消除再进行永久充填。

患牙盖髓治疗后若出现自发痛、夜间痛等症状,表明病情已向不可复性牙髓炎发展,应改行根尖诱导成形术治疗。

(5)注意事项:手术操作过程必须注意无菌、隔湿、防止污染和避免检查露髓点时的机械损伤。

(6)治疗后牙髓组织的转归:有以下几种情况:①外伤引起的意外露髓,因盖髓治疗前牙髓无明显感染,愈合效果好,经直接盖髓后,在露髓孔处血凝块形成,其下方的牙髓组织充血,出现暂时性炎症反应,随后血凝块机化,成牙本质细胞样细胞形成修复性牙本质,封闭穿髓孔,这种修复往往在术后2个月左右完成。②深龋露髓患牙经直接盖髓后,牙髓组织内残留的毒性产物可以引起慢性炎症反应,出现疼痛症状,或因循环障碍导致牙髓钙化或牙内吸收。

直接盖髓治疗后,应定期复查以判断疗效,即半年复查1次,复查2年。通过观察临床表现、牙髓活力测验及X线检查等确定治疗是否成功,如果出现异常应立即进行根尖诱导成形术。

（二）活髓切断术

活髓切断术指的是采用手术方法将部分有炎症的牙髓组织切除，以盖髓剂覆盖于牙髓断面，保留正常的牙髓组织，是促进牙根发育的有效治疗手段。

1.原理　活髓切断术是在严密的无菌消毒条件下，在判断牙髓炎症的基础上，通过临床体征确定切除有感染的牙髓组织，用盖髓剂覆盖于正常的牙髓组织断面，促使牙髓组织愈合，防止根髓感染，诱导或促进修复性牙本质形成，封闭根管口，以维持正常的状态和功能的治疗方法。

2.适应证　根尖未发育完成的年轻恒牙，无论是龋源性、外伤性或机械性露髓，均需进行牙髓切断治疗以保存活髓，直到牙根发育完成。如果牙髓切断术失败，可以进行根尖诱导成形术或根尖外科治疗。

(1)前牙外伤、冠折露髓而不宜做盖髓治疗的年轻恒牙。

(2)年轻恒牙早期或局限性牙髓炎。

(3)不具备盖髓条件的意外露髓的年轻恒牙。

3.预后和转归　活髓切断术的预后和患者的年龄、牙位、病变的程度和是否无菌操作均有关系，牙髓炎症局限在冠髓的年轻恒牙，较易成功。活髓切断术后如出现急性或慢性牙髓炎的临床表现，则不能保存活髓，应改行根尖诱导成形术。

活髓切断术后，可出现3种组织变化：①断面出现牙本质桥，断髓面有排列整齐的成牙本质细胞样细胞形成规则的牙本质，将根管口封闭，根髓保持正常活力。②断面处形成不规则钙化物，有时是预备窝洞时留下的牙本质碎屑被压到根髓断面，碎屑即成为钙化中心，形成不规则牙本质。③断面虽有部分牙本质桥形成，但根髓已形成慢性炎症，或发生内吸收。

活髓切断术后，根管口钙化桥形成和根管进行性钙化，因此有学者主张，在牙根发育完成后，进行根管治疗。也有学者认为，活髓切断术后不一定会发生牙髓进行性钙变，因此，不需在根管发育形成后进行活髓摘除术。但是，如由于修复性牙本质的持续沉积，使根管变窄堵塞，对需利用根管进行牙体修复的病例，在牙根发育完成后，应摘除牙髓，进行根管治疗，这样有利于牙冠修复。活髓切断术后，根管可能出现钙化、内吸收和牙髓坏死的并发症，因此，要求对患者定期复查，随时了解根管发育情况及牙髓变化，而重新决定治疗方案。

4.活髓切断术成败因素

(1)适应证的选择。

(2)活髓切断术中的无菌操作。

(3)切髓对牙髓断面的损伤程度。

5.活髓保存治疗治愈标准

(1)治疗后无临床症状，牙髓活力正常。

(2)X线片示根管口盖髓剂下方有修复性牙本质桥沉积，根管内或根尖周无病变，牙根发育成熟，根尖孔封闭。

6.活髓切断术牙髓继发感染的可能途径

(1)手术创面的唾液污染。

(2)去龋时含有细菌的牙本质碎屑进入牙髓组织。

(3)修复材料边缘微渗漏。

年轻恒牙活髓切断术的优点是保存了部分生活牙髓,使牙根能继续发育并建立正常的根尖周组织。活髓切断术成功与否与无菌操作、减少牙髓损伤、使用良好的盖髓剂和密闭性能好的修复材料密切相关。

四、根尖诱导成形术

根尖诱导成形术(AP)是指牙根未完全形成之前发生的牙髓病变或根尖周炎症的年轻恒牙,在控制感染或根尖周炎症的基础上用药物诱导根尖部的生活牙髓,使根尖周组织形成硬组织,牙根继续发育及根尖继续形成的一种治疗方法。

牙齿萌出,牙根的继续发育有赖于牙髓组织。由于牙髓血液循环只能通过细小的根尖孔运行,缺乏侧支循环,一旦受到感染和损伤不易逆转。Kaiser1960 年首先提出根尖诱导成形术,他报告了用氢氧化钙诱导根尖形成并提出根尖诱导成形术的概念。1966 年 Frank 等学者作了大量研究,并认为:感染一经控制,牙根可再度形成,牙骨质可沉积于根端,封闭根尖孔。自从有了根尖诱导成形术以来,控制根管感染和根尖周炎症是人们一直关注的问题,随后就又有了抗生素糊剂诱导根尖形成的报道。采用抗生素糊剂控制根管感染后,消除根端炎症也能诱导根尖形成,说明根尖诱导形成中,感染和炎症的消除是十分重要的。随着技术和药物的改进,人们逐渐认识到牙髓组织和机体任何其他组织一样,只要去除有害因子,牙髓组织确实具有明显的修复能力。

(一)年轻恒牙未发育完全的牙根形态

牙根未发育完全的牙齿有两种类型:一是牙根未发育完成,二是牙根基本发育完成,但根尖孔未形成。它们的解剖特点是:髓腔大,牙根短,管壁薄,根尖孔宽大和敞开。其根管形态有:根端喇叭口状(A),管壁平行状(B),根管内聚状(C)。治疗时的根管形态取决于牙髓发生病变或发生坏死时的牙根发育形态,发生牙髓坏死的时期不同,根管的形态也不同。如果牙髓坏死早,牙根停止发育早,则可能是 A、B 型状态;牙髓坏死晚,牙根停止发育晚,则可能是 C 型状态。

(二)诱导根尖形成的途径

牙齿萌出后,牙根继续发育是依赖根管中的生活牙髓和根尖部的牙乳头。目前认为,消除根管内感染和根尖周组织炎症对恢复上皮根鞘的功能极为重要。因为炎症消除后,上皮根鞘才有可能诱导牙乳头分化为成牙本质细胞继续形成根部牙本质,使牙根继续发育;诱导根尖周组织分化为成牙骨质细胞形成牙骨质,使根端闭合。Yang 经组织学研究发现,根端闭合屏障是由牙本质、骨样牙本质、牙骨质或骨沉积所形成。

(三)诱导根尖形成所依赖的组织

1.根尖部残留的生活牙髓　生活牙髓细胞的分化或去分化方式分化为成牙本质细胞、沉积牙本质,牙根继续发育。牙根形成近似正常牙根。

2.根尖部牙乳头　牙髓破坏后,根端全部或大部分保留有活的牙乳头,可分化成为牙本质细胞,牙根继续发育。

3.根尖组织中的上皮根鞘　牙髓坏死并发根尖周炎症。在感染消除后,存留的上皮根鞘功能得以恢复,可使根端闭合。当炎症消除后,上皮根鞘才有可能诱导牙乳头分化为成牙本质细胞,继续形成根尖部牙本质,诱导根尖组织分化为成牙骨质细胞,形成牙骨质。有报道,根尖诱导后牙根可继续延长达 2~3mm,证明上皮根鞘是一种有抵抗力的器官,即使牙髓已坏死,根尖周组织已有病变,受到刺激后仍可发挥功能。

牙根未发育完全的牙齿,其根尖部的细胞具有潜在能力,在消除炎症后,能进行细胞分化,不仅继续形成根尖周组织,而且使根尖周组织重建。

(四)根尖诱导成形术的适应证和治疗特点

1.适应证　年轻恒牙因外伤、畸形或龋坏而造成的牙髓病变,已经波及根髓而不能保留或不能全部保留根髓的患牙;牙髓全部坏死或并发根尖周炎症的年轻恒牙,致使牙根停止发育,需要通过药物来诱导根尖形成的患牙。

2.治疗特点　根尖诱导形成术在遵循根管治疗原则的基础上,在根管预备、根管消毒、根管充填的步骤中,加强了根管消毒,增加了药物诱导。对根尖部残留牙髓和牙乳头应控制根髓炎症,通过消毒根管和诱导药物的作用,恢复根尖部牙髓和牙乳头活力,使根端闭合。

(五)根尖诱导成形术的治疗阶段、步骤和注意事项

1.治疗阶段

第一阶段:消除感染和根尖周病变,诱导牙根继续发育。

第二阶段:根管永久充填,使根尖孔封闭。

两个阶段之间的间隔时间或牙根继续发育所需时间为 6 个月~2 年。

2.操作步骤

(1)常规备洞开髓。

(2)根管预备:清理根管,并用生理盐水反复冲洗,去除根管内坏死牙髓组织。为避免预备根管或药物损伤根尖组织,扩根管器械进入根管内时,应注意深度。

(3)根管消毒:干燥根管,封消毒力强刺激性小的药物于根管内,如木榴油、樟脑粉、碘仿糊剂或抗生素药物等,每周更换 1 次,至无渗出或无症状为止。有根尖周病变的患牙,可封入抗生素糊剂,每 1~3 个月更换 1 次,至根尖周炎症控制为止。

(4)药物诱导:根管内填入可诱导根尖形成的药物——氢氧化钙制剂,填满根管,使其接触根尖部组织。

(5)充填窝洞,随访观察:应在治疗后每 3~6 个月复查 1 次。复查时摄取 X 线片,观察根尖周情况和根尖形成情况,直到根尖闭合为止。

3.注意事项

(1)彻底清除根管内感染物质,消除根尖周炎症。

(2)术前应拍 X 线片,了解根尖周病变和牙根发育情况,预测牙根长度,避免将感染物质推出根尖或根管器械损伤牙乳头和根尖周组织。术后定期拍片了解牙根继续发育情况。

(3)掌握根管永久充填时机,X 片示根尖周病变愈合,牙根继续发育,根端有钙化物沉积时充填。

(4)根尖诱导成形术的治疗效果不仅取决于根尖周病变的程度,而且取决于牙根发育的状况及儿童患者的机体状况。

(六)根尖诱导形成药物

1.氢氧化钙 诱导根尖形成已有 70 多年历史,至今仍是最成熟和较理想的根尖诱导剂。氢氧化钙呈强碱性(pH9~12),可抑制细菌生长,中和炎症的酸性产物,并促进碱性磷酸酶的活性和根尖周结缔组织细胞的分化,使根管侧壁沉积牙骨质和类骨质,延长牙根,封闭根尖孔。

2.抗生素糊剂 抗生素作为根尖诱导制剂种类多,报道不一。早在 60 年代,国外报道用纸捻沾土霉素、四环素封入根管内消毒。国内报道主要是对组织无刺激而且有抗菌作用,并对 G^+ 和 G^- 菌均有效的配方,如强力霉素 0.1g,抗菌增效剂 0.1g,地塞米松 0.75g,与木榴油调制;强力霉素 0.1g,抗菌增效剂 0.1g,甲硝唑 0.2g,与鱼肝油调制等。

抗生素糊剂诱导根尖形成的作用是控制感染,消除炎症,使上皮根鞘恢复功能,引导牙骨质沉积,根尖周结缔组织细胞也可自行分化沉积类牙骨质和类骨质,诱导牙根继续发育形成。

3.磷酸钙生物陶瓷 目前最好的生物相容性人工合成材料,包括可吸收的磷酸三钙(TCP)和不可吸收的羟基磷灰石(HA)。它具有无毒、不引起炎症和异物反应,不改变正常骨组织钙化过程的优点,成分与人牙本质和骨基质的无机成分相似,无成骨性,但可提供新骨沉积的生理基质,引导骨组织长入,具有骨引导性。用磷酸钙填入根管,在根尖区可形成屏障,并成为硬组织沉积的支架,沉积类似牙骨质的硬组织,牙根继续发育,根尖孔封闭。

4.骨形成蛋白(BMP) 是一种高效的骨生长因子,与牙骨质具有同源性,可扩散,能诱导血管周围的未分化间叶细胞向成骨细胞和成软骨细胞发生不可逆转的分化,但目前还没有看到过 BMP 应用于根尖诱导形成中的报道。

(七)根尖诱导成形术牙根继续发育的类型

牙根未形成的牙经根尖诱导成形术治疗后,牙根发育状况可分为四型:

1.根尖继续发育,管腔缩小,根尖封闭。

2.根管腔无变化,根尖封闭。

3.X 线片上未显示牙根发育,但根管内探测有明显阻力,说明根尖处有薄的钙化屏障。

4.X 线片上见钙化屏障在根下 1/3 处形成。

(八)根尖诱导形成的实验研究

在控制根管感染诱导根尖形成的实验中,用抗生素糊剂控制根管内感染并与 CH 进行比较,观察无髓牙牙根继续发育的组织学状况。结果:CH 对残留牙髓和/或根尖周组织无明显炎症的标本,根尖端有骨样牙本质和骨样牙骨质沉积,使根尖继续发育,根端闭合;对根尖周组织有明显炎症的标本则未见硬组织沉积,牙根停止发育。说明 CH 对残留牙髓的根尖,其诱导作用最强,对无残留牙髓、根尖炎症不明显的根尖,也有诱导作用;对根尖有明显炎症的根尖,则无诱导作用。故 CH 在根尖诱导成形术中的应用是有其适应证的,并非在任何情况下都能显效。而且,应用时需将药物填至根管内牙髓断面,使之与牙髓组织密切接触,才能发挥其作用。抗生素对有残留牙髓者,根尖也有类似的硬组织沉积而封闭根端;对有根尖周炎症者,在炎症消除的同时,出现骨样牙本质、骨样牙骨质结构的硬组织修复。

抗生素糊剂在控制感染、消除炎症的同时,使残留牙髓、牙乳头或根尖周组织得以恢复,沉积硬组织封闭根端。仅用抗生素糊剂控制炎症而不用 CH,同样可以达到使根尖继续发育和根端封闭的目的。其作用并非它本身的直接诱导,而在于消除牙髓、根尖周炎症后局部组织修复的效应结果。

(九)根尖诱导成形术疗效评定的依据和标准

1.评定依据

(1)根尖周炎症和病变愈合情况。

(2)牙根继续发育情况。

2.评定标准

(1)成功:根尖周病变消失,牙根延长,管腔缩小,根尖形成。

(2)进步:根尖周病变消失,牙根延长,根尖未完全形成或形成极不规则。

(3)失败:牙根未能延长,或根尖周病变未见缩小或消失。

成功与进步为有效,失败为无效。

【典型病例】

患儿:女,12 岁。初诊时间:2004 年 3 月。

主诉:左下后牙自发痛 2 天。

现病史:左下后牙 2 个月前曾有刺激痛并逐渐加重,近两天有自发痛伴咬合痛。

检查:$\overline{5}$ 拾面畸形中央尖,叩痛(＋＋),颊侧牙龈肿胀。

诊断:$\overline{5}$ 畸形中央尖,急性根尖周炎。

牙片示:$\overline{5}$ 根管及根尖孔未形成,呈喇叭口状。

建议:$\overline{5}$ 开放引流,消炎后行根尖诱导成形术。

处理:$\overline{5}$ 拾面备洞、开髓,拔除根管内炎症组织(根中 1/2 处探痛),生理盐水冲洗,吸干,开放引流,1 周后复诊,封入根管消炎药。第 2 周复诊,根管内干燥,无明显分泌物。置入 vitapex 糊剂至根中 1/2 有痛觉处。锌汀垫底银汞合金充填。每 3～6 个月复查 1 次。

附牙片 3 张。

牙片 1:$\overline{5}$ 根管及根尖孔喇叭口状。

牙片 2:$\overline{5}$ 根尖诱导形成术 1 年 6 个月后,牙片示根管及根尖孔继续发育,根尖孔已封闭,建议根管治疗。

牙片 3:23 个月后,$\overline{5}$ 行根管治疗术,牙片示根管发育正常,根充到位。

（十）影响根尖诱导成功的其他因素

根尖诱导成形术中根管充填时应注意诱导剂不要超出根端,以免影响根尖周组织正常修复,推迟或阻止牙根的继续发育。超填的氢氧化钙被吸收,炎性的结缔组织进入根管,破坏了根尖的正常修复。只有氢氧化钙与残留的牙髓或结缔组织密切接触,才会有理想的牙骨质沉积,根尖封闭。否则,所形成的根尖硬组织屏障不完全或很不规则。有报道,超填的病例成功率低于充填合适或欠填的根管。另外,造成根尖诱导失败的原因,除了控制根管内感染因素外,与患儿牙髓受损伤时的牙根发育情况及牙髓损伤程度有很大关系。根据临床病例观察可知,患儿牙齿萌出时间短,牙根管大部分未发育形成,当牙髓受感染不及时处理时,一旦发生牙髓感染坏死,易出现牙根内外吸收的现象,影响治疗的效果。另外,根尖诱导形成治疗的时间长,通常要 2～3 年完成,因此需患儿和家长的积极配合。

（姜向媛）

第六节　牙周组织病

儿童牙周组织由于颌骨的生长发育、乳牙的萌出和脱落、年轻恒牙的萌出,随年龄的增长而不断发生变化。儿童牙周组织疾病的临床表现与成人之表现不一,有其特点。这与两者之组织结构差异和儿童生长发育过程中出现的变化有关。

一、牙龈炎

儿童因牙龈组织上皮薄、角化差;乳牙牙冠近颈部隆起、牙颈部明显收缩;乳牙列存在生理间隙;萌出期常有暂时性牙列不齐以及口腔清洁卫生自身难以完善等因素,牙龈易感染发生炎症。虽然儿童牙龈炎的患病率较高,但对儿童牙龈炎的防治极需在社会和临床工作中加以重视。

（一）萌出性龈炎

【临床表现】

1.是乳牙萌出时常见的暂时性牙龈炎。

2.多见于乳牙和第一恒磨牙。

3.一般无明显的自觉症状,常随牙齿的萌出而渐自愈。

4.可问及患儿喜用手指、玩具等对局部牙龈作触摸或咬嚼的动作。

5.局部感染严重时,患儿可伴发热。

【诊断要点】

1.炎症发生于萌出中牙之周围牙龈、覆盖的龈瓣或粘膜。

2.牙冠周围常积有牙垢或食物残屑。

3.牙冠周围龈缘或所覆盖之龈瓣充血、肿胀,龈瓣或有被咀嚼致损伤样。

4.有时可见乳牙萌出前,覆盖其之粘膜呈青紫色肿胀。因其内含血液和组织液,有似血肿、囊肿样,有"萌出性囊肿"之称,

【治疗原则及方案】

1.重视口腔卫生,食后由家长用棉球蘸温开水清洗口腔。

2.感染处可用1%过氧化氢等拭洗,或冲洗牙龈缘沟和龈瓣下。

3.局部涂布碘甘油。

4.萌出性囊肿样病例,若萌出受阻,可作局部切开或去除部分组织,使牙冠外露。

（二）慢性龈炎

【临床表现】

1.多见于口腔卫生较差、不能掌握正确刷牙方法的幼儿,3～5岁幼儿多发。

2.一般为慢性炎症表现。

3.患病后仍忽视口腔卫生、未及时治疗、或受全身因素的影响,有可能演变为牙周炎。

【诊断要点】

1.感染区见牙垢、食物残渣等明显地附积于牙龈缘、牙间乳头和牙的表面。

2.牙龈缘及牙龈乳头充血、肿胀,后者所显之红肿尤为明显。

3.牙龈触及时易出血。

4.乳前牙及乳磨牙区均以唇颊侧之炎症明显。

【治疗原则及方案】

1.局部清除食物残渣、牙垢、牙石。

2.用1%过氧化氢溶液等拭洗或漱口。

3.局部涂碘甘油。

4.重视按年龄由家长代为或指导清洁口腔,预防感染。

（三）口呼吸引起的增生性龈炎

【临床表现】

1.多见于有鼻咽部疾患、习惯性口呼吸和口周肌肉松弛者。

2.空气直接刺激致上颌前牙区唇侧症状较为明显。

3.炎症随病程持续和日久的空气刺激,局部可趋向肥厚、增生的表现。

4.口腔卫生差者牙龈症状明显。

【诊断要点】

1.口唇长期启开,口轮匝肌松弛。

2.牙龈粘膜表面干燥呈脱水状,唾液较稠。

3.牙面、牙龈表面见食物残屑附着,自洁作用差。

4.牙龈炎症易演变为肥厚,粘膜表面粗糙,有小裂纹。

5.病情严重者牙龈乳头可呈蕈状肥大,甚至遮盖牙面似把牙齿埋入状。

6.牙龈的患病部位与正常处分界较明。

【治疗原则及方案】

1.重视口腔清洁卫生。

2.去除局部软垢、牙石和控制感染。

3.需要时请耳鼻喉科检查治疗鼻咽部疾患。

4.酌情是否作口轮匝肌训练,或戴用前庭盾功能矫治器。

5.必要时作牙龈切除术。

(四)牙列拥挤性龈炎

【临床表现】

1.发生于牙列拥挤、排列不齐的患儿。

2.因牙列不齐,局部自洁作用差且刷牙不便,故口腔卫生差。

3.炎症之轻重与牙列不齐之严重程度有关。

4.经牙列矫治或替牙期暂时性牙列不齐自行调整后,炎症会减轻、消失。

【诊断要点】

1.牙列拥挤、不齐,以上颌前牙区多见。

2.软垢、食物残渣积留牙龈表面,拥挤严重或舌腭向位明显呈凹陷状牙之牙面和龈面,软垢滞留尤为明显。

3.牙龈充血、肿胀。

4.牙列拥挤严重和局部感染明显,病程长时可见牙龈乳头呈肥厚状肿大。

【治疗原则及方案】

1.清除牙面牙龈所附之软垢、食物残渣和牙石。

2.指导保持口腔卫生。

3.选用含漱剂及局涂药物。

4.按适应证作矫治。

5.属替牙期暂时性牙列不齐者需观察牙列变化。

二、牙周炎

儿童的牙周炎较少见,一般由牙龈的慢性炎症侵袭至牙周膜等深层组织演变而成。慢性牙周炎的发病多与局部因素有关,有的病因尚未明确。

(姜向媛)

第七节　黏膜病

一、急性假膜型念珠菌口炎

【概述】

急性假膜型念珠菌口炎是指因白色念珠菌感染所患的口腔黏膜组织的炎症性疾病。因其炎症的黏膜表面形成凝乳状的假膜,故又有"雪口"之称。

【临床表现】

1.好发婴幼儿唇、颊、舌、软腭等部位的粘膜。

2.最初,受损粘膜充血、水肿,随后表面出现散在凝乳状斑点,并逐渐扩大而相互融合,形成色白微突的片状假膜。假膜由纤维蛋白、脱落的上皮细胞、炎症细胞等构成,内含白色念珠菌菌丛。

3.稍用力可擦去凝乳状假膜,如强行擦去,则可见假膜出血面,不久可在出血面上再度形成凝乳状斑片。

4.患儿全身反应多不明显,部分婴儿可有低烧、哭闹、拒食,有的患儿口内有酸腐味。

5.若病变蔓延至咽、喉部,患儿可能出现哭声嘶哑,吞咽和呼吸困难等表现,此时应警惕引起窒息。

【诊断要点】

1.根据病史、发病年龄和口腔黏膜病损特征,不难作出诊断。其病损特征是:口腔内出现凝乳状白色斑点或斑块,不易擦去,强行擦去后可留下出血的创面。

2.可疑者,可作涂片检查,如见到细菌菌丝和孢子则可确认是真菌感染。

3.细菌培养,如培养出白色念珠菌可予以确诊。

4.白色念珠菌需与白喉鉴别。白喉患者的全身症状明显,高热、萎靡、乏力、恶心、呕吐、面色苍白、呼吸急促、脉数等,若采用涂片和培养可查到白喉杆菌。

【治疗原则及方案】

1.去除因抗生素等应用的医源性诱发因素。

2.局部用药

(1)2%碳酸氢钠液轻轻擦洗口腔。

(2)用1%克霉唑液、10万U/ml制霉菌素混悬液等局部涂布。

3.全身用药:口服克霉唑、制霉菌素等。

4.消毒喂乳器和食具。

5.母乳喂养者需清洁乳房和勤更换内衣。

二、口角炎

【概述】

口角炎是口角部位皮肤和粘膜出现潮红、脱屑、糜烂及皲裂的病损,好发于儿童。

【临床表现】

1.最初可见口角部位皮肤和粘膜潮红、脱屑、湿润性苍白,随后形成糜烂面,发生皲裂。

2.皲裂呈水平状,其深浅、长短不一,严重者可向内侧粘膜或向皮肤延伸数毫米,无疼痛感,愈合后出现灰白色瘢痕。

3.皲裂有渗出液,其渗出液可结成淡黄色痂,但如继发感染,则可化脓结成黄褐色痂,张口可导致痂皮裂开出血、疼痛,影响患儿的说话与进食。

4.口角炎可以是单侧,也可以是双侧,但一般是双侧性。因咬铅笔、钢笔和咬手指等不良习惯摩擦口角所引起的口角炎则多为单侧。

5.核黄素长期缺乏者,有可能发生典型的皮肤粘膜损害。

【诊断要点】

口角的皮肤和粘膜出现潮红、脱屑、湿润性苍白、糜烂和皲裂等表现特征。

【治疗原则及方案】

根据病因,决定治疗方案。

1.有不良习惯的患儿,应戒除不良习惯。

2.由缺乏核黄素引起者,应给予核黄素。

3.疑有白色念珠菌感染时,应给予制霉菌素药物。

4.消炎防腐药物局部擦拭、洗涤。可选用碳酸氢钠液、过氧化氢液、高锰酸钾液、金霉素甘油等。

三、婴幼儿创伤性溃疡

【概述】

婴幼儿创伤性溃疡是因局部刺激和不良习惯引起的口腔粘膜损害。

【临床表现】

1.下颌乳中切牙萌出过早,乳切牙切缘与舌系带和舌腹部磨擦造成局部粘膜溃疡,溃疡表面不平,呈灰白色,边缘清晰。病程长者,溃疡边缘隆起,局部质硬、苍白,影响舌运动。此类溃疡位于舌系带中央的两侧,左右对称,又称 RigaFeda 病。

2.因吸吮拇指、橡胶乳头或玩具等磨擦造成上颚粘膜损伤,损伤为浅在性溃疡,呈圆形或椭圆形,单侧或双侧,又称 Bednar 溃疡。

3.有明显急剧外伤史的粘膜损害,多有急性炎症表现。咬硬物出现的血疱,壁薄,易破溃出血,破溃后呈现鲜红的表皮剥脱糜烂面,有烧灼样痛,进食或吞咽时痛,所属淋巴结肿大,1

周左右即可趋愈合。

4.腐蚀性药物造成的粘膜损害为急性炎症表现,疼痛较明显。

5.由乳牙残根引起的粘膜损害,早期粘膜鲜红,呈糜烂状,逐渐发展成溃疡,有渗出液。陈旧性损害,组织暗红色或紫红,中央凹陷,底部有黄白色或灰白色膜状物。长期未治疗者,出现深在溃疡,溃疡呈圆形或不规则形,边缘不均匀隆起,基底稍硬,溃疡面与刺激物相邻或相吻合。

【诊断要点】

1.有创伤史和损伤因素。

2.有与损伤因素相吻合的病损部位、形态和特征。

3.去除损伤因素后病损均能迅速好转和愈合。

【治疗原则及方案】

1.去除致病因素   调磨锐利的乳牙切缘,拔除松动早萌的下乳切牙及根尖外露的乳牙残根、残冠,去除不良习惯和一切可疑的刺激因素。

2.局部用药   局部涂布消毒防腐药物,防止继发感染,例如,金霉素药膜局部贴敷。

3.保持口腔清洁   无刺激的药物漱口液或凉开水清洗口腔,保持清洁。

4.全身用药   继发感染者,应给予抗生素治疗,烫伤面积大者,尤其是咽部烫伤时,应给适量激素,以防咽喉水肿引起窒息。

四、疱疹性口炎

【概述】

疱疹性口炎是指发生在口腔粘膜的单纯疱疹病毒感染。当累及牙龈时称疱疹性龈口炎。

【临床表现】

1.好发于出生后 6 个月至 5 岁儿童,2～3 岁达最高峰。多为原发性,亦有复发性。口腔各部位粘膜均可发生,包括角化良好的牙龈、舌背和硬腭等处的粘膜。

2.发病时多有发热、烦躁、拒食、咳嗽或全身不适等先驱症状,2～3 日后出现口腔体征。

3.初起时,口腔粘膜充血,发红,并在发红粘膜上出现成簇的水疱,约 1～2mm 大小,疱壁薄很易破裂。疱破后形成小溃疡,小溃疡可扩大融合成稍大溃疡,或由簇集的小水疱破裂后融合成大的溃疡。

4.溃疡边缘不规则或呈多环状,溃疡面上有灰白色或黄白色假膜。溃疡面大小、数目不等,在成簇的溃疡周围还可看到散在的小溃疡。

5.当累及牙龈时,牙龈充血、肿胀、易出血。

6.当小水疱破裂形成小溃疡时,患儿感剧痛,哭闹、拒食、流涎。

7.颌下淋巴结肿大,触痛。

8.发病后的 3～5 日症状最重,口腔体征出现后,全身症状逐渐消退。

【诊断要点】

1.充血的口腔粘膜上出现数目众多,散在或丛集成簇并融合的小溃疡。

2.累及牙龈时,牙龈充血、肿胀、易出血。

3.患儿哭闹、拒食、流涎。

4.可疑时检查病毒包涵体,可观察到含有嗜伊红色包涵体的多核巨细胞。

【治疗原则及方案】

1.全身用药

(1)口服板蓝根冲剂、病毒灵(吗啉双胍)等。

(2)口服维生素C、复合维生素B等。

(3)抗生素药物预防继发感染。

2.局部治疗　　选用金霉素甘油、疱疹净滴眼剂、无环鸟苷滴眼剂等局部涂布。硫酸锌液等含漱或局部湿敷。

五、地图舌

【概述】

地图舌是指发生在舌背上的浅层慢性剥脱性炎症,其特征是由白色环状角化圈围绕有炎症的红色乳头剥脱区。形似地图的边界线,构成一块块区域局限的病变。因其形状经常变化,似在游走,故又称为区域剥脱性舌炎或游走性舌炎。

【临床表现】

1.多发生于舌尖、舌背和舌侧缘,也有的发生于舌腹,多数见于舌前2/3区,一般不超越人字沟。

2.发病时,先出现灰白色微突起的圆形斑片,不久,白色斑片的中央出现红色区域,故病变区表现为红、白相间,即出现白色环状角化区围绕着红色乳头剥脱区的现象,然后,剥脱区范围逐渐扩大,向周围蔓延,与邻近的病变区相互融合成较大的剥脱区。

3.红色剥脱区域凹陷,光滑发亮,丝状乳头扁平或消失,红色剥脱区域的外围为白色或淡黄色边缘,微微凸起,随着剥脱区的不断扩大而扩大,病变区的形状可呈圆形,椭圆形或不规则形,渐渐,剥脱区愈合,局部恢复正常。

4.病变位置经常移动,移动速度不一,有的病变在同一部位可停留数日,有的经过数小时即发生移行。

5.病变区角化过度,剥脱和恢复交替出现,此起彼伏,顽固复发,病程可延续数月或数年。不少患儿在幼儿期后其病变渐渐消失。

6.一般无明显自觉症状,有时遇刺激性食物有烧灼样感。

【诊断要点】

1.舌背出现形状各异,形似地图,红白相间的病变,以及病变区的丝状乳头边剥脱边修复,位置经常移动的特征。

2.病程长,可延续数日或数年。

【治疗原则及方案】

1.无自觉症状,可予以观察。

2.分析发病因素,针对病因加以检查和调整,如检查肠道寄生虫和进行驱虫治疗。

3.避免刺激性食物,保持口腔清洁。

4.局部用药:2%碳酸氢钠液、2%硼酸钠液等轻轻擦拭舌背。2.5%金霉素甘油涂布。

5.全身用药:口服复合维生素 B、维生素 C 等。

（姜向媛）

第八节　牙列异常

一、乳牙列异常

为能形成正常的、有良好咀嚼功能的恒牙列,儿童时期牙列的生长发育和及时管理是一关键。乳牙的萌出、脱落和咬合关系的形成等对乳牙列有直接的影响;乳牙的龋病、牙髓病、根尖周病、外伤、异常牙和不良习惯等对乳牙列的形成也起有不可忽视的作用;在乳牙列、混合牙列至恒牙列形成的动态过程中,作为牙列生长发育的起始阶段,乳牙列形成期和乳牙列期又是混合牙列和恒牙列的基础。因此临床对防治乳牙列异常、重视咬合诱导工作甚为必要。

（一）乳牙过早丧失

【临床表现】

1.乳前牙过早丧失

(1)上颌乳切牙因龋或外伤等形成过早丧失最为多见。

(2)过早丧失牙的后继恒牙,若牙冠已形成,处于活跃的萌出期,失牙间隙较少缩小。反之,可见邻牙向失牙间隙移动和倾斜。

(3)在过早丧失牙之邻牙发生移位和倾斜的病例,可因间隙缩小,随早失牙之后继恒牙萌出,压迫移位邻牙之牙根,使后者发生牙根吸收,又导致其过早丧失。此类现象可见于乳侧切牙继乳中切牙后,因牙根受压,吸收而过早丧失。

(4)乳尖牙因龋、外伤所致过早丧失较少。

(5)乳尖牙因恒侧切牙压迫其牙根、使之吸收而过早丧失的病例,下颌乳尖牙比上颌乳尖牙易见。

2.乳磨牙过早丧失

(1)乳牙过早丧失中,乳磨牙因萌出后即易患龋、患龋率高,而在乳牙过早丧失中多见。

(2)乳磨牙过早丧失所致间隙缩小之现象和缩小量,上颌乳磨牙比下颌乳磨牙明显。

(3)间隙缩小与丧失后的时间有关。在早失后之 6 个月内缩小量明显,1 年以后缩小量少。

(4)间隙缩小与第一恒磨牙有关。在第一恒磨牙萌出前乳磨牙过早丧失后,间隙缩小明显。此倾向在下颌比上颌尤为明显,且在早期缩小明显者,有持续缩小之倾向。

(5)乳磨牙过早丧失之间隙的缩小,在上、下颌均由其后牙之近中移位和前牙之远中移位所致。

(6)第一乳磨牙过早丧失时,在上颌多见其后牙之近中移位;在下颌可见其前牙向远中移位。

(7)第二乳磨牙过早丧失时,第一恒磨牙处于颌骨内也可见其近中移动,尤其近口腔内时移动度更明显。

(8)乳磨牙过早丧失后,间隙的缩小度最明显的是上颌第二乳磨牙、下颌第二乳磨牙,其次是上、下颌的第一乳磨牙。

【诊断要点】

1.鉴别缺失乳牙是否属过早丧失。

(1)缺失时是否处于脱落期。

(2)了解缺失牙之缺失原因及患牙病史。

(3)排除先天缺失牙和埋伏牙。

(4)检查对侧同名牙之生理状态,如松动度和牙根吸收状况,以作对比。

2.X线片检查后继恒牙的发育状态和萌出状况。

3.取制石膏模型检测分析牙列状况:缺牙间隙有无缩小;邻牙有无移位;末端平面有否受影响及所呈类型;前牙之覆𬌗覆盖状况;缺失牙之对𬌗牙有无伸长;上、下颌咬合关系是否正常;牙列周长有无缩短及左右之对称性有无明显差异。

【治疗原则及方案】

1.虽说乳前牙过早丧失不如乳磨牙过早丧失之影响大,但因上、下颌之咬合关系、美观、发音、心理等因素,尤在多个牙缺失、乳尖牙缺失时,应作间隙保持器。

2.乳磨牙过早丧失易致牙列不齐,尤以第二乳磨牙为甚,故应作间隙保持器。

3.一般可选用的间隙保持器有下列几种:

(1)活动式间隙保持器:适用于多个乳前牙缺失,如义齿状既有助于咀嚼、发音、美观,又能保持间隙。

(2)丝圈式间隙保持器:适于个别乳磨牙缺失后,保持其间隙用。

(3)远中导板间隙保持器:适用于第二乳磨牙缺失,既保持其间隙,又对尚未萌出或萌出中的第一恒磨牙作诱导。

(4)舌弓式间隙保持器和 Nance 腭弓间隙保持器:用作多个乳磨牙缺失,维持间隙及牙弓周长。

(二)乳前牙反𬌗

【临床表现】

1.乳前牙反𬌗多为下颌过度前伸所致的功能性反𬌗或伴上下切牙错位的牙性反𬌗。

下颌闭合道非圆滑曲线,息止𬌗位时面形正常,下颌骨由肌接触位(MCP)至牙尖交错位(ICP)时,下颌前伸,形成前牙反𬌗,并出现反𬌗颜貌;下颌骨能后退至前牙切对切关系;常伴有咬合障碍或前伸下颌、异常吞咽等不良习惯。

2.少数患者因遗传因素有骨性Ⅲ类畸形的趋势,已表现出颅颌面结构异常:下颌角大,上前牙唇倾、下前牙舌倾以代偿颌骨关系不调;下颌闭合道呈圆滑曲线,下颌骨不能后退至前牙对刃,伴有明显颜面异常。

3.上颌乳牙列的长度小于正常𬌗者,下颌前段牙弓长度和宽度均大于正常𬌗者。

4.末端平面以垂直型多见,近中型为次,远中型最少。

【诊断要点】

1.判断患者是否存在上下牙弓及颌骨矢状向不调,上颌前牙与对𬌗牙是否呈反𬌗关系。

2.根据 Moyers 对Ⅲ类畸形的分类,明确所属类型。

(1)牙源性Ⅲ类畸形者上下颌骨形态、结构正常,仅由牙、牙槽错位形成,可表现为上切牙舌向错位、下切牙唇向错位或两者皆有。个别前牙反𬌗对颅颌面生长发育无明显影响,而多数前牙反𬌗将影响颌骨发育,有形成骨性Ⅲ类畸形的倾向。

(2)功能性Ⅲ类畸形是由于下颌骨运动受𬌗障碍、不良习惯等影响,发生功能性前伸,形成多数前牙反𬌗,非因上颌骨或下颌骨的发育异常而引起。

(3)骨性Ⅲ类畸形是由颌骨的形态发育异常、位置异常而引起。其上下颌骨的异常结构主要表现为上颌正常,下颌前突;上颌后缩,下颌正常;上颌后缩,下颌前突。

【治疗原则及方案】

矫治异常的切牙间关系或调整异常的颌间关系,通过改变上颌中切牙倾斜度,使下颌向下后旋转达到矫正乳前牙反𬌗目的。一般在 4 岁左右,患儿可以合作时尽早矫治。

1.咬撬法　　适用于局部牙齿刚萌出阶段,反覆𬌗较浅者。此法对个别牙反𬌗有效。

可用木制的压舌板或扁宽的冰棍棒,放在反𬌗牙的舌面,用下前牙作支点,向唇面撬动,每次撬动 10 分钟,每天至少作 3～5 次,直到反𬌗解除并且与对𬌗有正常覆𬌗覆盖关系。

2.调𬌗法　　适用于正中𬌗位时反覆盖、反覆𬌗较小,有早接触、𬌗干扰,导致下颌前伸者。

用咬合纸检查患者从正中关系至习惯𬌗位运动时的干扰点,分次调磨早接触点,直至正中关系位时前牙建立正常的覆𬌗、覆盖关系。

3.下颌联冠斜面导板　　适用于功能性前牙反𬌗,反覆𬌗深、反覆盖小者。

联冠斜面导板包括下颌 6 个乳前牙,其角度约 45°,斜面与上切牙舌面接触,引导患儿放弃原来的习惯性𬌗位而至正中关系位。一般戴用 2 周左右。

4.上颌𬌗垫矫治器　　适用于上前牙舌向错位造成的乳前牙反𬌗,反覆盖较大,反覆𬌗中度者。

后牙需要有足够的固位牙,矫治器前部每个舌向错位的牙上做双曲舌簧,通过其调整加力,推上前牙向唇侧并后退下颌。𬌗垫的高度以脱离前牙反𬌗的锁结关系为宜,注意双曲舌簧的弹簧平面应与上切牙长轴垂直。当反𬌗解除后应及时磨低𬌗垫以免压低后牙,并注意调磨早接触点。7~10天复诊加力一次,吃饭时必须戴矫治器。待殆垫全部磨除后再戴2周保持。一般在3个月内即可完成矫治。

5.头帽、颏兜 对于反覆盖过大的乳前牙反殆者,可先戴头帽、颏兜,沿颏联合至髁突连线的生长方向牵引下颌向后并抑制下颌骨的生长,待反覆盖有所减小再选择合适的矫治器同时进行治疗。

6.下颌后退位殆垫 适用于由于干扰等原因造成的下颌功能性前伸,下颌前牙有散在间隙的患者。殆垫在患者下颌后退至正中关系的位置上制作,前部加双曲唇弓,通过其加力内收下前牙而达到矫治反殆目的。

(三)后牙反殆

【临床表现】

1.后牙反殆可发生在乳牙列期或恒牙列期,有个别牙反殆,也有多数牙反殆;可发生在单侧,也可发生在双侧。

2.单侧多数后牙反殆,常合并前牙反殆,其下切牙中线、颏部及下颌多偏向反殆侧,导致颜面左右不对称。

3.双侧多数后牙反殆,上牙弓及上颌骨宽度发育受限,上牙弓狭窄,面部表现狭长,但左右对称。

【诊断要点】

通过临床检查和模型测量,判断后牙反殆是上颌后牙舌向错位,还是下颌后牙颊向错位,明确反殆牙数和反殆侧。

【治疗原则及方案】

1.下颌偏斜患者常因乳尖牙磨耗不足引起的殆干扰所致,可采用调殆的方法,去除乳尖牙的干扰以矫正下颌移位。

2.一侧后牙反殆者,可戴单侧殆垫矫治器,即在正常殆的一侧后牙上做殆垫升高咬合,使反殆侧脱离锁结;在反殆侧上颌后牙的腭侧置双曲舌簧,调整加力使反殆侧上颌后牙向颊侧移动以矫治反殆。后牙殆垫在解除反殆后,应及时分次磨减,以至完全磨除。注意矫正过程的调殆,以利建殆。

3.双侧后牙反殆或单侧后牙反殆由于上牙弓狭窄所致者,可选用带分裂簧的活动矫治器、螺旋簧分裂基托矫治器或固定四角舌弓扩展牙弓。

(四)深覆殆

【临床表现】

1.上切牙垂直或内倾,上尖牙唇向倾斜。

2.上下牙弓呈方形,牙弓长度变短。

3.面下1/3高度较短,一般呈短方面形。

4.上下颌骨一般发育正常,下颌角小,磨牙常呈远中错殆关系。

【诊断要点】

1.判断患者上前牙切缘覆盖下前牙牙冠唇面长度是否超过 1/3 以上,或者下前牙切缘咬合上前牙牙冠舌面是否超过 1/3 以上。

2.根据深覆𬌗的类型特点,明确所属类型。

(1)牙型主要是上下颌前牙及牙槽过长,后牙及后牙牙槽高度发育不足。颌骨的形态大小基本正常,面部畸形不明显。

(2)骨型不仅有牙型的表现,还伴有颌骨与面部的畸形。

【治疗原则及方案】

1.治疗原则是改正切牙长轴,抑制上下切牙的生长,促进后牙及后牙牙槽的生长。常用上颌活动矫治器,设计双曲舌簧和平面导板。

2.针对病因,采用矫治器纠正吮咬、异常吞咽等不良习惯;找出𬌗干扰,调磨干扰牙尖,使神经肌肉功能恢复正常,调整下颌位置而建立正常的咬合关系。

二、混合牙列异常

混合牙列期是儿童颌骨和牙弓主要生长发育期,也是恒牙𬌗建立的关键时期,预防错𬌗畸形,早期矫治,诱导建立正常𬌗是这一时期的重要任务之一。治疗混合牙列异常的目的是尽早纠正已存在的或发展中的牙齿、骨骼和肌肉不调,特别是发育中的功能性长、宽、高三个方向的牙弓关系不调,使恒牙正常萌出,形成正常恒牙列。

(一)第一恒磨牙前移导致间隙不足

【临床表现】

1.由于第二乳磨牙早失引起第一恒磨牙前倾并且可能伴有舌向扭转。

2.第一恒磨牙的前移占据了双尖牙萌出所需要的间隙,导致拥挤。

【诊断要点】

对照正常𬌗牙弓长度,通过临床检查、模型测量等手段分析牙列状况,确定第一恒磨牙是否前移以及丧失间隙的大小。

【治疗原则及方案】

1.上颌第一恒磨牙前移

(1)单侧第一恒磨牙前移:采用活动矫治器。设计时最好选用固位良好的箭头卡环固位,在前移的第一恒磨牙近中设计指簧推其向远中。

(2)双侧第一恒磨牙前移:一般选用口外弓推前移磨牙向远中,使磨牙远中倾斜移动或整体移动。使用口外弓应尽量保持施力的恒定,力值不宜过大。口外弓的戴用时间每天 14 小时以上。

2.下颌第一恒磨牙前移　选用下颌唇挡矫治器。唇挡位于下牙弓唇侧,后端的 U 形曲抵住下颌第一恒磨牙颊面管,唇挡通过改变下唇位置,使唇肌压迫唇挡产生一个远中移动的力推下颌恒磨牙向远中。

（二）正中间隙

【临床表现】

1.在混合牙列早期,上颌恒前牙萌出时常见左右两中切牙间存在明显的空隙,被称为正中间隙。

2.生理性正中间隙是由于上颌恒中切牙萌出时,牙齿长轴向远中唇侧倾斜所致,随侧切牙、尖牙的萌出,间隙将缩小闭合。

3.因上唇系带肥厚、埋伏牙等所致之正中间隙,难以自行闭合。

【诊断要点】

1.通过临床和 X 线检查,明确正中间隙是生理性还是由于其他原因所致的非生理性。

2.临床检查上唇系带位置是否异常或肥厚。可进行 Blanche 试验来确定。

3.拍摄 X 片检查是否有多生牙、埋伏牙。

【治疗原则及方案】

1.生理性正中间隙,需向家长解释原因,嘱其观察。

2.正中间隙由于多生牙、埋伏牙引起者,应该尽早拔除。必要时可采用"2×4"固定矫治,使正中间隙得以关闭。

3.正中间隙由于上唇系带肥厚,附丽过低所致者,应先采用唇系带延长术,再用正畸治疗关闭间隙。

（三）开𬌗

【临床表现】

1.混合牙列期开𬌗可因口腔不良习惯引起的牙性开𬌗,也可以是骨性开𬌗。

2.开𬌗的范围有大有小,有前牙区开𬌗和后牙区局部开𬌗。

3.上下牙弓形态、大小、位置可能不协调,上下牙弓明显狭窄。

4.上颌骨形态可能正常或宽度发育不足,下颌骨发育不足。

5.严重开𬌗者呈长面形,面下 1/3 过长,面宽度减小。

【诊断要点】

1.判断患者是否上下牙弓及颌骨垂直向发育异常,上下颌牙在正中𬌗位及下颌功能运动时无𬌗接触。

2.确定所属类型。

（1）牙型主要为牙及牙槽骨的问题,即前牙萌出不足、前牙牙槽骨发育不足,或者后牙萌出过度、后牙牙槽骨发育过度,面部无明显畸形,颌骨发育基本正常。

（2）骨型主要表现为下颌骨发育异常,如下颌支短,下颌角大等。

【治疗原则及方案】

1.因口腔不良习惯引起的开𬌗者,可采用矫治器消除口腔不良习惯。年幼儿童一般在纠正后,上下切牙可自行调整生长。

2.患者如为前牙萌出不足,可在上下切牙粘托槽,进行垂直牵引;如为后牙萌出过多,可在后牙区加𬌗垫以压低后牙。

3.混合牙列期是功能矫治轻度骨性开的主要时期,可以是多种功能矫治器联合应用,常选用带屏的功能矫治器,去除口周肌肉的不良影响。若需要可在后期采用固定矫治器。

(四)前牙反𬌗

【临床表现】

1.混合牙列期的前牙反𬌗有功能性、牙源性或骨源性。

2.牙源性多因牙齿萌出或替换过程中的局部障碍所致。反覆盖较小,磨牙为中性𬌗或轻度近中错𬌗关系。上下颌骨关系无明显异常,颜面基本正常,下颌可自行后退至前牙对刃关系。

3.功能性前牙反𬌗,磨牙多为轻度近中错𬌗关系,一般反覆盖较小,反覆𬌗较深,下颌骨大小、形态基本正常,但位置前移,表现为轻度的下颌前突,下颌可后退至上下前牙对刃关系,当下颌后退或处于息止𬌗位时,侧貌较正中𬌗时改善。

4.骨源性多由于遗传和疾病等因素所致,反覆盖大,磨牙为近中错𬌗关系;伴有颌骨畸形,可表现为下颌角钝,下颌体大,下颌支短或上颌前部发育不足,颏部明显前突,下颌常不能自行后退,颜面多呈凹面形,有时还伴开𬌗畸形。

【诊断要点】

1.通过临床检查、模型分析和X线头影测量等有效手段,了解病因,根据前牙反𬌗的类型进行鉴别诊断。

2.混合牙列期前牙反𬌗的诊断要点与乳牙列期基本相同。

【治疗原则及方案】

1.矫治方法的选择及其效果,与患者年龄和畸形程度有关。应及早矫治前牙反𬌗关系,保证上下颌骨正常的生长发育。

2.牙源性前牙反𬌗可使用活动矫治器或功能矫治器,将舌倾的上切牙矫治到正常位,内收前突的下切牙;对于伴有轻度拥挤、扭转的患者,也可采用"2×4"固定矫治。

3.功能性前牙反𬌗在混合牙列期通常选用FRⅢ型功能矫治器,可达到良好的矫治效果。

4.下颌前突型,其矫治目标是抑制下颌骨向前生长,后移下颌骨,或者通过改变下颌生长方向来协调上下颌基骨的长度和位置。可采用功能矫治器或颏兜进行矫治。

5.上颌发育不足的矫治原则是促进上颌骨的向前生长发育,根据患者年龄和畸形程度选择相应的功能矫治器或前方牵引矫治装置。

(五)牙列拥挤

【临床表现】

1.单纯性拥挤表现为牙齿因间隙不足而排列错乱,并影响牙弓形态与咬合关系,一般不伴颌骨及牙弓间关系不调,磨牙关系为中性𬌗,面形基本正常。

2.少数患者除牙量不调造成的拥挤外,还存在颌骨、牙弓间关系不调,影响面形,有时还伴有口颌系统功能异常。

【诊断要点】

1.应明确是暂时性还是永久性的牙列拥挤。

2.上颌中切牙萌出时牙冠向远中倾斜;而侧切牙萌出后,牙冠向远中倾斜。均属暂时性错殆畸形。

3.采用混合牙列间隙分析法,预测拥挤度。

【治疗原则及方案】

1.混合牙列期的暂时性牙列拥挤,应定期观察,不作治疗。

2.轻、中度牙列拥挤者。

(1)定期观察,可利用乳恒牙替换过程中的替牙间隙,或者利用恒牙萌出使颌骨生长时所增加的牙弓长度和宽度自行调整。

(2)若影响乳恒牙正常替换,有咬合创伤,需及时治疗,可采用"2×4"固定矫治或扩弓治疗。

(3)若有唇肌、颊肌张力过大,妨碍牙弓前段发育,可用唇挡矫治器。

3.重度牙列拥挤者,如果适应证合适,并且患者及家长要求矫治的心情迫切,应向其解释清楚,让其了解矫治的疗程、预后以及在恒牙列期可能尚需再矫治等问题后,采用系列拔牙法。对单纯拥挤病例也可采用固定矫治器治疗,疗程短,效果好。

(六)前牙深覆盖

【临床表现】

1.上前牙切端至下前牙唇面的最大水平距离超过 3mm。

2.上前牙唇向错位,下前牙舌向错位,磨牙多为远中错殆关系,常伴有前牙深覆殆。

【诊断要点】

明确前牙深覆盖的所属类型。

1.牙性主要是因为上下前牙位置或数目异常造成,一般没有上下颌骨之间以及颅面关系的不调。

2.功能性是由于神经肌肉反射引起的下颌功能性后缩,上颌骨一般正常。当下颌前伸至磨牙呈中性殆关系时,上下牙弓矢、状关系基本协调,面型明显改善。

3.骨性是由于颌骨发育异常,磨牙呈远中错殆关系。

【治疗原则及方案】

1.尽早去除病因,对牙性前牙深覆盖,可采用活动矫治器关闭上前牙前突及其散在间隙,排齐下前牙舌向倾斜及其拥挤。

2.下颌后缩者多采用功能矫治器,促进下颌磨牙伸长和向近中移动。

3.上颌发育过度者多采用口外弓和头帽,限制上颌骨向前发育,使之与下颌骨相协调。要求患者每天至少戴用 12 小时以上。

(王海英)

第九节 儿童牙外伤

一、牙外伤的临床检查

1.病史采集

(1)一般情况。

(2)外伤时间、地点、如何发生、诊疗经过,如有脱落牙齿,其保存方法、自觉症状,既往史包括全身病史和牙外伤史。

2.临床检查

(1)全身情况:对患儿的一般精神状况、全身健康状态作出初步判断。是否出现过意识丧失、定向障碍、头痛、呕吐、活动性出血等症状。怀疑有中枢神经系统、全身脏器及肢体损伤应及时转诊,救治生命。

(2)颌面部检查

口外:检查有否颅颌面部骨折;软组织撕裂伤、擦伤、挫伤、感染;异物。

口内:①有否牙槽骨骨折、唇、舌、口内黏膜伤。

②咬合关系、开口度、开口型。

③外伤牙:牙体、牙髓、牙周损伤情况;是否有移位。

④邻牙、对殆牙。

(3)影像学检查根尖片、全口曲面断层片。

二、牙震荡

牙外伤主要影响牙周组织,牙体组织完整或仅表现牙釉质裂纹,没有硬组织缺损及牙齿脱位时,称为牙齿震荡。

【诊断标准】

1.临床表现

(1)有外伤史。

(2)牙齿酸痛、咬合不适、触痛。

(3)临床检查牙龈沟可有渗血,叩诊不适或叩痛,外伤牙无明显松动。

(4)牙体硬组织可出现釉质裂纹。

(5)牙冠可出现轻重不等的粉红色病变。

(6)乳牙的牙震荡常因症状不明显而延迟就诊,继发牙髓牙周感染。

2.辅助检查

(1)影像学检查:X线片近期可显示根尖周无异常或牙周间隙稍增宽,远期可发现牙髓钙化和牙根吸收、创伤性囊肿、牙根发育异常。

(2)牙髓活力测试:外伤当时患牙可能对活力测验无反应,呈假阴性。经过一段时间,患者复诊时再进行测试,牙髓活力可恢复正常。年轻恒牙和乳牙推荐使用温度测试。

【治疗原则】

1.消除咬合创伤　　患牙有早接触时,应调𬌗,必要时调低对𬌗牙;如患者松动较明显,或调𬌗不能解除咬合创伤,应戴全牙列𬌗垫。可通过调磨或制作全牙列𬌗垫,使患牙短期内脱离咬合接触,消除咬合创伤。

2.减少或避免对患牙的不良刺激　　应避免进食太凉太热的食物;临床做冷热测试时间不应太长;2周内不用患牙咬硬物。

3.预防伤口感染　　保持口腔卫生。

4.保护釉质裂纹　　牙面可涂布无刺激性的保护涂料或复合树脂粘接剂加以保护。

5.定期追踪复查　　嘱咐患者应定期复查,如发现牙髓或根尖周感染,及时治疗。

三、牙齿折断

外伤引起牙体硬组织折断,可以发生在牙釉质、牙本质或牙骨质。按折断部位临床主要分为:牙冠折断、牙根折断和冠根折断三种类型。

(一)牙冠折断

【诊断标准】

1.临床表现　　牙冠折断是牙齿折断最常见的类型,好发于上颌中切牙的切角或切缘,牙冠损伤程度分三类:釉质折断,釉质牙本质折断,釉质、牙本质折断牙髓暴露(复杂冠折)。

(1)釉质折断

①多由硬物直接打击牙冠造成切角或切缘处釉质折断,未暴露牙本质。可伴釉质裂纹。

②一般无自觉症状,有时锐利断面会磨破唇舌黏膜。临床检查时应注意有无釉质裂纹,有时裂纹微细,可呈水平方向或垂直方向;也可是粉碎性裂纹,可借助光束垂直于釉质裂纹投照时,出现的光线强弱变化观察到釉质裂纹。

(2)釉质折断暴露牙本质

①牙体硬组织缺损,牙本质暴露。

②常出现断面触疼或冷热刺激痛,其疼痛程度与牙本质暴露的面积、折断的深度和牙齿发育程度有关。牙本质缺损少的症状不明显,患儿可能延迟就医。

(3)牙冠折断露髓

①牙体硬组织缺损,牙髓暴露。

②患牙有冷热刺激痛并触疼明显。

③陈旧性外伤牙髓可感染、坏死。年轻恒牙也有出现牙髓组织增生的病例。

（4）辅助检查

①影像学检查：X线片主要了解冠折线距髓腔的距离以及牙根、牙周的情况。牙周间隙、牙根有无异常，是否伴有牙移位。

②牙髓活力测试：外伤当时患牙可能对活力测验无反应，呈假阴性。经过一段时间，患者复诊时再进行测试，牙髓活力可恢复正常。

【治疗原则】

年轻恒牙冠折

1.釉质折断

（1）小面积釉质折断：一般可不作处理，或将锐利牙釉质边缘调磨，防止舌或口唇划伤，操作时应尽量减少震动患牙。但修复与否可根据家长的意愿而定。

（2）大面积釉质折断：可随诊观察待牙齿损伤急性期过后，修复缺损。也可外伤当时即刻进行修复。

2.釉质折断暴露牙本质

（1）对于外伤牙本质暴露后近期来就诊的患者，不论面积大小，应行间接盖髓术保护牙髓，可直接用复合树脂材料修复牙冠。

（2）如牙震荡症状明显或牙齿松动，应行间接盖髓术后，先用光固化玻璃离子粘固剂或复合体暂时覆盖断面，待松动恢复后，再去除暂时修复体，然后根据缺损大小和条件选择修复牙冠缺损方法，可用复合树脂修复牙冠。

（3）注意调整牙齿咬合创伤，如无法解除创伤或牙齿松动明显，应用松牙固定术固定牙齿，全牙列𬌗垫效果较好。

（4）治疗后2周、6周、12周定期复查，术后6~8周再次作X线影像检查。复查内容包括：临床检查、X线检查、牙髓活力实验，观察年轻恒牙牙根发育情况。

3.牙冠折断露髓

（1）应尽可能保存生活牙髓，使牙根继续发育达到生理闭合。

（2）临床依据：①牙髓活力；②露髓时间，露髓孔大小；③牙根发育程度；④可修复性等。

（3）治疗方法：①直接盖髓；②活髓切断术；③根尖诱导成形术；④根管治疗。

年轻恒牙若露髓孔不大，外伤时间短，原则上可行直接盖髓治疗。但临床证据表明，年轻恒牙直接盖髓不易成功，反可导致整个牙髓的感染，因此冠折露髓时应首选部分活髓切断术或活髓切断术。如外伤时间较长，有牙髓炎症甚至有牙髓坏死症状时，可选做根尖形成术或根尖诱导成形术。若根尖已经发育完成，可作根管治疗。

（二）牙根折断

【诊断标准】

1.临床表现

（1）年轻恒牙牙根折断的发生明显少于冠折，多见于牙根基本发育完成的牙齿。根折在乳牙列中也较少见。

（2）有牙外伤史。

（3）按根折部位临床上分为根尖 1/3、根中 1/3 和近冠 1/3。

（4）根折的主要症状可有牙齿松动、牙冠稍显伸长，咬合疼痛，叩诊疼痛，可伴有牙移位。症状轻重与根折部位有关，越近冠方的根折，症状越明显；近根尖 1/3 部位的根折，症状较轻或不明显。

2.辅助检查　影像学检查 X 线检查可见根折线，确定根折的损伤程度和类型。X 线片是诊断的主要依据，但有些病例初诊时拍片不易发现，在日后的复查中，可清楚显示根折线，因此，对于疑似根折的患牙，最好拍摄外伤区域的咬合片和 2～3 张分角度投射根尖片，以水平和垂直偏移的角度拍摄，以显示根折的部位和程度。必要时拍摄牙科 CT。

【治疗原则】

1.断端复位　断面的严密复位，利于牙髓和硬组织的愈合。可在局麻下，采用手法复位使断端尽可能密合复位。

2.固定患牙　可以根据外伤的具体情况和诊疗条件选择固定方法，原则上应采用弹性固定或半刚性固定技术，达到功能性固定。根折牙一般需固定 4 周，近冠部 1/3 根折，固定时间适当延长，可达 4 个月，以利于断根愈合。涉及多个邻牙固定时，固定时间应考虑维持邻牙的生理动度，酌情选择固定时间。

3.消除咬合创伤　咬合创伤较轻时可适量调整对殆牙。建议戴用全牙列殆垫，消除创伤，固定患牙。

【方法】

1.年轻恒牙根折

（1）近冠 1/3 根折：参考外伤牙所留牙根的长度，考虑可否做桩冠修复。

①局部麻醉下将冠部断端取下，探查断端的深度。

②牙根发育未完成的牙齿，余留牙根的牙髓有活力，未被感染可行高位活髓切断术或牙根成形术，以使牙根继续发育完成。也可行根尖诱导成形术；术后做功能性保持器，保持间隙，防止邻牙移位，待牙根完全形成后，做根管治疗。

③牙根已完全形成，可直接做根管治疗。

④注意口腔卫生，伤后 2 周左右进软食。

⑤之后视余留牙根的情况做"根管-正畸疗法"或冠延长术，修复牙冠。

⑥近冠 1/3 根折感染机会较多，临床愈后较差。

（2）根中 1/3 根折

①局麻下手法复位。

②采用固定术将患牙固定。

③注意口腔卫生，伤后 2 周左右进软食。

④定期复诊作 X 线片检查断端愈合情况，并检查牙髓活力恢复情况。当临床和影像学检

查表明有牙髓坏死或牙根吸收时,可行牙髓治疗。

(3)根尖部 1/3 根折

①如患牙松动度小,又无明显咬合创伤时,嘱患儿 4 周内不要用患牙咀嚼,可以不用固定,进行定期追踪复查。

②如有明显松动并伴有咬合创伤时,建议使用全牙列𬌗垫固定伤牙,解除咬合创伤。

③定期复查,观察牙髓、牙周组织状态和断面愈合情况。当临床和影像学检查表明有牙髓坏死或牙根炎性吸收时,可作冠方断端根管治疗,必要时行根尖切除术和根尖倒充填术。

④一般愈后较好。

2.乳牙根折

(1)根折常发生于根中 1/3 或根尖 1/3 处,牙可稍松动,叩痛明显,如冠方断片松动或移位,则拔除冠方断牙,观察断根情况,如无牙周感染,不必急于拔出断根,以免损伤恒牙胚。可待其自行吸收或排出。

(2)乳牙根折一般不行松牙固定术,可定期观察,如出现牙周、牙髓感染,则拔除患牙。

3.根折愈合的判断　根折的愈合结果分以下三类。

(1)硬组织愈合:根折断面有牙本质和牙骨质沉积,临床牙松动度正常,牙髓有活力,X 线片根折线影像变浅,冠方根管影像清楚。年轻恒牙较为常见。

(2)结缔组织愈合:牙周膜组织封闭断端,临床牙松动,牙髓有活力,X 线根折线清晰,冠方根管闭锁,影像不清晰。

(3)肉芽组织长入:肉芽组织在断端形成,牙较之前松动,牙髓无活力,X 线片显示断端间隙增宽或有骨和牙根吸收。

(三)冠根折断

【诊断标准】

1.临床表现

(1)牙冠、牙根部硬组织折断,未累及牙髓腔称简单冠根折,累及牙髓腔称复杂冠根折。

(2)折裂线由冠部达牙根,多可见牙冠唇面横折线,断面斜行向舌(腭)侧根方;也可见冠根纵折;或多条折裂线,呈粉碎性折裂;伤及或不伤及髓腔。

(3)牙冠部稍松动或已松动下垂,而舌侧仍与根面或牙龈相连,触痛明显。

(4)牙冠活动时,疼痛、牙龈出血,有时与对𬌗牙发生咬合干扰。

(5)牙冠刚萌出的牙齿,多表现为简单冠根折断,露髓情况较少见。完全萌出的牙齿多伴有露髓。

2.辅助检查　影像学检查:X 线片可确诊。由于冠根折断线多为斜线,特别是折断线在唇侧牙冠部为近远中向斜向舌侧牙根方向的冠根折断,X 线牙片往往显示不清楚,常需改变角度投照,并结合临床症状进行诊断。

【治疗原则】

冠根折断由于其波及牙釉质、牙本质、牙骨质和牙周组织,甚至波及牙髓组织。损伤类型复杂,治疗和愈后有不确定性,治疗原则应考虑断裂的程度、类型、牙髓感染的程度、牙根发育情况及伤牙的修复问题,综合判断患牙的保留与否。

1.去除牙冠断片后的修复

①未累及牙髓的患牙,先行护髓后充填材料暂时覆盖,急性期过后(约2～3周)可行复合树脂冠修复。

②已累及牙髓,应先做牙髓治疗,后行复合树脂冠修复;如伴牙脱位性损伤时,固定患牙,再行冠修复。

2.断冠树脂粘接术修复牙冠对伤牙行急性期处理或根管治疗后,将断端粘回原处。

3.在牙根发育完成和根尖闭合后,辅以龈切除术和牙冠延长术后修复牙冠。

4.根管-正畸联合疗法对根折断面深达龈下较深或龈上牙体组织很少的牙齿,牙根发育完成,牙根长度足够者,可采用根管治疗和正畸牵引的方法,将牙根拉出2～3mm,之后行牙体修复。

5.纵向冠根折,以往列入拔牙适应证,近年来由于粘接技术的发展,可以进行粘接处理,保留患牙。

6.多条折裂线深达牙槽窝、牙根未完全形成的患牙治疗和愈合不好或无法行牙体修复的,应考虑拔除。

7.乳牙冠根折去除断片近髓或露髓,可行活髓切断术或根管治疗术后牙体修复;如折断深达牙槽窝者应拔除。

四、牙移位

牙齿遭受外力脱离其正常位置,称牙移位。可分为牙挫入、牙侧向移位、牙部分脱出和牙完全脱出。

(一)牙挫入

牙沿长轴向根方牙槽骨中移动。

【诊断标准】

1.临床表现

(1)有牙外伤史。

(2)患牙比相邻牙短,不松动,龈沟渗血。在混合牙列,挫入的牙齿易被误认为是正在萌出的牙齿,应仔细检查。挫入严重的牙齿,临床完全见不到牙冠,需要与完全脱出的牙区别。可根据病史、临床症状、检查和X线牙片进行鉴别诊断。

①挫入患牙叩诊呈高调金属音；正在萌出的牙齿叩诊呈低沉的音调。

②影像学表现。

（3）乳牙挫入伤需判断对继承恒牙的影响。

①患牙牙冠唇（颊）侧移位，则牙根偏向舌（腭）侧，X线影像显示患牙牙根较正常的对侧同名牙长，接近恒牙胚。

②患牙牙冠偏向舌（腭）侧，则牙根偏向唇（颊）侧，X线影像显示患牙牙根较正常的对侧同名牙短。远离恒牙胚。

2.辅助检查

（1）X线牙片表现为牙根与牙槽骨之间的正常牙周间隙和硬骨板影像消失。

（2）乳牙挫入，应判断乳牙根挫入位置对恒牙胚的影响。

【治疗原则】

1.年轻恒牙挫入　治疗原则应根据牙根发育阶段来决定。

（1）牙根未发育完成的牙齿观察数月时间待自发"再萌出"，不宜将牙拉出复位。"再萌出"过程中，应定期观察牙髓状况。发现有根尖透影或炎症性牙根吸收时，应立即拔除感染牙髓，并用氢氧化钙糊剂充填根管。

（2）牙根完全形成的患牙无自发"再萌出"可能的牙，应进行正畸牵引，用轻力使其复位。牙根发育完成的牙齿挫入后牙髓坏死发生率几乎是 100%，故应在外伤后 2～3 周内拔髓进行根管治疗，以预防炎症性牙根吸收。

（3）无论牙根发育处于何种阶段，牙髓坏死是挫入后较常见的结果。

2.乳牙挫入

（1）应首先判断对恒牙胚的影响，年龄小的患儿乳牙挫入对恒牙胚可能产生的影响大。

（2）如果牙冠偏向腭侧，牙根偏向唇侧，判断乳牙移位远离恒牙胚，应待其自行萌出。乳牙再萌出一般在伤后 2～3 周开始，也可迟至 6 个月后。如不能萌出，说明牙根可能与牙槽骨粘连，确诊后需拔除乳牙。

（3）如果牙冠偏向唇侧，牙根偏向腭侧，判断乳牙移位靠近恒牙胚，为保护恒牙胚应立即拔除。

（4）乳牙挫入伤较少发生牙髓坏死。

（二）牙齿侧向移位和部分脱出

【诊断标准】

1.临床表现

（1）侧方移位时牙齿发生唇舌向或近远中向错位，伴有牙槽骨的损伤。

（2）牙齿部分脱出表现为牙齿部分脱出牙槽窝，明显伸长，与对殆牙常有咬合创伤。

（3）牙齿移位方向和脱出程度不同，牙齿松动的程度不一。牙龈沟出血。

2.辅助检查

(1)影像学检查:X线片可见牙根移位侧牙周间隙消失,而相对侧牙周间隙增宽,有时伴有牙槽骨壁折裂线。

(2)牙髓电活力检查:当时牙髓活力测验常无反应,需复查。一般观察半年甚至1年以上。根尖开放的年轻恒牙,数月后牙髓测验可出现阳性反应。

【治疗原则】

1.恒牙侧向移位和部分脱出

(1)应在局部麻醉下将牙齿复位。先用手指触及到移位的根尖,以稳定的压力推移牙根,使其解脱与唇腭侧骨的锁结,复位至牙槽窝。

(2)牙齿复位后,可用全牙列𬌗垫、树脂夹板法或正畸托槽将牙齿固位2～3周,伴牙槽骨骨折时应固定3～8周。拆除固位装置前,应拍X线片确定骨和牙周的愈合情况。

(3)应嘱病人保持良好的口腔卫生,避免咬合创伤。

(4)根尖未闭合的牙齿,复诊时出现牙髓坏死指证时,方可行牙髓治疗。

(5)复查拍X线片如显示牙根炎症性外吸收,即刻行牙髓摘除术。牙根已发育完成的牙齿,用氢氧化钙制剂充填根管控制炎症,再行永久性根管充填治疗;牙根未完全形成的牙齿,一般用氢氧化钙制剂根充,诱导牙根继续发育,再行永久性根管充填治疗。

2.乳牙侧向移位和部分脱出

(1)腭侧向轻度移位又不影响咬合时,常可不必进行复位固定。

(2)造成咬合紊乱的乳牙,可在局麻下行复位术,松牙固定术。

(3)严重移位伴唇侧骨板骨折,复位后牙极松动或自行下垂,应该拔除。

(4)可能累及恒牙胚的患牙应及时拔除。

(三)牙齿完全脱位

【诊断标准】

1.临床表现

(1)常见于单个年轻恒牙。

(2)牙齿完全脱出牙槽窝。

(3)可伴有牙槽窝骨壁骨折,软组织撕裂伤。

2.辅助检查　影像学检查:X线片显示牙槽窝空虚,读片时注意观察是否存在牙槽骨骨折线。

【治疗原则】

1.牙齿完全脱出后应立刻做再植术、固定、定期复查　牙齿的离体时间直接影响再植的效果。牙齿脱出牙槽窝时间越短,成功率越高,一般认为15～30分钟之内再植成功率较高。

2.牙齿储存　牙齿完全脱出后储存条件和储存时间的长短对于成功的愈合是非常重要的。推荐储存液体包括生理盐水、血液、组织培养液、牛奶和唾液。

3.牙再植术操作要点

(1)清洁患牙:用流动生理盐水清洁脱出牙,污染较重时,用沾有生理盐水的纱布轻拭,切不可刮损根面的牙周组织。患牙不可干燥,拭净后置于生理盐水中备用。

(2)牙槽窝准备:检查牙槽窝有无骨折、异物及污物,可用插入平头器械(如直牙挺)复位并修整牙槽窝形态,去除骨碎片;用生理盐水冲洗牙槽窝,清除异物及污物。

(3)植入患牙:将伤牙轻轻植入牙槽窝,不要对牙槽骨壁造成压力。

(4)固定患牙:根据诊疗条件和患者口腔条件选择松牙固定术。在急诊条件下,可用牙线、钢丝或釉质粘结材料暂时固定。年轻恒牙建议使用弹性固定,如全牙列𬌗垫或弹性材料的牙弓夹板固定技术。固定的时间2~3周。

4.抗生素应用　给以抗生素治疗,至少1周。

5.接种疫苗　视伤口或患牙污染程度和患儿接受免疫的情况给予注射破伤风疫苗。

6.再植牙的牙髓处理

(1)牙根发育完成的牙齿,包括根尖孔直径小于1.0mm,应在再植后7~10天内行拔髓术,用氢氧化钙制剂根管充填,预防牙根吸收。

(2)牙根未发育完成,外伤后第1个月内每周复查有无牙髓感染和炎症吸收的早期症状,直至临床或影像学证据证实牙髓坏死,再行牙髓摘除术,充入氢氧化钙制剂,诱导根尖闭合。

7.定期复查　对再植牙应进行长期观察,一般第1个月内每周复查,半年内应每月复查,半年后应每3~6个月根据情况进行复查。复查内容包括:拍X线牙片和临床检查,以及时诊断和治疗牙周牙髓并发症。

8.乳牙再植　乳牙全脱位一般不再植。应注意检查局部有无软组织损伤或骨折片等。医嘱注意口腔卫生,预防感染。乳前牙缺失一般对乳牙列的发育影响不大,如考虑美观和发音,可用间隙保持器维持间隙。

五、牙槽突骨折

【诊断标准】

1.临床表现

(1)外伤区一个或多个牙齿轴向或侧方移位,通常有合干扰。

(2)检查发现整个区牙齿段松动度,扪诊可有台阶感,叩诊钝音。常见牙龈撕裂、出血、疼痛。

2.辅助检查　影像学检查常见牙槽突折断线,可累及牙槽窝。需与根折鉴别诊断。移动中央光束的角度不会改变牙根表面折断线的位置,而在牙槽突骨折中,折断线会随光束的角度变化而上下移动。

【治疗原则】

1.采用局部浸润或阻滞麻醉将骨断片复位。固定3~4周。

2.定期复查:术后4周、8周、26周和1年后定期观察牙髓和牙周膜的愈合情况。

(赵新宇)

第十节　咬合诱导

一、乳牙早失

【诊断标准】

1.乳牙早期缺失,患儿年龄距替牙期尚远。

2.缺失牙的间隙可减小,以乳磨牙早失多见。

3.X线片见继承恒牙胚牙根发育不足1/2。

乳牙早失的常见原因如下。

1.因龋病、牙髓病及根尖周病变而被拔除。

2.恒牙异位萌出,乳牙根过早吸收脱落。

3.牙齿因外伤脱落。

4.先天性牙齿缺失。

【治疗原则】

综合考虑间隙保持、功能、语言和美观的问题。

乳前牙缺失对乳牙列的发育影响不大,患儿掌握发音技巧的语言学习影响不也大,因而,乳牙列阶段重要的是乳磨牙早失的治疗。

可选择间隙保持器管理早失牙的间隙。

1.远中导板间隙保持器　适应证:适于第二乳磨牙早失、第一恒磨牙尚未萌出或萌出中。

操作要点:

①用第一乳磨牙作基牙,戴入预成的或自制的合金带环或全冠。

②采印、灌注石膏模型。

③制作远中导板,参考X线片标定基牙到第一恒磨牙近中面外形高点下1mm处的距离,作为远中导板的长度,用宽约3.8mm、厚1.3mm的合金片,弯成适度角度,高以不影响对殆牙为宜;将其与基牙的带环或冠的远中端焊接。戴入,将远中导板插入牙槽窝内,贴合于未萌出的第一恒磨牙的近中面;粘固。

2.带环丝圈式间隙保持器　适应证:适用于单侧第一乳磨牙早期丧失;第一恒磨牙萌出后,第二乳磨牙单侧早期丧失的病例;拆除远中导板式间隙保持器后,也要换上此装置;恒切牙萌出之前双侧乳磨牙早失,用其他间隙保持器装置困难的病例。

操作要点:

①取模,灌制石膏模型。

②在石膏模型基牙上设计制作带环,用直径0.9mm的金属丝弯制丝圈,使其不与牙龈接触,离牙槽嵴1～2mm,丝圈的颊舌颈要比继承恒牙的冠部颊舌颈稍宽,一端与邻牙有良好的

接触,在颊舌角部与带环焊接,调磨抛光。

③在临床上试戴,检查丝圈与基牙及黏膜的接触情况,合适后用粘固剂粘于牙上。也可作全冠丝圈式间隙保持器。

3.充填式间隙保持器　适应证:单个乳磨牙早失,间隙前端的牙齿有远中邻面龋,或后端的牙齿有近中邻面龋,龋坏均波及牙髓需作根管治疗者。

操作要点:

①基牙完成根管治疗。

②选取合适长度钢丝进行弯制,调节合适后将钢丝的一端埋在充填体里,另一端弯成弧形接触缺失牙另一邻牙的邻面。

③粘固钢丝于髓腔中,充填。

4.舌弓式间隙保持器　应用于下颌。

适应证:①两侧乳磨牙早失,第二乳磨牙或第一恒磨牙存在;近期内继承恒牙可能萌出者。②两侧多个牙齿早失,使用活动式间隙保持器患儿不合作配戴者。

操作程序及方法:

①采印,灌制模型。

②以第二乳磨牙或第一恒磨牙为基牙,试戴带环。

③在石膏模型上设计舌弓,用直径 0.9mm 的金属丝,从一侧基牙到另一侧,沿牙弓舌侧弯制舌弓,并在间隙部的近中设计阻挡丝,与带环焊接,调磨抛光。

④临床上试戴合适后,用粘固剂粘固保持器。注意舌弓式间隙保持器戴用期间,应不影响下颌恒牙的萌出。

5. Nance 腭弓式间隙保持器　适应证:同舌弓式间隙保持器,但应用于上颌。

操作要点:设计弓丝由两侧基牙至腭皱处,在此处的金属丝上做树脂托抵住,腭盖顶部,以防止上颌磨牙的近中移动,有利于固位。

6.可摘式功能性保持器　适应证:同一象限乳磨牙缺失两个,或两侧磨牙缺失,或伴有前牙缺失。

操作要点:

①取模型,做合记录,按要求上合架。

②保持器设计:唇颊侧不用基托或尽可能小,以免影响牙槽骨宽度生长。若基托的远中有牙存在时,基托的舌侧远中端应延伸至远中邻牙的中央部,利用倒凹增加基托的固位。如有近期将萌出的恒切牙,基托舌面应设计离开切牙舌面,避免阻挡恒切牙的正常萌出。

③固位装置:可设计唇弓、卡环、箭头卡环等固位装置,不用合支托,以免妨碍牙槽骨高度的发育。

二、口腔不良习惯

口腔不良习惯指儿童时期,在一段时间内,习惯性重复的口腔某一特定动作,可是有意识或无意识的,多发生在 3～6 岁的儿童。

(一)吮吸习惯

分营养性和非营养性的,前者多指 3 岁以前的小儿的吮吸动作;后者持续到 3 岁以后,视为口腔不良习惯,常见有吮指,吮奶嘴、玩具等物品。

【诊断标准】

1.吮拇指或食指。

2.上前牙唇侧移位,下前牙舌侧移位,形成前牙深覆盖开殆。

3.有的患儿下颌前伸,呈对刃或反殆。

4.继发产生不良的舌习惯。

【治疗原则】

1.营养性吮吸是生理现象,应观察并预防形成不良习惯。

2.如并没有产生明显畸形,5 岁前应予以纠正。

3.提醒治疗:医师辅导看护人提醒患儿改正不良习惯。

4.戴用手套或在手指涂布苦味剂。

5.已有明显畸形,需戴用矫治器破除吮指习惯,如唇挡丝、腭网矫正器。

(二)吐舌习惯

【诊断标准】

1.吐舌习惯多发生在替牙期,如儿童会用舌尖去舔松动的乳前牙、刚萌出的恒牙或龋齿,日久会形成吐舌习惯。

2.常继发于其他不良习惯(吮指、口呼吸、异常吞咽习惯等)。

3.口腔在息止状态时或发音、吞咽时,身体常向前伸出,位于上下牙列之间或顶着上下前牙。

4.吐舌习惯由于舌尖伸在上下牙齿之间,前牙呈舌形态状的开殆。

【治疗原则】

1.去除病因,治疗龋齿;检查是否因患有慢性咽喉炎、鼻炎、腺样体肥大等引起的异常吞咽。

2.戴用舌习惯矫治器和肌功能训练来治疗吐舌习惯,如有伸舌吞咽习惯的儿童,应进行吞咽训练。

(三)异常唇习惯

【诊断标准】

1.唇习惯包括咬下唇、吮吸下唇、下唇覆盖上唇等,以咬下唇多见。女孩较男孩多见。

2.上前牙唇向移动,可出现间隙;下前牙舌向倾斜。

3.唇部可见齿痕,易发炎。

【治疗原则】

1.行为学的方法提醒、奖励使患儿改正不良习惯。

2.指导儿童做唇肌训练,如练习吹口哨或学习吹笛或吹箫,以增加唇肌力量,改变不良习惯。

3.对年龄较小儿童可在唇部涂以适度异味食物。

4.戴用唇挡矫治器进行治疗。

（四）口呼吸

【诊断标准】

1.患儿常由于过敏性鼻炎、鼻咽结构异常、扁桃体肥大或上呼吸道感染等气道不通畅原因,而用口呼吸。

2.患者平静呼吸时,上下唇分开。

3.严重者可出现腭盖高拱,牙弓狭窄,上前牙前突,开唇露齿。

4.检查患儿闭口深呼吸,用力吸气时有时会收缩外鼻孔。

【治疗原则】

1.应首先去除病因,检查呼吸道是否畅通。

2.已形成开𬌗的患儿,可用口腔前庭盾配合唇肌功能训练。

3.对于牙弓狭窄的患儿可用扩弓法扩弓。

4.训练患儿鼻呼吸。

（五）夜磨牙习惯

【诊断标准】

1.多发生在睡觉时,是一种非功能性的咬牙或磨牙。

2.儿童和青少年都可发生。

3.发病的因素与咬合干扰、寄生虫、亚健康及精神心理因素相关。

4.长时间的夜磨牙,可导致乳恒牙的磨损,牙齿高度变短,形成深覆合。

【治疗原则】

1.口腔检查发现咬合干扰,应调𬌗或矫治。

2.治疗系统性疾病,排除心理因素。

3.制作全牙列𬌗垫,磨平咬合面,以避免𬌗干扰,在夜间睡眠时戴用,防止继续磨损和矫治夜磨牙习惯。

（六）偏侧咀嚼习惯

【诊断标准】

1.牙弓一侧有严重的龋病、根尖炎的患牙。

2.废用侧的牙齿牙石、牙垢堆积。

3.长期偏侧咀嚼习惯的患者,面部出现两侧不对称。

【治疗原则】

1.去除病因。

2.教患儿加强废用侧的使用,解除偏侧咀嚼习惯。

三、常用不良习惯矫治器的制作要点

1.上、下颌唇挡矫治器　适用于吮咬不良习惯,如吮指、咬唇、咬物等。

(1)上颌唇挡矫治器:在上颌活动矫治器的唇弓上方焊接2根较长的不锈钢丝,伸达下颌前牙的唇侧,注意不能刺伤软组织。

(2)下颌唇挡矫治器:推移下唇离开下颌切牙,使上颌切牙无法咬到下唇。按要求用直径1.0mm的不锈钢丝弯制唇挡,可套上合适的预成塑料管,在下颌前牙的唇侧龈方,至前庭沟,用自凝塑料包埋唇挡。注意应远离下颌牙齿唇面和牙龈2~3mm,对咬合无干扰。

2.活动舌刺矫治器　适用于吮吸不良习惯,异常吞咽习惯和吐舌习惯。

在上颌活动矫治器设计箭头卡环固位,在其腭侧前牙区基托,埋入4~5根直径1~1.2mm的不锈钢丝,钢丝末端圆钝,距上前牙腭侧5mm,弯向口底。注意不要影响舌活动。

3.腭栏　适用于吮吸不良习惯。

在第一恒磨牙或第二乳磨牙上制作金属带环,用直径0.9mm钢丝弯制成上腭弓形状,焊接到带环腭侧,在腭弓上加焊横竖金属丝形成网栏,以阻挡手指进入口内。

4.前庭盾　前庭盾适用于口呼吸、咬唇等不良习惯。

(1)取全口印模,上合架。

(2)设计前庭盾边缘伸展的范围,取得良好的封闭和支持作用。前庭盾前板与前突的上切牙接触;侧板和后牙颊面相隔2~3mm,以减轻颊肌的张力;侧板后缘延伸至最后一颗磨牙的远中邻面。

(3)在标记范围覆盖2~3mm厚的基托蜡,将蜡表面修整圆钝、光滑,并使两侧对称。在蜡形外表面用自凝塑料将弯制好的钢丝固定,然后浇注一薄层自凝塑料,加厚到2~2.5mm,形成前庭盾。

(赵新宇)

现代实用口腔医学

（下）

张爱民等◎编著

吉林科学技术出版社

第八章 口腔颌面部感染

第八章　口腔颌面部感染

第一节　智齿冠周炎

智齿冠周炎是指成人第三磨牙萌出过程中牙位不正发生阻生时，牙冠周围软组织发生的炎症。由于多发生于下颌，故临床也将智齿冠周炎特指下颌第三磨牙的冠周炎。

一、病原微生物及病因

（一）病原微生物

智齿冠周炎的病原菌多系条件致病的口腔正常菌群，为多种细菌协同作用的结果。主要致病菌多属于厌氧菌群或兼性厌氧菌群，如普氏菌、巨核梭杆菌、消化链球菌和放线菌等。

（二）病因

由于人类进化过程中食物的种类发生变化，带来咀嚼器官的功能退化，颌骨有缩小的现象，因而造成颌骨齿槽突长度与牙列所需长度不协调。下颌第三磨牙（智齿）位于牙列最后，也是最晚萌出的牙，正常萌出过程中其咬合面及远中软组织退缩较迟，或因第二磨牙与下颌支间位置不足，导致程度不同的阻生。牙冠可部分或全部为龈组织覆盖，在龈瓣与牙冠之间形成较深的盲袋。食物碎屑极易嵌塞于盲袋内，局部为细菌定居、繁殖提供了具备良好温度、湿度的生态环境。当冠部牙龈因咀嚼食物而损伤形成溃疡及全身抵抗力低下时，局部存在的正常菌群失调或细菌毒力增强，引起冠周炎的急性发作。上颌智齿冠周炎常由于上颌第三磨牙倾斜错位，引起牙冠不能完全萌出所致。

二、病理

早期多表现为智齿上方覆盖龈瓣及磨牙后区软组织的充血水肿。病情进一步发展，随着大量炎细胞的浸润，可引起智齿周围软组织的脓肿，并可向邻近或远处相通的筋膜间隙扩散。

三、临床表现

智齿冠周炎常发生于智齿萌出期的青年人,也可在有阻生智齿的中年人发病,常表现为急性炎症过程。初期,智齿区牙龈及磨牙后区肿痛不适,进食、咀嚼、吞咽活动时,疼痛加重。如病情发展,局部可呈自发性跳痛或沿耳颞神经分布区出现反射性疼痛。当感染侵及咀嚼肌时,可引起反射性肌痉挛而出现不同程度的张口受限。由于口腔不洁,龈袋有脓性分泌物而引起口臭。上颌智齿冠周炎局部症状较轻,可能与盲袋浅及可自然引流有关。初期,常无明显全身症状,当炎症发展或伴肌间隙感染时,出现不同程度的畏寒、发热、头痛、全身不适、食欲减退及大便秘结症状。周围血中白细胞总数增高及核左移。慢性冠周炎在临床上多无明显自觉症状,仅局部间或有轻度疼痛不适感。

口腔局部检查,多数病员可见智齿萌出不全,如智齿位置较低。牙冠被肿胀的龈瓣全部覆盖时,须用探针探查方可在龈瓣下触及智齿,并了解其牙位是否正常。智齿周围的软组织及牙龈发红、肿胀,龈瓣边缘糜烂,有明显触痛,有时可见从龈袋内溢出脓液。第二磨牙受炎症激惹可有叩击痛。当炎症局限后,可形成冠周脓肿,出现局限变软区,脓肿有时可自行溃破。通常有患侧颌下淋巴结的肿大、压痛。X线照片可帮助了解智齿的生长方向、位置,牙根的形态及牙周情况;在慢性冠周炎的 X 线片上,有时可发现牙周骨质的炎症阴影(病理性骨袋)的存在。

四、并发症

冠周炎炎症可直接蔓延或经由淋巴管扩散,引起邻近组织器官或筋膜间隙的感染。智齿冠周炎常见在该磨牙颊侧,形成骨膜下脓肿,脓肿可沿咬肌前缘与颊肌后缘间的薄弱处向外扩散,引起面颊部皮下脓肿;当脓肿穿破皮肤形成经久不愈的面颊瘘。炎症循下颌支外、内侧向后扩散,可分别引起咬肌间隙、翼颌或咽旁间隙感染;向下扩散形成颌下间隙感染;此外,亦可导致颊间隙、口底间隙感染的发生。

五、诊断和鉴别诊断

根据病史、临床症状和检查所见,一般不难做出正确诊断。但在下颌智齿冠周炎合并面颊瘘或位于下颌第一、二磨牙颊侧瘘时,可误认为相邻磨牙的炎症所致,特别在邻牙牙周组织存在病变时,更容易发生误诊。此外,反复炎症发作,局部肿胀明显者应与恶性肿瘤相鉴别。

六、治疗

智齿冠周炎以局部治疗为重点。在急性期除给予消炎、镇痛药物外,应以局部冲洗、涂药为主。慢性智齿冠周炎,若为阻生齿则应尽早拔除,以防反复急性发作或带来并发症。

1.局部冠周盲袋冲洗　局部盲袋内有食物碎屑、坏死组织和脓液积存难以自动清除,常用钝针头伸入袋底,以生理盐水、1%～3%过氧化氢溶液、1：5000高锰酸钾液或0.1%苯扎溴铵液等反复冲洗,直至溢出液清亮为止;局部擦干后用探针蘸2%碘甘油或少量碘酚液放入龈袋内,每日1～2次,并用温热盐水漱口。

2.抗菌治疗　根据局部炎症及全身反应程度和有无并发症,选择抗菌药物。

3.切开引流术　如龈瓣附近形成脓肿,应及时切开并置引流条。

4.冠面龈切除术　急性炎症消退后,智齿有足够萌出位置且牙位正常者,智齿冠面龈瓣可在局麻下予以切除,以消除盲袋。由于智齿与下颌升支前缘间距离甚小,其冠面龈瓣常与咽前柱相续,故冠面龈瓣切除后缝合时,常又不同程度重新覆盖冠面,使盲袋难以彻底消除,因此冠面龈瓣切除应足够,缝合后尽管仍有远中冠面的覆盖,通过4～5日早期拆去缝线,可使龈创向下凹缩,减小盲袋的再度发生。

5.下颌智齿拔除术　下颌智齿牙位不正,无足够萌出位置,相对上颌第三磨牙位置不正或已拔除者,为避免智齿冠周炎的复发,应尽早予以拔除。伴有颊瘘者,在拔牙同时应切除瘘道,刮除肉芽,缝合面部皮肤瘘口。

拔除无足够萌出位置或无对颌牙,且反复发炎的智齿,是预防智齿冠周炎的最好方法。

（姜向媛）

第二节　面部疖痈

面部皮肤是人体毛囊及皮脂腺、汗腺最丰富的部位之一,又是人体暴露部分,接触外界尘土、污物、细菌机会多,也易招致损伤,因此可引起毛囊及其附件的急性化脓性炎症。单个毛囊及其附件的急性化脓性炎症称疖;相邻多数毛囊及其附件同时发生的急性化脓性炎症称痈。

一、病原微生物及病因

（一）病原微生物
颜面部疖痈的病原菌,以金黄色葡萄球菌最多见,亦有白色葡萄球菌引起者。

（二）病因
正常的毛囊及其附件内即有细菌存在,但只有在局部诱因或全身抵抗力下降时,细菌才开始活跃引起炎症。局部因素主要为皮肤不洁,修面及各种原因引起的轻微外伤;全身因素可为全身衰竭、患消耗性疾病或糖尿病。

二、病理

初起为皮肤上有红、肿、痛小硬结或锥形隆起,有触痛,2～3日内随着炎症中央组织坏死、溶解而形成脓肿,硬结顶部出现黄白色脓头,周围发红。早期病变局限于皮肤浅层,当病变进一步发展波及皮肤毛囊间组织时,可顺筋膜浅面扩散波及皮下脂肪层,造成较大范围的炎性浸润或组织坏死。痈可先是一个疖,以后沿深部脂肪扩散至皮下深筋膜,再沿深筋膜向周围蔓延,累及相邻毛囊;也可开始即为几个毛囊受累,多数毛囊、皮脂腺及其周围组织的急性炎症与坏死,形成迅速增大的紫红色炎性浸润硬块,感染波及皮下的筋膜层及肌肉,出现局部蜂窝织炎。

三、临床表现

疖好发于青壮年,以男性多见,特别是皮脂腺代谢旺盛者,可反复发作。初时病人自觉局部发痒、烧灼感及跳痛,逐渐脓头自行破溃,少许脓液排出,疼痛减轻,或脓头成为一个脓栓,与周围组织分离、脱落,炎症逐渐消退,创口自行愈合。病程中除引流区淋巴结可伴炎症外,一般无明显全身症状。但如搔抓、挑刺、挤压疖疮以及不恰当的处理(如热敷、药物烧灼腐蚀和切开等)可使炎症扩散,使局部红、肿和痛范围增大,伴发局部蜂窝织炎或变成痈。上唇疖,因其位于颜面部的危险三角区,感染可循丰富的淋巴管及血管扩散,造成颅内感染(海绵窦血栓性静脉炎、脑膜炎),以及败血症或脓毒血症等并发症而表现相应的全身体征和症状。

痈好发于皮肤较厚的唇部,又称唇痈,上唇多于下唇,男性多于女性。在明显肿胀的唇部皮肤与口唇粘膜上出现多数剧烈疼痛的黄白色脓头,由于感染位于皮内及皮下,表面坚实而自行穿破过程较长,破溃后溢出脓血样分泌物,但脓头周围组织亦有坏死,经较长时间始能溶解、分离,形成多数脓栓脱落后的蜂窝状腔洞。常常各个腔洞之间皮肤、粘膜或皮下组织也逐渐坏死,致整个痈的病变区中央上皮组织均坏死脱落,形成较大组织坏死创,故痈痊愈后局部可遗留瘢痕。痈感染未控制可向四周和深部发展,并发颅内及全身感染。

唇痈患者因唇部极度肿胀、疼痛和张口受限而致进食、语言困难;局部区域淋巴结肿大、压痛;全身中毒症状明显,畏寒、高热、头痛、食欲不佳、白细胞计数及中性粒细胞比例升高;较疖更易伴发颅内海绵窦静脉炎、败血症、脓毒血症以及继发中毒性休克和水电解质紊乱等而危及生命。

四、并发症

颜面部疖痈是口腔颌面部炎症出现全身严重并发症最多的病变之一。这是由于导致疖痈的病原菌毒力强,上唇与鼻部危险三角区内淋巴、血循环丰富,而静脉常无瓣膜,颜面皮肤表情肌和唇部不停的生理性运动,痈的脓肿难于早期穿破引流,上述特点使感染易由面前静脉、翼静脉丛逆行向颅内硬脑膜静脉窦及全身血循环扩散。在疖痈受到机械性损伤及不恰当的处理时,局部炎症可迅速扩散。

1.海绵窦血栓性静脉炎　炎症侵入面静脉发生静脉炎,可因血栓形成而使静脉回流受阻,颜面出现广泛水肿、疼痛;感染沿无瓣膜的面前静脉逆行,经内眦静脉与眼静脉进入颅内静脉窦,引起海绵窦血栓性静脉炎,此时眼静脉回流受阻,病人出现眼睑及结合膜水肿,眼球突出,眼底视网膜静脉扩张,视神经乳头水肿,视力减退,甚至失明,光反射迟钝或消失。由于动眼神经、滑车神经及三叉神经第一、二支均途经海绵窦,故可有眼球运动受限,上睑下垂,瞳孔扩大。若炎症损及颈内动脉则可出现颈内动脉血栓形成,引起对侧的中枢性偏瘫,出现全身高热,头痛,甚至神志昏迷;若炎症治疗不力,还可发生脑膜炎、脑脓肿,而表现为剧烈头痛、恶心、呕吐、项强直、血压升高、呼吸深缓、惊厥和昏迷等脑膜激惹及颅内高压征,脑脓肿出现神经系统局限性病变体征。

2.败血症及脓毒血症 细菌随血循环扩散、繁殖,可引起败血症或脓毒血症。病人高热常在 39℃ 以上,呈稽留热型或弛张热型;精神烦躁,谵妄或精神淡漠,反应迟钝,嗜睡,甚至昏迷;皮肤出现出血点或小脓点。细胞总数及中性粒细胞比例明显增高。患者可出现中毒性休克,血压下降,脉搏细数,如未及时和正确治疗可发生死亡。败血症时出现重要脏器(如肝、肺等)及躯干、四肢化脓性病灶,则称为脓毒血症。

避免疖痈发生严重并发症的关键是对疖痈病变特点的了解,以局部为重点的及时而正确的治疗。

五、治疗

面部疖痈的治疗应局部与全身治疗并重,药物治疗为主。疖疮无显著全身症状时应注意局部治疗。

(一)局部治疗

保持安静,减少活动,唇痈患者应少说话,进流体饮食,避免损伤,严禁挤压、挑刺。忌用热敷、石炭酸(酚)或硝酸银烧灼,以防感染扩散。面疖一般可自行穿孔溢脓。面痈可在急性炎症得到控制,局部肿胀局限,形成明显的皮下脓肿而又久不溃破时,考虑在脓肿表面中心皮肤变薄或变软的区域做保守性切开,引出脓液,但严禁分离脓腔。

疖初起时可外敷鱼石脂油膏或 2% 碘酊涂搽局部,每日 1 次;保持局部清洁。痈的局部治疗宜用 4% 高渗盐水或含抗生素的盐水纱布局部持续湿敷,可促进早期痈的局限及软化、穿破;对已溃破者有良好的提脓效果。已被脓液污染的盐水纱布应及时更换。脓栓浓稠,一时难于吸取,可试用镊子轻轻钳出,但钳夹不出的坏死组织系未彻底分离者,不可勉强牵拉,以防感染扩散,此时应继续湿敷至脓液消失,直至创面趋于平复为止。过早停止湿敷,则可因脓道阻塞造成肿胀再次加剧。

(二)全身治疗

面部疖伴局部蜂窝织炎或面痈患者应常规全身给予足量的抗菌药物,有条件者最好从脓头处取脓液行细菌培养及药物敏感试验。疑有败血症及脓毒血症者,应行血培养,但因患者多已用过抗菌药物,且受取血时间、培养技术的影响,培养结果可为假阴性,为提高阳性率,应连续 3~5 日抽血做细菌培养,根据结果选择用药。如致病菌一时未能确定,可先试用对金黄色葡萄球菌敏感的药物,如青霉素、新型青霉素、头孢菌素及红霉素等,待细菌培养及药物敏感试验有结果时,再做必要的调整。尽管细菌药物敏感试验结果是抗菌药物选择的重要依据,但由于细菌受体内、体外环境因素的影响,体外药物敏感试验结果不能完全代表体内药物敏感程度,因此重要的是根据用药 3～5 日后临床症状和体征有无好转。病情明显好转,应维持原方案,否则即使是按敏感试验结果给药,亦应考虑做药物调整。此外在病情发展过程中,耐药菌株的出现及新菌株的参与亦要求作相应改变。败血症及脓毒血症常 2～3 种广谱抗生素联合应用,局部及全身症状基本消失后,再继续给药 5～7 天,以防病情反复。

全身支持疗法包括卧床休息,加强营养。高热、失水及中毒症状明显者应输液、补充维生素或小剂量输血。高热不退,可采用物理降温或人工冬眠。中毒性休克是面部疖痈合并败血症或脓毒血症后导致死亡的重要原因,应积极采取综合措施,在抗感染的同时尽快纠正循环衰竭所出现的低血压。中毒性休克处于昏迷状态或伴肺部并发症时,呼吸道分泌物多,患者咳嗽反射差,应行气管切开术以利分泌物的抽吸及改善低氧状态。并发海绵窦血栓性静脉炎及脑膜炎时,除以上处理外,应加强抗生素应用,必要时可给以激素或抗凝药物,以缓解颅内高压及预防海绵窦血栓性静脉炎。其他并发症,按有关原则治疗。

(姜向媛)

第三节　面颈部化脓性淋巴结炎

一、病原微生物及病因

(一)病原微生物

面颈部淋巴结炎多由化脓性细菌引起,病原菌以金黄色葡萄球菌及溶血性链球菌最多。

(二)病因

口腔、面、颈部的淋巴组织丰富,构成区域防御系统,不同解剖部位及器官的淋巴管流入的一级淋巴结不同,根据面颈部淋巴结的部位及排列方向,分为环形组和纵形组两大淋巴结群。它能将口腔、颌面部炎症的病原微生物及炎症因子引流到相应的区域淋巴结,引起反应性增生或炎症。面颈部淋巴结炎常继发于牙源性及口腔感染,如根尖感染、牙周炎、龈炎、冠周炎、口疮和口腔粘膜溃疡,也可来源于颜面皮肤的损伤、疖和痈等。小儿则多数由上呼吸道感染及扁桃体炎引起。不同部位的感染沿淋巴管侵入相应的区域淋巴结引起炎症,临床常见为颌下、颏下及颈深上组淋巴结炎,有时也可见到颊部、耳前和耳后淋巴结炎。

二、病理

急性化脓性淋巴结炎,初期表现为浆液性炎症特征,淋巴结内发生充血、水肿。炎症进一步发展,大量中性粒细胞浸润,化脓性炎症突破淋巴结包膜后,脓液侵及周围软组织,出现较大的炎性浸润块。

慢性淋巴结炎多表现为淋巴结的慢性增殖性炎症。

三、临床表现

（一）急性化脓性淋巴结炎

多见于小儿上呼吸道感染，及成人牙疾和颌周筋膜间隙的蜂窝织炎后伴发。急性炎症初期以淋巴结内的充血、渗出病变为主，淋巴结肿大变硬，自觉疼痛、压痛明显，分界清楚，与周围组织无粘连，淋巴结尚可移动；当炎症波及淋巴结包膜外，出现蜂窝织炎，则肿胀弥散，周界不清，表面皮肤发红。全身反应不明显，伴有低热，体温常在 38℃ 以下。感染未予控制可发展成化脓性炎症，表现局部疼痛加重，表浅皮肤肿胀局限，中心变软，明显压痛。淋巴结化脓包膜破溃后，脓液侵及周围软组织，出现较广的炎性浸润块，皮肤红、肿，不能清楚扪得淋巴结周界。皮肤表面明显压痛处有凹陷性水肿，并可扪得波动感；全身反应加重，高热、寒战、头痛，全身无力，食欲减退，小儿烦躁不安，体温可达 39℃ 以上，白细胞总数急剧上升。如不及时治疗，可伴发腺源性的间隙感染，小儿尚可出现败血症，甚至可出现中毒性休克。

（二）慢性淋巴结炎

多因口腔慢性牙源性病灶引起，也可因急性炎症期后未能消除病灶，在机体抵抗力强，细菌毒力较轻的情况下引起。病变常表现为慢性增殖性炎症。临床特征是大小不等的淋巴结肿大，较硬，与周围组织无粘连，活动并有轻压痛。全身无明显症状，可持续较长时间，一旦机体抵抗力下降，可以突然转变为急性发作。

四、鉴别诊断

慢性淋巴结炎与结核性淋巴结炎易于混淆，但后者常为多数淋巴结长大，颈深淋巴结多见，无急性炎症过程，患者可有肺部结核。形成脓肿后可借助穿刺抽脓鉴别诊断，结核性冷脓肿的脓液稀薄污浊，暗灰色似米汤，夹杂有干酪样坏死物。

急性化脓性颌下淋巴结炎应与化脓性颌下腺炎相鉴别，后者常因外伤、导管异物或结石阻塞而继发感染。双手触诊检查时慢性颌下腺炎肿大之腺体不仅颌下区可扪及，而且由颌舌骨肌后缘伸延至口底，故包块的位置深而固定，压迫肿大腺体可从导管内挤出脓液，导管口乳头有红肿炎症。但颌下淋巴结炎的颌下淋巴结仅位于颌下，口底不能触及，且无导管口乳头炎症表现。有时慢性颌下腺炎亦可伴有慢性颌下淋巴结长大，但双手合诊可发现两个互有一定分界的肿块。

慢性淋巴结炎，特别是颈外侧慢性淋巴结炎有时不易与淋巴结肿瘤或颈部转移性癌相鉴别，必要时可手术摘除淋巴结做活体组织病理检查以明确诊断。

五、治疗与预防

急性淋巴结炎多见于幼儿，炎症初期，常有全身高热及中毒症状，故应注意全身支持疗法及维持水电解质平衡，病员要安静休息，根据常见病原菌选择抗生素。局部可用物理疗法（超短波等）、热敷，或中药六合丹等外敷治疗。肿大淋巴结中心区变软，有波动感，或经局部穿刺抽出脓液者，说明已进入化脓期应及时切开引流。因口腔病灶牙引起者，同时要进行病灶的治疗。

慢性淋巴结炎多见于成人，一般不需治疗，但反复急性发作者应寻找引起炎症的病灶，予以清除。淋巴结增大明显经久不缩小，且有疼痛不适者也可采用手术将肿大淋巴结切除。

（张爱民）

第四节　口腔颌面部间隙感染

正常情况下，颌面部各层软组织之间有数量不等而又彼此连续的疏松结缔组织或脂肪组织充填及神经血管束经过。由于感染常沿这些阻力薄弱的结构扩散，故将其视为感染发生和扩散的潜在间隙。这些间隙可位于皮下，筋膜间，筋膜与肌、肌与骨膜、骨膜与骨膜之间。有时间隙尚包含唾液腺及淋巴结，但在正常解剖结构中这些部位均为脂肪、结缔组织、神经血管束及腺体所占据，并无真性间隙存在。只有当感染发生后，间隙方出现。

一、病原微生物及病因

（一）病原微生物

由于口腔微生态的特点，感染病原菌主要为金黄色葡萄球菌、溶血性链球菌，其他尚可见大肠杆菌、肺炎球菌等，此外则是由厌氧杆菌等引起的腐败坏死性感染。但临床多见的是混合性感染，特别是在炎症后期合并厌氧菌感染更加多见。

（二）病因

口腔颌面部间隙感染均为继发性的，常见为牙源性、腺源性（淋巴结炎、涎腺炎、扁桃腺炎）感染，而外伤性、医源性（如麻醉穿刺）、血源性感染少见。

二、病理

当感染发生后，上述间隙内的组织遭到破坏，炎性产物集聚，脓液形成，间隙方始出现，感染沿这些阻力薄弱的结构扩散。根据解剖结构的关系和临床感染常表现的部位，人为地划分为不同名称的间隙，临床常见的有眶下间隙、咬肌间隙、翼下颌间隙、颞下间隙、颞间隙、颌下间隙、咽旁间隙、颊间隙和口底间隙。

三、临床表现

感染累及潜在筋膜间隙后表现为急性蜂窝织炎的病变过程，局部症状为肿胀、变硬、边界不够明确和压痛明显；浅在间隙之表皮发红、发热，深在间隙可仅有主观疼痛及该区炎症所致的功能障碍;在脂肪结缔组织变性坏死后,形成脓肿。此时肿胀局限,中心压痛,变软,凹陷性水肿,扪之有波动感;深在间隙可抽出脓液;合并厌氧产气菌感染者,尚可扪得捻发音。全身症状为发热,有中毒表现,血常规检验呈炎症表现。化脓性炎症可局限于一个间隙内,也可波及相邻的几个间隙,形成弥漫性蜂窝织炎;沿神经、血管扩散,可引起海绵窦血栓性静脉炎、脑脓肿、败血症和纵隔炎等严重并发症。由于各间隙的解剖部位的差异,感染涉及间隙的数量不一,感染来源途径的不同,以及每个病人的局部及全身反应各具特征,治疗方法也应各有侧重。

四、诊断

认真仔细地询问病史,检查病员,结合临床症状,分析感染来源,运用颌面部解剖知识,再配合检验、穿刺等检查方法,对颌面部筋膜间隙的蜂窝织炎不难作出正确的诊断。

颌面部蜂窝织炎,如果经过抗炎治疗后肿胀虽有缩小,但肿胀区质地坚实,或有继续增长者,应警惕恶性肿瘤继发感染的可能,必要时应切取或切除病变组织做病理检查。

五、治疗

根据引起炎症的致病菌种、局部及全身反应程度确定治疗方案,治疗原则是增强全身抵抗力和针对病原菌的抗炎治疗。脓肿形成应及时切开引流。发生于浅层间隙的感染与发生于深层间隙的感染临床表现有所不同,不同病原菌引起的间隙感染的表现也不相同,且小儿的症状较成人危重,临床治疗应重视上述特点。抗感染按一般原则进行,全身中毒反应明显的病人可以静脉滴注抗菌药物,同时维持患者水、电解质平衡,注意全身支持疗法。

在间隙感染的急性渗出期,应以促进炎症消散或局限为治疗原则,可用鱼石脂或六合丹外敷,或配合红外线、超短波理疗,0.25%普鲁卡因液局部环形封闭疗法,以达到消炎、消肿、解毒和止痛的目的。已出现波动或穿刺有脓者,应及早进行切开引流。

1.切开引流的目的

(1)使脓液或腐败坏死物迅速排出体外,以达消炎解毒目的。

(2)解除局部疼痛、肿胀及张力,减少扩散机会,防止发生窒息(如舌根部、口底间隙脓肿)。

(3)颌周间隙脓肿引流,以免并发边缘性骨髓炎。

(4)预防感染向颅内和胸腔扩散或侵入血循环,造成海绵窦血栓性静脉炎、脑脓肿、纵隔炎、败血症等严重并发症。

2.切开引流的要求

(1)为达到体位自然引流,切口位置应在脓腔低位,引流道短、通畅,容易维持。

(2)切口瘢痕隐蔽,切口长度取决于脓腔部位的深浅与脓腔的大小。一般应尽力选用口内引流。颜面部脓肿应顺皮纹方向切开,不损伤面神经、血管和涎腺导管等结构。

(3)一般切至粘膜下或皮下即可,按脓肿位置用血管钳钝性分离直达脓腔,避免在不同组织层次中形成多处假通道,增加感染扩散机会,分离通道要足够宽大,保证引流通畅。

（4）引流的建立，根据脓肿的深浅、脓腔的大小，选用不同的引流材料，一般用橡皮条，位置深在的脓肿可选用盐水纱条或乳胶管，每日更换敷料 1～2 次。脓腔大、范围广、脓液粘稠者，在更换敷料时应同时选用 1%～3% 过氧化氢溶液或盐水或抗生素液冲洗。

六、颌面部主要间隙感染的临床特点

（一）眶下间隙感染

眶下间隙位于眼眶下方，上颌骨前壁与面部的上唇方肌、犬牙肌和颧肌等表情肌之间。其上界为眶下缘，下界为上颌骨牙槽突，内界为鼻侧缘，外界为颧骨。间隙中有充于肌间的蜂窝结缔组织，以及从眶下孔分出之眶下神经、血管及眶下淋巴结。此外尚有走行于肌间的内眦动脉及面前静脉，分别与眼静脉、眶下静脉、面深静脉相交通。

1.感染来源　眶下间隙感染多来自上颌尖牙及第一前磨牙，或上颌切牙的根尖部化脓性炎症或牙槽脓肿，穿破骨密质进入间隙；上颌骨骨髓炎的脓液穿破骨膜进入；上唇底部与鼻侧的化脓性炎症扩散至眶下间隙。

2.临床特点　早期表现为以尖牙窝为中心的眶下区肿胀，随感染区扩大，水肿范围常波及内眦、眼睑和颧部皮肤，鼻唇沟消失。肿胀区皮肤发红，张力增大，眼睑水肿，睑裂变窄。脓肿形成后，眶下区可触及波动感，口内前庭龈颊沟处因位于间隙底部，而常有明显肿胀，膨隆，压痛明显，极易扪到波动，少数可由此自行穿破，溢出脓液。由于肿胀及炎症激惹眶下神经，可引起程度不同的疼痛。眶下间隙感染向上可向眶内直接扩散，引起眶内蜂窝织炎，出现眼球前突，眼胀痛；亦可沿面静脉、内眦静脉和眶静脉向颅内扩散，并发海绵窦血栓性静脉炎。

3.局部治疗　眶下间隙蜂窝织炎可以局部外敷中药及从针对感染病灶牙的处理着手；一旦脓肿形成应及时切开引流，从低位引流原则出发，常由口腔前庭粘膜转折处的丰满膨隆处做切口，横行切开粘骨膜达骨面，用血管钳向尖牙窝方向分离脓肿，使脓液充分引流，生理盐水冲洗脓腔，留置橡皮引流条。

（二）颊间隙感染

颊间隙位于颊部皮肤与颊粘膜之间，颊肌所在部位。间隙中有颊脂肪垫、腮腺导管前段和颊部淋巴结，其间有面神经颊支、颌外动脉、面前静脉走行。颊间隙通过颊脂垫的突起和血管与颞下间隙、颞间隙、咬肌间隙、翼颌间隙和眶下间隙等相通。

1.感染来源　颊间隙感染最多来源于上、下颌磨牙及前磨牙的根尖感染或牙槽脓肿；其次为颊部皮肤或粘膜的损伤或溃疡；再者为颊及颌上淋巴结的炎症扩散所致。

2.临床特点　颊间隙蜂窝织炎表现为颊部红肿，其临床特点取决于发生炎症的部位。如因下磨牙引起的感染，其炎症反应主要表现为颊肌下附着以上的颊肌与粘膜间的脓肿，肿胀主要表现为口内下颊及下龈颊沟的隆起，扪之可有波动感，面部肿胀甚轻。若为颊部皮肤与颊肌之间的蜂窝织炎，则面颊红肿，范围弥漫，无明确边界，形成的脓肿可在低位穿破形成颊瘘。感染波及颊脂垫，可向相通间隙扩散，形成多间隙感染。

3.局部治疗　脓肿形成后，应按脓肿部位决定由口内或面部做切口引流。口内应在脓肿低位即口腔前庭下颌龈颊沟处切开;颊部局限的皮下脓肿可在脓肿浅表皮肤横行切开;广泛颊间隙感染则应该从下颌骨下缘下 1~2cm 处做平行于下颌骨下缘的切口,从切开的皮下向上潜行钝分离至颊部脓腔。应注意避免损伤颊部的面神经、腮腺导管及血管等。

(三)颞间隙感染

颞间隙位于颧弓上方的颞区,可分为颞浅与颞深两间隙。颞浅间隙是在颞肌与颞筋膜之间;颞深间隙是在颞鳞部与覆盖其表面的颞肌之间。颞间隙借脂肪结缔组织与颞下间隙、翼下颌间隙、咬肌间隙和颊间隙相通。

1.感染来源 颞间隙感染常继发于牙源性咬肌间隙、翼下颌间隙、颊间隙或颞下间隙感染。其次,耳源性感染(化脓性中耳炎、颞骨乳突炎)、颞部疖痈、颞部外伤继发感染也可首先波及颞间隙。

2.临床特点 颞间隙感染的临床表现取决于是单纯颞间隙感染还是伴有相邻多间隙感染,肿胀范围可仅局限于颞部——单间隙感染;或同时有腮腺咬肌区,颊部、眶部、颧部等区广泛肿胀——多间隙感染。病变区表现有凹陷性水肿,压痛,咀嚼痛,明显的张口受限。颞浅间隙脓肿可触到波动感;颞深间隙脓肿需借助穿刺抽出脓液方能明确。

由于颞肌坚厚、颞筋膜致密,故颞深间隙脓肿难以自行穿破;又由于脓液长期积聚于颞骨表面,可引起骨髓炎;加之颞骨鳞部骨壁薄,内、外骨板间板障少,感染可直接从骨缝或通过进入脑膜的血管蔓延,导致脑膜炎、脑脓肿等并发症。

3.局部治疗 继发于相邻间隙感染的颞间隙蜂窝织炎,其他间隙脓肿切开引流后,颞间隙的炎症也随之消退。当颞间隙脓肿已形成,则应根据脓肿的深浅、脓腔的大小而采用不同形式的切口引流。浅部脓肿可在颞部发际内做单个皮肤切口;深部脓肿应依据脓腔的大小而采用不同形式的切口引流,可做 2 个以上与颞肌纤维方向一致的直切口,彼此贯通引流;当疑有颞骨骨髓炎或有多个间隙感染需从上向下做贯通引流时,可顺颞肌上附着做弧形皮肤切口,切开颞肌附着,由骨面翻起颞肌,使颞鳞部完全敞开引流。做弧形切口时切忌在颞肌上做与肌纤维相交的横行切口,因为切断颞肌的同时可损伤颞肌的神经、血管,破坏颞肌的功能,影响张口度。

颞间隙脓肿切开引流后,若肿胀不消,脓液不减,探得骨面粗糙时,经 X 线照片确定骨髓炎范围后,应积极做死骨清除术,以避免发生颅内感染。

(四)颞下间隙感染

颞下间隙位于颞骨下方,上界为蝶骨大翼下方的颞下嵴,下界为翼外肌下缘水平,前界为上颌结节及上颌骨颧突的后面,后界为下颌骨髁状突、茎突及其所附着的肌,内界为蝶骨翼外板的外侧面,外界为下颌支上分内侧面、喙突及颧弓。人为地以翼外肌下缘平面与翼下颌间隙分界,该间隙通过其中的脂肪组织和走行其中的颌内动静脉、翼静脉丛、三叉神经上下颌支的分支与颞间隙、翼下颌间隙、咽旁间隙、颊间隙和翼腭间隙等间隙相通;并借眶下裂与眶内相通;借卵圆孔和棘孔与颅内通连。一旦发生感染,诸间隙可彼此扩散。

1.感染来源 颞下间隙感染常由相邻间隙如翼下颌间隙、颞间隙感染扩散而来;也可见于医源性如上颌结节、卵圆孔或圆孔阻滞麻醉时,穿刺带入的致病菌引起感染;上颌磨牙根周感染或拔牙后感染扩散也可引起颞下间隙感染。

2.临床特点 颞下间隙位置深在隐蔽,故感染发生时外观表现不明显,仔细检查可发现颧弓上、下及下颌支后方微肿,有深压痛,不同程度张口受限。由于颞下间隙常伴相邻间隙感染,因此可有颞部、腮腺咬肌区、颊部和口内上颌结节区的肿胀,以及合并有其他间隙感染的相应症状。

3.局部治疗 若经抗炎治疗症状缓解不明显,经口内(上颌结节外侧)或口外(颧弓下方与乙状切迹之间)途径穿刺有脓时应及时切开引流,以防向邻近间隙扩散。

切开引流途径可由口内或口外进行。口内在上颌结节外侧前庭粘膜转折处切开,以血管钳沿下颌升支喙突内侧向后上分离至脓腔;口外切开沿下颌角下做弧形切口,切断颈阔肌后,通过下颌升支后缘与翼内肌之间进入脓腔。

(五)咬肌间隙感染

咬肌间隙位于咬肌内侧与下颌升支外侧骨壁之间。由于咬肌在下颌支及其角部附着宽广,故潜在性咬肌间隙存在于下颌升支上段的外侧部位。咬肌间隙借脂肪结缔组织向前方与颊间隙相通,向上内经下颌乙状切迹与颞下、翼下颌间隙通连。

1.感染来源 咬肌间隙蜂窝织炎常由下颌智齿冠周炎、下颌磨牙的根尖周感染等牙源性感染扩散所致,为最常见的颌面部间隙感染之一。

2.临床特点 咬肌间隙感染的典型症状是以下颌支及下颌角为中心的咬肌区肿胀、压痛和张口受限。由于咬肌肥厚坚实,脓肿难以自行破溃,也不易触到波动感。若炎症在1周以上,压痛点局限或有凹陷性水肿,经穿刺有脓液,则应积极切开引流。长期脓液蓄积,可形成下颌骨升支部的边缘性骨髓炎。

3.局部治疗 咬肌间隙脓肿的切开引流途径有口内和口外法。口内法由翼下颌皱襞稍外侧切开,分离进入脓腔引流,但因引流口常在脓腔之前上份,体位引流不畅,炎症不易短期控制,导致边缘性骨髓炎发生的机会增加,因此临床常用口外途径切开引流。口外切口从下颌支后缘绕过下颌角,距下颌下缘2cm处切开,切口长度5~7cm,逐层切开皮下组织、颈阔肌,暴露咬肌后切断其下颌角区的下附着,用骨膜剥离器由骨面推起咬肌,进入脓腔引出脓液,冲洗脓腔后填入盐水纱条引流,皮肤切口部分缝合,次日更换敷料时抽去纱条,换置橡皮管或橡皮条。如有边缘性骨髓炎形成,在脓液减少后应早期安排死骨刮除术,术中除重点清除骨面死骨外,不应忽略咬肌下骨膜面附着之死骨小碎块及坏死组织,以利创口早期愈合。

咬肌间隙感染缓解或被控制后,有条件时应及早对引起感染之病灶牙进行治疗或拔除。

(六)翼下颌间隙感染

翼下颌间隙位于下颌支内侧骨壁与翼内肌之间,上界为翼外肌,下界为翼内肌附着的下颌角内侧,前界为颊肌及其附着的下颌支前缘,后界为下颌支后缘及腮腺。此间隙中有从颅底卵圆孔出颅之下颌神经及分支,下牙槽动静脉穿过。借蜂窝组织与相邻的颞下、颞、颊、颌下、舌下和咽旁间隙相通,经颅底血管、神经通入颅内。

1.感染来源 主要来源于下颌智齿冠周炎及下颌磨牙根尖周炎的牙源性感染;其他可见于下牙槽神经阻滞麻醉时带入感染或相邻间隙如颞下间隙、咽旁间隙的炎症波及;也可以是下颌智齿拔除后的继发感染。

2.临床特点　因位置深，早期体征不明显，常先有牙病史，继之出现张口受限，张口及吞咽疼痛。口腔内检查可见翼下颌皱襞区粘膜水肿丰满，口外检查在下颌支后缘稍内侧轻度肿胀，有深压痛。由于其位置深在，即使脓肿形成，亦难由临床直接触及波动，常需穿刺方可确定；因而诊断常易延误，炎症可延及相邻的颞下间隙、咽旁间隙、颌下间隙和颌后间隙等，导致病变的复杂化。

3.局部治疗　翼下颌间隙脓肿的切开引流，可由口内或口外进行，但因口内切开受病员张口困难的限制，较少采用；而口外途径因具有在直视下进行及患者体位利于引流的优点而常被采用。

口内途径的切口在下颌支前缘稍内侧即翼下颌皱襞稍外侧，下颌支前缘纵行切开2～3cm，用血管钳钝性分离颊肌后，沿下颌支前缘内侧进入翼下颌间隙。口外途径切口与嚼肌间隙切口相类似，在分离暴露下颌角下缘后，在其内侧切开翼内肌附着及骨膜，用骨膜分离器剥开翼内肌后，进入间隙，放出脓液后用盐水或1％～3％过氧化氢溶液冲洗脓腔，以盐水纱条填塞，次日更换敷料，以橡皮管或橡皮条替换纱条，维持引流。

（七）舌下间隙感染

舌下间隙又称口底间隙，位于口底粘膜下与下颌舌骨肌之间，外侧为下颌骨体内侧，内侧界为颏舌肌与颏舌骨肌，舌下间隙中有舌下腺、颌下腺延长部及其导管、舌神经、舌下神经和舌动静脉。舌下间隙后上与咽旁间隙、翼下颌间隙相通，后下沿颌下腺延伸部通入颌下间隙，两侧口底间隙在口底前份的舌系带粘膜下彼此相通。

1.感染来源　下颌的牙源性感染，口底粘膜外伤、异物、溃疡以及舌下腺及颌下腺导管的炎症可继发性引起舌下间隙感染。

2.临床特点　舌下间隙感染不多见，临床表现为口底一侧或双侧的舌下肉阜或颌舌沟区肿胀，粘膜发红，舌体被推挤抬高，一侧舌下间隙感染可将舌体推向健侧，舌运动受限，语言、进食和吞咽不同程度的困难和疼痛，向口底后份扩散时，可出现张口受限和呼吸不畅。脓肿形成时在口底肿胀区可扪及波动，或自发穿破，有脓液溢出。如为涎腺来源，颌下腺导管口可有脓液排出。有相邻间隙受累时可出现咽旁间隙、翼下颌间隙及颌下间隙感染的相应临床症状。

3.局部治疗　脓肿形成后，一般由口内途径切开引流。在口底肿胀最明显或有波动区，做与下颌体平行的粘膜切口，钝性分离进入脓腔，注意勿伤及舌神经、舌动脉和颌下腺导管；对已自发由口底粘膜溃破者，可沿溃破口稍做扩大，置入引流条。舌下间隙感染易由下颌舌骨肌后缘借颌下腺体进入颌下间隙，一旦脓肿形成，则仅从口底引流已不可能，应早期由颌下区做切开引流。

（八）咽旁间隙感染

咽旁间隙位于咽腔侧方，咽上缩肌与翼内肌和腮腺深叶之间，呈倒锥体形，底在上为颅底的颞骨和蝶骨，尖向下止于舌骨。由茎突及附着茎突上诸肌将该间隙分为前、后二部，前部称咽旁前间隙，后部称为咽旁后间隙。前间隙小，其中有咽升静脉、淋巴结和蜂窝组织；后间隙大，有出入颅底的颈内静脉，第Ⅸ～Ⅻ对脑神经及颈深上淋巴结等。咽旁间隙与翼颌、颞下、舌下、颌下及咽后诸间隙相通,血管神经束上通颅内,下连纵隔,可成为炎症蔓延途径。

1.感染来源　感染多来自下颌后牙,特别是下颌智齿冠周炎,以及扁桃体炎和相邻间隙感染的扩散,偶见于腮腺炎、耳源性炎症、颈深上淋巴结炎的继发感染。

2.临床特点　咽旁间隙感染的局部症状主要表现为咽侧壁红肿膨隆,同侧扁桃体被推移突出,肿胀可波及同侧咽后壁、口底、软腭、舌腭弓和咽腭弓,腭垂被推向健侧,同侧下颌角后方丰满,压痛。如伴有翼下颌间隙、颌下间隙炎症,则咽侧及颈上部肿胀更为广泛明显。

患者自觉有吞咽疼痛、进食困难和张口受限,若伴有喉头水肿,可出现声音嘶哑,不同程度的呼吸困难和进食呛咳。全身炎症反应明显,处理不及时可并发严重的肺部感染、败血症和颈内静脉血栓性静脉炎等。

临床上应注意与局部表现相类似的疾病如咽侧部发展迅速的恶性肿瘤、囊性病变继发感染等鉴别。

咽旁间隙脓肿形成的判断应根据肿胀局限、咽侧扪得波动感确定,若有困难可行穿刺,穿刺部位可经口内翼下颌皱襞穿刺进入咽上缩肌与翼内肌之间,或从颈部下颌支后缘皮肤穿刺,经过翼颌间隙再向内穿过翼内肌即可进入咽旁间隙,抽出脓液后立即做切开引流术。

3.局部治疗　口内途径切开引流术适用于张口无明显受限的病员,可在口内翼下颌韧带稍内侧,纵行切开粘膜层,由粘膜下用血管钳顺翼内肌内侧钝性分离进入脓腔。粘膜切口不宜过深,以防误伤大血管和神经。

口外途径切开引流术以患侧下颌角下为中心,距下颌下缘2cm做约5cm长的弧形切口,分层切开皮肤、皮下和颈阔肌后,顺翼内肌下附着之内侧,用血管钳向前、上、内方向钝性分离进入咽旁间隙,放出脓液后,盐水冲洗创口,用盐水纱条或橡皮条建立引流。

(九)颌下间隙感染

颌下间隙位于二腹肌前后腹与下颌骨体下份所形成的颌下角内。颌下间隙中包含颌下腺、颌下淋巴结,并有颌外动脉、面前静脉、舌神经和舌下神经通过。该间隙向上经下颌舌骨肌后缘与舌下间隙相续,向后内毗邻翼下颌间隙、咽旁间隙,向前通颏下间隙,向下借疏松结缔组织与颈动脉三角和颈前间隙相连。因此颌下间隙炎症可蔓延成口底多间隙感染。

1.感染来源　由于上呼吸道感染,面颊、舌和口底等部位的损伤、溃疡及炎症引起的颌下淋巴结炎的结外感染扩散为常见病因;亦可为下颌智齿冠周炎、下颌后牙的根尖周炎、牙槽脓肿等牙源性炎症向颌下间隙的直接扩散;化脓性颌下腺炎亦可同时伴发颌下间隙感染。因此,颌下间隙是临床常发生感染的间隙之一。

2.临床特点　颌下间隙感染易与化脓性颌下淋巴结炎相混淆,多数颌下间隙感染早期是颌下淋巴结炎,故临床的表现是颌下区丰满,检查有明显边界的淋巴结肿大、压痛,甚至化脓有波动感,化脓性颌下淋巴结炎向结外扩散形成蜂窝织炎。颌下间隙蜂窝织炎临床表现为颌下三角区弥漫性肿胀,下颌骨下缘轮廓消失,皮肤紧张,压痛,按压有凹陷性水肿;脓肿形成后,中心区皮肤发红,脓肿形成可触及明显波动感。颌下间隙因与舌下间隙相续,感染极易顺颌下腺延伸部向舌下间隙扩散,此时可伴有口底后份肿胀,舌运动疼痛,吞咽不适等症状。

颌下间隙感染应注意与导管阻塞引起的潴留性颌下腺肿大及颌下腺炎相鉴别。

3.局部治疗　颌下间隙形成脓肿时范围较广,脓腔较大。但若为淋巴结炎症引起的间隙蜂窝织炎,脓肿可局限于一个或数个淋巴结内,则切开引流时必须分开形成脓肿的淋巴结包膜,方能达到引流的目的。

颌下间隙切开引流的切口部位、长度参照脓肿部位、皮肤变薄的区域决定,一般在下颌骨体部下缘以下2cm做与下颌骨下缘平行之切口,切开皮肤、颈阔肌后用血管钳钝性分离进入脓腔;如系淋巴结内脓肿应分开淋巴结包膜,同时注意多个淋巴结脓肿的可能,术中应仔细检查,分别予以引流,以免拖延治疗,增加病人疗程。

(十)颏下间隙感染

颏下间隙是位于舌骨上区、双侧二腹肌前腹之间的颏下三角内的单一间隙。间隙内有少量脂肪组织及淋巴结。此间隙借下颌舌骨肌、颏舌骨肌与舌下间隙相隔。两侧与颌下间隙相连,因此,二者间炎症极易彼此波及。

1.感染来源　颏下间隙的感染多继发于颏下淋巴结炎。下唇、舌尖、口底之舌下肉阜区、颏部及下颌前牙之牙周组织的淋巴可直接汇流于颏下淋巴结,因此,以上部位的各种炎症(如疖疮、牙周炎、口角炎等)、外伤及溃疡等均可引起颏下淋巴结炎,然后继发颏下间隙蜂窝织炎。

2.临床特点　颏下间隙感染常为淋巴结炎扩散引起,故一般病情进展缓慢,肿胀早期仅限于淋巴结的增大,临床症状不明显;当淋巴结炎症扩散至结外,引起间隙蜂窝织炎时,肿胀范围扩展至整个颏下三角区,表现为局部皮肤水肿、疼痛。脓肿形成后局部皮肤紫红,凹陷性水肿,可触及波动感。炎症向后波及颌下间隙可表现出相应症状。

3.局部治疗　脓肿形成后,可在颏下最突出区做横行切口,分开颈阔肌达颏下间隙建立引流。

(十一)口底多间隙感染

口底多间隙感染又称口底蜂窝织炎,是颌面部最严重的炎症之一,它是多间隙同时感染的疾病,通常波及双侧颌下间隙、双侧舌下间隙及颏下间隙。其感染可能是金黄色葡萄球菌为主的化脓性口底蜂窝织炎。若为厌氧菌或腐败坏死性细菌为主的混合感染,则称腐败坏死性口底蜂窝织炎,又称为卢德维咽峡炎,临床上全身及局部炎症反应均甚为严重。

在下颌骨下方,舌及舌骨之间有多组肌,且走行又互相交错;在肌与肌之间、肌与颌骨之间充满着疏松结缔组织及淋巴结,在人为划分的各间隙之间又互相沟通,一旦发生感染,则十分容易向各间隙蔓延而引起广泛的蜂窝织炎。

1.感染来源　口底多间隙感染可来自下颌牙的根尖周炎、冠周炎、牙周脓肿、骨膜下脓肿、颌骨骨髓炎、颌下腺炎、淋巴结炎、急性扁桃体炎、口底软组织和颌骨损伤等。

引起化脓性口底蜂窝织炎的病原菌,主要是葡萄球菌、链球菌。腐败坏死性蜂窝织炎的病原菌,主要是腐败坏死性细菌。腐败坏死性感染又常常是混合性细菌感染,如产气荚膜杆菌、厌氧链球菌、败血梭形芽胞杆菌、水肿梭形芽胞杆菌、产气梭形芽胞杆菌以及溶解梭形芽胞杆菌等。

2.临床表现　由化脓性病原菌引起的口底蜂窝织炎,病变初期肿胀多在一侧颌下间隙或舌下间隙,因此,局部特征与颌下间隙或舌下间隙蜂窝织炎相似;如炎症继续发展扩散至颌周整个口底间隙时,则双侧颌下、舌下及颏部均有弥漫性的肿胀。

腐败坏死性病原菌引起的口底蜂窝织炎,软组织的副性水肿非常广泛,水肿的范围可扩延,上至面颊部,下至颈部锁骨水平,严重者甚至可达胸前部。颌周有自发性剧痛,灼热感,皮肤表面粗糙而红肿坚硬。随着病情发展,口底及舌体出现水肿,舌体肿大抬高,不能退缩而伸至上下前牙间,前牙呈开合状态;舌尖上抬抵腭部时,外观呈二重舌症状。舌下肉阜的粘膜出血,可见青紫色淤斑。由于舌体僵硬,运动受限,常使病员语言不清,吞咽困难,而不能正常进食。如肿胀向舌根、会厌或颈前发展,则可出现呼吸困难,以致病员不能平卧,严重时患者烦躁不安,呼吸短促,口唇紫绀,甚至出现三凹症状,有发生窒息的危险。触诊局部皮肤可有压痛或波动感。如为腐败坏死性病原菌感染,肿胀范围弥漫,皮肤色暗红,质硬如板状;由于神经坏死,故压痛不明显;因肌肉坏死,皮下组织软化,挤压皮肤呈不易回复的凹陷;有气体存在,可触及捻发感。

全身症状常很严重,多伴有寒战、高热。但在腐败坏死性蜂窝织炎时,由于全身中毒症状较重,有时体温并不很高,甚至在 38℃ 以下;且常合并败血症,表现为呼吸短浅,脉搏频弱,甚至出现血压下降;病情严重者脓肿还可向纵隔扩延,此时预后多不佳。

3.治疗要点　　口底蜂窝织炎不论是化脓性病原菌还是腐败坏死性病原菌引起的感染,局部及全身症状均很严重,其中主要的危险是呼吸道的阻塞及全身中毒。在治疗上,除针对病原菌经静脉大量应用广谱抗生素,控制局部炎症及败血症外,还应重视全身的支持疗法,如输液、输血、维持水及电解质平衡等治疗。局部积极早期做切开减压及引流术;如果出现呼吸困难或窒息症状时,更应及早做气管切开,保证呼吸道通畅后,再进行局部切开引流术。

切开引流一般根据脓肿形成的部位从口外进行。选择皮肤发红、有波动感的部位切开较为容易;如局部肿胀弥漫或有广泛副性水肿,而且脓肿在深层组织内很难确定脓肿部位,也可先进行穿刺,确定脓肿部位后,再切开;如肿胀已波及整个颌周,或已有呼吸困难现象,则应广泛性切开,达到减压及引流的目的。其切口可在双侧颌下、颏下做与下颌骨相平行的"衣领"形或倒"T"形切口,充分分离口底各组织结构,使口底各个间隙的脓液得到充分引流;如为腐败坏死性病原菌引起的口底蜂窝织炎,肿胀一旦波及到颈部及胸前区,皮下又触及捻发感时,应按皮纹方向做多处切口,并敞开创口以改进厌氧环境和充分引流。然后用 3% 过氧化氢溶液或 1:5000 高锰酸钾溶液反复冲洗,每日 4~6 次,创口内置橡皮管引流。

(张爱民)

第五节　颌骨骨髓炎

颌骨骨髓炎是由于细菌感染以及物理或化学因素导致的颌骨炎症病变。颌骨骨髓炎除指骨髓的炎症外,还包括骨膜、骨密质和骨髓腔内的血管、神经等整个骨组织的炎症。由于骨髓炎时常伴骨髓腔、哈佛系统、骨膜的血管栓塞或破坏,故骨髓炎过程可产生不同范围的骨坏死。

按颌骨骨髓炎的致病原因及临床病理特点,可分为化脓性颌骨骨髓炎与特异性颌骨骨髓炎。此外还包括物理性(放射线)及化学性因素引起颌骨骨坏死后的继发感染等。

一、化脓性颌骨骨髓炎

化脓性颌骨骨髓炎占颌骨各类型骨髓炎的绝大多数。发病率成人高于青少年,男性多于女性,下颌骨明显比上颌骨多。下颌骨骨髓炎多见于青壮年,上颌骨骨髓炎主要发生于婴幼儿,这与上、下颌骨结构特点,血供差异及炎症分泌物引流难易有关。

(一)病原微生物及病因

1.病原微生物　病原菌主要为金黄色葡萄球菌、溶血性链球菌以及肺炎链球菌、大肠杆菌和变形杆菌等。在临床上,经常看到的是混合性细菌感染。

2.病因

(1)牙源性感染:是化脓性下颌骨骨髓炎最常见的感染来源,约占化脓性颌骨骨髓炎的90%。一般常由急性根尖周炎、牙周龈袋感染,如深龋、牙周病和智齿冠周炎等引起;偶亦见于各种囊肿继发感染所致。

(2)颌骨相邻部位感染的波及:如颌周间隙化脓性感染继发颌骨骨髓炎。

(3)损伤性感染:因口腔颌面部皮肤和粘膜损伤,开放性颌骨粉碎性骨折,颌骨手术后,病原菌直接侵入颌骨内,引起损伤性颌骨骨髓炎。

(4)血行性感染:临床上多见于儿童,成人较罕见。一般继发于颜面部化脓性病灶,如疖、痈、脓肿、中耳炎和泪囊炎的局部淋巴、血行播散;其他部位化脓性病灶及败血症,病原菌也可经血行扩散发生颌骨骨髓炎。由于骨髓腔内的炎症不断发展扩散,可形成弥漫性骨髓炎。

(二)病理

1.急性化脓性颌骨骨髓炎　感染初期,骨髓腔内血管扩张、充盈,大量中性粒细胞浸润,伴少量淋巴细胞和浆细胞浸润,逐渐组织溶解形成脓肿,骨小梁周围的成骨细胞减少或消失。炎症可沿血管及淋巴管蔓延,广泛侵犯骨松质和骨髓腔。大量脓液可从骨内向外破溃或经切开引流而缓解,也可由急性转为慢性。

2.慢性化脓性颌骨骨髓炎　不同范围的死骨形成,表现为骨细胞消失,骨陷窝空虚,死骨周围的骨小梁缺乏成骨细胞,死骨周围有炎性肉芽组织存在,使死骨分离,小块死骨可从瘘管排出,大块死骨周围有纤维结缔组织围绕。有时可见增生的成纤维细胞及扩张、充血的毛细血管,形成炎性肉芽组织。死骨摘除后,纤维组织增生活跃,分化出成骨细胞,并形成新骨。

(三)临床表现

1.根据颌骨骨髓炎的临床发展过程可分为急性期和慢性期两个阶段。

(1)急性期:全身发热、寒战、疲倦乏力、食欲不振、白细胞总数增高、中性多核粒细胞增多;局部有剧烈跳痛、口腔粘膜及面颊部软组织肿胀、充血,可继发急性蜂窝织炎;病因牙有明显叩痛及伸长感。

(2)慢性期:全身症状轻,体温正常或仅有低热,全身消瘦、贫血,机体呈慢性中毒消耗症状;病情发展缓慢,局部肿胀,皮肤微红,口腔内或面颊部皮肤可出现多数瘘孔溢脓,肿胀区牙松动。

2.按感染来源及病理特点,临床上又将化脓性骨髓炎分为两种类型,即中央性颌骨骨髓炎及边缘性颌骨骨髓炎。

(1)中央性颌骨骨髓炎:多在急性化脓性根尖周炎及根尖脓肿的基础上发生。炎症先在骨髓腔内发展,再由颌骨中央向外扩散,然后累及骨密质及骨膜。下颌骨发病率明显高于上颌骨,这与颌骨局部解剖结构有密切关系。上颌骨有窦腔,骨组织疏松,骨板薄,血管丰富,侧支循环多,有感染时穿破骨壁易向低位的口腔引流,因而骨营养障碍及骨组织坏死的机会少,死骨形成的区域小,不易形成弥漫性骨髓炎。而下颌骨骨外板厚且致密,单一血管供应,侧支循环少,炎症发生时不易引流,血管栓塞可造成大块骨组织营养障碍及死骨形成。临床上又分为急性期与慢性期。

急性期由于细菌的毒性、患者的全身状态、炎症发展的严重程度与病变范围不同,临床表现也有明显差异。

颌骨骨髓炎初期的全身反应有寒战,发热,体温可达39～40℃,白细胞计数增高,食欲减退,嗜睡;炎症进入化脓期后,病员全身抵抗力下降,常出现中毒症状及局部症状加重;如有血行播散,可引起败血症表现。

骨髓炎发病早期炎症常局限于齿槽突或颌骨体部的骨髓腔内,因为炎症渗出被致密骨板包围,不易向外扩散而压迫神经,病员自觉病牙区有剧烈疼痛,并迅速波及邻牙,疼痛可向半侧颌骨或三叉神经分支区放射。

中央性骨髓炎急性期如未能及时控制,可见有脓液从松动牙的牙龈处溢出;若炎症继续发展,破坏骨外板,溶解骨膜后,脓液直接侵犯口腔牙龈粘膜或皮肤而发生溃破,形成脓瘘;由于骨髓腔内的炎症不断发展扩散,可形成弥漫性骨髓炎。

下颌骨中央性骨髓炎可沿下齿槽神经管扩散,波及一侧下颌骨,甚至越过中线波及对侧下颌骨。受累区下颌骨部分或全部牙松动,龈袋溢脓,龈充血水肿;下齿槽神经受到激惹出现下唇麻木症状;病变波及到下颌支、髁状突及喙突时,可因翼内肌、咬肌等受到炎症刺激出现不同程度的张口受限;在少数病员,炎症还可能向颅底或中耳蔓延。

上颌骨骨髓炎,较少形成广泛的骨质破坏。炎症波及整个上颌骨体时,常伴有化脓性上颌窦炎,鼻腔与口腔牙龈袋均有脓液外溢。如果炎症突破骨板,可迅速向眶下区、颊部、颧部、翼腭凹或颞下间隙等部位扩散发生间隙感染,或直接侵入眼眶,引起眶周及球后脓肿。

如果炎症未能在急性期内得到控制,可因颌骨内血管栓塞,引起营养障碍与坏死,形成死骨,并进入慢性期。

慢性期常是急性中央性颌骨骨髓炎的延续,由于在急性骨髓炎过程中治疗不及时或不彻底所致。例如单纯采用药物治疗,而未能及时拔除病灶牙和切开引流;或引流不通畅,化脓性炎症仍在颌骨内缓缓发展所致。

颌骨骨髓炎由急性期转为慢性期,常在发病2周以后,炎症逐渐向慢性期过渡,并逐步进入死骨形成及分离阶段;病员体温恢复正常,或仍有低热;局部肿胀及剧烈的疼痛症状也明显减轻;饮食、睡眠逐渐恢复正常;但脓肿切开部位或自溃瘘孔处继续排出脓液。

慢性颌骨骨髓炎的临床特点,主要是口腔内及颌面部皮肤形成多个瘘孔,大量炎性肉芽组织增生,触之易出血,长期排脓;有时从瘘孔排出小的死骨片;如有大的死骨形成,在下颌骨则容易发生病理性骨折,而出现骨断端移位、咬合错乱与面部畸形。如未进行及时有效的治疗,病情可延长,经久不愈,造成机体慢性消耗与中毒、消瘦、贫血等;从口腔粘膜破溃瘘孔排出的脓液,不断经口咽入消化道,常可引起明显的胃肠症状。

小儿颌骨骨髓炎,由于炎症可以破坏颌骨内的牙胚组织,致牙胚不能正常萌出而表现为牙缺失,产生咬合错乱;更严重的是可影响患侧颌骨正常发育,从而导致面部严重畸形。

(2)边缘性颌骨骨髓炎:边缘性颌骨骨髓炎与中央性颌骨骨髓炎的发病规律有很多相似之处,如多由于牙源性的炎症感染所致;也有急性与慢性之分;但边缘性骨髓炎常为颌周筋膜间隙感染的继发性骨密质损害,故多发生在下颌骨,其中又以肌附着紧密的下颌升支及下颌角部居多,病变一般比较局限。

边缘性骨髓炎的感染来源,多见于下颌智齿冠周炎。炎症首先累及咬肌间隙或翼颌间隙;然后侵犯下颌骨的骨膜,发生骨膜炎,形成骨膜下脓肿(咬肌间隙脓肿);以后再损害骨密质;当骨膜被溶解后,造成血管栓塞,引起该区骨密质外层的营养障碍,发生骨密质坏死;骨坏死软化似蜡状,多发性小片状死骨形成,表现为骨面粗糙,有脓性肉芽。边缘性骨髓炎如不及时治疗,病变可继续向颌骨深层发展,穿破骨密质进入骨髓腔,出现中央性骨髓炎的发病特点及临床表现。

边缘性骨髓炎的急性期,临床特点也是颌周间隙如咬肌间隙、翼下颌间隙和颞下间隙感染的表现,关键是临床医师能早期预见其发生的可能性,并采取正确而积极的治疗措施,使急性期边缘性骨髓炎能与间隙感染同时治愈,避免进入慢性期。

边缘性骨髓炎慢性期,主要是颌周间隙如腮腺咬肌区呈弥漫性肿胀,局部组织坚硬,轻微压痛,无波动感;炎症侵犯咬肌或翼内肌,张口明显受限,进食困难;一般全身症状不严重。病程延续较长而不缓解,或缓解后再反复发作。

3.根据骨质损害的病理特点,边缘性骨髓炎又可分为骨质增生型与骨质溶解破坏型两种类型。

(1)增生型:又称骨髓炎伴增生性骨膜炎。1893年首先由 Garre 描述,其发病机制可因发病早期使用抗生素的种类或剂量不当或时停时给,虽抑制细菌但未彻底消灭;也可能是局部未能及时切开引流或病灶牙未早期处理所致;也有认为是低毒性病原菌感染,病员身体抵抗力较强,致病的病原菌毒力较弱,骨的破坏不明显,呈现反应性增生性病变。病理组织学检查可见有骨密质增生,骨松质硬化,骨膜反应活跃,还有少量新骨形成。

增生型临床上主要特点是:患者多为健康的青年人,主要发生于下颌骨,一般全身症状不明显,局部病变发展缓慢。患侧下颌支及腮腺咬肌区肿硬,但皮肤无急性炎症,局部压迫有不适感或轻微疼痛。下颌骨 X 线后前位摄片见有明显的骨密质增生,骨质呈致密影像。

(2)溶解破坏型:多发生在急性化脓性颌周蜂窝织炎之后,骨膜、骨密质已被溶解破坏,因此,常在骨膜下形成脓肿,一旦自溃或切开引流,则遗留瘘孔,且常久治不愈,长期从瘘孔溢脓。

病变区肿、硬,轻压痛,轻度张口受限。

溶解破坏型在 X 线片上表现病变区骨密质破坏,骨质稀疏脱钙,形成不均匀的骨粗糙面。由于病程长,局部骨质逐渐软化,肉眼观很像蜡样骨质,伴有脓性肉芽组织及小块薄片鱼鳞状死骨形成,死骨与周围正常骨质无明确界限,很少有大块死骨。如果病情未能得到彻底控制,虽为慢性炎症,但可反复急性发作,病变也能向颌骨内扩展而波及骨髓腔,形成广泛性骨坏死。

(四)辅助检查

1.X 线摄片　　X 线照片可以确定颌骨坏死病变的程度,死骨是否分离,死骨的数目、形状、大小和所在部位、有无病理性骨折等。确诊对确定中央性骨髓炎的手术方法与范围有参考价值。边缘性骨髓炎骨质破坏的程度较轻,X 线片示密质骨密度减低,表面不光滑,骨小梁排列不齐,有小区域的点片状密度减低的透光影,后前位片可见骨膜增厚并被掀起;而增生型边缘性骨髓炎可见骨膜增厚,骨密质增生,骨小梁及髓腔消失,增生严重者可形成包壳状。

2.实验室检查　　急性期多见白细胞总数增高、中性多形核粒细胞增多;慢性期可有贫血等表现。

3.脓培养及细菌药敏试验　　可明确病原菌类型,并为选择有效的抗菌药物提供参考。

(五)诊断

中央性骨髓炎病变区面部肿胀,口内牙龈红肿、龈袋溢脓,牙极度松动,下颌骨可有下唇发麻,上颌骨可伴上颌窦化脓体征,颌骨 X 线照片容易明确诊断。边缘性骨髓炎在急性期虽可借颌周间隙脓肿切开引流术时探查骨面确定,但此时可能仅有局部骨膜溶解,难以发现明显体征,最终还靠间隙感染切开引流后脓液是否终止,局部肿胀及肌受累症状能否消失,治疗后炎症有无反复得以初步诊断。尽管如此亦难确诊,因急性边缘性骨髓炎所导致的骨膜溶解及骨密质破坏的坏死物可随切开引流的脓液排除。因此急性期边缘性骨髓炎的诊断对治疗方法选择无多大意义。

慢性骨髓炎的诊断依据有急性炎症病史;有经久不愈脓瘘;并可从瘘孔探查骨面,发现有骨面粗涩或活动死骨;X 线照片可以协助诊断。

(六)鉴别诊断

中央性颌骨骨髓炎应注意与中央型颌骨癌相鉴别;而破坏型边缘性骨髓炎需与骨化纤维瘤区别。

(七)治疗

1.急性颌骨骨髓炎　　在炎症初期,机体的抵抗力未下降之前,即应及时控制炎症发展,可望迅速治愈;如延误治疗,则常形成广泛死骨,造成颌骨体或下颌支骨质缺损。颌骨骨髓炎的治疗原则与一般炎症相同。但急性化脓性颌骨骨髓炎一般都来势迅猛,病情重,并常有引起血行扩散的可能。因此,在治疗过程中应首先注意全身治疗,防止病情恶化,同时应配合外科手术治疗。

(1)药物治疗:颌骨骨髓炎的急性期,尤其是中央性颌骨骨髓炎,应根据感染微生物的种类、细菌培养及药物敏感试验的结果,选用足量、有效的抗生素;同时注意高热及全身中毒情况下的水、电解质平衡;以及必要时给予全血、血浆蛋白等支持疗法。

(2)物理治疗：急性炎症初期，物理治疗可收到一定效果。如用超短波能缓解疼痛，达到使肿胀消退以及促使炎症局限的目的。

(3)外科治疗：颌骨骨髓炎急性期除采用药物及物理疗法控制炎症的发展外，亦应采取积极措施以消除病灶或已形成的脓肿。故采用相应的外科手术治疗，可获得较好的效果。

急性颌骨骨髓炎的外科治疗包括切开引流、排脓及除去病灶牙。对急性中央性颌骨骨髓炎，一旦判定骨髓腔内有化脓病灶时，应及早拔除病灶牙及相邻的松动牙，使脓液从拔牙窝内排出，这样既可防止脓液向骨髓腔内扩散加重病情，又能减轻剧烈的疼痛。如经拔牙引流效果不好，症状也不减轻，则应选用颌骨外板凿骨开窗法，以达到充分排脓、迅速解除疼痛的目的。如果颌骨内炎症已穿破骨板，形成骨膜下脓肿或颌周间隙蜂窝织炎，除拔除病灶牙外还应在相应脓肿部位行切开引流术。

边缘性颌骨骨髓炎遇有严重张口受限时，拔牙常有一定困难，可先行颌周间隙脓肿切开引流，待炎症好转，张口度有改善后，再行拔牙。

2.慢性颌骨骨髓炎　颌骨骨髓炎进入慢性期常有死骨形成，病变区肿痛反复发作且加剧，口腔内、外瘘孔持续或时多时少排脓，X线片常可明确死骨范围。此时单纯药物保守治疗已不可能根治，应以外科手术方法去除已形成的死骨和病灶，方能痊愈。

慢性中央性骨髓炎，病变范围广泛，由于颌骨内滋养血管因炎症而栓塞，易形成范围大小不同的坏死区，历时较久时则坏死骨组织与正常骨逐渐分离而形成较大死骨块，临床可见一侧甚至全下颌骨均形成死骨者。对死骨分离完全的病例，易将死骨块摘除；但死骨未完全分离者，则可在邻近死骨的正常骨侧切开或用线锯锯开，较早去除坏死骨可缩短病程。

慢性边缘性骨髓炎，一般多侵犯骨密质，局部呈多处散在的鱼鳞状薄片死骨，骨外板粗糙，病变可在颌骨的外侧面，也可在内侧面，也可在颌骨体部，但多在下颌骨升部。手术应将游离死骨块及变软的骨质刮净。部分病例炎症还可侵犯骨松质及骨密质，使之出现单个或相邻数个的腔洞状损害，多数腔洞病灶可在骨髓腔中互相通连，在病灶腔洞内则充满着大量的病理性肉芽组织。此时手术应以刮除病理性肉芽组织为主。

附：死骨摘除术

1.手术指征

(1)经药物治疗、拔牙或切开引流以后，仍遗留久治不愈的慢性瘘管，长期流脓；从瘘管探得粗糙骨面或发现有活动的死骨块。

(2)X线检查已发现颌骨有破坏，并与正常骨质有一定界限。

(3)病员全身条件能耐受手术。

2.手术时机的选择

(1)慢性中央性颌骨骨髓炎病变比较局限者，死骨与周围组织分离的时间约在发病后 3～4 周左右；病变呈广泛弥漫者，则需 5～6 周或更长一段时间。一般应在死骨与周围骨质分离后施行手术；死骨虽未完全分离，但死骨与正常骨界限已明确者，亦可根据病情采用切除术。而过早手术，因不易确定死骨范围，可造成去除过多正常骨或死骨部分残留。

(2)慢性边缘性骨髓炎，急性炎症基本稳定，并已明确骨质破坏的部位和范围，一般在 2～

4周后,即可施行病灶刮除手术。

3.术前准备

(1)术前应配合抗菌药物治疗。机体抵抗力较弱而又贫血者,可输注白蛋白或少量全血。

(2)中央型骨髓炎死骨范围大,术中可能出现病理性骨折者,应在术前制备固定颌骨的夹板,做好颌骨固定准备,以防术后颌骨错位而造成功能及咬合障碍;对健康骨质较少,摘除死骨可能造成骨质缺损者,若全身情况良好,病变区软组织无明显急性炎症,在术前全身应用大量有效抗生素,术中创口用抗生素液反复冲洗的前提下,可采用带血管蒂骨瓣修复缺损。

(3)病变较大的弥漫性颌骨骨髓炎,须做大块或全下颌骨死骨摘除术时,为防止舌后坠而发生窒息,可在术前或术后做预防性气管切开,以保证呼吸道的通畅。

(4)手术范围较大,估计出血量多,且时间较长者,术前备血待用。

4.麻醉 死骨片较小,手术范围不大及时间较短者,可采用局部阻滞麻醉进行手术;死骨范围大,手术时间长者全身麻醉较为适宜。

5.手术切口 根据死骨所在部位、死骨大小选择口内或口外切口。

(1)口内切口:一般上、下颌齿槽骨及上颌骨的死骨摘除术,均可在口内病变区做角形或梯形切口掀起粘骨膜瓣,摘除死骨。如果病员张口度正常,下颌支前缘与喙突部的死骨摘除术也可在口内正对下颌支前缘的粘膜处做切口。

(2)口外切口:上颌骨接近眶缘及颧骨的死骨摘除术,可在面部眼眶下缘或外侧缘做皮肤切口;死骨范围较大亦可选择半冠状切口,两者均不会遗留不美观的切口瘢痕。下颌骨体下份或下颌角或下颌支的死骨清除术,均可沿下颌骨下缘或从下颌支后缘绕下颌角至下颌骨下缘做皮肤切口,暴露病灶区摘除或刮除死骨。如面部有瘘口,且距死骨位置很近,也可沿瘘孔周围做皮肤梭形切口,在手术中同时切除瘘道;如瘘口距死骨位置较远,则应另选切口,但瘘道仍应切除。

6.手术中注意事项 牙槽骨的死骨一般在切开与掀起粘骨膜以后就可显露出来,在摘除死骨块后,可用刮匙刮净死骨碎屑及脓性肉芽组织直至骨面光滑为止。

上颌骨死骨摘除术中如发现病变已波及上颌窦,应同时做上颌窦根治术,彻底清除上颌窦内的炎性肉芽组织;下颌骨骨髓炎,除非节段性或全下颌骨死骨形成,手术中应尽量保留下齿槽神经。从面部做切口时应注意逐层切开皮肤、皮下组织、肌肉及骨膜,避免损伤手术区域内的重要解剖结构,如腮腺、面神经及其重要分支等。

当中央性骨髓炎的死骨已完全分离时,摘除死骨并刮净炎性肉芽组织,对周围较坚实的健康肉芽组织不必刮除,以保护正常骨不再被感染。但当骨髓炎尚未穿破颌骨外板或穿孔甚小时,可见病变区骨密质变薄,呈暗红色,骨组织疏松,稍隆起;此时先用骨凿或咬骨钳去除病变区的骨密质,充分暴露骨髓腔,将死骨清除干净。对分散的多个死骨区要仔细地一一刮净。小儿病人手术中还应注意健康牙胚的保护,如牙胚已在感染化脓区或死骨内,则应同时摘除。

边缘性骨髓炎常见于下颌角、下颌升支的骨密质部,病变特点是骨膜溶解,骨密质营养障碍,发生局限性坏死。手术中可见骨面粗糙,骨密质失去正常色泽而呈暗红色,且疏松、软化,用刮匙可刮下一层层黄蜡状的骨密质。典型的边缘性骨髓炎是在骨密质上有小块片状或沙石状死骨,在死骨刮除术掀起咀嚼肌及骨膜时,常有游离死骨块附着在肌骨膜侧。手术中宜注意仔细反复刮除干净,如果遗留病变骨质或炎性肉芽组织,容易造成复发。咬肌间隙脓肿合并的下颌升支部边缘性骨髓炎,常可在乙状切迹之内侧面及髁状突颈部的前内侧面亦有死骨形成,由于手术时该区暴露不佳,易造成遗漏,导致术后反复发作,故刮除术中务必彻底。

牙源性感染引起的骨髓炎,在死骨摘除或刮除术时,应连同病灶牙一并拔除。边缘性骨髓炎,张口受限明显者亦可在术后拔除病牙。手术创口用生理盐水冲洗干净,修整锐利的骨缘,缝合创口并安置引流条。在上颌骨死骨刮除的同时做上颌窦根治术,上颌窦内填塞碘仿纱条,以F鼻道开窗建立引流。如果下颌骨手术中面部创口与口腔相通,而又不能严密缝合口内创口时,应在缝合面部切口后,口内创口填塞碘仿纱条。

7.术后护理

(1)术后应配合抗菌药物,根据病情行肌肉注射或静脉滴注,进流食或软食。

(2)引流条可在术后2日抽出,也可根据病情需要更换引流条。

(3)上颌窦内填塞的碘仿纱条,可分期抽出,以免一次抽出造成出血。口内及皮肤缝线,一般术后5～7日拆除。

(4)大块死骨摘除后,为防止发生颌骨骨折或畸形,可利用口腔内剩余牙,用金属丝做单颌固定或颌间夹板固定。

(5)若因颌骨体缺失而引起舌后坠,出现呼吸困难,并有可能发生窒息的危险,应行气管切开术。

(6)死骨摘除后造成颌骨缺损过多,影响功能及外形,应于后期酌情做骨移植术或义颌修复。

(7)为了加速创口愈合,改善局部血运及张口度,术后可配合理疗或热敷。

二、婴幼儿上颌骨骨髓炎

婴幼儿上颌骨骨髓炎是非牙源性的化脓性炎症,主要发生于上颌骨。而婴幼儿下颌骨骨髓炎在临床上极为罕见。其临床特点不同于一般化脓性骨髓炎。

(一)病原微生物及病因

1.病原微生物　婴幼儿上颌骨骨髓炎的病原菌多为金黄色葡萄球菌、链球菌,肺炎球菌感染也有发生。

2.病因　婴幼儿颌骨骨髓炎多由血源性感染所致,故患儿多有急性感染或传染病史;也可见于口腔粘膜及牙龈损伤后病原微生物直接侵入;其他可因母亲患化脓性乳腺炎时哺乳引起;颌骨相邻部位炎症,如泪囊炎或鼻泪管炎等的感染扩散也可伴发上颌骨骨髓炎。

(二)诊断

1.临床表现　患儿全身症状因感染来源不同有较大差异。如为血源性感染引起,则有败血症或脓毒血症的表现,患儿高热、寒战、哭啼和烦躁不安,不能安静入睡,厌食,甚至呕吐。病情严重者,可出现嗜睡、对外界刺激反应差或意识不清等全身症状。如为口腔损伤或泪囊炎继发者,全身症状可稍轻微。白细胞计数增高,中性粒细胞增多,核左移,体温多在38℃以上。

患侧面部眶下及内眦部红肿,病变迅速向眼睑周围扩散,出现上、下眼睑红肿,球结膜充血,眼球突出。由于婴幼儿的上颌骨发育尚未成熟及上颌窦还未完全形成,脓肿很快波及口腔内颊侧龈沟及腭部粘膜而出现红肿。由于上颌骨炎症逐渐向外扩散,穿破骨外板后形成骨膜下脓肿;当脓肿向外发展至颜面眶下区,则形成皮下脓肿,经切开或自行溃破流出脓液。骨膜下脓液常从低位的上颌龈缘、腭部或患侧鼻腔自行溃破流出,形成瘘管;脓液外流,全身症状逐渐缓解,局部急性炎症逐渐转入慢性。

婴幼儿上颌骨骨髓炎一般很少形成大块死骨,因为上颌骨的骨质松软,骨密质较薄而又富有多个营养孔,化脓性炎症易突破骨板向外发展;但在骨质致密处,即靠外周供血的眶下缘或颧骨却常有血供障碍的坏死,而形成小块死骨,自行分离后从瘘管排出。如果炎症不能得到及早控制,上颌骨内的乳牙牙胚可受到炎症波及,而影响牙正常萌出。

婴幼儿上颌骨骨髓炎,由于颌骨坏死骨块形成,使上颌骨及牙颌系统发育障碍;再加之眶下区形成瘢痕,下睑外翻,可遗留严重面颌畸形。

2.辅助检查

(1)X线摄片:可帮助了解病变区骨质破坏情况。

(2)实验室检查:多见白细胞计数增高,中性粒细胞增多,核左移。

(3)脓培养及细菌药敏试验:可根据脓培养结果选用有效的抗菌药物进行治疗。

(三)鉴别诊断

应注意与婴幼儿颌面部恶性肿瘤所引起的面部肿胀及软组织、骨组织破坏相鉴别。

(四)治疗

婴幼儿上颌骨骨髓炎有发病急、发病年龄小和全身症状变化快等特点。在治疗上应积极控制炎症发展,根据细菌培养及药物敏感试验选用有效的抗生素;注意全身水、电解质平衡,采用必要的支持疗法;一旦眶周、上颌齿龈区或腭部形成脓肿,要早期行切开引流术;对全身中毒症状明显者,局部虽未进入化脓期,必要时施行早期切开引流,可使全身症状迅速缓解及好转,并能避免局部炎症继续扩散。婴幼儿上颌骨骨髓炎急性期如果处理得当,多能治愈而不至于转入慢性期。

婴幼儿上颌骨骨髓炎进入慢性期时,患儿全身症状好转,局部虽已形成死骨,但肿胀基本消退,仅面部或口内遗留瘘口流脓。因新生儿或婴幼儿上颌骨骨壁较薄,骨质松软,死骨片均较小,往往可随脓液从瘘孔排出而自愈。为避免手术加重颌骨损伤,故一般不积极进行死骨刮除术,但应加强脓瘘或切开处的冲洗,加速坏死物的排出,必要时可根据脓培养结果选用抗菌药液冲洗。如果牙胚受炎症侵及而坏死,或已形成死骨块而不能从瘘道自行排出,可略扩大创口取出坏死牙胚或死骨块,但未感染的牙胚要尽量保留;否则,会严重破坏颌骨发育,造成牙颌系统畸形或影响咬合功能。

婴幼儿上颌骨骨髓炎治愈后,面部及眶周因瘘孔遗留的瘢痕而造成的畸形,可待适当时机进行二期整形手术。

三、放射性颌骨骨髓炎

当前随着口腔颌面部恶性肿瘤应用放射治疗日趋普及,放射线辐射后引起的放射性颌骨坏死或放射性颌骨骨髓炎也有逐渐增多趋势,成为一种常见的放疗并发症。目前尚无满意的治疗方法。严格掌握放射治疗的适应证及照射剂量,改进照射方法,可减少其发生。

(一)病因

放射线能对恶性肿瘤细胞的分裂起到抑制作用,但对正常组织也有损害作用。在应用放射线治疗恶性肿瘤时,因颌骨组织含有大量的矿物质,可吸收较多的辐射能。辐射导致骨坏死的机制有两个:其一是射线造成颌骨内动脉内膜炎,继而出现血管内膜肿胀,以至骨髓及骨膜血管栓塞,引起局部营养障碍;其二是射线直接对骨细胞的损伤,透射电镜的观察证实骨细胞及其基质的放射性改变较血管更为严重。由于骨组织再生能力低下,而容易发生无菌性坏死,损伤及感染等因素可促进骨坏死的发生。单纯放射性骨坏死并不都出现临床症状,但由于放射线照射后,颌骨周围的软组织、口腔粘膜也出现纤维变性和血管损害,故其再生能力差,可因各种轻微创伤因素,如牙源性感染病灶、龋齿、牙周病、慢性根尖周炎或拔牙、手术损伤等,造成软组织的溃疡、坏死,导致颌骨骨面外露,若继发感染,则形成放射性颌骨骨髓炎,出现炎症症状。

放射性颌骨骨髓炎的发生与个体耐受力、照射方式、局部防护,特别是放射剂量或多个疗程等有一定关系。口腔组织对 X 线最大平均耐受量为 7000~8000 cGy。颌骨照射剂量超过6500 cGy,即有可能发生坏死。

(二)病理

病变主要是骨的变性和坏死,骨髓炎或细菌感染为继发病变,多位于骨组织暴露的部分。骨密质变化较重,在照射后的早期,表现骨层板纹理粗糙,部分骨细胞消失,骨陷窝空虚,并可见微裂,成骨和破骨现象均不明显;以后骨层板结构消失或断裂,骨细胞大部分消失,形成死骨。骨松质变化较轻,可见骨小梁萎缩,偶见骨微裂,但骨小梁边缘仍可见骨的沉积线。骨髓组织有不同程度的纤维化,偶见炎症。变性骨周围可见大量成骨和破骨细胞。照射野内的血管变化不明显,可见小动脉内膜、内弹力层消失,外膜增厚,偶见动脉管腔内存在脱落的内皮细胞团块或有血栓形成。电镜下显示骨细胞皱缩,细胞器消失,细胞核染色质凝集,骨基质的胶原纤维溶解变性。

(三)诊断

1.临床表现　放射性颌骨坏死病程发展缓慢,往往在放射治疗后数月乃至数年始出现症状。发病初期呈持续性针刺样剧痛,牙槽骨、颌骨骨面外露,呈黑褐色,如继发感染,则露出骨面的部位长期流脓,久治不愈。病变部位为下颌升支部时,因肌萎缩及纤维化可出现明显的牙关紧闭。放射后的颌骨破骨细胞与造骨细胞的再生能力低下,致死骨分离的速度非常缓慢,因此,死骨与正常骨常常界限不清。临床死骨分离过程可长达数年甚至 10 年以上。口腔及颌面软组织同样受到放射线损害,局部血运障碍,组织纤维化,极易因创伤或感染而造成组织坏死,最终导致口腔和面颊部软、硬组织坏死脱落的洞穿性缺损畸形。

放射性骨坏死病程长，患者全身呈慢性消耗性衰弱，消瘦及贫血。

2.辅助检查

(1)X线摄片：可帮助了解病变区骨质破坏情况及死骨范围。

(2)脓培养及细菌药敏试验：可根据脓培养结果选用有效的抗菌药物进行治疗。

(四)治疗

放射性骨髓炎与化脓性骨髓炎不同，虽已形成死骨，却并无明显界限，而且呈进行性发展。因此，治疗应考虑全身及局部两方面。

1.全身治疗　应用抗菌药物以控制感染。一般连续给药1～3个月，症状缓解后可停药。若有急性发作应再次用药。疼痛剧烈的患者对症给予镇痛剂。增强营养，必要时给予输血、高压氧等治疗，以加速死骨的分离。

2.局部治疗　放射性骨坏死的死骨分离缓慢，但死骨块往往穿破口腔粘膜或面颈部皮肤而裸露，并有不同程度的溢脓。

(1)放射性骨髓炎的死骨未分离前，为了防止感染扩散，每天应进行创腔冲洗，更换敷料；对已露出的死骨，可用骨钳分次咬除，以减轻对局部软组织的刺激。

(2)外科手术方法适用于已分离后的死骨。原则不应涉及正常骨质，以免造成新的骨坏死，故手术多在局麻下进行，切口适当超过瘘口，以可摘除死骨为度，对残腔稍加搔刮，去除炎性肉芽组织后，留置引流，待其自行愈合。对已经确诊为放射性骨髓炎的病例，死骨虽未分离，但结合照射野范围、临床检查及X线摄片资料，初步确定病变部位后，在健康骨质内施行死骨切除术，可达到预防病变扩大，缩短病程的效果。遗留的组织缺损，可行血管化组织移植或待二期整复。但对切除术应持慎重态度，必须在对病变范围充分了解的前提下进行，这样不致造成正常骨的切除或病变骨的残留。对于放射线损伤的口腔粘膜与皮肤，根据局部具体情况，在切除颌骨的同时一并切除，以免术后创口不愈合。

(五)预防

放射性骨髓炎预防的关键是在进行肿瘤放射治疗前，估计到可能发生放射性骨坏死的可能性，并采取相应的预防措施。

1.放疗前做常规的牙洁治，注意口腔卫生。

2.放射开始前，对口腔内可引起感染的病灶牙进行处理；对放射治疗后仍能保留的龋齿和牙周病牙进行治疗，对于包括残根、根尖周炎在内的无法治愈的病牙应予以拔除。

3.放射前应去除口腔内固定的金属义齿；有活动义齿者，应在放射疗程终止一定时期后再配戴，以免造成粘膜损伤。

4.放疗过程中，口腔内发现溃疡时，局部涂抗生素软膏，加强口腔护理，以防感染。

5.放射后，一旦发生牙源性炎症，必须进行手术或拔牙时，应尽量减少手术创伤；术前、术后均应使用有效的抗生素，控制继发感染。

(姜向媛)

第六节　结核性骨髓炎

系结核杆菌引起的颌骨骨髓炎。

【临床表现】

呈急性骨髓炎表现者罕见，一般为无明显症状的进行性肿胀，皮肤发红或改变不明显；呈进行性、破坏性发展，可在骨膜下形成冷脓肿；局部质地变软，能触及波动感。继而由皮肤或口内黏膜自行溃破，溢出淡黄色或咖啡色稀薄脓液，其中混有大小不等的块状物质；窦道经久不愈，脓液中有时可见小块状死骨，幼儿偶有坏死牙胚排出；全身症状一般不太显著，可有低热、轻度不适。当合并化脓性感染时，全身出现高热、寒战、头痛、食欲减退等中毒症状。受累骨质坚实隆起，有压痛，脓液中有红色肉芽组织增生、外突，瘘口周围皮肤凹陷，在上颌骨者常因骨质坏死脱落，皮下瘢痕收缩，致明显颧部塌陷、下睑外翻畸形。当合并化脓性感染时，则局部有明显红、肿、热、痛等典型急性骨髓炎症状表现。

结核菌素皮内试验（OT试验）阳性有诊断意义，但阴性不能排除本病。颌骨 X 线照片有边缘模糊的骨质稀疏区；在骨质破坏干酪样坏死后，骨质萎缩或骨硬化；下颌角处形成多囊状腔洞，骨密质轻度膨胀，少见大块死骨形成；齿槽突部结核性骨髓炎呈现边缘不齐的凹陷性破坏。

【诊断要点】

1.根据典型的临床表现　全身症状一般不太显著，可有低热、轻度不适。当合并化脓性感染时，全身出现高热、寒战、头痛、食欲减退等中毒症状，周围血白细胞数增高及核左移。

2.穿刺　穿刺脓液可以明确诊断，同时为药敏和脓培养创造条件，穿刺取材查抗酸杆菌。

【治疗措施】

(一)治疗原则

颌骨结核病灶清除术的原则＝颌骨结核手术原则上应在经抗痨治疗病变稳定后施行；若因急于早期清除坏死组织，术前应至少应用 2 周以上的抗结核药物，以防病变扩散。

(二)治疗方案

切开引流一般根据脓肿形成的部位从口外进行。

1.首先给予全身抗痨治疗　在此基础上视颌骨结核病程进行相应处理。抗痨治疗给药的选择、剂量及疗程与面颈淋巴结结核相同，即首先选用异烟肼、利福平、链霉素和乙胺丁醇等一线药物，两药以上合用，疗程争取 6～12 个月。此外注意营养等全身支持疗法。

2.局部治疗　包括局部脓肿穿刺给药及病灶清除。当颌骨结核已形成骨膜下冷脓肿，可由正常皮肤穿刺，尽力抽出脓液后即刻注入异烟肼 100mg 或链霉素 0.5g，每周注射 2 次，3 个月为一疗程。此法具有局部药物浓度高、全身反应小的优点。

3.颌骨结核性骨髓炎的病灶清除术　通过外科手术将脓液、干酪样物质、肉芽组织和死骨等彻底清除。虽然结核性骨髓炎大块死骨较少，但通过清除病灶可减轻病变的发展，促进药物治疗效果，缩短病程，减少合并症。

【手术操作规范与技巧】

1.手术切口、通道和方式均应仔细考虑,为减少手术导致的扩散,在照顾外形的同时,选择较小的切口,在尽可能短的创道部位作切口。

2.除已形成明显分离的死骨采用摘除方式外,对界限不清者宜用较保守的搔刮方式,将松软骨质及脓腔周围肉芽组织去除,以减少病变扩散及骨质的缺损。

【围手术期处理】

(一)术前准备

1.抗结核药物及全身支持疗法。

2.全身状况差者,在加强营养的同时可给予白蛋白输注,以提高患者耐受力及机体免疫能力。

(二)术后处理

术后继续全身抗结核药物的正规应用,局部建立引流,采用异烟肼、链霉素冲洗创道或浸有药液的纱条填塞创腔,必要时还可用抗结核药作病变区局部的环形封闭注射。对合并化脓性感染病例,应同时使用抗生素行感染控制。

【出院注意事项】

结核病变导致软硬组织缺损畸形的修复或整形.原则上应对结核病变已控制半年以上者考虑。

(郭 斌)

第七节 颌面部放线菌病

20~45岁的男性为多见。好发部位以腮腺咬肌区为多,其次是颌下、颈及颊部。颌骨的放线菌病则最常见于下颌骨;其中又以下颌角、下颌支最常受累。上颌多见于眶骨及相邻颅骨。

【临床表现】

全身症状较轻,可合并化脓性感染,出现急性蜂窝织炎的症状、体温升高等表现。发生于腮腺下颌角部皮下组织的放线菌病,初期无自觉症状,表现为局部皮肤深部有坚如木质的无痛性硬结,范围逐渐发展变大并和深面粘连;表面皮肤呈红棕色,也和硬结粘连,形成一片广泛的硬结区。随后相继出现放线菌病波及区的典型症状,可有明显张口障碍及自发痛,局部有压痛,当咀嚼、吞咽时可诱发疼痛加重;可形成多数小脓肿,破溃或切开后,常可见浅黄色黏稠脓液溢出;新的结节可在附近陆续出现,与原病灶融合,成为凹凸不平的硬块,再形成多数瘘孔,持续排出含淡黄色"硫黄颗粒"的脓性物,瘘口边缘呈内陷溃疡,脓腔可相互通连。合并化脓性感染时出现急性蜂窝织炎的症状,体温升高。但这种急性炎症经切开排脓后,局部炎症可有好转,但放线菌病表现的局部木板状肿胀,不会完全消退。局部皮肤深部有坚如木质的无痛性硬结,表面皮肤呈红棕色,也和硬结粘连,形成一片广泛的硬结区。X线片上可见有多发的骨质破坏的稀疏透光区及骨膜成骨现象。如果病变侵入颌骨中心,造成严重骨质破坏时,可在颌骨内呈囊肿样膨胀,称为中央性颌骨放线菌病,此型放线菌病的 X 线片所见呈多囊性改变。

【治疗措施】

(一)治疗原则

颌面部软组织的放线菌病的治疗以抗生素应用为主。如已形成脓肿,也应手术切开排脓,可收到减轻炎症的效果。颌骨放线菌病有骨质破坏时,应施行病灶根治术,并配合抗菌药物综合治疗。

(二)治疗方案

1.药物疗法:放线菌对目前使用的大多数抗生素(如 β-内酰胺类的青霉素、头孢菌素)高度敏感;联合应用磺胺和链霉素可控制伴发的革兰阴性菌,对青霉素过敏或疗效不佳者,可改用四环素、红霉素、氯霉素、金霉素和氯林可霉素等一种或数种,也可和碘化钾同时应用。

(1)青霉素:最常用大剂量青霉素 G 治疗,每日 200 万~500 万单位肌肉注射,持续 6~12 周,以防复发;亦可用青霉素 G 加普鲁卡因局部病灶封闭;如与磺胺、链霉素等结合应用,可能提高疗效;对青霉素过敏或疗效不佳者,应根据药物敏感试验选用其他抗生素。

(2)碘制剂:口服碘制剂对颌面部病程较长的放线菌病可获得一定效果。一般常用 5%～10%碘化钾口服,0.5~18ml/次,每日 3 次。

(3)免疫疗法:一般应用放线菌溶素作皮内注射,首次剂量 0.5ml;以后每 2~3 日注射 1 次,剂量逐渐增至 0.7~0.9ml;以后每次增加 0.1ml,全疗程为 14 次,或达到每次 2ml 为止。放线菌素免疫疗法能增强机体的免疫力。

2.脓肿形成后可切开排脓。

3.颌骨病变可行病灶根治术。

【围手术期处理】

术后处理:

1.给予全身支持治疗。

2.全身应用抗生素,在没有血、脓培养结果时可以选择联合用药。

3.每日用盐水冲洗,48 小时后如有留置引流,应更换引流条。

【出院注意事项】

定期随访。

(郭　斌)

第八节　海绵窦血栓性静脉炎

【疾病概述】

颌面部与颅内有丰富的静脉吻合与交通密切相连,颌面部的病变也经常因此很快累及到颅内而危及生命。海绵窦血栓性静脉炎就是颌面颈部感染累及颅内的一个严重的并发症,是伴有血栓形成的海绵窦炎。

【临床表现】

海绵窦血栓性静脉炎一旦形成,可以很快累及对侧。临床上主要表现为海绵窦综合征:出现眼睑及鼻根部水肿,球结膜淤血、水肿、眼球突出,甚至可突出于睑裂之外,眼压增高;因三叉神经上颌支受累,出现三叉神经分布区域痛觉过敏,眼及前额剧痛;因动眼神经、滑车神经和展神经受累出现上睑下垂,眼球运动受限;因视神经受累,眼底检查可见视网膜静脉扩张、视神经乳头水肿,出现视力障碍;病程较长者可发生视神经萎缩,甚至失明。海绵窦血栓性静脉炎往往出现脑膜刺激征,表现为头痛、恶心、呕吐、颈项强直、血压升高、呼吸深缓以及高颅压等症状;并发败血症、脓毒血症时,可出现寒战、高热、烦躁、谵妄、皮下淤血甚至昏迷等;病变进展快,短时间内就可导致中毒性休克。至后期因眼运动神经的完全麻痹致眼球完全固定不动,瞳孔散大和对光反射消失。

【诊断要点】

根据典型临床表现可以做出诊断:继发于颜面部疖痈、严重的化脓性感染等引流不畅,或感染经治疗仍突然出现高热、头痛、眼睛异常等症状时应高度警惕继发为此病。结合眼底检查、实验室检查等可以确诊。

【鉴别诊断】

需与眶蜂窝组织炎相鉴别:眶蜂窝组织炎多由眶邻近组织的感染所引起,以鼻窦、鼻腔及牙及牙周围化脓性感染最为常见,其次为面部的疖、痈、睑腺炎及眶骨膜炎等。眶蜂窝组织炎可分为隔前眶蜂窝组织炎及隔后眶蜂窝组织炎两种。隔前眶蜂窝组织炎主要表现为眼睑水肿,瞳孔光反射与视力良好,无眼球运动障碍及疼痛,无球结膜水肿。隔后眶蜂窝组织炎可出现球结膜水肿、眼球突出甚至固定,视网膜静脉扩张、视神经乳头水肿等症状,但主要表现在单侧。隔后眶蜂窝组织炎进一步发展形成海绵窦血栓性静脉炎时,才开始表现为双侧的眼部症状。

【治疗原则】

1.积极控制感染。

2.提高全身抵抗力:严重病人应反复多次输鲜血,纠正水和电解质代谢失调,给予高热量和易消化的饮食,适当补充维生素 B、维生素 C。

3.对症治疗。

4.抗休克治疗。

【治疗方案】

1.按照脓毒血症的治疗原则进行救治。

2.使用抗炎眼药水及眼膏,保护已暴露的角膜。如能及时控制炎症,常可保留相当的视力。海绵窦血栓性静脉炎的个别病例并发隔后眶蜂窝组织炎后,如炎症已形成球后脓肿,可在波动最明显处切开引流,但切忌过早手术。

3.对原发病灶已经基本得到控制,全身症状明显改善,但局部症状缓解缓慢者,可以在内科医生的协助下使用抗凝剂治疗,以促进海绵窦静脉血栓的吸收。

(郭 斌)

第九节　口腔颌面部梅毒

梅毒是由梅毒螺旋体引起的,早期主要侵犯皮肤和黏膜,晚期累及全身各脏器,口腔及颌骨亦是常受损害的部位之一。先天性梅毒在我国发病较少,且患者很少到口腔科就诊。

【临床表现】

1.一期梅毒　约在感染后 3 周发生,主要表现为硬下疳,多发生在外生殖器,非性交感染者可发生于舌、唇、肛门、手指及乳头等处。下疳初起为单个暗红色,米粒大小无病丘疹,很快变为隆起的硬结,直径 1～1.5cm,圆或椭圆形,红铜色,表面糜烂成浅溃疡,有少量黏性分泌物或覆盖灰色薄痂,边缘整齐,触之如软骨样,局部淋巴结肿大。一般 5～7 周后自愈,留一痕迹或轻度微缩的瘢痕。

2.二期梅毒　二期早发梅毒发生于感染后 8～10 周,二期复发梅毒发生于初发感染后 4 年内,但主要出现于前两年。发病前 2～3 日可出现前驱症状,如低热、肌肉与骨痛等,皮疹数目多,分布广,对称性,形态多样,以玫瑰疹(斑疹)型最常见,其次是丘疹型。扁平湿疣型多系在肛周、外生殖器等潮湿易摩擦部位。脓疱型少见,多继发于丘疹型,表面有结痂。

复发型梅毒疹数目较少,常见于面部皮肤黏膜交界处。二期梅毒全过程均可出现面部及口腔损害,口腔黏膜损害多见于唇、颊、舌、软硬腭、牙龈及咽部,以唇、舌为好发部位。主要有两种表现:①口腔黏膜上出现境界明显的潮红斑,圆形或椭圆形,偶见条形的黏膜斑,表面有渗出物覆盖,呈灰白色潮湿丘疹;②皮肤黏膜交界处如口角、鼻缘出现潮湿丘疹,形成中心线性糜烂,即所谓分裂性丘疹。此期尚可出现梅毒性脱发,眉毛、睫毛、胡须脱毛,阴毛亦可脱落。病变亦可侵犯骨关节及中枢神经系统。

3.三期梅毒　初次感染 4 年以上复发者称三期梅毒,三期梅毒不仅侵犯皮肤黏膜,亦可侵及任何内脏器官或组织,破坏力强但传染性小,螺旋体不易找到,血清反应大多阳性。

三期皮肤黏膜梅毒有 3 型:①结节型梅毒疹,多见于面部和四肢,皮下多结节呈古铜色,直径约 0.5cm,群集排列成蛇行或肾形。②梅毒瘤(树胶肿),初为皮下结节、可活动,逐渐扩大与皮肤及周围组织粘连,高出皮面,直径 4～5cm 或更大,暗红色浸润性斑块,中心软化,表面溃破形成圆形或肾形溃疡,渗出少量黏稠脓液如树胶状,愈后形成萎缩性短痕。损害常为单个,常发生于头颈部。③梅毒性纤维瘤,肘、膝、筋等大关节附近出现皮下对称性结节,无炎症表现,直径 1～2cm。三期梅毒中特别是梅毒瘤(树胶肿)常侵犯口腔黏膜及鼻黏膜,可引起穿孔,鼻中隔穿孔。软腭溃烂破坏,甚至整个悬雍垂被毁,舌溃烂、瘢痕挛缩,发音不清。晚期舌萎缩,舌白斑,在此基础上可恶变。颌骨受累可引起牙齿松动,颌骨破坏,死骨形成,破溃形成瘘道,局部亦可出现肉芽组织及增生硬化。

【实验室检查】

1.梅毒螺旋体暗视野检查　取硬下疳、扁平湿疣、黏膜疹分泌液,在暗视野显微镜下直接观察梅毒螺旋体,每日 1 次,连续 3 次,可提高阳性率。

2.非螺旋体抗原血清实验　常用的有:性病实验室玻片实验(WBL 试验),不加热血清反应素玻片试验(USR 试验),快速血浆反应素环状卡片试验(RPR)等。

3.梅毒螺旋体抗原血清实验　用螺旋体特异性抗原,直接测定血清中的抗螺旋体抗体,可用于肯定诊断,其中有荧光螺旋体抗体吸收(FTA-ABS)试验、梅毒螺旋体微量血凝(MHA-TP)试验、梅毒螺旋体 IgM 型抗体的测定等。

【诊断要点】

1.硬下疳:多发生在外生殖器,非性交感染者可发生于舌、唇、肛门、手指及乳头等处。

2.皮疹:以玫瑰疹(斑疹)型最常见,其次是丘疹型。

3.梅毒瘤、纤维瘤。

4.梅毒螺旋体抗原血清实验阳性。

【治疗原则】

1.确诊后治疗早,效果好。疗程必须充分,治后要定期追踪观察,如有症状复发或血清监测转阳,应及时加倍剂量复治。性伴侣也要接受治疗。

2.驱梅治疗首选药物为青霉素,普鲁卡因青霉素疗效较好,过敏者可选用红霉素或罗红霉素等。

【出院注意事项】

治疗观察:结束治疗后应观察 5 年,随访应包括临床与实验室检查。

(郭　斌)

第十节　黑热病

黑热病是由杜氏利什曼原虫引起的内脏利什曼病,经白蛉传播。其临床特征为长期不规则发热、消瘦、进行性肝脾肿大和全血细胞减少等。

【临床表现】

起病大多徐缓,早期主要症状为发热,一般持续 1 个月左右消退,间隔数周又开始发热,逐渐变为长期不规则发热。潜伏期长短不一,平均为 3～8 个月(10 天至 34 个月以上),主要症状为不规则发热与脾肿大。口腔主要表现为牙龈出血,同时可并发牙龈炎与口腔炎。病情进一步发展,口腔炎可进一步加重,出现坏死性龈口炎甚至走马牙疳。脾呈进行性肿大,可至左肋下 10cm,甚至超过脐部达耻骨上方,中等硬度,表面光滑,无压痛,如出现脾梗死或脾周围炎,则可突发上腹痛伴压痛。晚期脾功能亢进,面部皮肤色素沉着、颜面四肢水肿、腹部膨胀,可有肝肿大及黄疸。抗原检测阳性,皮肤黏膜病变活检,或骨髓及肿大淋巴结穿刺找利杜体。

【诊断要点】

根据流行病区居住及白蛉叮咬史或输血史,结合典型临床表现、免疫学诊断如抗原检测阳性,皮肤黏膜病变活检或骨髓及肿大淋巴结穿刺找利杜体,也可将标本作培养以查前鞭毛体,用单克隆抗体检测患者循环抗原也可获得良好效果。

【治疗方案】

1.病原治疗:常用葡萄糖酸锑钠治疗,一疗程原虫消失率和治愈率可达80%～95%。可用用γ干扰素与五价锑剂联合治疗以提高疗效。对锑无效或过敏者或伴发粒细胞缺乏症者可用戊烷脒治疗。对以上两药无效者可试用两性霉素B。

2.为防止口腔并发症,注意口腔卫生、洁牙,1%～3%双氧水冲洗口腔,口泰漱口预防。

3.治疗病人,捕杀病犬;药物喷洒,消灭白蛉。

4.流行区应用驱避剂,防止白蛉叮咬。

(郭　斌)

第十一节　艾滋病

【疾病概述】

艾滋病是人类免疫缺陷病毒(HIV)感染引起的一种致死性传染疾病,是HIV感染过程中晚期的前终末期的临床表现,具有传播速度快、波及地区广、死亡率高的特点,目前仍持续在全球蔓延。由于艾滋病是经血传播的疾病,患者常因其口腔的疾患就诊于口腔科,因此,牙科医生站在和艾滋病斗争的最前线。

【临床表现】

艾滋病的潜伏期长短不一,早期症状不明显,但可出现一些病毒感染的症状。通常口腔内病变常是HIV感染的首发症状。对伴有淋巴结肿大,长期发热、乏力、消瘦和腹泻的口腔病患者,应注意艾滋病的有关表现,并详细收集病史(主要是患者的私生活习惯及有无输注血液及血液制品史)。对严重的口腔白色念珠菌感染和口腔毛状白斑,应高度重视,口腔黏膜或皮肤出现紫蓝色丘疹或结节,需进一步检查,以排除艾滋病。

(一)与HIV感染密切相关的口腔病变

1.白色念珠菌病。

2.毛状的白斑。

3.牙周病:①牙龈线形红斑。②坏死性牙龈炎。③坏死性牙周炎。

4.卡波西肉瘤。

5.非何杰金淋巴瘤。

(二)与HIV感染有关的口腔病变

1.非特异性溃疡。

2.涎腺疾病。口干症,涎腺肿大。

3.血小板减少性紫癜。

4.其他病菌感染HPV,带状疱疹,单纯疱疹。

5.坏死性口炎。

（三）可见 HIV 感染的口腔病变

1.细菌感染：①伊氏放线菌。②大肠埃希杆菌。③克雷白肺炎杆菌。

2.上皮样血管瘤。

3.猫抓病。

4.药物反应，溃疡，多形红斑，苔藓样病。

5.真菌感染。

6.神经病变，面瘫，三叉神经痛。

7.复发性阿弗他口炎。

8.病毒感染：①巨细胞病毒。②上皮软疣。

【诊断要点】

根据临床表现和免疫学、病毒学检查可以进行诊断。

【治疗措施】

确诊为 HIV 感染者，应尽可能采取措施使病人免疫系统处于最佳状态，如消除忧虑，保证足够的睡眠（每日 12 小时以上）休息，避免剧烈运动和劳累，保证良好的营养，维持口腔卫生，应及时随访并处理所出现的问题。

【治疗方案】

（一）抗病毒药物

采用鸡尾酒疗法，三种以上药物联合应用：

①HIV-1 蛋白酶抑制剂。

②逆转录酶抑制剂叠氮脱氧胸苷（AZT）。

③双脱氧嘧啶。

效果：血浆 HIV、RNA 拷贝数下降，患者死亡率下降，但 HIV 并没有从患者体内消失。

（二）使用免疫制剂及生长因子，效果不甚满意

1.免疫抑制剂　如胸腺肽、可溶性 CD_4 分子 Ampligca 等。

2.生长因子　粒细胞-巨噬细胞集落刺激因子（GM-CSF），促红细胞生成素（EPO），IL-3 等。

（三）基因治疗

1.用反义 RNA、DNA 干扰病毒蛋白质合成。

2.DNA 疫苗，激发对 HIV 病毒蛋白的免疫应答。

针对 AIDS 口腔表现的治疗，应在与内科医生合作中完成。

（郭　斌）

第九章 涎腺疾病

第一节 涎石症

发生于涎腺的结石称涎石。涎石最常发生于颌下腺且易并发炎症，其次是腮腺，偶见于上唇及唇颊部的小唾液腺，舌下腺很少见。涎石好发于颌下腺可能与下列因素有关：①腺体分泌黏蛋白含量高，钙的含量和腮腺相比也高出2倍。在无刺激情况下，颌下腺的分泌量也较多。②腺体分泌液逆重力方向自下而上流动，导管较长且在下颌舌骨肌后缘有一弯曲部；导管口和腮腺相比亦较狭窄，易致唾液淤滞，盐类容易沉淀而产生结石。

【临床表现】

小的涎石一般不造成唾液腺导管阻塞，无任何症状。导管阻塞时则可出现排唾障碍及继发感染的一系列症状和体征。

1.进食时腺体部位肿胀和疼痛。有时疼痛剧烈，呈针刺样，称为"涎绞痛"，可伴同侧舌或舌尖痛，并放射至耳颞部或颈部。停止进食后症状逐渐消失，结石大小和阻塞程度不同；餐后肿胀消退时间不一，短者数分钟，长者可达小时、数天或更长。

2.导管口黏膜红肿，挤压腺体可见脓性分泌物溢出。

3.触诊可扪及导管内硬物，伴有压痛。

4.涎石阻塞可引起腺体继发感染，并反复发作。如引起下颌下区或舌下区急性炎症以及周围组织间隙感染症状。

【诊断要点】

1.根据进食时颌下腺肿胀、双手触诊导管可扪及结石以及导管口红肿、溢脓等，临床可诊断颌下腺涎石病。

2.确诊应做X线检查，常规投照下颌横断咬合片和患侧下颌下腺侧位片。平片不能证实结石存在，可待急性炎症消退后行颌下腺造影，可以看到导管有不全堵塞的占位性改变。

【鉴别诊断】

1.舌下腺肿瘤 绝大多数舌下腺肿瘤无导管阻塞症状，但亦有极少数舌下腺肿瘤因压迫下颌下腺导管出现不全阻塞症状，X线检查无阳性结石。

2.舌下腺囊肿 舌下腺囊肿为腺导管破裂，涎液渗入组织间隙所致。可见舌下区淡紫蓝色、扪之柔软的囊肿。

3.下颌下间隙感染　患者有牙痛史并能查及病患牙。下颌下区肿胀呈硬性浸润,皮肤潮红并可出现凹陷性水肿,颌下腺导管分泌可能减少但唾液正常,无涎石阻塞症状。

【治疗措施】

1.治疗原则　涎腺结石一经确诊,除少数年龄较小者用保守办法(如催唾及按摩促排)外,大多需行手术取出。

2.治疗要点

(1)较小的涎石,特别是位于腮腺导管内者,可用保守疗法。含服维生素 C 或进食酸性食品,促使唾液分泌,可望自行排出。

(2)较大的涎腺导管前端涎石,可手术切开导管行涎石摘除术。

(3)伴有局部急性炎症时可先选择抗感染治疗。腺体内或颌下腺导管后段有结石,继发慢性硬化性颌下腺炎,腺体已萎缩、失去分泌唾液功能者,可做腺体摘除术。

(4)其他方法:如激光碎石或纤维镜取石。

【手术操作规范】

1.操作程序及方法

(1)患者取仰卧位,垫肩,头偏健侧。

(2)手术可在全麻或局麻下进行。做切口前,用手指托起颌下区,以利于缝扎涎石后端,防止涎石向后移动。

(3)如果下颌下腺导管结石位置较深,应避免向导管内侧深部剥离,防止损伤附近的血管和神经。

(4)导管内涎石摘除后,应注意检查和用生理盐水冲洗创口内残留的小涎石,以减少复发。

(5)口底黏膜和颌下腺导管的切口一般不需要缝合,或仅间断缝合口底黏膜,以防止导管狭窄。腮腺导管的纵向切口,应在插入空心胶管后间断缝合导管切口,分层关闭口内创口,将空心胶管固定在颊黏膜上,口外加压包扎。

2.注意事项　口内切口注意勿损伤舌神经及舌深动静脉。缝合创口时勿扎导管。

【围手术期处理】

(一)术前准备

1.手术指征　能耐受局部麻醉和一般性手术。病人有进食时局部肿胀疼痛的自觉症状,扪诊或经 X 线片确诊的导管涎石,经保守治疗无效者。

2.禁忌证　涎腺导管口周围和口底红肿,或有明显水肿、形成脓肿或蜂窝组织炎者。

3.常规准备　术前含漱抗生素溶液清洁口腔,全口洁治和预防性使用抗生素。进行局部麻醉药物过敏试验。对腮腺导管涎石摘除者应准备空心胶管。

(二)术后处理

1.一般处理　术后进流质饮食,并注意保持口腔清洁卫生。使用抗生素漱口液含漱和口服抗生素预防创口感染。引流皮片 24～48 小时抽除,7 日后拆线或拔除腮腺导管内的空心胶管。

2.并发症处理　主要并发症为术后复发或缝合时误扎导管导致阻塞。复发与导管内有残余碎石有关,应在术中预防。误扎导管与缝合过深有关,术后一旦发生导管阻塞,应及时拆除误扎缝线。

【出院注意事项】

1.可口服酸性食物以促进涎腺分泌功能的恢复。

2.下颌下腺导管涎石摘除后,如腺体炎症未能缓解或腺体内有涎石,应做颌下腺摘除术。

3.对腮腺主导管涎石反复肿胀发作者,可考虑行保留面神经的腮腺及导管切除术。

（李向东）

第二节　腮腺炎

腮腺炎是指发生在腮腺腺体内的炎症,可分为化脓性、特异性和病毒性等类型,其中以慢性化脓性腮腺炎(慢性复发性腮腺炎)为最常见。炎症的特点是:B淋巴细胞在导管和腺泡周围聚集,致其破坏和/或增殖。

【临床表现】

腮腺区肿大和疼痛是腮腺炎的主要症状,一般与进食有关,发病时可伴有疼痛,停止进食后症状可逐步缓解。多数患者有反复发作的病史,可并发涎腺化脓性感染症状。

临床分型为:

1.急性腮腺炎　包括流行性腮腺炎、急性化脓性腮腺炎。

(1)流行性腮腺炎:多见于儿童,冬春季节好发,系由流行性腮腺炎病毒引起的急性传染病。多有传染接触史,一般为双侧腮腺同时发生,腮腺区肿胀明显,腮腺导管口略红,唾液分泌量减少,无脓性分泌物。常伴有全身症状,如发热、疲倦、厌食等。90%患者早期即有血清淀粉酶轻度或中度升高,白细胞总数基本正常,分类计数时淋巴细胞比例增高。

(2)急性化脓性腮腺炎:以往常见于腹部大手术后,常为单侧发病,表现为腮腺区肿痛,导管口红肿溢脓。可伴有腮腺周围组织炎症,全身中毒症状,高热,白细胞计数和中性粒细胞比例增高。现大多为慢性腮腺严重急性炎症发作。

2.慢性化脓性腮腺炎　或称慢性复发性腮腺炎,包括儿童复发性腮腺炎和慢性阻塞性腮腺炎。

(1)儿童复发性腮腺炎:为涎腺发育异常和导管扩张,多见于5岁左右的儿童。单侧或双侧腮腺肿胀疼痛,挤压腺体导管口有黏稠乳白色液体,可反复发作,有自限性,青春期后极少复发。

(2)慢性阻塞性腮腺炎:多由导管结石或异物以及导管周围组织损伤后瘢痕狭窄等原因,导致涎液排除不畅,唾液滞留而继发感染。常见为中年患者单侧受累,腮腺肿胀多数与进食有关,导管口轻度红肿,挤压腺体可见导管口有脓性分泌物溢出。

【诊断要点】

腮腺区肿痛,有与进食有关的腮腺区反复肿胀的病史。腮腺导管口有轻度红肿,挤压腮腺见导管口有异样的分泌物溢出。可结合腮腺造影等检查明确诊断。

【鉴别诊断】

1.腮腺内淋巴结炎　又称假性腮腺炎,可引起腮腺区红肿和疼痛,挤压腺体一般无脓液自导管口流出,当炎症后期破坏淋巴结包膜,侵及周围腺体和导管,导管口可有浑浊唾液或脓液流出。CT 表现为边界清楚,密度不均,有 5cm 大小的椭圆形病灶,常位于腮腺的边缘区。

2.腮腺结核　可分为原发性腺体实质浸润型和淋巴结受累的结节型,其中以后者多见。浸润型腺体呈弥散性肿大,肿块软硬不等或有波动,导管口可见有脓性分泌物流出。结节型肿块界限清楚,活动病程较长,可伴有轻度疼痛,当病程发展可侵犯实质。CT 可见腮腺密度增高、密度不均匀、散在钙化灶或结节状密度增高块影等改变。

3.舍格伦综合征　舍格伦综合征多发生于中年以上妇女,男女发生的比例为 1:9。由于本病主要累及外分泌腺,因此涉及其功能障碍的症状较突出,并常成为病人求治的主诉。泪腺病变致泪液分泌减少,患者有眼部异物感、摩擦感、烧灼感,以及反复发作的角膜炎或结膜炎。唾液分泌减少致口干燥,患者感舌、颊及咽喉部灼热,口腔发黏、味觉失常等。重者言语、咀嚼及吞咽均感困难,不得不多量饮水。吃干性食物需汤水帮助才能咀嚼及咽下。30%～60% 的患者有并发症,主要表现为腮腺肿大,并呈现反复发作腮腺肿胀。压迫腺体常有黏稠脓性唾液,有些甚至无唾液。触诊腺体韧实感,有些可触及结节状肿块 1 个或多个。口腔黏膜干燥,舌乳头萎缩光滑,有些呈不同深度裂纹,唇黏膜常发生皲裂,龋齿的发生呈现明显增加。舍格伦综合征患者较多并发类风湿性关节炎,少数并发其他结缔组织病。

【治疗措施】

1.治疗原则　针对病因对症治疗,对患儿采取保守治疗;对成人腮腺炎症反复发作对症治疗无效者,可选择手术治疗。

2.治疗要点

(1)流行性腮腺炎:注意口腔卫生,进食软食,多饮水,避免酸辣等刺激性食物。发热期间需卧床休息并隔离 3 周,防止疾病流行。对症治疗,给予适量镇静剂及退热剂。抗病毒药物治疗,如板蓝根冲剂或针剂。适当使用抗生素,预防继发性化脓性感染。青春期患者,用 r 球蛋白可预防睾丸炎发生,并可使用适当的糖皮质激素。已发生并发症者应会同相关科室共同诊治。

(2)急性化脓性腮腺炎:针对发病原因,纠正机体脱水及电解质紊乱,维持体液平衡。选择有效、足量的抗生素治疗。炎症早期可进行热敷、理疗或封闭疗法。当局部有明显的凹陷性水肿或局部有跳痛伴局限性的压痛点,穿刺抽出脓液或导管口有脓液排出,应切开引流。

(3)儿童慢性复发性腮腺炎:本病有自愈性,故以增强抵抗力、防止继发感染、减少发作为原则,嘱患者多饮水,按摩腺体帮助唾液排出,以淡盐水漱口,保持口腔卫生。有急性炎症表现者,可用抗生素。

(4)慢性阻塞性腮腺炎:以去除病因为主,有涎石者先去除涎石,导管口狭窄者用钝头探针扩张导管口。碘化油导管内注射有扩张导管系统和抗感染作用。其他保守疗法,如按摩腺体、口含维生素 C 片或进食酸性食物,促使唾液分泌。用温热盐水漱口以减少逆行性感染。对于保守治疗无效者,可考虑行导管结扎术或保留面神经的腮腺切除术。

【手术操作规范与技巧】

1.操作程序及方法　患者取仰卧位,垫肩,头偏健侧。手术可在全麻或局麻下进行。采用顺行或逆行解剖法寻找解剖分离面神经。

2.注意事项　注意保护和防止面神经损伤。

【围手术期处理】

(一)术前准备

1.手术指征　全身情况能耐受手术。慢性腮腺炎反复肿胀发作,经保守治疗无效者。

2.禁忌证　有腮腺区肿痛等炎症发作者,应在急性炎症期控制以后手术。

3.常规准备　术前含漱抗生素溶液清洁口腔,全口洁治和预防性使用抗生素。进行局部麻醉药物过敏试验。术前可在腮腺导管口内注入 1‰亚甲基蓝溶液使腮腺染色,以利于术中识别和解剖面神经。

(二)术后处理

1.一般处理

(1)术后进流质饮食和抗菌漱口水漱口 7 日,并注意保持口腔卫生。

(2)使用抗生素预防创口感染。

(3)应用抑制涎液分泌药物,如阿托品 0.3mg,每日 3 次。

(4)使用促进神经功能恢复药物,如口服维生素 B 120mg,每日 3 次。

(5)观察加压包扎敷料有无明显渗血或负压引流量,术后 48 小时后拔除引流条或负压引流管。术后 7 日拆线,并继续加压包扎 3 日。

2.并发症处理

(1)面瘫:应用维生素 B_1、维生素 B_{12} 等药物,促进面神经功能恢复。

(2)涎瘘:用注射器将涎液抽去后继续加压包扎。口服抑制涎腺分泌药物,如阿托品等。也可采用局部放射治疗的方法,使残留腺体萎缩和失去分泌涎液功能。

(3)感染:积极地选用抗生素治疗,局部切口低位放置引流条引流,每日换药和加压包扎。

(4)耳颞神经综合征:无特效治疗方法,可选择磁疗、放射治疗等方法。

【出院注意事项】

1.短期被注意休息和进食半流质饮食,保持口腔卫生。

2.保守治疗者可口服酸性食物和按摩等方法,促进涎腺分泌的功能恢复和保持导管排泄通畅。

3.术后面神经功能不全者继续使用营养神经药物。

(李向东)

第三节　下颌下腺炎

下颌下腺炎主要是由于涎石、异物或损伤等引起下颌下腺导管的炎症、狭窄或阻塞而导致的腺体逆行性感染。

【临床表现】

典型表现为:进食时下颌下腺肿大和酸胀感,有反复发作的病史,导管口有红肿及脓性分泌物,口底可扪及硬物或伴有压痛症状,下颌下腺肿大、压痛,长期反复发作者腺体纤维化,呈硬结性肿块。

【诊断要点】

1.专科检查　下颌下腺有肿大和压痛。导管口可有红肿,挤压腺体有脓性分泌物溢出。双手口内外触诊,可扪及下颌下腺增大、界限清楚、质地较硬和伴有压痛。口底下颌下腺导管行经部位可呈硬条索状改变,有时可扪及涎石样异物和伴有压痛。当炎症急性发作时,口底和下颌下腺界限不清和有压痛,皮肤红肿,导管口红肿,有脓液流出。可并发下颌下间隙感染。

2.影像学检查

(1)X线检查:若因导管涎石阻塞引起的炎症,X线检查可见阳性涎石。水溶性造影剂造影,可见充盈缺损和造影剂突然终止,充盈缺损的远端导管扩张。

(2)CT检查:CT可见下颌下或舌下区散在分布的高密度结石,急性炎症时腺体增大或慢性炎症时缩小,密度与周围组织相似。若结合碘油造影,可显示腺管内低密度缺损的阴性结石和腺管扩张,有助于慢性下颌下腺炎的诊断。

(3)MRI检查:下颌下腺急性炎症在MRI上表现为弥漫性肿大,腺体边界模糊;慢性炎症表现为腺体缩小和导管扩张。对结石的显示不如CT敏感。

【鉴别诊断】

1.下颌下区淋巴结炎　急性期淋巴结肿大变硬,界限清楚,有活动,伴有压痛;当炎症波及淋巴结包膜外时,则肿胀弥散,周界不清,表面皮肤发红,伴有低热等全身轻度反应;炎症继续发展可形成脓肿或向周围组织扩展,高热等全身反应加重。慢性炎症者表现为大小不等的淋巴结肿大、质地较硬、有活动、可有轻度压痛,全身无明显症状。

2.下颌下腺肿瘤　良性肿瘤为无痛、生长缓慢的肿块,多在无意中发现,可扪及表面光滑的结节性肿块。恶性肿瘤表现为渐进性增大或缓慢生长而近期生长加快可伴有局部疼痛和神经疼痛或麻木症状,临床上肿块大小不一,表现各异。肿块小者可活动,轻微压痛;肿块大者质硬,活动度差。病史中使用抗生素治疗无效,且肿瘤继续生长。

【治疗措施】

1.治疗原则　早期以保守抗感染治疗为主,必要时行手术摘除下颌下腺。

2.治疗要点　首次发病者予以保守治疗,明确有导管涎石者可手术摘除涎石;腺体内或导管后段涎石,继发性硬化性下颌下腺炎,可按涎石症治疗和应用抗生素控制炎症。经保守治疗无效或炎症反复发作、腺体硬化者,可行下颌下腺摘除术。

【手术操作规范与技巧】

1.操作程序及方法　患者取仰卧位,垫肩,头偏健侧。手术可在全麻或局麻下进行。口外切口设计完整摘除下颌下腺。

2.注意事项

(1)注意保护面神经下颌缘支。

(2)防止损伤舌神经。

(3)牢固结扎血管断端。

(4)防止穿通口腔。

【围手术期的处理】

(一)术前准备

1.手术指征　全身情况能耐受手术。下颌下腺有长期反复发作的炎症病史,经保守治疗无效,腺体纤维组织形成和功能低下者。下颌下腺导管结石摘除后,如腺体炎症未能缓解或腺体内有结石者。因炎症引起下颌下腺瘘经久不愈者。

2.禁忌证　急性炎症期应暂缓手术。

3.常规准备　术前含漱抗生素溶液清洁口腔,全口洁治和预防性使用抗生素。

(二)术后处理

1.一般处理

(1)术后观察病人的局部加压包扎和创口敷料情况,注意创口出血,观察有口底、咽侧壁肿胀和不恰当的加压包扎而影响呼吸道通畅情况,及时对症处理。

(2)使用抗生素预防创口感染。

(3)术后 24~48 小时拔除引流条,继续适当加压包扎,术后 7 日拆线。

2.并发症处理

(1)神经损伤:下唇、口角歪斜为面神经下颌缘支损伤所致,舌感觉功能异常为舌神经损伤引起,术后应给予促进神经功能恢复的药物,如维生素 B_1 等。

(2)术后出血:多为血管结扎线松脱所致,对伤口渗血较多者应及时探查、止血。

(3)感染:与术后引流不畅和未适当加压包扎而形成死腔有关。对发生感染者应加强局部换药、充分引流、下颌下区适当加压和积极抗感染治疗。

【出院注意事项】

1.注意休息和保持口腔卫生。

2.适当使用抗生素和营养神经药物。

(李向东)

第四节　涎腺特异性感染

较常见的唾液腺特异性感染有结核、放线菌病、结节病等。唾液腺结核主要是腮腺区淋巴结发生结核性感染,肿大破溃后累及腺实质。唾液腺放线菌病是一类慢性化脓性肉芽肿性疾病,较少见,主要由伊氏放线菌感染所致;多数健康人口腔内可有此细菌存在。当机体抵抗力减低时,放线菌可沿唾液腺导管逆行感染,侵犯部分或整个腺体,或由唾液腺周围组织波及唾液腺。结节病是原因不明的多系统肉芽肿病,有人认为是一种免疫功能异常性疾病。

【临床表现】

淋巴结核常无明显自觉症状,表现为局限性肿块,界限清楚,有活动,因而常被诊断为良性肿瘤。部分病例可有消长史,轻度疼痛或压痛。腺实质结核病程较短,腺体呈弥漫性肿大,挤压腺体可见脓性分泌物从导管口溢出。肿块可硬可软,也可扪及波动感,有的与皮肤粘连,或形成长久不愈的瘘管,少数病例可伴有面瘫。唾液腺放线菌病病程较长,发展较慢,在腮腺或上颈部出现呈板结样坚硬、周界不清的肿块,皮肤呈暗棕红色,全身症状不明显。浸润块可软化、破溃,出现多个窦道。新鲜破溃的脓液中可发现黄色的针尖大小的"硫黄颗粒"。

结节病表现为腮腺肿大,触诊无痛但较硬,无明显自觉症状,发展缓慢。40％患者早期仅有肺门和纵隔淋巴结肿大,两侧对称。

【诊断要点】

实验室检查

1.用穿刺吸出物做耐酸染色以及细针吸取细胞学检查有助于诊断唾液腺结核。

2.Kveim 抗原皮肤试验呈阳性反应可诊断结节病。

3.明确诊断依赖组织病理。

【鉴别诊断】

1.腮腺炎 腮腺区肿痛,有与进食有关的腮腺区反复肿胀的病史。腮腺导管口有轻度红肿,挤压腮腺见导管口有异样的分泌物溢出,可结合腮腺造影等检查明确诊断。

2.腮腺内淋巴结炎 又称假性腮腺炎,可引起腮腺区红肿和疼痛,挤压腺体一般无脓液自导管口流出,当炎症后期破坏淋巴结包膜,侵及周围腺体和导管,导管口可有浑浊唾液或脓液流出。CT 表现为边界清楚,密度不均,有 5cm 大小的椭圆形病灶,常位于腮腺的边缘区。

3.腮腺多形性腺瘤 发生于腮腺区无痛性肿块,生长缓慢,常无自觉症状,病史较长。肿瘤呈球状、分叶状或不规则,周界清楚,质地中等,一般可活动。细针吸取细胞学检查及 CT 检查可协助诊断。

【治疗措施】

1.治疗原则 一般采取综合治疗。

2.治疗要点

(1)如临床明确诊断为结核,可作单纯性肿块摘除。如形成结核性脓肿,可在抽除脓液后,向脓腔内注射抗结核药物,反复多次。对有肺或其他系统活动性结核患者,应以抗结核治疗为主。临床已明确为涎腺结核拟行病灶清除术者,术前也应进行抗结核治疗,以防感染扩散。

(2)应用抗生素及磺胺药对放线菌病有明显疗效。一般应用大剂量青霉素 G 治疗,每次静脉滴入 400 万单位,每日 2 次。病程较长者可口服碘制剂,一般常用 5％～10％碘化钾口服,每日 3 次。已形成脓肿或破溃后遗留瘘孔者,常有肉芽组织增生,可采用外科手术切开排脓或刮除肉芽组织。亦可用高压氧治疗抑制放线菌生长。

(3)结节病如病变局限者可手术切除,累及多系统时采用激素治疗。

【手术操作规范与技巧】

1.操作程序及方法　患者取仰卧位,垫肩,头偏健侧。手术可在全麻或局麻下进行。

2.注意事项　注意保护和防止面神经损伤。

【围手术期的处理】

(一)术前准备

1.手术指征　全身情况能耐受手术。明确诊断为结核,病变局限者。

2.禁忌证　结核活动期应暂缓手术。

3.常规准备　术前含漱抗生素溶液清洁口腔,全口洁治和预防性使用抗生素。

(二)术后处理

1.一般处理。

2.并发症处理

(1)神经损伤:下唇、口角歪斜为面神经下颌缘支损伤所致,舌感觉功能异常为舌神经损伤引起,术后应给予促进神经功能恢复的药物如维生素 B_1 等。

(2)术后出血:多为血管结扎线松脱所致,对伤口渗血较多者应及时探查、止血。

(3)涎瘘:与术中腮腺残端未能牢固结扎,残存腺体继续分泌,未能通过正常导管系统排入口内,而是残留于创口内或经面部瘘道排出所致。对发生涎瘘者应加强局部换药、充分引流、腮腺区适当加压及口服阿托品 0.3mg,每日 3 次治疗。

【出院注意事项】

1.注意休息和保持口腔卫生。

2.适当使用抗结核药和激素类药物。

(李向东)

第五节　涎腺损伤和涎瘘

　　唾液腺的损伤主要发生于腮腺,下颌下腺、舌下腺受到创伤的机会较少。腮腺损伤的主要原因是面部裂伤。涎瘘是指唾液不经导管系统排入口腔而流向面颊皮肤表面,腮腺损伤是主要原因。手术损伤腮腺或其导管,也可导致涎瘘的发生。化脓性感染或其他疾病也可能破坏腺体或导管而产生涎瘘,但较少见。

【临床表现】

　　腮腺涎瘘根据瘘口所在的位置,可分为腺体瘘及导管瘘。

1.腺体瘘　腺体区皮肤有小的点状瘘孔,其周围有瘢痕,瘘管的腺端同向一个或多个腺小叶的分泌管。瘘口经常有少量的清亮唾液流出,很少是浑浊的。进食、咀嚼时,唾液的流出量显著增加。

2.导管瘘　根据导管发生断裂的情况,可分为完全瘘及不完全瘘。瘘口流出的唾液清亮,并发感染者为浑浊液体。瘘口周围皮肤被唾液激惹而表现为潮红、糜烂或伴发湿疹。

【诊断要点】

1.回顾是否有面部损伤史,临床检查发现瘘口有清亮或浑浊液体流出,及有饮食、咀嚼时流出量增多的典型表现即可明确诊断。

2.腮腺造影检查:腮腺腺瘘者可见腺体处有造影剂外溢,而导管系统显示良好。导管瘘则可见主导管上瘘口处有造影剂外溢,在其后方可见导管扩张,系瘘口处狭窄或继发感染所致。

【鉴别诊断】

根据病史、临床表现即可明确诊断。

【治疗措施】

1.治疗原则　加压包扎腮腺区或手术治疗。

2.治疗要点

(1)腺体瘘唾液分泌量少者,新鲜创口直接加压包扎。陈旧者用电凝固器烧灼瘘道及瘘口,破坏上皮,加压包扎,同时口服阿托品抑制唾液分泌,避免进食酸性或刺激性食物。

(2)对新鲜的腮腺导管断裂伤可做导管端吻合术。如断裂处接近口腔,则可行导管改道术。如瘘口靠近腺体且为不完全者,可作瘘道封闭术。腮腺导管完全瘘且缺损较多,残留导管较短,既不能做导管吻合又不能做导管改道者,可利用口腔黏膜做导管再造术。如同时伴有局部广泛而深的瘢痕组织,可在控制炎症后做腮腺导管结扎,使腺体自行萎缩。若以上手术方法失败,可考虑做腮腺切除术。

【手术操作规范与技巧】

1.操作程序及方法　患者取仰卧位,垫肩,头偏健侧。手术可在全麻或局麻下进行。

2.注意事项　注意保护和防止面神经损伤。

【围手术期的处理】

(一)术前准备

1.手术指征　全身情况能耐受手术。

2.禁忌证　如处于炎症急性期或伴有颅脑损伤应暂缓手术。

3.常规准备　术前含漱抗生素溶液清洁口腔,全口洁治和预防性使用抗生素。

(二)术后处理

1.一般处理

(1)术后观察病人的局部加压包扎和创口敷料情况,注意创口出血情况,及时对症处理。

(2)使用抗生素预防创口感染。

(3)术后 24～48 小时拔除引流条,继续适当加压包扎,术后 7 日拆线。

2.并发症处理

(1)神经损伤:下唇、口角歪斜为面神经下颌缘支损伤所致,术后应给予促进神经功能恢复的药物如维生素 B_1 等。

(2)术后出血:多为血管结扎线松脱所致,对伤口渗血较多者应及时探查、止血。

(3)涎瘘:与术中腮腺残端未能牢固结扎,残存腺体继续分泌,未能通过正常导管系统排入口内,而是残留于创口内或经面部瘘道排出所致。对发生涎瘘者应加强局部换药、充分引流、腮腺区适当加压和口服阿托品 0.3mg,每日 3 次治疗。

【出院注意事项】

1.注意休息和保持口腔卫生。

2.适当使用抗结核药和激素类药物。

(姜向媛)

第六节　舍格伦综合征

舍格伦综合征是由于淋巴细胞对外分泌腺(唾液腺、泪腺)的进行性破坏,从而导致临床以黏膜及结膜干燥为主要特征的一种自身免疫性疾病,可同时伴有其他自身免疫性病征,如类风湿性关节炎等。病变限于外分泌腺本身者,称为原发性舍格伦综合征;同时伴有其他自身免疫性疾病者,则称为继发性舍格伦综合征。该疾病又称为"淋巴上皮病",是仅次于类风湿性关节炎的第 2 个最常见的自身免疫性疾病。

【临床表现】

1.中年女性多见　主要症状为眼干,口干,唾液腺及泪腺肿大,类风湿性关节炎等结缔组织疾病。

2.眼部表现　因泪腺受侵,致泪液分泌障碍,从而引起干燥性角膜炎、结膜炎。患者眼有异物感、摩擦感或烧灼感,出现畏光、疼痛、视物模糊。因少泪或无泪,下穹隆部结膜常存有黏稠的胶样分泌物。泪腺肿大可导致睁眼困难,睑裂缩小,三角眼,严重时可遮挡视线。

3.口腔表现　唾液分泌减少,出现口干。较重者感舌、颊及咽喉部灼热,味觉异常。严重者言语、咀嚼及吞咽功能困难。口腔黏膜干燥,有舌裂纹或"镜面舌",牙齿易患龋,且常为"猛性龋"。

4.唾液腺肿大　腮腺最为常见,也可伴有颌下腺、舌下腺、小唾液腺肿大。多为双侧,也可单侧。肿大呈弥漫性,边界不清,表面光滑,质地韧实,与周围组织无黏连。少数病例可呈现腺体内单个或多个肿块,肿块多扁平状,质地中等偏软,界限不甚清楚,此为类肿瘤型舍格伦综合征。因唾液减少,腮腺可继发逆行性感染而出现复发性腮腺炎表现。病程长者,腺体可萎缩。

5.其他外分泌腺受累的表现　可有上、下呼吸道及皮肤分泌腺受累,出现鼻、咽、喉及皮肤干燥或萎缩,可有鼻中隔穿孔、声嘶、慢性干咳等症状。

6.其他结缔组织疾病　类风湿性关节炎、系统性红斑狼疮、硬皮病、多发性肌炎等。

7.其他合并症　肾功能不全——低渗尿,或肌酐清除率降低,末梢神经炎,桥本甲状腺炎,多发性肌炎或重症肌无力,中耳炎等。

【诊断要点】

1.中年女性,好发年龄为 30~50 岁,临床多以口干伴眼干为主诉症状。

2.发病缓慢,病期较长,多数对称发生于腮腺、颌下腺、泪腺。

3.临床特征性表现:眼部及口腔的干燥表现,唾液腺的肿大、类肿瘤型结节、继发感染或腺体萎缩,伴有或不伴有其他外分泌腺受累的表现、结缔组织疾病或其他合并症。

4.实验室检查:可见血沉加快,免疫球蛋白升高,类风湿因子及抗核抗体可为阳性。

5.唾液腺造影:60%泛影葡胺,常规拍摄充盈期侧位片及5分钟功能片,主要表现为涎腺末梢导管扩张,排空功能减退,向心性萎缩,肿瘤样改变。

6.其他辅助检查

(1)施墨试验:用于检查泪腺分泌功能,低于5mm表明泪液分泌减少。

(2)四碘四氯荧光素染色:暴露的睑裂角膜部位发现鲜红的染色,是角膜上皮干燥的典型表现。

(3)唾液流量测定:3分钟咀嚼后,唾液分泌少于3ml,为唾液分泌减少。

(4)放射性核素功能测定^{99m}Tc:病变较重时,唾液腺摄取和分泌功能均低下。

7.唇腺活检:可帮助明确诊断,但要结合临床,排除非舍格伦综合征的其他自身免疫性疾病。活检病理主要表现为腺小叶内淋巴与浆细胞浸润,腺实质萎缩,导管扩张,导管细胞化生。

【鉴别诊断】

1.慢性阻塞性唾液腺炎　常为单侧发生.肿胀与进食有关,无口眼干燥和全身结缔组织疾病。

2.唾液腺良性肥大　为唾液腺的退行性改变,是非肿瘤也非炎症的慢性唾液腺肿大的疾病。常见于腮腺,偶见于下颌下腺,大多为双侧,中老年多见。腺体弥漫性肿大,柔软且均匀,导管口无红肿。无口眼干燥和全身结缔组织疾病。造影显示形态多正常,体积明显增大;B超检查腺体增大,但无肿大。

3.唾液腺良性肿瘤　以混合瘤和沃辛瘤最为常见。临床表现为单侧腺体的无痛性肿块,沃辛瘤可为双侧发生。肿块质地中等,界限清楚,有活动,无腺体分泌功能障碍和面神经麻痹征。患者无口眼干燥和全身结缔组织疾病。病理检查可明确诊断。

4.唾液腺恶性肿瘤　以黏液表皮样癌和腺样囊性癌多见。多有疼痛症状,肿块生长较快,呈浸润性生长,与周围组织黏连,可侵犯面神经出现面瘫症状。值得注意的是,腮腺肿大的舍格伦综合征有发生恶性淋巴瘤的可能,病理检查可明确诊断。

【治疗措施】

1.治疗原则　一般采用对症治疗改善局部症状和全身性疾病治疗。对类肿瘤型考虑手术治疗以防恶变。反复肿胀感染症状明显者也可手术治疗,其目的是去除自身抗原,阻止病情发展。

2.治疗要点

(1)对症治疗:0.5%甲基纤维素滴眼,人工唾液和促唾剂(如舒雅乐)湿润口腔,保持口腔卫生,减少由唾液腺导管引起的逆行性感染。

(2)全身性疾病治疗:内科协助治疗,根据病情使用免疫抑制剂(如糖皮质激素等)和免疫调节剂(如胸腺肽、转移因子、干扰素等)。

(3)中医药治疗:

1)针刺疗法:促进唾液分泌,缓解口干症状。

2)中药治疗:辨证论治,缓解症状,阻止病变进展。

(4)手术治疗:行腺体切除术。

【唾液腺切除术操作规范】

手术注意事项:行腮腺切除时,因腮腺反复肿胀、炎症,面神经与腺体有不同程度黏连,局部易出血,应仔细操作,防止面神经损伤。导管有病变也应全切除。

【术前准备】

1.手术指征　全身情况能够耐受局麻或气管内插管全身麻醉手术;类肿瘤型舍格伦综合征;反复肿胀、感染症状明显者。

2.禁忌证　全身情况不能耐受手术的病人。

【出院注意事项】

1.继续加强局部对症处理和针对全身疾病的治疗。

2.保持口腔卫生,注意预防龋齿和口腔黏膜感染性疾病。

3.定期复诊并及时治疗可能发生的恶性病变。

4.适度的局部腺体按摩,促进腺体唾液分泌和导管通畅,避免逆行性感染。

(姜向媛)

第七节　涎腺黏液囊肿

涎腺黏液囊肿是分泌黏液成分为主的唾液腺,如小唾液腺、舌下腺,由于黏液外渗入组织间隙或潴留在腺体内而形成的囊肿。根据其病因及病理表现可分为外渗性黏液囊肿和潴留性黏液囊肿。

【临床表现】

1.黏液囊肿　好发于下唇及舌尖腹侧,位于黏膜下,呈半透明、浅蓝色的小泡,边界清楚,质地软,也有硬者。破裂后有透明黏液溢出,愈合后又可形成囊肿,反复破损后可为白色瘢痕。

2.舌下腺囊肿　常见于青少年,临床可分为3型:

(1)单纯型:囊肿位于下颌舌骨肌以上的舌下区,浅紫蓝色,扪之有波动感,一侧或波及对侧,也可与黏液囊肿一样破裂而囊肿暂时消失。囊肿破裂后流出黏稠淡黄色或蛋清样液体。囊肿很大时可引起吞咽、语言及呼吸困难。

(2)颌下型:颌下区肿物,口底囊肿不明显,柔软,与皮肤无黏连,易误诊为颌下腺囊肿。

(3)混合型:口内和颌下均可见囊肿。

【诊断要点】

1.黏液囊肿

(1)可有损伤史。常反复发作,破裂后流出透明清亮黏液。

(2)好发于下唇及舌尖腹侧,位于黏膜下,呈半透明、浅蓝色的质软肿物,有时呈鱼泡状,一般直径为0.5～1.0cm。

(3)囊肿反复破损后,可为白色瘢痕。

2.舌下腺囊肿

(1)好发于儿童及青少年。

(2)舌下区浅紫蓝色肿块,扪之有波动感,位于一侧或波及对侧,也可扩展至颌下区。继发感染或囊肿很大时,可抬高舌体,影响进食、说话,严重时可引起呼吸困难。

(3)破裂或穿刺可见黏稠淡黄色或蛋清样液体。

【鉴别诊断】

1.口底皮样囊肿　多位于口底正中,呈圆形或卵圆形,边界清楚,肿块有面团柔韧感,可有压迫性凹陷,表面黏膜无改变。囊腔内为半固体样皮脂性分泌物。

2.颌下区囊性水瘤　常见于婴幼儿,穿刺内容物稀薄,无黏液,淡黄色清亮,涂片可见淋巴细胞。

【治疗措施】

(一)治疗原则

以手术治疗为主,摘除舌下腺或黏液囊肿。

(二)治疗要点

1.黏液囊肿

(1)局麻后注入 2% 碘酊 0.2～0.5ml,2～3 分钟抽出或注射 20%NaCl 破坏上皮细胞。

(2)手术切除。

2.舌下腺囊肿

(1)摘除舌下腺,残留部分囊肿壁不易复发,包括口外颌下型。

(2)对于全身不能耐受手术者的患者或婴儿,做简单的袋形缝合术,切除囊肿部分黏膜和囊壁,放尽液体,填入碘仿纱条。待全身状况好转或婴儿长至 4～5 岁再行舌下腺摘除术。

(3)注射平阳霉素和地塞米松。

【舌下腺切除术操作规范】

1.操作程序及方法

(1)取仰卧或坐位。

(2)局麻或全麻下进行手术。

(3)沿舌下皱襞稍外侧,做平行下颌弓的弧形切口,显露舌下腺。

(4)解剖分离颌下腺导管和舌神经,并加以保护。

(5)摘除腺体后缝合黏膜,放置引流条。

2.注意事项

(1)完整摘除舌下腺,不必完整摘除囊壁。

(2)术中注意保护舌神经,颌下腺导管,舌下动、静脉和舌深静脉。

(3)术后密切注意观察口底肿胀和呼吸通畅情况。

【黏液囊肿摘(切)除术操作规范】

1.操作程序及方法

(1)选用局麻手术。

(2)沿囊肿长轴切块黏膜,沿囊壁外分离、取出囊肿。

(3)囊肿反复破溃后形成瘢痕,与囊壁黏连,无法分离者,可在囊肿两侧做梭形切口,将瘢痕、囊肿及邻近粘连组织一并切除。

2.注意事项

(1)周围腺体组织应尽量少损伤,与囊肿粘连及明显突出的腺体应与囊肿一并切除,以防复发。

(2)伤口不宜过紧缝合,以防黏液腺管阻塞。

【围手术期的处理】

(一)术前准备

1.手术指征

(1)全身情况能够耐受手术,舌下腺囊肿或可良性治疗的患者。

(2)对于黏液囊肿,囊肿未穿破者行黏液性囊肿摘除术;已穿破并形成瘢痕增生者则行囊肿切除术。

2.禁忌证 全身情况不能耐受手术的病人或婴儿;急性炎症期。

3.常规准备

(1)术前综合分析临床表现以及各项检查,明确诊断。

(2)洁齿,保持口腔卫生。

(3)皮肤准备。

(4)对于伴发有内科疾病的患者,如高血压、心脏病、糖尿病、血液疾病等,应在相关科室会诊后,进行药物治疗,控制疾病在可耐受手术范围内。

(5)若需全身麻醉,应做好全麻术前准备。

(二)术后处理

1.一般处理

(1)术后流质饮食,保持口腔卫生。

(2)舌下区伤口放置引流条。引流条24～48小时后抽除。

(3)对于颌下型或混合型舌下腺囊肿的颌下区囊肿,应在抽出囊液后行颌下区局部加压,7～10日。以后仍有积液者,可穿刺吸出后继续加压直至痊愈。

(4)术后1周拆线。

(5)术后应用止血药物3日,预防性应用抗菌药物3～5日。

2.并发症处理

(1)口底血肿:为摘除舌下腺时止血不彻底所致。立即打开创口,清除血肿,寻找出血点后彻底结扎止血。

(2)下颌下腺导管阻塞:为术中误将下颌下腺导管结扎或缝合所致。应将可疑缝线拆除,松解被结扎的导管。如术中误将导管切断,应将导管改道,易位导管开口。

【出院注意事项】

术后1个月门诊复查,定期复诊。

(张爱民)

第八节　腮腺囊肿

腮腺囊肿分为潴留性和先天性两种,以先天性囊肿多见。另外,淋巴上皮囊肿也好发于腮腺,通常认为是腮腺内淋巴结的发生囊肿变化所致。

【临床表现】

1.潴留性　老年男性多见,无痛性肿块,质地柔软,波动感,边界不清,穿刺为无色透明液体。

2.先天性　皮样或表皮样囊肿和鳃裂囊肿,深部者不易与肿瘤相区别。鳃裂囊肿常为第一鳃弓发育异常,易继发感染,形成瘘,有白色豆渣样物,可伴有外耳及下颌骨畸形。

3.淋巴上皮囊肿　最常见于青壮年,男性较女性多见,约为3:1。囊肿表现为缓慢增长的无痛性肿块,继发感染则有急性炎症症状,或自觉有轻重不同的消长史。肿块多位于腮腺后下部,有明确界限,呈圆形或卵圆形,有波动感。

【诊断要点及鉴别诊断】

1.潴留性腮腺囊肿　老年男性,无痛性质地柔软的肿块,具有波动感,边界不清,穿刺为无色透明液体。B超为无回声区,后方回声增强。淀粉酶试验为阳性。

2.先天性腮腺囊肿

(1)皮样或表皮样囊肿:质地柔韧之肿块,B超为囊性影像,为阴性或较稠的乳白色液体,穿刺细胞学检查可见分化好的表皮样细胞。

(2)鳃裂囊肿:囊性肿块,穿刺可为黄色、褐色或灰白色液体,不含淀粉酶,或有瘘管形成。可伴有外耳及下颌骨畸形。

(3)淋巴上皮囊肿:腮腺后下部缓慢长大的肿块,质地柔软或波动感,界限清楚,有轻重不同的消长史。B超呈囊性影像。穿刺可抽出为黄白色、干酪样物。

【治疗措施】

1.治疗原则　手术治疗为主。

2.治疗要点

(1)潴留性囊肿,因常与周围腺体组织黏连,应行保留面神经的浅叶或全叶切除术。先天性腮腺囊肿:应行囊肿摘除术。鳃裂囊肿形成瘘者,应行瘘管切除。

(2)淋巴上皮囊肿:明确诊断,可循包膜剥离。

【手术治疗操作规范】

(一)鳃裂囊肿及瘘切除术

1.操作程序及方法

(1)位置表浅,囊肿体积较小,无明显黏连者可选用局麻。儿童或囊肿较大,瘘道深者宜用全麻。

(2)采用腮腺手术切口,瘘口周围应做梭形切口。

(3)手术中做锐性分离,内瘘口做荷包缝合。

2.注意事项

(1)术中因常有面神经位置变异,尤其要注意加以保护。

(2)瘘道术前碘油造影或术中亚甲蓝染色有助于判断瘘道走行,方便手术。

(3)继发感染者,术前、术后应抗感染治疗。

(二)腮腺切除术

腮腺潴留性囊肿,行腮腺切除术,可参见"腮腺癌之腮腺切除术"相关内容。

(三)囊肿摘除术

1.操作程序及方法

(1)成人可选择局麻;儿童或囊肿较大、瘘道深者宜用全麻。

(2)采用腮腺手术切口。

(3)手术中做钝性分离。

2.注意事项　术中尤其要注意保护面神经。

【围手术期的处理】

(一)术前准备

1.手术指征　全身情况能够耐受手术、无急性炎症的患者。婴幼儿宜推迟至 2 岁以后。

2.禁忌证　全身情况不能耐受手术,继发感染急性期患者。

3.常规准备

(1)术前综合分析临床表现以及各项检查,以明确诊断。

(2)估计有面神经位置变异而受损伤的可能性时,应告知患者本人及其家属。

(3)皮肤准备按常规进行。

(4)洁齿以保持口腔卫生。

(5)做好全麻术前准备。

(二)术后处理

1.一般处理

(1)腮腺区伤口放置引流条。引流条 24～48 小时后抽除。

(2)腮腺手术区应行局部加压,7～10 日。以后仍有积液者,可穿刺吸出后继续加压直至痊愈。

(3)术后 1 周拆线,创口有张力者可延迟拆线。

(4)术后应用止血药物 3 日,预防性应用抗菌药物 3～5 日。

(5)术后禁食酸性或刺激性食物,预防涎瘘。

(6)术后若出现面神经暂时麻痹者,可给予神经营养药物。

【出院注意事项】

1.注意休息。

2.术后 1 个月门诊复查,定期复诊。

(张爱民)

第九节　混合瘤

混合瘤，又称多形性腺瘤，是来源于唾液腺上皮的上皮性良性肿瘤。它是唾液腺肿瘤中最为常见的肿瘤，占全部唾液腺肿瘤的50%，良性肿瘤的79.1%。在组织结构上由上皮、变异肌上皮和黏液样物质及软骨样组织混合构成。好发于腮腺，其次为腭部小唾液腺和颌下腺；少见于舌下腺和其他小唾液腺。

【临床表现】

1.临床以肿块为主诉症状，绝大多数系无意中发现。至就诊时，病程短则数日或数周，长至数年或数十年。

2.肿块生长缓慢，无自觉症状，质地中等偏硬，周界清楚。肿块小者表面光滑具有活动度，大者扪诊呈结节状，高起处常较软，可有囊性变。肿块巨大者表面皮肤凹凸不平，呈明显的结节状突起，可引起面部畸形。

3.位于腮腺的混合瘤，多位于耳垂下及耳屏前，肿块具有活动度，即使肿瘤巨大也不影响面神经功能；位于腮腺深叶的混合瘤，约占10%，基底活动度较差，常向咽旁及软腭突出，可妨碍咀嚼、吞咽或呼吸功能，但不会引起张口受限。

4.位于颌下腺的混合瘤表现为缓慢生长的无痛性颌下区肿块。口底可扪及颌下腺占位的肿块，具有活动度。肿瘤不影响舌下神经功能。

5.位于舌下腺的混合瘤很少见，为舌下区的肿块，生长缓慢，无疼痛症状。肿块界限清楚，可活动，不影响舌运动功能。

6.小唾液腺混合瘤最常见于硬软腭交界处。肿块界清，质地硬。因腭部小唾液腺腺体位于黏膜下直接与骨膜相连的纤维组织间隔中，肿块动度受限而不易扪及活动感。表面黏膜完好，色泽正常。肿块较大，黏膜变薄可呈浅蓝色。肿瘤囊性变，质地可变软。唇部及颊部混合瘤少见，一般直径在1~3cm。

【诊断要点】

1.影像学检查　B超提示腮腺或颌下腺占位，CT、MRI确定肿瘤部位和范围，腮腺或颌下腺造影显示导管系统完整的良性肿瘤特征。

3.细针吸取细胞学检查　可进行定性诊断，但准确率不高。

【鉴别诊断】

(一)腮腺混合瘤的鉴别诊断

1.腮腺淋巴结炎　包括非特异性炎症及结核。腮腺结核极少伴有全身其他系统结核或结核病史，亦无明确的特异性化验检查指标，部分病例可有消长史，轻度疼痛或压痛，常伴有颈淋巴结核。临床上与腮腺良性肿瘤难以鉴别，细针吸取细胞学检查则有助于诊断。非特异性炎症者，有时可在颌面部发现感染灶，肿块呈炎性特征。

2.结节型舍格伦综合征　表现为腮腺区肿块,常呈扁平状,界限不明确,有时可有多个肿块。患者常有口干、眼干症状及结缔组织疾病。

3.第1颈椎横突肥大　位于乳突尖与下颌角连线中点的深面,触之质硬、固定,可有轻度疼痛不适。X线和B超检查有助于与腮腺肿瘤鉴别。

4.腮腺转移癌　多位于耳前区,肿块形态不规则,较硬,活动度差,可为多个结节。同侧前额、眼睑、颞、耳郭前区及后颊等部位,即Storm区可发现原发病灶,或有这些部位恶性肿瘤治疗的病史。鼻咽癌的腮腺转移常位于腮腺深淋巴结,有时鼻咽癌的症状不明显,易将转移灶误诊为原发的腮腺深叶肿瘤。故对怀疑为腮腺深叶肿瘤者,应注意有无鼻塞、耳鸣等症状,必要时请耳鼻喉科医师检查或取活检。

5.咽旁肿物　可来自小涎腺,也可是神经源性肿瘤。由于腮腺深叶肿瘤,特别是咽侧突出型表现为咽侧膨隆和软腭肿胀,临床上很难鉴别。CT检查可为鉴别诊断提供有力的手段。

（二）颌下腺混合瘤的鉴别诊断

1.慢性颌下淋巴结炎　表现为反复肿大的颌下区肿块,有明显的消长史,有时在口腔颌面部可找到炎性病灶。肿块位置表浅,位于下颌下缘的内下方,有活动,或有压痛。

2.颌下淋巴结核　部分病例有炎症消长史及其他结核病的特点,常伴有颈淋巴结核。但多数病例全身或局部均缺乏典型的结核症状,呈孤立性结节者,临床诊断有一定困难。细针吸取活检表现为炎症细胞而无肿瘤细胞,有助于鉴别。诊断不能确定者,宜将结节及颌下腺一并切除,既明确诊断,又达到治疗目的。

3.慢性颌下腺炎　临床常有涎石病的病史、导管阻塞症状,颌下腺反复肿胀,并逐渐变硬。肿块虽硬,但大小仍如原腺体或反而缩小,无进行性增大现象。

（三）舌下腺混合瘤的鉴别诊断

1.口底癌　常表现为舌下区浸润肿块,但黏膜表面有溃疡,呈菜花状。而舌下腺肿瘤,口底表面光滑。

2.颌下腺导管结石　常有明显的导管阻塞症状,进食时颌下腺肿胀。双手触诊可扪及硬结,质地坚硬。X线可显示阳性结石。

3.舌下腺癌　以腺样囊性癌最为常见,早期即侵犯神经而出现疼痛或麻痹症状。肿块固定不活动,可影响舌运动功能。

（四）腭腺混合瘤的鉴别诊断

1.坏死性涎腺化生　是一种非肿瘤性、有自愈倾向的涎腺病变。临床上早期表现为局部组织膨隆充血,继而出现溃疡。溃疡中心坏死,边缘充血,无骨质破坏。约30%患者仅表现为局部肿胀而无溃疡,黏膜充血。不论有无溃疡,一般4~6周可自愈。组织病理学特征为:保持腺小叶的基本形态,鳞状化生的导管上皮团块中心常保留其导管管腔。

2.腭部黏膜鳞状细胞癌　表面常呈菜花状,可见红白相间的颗粒,边缘隆起呈堤状;而腭腺肿瘤表面黏膜光滑。

3.腭部小唾液腺癌　以黏液表皮样癌、腺样囊性癌多见。腭部黏液表皮样癌，黏膜可呈蓝色，分为低、中、高度恶性三类。高度恶性者，发展较快，可破坏硬腭骨板。低、中度恶性者，临床可类似混合瘤，一般需病理确诊。腺样囊性癌可呈浸润性生长，伴以扩张的毛细血管，早期即侵犯神经而出现疼痛或麻痹症状。

【治疗措施】

1.治疗原则　混合瘤的治疗为手术切除，不能做单纯的肿瘤摘除，即剜除术，而应作肿瘤包膜外正常组织处的切除。

2.治疗要点

(1)腮腺混合瘤，应保留面神经，位于浅叶者，行浅叶腮腺切除；位于深叶者，行全叶腮腺切除；位于腮腺后下极，体积很小者，可在确认面神经分支的情况下，将肿瘤及瘤周部分正常腺体组织一并切除，即含肿瘤的腮腺区域性切除。

(2)颌下腺、舌下腺混合瘤应包括颌下腺或舌下腺一并切除。

(3)腭部小唾液腺混合瘤应在肿瘤周围正常腭部软组织作切除，保留硬腭骨面和软腭鼻腔面的完整性。

【手术治疗操作规范】

(一)颌下腺摘除术

1.操作程序及方法

(1)局麻或全麻下手术。

(2)沿下颌骨下缘下1.5～2cm，平行下颌骨下缘做长5～8cm的切口。

(3)组织翻瓣在颈阔肌深面进行，打开颌下腺包膜，显露颌下腺。

(4)术中结扎颌外动脉、面前静脉、颌下腺导管。

2.注意事项

(1)切口翻瓣注意保护面神经下颌缘支。

(2)分离颌下腺深面，注意保护舌神经、舌下神经。

(3)术中注意彻底止血，尤其在处理颌外动脉近心端时，应结扎牢靠，以防滑脱引起术中、术后大出血。

(二)腭肿瘤切除术

1.操作程序及方法

(1)根据情况选择局麻或全麻下手术。

(2)混合瘤，属临界瘤，应在肿瘤外0.5cm做连同黏膜、骨膜和肿瘤的整体切除。

(3)涉及腭大动脉，应予结扎或骨蜡填塞止血。

(4)较小创面可直接缝合黏膜，较大创面可用碘仿纱布填塞后反包扎。

(5)反包扎7～10日后拆除。

2.注意事项　术中注意彻底止血。

【围手术期的处理】

(一)术前准备

1.手术指征 全身情况能够耐受手术。

2.禁忌证 全身情况不能耐受手术的患者。

3.常规准备

(1)术前综合分析临床表现以及各项检查,必要时可做细针吸取活检,以明确诊断。

(2)若术前无法明确诊断,术中可同期行冷冻病理检查,以明确肿块的性质,选择合适的术式。

(3)皮肤准备按常规进行。

(4)对于伴发有内科疾病的患者,如高血压、心脏病、糖尿病、血液疾病等,应在相关科室会诊后,进行药物治疗,控制疾病在可耐受手术范围内。

(5)做好全麻术前准备。

(二)术后处理

1.一般处理

(1)腮腺、舌下腺切除,可参见本章相关内容。

(2)颌下腺摘除术区应行局部加压 5~7 日,以防颌下死腔积液。

(3)颌下腺摘除术术后 1 周拆线;腭部肿瘤切除术,反包扎 7~10 日后拆除。

(4)术后应用止血药物 3 日,预防性应用抗菌药物 3~5 日。

(5)腮腺部分切除术后禁食酸性或刺激性食物,预防涎瘘。

(6)术后若出现面神经暂时麻痹者,可给予神经营养药物;术后应注意眼的保护,给予眼罩,用金霉素眼膏涂敷,以防暴露性角结膜炎。

2.并发症处理

(1)颌下腺摘除术并发症的处理

1)舌下神经损伤:多为颌下腺摘除术中解剖层次过深误伤所致。若为神经完好暂时损伤,术后予肌注维生素 B_1 和 B_{12} 等,辅以理疗。若神经被切断,需行神经吻合。

2)舌神经损伤:行颌下腺、舌下腺摘除时的误伤所致。关键在于手术时操作仔细,辨认清楚,以防止其发生。若已发生,处理同舌下神经损伤。

3)面神经下颌缘支损伤:多为颌下切口设计不当,翻瓣时误伤。处理同舌下神经损伤。

4)颌下区血肿:若术中处理颌外动脉不慎,结扎滑脱,可引起严重颌下区血肿,甚至可发生颈深上血肿而致呼吸道梗阻。术中应对颌外动脉行双结扎,必要时可缝扎血管于二腹肌后腹,以防动脉结扎滑脱并回缩至二腹肌深面而无法止血。一旦发生血肿,应立即打开创口,查找出血点,予以彻底止血。

(2)腭部肿瘤切除术并发症的处理:对于腭部混合瘤,手术应保留硬腭骨板和软腭鼻腔面的完整。手术时,在软腭切除过深,可损伤鼻腔面黏膜,术后形成硬软腭部的穿孔。穿孔在 5mm 以下,可自行愈合。穿孔已形成者,不宜近期手术修补,可留待半年以后,局部瘢痕软化,再行邻近组织瓣的转移修复,以关闭穿孔。

(3)舌下腺、腮腺切除术并发症的处理:参见本章相关内容。

【出院注意事项】

1.注意休息,加强营养。

2.术后 1 个月门诊复查,定期复诊。

(张爱民)

第十章　颞下颌关节疾病

第一节　颞下颌关节紊乱病

【概述】

颞下颌关节紊乱病（简称 TMD）是口腔科常见病，多发病。流行病调查资料发生率在20%～80%。同义词有颞下颌关节紊乱综合征等。TMD 的病因尚未完全阐明，是多因素疾病，常常有心理因素参与，是一组疾病的总称，一般认为属肌骨骼病性质，累及咀嚼肌群，关节或者二者。不包括病因清楚或有局部其他疾病累及咀嚼肌和关节的疾病，如化脓性颞下颌关节炎，创伤引起的急性创伤性关节炎，下颌髁突骨瘤等。也不包括全身性关节疾病在颞下颌关节的反映如类风湿性关节炎等。虽然 TMD 病期长，常常反复发作，但预后较好。一般不发生关节强直，但是至今无根治和特效的疗法。

【临床表现】

（一）常见症状

1.颞下颌关节区、咀嚼肌区痛；开口痛和咀嚼痛。常常为慢性疼痛过程，一般无自发痛，夜间痛和剧烈痛，严重骨关节病急性滑膜炎除外。

2.开口度异常：开口受限；开口困难，有时为开口过大，半脱位。

3.张闭口时出现弹响和杂音。

TMD 病人可以有以上一个或数个症状，有时可伴有头痛，耳症，眼症以及关节区不适，沉重感，疲劳感，怕冷等感觉异常。

（二）常见体征

1.关节区压痛。

2.咀嚼肌区压痛或压诊敏感。

3.下颌运动异常，包括开口度过小，但一般无牙关紧闭。开口过程困难。开口度过大，半脱位，以及开口型偏斜、歪曲等。

4.可闻弹响声，破碎音或摩擦音。

TMD 病人可有以上一个或数个体征，有时伴有关节区轻度水肿、下颌颤抖、夜间磨牙以及紧咬牙等。

【诊断要点】

具有上述临床表现并符合影像学诊断者。各类 TMD 的诊断要点如下:

(一)咀嚼肌紊乱疾病类

1.翼外肌功能亢进　开口过大,可呈半脱位,开口末常有弹响,开口型偏向健侧,发生在两侧者,开口型不偏斜或偏向翼外肌功能较弱侧。

2.翼外肌痉挛　开口痛,咀嚼痛,开口受限但被动开口时可增大。开口型偏向患侧,下颌切迹相应处有压痛或压诊敏感,急性期正中𬌗位下颌偏向健侧,不能自然到最大牙尖交错位。

3.咀嚼肌群痉挛　严重开口困难,几乎无被动开口度。开口痛,咀嚼痛,并有多个肌压痛点或扳机点,也可出现压诊敏感及放射性痛。常有不自主肌收缩,有时可触到僵硬隆起的肌块。

4.肌筋膜疼痛功能紊乱综合征　开口痛,咀嚼痛,在相应的肌筋膜处有局限性压痛点或压诊敏感。用普鲁卡因封闭后,疼痛可消失或减轻,轻度开口受限。

(二)关节结构紊乱疾病类

1.可复性关节盘前移位　有开闭口弹响,弹响常发生在开口初,也可发生在开口中或开口末,弹响发生的时间越迟,说明关节盘移位越向前。如发生开口初弹响时,其开口型先偏向患侧,呈"乚"或"丿",弹响过后下颌又回复正常开口型。

2.不可复性关节盘移位　曾有弹响史,继之有间断性关节绞锁史,进而弹响消失,开口受限,一般无被动开口度,开口型偏向患侧,有时有开口痛和咀嚼痛。

3.关节囊扩张伴关节盘附着松弛　开口过大,呈半脱位,开口末弹响。开口型偏向健侧。发生在两侧者,则偏向较轻侧,有时呈歪曲的开口型,有时伴半脱位。

(三)炎性疾病类

1.滑膜炎(急性、慢性)　开口痛,咀嚼痛,开口受限,开口型偏向患侧,髁突后区压痛,急性时可有轻度自发痛,压痛点更明显,咬合时后牙不敢接触。

2.关节囊炎(急性、慢性)　开口痛,咀嚼痛,开口受限,开口型偏向患侧,压痛点不仅在髁突后区,同时在关节外侧,髁突颈后区等均有压痛。急性时可有轻度自发痛,关节局部水肿。临床上,上述两种类型有时伴发。

(四)骨关节病类

1.关节盘穿孔,破裂　在开口过程中有多声破碎音,开口时常有嵌顿,开口型歪曲。开口、咀嚼时不同程度疼痛,一般无开口困难。

2.骨关节病　开口过程有连续的摩擦音(揉玻璃纸音或捻发音)。轻度开口受限,开口型偏向患侧。开口、咀嚼时疼痛。伴滑膜炎时则为骨关节炎。

在临床上,患者常常几种类型同时存在。

【治疗原则及方案】

1.治疗原则　以非侵袭性的,可逆性的保守治疗为主,遵循逐步升级的治疗程序,即可逆性治疗→不可逆性治疗→关节镜外科治疗→开放性手术治疗。在合理应用保守治疗半年以上无效且有严重功能障碍的关节结构紊乱类或骨关节病类患者,可采用关节镜外科及开放性手术治疗。对 TMD 患者防治的健康教育和心理支持同等重要。

2.治疗方案　应尽可能发现发病因素。制定针对消除或减弱发病因素和对症治疗相结合的综合治疗方案。根据每一位病人 TMD 不同类型,选择好适应证,应用各种不同的物理治疗,药物治疗,封闭治疗,注射治疗,关节内冲洗以及可逆性𬌗垫治疗,𬌗治疗,有关的心理治疗以及关节镜外科或开放性手术等方法。

(李向东)

第二节　颞下颌关节脱位

下颌髁突滑出关节窝以外,超越了关节运动正常限度,以至不能自行复回原位者,称为颞下颌关节脱位。按部位可以分为单侧脱位和双侧脱位;按性质可以分急性脱位,复发性脱位和陈旧性脱位;按髁突脱出的方向、位置,可以分前方脱位、后方脱位、上方脱位以及侧方脱位。后三者主要见于外力创伤时。临床上以急性和复发性前脱位较常见,陈旧性脱位也时可见到。至于后方脱位,上方脱位和侧方脱位等比较少见,常常伴有下颌骨骨折或颅脑损伤症状。

一、急性前脱位

【概述】

当大开口时,例如打哈欠、唱歌、咬大块食物等,下颌髁突过度地超越关节结节,脱位于关节结节的前上方而不能自行复回原位,这是在没有外力创伤时发生的急性前脱位。在张口状态下,颏部受到外力作用,或使用开口器,全麻经口腔插管使用直接喉镜时,也可发生急性前脱位。这是在外力创伤时发生的急性前脱位。

【临床表现】

急性前脱位可为单侧,也可为双侧。双侧脱位的临床表现:

1.下颌运动异常,患者呈开口状,不能闭口,涎液外流,语言不清,咀嚼和吞咽均有困难。前牙呈开𬌗,反𬌗,仅在磨牙区有部分牙接触。

2.下颌前伸,两颊扁平,脸型相应变长。

3.耳屏前方触诊原髁突处有凹陷,在颧弓下可触及脱位的下颌髁突。

4.X线片可证实髁突脱位于关节结节前上方。

单侧急性前脱位临床表现类同,只是表现在单侧,患者开闭口困难,颏部中线及下前切牙中线偏向健侧,健侧后牙呈反𬌗。

【诊断要点】

1.有大开口史或外力创伤史。

2.开闭口困难,下颌处于前伸位。

3.髁突脱出关节窝,耳屏前凹陷,在颧弓下可触及髁突。

4.X线证实髁突脱位于关节结节前上方。

5.外力创伤所致的脱位,常伴有下颌骨骨折或颅脑损伤,应鉴别。

【治疗原则及方案】

1.立即手法复位。同时伴有下颌骨骨折或颅脑损伤者、应行相应处理。

2.限制下颌运动三周。

二、复发性脱位

【概述】

颞下颌关节前脱位反复频繁发作,常常发生在急性前脱位未予以适当治疗后或一些瘫痪病人,慢性长期消耗性疾病,肌张力失常,韧带松弛者也可发生复发性脱位。

【临床表现】

1.临床表现同颞下颌关节急性前脱位。

2.反复频繁地发作,有时几周发作一次,有时一个月发作几次,甚至一天数次,严重者不敢说话,否则就脱位。

3.X线可以证实髁突脱位于关节结节前上方。

【治疗原则及方案】

1.立即手法复位。

2.限制下颌运动。

3.必要时可作颌间医用钢丝结扎固定下颌运动三周。

4.在严格选择适应证后也可手术治疗。

5.先保守治疗,保守治疗失败后,可选手术治疗,但仍不能完全避免复发的可能性。

三、陈旧性脱位

【概述】

无论急性颞下颌关节前脱位或复发性脱位,如数周尚未复位者为陈旧性脱位,常见为双侧陈旧性脱位。

【临床表现】

1.临床表现同急性前脱位。

2.有一定程度的下颌开闭口运动。

【诊断要点】

1.前脱位数周未复位者。

2.X线证实髁突脱位于关节结节前上方。

【治疗原则及方案】

1.先选择手法复位

2.手法复位失败后,可选择颞下颌关节区和咀嚼肌神经封闭后,手法复位。

3.1、2 方法失败后,在全麻配合肌肉松弛剂下,手法复位。

4.1、2、3 方法失败后,开放性手术复位。

5.上述方法均未获得成功者,选择好适应证,可行髁突高位切除或髁突切除术。

(李向东)

第三节　颞下颌关节强直

颞下颌关节强直指因关节或关节周围组织的器质性病变而导致的长期开口困难或完全不能开口。颞下颌关节强直按发生部位可分为 3 类:①关节内强直。指关节内发生的纤维性或骨性粘连病变,又称真性关节强直。②关节外强直。指关节外组织(上、下颌骨之间的皮肤、黏膜或深层组织)的纤维或骨性粘连,又称假性关节强直或颌间挛缩。③混合性关节强直。指关节内和关节外强直同时发生,发生在幼年的关节强直可影响下颌骨发育,常伴有阻塞性睡眠呼吸暂停综合征。

【临床表现】

1.局部皮肤异常　外伤引起的关节强直于颊部常可见瘢痕。由创伤或物理化学伤引起的假性关节强直常伴有软组织瘢痕或缺损畸形,放疗后者皮肤呈暗红色,皮肤无弹性。

2.面型异常　发生于幼儿期的关节强直常伴有面下部发育障碍畸形,此因咀嚼功能的减弱及髁突生长发育中心被破坏所致。表现为颏部偏向患侧,患侧下颌体、下颌升支短小,相应面部丰满;健侧下颌骨生长发育正常,相应面部扁平、狭长。双侧关节强直,特别是骨性强直者,下颌内缩、后退,形成小颌畸形,呈鸟嘴样。此种类型的患者常伴有阻塞性睡眠呼吸暂停综合征。

3.张口度明显缩小或完全受限　关节内和关节外强直最主要的症状均是进行性张口受限直至完全不能开口。纤维性强直患者可轻度张口,骨性强直者则完全不能张口。

4.𬌗关系紊乱　发生于幼儿期的关节强直因下颌骨发育不足常出现𬌗关系紊乱,表现为下切牙中线偏向患侧,下牙弓短小狭窄,牙列拥挤不齐,下颌磨牙向舌侧倾斜,下颌切牙向唇侧倾斜呈扇形分离等。

5.髁突活动度减弱或消失　强直关节髁突活动减弱(纤维性强直)或消失(骨性强直)。单侧强直者,健侧仍可触及动度。假性关节强直者双侧均可触及动度。

如果关节强直发生于成年人或青春发育期后,因下颌骨已发育完成,则面部无明显畸形,咬合关系无明显异常。

【诊断要点】

颞下颌关节强直的诊断主要根据病史、临床表现和影像学检查,一般诊断较易。

1.关节内强直　常有明确的创伤或感染病史。随着经济和社会的发展、交通事故的增多以及抗生素的广泛应用,关节内强直主要由创伤引起,特别是颏部创伤。临床表现为进行性张口受限直至完全不能张口,检查时常可见颏部瘢痕,关节区有骨性隆起,髁突活动度明显减弱或消失,儿童期患者有面下部发育障碍畸形及咬𬌗关系紊乱。X线片上表现为关节间隙模糊或消失,关节窝与髁突骨皮质不规则破坏或融合成团块状。三维CT诊断较为直观。对创伤引起的关节强直,冠状CT常可见到强直主要发生于关节外侧,髁突前内移位,髁突与颅底骨质之间无强直及粘连发生。MRI检查可见关节盘随同髁突前内移位,位于髁突上方。

2.关节外强直　常有关节外软组织创伤、物理化学伤、手术或放疗病史,皮肤或口腔黏膜可见瘢痕条索或缺损畸形。放疗后者皮肤呈暗红色、板状硬、无弹性。长期张口受限,髁突可及动度。X线片上关节窝、髁突及关节间隙清晰可见。

3.混合性关节强直　具有关节内强直与关节外强直的综合表现。

【鉴别诊断】

主要是关节内强直与关节外强直之间的鉴别,另外尚应与其他可以引起张口受限的疾病如颞下颌关节盘不可复性前移位、咀嚼肌挛缩、面侧深区肿瘤、破伤风性牙关紧闭等相鉴别。

1.关节内强直和关节外强直的鉴别　因关节内强直和关节外强直的手术方式不同,故必须鉴别清楚。其鉴别要点见表10-1。

表 10-1　关节内强直与关节外强直的鉴别

	关节内强直	关节外强直
病史	外伤史或感染史	损伤、上下颌骨骨折、手术或放疗史
颌间瘢痕	无	有
面下部发育畸形	严重(成年后患病不明显)	较轻(成年后患病无影响)
𬌗关系紊乱	严重(成年后患病不明显)	较轻(成年后患病无影响)
X线	关节腔消失,关节部融合成骨球状(纤维性强直关节腔存在但模糊)	关节部正常,上颌与下颌升支间间隙可以变窄,密度增高

2.咀嚼肌痉挛或挛缩　病因常与肌肉外伤、精神因素、𬌗因素等有关。经咀嚼肌封闭可使被动张口度增大,X线上髁突及关节窝一般无异常,关节间隙存在。

3.不可复性关节盘前移位　一般由可复性关节盘前移位发展而来。常先有关节弹响病史,弹响消失后,突然发生持续、明显的张口受限,张口时下颌偏向患侧,患侧髁突仅有转动而无滑动运动,行被动开口时张口度无增大,X线表现为关节前间隙增大。经关节腔灌洗后张口度可明显增大,甚至恢复正常。

4.面侧深区肿瘤　发生于翼腭窝、颞下凹、上颌窦后壁、腮腺深叶及咽侧部等部位的恶性肿瘤,临床上也表现为进行性加重的张口受限,但常伴有疼痛或麻木等神经症状。X线检查关节结构正常,CT检查在面侧深区内可见占位性病变。

5.破伤风性牙关紧闭　患者常有外伤史,痉挛常先从咀嚼肌开始,患者感到张口受限,继而出现强制性痉挛而呈牙关紧闭,并逐渐出现全身肌肉痉挛,同时还因面部表情肌的痉挛而出现"苦笑脸"。

【治疗措施】

颞下颌关节强直的治疗主要是手术治疗。

(一)治疗原则

1.关节内强直　截除关节内强直骨质,恢复或重建颞下颌关节功能,进行正常的张闭口运动,改善殆系统及面部畸形。

2.关节外强直　切断或切除颌间挛缩的瘢痕,凿开颌间黏连的骨痂,恢复张口度,并采用组织移植的方法覆盖缺损创面。

(二)治疗要点

1.关节内强直　早期纤维性强直如关节间隙足够,可应用颞下颌关节内镜将黏连的纤维进行剥离。如无足够的间隙一般采用髁突高位切除术。骨性强直者需行关节成形术。关节成形术可分为高位关节成形术和低位关节成形术两种。高位关节成形术的截骨部位在乙状切迹以上,适用于黏连病变局限在关节本身和髁突颈部者;低位成形术的截骨部位在乙状切迹以下,适用于骨性黏连广泛、已累及乙状切迹和喙突者。高位成形术一般采用耳前切口进路,而低位成形术一般采用颌下进路。双侧关节强直者一般分侧同期手术。

目前的研究认为:为预防关节成形术后复发,保证术后良好的面型和咀嚼功能,手术治疗的关键在于原位重建点、面接触的颞下颌关节骨结构,保持下颌升支高度的骨支柱,而不依赖于截骨间隙内填隔材料的应用。在行关节重建术时,可行带肋软骨的肋骨移植术、喙突移植术或升支牵引成骨术。

对于下颌骨发育不全,伴有睡眠呼吸障碍者,在关节成形术的同时需行下颌前移,扩大上呼吸道。对儿童患者多采用牵引成骨术(DO);成年患者既可采用 DO 术,也可采用双颌前移＋颏成形术。

对因创伤引起的关节强直,若冠状 CT 发现强直仅发生于关节外侧,而髁突前内移位,无强直发生者,可采用颞下颌关节外侧成形术,即仅切除外侧强直的骨质,而保留内侧移位的髁突和关节盘。其优点为该方法既解除了关节强直,同时也保持了下颌升支的高度,保留了髁突的关节面和关节的微环境,有利于术后关节功能的恢复。对儿童患者,因保留了髁突的软骨及生长发育中心,对下颌骨的发育十分有益。

2.关节外强直(颌间挛缩)　切断或切除颌间挛缩的瘢痕,凿开颌间黏连的骨质,恢复张口度;对手术切除后遗留的组织缺损,根据缺损的部位和范围选用相应的修复方法。对于由颌骨及颧骨、颧弓骨折错位愈合后造成的颌间挛缩,应切开或切除骨折片,以达到张口目的。

3.混合性关节强直　治疗方法是关节内强直和关节外强直治疗方案的综合应用。一般采用假关节成形术,切除上下颌之间的瘢痕,凿开上下颌之间的骨性黏连区,结合游离植皮或皮瓣移植修复组织缺损的治疗方法。

【手术操作规范与技巧】

（一）颞下颌关节成形术的操作程序

1.体位选择、麻醉方法、切口的设计、翻瓣及显露关节区同"颞下颌关节脱位"部分。

2.平颧弓下缘平面应用电动骨锯切除，或用大球钻磨除关节骨球，并配合应用骨凿，将强直骨质去除，形成足够的骨间隙。

3.行张口试验，若张口度较小，切除同侧喙突、剥离咬肌附着以解除咀嚼肌痉挛因素。若张口度仍受限，可在口内入路切除对侧的喙突，并剥离其咬肌附着，直至张口度可较轻松地恢复至正常水平。

4.修整关节断面，呈点面接触。

5.若需行关节重建，先行颌间结扎固定，然后将切取之喙突或肋骨-肋软骨植入缺损区，微型钛板坚硬固定。

6.冲洗术创，止血，放置引流，分层缝合。

（二）术中注意事项

1.保护面神经：耳前切口的下缘不应超过耳垂，以免损伤面神经干。显露关节囊时可沿颞浅动、静脉的浅面向下寻找面神经颞面干，并加以保护。

2.截骨的部位：骨截开的部位应尽可能在下颌升支的高位，越接近原来关节活动的部位，手术后关节功能恢复越好。

3.颞骨关节窝较薄，其上有脑膜中动脉穿过，为避免发生关节窝骨裂或穿通，应注意以下几点：可采用电钻或电动骨锯磨出或锯出骨间隙；使用骨凿时应注意骨凿的方向和深度，骨凿的放置应与颅底平行；敲击时应注意力量轻柔，避免震动过大。

4.髁突的深面紧邻颌内动脉，在凿骨时应注意深面勿深，以防损伤颌内动脉。可在升支内侧骨面与骨膜之间进行充分剥离并置一宽的骨膜分离器加以保护。

5.骨断面的处理：将髁骨断面修整成小圆突，使骨断面呈点面接触，而将周围瘢痕及病变组织尽量去除。在骨断面之间若需用间置物，最好采用颞肌筋膜瓣，而不用生物材料。

6.对行颞下颌关节外侧成形术者，呈"V"形切除外侧强直的骨组织，保留内侧移位的髁突及关节盘。若骨球较小，可行带蒂颞肌筋膜瓣移植，与关节盘外侧缝合并充填外侧死腔；若骨球较大，可行带蒂咬肌瓣移植，以充填死腔并与关节盘外侧缝合，保持关节的微环境。

7.对行喙突移植者应保留喙突表面的肌腱及骨膜。

8.术中尽量减少创伤，尽量避免损伤翼丛，彻底止血，减少和消灭死腔。

【围手术期处理】

（一）术前准备

1.手术指征　已确诊为颞下颌关节强直，全身情况能耐受手术者。

2.禁忌证　全身情况不能耐受手术者。

3.常规准备

（1）纠正低蛋白血症，增强患者体质。

（2）术区备皮,清洁口腔。

（3）麻醉准备:采用经鼻腔气管插管全身麻醉。若遇完全不能张口,经鼻腔插管无法成功者,可在气管切开麻醉下施术,需做好气管切开准备。

（4）骨凿、电钻或电动骨锯等器械准备。

（5）需同期行正颌外科者,应做好术中取模及𬌗板制作的准备。

（二）术后处理

1.一般处理

（1）若术中截骨时震动较大、创伤较大者,应注意观察有无颅脑损伤体征。

（2）同期行正颌外科手术者,术后应检查咬合关系,并给予颌间弹性牵引。

（3）术后早期行张口训练。

（4）其余处理同"颞下颌关节脱位"部分。

2.并发症处理

（1）颅底骨折与颅内血肿:由于术中操作不当,如截骨平面过高、凿骨时骨凿朝向颅底、用暴力敲击等,使关节窝甚至其颅侧面之脑膜中动脉受损所致。对怀疑有颅底骨折与颅内血肿者,术后要严密观察患者生命体征、神志、瞳孔、肢体活动及有无恶心呕吐等;若发现异常立即请神经外科医师会诊处理。

（2）术后开𬌗和下颌偏斜:由于术中截骨间隙较大,下颌升支高度降低所致。术后颌间牵引及颅颌绷带固定可改善开𬌗,下颌偏斜可戴斜面导板矫正。

【出院注意事项】

1.流质或半流质饮食。

2.若有咬合关系异常者,继续行颌间牵引。

3.长期坚持张口锻炼,时间在半年以上。

4.定期门诊复查。

5.张口度稳定后,若仍有咬合关系异常,可行正畸治疗或正颌外科治疗。

（张爱民）

第四节　颞下颌关节良性肿瘤

颞下颌关节良性肿瘤临床较为少见,主要包括:骨瘤、软骨瘤、骨软骨瘤、成软骨细胞瘤、软骨黏液样纤维瘤等。因其发病率较低,临床表现复杂多样,临床常被误诊和漏诊。滑膜软骨瘤病为瘤样病变,但与良性肿瘤的表现相似。

【临床表现】

1.面部不对称　可有下颌前突及下颌中线向健侧偏斜,患侧耳前区膨隆。因代偿作用可出现𬌗平面偏斜。

2.耳前区肿块　患侧颞下颌关节区可触及隆起的肿块,大多质地较硬,可随下颌运动而活动。

3.张口度及张口型异常　可伴有患侧下颌运动障碍,致患侧的髁突滑动运动减弱或消失,出现不同程度的张口受限,而健侧髁突滑动运动正常,在张口时下颌向患侧偏移。

4.咬合关系紊乱　若肿瘤较小,咬合关系无明显变化,而肿瘤较大、伴有面部不对称和下颌骨偏斜者,可出现咬合关系紊乱,表现为下颌中线向健侧偏移,下颌前突,患侧后牙开𬌗,健侧后牙反𬌗等。

5.关节弹响　多伴有关节盘的移位而出现关节弹响。

6.疼痛　可伴有轻微疼痛及压痛。髁突软骨瘤在下颌运动时疼痛明显。

【诊断要点】

对颞下颌关节良性肿瘤的诊断主要根据病史、临床表现、影像学检查等,但最终诊断需依靠病理学检查。不同的颞下颌关节良性肿瘤之间一般临床表现相似,其不同点主要为影像学及组织病理学的差异。

1.髁突骨瘤　是颞下颌关节肿瘤中较为常见的类型。患者常有外伤、感染和手术史。临床表现以功能障碍、偏颌畸形和咬合紊乱为主。影像学表现为:髁突骨瘤呈球状或小叶状形态增大。组织学表现:由浅至深分别由骨膜、活跃区、骨小梁区和硬化区组成,主要由原始骨小梁构成,骨小梁排列紊乱,硬化区为无细胞成分的硬化骨。

2.髁突软骨瘤　其特征是形成成熟软骨。该肿瘤始终保持成熟软骨特征,无广泛钙化。临床仅表现肿大,无疼痛,也多无功能障碍。因肿瘤无钙化,X线较难诊断。CT表现为圆形或椭圆形的透亮区,周围有骨膜反应。组织学检查见髁突软骨瘤主要由软骨细胞和软骨基质组成。

3.髁突骨软骨瘤　又称骨软骨性外生骨疣,是带有一个软骨帽的骨突起,临床症状以偏颌或偏突颌及咬合紊乱为主。影像学表现为:髁突呈不规则扩大、密度不均,在髁状突的内上方可见密度增高的骨性突起,在其表面为软骨帽覆盖(X线片透亮区)。组织病理学检查见:骨软骨瘤由内含松质骨的骨性基底、包绕骨性基底的软骨帽以及覆盖在软骨帽表面韵软骨膜三部分组成。

4.髁突成软骨细胞瘤　又称软骨母细胞瘤,多发于青少年。发病部位多在髁突髓腔内,向外生长可使骨皮质膨隆、穿破骨板进入关节腔,因此部分病例在关节腔内可见积液。临床症状与一般的关节紊乱相似,可有肿胀和疼痛。影像学检查见:髁突病损呈圆形或椭圆形,边界清晰,骨皮质边界有硬化。肿瘤可使骨皮质膨隆、变薄甚至消失。组织学检查见:在软骨样基质带上有增殖的成软骨细胞和许多多核巨细胞,部分软骨样基质可出现钙化。

5.软骨黏液样纤维瘤　影像学上表现为局限性溶骨性破坏,在髁突病变区有边界清楚的灶性透光阴影,骨皮质膨隆,部分区域骨皮质可消失。组织学表现:在黏液样背景下,梭形或星形的肿瘤细胞排列松散,呈卫星状。

6.滑膜软骨瘤病 为瘤样病变,而非真性肿瘤。是指在滑膜和滑膜下组织中出现软骨化生,软骨化生小体可自滑膜脱落入关节腔内形成游离体,接受滑液的营养。患者常有感染和外伤史。主要表现为患侧颞下颌关节区肿胀和疼痛,此外尚有关节弹响和杂音,张口受限,开口时下颌向对侧偏斜及患侧咬合不紧等。影像学检查:患侧髁突前下移位,关节间隙明显增宽,关节内游离体骨化较好时,在关节腔内可见数个大小不同的致密影。MRI图像上可见关节囊明显扩张,囊壁组织增厚,在增生的软组织内有散在的游离体所显示的低密度影像,诊断较为可靠。少数病例瘤体可侵入周围组织(如颅中窝、腮腺、翼外肌等)中。组织学检查见:细胞生长活跃,含有双核或多核细胞,易误诊为软骨肉瘤,但无核分裂像。

【鉴别诊断】

颞下颌关节良性肿瘤的鉴别诊断主要包括不同类型之间的鉴别,其鉴别诊断要点参见上述诊断部分。另外尚应与颞下颌关节紊乱病、髁突肥大、髁突骨质增生、颞下颌关节恶性肿瘤及腮腺肿块等相鉴别。

1.**颞下颌关节紊乱病** 是一组疾病的总称,临床上主要表现为颞下颌关节区疼痛、张口度及张口型的异常、关节弹响或杂音等。骨关节病患者影像学检查也可表现为骨质增生或骨质破坏,但耳前区一般无膨隆,针对不同的类型采用相应的保守治疗后可使症状缓解或消失。影像学表现为髁突体积无明显改变,无占位性病变。

2.**髁突肥大** 其特征为髁突缓慢地变形和扩大,同时可伴有患侧下颌骨的进行性增大,面部发育不对称,及由此而致的咬合关系紊乱和颏中线向健侧偏移。影像学检查见髁突的正常形态仍存在,但高度明显增加,组织学上髁突的细胞结构正常。

3.**髁突骨质增生或骨赘** 是颞下颌关节骨关节病的一种表现,为关节的退行性变,患者常有关节区疼痛、开口度和开口型的异常、关节杂音等颞下颌关节紊乱病的症状,为髁突的局限性骨质增生,而非真性肿瘤,多发生于髁突的前斜面。在髁突经咽侧位片上可有清晰显示。

4.**颞下颌关节恶性肿瘤** 其临床表现可与良性肿瘤相似,但病程短,肿瘤生长较快,症状较明显,可有关节深部的疼痛及感觉异常,影像学检查可有关节的溶骨性破坏,但边界不规则,有骨化及钙化;而良性肿瘤的骨质破坏边界较清。

5.**腮腺肿瘤** 一般以耳垂为中心,但也可发生于耳前,肿块质地较髁突软,不随关节运动而活动,B超或CT检查可见肿块位于腮腺组织内。影像学检查关节结构一般无异常。

【治疗措施】

(一)治疗原则

主要是采用手术治疗,在切除肿瘤的同时,应尽可能保持或重建关节的结构与功能。

(二)治疗要点

颞下颌关节良性肿瘤的治疗主要是采用手术治疗,一般均采用气管插管全身麻醉。手术较常采用耳前切口进路。如肿瘤较小可行肿瘤刮治或肿瘤切除术,保留残余的髁突;如肿瘤与髁突之间界限不清或髁突受累严重,则需将髁突与肿瘤一起切除,对残余的髁突断端进行修整;若残余髁突断端较低,影响下颌骨升支高度者,可行关节重建术以恢复关节的高度及功能,可采用喙突移植术或肋骨肋软骨移植术。滑膜软骨瘤病主要采用手术切除,若软骨小体直径小于 3mm,可采用关节内镜手术;若直径大于 3mm,则需行开放性手术,术中应切除病变之滑膜组织。

【手术操作规范与技巧】

(一)手术操作程序及方法

1.体位 患者取仰卧、垫肩、头低、头偏健侧位。

2.手术径路选择 多采用耳前切口径路。

3.翻瓣及显露 切开皮肤和皮下组织后沿颞肌筋膜浅层的深面向前和向下分离,显露关节囊外侧,呈"T"形切开关节囊外侧,显露髁突及病变区。

4.切除病变组织 沿病变周围呈界限性切除。

5.冲洗术创 充分止血后,创面放置引流,分层缝合关节囊、皮下组织及皮肤。

(二)手术注意事项

1.保护面神经:术中有两点需注意:①手术切口的下缘不要超过耳垂,以免损伤面神经干。②进入关节时沿颞深筋膜深面行深面解剖分离和切开颧弓表面骨膜,一般不会损失面神经颧支和颞支。

2.勿伤及髁突深面的颌内动脉:可在髁突与其深面的骨膜作充分分离,并在凿骨时注意骨凿的方向及深度以免过深。

3.彻底止血:防止关节内血肿积聚而出现机化、纤维化甚至骨化而导致关节强直。

4.在保证肿瘤被彻底切除的同时,应尽可能保留或重建髁突的高度,以利于术后功能的恢复。

【术前准备】

1.全身检查,排除手术禁忌证。

2.明确病变的范围、畸形的程度。

3.术区备皮。

4.如病变范围较大,手术切除后需行修复者,应选好合适的供体。

5.为了术后更好地恢复咬合,术前要做𬌗垫。

6.骨科等手术器械的准备。

7.术前摄影或摄像、取牙𬌗模型等,以便与术后进行对比。

【出院注意事项】

1.坚持张口锻炼,直至张口度恢复正常。

2.定期复查,检查关节及咬合功能恢复情况及肿瘤有无复发。

3.咬𬌗关系紊乱者要坚持戴用𬌗垫。

(张爱民)

第五节　颞下颌关节恶性肿瘤

颞下颌关节恶性肿瘤更为少见,原发于颞下颌关节的恶性肿瘤主要为来源于间叶组织的肉瘤,包括:软骨肉瘤、滑膜肉瘤、纤维肉瘤等,而颞下颌关节转移性恶性肿瘤既可来源于癌也可来源于肉瘤。

【临床表现】

颞下颌关节恶性肿瘤的临床表现与良性肿瘤相似,但肿瘤生长较快,病程短,临床症状明显。早期症状多不典型,逐渐出现颞下颌关节区肿胀和疼痛,下颌运动时疼痛加重,耳前区膨隆,进行性张口受限,关节深部有疼痛及感觉异常等。随肿瘤生长,逐渐出现面部不对称畸形及咬合关系紊乱、咀嚼乏力等。

【诊断要点】

颞下颌关节恶性肿瘤的诊断主要依靠病史、临床表现和影像学检查等,但最终诊断需依靠组织病理学检查。不同的关节恶性肿瘤之间可有不同的临床表现和影像学表现。

1.软骨肉瘤　为颞下颌关节原发性恶性肿瘤中最为常见者。肿瘤一般生长迅速,病程较短。其主要临床表现为耳前和颞下颌关节区的肿胀和疼痛,肿块质地坚硬,与表面皮肤无粘连,无明显压痛。面部不对称,下颌偏向健侧,咬合关系紊乱,下颌关节运动受限。大张口时疼痛明显,并向颞部放射。影像学检查表现为关节区出现溶骨性破坏,呈透明囊状,边界不清,内含少许散在的钙化点,在骨皮质处可见放射状骨膜反应。组织学检查见:肿瘤主要由软骨化软骨细胞和细胞间软骨基质组成。恶性度低者,肿瘤细胞数量和细胞异形性少,钙化明显;恶性度高者,肿瘤细胞异形性明显,细胞数量丰富,无钙化。

2.滑膜肉瘤　滑膜肉瘤患者常有外伤病史,病程长短不一。临床症状主要包括颞下颌关节区的肿胀、疼痛、压痛,面部不对称。颞下颌关节运动受限,下颌运动时疼痛加剧。影像学检查可见患侧关节间隙增宽,关节腔内有软组织肿块,并可累及关节盘、髁状突、关节窝以及咀嚼肌,在软组织肿块内可见钙化点。组织病理学检查:肿瘤由上皮细胞和梭形细胞构成,并成双相分化,即具有上皮性和间质性双相分化的特点。

3.纤维肉瘤　颞下颌关节纤维肉瘤既可发生于软组织,亦可发生于硬组织。发生于软组织者,肿瘤生长缓慢,在颞下颌关节表面隆起,质地软,有压痛;后期时肿瘤可侵犯皮肤,表面皮肤呈暗红色。发生于骨膜或骨组织者,肿瘤生长速度偏快,在耳前区出现肿胀和疼痛。肿瘤长大时,下颌骨向对侧偏移,下颌运动受限,咬合关系紊乱。影像学检查:软组织纤维肉瘤一般仅表现为关节间隙增宽,无明显的骨质改变,偶尔出现骨组织的不规则吸收。肿瘤生长迅速时,骨质破坏明显。骨的纤维肉瘤表现为溶骨性的破坏,边界不清楚。组织病理学检查:由梭形的成纤维细胞组成,有核分现裂象。分化好的纤维肉瘤有较多成熟的胶原纤维;分化差者间质胶原纤维少。

4.转移瘤　颞下颌关节恶性肿瘤以转移瘤较为常见。转移瘤主要侵犯髁突,可来源于癌和肉瘤,如乳腺癌、宫颈癌、肺癌、前列腺癌、直肠癌、黑色素瘤等。颞下颌关节转移瘤早期主要表现为耳前区肿胀、疼痛，关节弹响或杂音、张口受限等症状，与颞下颌关节紊乱病的症状相似，容易误诊。当肿瘤明显增大时，出现下颌中线向患侧偏斜，咬𬌗关系紊乱。影像学检查见颞下颌关节内肿块影，边界不规则，关节骨质破坏。最终诊断依赖于组织病理学检查，并可判断肿瘤的来源。对怀疑为转移瘤者，应仔细询问有无全身其他部位肿瘤史，以便寻找和发现原发灶。

【治疗措施】

（一）治疗原则

在明确诊断的基础上，根据肿瘤的组织来源、分化程度、临床分期、生长速度及全身状况等，采用以手术为主的综合治疗。

（二）治疗方案

由于原发性颞下颌关节恶性肿瘤的生物学行为主要是局部侵犯和沿血循途径发生远处转移，手术不彻底易促进肿瘤生长和远处转移。因此对其治疗主要是采用根治性手术扩大切除。发生于髁突的恶性肿瘤，如关节盘完整或尚未破坏者，可行髁突及关节盘等一并摘除。发生于关节窝、关节结节或髁突的恶性肿瘤若已侵犯关节上腔者，则需行颅颌手术切除。根据肿瘤的大小和侵犯的范围，尚需切除部分腮腺或肌肉组织。若病变范围大，术后可根据肿瘤的性质辅以放疗或化疗，如纤维肉瘤对化疗不敏感，术后可辅以放疗；软骨肉瘤对放疗不敏感，术后可辅以化疗；滑膜肉瘤可辅以放疗或化疗。由于淋巴转移少见，一般不行颈淋巴清扫术；对临床检查发现有淋巴结肿大者，可行选择性颈淋巴清扫术。若肿瘤范围小，手术能彻底切除，则可同期行缺损修复及关节重建术，如可选喙突、带肋软骨的肋骨、血管化或非血管化髂骨、血管化腓骨等游离移植修复或选用人工关节重建。

对颞下颌关节转移瘤一般采用综合治疗，应首先寻找和处理原发病灶，对原发病灶进行诊断及综合治疗。待原发灶已被控制且排除其他部位转移者，亦可行手术切除，并根据原发灶的性质辅以放疗或化疗。

【手术操作规范与技巧】

手术注意事项

1.严格执行无瘤操作原则。

2.尽量避免损伤髁突深面的颌内动脉或翼静脉丛，以免引起大出血。

3.注意保护面神经，但若肿瘤距离面神经干或分支较近应予以切除。

4.注意引流充分、消灭死腔。

5.对术创内腮腺组织予以缝扎，以防术后涎瘘。

【出院注意事项】

1.定期复查，行 CT 或 X 线检查。

2.术后行化疗或放疗等综合治疗。

3.加强营养，增强免疫功能。

4.坚持张口锻炼，配合咬合板等逐渐恢复关节咀嚼运动功能。

（张爱民）

第十一章　口腔颌面部创伤

第一节　颜面部软组织创伤

　　颜面部软组织创伤常见,其中包括擦伤、挫伤、刺伤、切割伤、裂伤及咬伤等,可发生在唇、颊、舌、腭、睑、鼻及腮腺等部位。单纯软组织伤居多,而颌面部骨组织伤时,其浅面可同时有软组织伤。颜面为人显露部位,创伤将不同程度地影响外形及功能;此处血运丰富,组织抗感染及愈合能力强;同时有深部骨组织腔窦创伤者则易感染;邻近呼吸道的创伤可引起呼吸障碍;眶下、额部及耳前腮部软组织伤可同时发生眶下、额及面神经创伤;还可同时发生表情肌和咬肌创伤。

一、擦伤

【临床表现】

1.主要在颜面突出部位,如颧、鼻端、额、耳及颏等处,可与挫伤同时发生。

2.创面不规则,有点状或片状出血,表面渗血或渗液,常附有泥沙等异物。

3.疼痛明显,常伴烧灼感。

【诊断要点】

1.有与粗糙物摩擦致伤史。

2.皮肤创伤局限在表皮或真皮内,有渗血及血浆、组织液渗出。

3.疼痛。

【治疗原则及方案】

1.用生理盐水或1.5%过氧化氢液清洁表面。

2.涂以消毒药物或抗生素油膏任其暴露,多自行干燥结痂愈合。

3.若创面感染,可用10%高渗盐水、抗生素液或0.1%依沙吖啶液湿敷,待感染控制后再暴露创面。

二、挫伤

【临床表现】

1.局部皮肤有瘀斑、肿胀及疼痛。

2.组织疏松部位,如眼睑口唇等部位肿胀明显,组织致密部位则疼痛明显。

3.同时伤及深部某些部位还可发生相应的症状。

(1)伤及颞下颌关节或咬肌时可有张口受限或错𬌗。

(2)伤及眼球时可出现视力障碍。

(3)伤及切牙时可出现牙及牙槽突创伤的症状。

【诊断要点】

1.有钝器打击或硬物撞击史。

2.受伤局部肿胀、皮下淤血。

3.局部疼痛或同时有颞下颌关节、眼或牙及牙槽突相应症状。

4.必要时可行 X 线摄片,检查是否有深部骨创伤。

【治疗原则及方案】

1.挫伤早期以局部冷敷及加压包扎为主;后期以热敷、理疗促进吸收为主。

2.如血肿较大可在无菌下穿刺抽吸后加压,若血肿影响呼吸或进食也可切开后去除血凝块。

3.为预防和治疗感染,可使用抗生素。

4.对颞下颌关节挫伤可采用关节减压法,即两侧磨牙间垫高并加颅颌弹性绷带,使关节减压及止痛;关节腔内渗血肿胀严重者,可穿刺抽血。

5.对有视力障碍、牙及牙槽突创伤者,应及时行专科处理。

三、刺伤

【临床表现】

1.一般伤口小而伤道可以较深,也可是贯通伤。

2.由于伤道深度及方向不同,可同时发生邻近器官的创伤,如眼、耳道、鼻腔、牙、腮腺、舌及口底等创伤,有时尚可伤及颅底。

3.伤道疼痛,伤口可有渗血或渗液。

【诊断要点】

1.有明确的尖锐物体的外伤史。

2.可见皮肤或黏膜小伤口。

3.局部疼痛。

4.有条件可行 X 线摄片或 B 超,检查是否有深部骨创伤或有无异物存留。

【治疗原则及方案】

1.伤口一般开放,如有明显出血,可压迫包扎止血。

2.小伤口不作缝合处理,较大伤口经清创后,初期缝合放置引流;超过48小时或污染严重者清创后放引流。

3.深在的伤道应用1.5％的过氧化氢液、抗生素液反复冲洗。

4.如证实有异物存留,原则上应予取出。如位于深部,且与重要组织有关时,应权衡利弊综合考虑。

5.应用抗生素预防感染。

6.常规肌注破伤风抗毒素1500U。

四、切割伤

【临床表现】

1.伤口边缘整齐,多较清洁且无组织缺损。

2.伤口深度不一,如切断血管可有不同程度的出血;如创伤神经可出现面瘫、舌感觉或运动障碍;如腮腺受损可发生涎瘘。

3.眼睑伤可波及眼球,出现眼的一系列症状。

【诊断要点】

1.有刀或利刃器械致伤物外伤史。

2.可见整齐刀割样伤口。

3.有明显出血。

4.有条件可行X线摄片,检查是否有深部骨创伤。

【治疗原则及方案】

1.1.5％过氧化氢液、生理盐水清创如有明显出血应电凝或结扎止血。

2.缝合:48小时内作初期缝合,放置引流,超过48小时或有感染者,清创刮除表面污秽组织直至有新鲜出血创面后作间距较大的松散缝合。

3.全身和局部应用抗生素。

4.肌注破伤风抗毒素1500U。

5.同时发现有神经伤者应作神经吻合;如有腮腺导管断裂应力争吻合,并应内置硅胶或塑胶管引至口腔,待愈合2周后拔除。唾液腺腺体伤应作缝扎,以免发生涎瘘。

6.同时有眼球伤者应请眼科处理。

五、裂伤

【临床表现】

1.一般创缘不整齐,撕脱创面大者多有组织缺损。

2.皮肤撕裂常伴有肌、神经、血管及骨骼伤。

3.大面积撕脱可伴失血或创伤性休克。

4.易发生感染。

5.如伤及面神经可致面瘫,伤及唾液腺导管可发生涎瘘。

【诊断要点】

1.有强大暴力外伤史。

2.有不整齐创缘的开放性伤口。

3.必要时可行 X 线摄片,检查是否有深部骨创伤。

【治疗原则及方案】

1. 1.5％过氧化氢液、生理盐水清创如有明显出血应电凝或结扎止血。

2.较大撕脱的游离组织争取保留,有条件者立即应用显微外科技术行再植;或将其修成全厚皮或断层皮移植。若有较大组织缺损或血管、神经及骨骼直接暴露时,也可切取带蒂或游离皮瓣移植修复。

3.如有休克症状,应及时抗休克。

4.应用抗生素。

5.伴神经、唾液腺或导管伤者处理同“切割伤”。

六、咬伤

【临床表现】

1.症状与裂伤大致相同,其创面均污染,易感染。

2.可见动物或人的牙咬痕。

【诊断要点】

1.有明确的动物或人咬伤史。

2.伤口不规则,有污染。

3.有条件可行 X 线摄片,检查是否有深部骨创伤。

【治疗原则及方案】

1.用 3％过氧化氢液及大量生理盐水反复冲刷。

2.肌注破伤风抗毒素 1500U。

3.创面可用抗生素湿敷。全身应用抗生素。

4.伤口小可开放不缝合,用碘伏、碘仿或其他消毒抗菌纱布覆盖;大伤口可作大间距松松缝合,放置引流。

5.如有组织缺损可采用皮片或皮瓣修复;若污染严重可延期修复。

6.耳郭、鼻端及舌体断裂离体者如组织完整可试行原位再植。无再植条件单位可将离体组织冷冻(－196℃)保存后转院;或待伤口愈合后再延期修复。

7.犬咬伤应注射狂犬病疫苗。

(刘道峰)

第二节　牙槽突骨折

【概述】

牙槽骨骨折，主要发生于前牙区。治疗以恢复牙及正常咬合关系、形态、美观和功能为原则。

【临床表现】

1.可有牙龈撕裂、出血及肿胀。

2.可触及黏膜下骨台阶及咬合紊乱。

3.也可同时有牙折。

【诊断要点】

1.数个牙联体松动。

2.可摄 X 线片确定骨折线。

【治疗原则及方案】

1.在恢复正常咬合关系的基础上复位固定，可用医用钢丝或牙弓夹板与两端健康牙结扎固定。固定时间不少于 4 周。

2.撕裂的牙龈应缝合，伴牙折者应同时处理。

（刘道峰）

第三节　下颌骨骨折

【概述】

下颌骨骨折按部位可分为颏部、体部、角部、支部及髁突部骨折；好发颏正中联合、颏孔区、下颌角及髁突颈等部位；可单发、双发或粉碎；可为闭合或开放性骨折。

【临床表现】

1.伤处局部肿胀、压痛、并可发生皮下淤血。

2.有不同程度的张口受限。咬合关系正常或错乱。

3.面部畸形、不对称。

4.可同时伴牙及牙槽突骨折。

【诊断要点】

1.有张口受限、张闭口运动异常、疼痛及下唇麻木等。

2.骨折各段移位的状况，并导致咬合错乱程度和状况。

3.骨折处牙龈撕裂及出血。

4.骨折部位触诊可有台阶状、骨擦音及假关节活动。

5.髁突骨折可见后牙早接触、前牙开𬌗、耳前肿胀压痛及张口受限；外耳道及颅中窝骨折时,可发生耳道出血或脑脊液瘘。

6.摄 X 线片或 CT 片,明确骨折部位。

【治疗原则及方案】

1.治疗原则为复位及固定

(1)复位是以恢复伤前咬合关系为标准。儿童因乳恒牙交替后咬合关系还可再次调整,故要求不像成人那样严格;无牙颌以恢复全口总义齿的正常咬合关系为标准。

(2)骨折线上的牙原则上应尽量保留,如明显松动、折断或严重龋坏者应拔除。

(3)骨折局部应有足够软组织覆盖。

2.复位方法

(1)手法复位:适用于早期、单纯线形骨折。

(2)牵引复位:适用于手法复位失败者、多发骨折或已有纤维愈合者,常用分段带钩牙弓夹板通过橡皮圈作颌间弹性牵引。

(3)手术复位:用于复杂或开放性骨折及错位愈合的陈旧性骨折。

3.固定方法

(1)单颌牙弓夹板或树脂贴片夹板固定:用于无明显移位的线形骨折。

(2)颌间固定:用于骨折后咬合关系不稳定者,即在骨折复位后将上下颌牙弓夹板拴结固定。

(3)骨内固定:也称坚强/坚固内固定,适用于复杂骨折、开放性骨折或错位愈合的陈旧性骨折,按张力、压力原则应用小型接骨板、螺钉作切开复位固定。

(4)颅颌固定:用于维持稳定咬合关系的辅助固定,常用弹性绷带作颅下颌缠头固定。

(5)固定时间:视骨折情况,一般为 3～4 周;钛制骨内小型接骨板除儿童因可影响颌骨发育外,无感染时一般无需取出。

4.髁突骨折

(1)髁突及其颈部骨折无明显移位及张口障碍者,用颅颌强力绷带制动 2 周即可。

(2)儿童、囊内骨折以及髁突移位角度不大时宜考虑保守治疗。

(3)成人髁突囊外骨折,以及髁突骨折角度过大、甚至已突出关节窝时宜行手术治疗。

(刘道峰)

第四节 上颌骨骨折

【概述】

上颌骨是面中部最大的骨骼,左右各一,两侧上颌骨在中线连接,构成鼻腔基部的梨状孔。上颌骨上方与颅骨中的额骨,颞骨、筛骨及蝶骨相连;在面部与颧骨、鼻骨,泪骨和腭骨相连,故骨折时常并发颅脑损伤和邻近颅面骨骨折。

【临床表现】

1.上颌骨骨折局部表现肿痛、淤血、张闭口运动异常或受限等与下颌骨骨折相似。

2.若合并颅脑创伤,可有昏迷、喷射性呕吐及头痛史,并可有脑脊液鼻漏。

3.眶内眶周组织内出血者则有"眼镜症状",结膜下出血,眼球移位则有复视。

【诊断要点】

1.上颌骨骨折分为三型

(1)Le Fort Ⅰ型:骨折线自梨状孔底部,牙槽突及上颌结节上方向两侧水平延伸至翼突。

(2)Le Fort Ⅱ型:骨折线横过鼻骨,沿眶内侧壁斜向外下到眶底,再经上颌缝到翼突,还波及筛窦、额窦及颅前窝,并可出现脑脊液鼻漏。

(3)Le Fort Ⅲ型:骨折线横过鼻骨,经眶尖、颧额缝向后达翼突根部,形成颅面分离,常同时有颅脑伤,出现颅底骨折或眼球创伤等。

临床上骨折可不典型,三型表现可互有交叉,也可同时伴有鼻骨、颧骨等骨折。

2.可有骨块移位及咬合错乱,摇动上前牙上颌骨可随之活动。上颌骨常向后下移位,出现后牙早接触,前牙开𬌗,面中1/3变长。

3.颅脑伤或眼球创伤均可出现瞳孔散大或失明,应加以鉴别。

4.X线可明确诊断,一般可采取华特位、头颅后前位或CT片等。

【治疗原则及方案】

1.应首先抢救生命,如抗休克、心肺复苏及脑创伤处理等。

2.软组织伤应先清创,根据需要先后缝合关闭伤口。有脑脊液鼻漏者严禁鼻腔填塞,局部及全身应用抗生素。

3.有深部难以控制的出血者,可先气管切开,再填塞止血。

4.上颌骨骨折应尽早复位固定,一般不超过2周。

5.复位固定:应以恢复伤前正常咬合关系为标准,根据情况分别采用手法复位、牵引复位及切开复位;复位后可采用医用钢丝、牙弓夹板或微型钛板固定,或通过石膏帽作颅颌固定。一般固定需3～4周。

(1)手法复位:用于早期病例。

(2)牵引复位:手法复位不能奏效或骨折已有纤维性愈合者。

(3)颌间牵引:用于上颌骨横断骨折,需先作颅颌固定后,再作颌间弹性牵引。

(4)颅颌牵引:骨折后上颌骨明显向后移位者,需先作复位颅颌固定后,再作颌间牵引。

(5)切开复位:陈旧性骨折已有纤维骨痂者,需先手术去除纤维骨痂,使骨折段复位后再行固定。如眶底骨折向下移位,眼球下移出现复视者,可行眶底复位或植骨来矫正。

(刘道峰)

第五节　颧骨、颧弓骨折

颧骨是上颌骨和颅骨之间的主要连接支架,对构成面部的外形具有重要作用。正是由于颧骨在面中部两侧处于突出的位置,所以较易遭受外力撞击而发生骨折。对颧骨、颧弓骨折,应早期复位,若延误治疗,则常导致张口受限、面部畸形或眼部并发症,增加手术矫治的难度。

颧骨、颧弓骨折的分类法较多。最简单的分类是将其分为颧骨骨折和颧弓骨折。一般可分为颧弓骨折、颧骨骨折、颧骨颧弓联合骨折及颧、上颌复杂骨折;颧弓骨折可分为双线型及三线型骨折。

【临床表现】

1.颧面部塌陷畸形 颧骨骨折因常向后下移位,使颧部外突的形状变为平塌下陷。颧弓骨折常在颧弓中部出现凹陷。但当局部软组织伤后肿胀时,这种塌陷畸形往往被掩盖,而易误诊为单纯软组织挫伤,应加以注意。

2.张口受限 颧骨、颧弓骨折内陷,移位骨折片压迫颞肌或阻挡喙突运动,可发生张口困难。由于伤后疼痛所致的颞肌和咬肌反射性痉挛,也可使被动张口度加大。

3.复视 颧骨骨折并发复视有10%～14%,主要原因是骨折后移位致眼球移位及眼外肌失去平衡所引起。如仅为眶外缘折断及移位,产生复视的原因是由于附着于眶外侧壁上的眼球悬韧带随骨折段下移,引起瞳孔水平的改变;如伴有眶底骨折,则眶内容物下陷,眼球向下移位,发生复视。如眶底骨折时眼下直肌被夹持于骨折处,则复视的产生除瞳孔水平改变外,更多是由于眼球运动受限而致。因眼外肌出血、局部水肿而限制眼球运动所致复视,则在血肿及水肿被吸收、消退后即可消失;因颧骨移位眼球下移所致的复视,在骨折复位后常可恢复;眶底骨折引起的复视,如延误治疗,一旦脱出的眶内容物与周围组织发生粘连,则可导致持久性复视。

4.神经损伤体征 颧骨骨折累及眶下神经损伤,可出现同侧眶下、鼻旁及上唇皮肤感觉迟钝,大部分病例于骨折复位后能逐渐恢复。开放性颧骨骨折也可损伤面神经颧支而引起眼睑闭合不全。

5.其他症状 颧骨骨折伴有眶壁、眼底损伤时,眼睑、眶周皮肤及球结膜下可发生出血性淤斑及肿胀,眼球运动受限或向下移位;伴上颌窦壁骨折时,窦内积血,可有鼻出血;窦内空气逸出至面颊组织,出现皮下气肿等。

【诊断要点】

颧骨、颧弓骨折的诊断主要根据外伤史、临床表现及 X 线检查。局部塌陷畸形、张口受限最为重要,部分病例尚有复视、眼周淤血及眶下区麻木等。

仔细触摸眶外缘、眶下缘、颧弓、颧骨及口内颧牙槽嵴区骨面,注意有无压痛、骨连续性中断或台阶状畸形。

X 线检查对颧骨、颧弓骨折的诊断很有帮助,尤其在伤后因伤区肿胀,临床检查难以确诊时更有意义。可选用华氏位、颅底位和颧弓切线位投照,有条件者则以 CT 三维重建为最佳,可显示骨折线的部位、数目、方向、骨折段移位情况以及与眶周、上颌窦、喙突及眶下孔之间的关系等。

【治疗措施】

1.治疗原则 颧骨、颧弓骨折后骨折段移位和面部畸形不明显,无张口受限或复视等功能障碍者,一般可不作手术治疗。反之,如有明显的移位、畸形及功能障碍者,则应在明确诊断后及时手术,或在局部肿胀基本消退后早日进行。如延误治疗,一般在伤后 2 周左右,即已发生纤维性愈合;如延时更长,则将发生错位骨性愈合,手术复位更为困难,造成的面部畸形和功能障碍也难以完全纠正。颧骨、颧弓同时骨折时,应先使颧骨复位固定后再将颧弓复位或固定。

2.治疗方法　颧骨、颧弓骨折的治疗方法较多,但可归纳为盲探复位和开放复位、固定两类。盲探复位早年应用较多,但因为复位不全或复位后又脱位,部分病例仍有骨连接不良、复视、张口障碍和面部畸形。因此,对有明显移位的不稳定型颧骨颧弓骨折,应采用开放复位和明视下直接固定。

【颧骨颧弓骨折开放复位内固定术操作规范】

1.操作程序及方法

(1)患者取仰卧位,垫肩,头偏向健侧。

(2)手术可在全麻或局麻下进行。根据骨折部位,切口可选择眶外上、眶下缘及颞部作"问号"形切口。复杂骨折可用同侧半冠状切口。显露骨折断端复位后行钛板坚固内固定。

2.注意事项　注意保护面神经颧支、颞支和眶下神经。

【围手术期的处理】

(一)术前准备

1.手术指征

(1)颧骨、颧弓骨折面部塌陷畸形及张口困难者。

(2)颧骨、颧弓粉碎性骨折,移位明显,张口障碍者。

2.常规准备

(1)摄 X 线华氏位和颧弓切线位,有条件者行 CT 头面骨三维重建。

(2)备好钛板和骨钻。

(3)剃去患侧耳上约 10cm 头发。冠状切口者应剃光头。

(二)术后处理

1.一般处理

(1)术后防止局部受压。

(2)术后 1~2 日去除引流,7 日拆线。

2.并发症处理

(1)纠正过度或不足:颧骨位于面中部两侧突出部位,除与上颌骨有一三角形小面积的接触外,与额骨、蝶骨和颞骨均以点或线状接触,周围是腔、窦、凹,体部大都是空悬在面中部两侧,其骨折复位固定不当,都可造成畸形。可通过头皮冠状切口或颧骨周围隐蔽小切口或口内切口,用自体髂骨、肋骨或者颞筋膜、颞筋膜顶骨瓣等充填凹陷畸形;或者通过上述切口去骨矫正过突畸形。

(2)神经损伤:采用颞部切口复位固定时,由于切口位置或翻瓣层次不当,可引起面神经颧支和颞支损伤,出现同侧眼睑闭合不全和额纹消失。如果面神经的连续性未中断,可应用维生素 B_1 和维生素 B_{12} 等,辅以理疗,配合表情肌功能训练。如面神经被切断,可立即行面神经修复。

(张爱民)

第六节　眶底骨折

随着交通事故的上升,面中部骨折日见增多。眶骨骨折,特别是眶底骨折,可单独发生,亦可和其他面骨同时发生。可同时伴有颧骨骨折、鼻眶骨折、Le Fort Ⅱ型或Ⅲ型骨折,后两者的骨折线都经过眶底。

【临床表现】

1.局部软组织肿胀、睑周围皮下与结膜出血,当眶内大量出血时,可使眼球突出。在早期,骨折区有压痛,眶缘畸形;眶下缘处可触到阶梯状感觉。当有淤斑时,通常提示骨折累及副鼻窦。

2.复视:是一个重要症状。爆裂性骨折时,眶内的软组织,包括下直肌、下斜肌、眶壁骨膜及筋膜向下脱出,眼外肌出现垂直方向运动受限时,即可产生复视。当眶底发生爆裂性骨折时,眶内容物不是脱出,而是连同眼球一起向下移位及眼球陷没。眼下直肌和下斜肌都受眼神经的分支所支配,如果该神经受损亦可引起复视。

此外,滑车神经及外展神经的损伤,骨折片引起的肌肉撕裂,肌肉出血,眶变形,眼球黏连及眼球陷没所致的眼外肌运动失去平衡等都可造成复视。

3.眼球陷没:是眶底骨折的另一重要表现。引起眼球陷没的原因可能有:①由于眶底骨折破裂,使眶脂肪从眶腔掉入上颌窦内。②眼球周围肌肉嵌顿到内后的位置,未及时处理,使嵌顿的肌肉变短并纤维化。③由于骨折使眶腔扩大,结果眶脂肪在一个大的眶腔中分布不足以支持眼球。④由于眼眶血肿或低度感染所致的脂肪坏死。

4.下神经分布区麻木:眶下区麻木,一般表示骨折在眶底的中央部分。

5.有时可见到眶内及眼部的皮下气肿。

【诊断要点】

1.首先要问清受伤的原因或致伤物的大小和形状。如眶部受到网球、肘部或拳头的撞击,头部在车祸中遭受撞击等。

2.下直肌牵引试验:对眶内软组织是否因眶底骨折而下陷嵌顿,可以得到证实。方法是用地卡因麻醉结膜后,然后用镊子从边缘的 7mm 处,夹住下直肌在眼球附着处牵拉,观察是否容易推动。

3.眶下区感觉异常,提示有眶下管区的骨折,造成眶下神经的损伤。如有上睑下垂,则与上睑提肌或动眼神经损伤有关。

4.伴有眶下缘骨折的非单纯性爆裂骨折时,由于眶下缘向后移位,眶隔向下后拉下睑,可出现下睑垂直性缩短和外翻。

5.X线检查可以发现骨折的部位和类型及上颌窦内的情况,常用华氏位或眼眶断层 X 线摄片。

【治疗措施】

1.治疗原则及目的　确诊有眶底骨折时应行手术复位。手术治疗的目的在于：①恢复被嵌顿的眼球肌组织和眼球的活动。②将疝入上颌窦的脂肪组织回纳到眶内。③恢复眼眶的大小，尽可能改善眼球内陷和复视。

2.手术时机　伤后不需立即手术，尤其是有水肿存在时。一般几天之后水肿即可消退，手术时期通常不超过伤后 7 日为宜；通常 X 线检查有骨折，加上有复视或眼球内陷，即应手术。

【眶底骨折整复术操作规范】

1.操作程序及方法

(1)患者取仰卧位。

(2)手术可在局麻下进行。常取下睑睫毛下切口显露骨折线复位，并将眶内容物回纳后，以微型钛板固定。

2.注意事项　注意保护眶下神经。

【围手术期的处理】

(一)术前准备

1.手术指征

(1)眶底骨折有眼球下陷或复视者。

(2)眶底骨折有眼球运动障碍者。

2.常规准备

(1)摄 X 线华氏位，检查眶底骨折移位情况，并注意其他部位有无骨折。

(2)如为眶底击出性骨折，需准备植骨材料：自体骨、异体骨或代用品。

(3)眼周伤后肿胀经处理消退后再行手术。

(二)术后处理

1.常规抗感染。

2.术后 24 小时去除引流条。

3.术后 5 日拆线。

4.检查眼球运动及视力。

(张爱民)

第七节　鼻骨骨折

外鼻突出于面正中部，加之鼻骨比较菲薄，故易受损伤而发生骨折。鼻外部的骨骼，主要是由鼻骨和上颌骨的额突所构成，上与额骨的鼻突相连接，因而两侧鼻骨易同时发生骨折。儿童的鼻骨则有明显的裂缝分隔，鼻骨骨折可仅限于一侧。

【临床表现】

鼻部受伤后,立即出现鼻梁歪斜或塌陷等畸形,数小时后鼻部及周围软组织、眼睑发生肿胀、淤血,这时外鼻畸形反而不明显,待肿胀消退,畸形再现。粉碎性骨折时,空气可自破损的鼻黏膜、泪器进入鼻、眼睑及面颊部皮下,发生皮下气肿,尤其在擤鼻时,皮下气肿加剧。因常伴鼻黏膜撕裂,故有鼻出血。损伤严重者,鼻流清水或淡红血水样液,提示筛骨筛状板损伤、脑膜撕裂,发生脑脊液鼻漏。由于鼻腔内血凝块或异物堵塞、鼻黏膜肿胀或鼻中隔软骨及骨质移位突出,可有鼻阻塞。如鼻额部损伤累及嗅神经,可有嗅觉障碍。

【诊断要点】

1.鼻骨骨折的诊断,主要依靠损伤史、临床特点和局部检查来决定。

2.鼻部 X 线片可显示骨折部位、性质及鼻骨骨折片移位的方向,尤其在鼻部软组织肿胀时,有助于诊断的确立。向侧方移位的鼻骨骨折,可在正位片上显示;向后方移位的骨折片,在侧位 X 线片上可以清晰地显示出来。

【治疗措施】

1.治疗原则 鼻骨骨折的治疗,应及早进行,因鼻部血运丰富,骨片较薄,骨折后如不早期复位,易发生错位愈合。鼻骨骨折的治疗,主要是整复移位的骨折片。

2.治疗要点 新鲜骨折行手法复位固定;陈旧性骨折,同时有颧骨或上颌骨骨折应行开放复位术。

【鼻骨复位术操作规范】

1.操作程序及方法

(1)手法复位术:用含肾上腺素的 1‰丁卡因棉片麻醉鼻腔黏膜后,将鼻骨复位钳伸入鼻腔,直至骨折部位下方。右手用力将钳端上撬;左手指扶于鼻根部,协助复位。

(2)开放复位术:冠状切口常应用全麻,切开后翻转皮瓣,沿骨膜下剥离至鼻根部复位后以不锈钢丝或微型钛板固定。

2.注意事项 鼻骨骨折合并筛窦气房、眶内侧壁骨折者,常出现内眦韧带松弛、断裂和泪道的损伤,使内眦角向外下方移位,眦距增宽,进行骨折复位时,应注意修复内眦和泪道。

【围手术期的处理】

(一)术前准备

1.手术指征 伤后鼻背塌陷畸形以及鼻通气不良者。

2.禁忌证 鼻骨骨折同时有颅脑伤及脑脊液漏。

3.常规准备

(1)摄 X 线片,检查鼻骨骨折部位及骨折线。

(2)备好鼻骨骨折复位钳、硬橡胶管、碘仿纱条、凡士林纱条等。

(二)术后处理

1.复位后立即用裹以碘仿＋凡士林纱条的橡皮管,分别填入两侧鼻腔,术后 3~5 日抽出。

2.鼻背用印模胶夹板保护7～10日。

3.术后防止再碰撞,可用1%麻黄碱液滴鼻。

4.开放复位者24小时后去除引流条,术后7日拆线。

(张爱民)

第八节　口腔颌面部烧伤

颌面部虽然仅占全身体表皮肤面积的3%左右,但因暴露在外,不论在平时或战时,遭受烧伤的机会比身体其他部位多。在平时,头面部灼伤约占全身的18.2%,其中颌面部又占94%;可由各种火焰烧伤、过热物体灼烧、过热液体烫伤或一些化学物质的烧伤而造成。

【临床表现】

1.按灼伤病变组织的深度,通常分为3度:Ⅰ度:只伤及表皮的角质层、透明层和颗粒层,生发层仍正常,故皮肤再生力强。伤部干燥、疼痛、微肿而红,无水泡。Ⅱ度:浅Ⅱ度烧伤伤及全层表皮,达生发层和真皮乳头层。深Ⅱ度烧伤已伤及真皮的浅层,但仍残留部分真皮,烧伤区起水疱。如无严重感染,仍可有上皮再生,创面可自行愈合。但如感染严重,破坏了残存的部分真皮及其深面的毛囊和汗腺等上皮性组织,则需植皮,方能愈合。Ⅲ度:是皮肤全层的烧伤,有时还可深达皮下脂肪和肌肉,被烧毁的组织常形成焦痂。这种烧伤需植皮才能修复。

2.颌面部血管、淋巴管丰富,皮下组织松弛,烧伤后出现的反应既快又重。早期渗出较其他部位多,面部水肿也特别严重,一般在几小时内即可出现明显肿胀,伤后48小时达到最高峰。

3.颌面部外形高低不平,烧伤时突出的部位如鼻、眉、颧、耳及唇等处的伤情常较重。

4.颌面部烧伤后,由于口唇、鼻部肿胀,张口困难,鼻孔狭小,呼吸可受影响。Ⅲ度烧伤时面部水肿受焦痂的限制,外观肿胀不明显,水肿转向深层颈部和咽部软组织,可致呼吸困难。若伴有呼吸道烧伤时,更易并发呼吸道梗阻。

5.颌面部神经分布丰富,烧伤对局部是个强烈刺激,常发生剧烈疼痛,易发生高热及休克,小儿尤为常见。

6.面部为五官所在部位,深度烧伤后可发生唇外翻、闭口困难和流涎;鼻畸形、鼻孔狭窄或闭塞;睑外翻,不能闭合;眉毛脱落及颏颈瘢痕粘连、抬头受限等,需进一步整形治疗。

【治疗措施】

1.治疗原则　颌面部灼伤的治疗与一般灼伤处理原则相同,包括镇静、止痛、防治休克、抗感染及创面处理等。

2.治疗要点

(1)中小面积Ⅱ度烧伤,可用冷水清洗,并持续湿敷,可减轻疼痛,清洁创面,减少渗出,防止或减轻继发性损害。

（2）检查有无呼吸道烧伤，如有则应采取必要措施，防止并发症。

（3）清理创面，剃去毛发，以减少污染。

（4）面部烧伤宜行暴露疗法。因面部是五官所在，凹凸不平，不便包扎。包扎后妨碍面部功能，病人感到不适，且妨碍眼、鼻、耳及口周的护理，不能及时清除其分泌物，易使创面感染。

烧伤创面可涂以中性药制剂，轻度烧伤一般可在 10 日内愈合。深Ⅱ度烧伤也可自行愈合，但愈合后瘢痕挛缩，致五官畸形或功能障碍。故对深Ⅱ度烧伤创面，应考虑早期或 10 日内将焦痂剥除，或削去一层，按分区植以大块中后皮片，常可获得较好效果。

（5）Ⅲ度烧伤，可在伤后 10～14 日焦痂已开始有部分分离时于麻醉下剥除焦痂，并按面部分区植以大片自体中厚皮片。如创面有感染时，在手术前予以湿敷 1～2 日，使创面清洁后，再植皮片。皮片移植后，可用一层网眼纱将皮片固定，然后以湿纱布包扎 2～3 日，鼻饲 3 日后，清理创面。如果皮片生长良好，即可采用暴露疗法，并及时清理眼、鼻及口周分泌物。

（张爱民）

第九节　口腔颌面部异物

口腔颌面部损伤时各种异物进入并存留于组织中是经常发生的，尤其是火器伤时，更为多见。异物的种类很多，从诊断的角度考虑，可分为金属异物和非金属异物两大类。金属异物以弹片、弹丸、子弹和车辆碎片最多，非金属异物有泥沙、碎石、竹木碎片、棉花布屑和碎牙片等。

【临床表现】

1.异物存留于口腔颌面部的临床表现取决于异物的大小、数目、形状、性质、滞留部位、污染程度以及损伤的轻重等。一般常有局部不适、隐痛及发胀等。如异物所在的部位不影响颌面部器官的功能，又未发生化脓感染，经过一定时日，该异物可被结缔组织包绕，而无明显症状。

2.面部表浅的异物，局部常可有触压痛，其表面创口常被覆痂皮；揭去痂皮，其下或有小伤道，或有少量脓性分泌物。如为煤渣存留，如不及时、仔细地逐个清创去除，伤口愈合后将发生色素沉着，状如文身。

3.面部深处的异物常形成久不愈合的瘘道，平时有少量脓液外流；一旦瘘口封闭，引流不畅，可导致炎症急性发作，经局部引流和抗生素治疗后，症状减轻或缓解。因此，当出现经久不愈的瘘口或反复发作的急性炎症时，应考虑到深部有异物滞留。

4.口腔颌面部异物存留常引起功能障碍；颞下颌关节区及咀嚼肌内的异物.可影响张、闭口活动；舌根、口底或咽侧部的异物，可引起吞咽疼痛或舌活动受限；损及某一脑神经的异物则会出现有关的症状或体征，如滞留于面神经总干旁的异物可发生面瘫；舌下神经附近的异物可影响舌的正常运动,伸舌时偏向患侧等。

5.异物损伤动脉壁并嵌留于血管壁上,血液外流,可形成搏动性血肿。这种损伤如发生于颈动脉区,血液流至颈动脉鞘间隙内,当血肿内的压力与血管内的压力相当时,血管内的血液即不再外流,而血肿部分机化,有时仍可听到血流杂音,此即为假性动脉瘤。如异物同时损伤伴行的动、静脉,使相邻的动、静脉直接交通,即形成动、静脉瘘,可扪到动脉搏动或听到血流杂音。

【治疗原则】

1.如异物小,部位深,无任何自觉症状,或已存留多年无不适者,则不必手术摘除。

2.如异物较大,确位于重要组织或器官附近,临床上无明显症状;手术摘除创伤较大,有损伤大血管和脑神经可能者,应慎重斟酌,一般也可不予手术取除。

3.如确有症状和功能障碍,术前准确定位、精心设计后,可以手术摘除异物。

【异物摘除术操作规范】

1.操作程序及方法

(1)选择距离异物最近、损伤组织最小、比较隐蔽的部位做切口。

(2)充分显露手术野,争取在直视下探查,防止误伤其他重要结构。

(3)对于边缘锐利的深部金属异物,应细心游离其周围组织,使其逐渐松动后,向阻力小的方向移位。

(4)消除异物摘除后的"死腔"。

(5)伤口安置引流。

2.注意事项　术前应对异物准确定位。

【围手术期的处理】

(一)术前准备

1.手术指征

(1)浅表异物于清创同时即可取出。

(2)新鲜伤道,异物较大(直径>1cm);异物不邻近重要神经、血管,可循伤道探取。

(3)深部异物已有感染或形成瘘道,可循瘘道探取异物。

(4)异物存留导致功能障碍时,如影响进食或呼吸,张口受限,疼痛及妨碍创口愈合者。

(5)异物嵌于大血管壁,如颈动脉、颈内静脉,可导致大出血者。

2.禁忌证

(1)局部有急性炎症。

(2)伤情危重。

(3)深部异物定位不确切。

(4)大血管附近的异物,无供血及血管修补、吻合技术条件者。

3.常规准备

(1)对金属异物,应备好强磁场异物吸取装置。

（2）异物定位：

1）强光透视法：金属及非金属异物均可应用，主要用于舌、颊、口底异物。

2）X 线透视：可同时用金属针在异物附近从正、侧面刺入。结合患者头位变化，可在术中起引导作用。

3）吞钡检查：口咽金属异物应用吞钡 X 线透视或摄片。

4）参照物透照：对深部金属异物，术中如不易找，可在创腔固定一金属环，再透视或摄片，以明确其位置。

5）X 线摄片：拍摄标准头颅正、侧位及水平位定位片。

6）动脉造影：可明确异物与血管的关系。

7）CT 检查：可较精确地定位。

（3）做好全麻术前准备。

（二）术后处理

1.伤口安置引流，24 小时后去除。

2.预防破伤风及伤口感染。

（张爱民）

第十二章　口腔颌面部畸形及缺损

第一节　先天性面裂畸形

一、唇裂

唇裂是口腔颌面部最常见的先天性畸形,由于受遗传和环境等诸多因素的影响,在胚胎发育过程中上颌突与球状突未融合或融合不全,从而导致唇部有不同程度的裂开,常与腭裂伴发。发病率为 0.13%～0.36%,男女性别之比为 1.3：1,男性多于女性;其中以单侧唇裂最为多见,左侧大于右侧。

【临床表现】

1.根据裂隙部位可将唇裂分为

(1)单侧唇裂:不完全裂,完全裂。

(2)双侧唇裂:不完全裂,完全裂,混合型裂。

2.根据裂隙程度可将唇裂分为

Ⅰ度唇裂:仅局限红唇部的裂开。

Ⅱ度唇裂:上唇部分裂开,但未裂至鼻底。

Ⅲ度唇裂:上唇至鼻底完全裂开。

【诊断要点】

(一)病史询问要点

1.遗传因素　询问其直系或旁系亲属中有无类似的畸形发生。

2.营养因素　询问其母亲在怀孕期间有无因反应导致营养不良。

3.感染因素　其母在妊娠初期,有无患病毒感染性疾病如风疹等。

4.损伤因素　其母在妊娠初期,有无遇到某些损伤,特别是引起子宫及邻近部位的损伤,如不全人工流产或不科学的药物堕胎。

5.精神因素　其母在妊娠早期有无遭受精神刺激,使体内肾上腺皮质激素分泌增加。

6.药物因素　其母在妊娠早期有无服药史。

7.物理因素　其母在妊娠早期有无频繁接触放射线或微波史。

8.烟酒因素　其母在妊娠早期有无大量吸烟(包括被动吸烟)及酗酒。

(二)体格检查

重点检查唇、腭、鼻畸形的情况及口鼻腔的情况。

1.单侧唇裂畸形特征

(1)唇部裂隙畸形:可出现不同程度的患侧上唇开裂,裂隙可涉及红唇、白唇、鼻底,可伴有牙槽脊裂、腭裂。

(2)鼻部畸形:患侧鼻孔宽大,鼻底变宽,鼻翼塌陷并向下移位,鼻小柱变短,鼻尖偏向健侧,患侧鼻唇沟消失,鼻前庭穹隆变钝,鼻中隔偏向健侧,下鼻甲肥大。

(3)上颌骨畸形:患侧上颌骨发育不足,骨段错位;前颌骨和上颌骨向健侧偏离。

2.双侧唇裂畸形特征　表现为两侧上唇不同程度的裂隙,单纯双侧唇裂前唇大小取决于裂隙的范围和前唇的发育程度。鼻的形态基本对称,鼻小柱长度也多属于正常。伴有牙槽脊裂者,其前颌往往明显前翘,一般前唇呈圆形,仅与鼻小柱相连,鼻小柱非常短小或消失,鼻翼向后下移位。伴有牙槽脊裂和腭裂者,往往表现出不对称,前颌骨前突和偏向一侧,也可以出现旋转或者垂直向上移位。由于前颌骨的位置变化导致鼻小柱短小甚至消失,鼻尖扁平,鼻翼基部特别宽。

(三)继续检查项目

入院后应进行下列检查:①血、尿、粪常规。②凝血功能常规项目。③心电图和胸部 X 线摄片。

【鉴别诊断】

一般唇裂畸形无需鉴别诊断,但应注意通过全身的检查,判断是否为综合征性唇裂,以便于进一步治疗身体其他部位的畸形。

【治疗措施】

(一)治疗原则

外科整复是治疗唇裂畸形的唯一方法。手术的目的是恢复上唇的正常形态和生理功能。

(二)治疗要点

1.使移位的组织回复并保持在正常的位置。

2.用与缺损组织相同的组织修复缺损。

3.注意上唇细微的解剖结构,如人中嵴、人中窝、红唇缘、唇珠的重建。

4.从和谐对称美学法则出发,尽量恢复两侧鼻翼、鼻孔形状,并使上下唇的宽度比例和谐,唇宽度符合面部的"三停五眼"审美原则。

5.重建骨或软骨的基础。

6.从未来颌面生长发育的角度出发,摒弃远期效果不好、对颌面发育有严重影响的不良治疗方法。

【唇裂整复术操作规范】

1.操作程序及方法

(1)患者取仰卧位,垫肩,头偏向健侧。

(2)手术麻醉方法的选择应以安全和保证呼吸道通畅为原则,较大的儿童和成人可在局部麻醉(眶下孔阻滞麻醉)下进行。婴幼儿施行唇裂整复术,都应在气管插管实行。但由于插管全身麻醉需要特殊的设备、相应的监护系统,以及麻醉技术要求较高,目前国内较多仍采用 γ-羟丁酸钠,或硫喷妥钠,或氯胺酮基础麻醉,加用眶下神经阻滞麻醉情况下施术。应当指出,这种麻醉方式是极不安全的,在有条件的单位不应再采用这种麻醉方法。

2.术式选择　经典的唇裂修复方法有三角瓣法和旋转推进法。三角瓣法的优点是定点较明确,初学者易掌握,能恢复患侧应有的高度。其缺点是在患侧要切除一些正常的唇组织;另一缺点是由于三角瓣嵌入上唇下 1/3 部,瓣尖又恰好在人中下方,有损于正常解剖形态;不完全唇裂常可发生患侧过长的现象。旋转推进法的优点是切除组织少,鼻底封闭较好,不易裂开,鼻小柱歪斜畸形可获得较好的矫正;患侧唇部中下部的瘢痕线与人中嵴相似;唇弓形态较好。其缺点是定点的灵活性较大,初学者不易掌握;有时,特别是完全性唇裂,患侧唇高常嫌不足。由于旋转推进法能使得修复后的唇部能够最大限度地恢复其正常的生理解剖功能,因此大多数人在修复唇裂时采用旋转推进法。在解决鼻底瘢痕及患侧唇高不足的问题上,学者们提出了众多的改良方法。

3.切开　可在两侧口角处使用唇夹或用手指捏紧上唇外侧,以减少出血。唇部全层切开后,用蚊式血管钳止血。唇部血管较小,一般在钳住数分钟后,即可止血。如仍有较明显的出血点,特别是成人的上唇动脉,应用细丝结扎止血,但原则上这种结扎越少越好。

4.减张　在完全唇裂病例,为了便于两侧唇组织在尽可能减少张力的情况下缝合,切开后,可将唇部上翻,在两侧口腔前庭黏膜移行皱褶处做左右两个水平的松弛切口(或仅作患侧)。切口应通过黏膜和肌肉,直达骨膜上。用刀柄或骨膜分离器将唇颊部软组织与上颌骨骨膜分离,剥离到鼻翼基部梨状孔边缘。剥离的范围应视裂隙大小、患侧鼻翼移位程度而定。裂隙愈宽,鼻翼愈下塌,剥离的范围愈广。向后可达磨牙区,向上可达眶下孔部位。经上述剥离后,两侧唇部组织就容易对位缝合,张力明显减少,创口愈合也就有了保证,唇颊沟的创面,一般用湿热盐水压迫片刻可止血。有时下方组织需向中线移行调整缝合,以利两侧唇组织的靠拢。

5.肌功能重建　在两侧创口肌肉和皮肤以及肌肉和口腔黏膜之间锐性解剖分离口轮匝肌,然后在健侧的鼻小柱基底深面,切断在前鼻棘异常的口轮匝肌附着,并将肌束向下旋转。在患侧,应剪断异常附着在鼻基底部及犁状孔下缘的肌束,形成一个较宽大的肌瓣,并也将其旋转向下。将患侧向下旋转的肌瓣牵拉向健侧,并用手术将此肌瓣分为上 2/3 及下 1/3 两个瓣,上部肌瓣就位于前鼻棘下的盲袋内;下部肌瓣就位于健侧唇珠部位的盲袋内,以支撑形成丰满的唇珠,健侧肌瓣与患侧两肌瓣间行交叉缝合,如此即完成口轮匝肌重建。

6.修整红唇　红唇的整复选用交叉三角唇红瓣的方法:在保存健侧的唇部、唇珠结构免遭破坏的原则下,首先在健侧的红唇末端形成一三角形瓣;然后按此三角瓣的外形在患侧红唇末端切开并松解,将健侧三角唇瓣插入此缺隙内予以缝合。最后将患侧裂隙下缘的红唇组织适当修剪后缝合于健侧三角瓣的下方。注意在此过程中,切忌随意丢弃红唇组织。临床经验表明,只要三角瓣的设计合理,最后修剪掉的红唇组织是极少的。否则,红唇下缘的正常弧度遭到破坏而遗留不同程度的口哨状凹陷畸形,以后二期修复由于组织的缺损而相当困难。

【围手术期的处理】

(一)术前准备

1.手术指征　术前必须进行全面体检。包括体重、营养状况、心肺情况;有无上呼吸道感染以及消化不良;面部有无湿疹、疖疮、皮肤病等,此外,还应常规行 X 线胸部透视或摄胸片,特别注意有无先天性心脏病,胸腺有无肥大。还应做血、尿常规检查,血红蛋白、白细胞、出血时间及凝血时间是否正常,无论全身或局部出现不正常情况,均应查明原因,并给予适当治疗,待恢复正常后才可安排手术。

从病儿全身状况的准备来看,决定病儿是否适宜手术必须坚持 4 个原则:①病儿体重大于5.0kg;②血红蛋白大于 100g/L。③白细胞计数低于 $10×10^9/L$。④病儿年龄应大于 10 周以上。从上唇生长发育规律的角度和手术安全性综合考虑,手术最适合年龄为:单侧唇裂在 3～6 个月;双侧在 6～12 个月。

2.禁忌证　全身情况不能耐受手术的患者。

3.常规准备

(1)术前 3 日应开始练习用汤匙或滴管喂饲流质或母乳,从而使患儿在术后能适应这种进食方式。

(2)术前 1 日做局部皮肤的准备。可用肥皂水清洗上、下唇及鼻部,并用生理盐水擦洗口腔;如系成人,应剪除鼻毛及剃须、洁牙、清除病灶,并用含漱剂漱口。

(3)婴幼儿应在术前 4 小时给予 10%葡萄糖口服或进食糖水 100～150ml。手术尽量在上午进行。

(4)术前 30 分钟注射阿托品,成人可注射苯巴比妥钠或其他镇痛、镇静剂。

单侧唇裂整复术一般可不输液,双侧唇裂应做好补液准备,有时甚至应准备输血。

(二)术后处理

1.一般处理

(1)患儿在术后全麻未醒前,应使患儿平卧,将头偏向一侧,以免误吸。

(2)全麻患儿清醒后 4 小时,可给予少量流汁或母乳;应用滴管或小汤匙喂饲。

(3)唇部创口不用任何敷料包扎,任其暴露。每日可以 3%硼酸及 75%乙醇等量混合液清洗创口,保持创口清洁;但切忌用力拭擦创口。如创口表面已形成血痂,可用过氧化氢液、生理盐水清洗,以防痂下感染。对幼儿更应加强护理,约束双唇活动,以免自行损伤或污染创口。

(4)术后应给予适量抗生素药物,预防感染。

(5)正常愈合的创口,可在术后 5～7 日拆线。口内的缝线可稍晚拆除或任其自行脱落,特别是不合作的幼儿,无需强行拆除。如在拆线前出现缝线周围炎时,可用抗生素溶液湿敷;必要时拆除有感染的缝线,并行清洁换药和加强减张固定。

(6)使用唇弓至少应在 10 日后去除。在使用唇弓期间,应注意观察皮肤对胶布有无过敏反应和皮肤压伤,如有发生应即时拆除。

(7)术后或拆线后,均应嘱咐家属防止患儿跌跤,以免招致创口裂开。

2.并发症处理

(1)肺炎:病儿 6 个月后从母体获得的抗体已消耗,抵抗力下降,加之手术创伤,术后易于合并肺炎,严重者可死亡。为此,术前务必详细了解病儿全身情况,排除手术禁忌证,选择病儿最佳生理状况时手术。术后病儿一旦出现高热,必须积极给予全身抗生素治疗及支持疗法,并及时儿科会诊。

(2)误吸、窒息死亡:病儿在麻醉未清醒时,可因麻醉后的反应而呕吐,从而误吸、窒息死亡。应将病儿头偏一侧,严密护理观察,一旦呕吐应及时吸除,防止呼吸道梗阻。

(3)伤口感染:可因下列原因引起:术前上呼吸道感染而抵抗力下降,鼻孔分泌物污染,手术消毒不彻底,上唇局部疖肿;术中减张不充分,致术后伤口张力过大,使伤口抗感染能力下降;护理不当,病儿呕吐物、口水、奶污染伤口。除加强术前准备,选择合适的治疗时机外,术后一旦出现感染征象,应及时给予局部处理,如抗生素生理盐水湿敷。全身感染时应用抗生素。

(4)创口裂开:通常由于伤口感染、创口张力过大并且病儿哭闹或缝线拆除过早引起。术前改变病儿奶嘴吸习惯,以防术后吸时张力过大;也应注意加强术前消毒,术后创口护理,防止创口裂开。手术采用肌功能修复,充分解剖口轮匝肌,对位严实缝合肌层;术后采用必要的减张处理,如佩戴唇弓,帮助减少张力。术后拆线应在 5~7 日,不宜过早,采用间断拆除的方法。创口一旦裂开,不能立即再行缝合,一般术后 6~12 个月再行修补术。

【出院注意事项】

1.注意休息,加强营养。

2.保持口腔卫生清洁。继续软食 2 周,逐渐改成普食。

3.唇裂如伴有腭裂,宜在 3~5 岁再住院做腭裂修复术。

4.如需要Ⅱ期整复术,轻者一般在患儿入学前,重者或双侧唇裂术后畸形,最好在患儿稍长或至少年之时,才进行修复。

二、腭裂

腭裂可单独发生也可与唇裂同时伴发。腭裂不仅有软组织畸形,更主要是骨组织畸形。腭裂患者的吮吸、进食及语言等生理功能障碍比唇裂更严重。又因颌骨发育不良而导致面中部塌陷,严重者呈蝶形脸,咬𬌗紊乱(常见反𬌗或开𬌗),严重影响患者的咀嚼功能和面容。因此,腭裂畸形造成的多种生理功能障碍,特别是语言功能障碍和牙颌错乱对患者的生活、学习、工作均带来不利影响,也易造成患者的心理障碍。

【临床表现】

1.目前临床倾向于采用下列分类。

(1)软腭裂:仅软腭裂开,有时只限于腭垂。不分左右,一般不伴发唇裂。

(2)不完全性腭裂:也称部分腭裂。软腭完全裂开伴有部分硬腭裂;有时伴发单侧部分(不完全)唇裂,但牙槽突常完整。本型也无左右之分。

(3)单侧完全性腭裂(左侧或右侧):裂隙自腭垂至切牙间完全裂开,并斜向外侧直抵牙槽脊,与牙槽裂相连;牙槽突裂有时裂隙相接仅有裂隙,有时裂隙很宽,常伴有同侧唇裂。

(4)双侧完全性腭裂:常与双侧唇裂同时发生,裂隙在前颌骨部分,各向两侧斜裂,直达牙槽突;鼻中隔、前颌及前唇部分孤立于中央。

另有少数非典型的情况,如:一侧完全、一侧不完全,腭垂缺失,黏膜下裂(隐裂),硬腭部分裂孔等。

2.根据裂隙程度可将腭裂分为不完全性(Ⅰ度:软腭裂,Ⅱ度:硬软腭裂)和完全性(Ⅲ度)。

【诊断要点】

(一)病史询问要点

询问其直系或旁系亲属中有无类似的畸形发生,询问其母在妊娠早期有无营养不良或病毒感染。患儿无力吸母乳或乳汁从鼻孔溢出,发音时带有浓重的鼻音是其主要特点。

(二)体格检查

专科检查:伴有唇裂畸形时,其唇及鼻的畸形特征如唇部的表现。就腭部裂隙而言,腭部形态可有不同程度的开裂,硬腭穹隆高拱,软腭可因发育不良而短小,腭咽距离增大。因长期的口腔呼吸习惯,病人可有下鼻甲、扁桃体肿大,咽后壁增殖腺增生。在功能方面,病人腭咽闭合不全,具有腭裂语言,即发出的元音很不响亮而带有浓重的鼻音(过度鼻音),发出的辅音很不清晰而且软弱(鼻漏气)。由于口、鼻相通,病儿口腔不能产生负压,出现吸吮功能障碍,同时可导致口鼻腔卫生不良。也有相当数量的腭裂病人伴有牙裂错乱和上颌骨发育不良。部分病人可因腭帆张肌和腭帆提肌附着异常,影响中耳气压平衡,易于引起非化脓性中耳炎,并导致听力下降。

(三)继续检查项目

有条件时应做语音和腭咽闭合功能检查,也包括鼻咽纤维镜检、X线鼻咽腔侧位造影、语音评定等。

【鉴别诊断】

根据病史及专科检查可做出明确诊断。

【治疗措施】

(一)治疗原则

采取综合序列治疗来恢复腭部的解剖形态和生理功能;对面中部有塌陷畸形、牙列不齐和咬𬌗错乱者也应予以纠正,以改善面容和恢复正常的咀嚼功能。有心理障碍者更不应忽视对其的心理治疗,从而使病人到达身心健康。

(二)治疗要点

1.术前矫形治疗　目前较少使用赝复治疗,但在以下情况可以考虑采用:

(1)外科手术有禁忌证。

(2)软腭和咽部神经、肌缺失。

(3)上牙槽发育过小,牙槽裂未修补合并前牙缺失者。

(4)腭成形术后,咽腔过大,腭咽闭合不全,病人不愿意,或无条件行咽成形术者。

2.术前正畸治疗　术前正畸治疗不只是为了降低手术操作难度,而关键是简化手术操作步骤,减少术中腭黏骨膜分离的程度和创伤,使翼上颌结节区和硬腭裸露骨面上形成的术后瘢痕组织减少或消失,并使软腭长度和动度得到最大限度的恢复。正畸治疗以选用具有生理刺激和引导复位作用的 Hotz 板为好,时间选择在出生后 3 个月内佩戴。

3.手术治疗　手术治疗的目的是,整复腭部的解剖形态;恢复腭部的生理功能,重建良好的"腭咽闭合"为正常吞咽、语言功能创造条件。考虑正常语言功能的恢复,手术年龄以 1~2 岁为宜。低于 1 岁手术,进一步提高病儿的语言恢复的概率,相反增加了手术的危险性。从手术对上颌骨的生长发育的影响角度来看,目前为止,迟至 5~6 岁时手术者,其上颌骨的生长发育受限度与早至 1 岁前手术者并无显著差异。

目前手术整复腭裂的方法有咽成形术和腭成形术两种。幼儿病人一般只需腭成形术,待至学龄前,经观察确实有腭咽闭合不全时,再二期行咽成形术。对于大龄病儿或成年病人,单纯依靠腭成形术难以达到腭咽闭合,可两类手术同时进行。

4.术后正畸治疗　手术后至替牙期继续戴用矫治器,保持牙弓宽度。恒牙矫治一般在 14 岁以后进行。

5.正音治疗　正音治疗是指对腭裂病儿进行语音训练,用标准音(普通话)的发音方式来校正其不良发音习惯的语音治疗方法。一般在术后 2~3 个月可以循序渐进开始语音训练。

【腭裂整复术操作规范】

1.操作程序及方法

(1)患者取仰卧位,垫肩,头偏向健侧。

(2)腭裂整复手术均采用全身麻醉,气管内插管为妥,以保证血液和口内的分泌物不流入气管,保持呼吸道通畅和氧气吸入。腭裂手术的气管插管可以经鼻插管也可以经口腔插管。经鼻插管可借鼻孔固定,又可不干扰口内的手术操作;但是对于行咽瓣转移手术,则应采用经口腔插管,用胶布将其固定于左侧口角或下唇的一侧,最好用缝线在口角处缝合一针加强插管的固定,以防插管移动或滑脱。幼儿的喉头黏膜脆弱,气管内插管可能损伤喉头或气管引起喉头水肿,造成严重并发症,故操作时应细致、轻柔、正确。

2.切口　在做切口前先在腭部用加适量肾上腺素的 0.25%~0.5%普鲁卡因或利多卡因或生理盐水,做局部浸润注射,以减少术中出血和剥离黏骨膜方便。应注意,切口在硬腭应深达腭骨骨面,勿伤及腭降血管神经束,也勿超越翼下颌韧带外侧,以免颊脂体露出。

3.剖开裂隙边缘　沿裂隙边缘,自前方直抵腭垂末端,小心地将边缘组织剖开。软腭边缘特别是腭垂部分的剖开应小心进行,刀刃必须锋利,因这部分组织十分脆弱,极易造成撕裂。

4.剥离黏骨膜瓣　以剥离器插入松弛切口,向内侧剥离直抵裂隙边缘,将硬腭的黏骨膜组织与骨面分离。剥离黏骨膜瓣时,一般出血较多,可用盐水纱布(或加入适量肾上腺素液)填塞创口,紧压片刻即可。剥离黏骨膜组织瓣时,要求迅速准确,及时吸去血液,使手术野清晰,方便手术;并应随时用压迫法止血,以减少手术中的失血量。

5.拔断翼钩　在松弛切口的后端,上颌结节的后上方,扪及翼钩位置,用剥离器拨断或用骨凿凿断翼钩。此时,腭帆张肌便推动原有张力,两侧腭瓣组织可松弛地被推向中央部,以便减少软腭在中线缝合时的张力。

6.腭前神经、腭降血管束的处理　处理的方法是黏骨膜瓣分离后掀起,显露两侧腭大孔,用血管分离器或牙槽刮匙从腭大孔后缘细心插入,提起血管神经束根部,小心游离血管神经束1～2cm,以消除其对腭瓣的牵制。

7.切断腭腱膜　在软硬腭磁针界处,将黏骨膜瓣拉向外后侧,显露腭腱膜,用细长弯头组织剪刀,沿腭骨后缘剪断腭腱膜。可视裂隙大小,需要松弛的程度决定切断或不切断鼻腔黏膜。这样可使两侧软腭鼻黏膜得到充分游离,并能在中央无张力下缝合。

8.分离鼻腔侧黏膜　用弯剥离器沿硬腭裂隙边缘切口鼻侧面插入,并广泛分离,使两侧鼻腔黏膜松弛,能在中央缝合,以消灭鼻腔创面。分离时,应注意剥离器刃应紧贴骨面,否则易穿破鼻腔侧黏膜。

9.缝合　缝合应自前向后先缝合鼻腔侧黏膜,再缝合软腭肌层,最后由后向前缝合口腔侧黏膜。在硬腭区,可采用纵行褥式与鼻腔侧黏膜兜底缝合加间断缝合,使两侧黏骨膜瓣内侧缘与鼻腔侧紧密贴合,防止黏骨膜瓣脱离骨面,保持腭穹隆的高度。

10.填塞创口　用内包裹碘仿纱条的油纱布条填塞于两侧松弛切口中。填塞可以防止术后出血、食物嵌塞,并减少组织张力,以利创口愈合。除翼钩拨(凿)断处外,应勿过度填塞,否则可造成松弛切口创缘外翻。

【围手术期的处理】

(一)术前准备

1.手术指征　腭裂整复术较唇裂整复术复杂,操作较难,手术时间较长,创伤较大,失血较多,术后并发症也较严重,所以术前的周密准备是非常重要的。首先要对患儿进行全面的健康检查,体格检查主要检查患儿的生长发育、体重、营养状况、心、肺,有无其他先天性畸形以及上呼吸道感染等全身器质性疾患;实验室检查主要是胸片、血常规、出血时间、凝血时间,必要时再做针对性检查。手术应在腭裂患儿健康状况良好下进行,否则应推迟手术。对于胸腺肥大患儿,由于应激反应能力较差,麻醉、手术等刺激易发生心跳停搏等意外,建议最好推迟手术;如不推迟手术,则手术前后1周需服用激素,预防意外发生。口腔颌面部也应进行细致检查,如面部、口周及耳鼻咽喉部有炎症疾患存在时,需先予以治疗,腭扁桃体过大可能影响手术后呼吸者,应先摘除;要保持口腔和鼻腔清洁,术前先清除口腔病灶。

2.禁忌证　全身情况不能耐受手术。

3.常规准备

(1)腭裂手术事先要做好输血准备和术后应用抗生素的药物过敏试验,如需要,预先还要制托腭护板。

(2)术前1日做局部皮肤的准备。可用肥皂水清洗上、下唇及鼻部,并用生理盐水擦洗口腔;如系成人,应剪除鼻毛及剃须、洁牙、清除病灶,并用含漱剂漱口。

(3)术前30分钟注射阿托品,成人可注射苯巴比妥钠或其他镇痛、镇静剂。

（二）术后处理

1.一般处理

（1）腭裂手术后，需待患儿清醒后才可拔除气管内插管；拔管后患儿往往有一嗜睡阶段，因此回到病室或复苏室后，应仍按未清醒前护理严密观察患儿的呼吸、脉搏、体温；体位宜平卧，头侧位或头低位，以便口内血液、唾液流出，并防止呕吐物逆行性吸入。在嗜睡时可能发生舌后坠，妨碍呼吸，可放置口腔通气道，必要时给氧气。如发现患儿哭声嘶哑，说明有喉头水肿，应及时用激素治疗并严密观察呼吸。发现有呼吸困难时应及时行气管切开术，防止窒息。术后高热，应及时处理，预防高热抽搐、大脑缺氧导致意外发生。

（2）注意术后出血：手术当天唾液内带有血水而未见有明显渗血或出血点时，局部无需特殊处理，全身可给止血药。如口内有血块则应注意检查出血点，少量渗血无明显出血点者，局部用纱布压迫止血。如见有明显的出血点应缝扎止血；量多者应回手术室探查，彻底止血。

（3）患儿完全清醒4小时后，可喂少量糖水，观察30分钟，没有呕吐时可进流质饮食。流质饮食应维持至术后2~3周，半流质1周，1个月后可进普食。

（4）每日应清洗口腔，鼓励患儿饮食后多饮水，保持口腔卫生和创口清洁。严禁患儿大声哭叫和将手指、玩具等物纳入口中，以防创口裂开。术后8~10日可抽除两侧松弛切口内所填塞的碘仿油纱条；创面会很快由肉芽和上皮组织所覆盖。腭部创口缝线于术后2周拆除；如线头感染，可提前拆除；如患儿不配合，缝线可不拆除任其自行脱落。

（5）口腔环境被污染，腭裂术后应常规应用抗生素3~5日，预防创口感染；如发热不退或已发现创口感染，抗生素的应用时间可适当延长。

2.并发症处理

（1）咽喉部水肿：由于气管内插管的创伤和压迫，以及手术对咽部的损伤，都可能导致咽喉部水肿，造成呼吸和吞咽困难，甚或发生窒息。其防治：根据患儿年龄选择适宜大小的插管，防止导管对气管壁持续性压迫；插管动作要轻，减少创伤；手术时尤其行咽成形术时，操作要仔细、轻巧，止血彻底，减少对组织损伤和血肿形成。术后给予适量激素，可以减轻或防止其发生，必要时应行气管切开。

（2）出血：腭裂术后大出血并不多见，但在幼儿患者，虽有小量出血，亦能引起严重后果，故术后应严密观察是否有出血现象。术后的早期出血（原发性出血）多由于鼻腔侧暴露的创面。术后较晚期的出血（继发性出血）常由于创口感染所引起。如发现出血，先要查明准确部位和出血的原因。如为渗血，可用明胶海绵或止血粉，止血海绵，或用浸有肾上腺素的小纱布行局部填塞和压迫止血。如出血在鼻腔侧创面，可滴入1%麻黄素溶液数滴，或以浸有麻黄素液的纱条填塞和压迫止血。发现有明显的出血点时，应及时缝扎止血。如查明为由于凝血因素障碍而引起的出血，应输鲜血，并给予相应的止血剂，如维生素 K_1、K_3 或止血敏等。

（3）感染：腭裂术后严重感染极少见，偶有局限性感染。严重感染者可见于患儿抵抗力差，手术操作粗暴，对组织损伤太大等原因，为此，术前必须对患儿全面检查，在健康状况良好下方可手术，术中对组织损伤小，创缘缝合不宜过密，缝线以0号或3-0号线为宜，术后注意口腔卫生，鼓励患儿饮食后喝水，防止食物残留创缘，常规用抗生素3~5日。

(4)打鼾及暂时性呼吸困难：这类现象多发生在咽后壁瓣成形术或腭咽肌瓣成形术后，由于局部组织肿胀引起，可随组织肿胀消退而呼吸逐渐恢复正常。如发生永久性鼻通气障碍，需再次手术矫治。

(5)创口裂开或穿孔：腭裂术后创口可能发生裂开或穿孔，常位于硬软腭交界及腭垂处，也可能发生在硬腭部位；也有极少数情况是创口全部裂开。其原因常是因两侧黏骨膜瓣松解不够，尤其在软腭部因血管神经束游离不足，或翼钩未凿断、腭帆张肌未松弛等，阻碍了组织瓣向中线靠拢，而使缝合张力过大；又因吞咽动作使软腭不断活动，加之硬软腭处组织很薄，鼻腔侧面裸露，极易遭感染等原因，导致软硬腭交界处创口复裂或穿孔。在腭垂处创口裂开常由于术中组织撕裂或缝合不良等原因造成。

较小的术后穿孔，常可随创口愈合而自行缩小闭合。腭裂术后穿孔不论大小，都不要急于立即再次手术缝合。因组织脆弱血供不良，缝合后常会再次裂开，以术后6～12个月行二期手术为好。

硬腭中部穿孔的修补方法是先切除瘘孔周围瘢痕组织，形成新鲜创面；然后在瘘孔两侧靠近牙槽突内侧，各作一松弛切口，将所形成的黏骨膜瓣向中线推移拉拢缝合，两侧松弛切口处所遗留的创面，用碘仿纱条填塞。

位于一侧较小的穿孔，可用局部黏骨膜瓣转移法修复之。为行双层修复，可利用瘘孔边缘为蒂的向鼻侧翻转的黏膜瓣作为鼻腔面衬里。

位于硬软腭交界处的穿孔，可按不完全腭裂修复法做"M"形切口，形成两个黏骨膜瓣，再将瘘孔周围近边缘处的瘢痕组织切除，将两侧黏骨膜瓣向中线处移动缝合，并用碘仿纱条填塞所遗留的创面。

对于有较大的穿孔或几乎全部裂开的病例，常需要按腭成形术方法重新整复。

【出院注意事项】

1.注意休息，加强营养。

2.保持口腔卫生清洁。每日饭前饭后必须用漱口液清洁口内食物残渣。术后2～3周进流质，以后改为半流质。1个月后改成普食。

3.出院1个月后开始进行语音功能锻炼。

三、牙槽突裂

牙槽突裂的发生是在胚胎发育期由于球状突与上颌突融合障碍所致，故牙槽突裂亦可称为前腭裂，临床上可与唇裂相伴发，而更多的是与完全性唇裂相伴发。

【临床表现】

根据裂的程度可分为

1.牙槽突完全性裂　牙槽突从鼻腔至前腭骨完全裂开。裂隙宽度不一，口、鼻腔贯通，常见于单侧或双侧唇腭裂。

2.牙槽突不完全性裂　牙槽突有程度不一的部分裂开。鼻底及前庭部位牙槽骨有缺损凹陷,但保持连续性,连续部分牙槽黏膜完整,口、鼻腔互不通连。

3.牙槽突隐裂　牙槽突线状缺损或轻度凹陷,未见有裂隙,黏膜完整,口鼻腔不相通,临床偶见于不完全性唇裂者。

【诊断要点】

(一)病史询问要点

1.有无唇腭裂病史　完全性唇腭裂多伴有牙槽突裂。

2.饮食情况　牙槽突裂多有进食时食物溢出现象。

3.发音情况　牙槽突裂患者多数说话不清晰。

(二)体格检查

专科检查:牙槽突呈现不等的裂隙,最常见于侧切牙与尖牙之间,其次在中切牙与侧切牙之间,少数可发生在中切牙与中切牙之间。牙槽突裂常导致受累牙的数目、形态和位置异常。可出现面部不对称、牙槽骨段扭转和牙萌出异常,并有前后牙反𬌗。因口、鼻腔瘘,口鼻腔卫生不良,易于出现恒牙脱落、猛性龋,并因口鼻相通,使口鼻腔功能互相干扰,造成发音障碍。

(三)继续检查项目

入院后应进行下列检查:①血、尿、粪常规。②凝血功能常规项目。③心电图和胸部 X 线摄片。

【鉴别诊断】

根据病史及专科检查可作出明确诊断。

(一)治疗原则

应以手术为主,辅以正畸治疗和义齿修复,以达到最完美的功能和外形。

(二)治疗要点

牙槽突裂手术治疗的主要目的是通过植骨消除牙槽骨的缺损,从而达到以下目的:①为裂隙邻近和未萌出的牙提供骨的支持。②封闭口鼻瘘。③建立正常的上颌牙弓形态,恢复前颌骨的连续性及稳定性。④为支撑唇和鼻底提供一个稳定的支架。因此,全面修复牙槽突裂的治疗计划包括:①外科前治疗。②牙槽突裂的软组织封闭。③牙槽突裂的植骨修复。④裂隙缺牙的修复。

(三)手术年龄

牙槽突裂植骨和软组织修复是一种选择性手术,对手术年龄目前仍有争议。但多数唇腭裂治疗中心赞同牙槽突裂植骨手术应延迟到混合牙列期(9~11 岁),在尖牙萌出以前较为恰当。在此期尖牙牙根已形成 1/2 到 2/3,同时,10 岁左右上颌骨发育即已基本完成,可避免手术对上颌骨发育的有害影响。在尖牙未萌出前植骨,可使尖牙能通过移植骨区萌出,刺激新骨的形成,增加发育不良的牙槽突裂区域的高度;如果一旦牙已萌出再植骨,则移植骨不可能改善牙的牙周支持,同时常因植骨块吸收使牙槽骨的高度回复到术前的水平。

(四)植骨材料

1.自体骨移植　髂骨、颅骨、胫骨、肋骨松质骨都是活性骨基质。多数采用髂骨作为供骨源,因为髂骨有丰富的纯粹松质骨的骨源,其取骨方法也较简便。肋骨密质骨比例较高,且移植后管化较慢,目前已很少应用;胫骨虽然能获取一定量的松质骨,但远离手术区,而且量远不如髂骨多,因此也较少应用。

2.生物材料 生物性材料如羟基磷灰石等不适于作牙未萌出的牙槽突植骨,因为它难以达到为牙的移动和重建牙弓提供一种适合的基质,反而可影响牙的正常萌出。

3.手术后的义齿修复治疗 由于牙槽突裂严重影响牙胚发育,并导致切牙严重畸形或缺失的病例,虽经植骨、正畸治疗,但仍可存在牙间隙。在这种情况下,必须采用义齿修复来恢复缺失牙,关闭牙间隙。

在第1磨牙已缺失的病例,可任尖牙萌出推到第1前磨牙位置;在这种情况下,植骨对尖牙萌出的意义就大为减小。如患者单为恢复牙列,则牙槽裂隙和牙间隙可以考虑直接用义齿修复治疗而无须手术。

对植骨手术失败或成人病例,牙槽突部的塌陷和牙缺失一般常用修复体来支撑上唇和鼻底部,并修复牙列缺失,也可在一定程度上达到改善面部外形和前牙区功能的目的。

【牙槽突裂整复术操作规范】

1.操作程序及方法

(1)患者取仰卧位,垫肩,头偏向健侧。

(2)麻醉方法的选择应以安全和保证呼吸道通畅为原则。都应在气管插管施行,但由于插管全身麻醉需要特殊的设备,相应的监护系统以及麻醉技术要求较高,目前国内较多仍采用γ-羟丁酸钠、硫喷妥钠或氯胺酮基础麻醉,加用眶下神经阻滞麻醉情况下施术。应当指出,这种麻醉方式是极不安全的,在有条件的单位不应再采用这种麻醉方法。

2.牙槽突裂手术包括软组织裂隙或瘘口关闭和骨组织移植两部分。以前常分二期手术,先关闭软组织裂隙而后再进行植骨术。目前,虽然在选择最适合的手术年龄上尚有争议,但软组织修复和植骨同期手术已被大家所赞同。其目的是通过植骨使牙槽突恢复骨的连续性和关闭软组织裂隙。应达到以下几方面要求:

(1)为裂隙邻近和未萌出的牙提供骨的支持:在恒牙萌出以前植骨,可望建立一个骨基质,裂隙缘的牙通过该基质萌出,使该牙有较好的牙周支持,以防止牙的过早脱落;即使是错位牙,有了牙周支持也可提高正畸效果。

(2)封闭口鼻瘘和前腭裂:由于口鼻瘘和前腭裂的存在,口鼻腔交通,口腔内食物或液体经常进入鼻腔,给患者带来麻烦,而鼻腔分泌物易流入口腔,也影响口腔卫生;同时由于口鼻交通、口鼻腔漏气,也影响患者语音的清晰度。通过手术关闭口鼻瘘和前腭裂后可以消除以上的不良现象。

(3)提供稳固的上颌牙弓:牙槽突裂植骨后能形成牙弓的连续性和整体牙槽突,防止裂隙侧骨段的塌陷。尤其在双侧唇腭裂患者,植骨后可得到前颌骨的稳固,可为将来上颌骨前移创造条件,因为整块上颌骨前移比三块骨段分开前移要容易得多,而且还保证了前颌骨的充分血供。

(4)为支撑唇和鼻底提供一个稳固的支架:由于牙槽突缺损,裂隙存在,鼻底、鼻翼基底部以及上唇部也可因缺乏支持而塌陷,造成鼻部不对称,同时也影响到唇裂修复的效果。牙槽突植骨后,可提高和支撑鼻翼基底、建立一个梨状孔边缘,使鼻两侧对称;同时,由于提供了上唇的支持,面貌可得到满意的改善。

(5)手术应以不妨碍上颌骨发育为原则,要避免导致或加重手术后继发性畸形的发生。

【围手术期的处理】

(一)术前准备

1.手术指征　全身情况能够耐受手术的患者。

2.禁忌证　全身情况不能耐受手术的患者。

3.常规准备

(1)术前综合分析临床表现以及各项检查。

(2)术前1日做局部皮肤的准备。可用肥皂水清洗上、下唇及鼻部,并用生理盐水擦洗口腔;如系成人,应剪除鼻毛及剃须,洁牙,清除病灶,并用含漱剂漱口。

(3)术前30分钟注射阿托品,成人可注射苯巴比妥钠或其他镇痛、镇静剂。

(二)术后处理

1.一般处理

(1)预防继发感染:术后应用漱口水漱口,以保持口腔卫生,经予抗生素3～5日。

(2)减少局部活动,术后软食1～2周。

(3)10～14日后拆线。

(4)术后如发生创口裂开,有小部分移植骨暴露时,应继续保守治疗,加大抗生素剂量,去除小块已露出的移植骨,待创口肉芽生长愈合。

(5)牙槽突植骨成功后,仍有一定比例的患者其尖牙不能在牙槽突裂植骨区自行萌出,其原因尚不明了。临床观察到采用颊黏膜组织瓣覆盖移植骨区者,可能妨碍尖牙萌出。对这类尖牙不能自行萌出的病例应再次进行手术助萌,使其长出到裂隙部位。

2.并发症处理

(1)移植床术创感染:多由术前未能很好清洁口腔、术中创口缝合不严密、术中止血不彻底术后形成血肿等原因引起。应在术前作好口腔清洁准备,术中彻底止血,采用间断加褥式缝合,严密缝合创口,术后配合使用抗生素。

(2)创口裂开:缝合不严密或感染引起,防治处理同移植床术创感染。一旦裂开,不宜立即手术再行修补。通过换药,促进伤口愈合,愈合后半年再行手术。

【出院注意事项】

1.正畸治疗　在混合牙列期植骨,为要达到最理想的功能和外形要求,必须要在口腔正畸科医师协作下进行。

手术前发现患儿的牙弓宽度不一致,呈反𬌗者,在术前需要先进行扩弓矫正治疗,以改善牙𬌗关系。虽然扩弓后会导致牙槽裂隙或口鼻瘘扩大,但大多数情况下,反而为手术提供了较好的进路。对这些病例,植骨后一定要继续用矫正器固位,以保持已恢复的牙𬌗关系。

手术后上颌尖牙通过植骨区萌出,也需要在正畸治疗下,使有足够的牙间隙,可引导尖牙的正常位置萌出,并建立良好的功能牙𬌗关系。对侧切牙缺失的病例,应尽可能引导尖牙萌出在切牙位,关闭牙间隙,可免于义齿修复。

2.义齿修复 由于牙槽突严重影响牙胚发育,并导致切牙严重畸形或缺失的病例,虽经植骨、正畸治疗,但仍可存在牙间隙。在这种情况下,必须采用义齿修复来恢复缺失牙,关闭牙间隙。

在第1磨牙已缺失的病例,可任尖牙萌出推到第1前磨牙位置;在这种情况下,植骨对尖牙萌出的意义就大为减小。如患者单为恢复牙列,则牙槽裂隙和牙间隙可以考虑直接用义齿修复治疗而无需手术。

对植骨手术失败或成人病例,牙槽突部的塌陷和牙缺失一般常用修复体来支撑上唇和鼻底部,并修复牙列缺失,也可在一定程度上达到改善面部外形和前牙区功能的目的。

3.保持口腔卫生清洁 每日饭前饭后必须用漱口液清洁口内食物残渣。术后2～3周进流质,以后改为半流质。1个月后改成普食。

四、面横裂

面横裂是一种较少见的先天性面裂畸形,其发生原因是由于胚胎的上颌突与下颌突未能完全融合所致。临床表现为口角至颊部水平裂开,可为单侧裂,表现为两侧口角不对称;也可为双侧裂,表现为巨口症。面横裂者,除口颊畸形外,还可伴其他第1鳃弓的发育畸形,如颜面部一侧发育不良、耳前瘘管以及附耳等畸形。

【临床表现】

1.单侧面横裂 面横裂发生在一侧口角。

2.双侧面横裂 面横裂发生在双侧口角,又称巨口症。

【诊断要点】

(一)病史询问要点

1.遗传因素 询问其直系或旁系亲属中有无类似的畸形发生。

2.营养因素 询问其母亲在怀孕期间有无因反应导致营养不良。

3.感染因素 其母在妊娠初期,有无患病毒感染性疾病如风疹等。

(二)体格检查

1.专科检查:应着重检查裂隙部位、长短、宽度;单侧抑或双侧;还应注意有无附耳畸形、瘘管、面部萎缩或多指畸形。

2.面横裂表现为口角至颊部水平裂开。单侧裂者呈两侧口角不对称;双侧裂者表现为巨口症。除口颊畸形外,还可伴其他第1鳃弓的发育畸形,如颜面部一侧发育不良,耳前瘘管以及附耳等畸形。

(三)继续检查项目

入院后应进行下列检查:

1.血、尿、粪常规。

2.凝血功能常规项目。

3.心电图和胸部透视。

【鉴别诊断】

根据病史及专科检查可作出明确诊断。

【治疗措施】

(一)治疗原则

面横裂整复术外科整复是治疗面横裂畸形的唯一方法。

(二)治疗要点

1.使移位的组织回复并保持在正常的位置。

2.用与缺损组织相同的组织修复缺损。

3.注意上唇细微解剖结构,如人中嵴、人中窝、红唇缘、唇珠的重建。

4.从和谐对称美学法则出发,尽量恢复两侧鼻翼、鼻孔形状,并使上下唇的宽度比例和谐,唇宽度符合面部的"三停五眼"审美原则。

5.重建骨或软骨的基础。

6.从未来颌面生长发育的角度出发,摒弃远期效果不好、对颌面发育有严重影响的不良治疗方法。

【面横裂整复术操作规范】

1.患者取仰卧位,垫肩,头偏向健侧。

2.手术麻醉方法的选择应以安全和保证呼吸道通畅为原则,较大的儿童和成人可在局部麻醉(眶下空阻滞麻醉)下进行。婴幼儿施行唇裂整复术,都应在气管插管实行。但由于插管全身麻醉需要特殊的设备,相应的监护系统以及麻醉技术要求较高,目前国内较多仍采用γ-羟丁酸钠,或硫喷妥钠,或氯胺酮基础麻醉,加用眶下神经阻滞麻醉情况下施术。应当指出,这种麻醉方式是极不安全的,在有条件的单位不应再采用这种麻醉方法。

【围手术期的处理】

(一)术前准备

1.手术指征 术前必须进行全面体检。包括体重、营养状况、心肺情况;有无上呼吸道感染以及消化不良;面部有无湿疹、疖疮、皮肤病等,此外,还应常规行X线胸部透视或摄胸片,特别注意有无先天性心脏病,胸腺有无肥大。还应做血、尿常规检查,血红蛋白、白细胞、出血时间及凝血时间是否正常,无论全身或局部出现不正常情况,均应查明原因,并给予适当治疗,待恢复正常后才可安排手术。

2.禁忌证 全身情况不能耐受手术的患者。

3.常规准备

(1)术前3日应开始练习用汤匙或滴管喂饲流质或母乳,从而使患儿在术后能适应这种进食方式。

(2)术前1日做局部皮肤的准备。可用肥皂水清洗上、下唇及鼻部,并用生理盐水擦洗口腔;如系成人,应剪除鼻毛及剃须、洁牙、清除病灶,并用含漱剂漱口

(3)婴幼儿应在术前4小时给予10%葡萄糖口服或进食糖水100~150ml。手术尽量在上

午进行。

（4）术前 30 分钟注射阿托品，成人可注射苯巴比妥钠或其他镇痛、镇静剂。

（二）术后处理

1.患儿在术后全麻未醒前，应使患儿平卧，将头偏向一侧，以免误吸。

2.全麻患儿清醒后 4 小时，可给予少量流汁或母乳；应用滴管或小汤匙喂饲。

3.唇部创口不用任何敷料包扎，任其暴露。每日可以 3％硼酸及 95％乙醇等量混合液清洗创口，保持创口清洁；但切忌用力拭擦创口。如创口表面已形成血痂，可用过氧化氢液、生理盐水清洗，以防痂下感染。对幼儿更应加强护理，约束双唇活动，以免自行损伤或污染创口。

4.术后应给予适量抗生素药物，预防感染。

5.正常愈合的创口，可在术后 5～7 日拆线。口内的缝线可稍晚拆除或任其自行脱落，特别是不合作的幼儿，无需强行拆除。如在拆线前出现缝线周围炎，可用抗生素溶液湿敷；必要时拆除有感染的缝线，并行清洁换药和加强减张固定。

6.术后或拆线后，均应嘱咐家属防止患儿跌跤，以免招致创口裂开。

【出院注意事项】

1.注意休息，加强营养。

2.保持口腔卫生清洁，继续软食 2 周，逐渐改成普食。

五、正中裂

正中裂在面裂中较为少见，可发生于上唇正中，也可发生于下唇正中。正中裂有轻重之别，轻者上唇正中裂仅在上唇有缺裂畸形；重者可向上而兼有鼻正中裂。下唇正中裂，轻者局限于下唇的缺裂，重者可延及下颌骨和舌前部。正中裂发生的原因属于第 1、2 鳃弓畸形。上唇正中裂是由于胚胎时期二球状突未能在中线融合；下唇正中裂则是由于二下颌突未能融合所致。

【临床表现】

1.上唇正中裂　裂隙发生在上唇正中。

2.下唇正中裂　裂隙发生在下唇正中。

【诊断要点】

（一）病史询问要点

1.遗传因素　询问其直系或旁系亲属中有无类似的畸形发生。

2.营养因素　询问其母亲在怀孕期间有无因反应导致营养不良。

3.感染因素　其母在妊娠初期，有无患病毒感染性疾病如风疹等。

（二）体格检查

专科检查：正中裂可在上、下唇表现出不同程度的缺裂畸形。轻者上、下唇正中裂仅在上、下唇有缺裂畸形；重者上唇可向上沿鼻小柱、鼻背甚至鼻根部的隐裂或完全裂。同时伴有鼻根部裂者，称为真性正中裂；正中裂同时伴前唇、前颌突、鼻中隔缺如及腭裂者，系由胚胎期球状突缺失或发育缺陷所致,临床上称之为假性正中裂。发生于下唇的严重正中裂者,可延及下颌骨和舌前部,甚至可从颏部一直裂向颈下部。

（三）继续检查项目

入院后应进行下列检查：

1.血、尿、粪常规。

2.凝血功能常规项目。

3.心电图和胸部透视。

【鉴别诊断】

根据病史及专科检查可作出明确诊断。

【治疗措施】

1.治疗原则　唯一的方法是施行正中裂整复术。

2.治疗要点　根据缺损和畸形程序设计一期或分期手术方案。唇部裂隙关闭多采用Z成形术原则,以避免直线瘢痕。伴有鼻部裂隙者,应根据面部测量有关数据,沿裂隙在红唇缘、鼻底和鼻尖等具有重要解剖表面标志意义部位明确定点,以保证更好地恢复器官的完整性。术中须行肌肉浅面和深面的潜行分离,分三层关闭伤口,合并骨质缺损的下唇正中裂常需植骨术进行修复。

【正中裂整复术操作规范】

1.患者取仰卧位,垫肩,头偏向健侧。

2.麻醉方法的选择应以安全和保证呼吸道通畅为原则。都应在气管插管施行,但由于插管全身麻醉需要特殊的设备,相应的监护系统以及麻醉技术要求较高,目前国内较多仍采用γ-羟丁酸钠,或硫喷妥钠,或氯胺酮基础麻醉,加用眶下神经阻滞麻醉情况下施术。应当指出,这种麻醉方式是极不安全的,在有条件的单位不应再采用这种麻醉方法。

【围手术期的处理】

（一）术前准备

1.手术指征　全身情况能够耐受手术的患者。

2.禁忌证　全身情况不能耐受手术的患者。

3.常规准备

（1）术前必须进行全面体检。包括体重、营养状况、心肺情况;有无上呼吸道感染以及消化不良;面部有无湿疹、疖疮、皮肤病等。此外,还应常规行X线胸部透视或摄胸片,特别注意有无先天性心脏病,胸腺有无肥大。还应做血、尿常规检查,血红蛋白、白细胞、出血时间及凝血时间是否正常,无论全身或局部出现不正常情况,均应查明原因,并给予适当治疗,待恢复正常后才可安排手术。

（2）术前3日应开始练习用汤匙或滴管喂饲流质或母乳,从而使患儿在术后能适应这种进食方式。

（3）术前1日做局部皮肤的准备。可用肥皂水清洗上、下唇及鼻部,并用生理盐水擦洗口腔;如系成人,应剪除鼻毛及剃须、洁牙、清除病灶,并用含漱剂漱口。

(4)婴幼儿应在术前 4 小时给予 10％葡萄糖口服或进食糖水 100～150ml。手术尽量在上午进行。

(5)术前 30 分钟注射阿托品,成人可注射苯巴比妥钠或其他镇痛、镇静剂。

(二)术后处理

1.患儿在术后全麻未醒前,应使患儿平卧,将头偏向一侧,以免误吸。

2.全麻患儿清醒后 4 小时,可给予少量流汁或母乳;应用滴管或小汤匙喂饲。

3.唇部创口不用任何敷料包扎,任其暴露。每日可以 3％硼酸及 95％乙醇等量混合液清洗创口,保持创口清洁;但切忌用力拭擦创口。如创口表面已形成血痂,可用过氧化氢液、生理盐水清洗,以防痂下感染。对幼儿更应加强护理,约束唇活动,以免自行损伤或污染创口。

4.术后应给予适量抗生素药物,预防感染。

5.正常愈合的创口,可在术后 5～7 日拆线。口内的缝线可稍晚拆除或任其自行脱落,特别是不合作的幼儿,无需强行拆除。如在拆线前出现缝线周围炎时,可用抗生素溶液湿敷;必要时拆除有感染的缝线,并行清洁换药和加强减张固定。

6.术后或拆线后,均应嘱咐家属防止患儿跌跤,以免招致创口裂开。

【出院注意事项】

1.注意休息,加强营养。

2.保持口腔卫生清洁。每日饭前饭后必须用漱口液清洁口内食物残渣。术后 2～3 周进流质,以后改为半流质,1 个月后改成普食。

六、面斜裂

面斜裂的形成原因是胚胎时期上颌突和侧鼻突未能融合,裂隙自上唇经人中外侧至鼻底或绕过鼻翼至眶底中部。有时可继续向上达上睑和前额,眶底骨性支持结构破坏,局部皮肤、肌肉发生缺损和移位畸形。

【临床表现】

1.鼻眶裂　鼻翼上方有洞穿性缺损。

(1)不完全性鼻眶裂:①鼻翼裂:鼻翼上方有洞穿性缺损。②鼻侧裂:鼻翼有矩形缺损,鼻中隔前部暴露,同侧眼裂由上向下倾斜。

(2)完全性鼻眶裂:裂隙自眶部斜向鼻腔;鼻下部外侧壁缺损,鼻翼发育不全或全鼻发育不全。

2.口眶裂　裂隙自口唇至眶。

(1)不完全性口眶裂:除不完全性鼻眶裂的表现外,同时伴有唇裂。

(2)完全性口眶裂:裂隙自一侧唇红缘开始向上沿鼻唇沟到同侧内眦或下睑;眶底缺损直达腭部,眼球显著下移至裂隙中。

【诊断要点】

（一）病史询问要点

1.遗传因素　询问其直系或旁系亲属中有无类似的畸形发生。

2.营养因素　询问其母亲在怀孕期间有无因反应导致营养不良。

3.感染因素　其母在妊娠初期,有无患病毒感染性疾病如风疹等。

（二）体格检查

专科检查:面斜裂畸形的裂隙自上唇经人中外侧至鼻底或绕过鼻翼至眶底中部。有时可继续向上达上睑和前额,眶底骨性支持结构破坏,局部皮肤、肌肉发生缺损和移位畸形。

（三）继续检查项目

入院后应进行下列检查:

1.血、尿、粪常规。

2.凝血功能常规项目。

3.心电图和胸部透视。

【鉴别诊断】

根据病史及专科检查可作出明确诊断。

【治疗措施】

（一）治疗原则

1.应视裂隙类型、程度,因人而异,制定手术方案。

2.严重畸形应分期手术,解决如下问题:、

（1）修复唇裂。

（2）颊部软组织修复,多用"Z"成形术。

（3）纠正眼裂,再造泪道,复位内眦韧带和外韧带。

（4）修复鼻外侧壁。

（5）骨移植修复上颌骨及眶底。

（6）改变内、外眦位置并改善鼻外形。

（二）治疗方法

1.唇裂整复术、上颌骨及眶底缺损植骨术、鼻泪管再造术、鼻再造术、颊部皮瓣旋转成形术等。

2.治疗要点:修复要点:应根据畸形程度和缺损范围做具体设计。临床多采用"V-Y"改形术、局部旋转皮瓣和 Z 成形术等方法进行修复。眶底骨质严重缺损者,应行植骨术修复。合并泪囊炎者,应先行泪囊摘除术。

【面斜裂整复术操作规范】

操作程序及方法为:

1.患者取仰卧位,垫肩,头偏向健侧。

2.麻醉方法的选择应以安全和保证呼吸道通畅为原则。都应在气管插管施行,但由于插管全身麻醉需要特殊的设备,相应的监护系统以及麻醉技术要求较高,目前国内较多仍采用γ-羟基丁酸钠,或硫喷妥钠,或氯胺酮基础麻醉,加用眶下神经阻滞麻醉情况下施术。应当指出,

这种麻醉方式是极不安全的,在有条件的单位不应再采用这种麻醉方法。

【围手术期的处理】

(一)术前准备

1.手术指征　全身情况能够耐受手术的患者。

2.禁忌征　全身情况不能耐受手术的患者。

3.常规准备

(1)术前必须进行全面体检:包括体重、营养状况、心肺情况;有无上呼吸道感染以及消化不良;面部有无湿疹、疖疮、皮肤病等,此外,还应常规行 X 线胸部透视或摄胸片,特别注意有无先天性心脏病,胸腺有无肥大。还应做血、尿常规检查,血红蛋白、白细胞、出血时间及凝血时间是否正常,无论全身或局部出现不正常情况,均应查明原因,并给予适当治疗,待恢复正常后才可安排手术。

(2)术前 3 日应开始练习用汤匙或滴管喂饲流质或母乳,从而使患儿在术后能适应这种进食方式。

(3)术前 1 日做局部皮肤的准备。可用肥皂水清洗上、下唇及鼻部,并用生理盐水擦洗口腔;如系成人,应剪除鼻毛及剃须、洁牙、清除病灶,并用含漱剂漱口。

(4)婴幼儿应在术前 4 小时给予 10％葡萄糖口服或进食糖水 100～150ml。手术尽量在上午进行。

(5)术前 30 分钟注射阿托品,成人可注射苯巴比妥钠或其他镇痛、镇静剂。

(二)术后处理

1.患儿在术后全麻未醒前,应使患儿平卧,将头偏向一侧,以免误吸。

2.全麻患儿清醒后 4 小时,可给予少量流质或母乳;应用滴管或小汤匙喂饲。

3.唇部创口不用任何敷料包扎,任其暴露。每日可以 3％硼酸及 95％乙醇等量混合液清洗创口,保持创口清洁;但切忌用力拭擦创口。如创口表面已形成血痂,可用过氧化氢液、生理盐水清洗,以防痂下感染。对幼儿更应加强护理,约束双唇活动,以免自行损伤或污染创口。

4.术后应给予适量抗生素药物,预防感染。

5.正常愈合的创口,可在术后 5～7 日拆线。口内的缝线可稍晚拆除或任其自行脱落,特别是不合作的幼儿,无需强行拆除。如在拆线前出现缝线周围炎时,可用抗生素溶液湿敷;必要时拆除有感染的缝线,并行清洁换药和加强减张固定。

6.术后或拆线后,均应嘱咐家属防止患儿跌跤,以免招致创口裂开。

【出院注意事项】

1.注意休息,加强营养。

2.保持口腔卫生清洁。每日饭前饭后必须用漱口液清洁口内食物残渣。术后 2～3 周进流质,以后改为半流质,1 周后改成普食。

(张爱民)

第二节　颌骨发育性畸形

由于各种先天及获得性原因导致上下颌骨在形态和空间位置的异常,造成病人咬合关系和面型的异常者,称为牙颌面畸形。口腔颌面外科医生在口腔正畸科医生的配合下,通过以外科手术为主,结合手术前后的正畸治疗矫治牙颌面畸形的学科,称为正颌外科。目前正颌外科已经发展为口腔颌面外科的重要分支,也是一个较为成熟的学科分支。本章的内容主要是颌骨发育性畸形,正颌外科临床常见的颌骨发育性畸形都将在本章中讨论。

一、上颌前突畸形

【诊断标准】

1.临床表现　上颌前突畸形中真正整体上颌骨前突者极其少见,临床多以上颌前牙及牙槽突的前突为主。表现为如下几点。

(1)上颌前突。

(2)开唇露齿,自然状态下双唇不能闭拢,微笑时牙龈外露过多。

(3)上下前牙拥挤、唇向倾斜,前牙深覆𬌗、深覆盖,双侧上颌尖牙间宽度不足。

(4)常伴有颏后缩畸形。

2.辅助检查　X线头影测量表现为:

(1)上颌骨前后向和垂直向发育过度。

(2)上颌前牙露齿大于2~3mm。

(3)鼻唇角偏锐。

【治疗原则】

根据X线头影测量和术后效果预测(VTO)及模型外科设计,选择适当的正颌外科术式。若上颌后退超过第一前磨牙的宽度,则除了后退上颌前部,利用第一前磨牙骨间隙以外,还应该行上颌整体后退,即术中拔除双侧上颌第一前磨牙,行上颌 Le Fort Ⅰ型分块截骨术;若上颌后退不超过上颌第一前磨牙的宽度,且上颌前部上移不超过 3mm 者,可首选上颌前部截骨术。手术矫治上颌前后向畸形的同时,还应该注意上颌骨垂直方向的畸形矫治,即适当上移上颌前部、或上颌整体的上移,必要时应配合软组织成形手术(上唇延长)和上颌前牙牙龈成形或牙冠修复等。伴有颏后缩畸形者应同时行水平截骨颏成形术。

二、上颌后缩畸形

【诊断标准】

1.临床表现

(1)上颌后缩、鼻旁区和眶下区较凹陷。

(2)上唇落于下唇的后方,闭口时下唇显得较厚。

(3)前牙反𬌗或伴开𬌗,后牙为安氏Ⅲ类关系,前牙代偿表现为上牙唇倾和下牙舌倾。

2.辅助检查 X线头影测量表现为:

(1)上颌骨前后向和(或)垂直向发育不足,SNA 角常小于 80°。

(2)上颌前牙露齿小于 2～3mm。

(3)鼻唇角较钝。

【治疗原则】

常需要行术前正畸治疗以消除上下颌前牙对于骨畸形的代偿及上颌牙弓的宽度不足。

根据 X 线头影测量和术后效果预测(VTO)及模型外科设计,决定手术方案。手术原则是前移上颌骨,恢复面中部适当的突度。同时注意鼻旁区和眶下区凹陷的恢复。上颌 Le Fort Ⅰ型截骨术、改良高位 Le Fort Ⅰ型截骨术为首选术式,另外可根据情况配合鼻旁区自体骨或人工材料的植入,矫治该部位的凹陷畸形。

三、下颌前突畸形

【诊断标准】

1.临床表现

(1)面下部、下唇和颏部明显前突,下唇位于上唇的前方。正面观面下部可以是对称的,亦可以表现为偏斜畸形。

(2)前牙呈对刃、或反𬌗或伴开𬌗,后牙为安氏Ⅲ类关系。前牙代偿表现为上牙唇倾和下牙舌倾。

2.辅助检查 X线头影测量表现为如下几点。

(1)下颌骨前后向和垂直向发育过度,下颌骨相对颅底位置关系的一些测量值高于正常,如 SNB 角大于 80°等。

(2)面下 1/3 高度较长。

(3)颏部可能同时发育过度,亦可能发育不足。

【治疗原则】

多数下颌前突畸形病例需要行术前正畸治疗去除代偿性牙倾斜,排齐牙列。

根据 X 线头影测量和术后效果预测(VTO)及模型外科设计,决定手术方案。口内入路双侧下颌升支垂直截骨术(BIVRO)和双侧下颌升支矢状劈开截骨术(BSSRO)是目前普遍用于矫治此类畸形的术式,尤以 BSSRO 更为流行,因为其应用坚固内固定技术更为便利,已经成为首选术式。多数病例还同时需要行水平截骨颏成形术矫治颏部畸形。

四、下颌后缩及小颌畸形

下颌后缩畸形是指下颌相对颅底处于靠后的位置,但形态发育基本正常;而小颌畸形则是由于发育障碍导致的小下颌畸形。

【诊断标准】

1.临床表现　下颌后缩畸形通常表现为如下几点。

(1)面下 1/3 突度不足,垂直距离过短。

(2)前牙呈深覆𬌗、深覆盖,牙代偿表现为上颌前牙舌倾、下颌前牙唇倾,以及 Spee 曲线过陡,后牙为安氏Ⅱ类关系。

小颌畸形则表现为如下几点。

(1)俗称"鸟形脸"的特征性面型,颏突度缺乏、颏颈距离过短及颏下软组织隆起。其余表现类似下颌后缩畸形。

(2)严重的小颌畸形病人常因为继发上气道狭窄,造成睡眠打鼾、憋气、反复呼吸暂停和日间嗜睡,存在不同程度的阻塞性睡眠呼吸暂停综合征(OSAS)相关症状。

2.辅助检查

(1)X 线头影测量表现为下颌骨前后向及垂直向发育不足,下颌相对颅底位置关系的一些测量值低于正常,如 SNB 角小于 78°等,面下高度和颏部发育明显不足。

(2)夜间睡眠监测常可诊断 OSAS。

【治疗原则】

常需要术前正畸治疗纠正代偿性牙倾斜,调整 Spee 曲线。

应该根据 X 线头影测量和术后效果预测(VTO)及模型外科设计,决定手术方案。目前矫治这类畸形首选双侧下颌升支矢状劈开截骨术(BSSRO),配合进行的手术包括下颌前部根尖下截骨术、水平截骨颏成形术等。

严重的小颌畸形病例往往需要大幅度前徙下颌骨,采用上述术式难以达到治疗目的,且术后复发倾向明显。此类病例目前多采用颌骨牵引成骨(DO)技术配合正畸和正颌手术进行治疗,才能收到良好效果。

五、上颌前突伴下颌后缩畸形

【诊断标准】

1.临床表现

(1)开唇露齿、双唇不能自然闭拢,微笑时有明显的牙龈外露,上唇短小并向鼻方卷曲,下唇位于上前牙的下后方。

(2)颏后缩,下唇与颏之间有软组织隆起,在闭口动作时更加明显,颏颈距离短小,颏颈角增大。

(3)前牙深覆𬌗、深覆盖,上下前牙唇倾明显,Spee 曲线过陡,后牙为安氏Ⅱ类关系。

2.辅助检查　X 线头影测量表现为以下几点。

(1)SNA 角大于正常,而 SNB 角小于正常。

(2)上下牙轴均唇倾。

(3)面下 1/3 较长,上颌骨在垂直方向发育过度。

（4）鼻唇角较锐，上唇高与下唇颏高之比较小，唇齿关系常超过 3mm。

（5）下唇向外下方翻卷，下唇与颏部之间可见软组织隆起，颏唇沟不存在。

（6）颏颈角大于正常，颏颈距离较短。

【治疗原则】

多数病人需要术前正畸治疗排齐牙列，调整 Spee 曲线，去除代偿性牙轴倾斜；术后正畸治疗对于获得稳定的咬合关系，并使得术后效果得以保持且避免复发，十分重要。

应该根据 X 线头影测量和术后效果预测（VTO）及模型外科设计，决定手术方案，此类畸形一般应用双颌外科手术完成矫治。上颌常需拔除两个第一前磨牙，利用其牙-骨间隙使上颌前部后退并立轴，即行上颌前部截骨术。伴有露齿过多者还可使该骨段上移，但如果该骨段上移超过 3mm，或者上颌前部后退量大于两侧第一前磨牙的宽度，就应该行上颌 Le Fort Ⅰ型分块截骨术，在上颌前部后退、上移的同时，整体后退、上移上颌骨。下颌手术一般首先需要拔除两侧第一前磨牙，行下颌前部根尖下截骨术，调整 Spee 曲线并保证咬合关系协调；然后行双侧下颌升支矢状劈开截骨术（BSSRO）前徙下颌骨。还应该设计水平截骨颏成形术调整颏中线、颏凸度和面下 1/3 高度，改善面形。

六、上颌后缩伴下颌前突畸形

【诊断标准】

1.临床表现

（1）正面观，下颌突出较为明显，下唇颏高度较长，下唇及颏部前突。上唇显得短缩，眶下、鼻旁区扁平凹陷。

（2）侧面观，下颌骨前后方向的长度，明显较长，下唇颏常位于面部其他结构的前方，面中部明显凹陷，鼻唇角较小，上唇短小上翘。

（3）大部分上下牙、甚至全牙列反𬌗，后牙呈安氏Ⅲ类关系。牙列拥挤不齐，上颌前牙代偿性唇倾，下颌前牙代偿性舌倾。

2.辅助检查　X 线头影测量表现为以下几点。

（1）SNA 角小于正常，而 SNB 角大于正常，ANB 角常为负值。

（2）面下 1/3 较长。

（3）鼻唇角较锐。

（4）上颌露齿较小或为负值，表明上颌骨垂直方向发育不足。

【治疗原则】

术前正畸治疗需要纠正上下颌代偿性牙倾斜、排齐牙列并充分协调上下颌牙弓的宽度。精细的术后正畸治疗亦是必不可少的步骤，已如前述。

应该根据 X 线头影测量和术后效果预测（VTO）及模型外科设计，决定手术方案，此类畸形一般应用双颌外科手术完成矫治。上颌 Le Fort Ⅰ型截骨术可前移、加长并摆正咬合平面，在三维方向纠正上颌骨的畸形。除了部分病例因为咬合关系、上下颌宽度等问题需要分块以外,一般已经完成术前正畸治疗者均可使上颌整体移动。下颌手术目前一般选用口内入路双侧下颌升支垂直截骨术(BIVRO)或双侧下颌升支矢状劈开截骨(BSSRO),且以后者为首选和多选,因为其应用坚固内固定技术更为便利。还应该设计水平截骨颏成形术调整颏中线、颏凸度和面下 1/3 高度,改善面形。

七、双颌前突畸形

【诊断标准】

1.临床表现

(1)无论正面还是侧面观,都表现为双唇明显前突,开唇露齿,双唇不能自然闭拢,微笑时牙龈外露过多。

(2)强迫闭口时,下唇下方与颏部之间有明显的软组织隆起。

(3)常伴有明显的颏后缩畸形。

(4)上下前牙唇倾,拥挤不齐,磨牙一般呈中性关系。

2.辅助检查　X线头影测量表现为以下几点。

(1)SNA 角和 SNB 角均大于正常,颏前点偏后。

(2)面下 1/3 较长,唇齿关系超过 3mm 以上。

(3)颏唇沟缺如。

(4)上下前牙牙轴唇向倾斜,牙长轴与下颌平面夹角大于正常。

【治疗原则】

牙列严重拥挤不齐者应该进行术前正畸治疗,排齐牙列。但是应该注意充分保留上下颌骨前份后退的间隙,尽量不在术前拔除第一前磨牙。多数病人需要术后正畸排齐牙列,达到满意的咬合关系。

正颌外科手术选择可考虑:①轻度双颌前突畸形,在良好术前正畸的基础上,单纯使用水平截骨颏成形术进行矫治。②大多数双颌前突畸形都可以使用上颌前部截骨术、下颌前部根尖下截骨术和水平截骨颏成形术这一组合进行矫正。③严重的双颌前突畸形,既要利用拔除四个第一前磨牙后退上下颌前部,还要使上下颌骨进一步后退。一般选用手术的组合为上颌 Le Fort Ⅰ形分块截骨术、双侧下颌升支矢状劈开截骨术、下颌前部根尖下截骨术和水平截骨颏成形术。

部分病人可能还需要同期选择唇成形术等辅助性软组织成形手术。

八、颏后缩畸形

【诊断标准】

1.临床表现　颏后缩畸形在黄种人中较为普遍,主要表现为颏部前后向发育不足,部分病人伴有颏部高度不足和左右不对称畸形;上下颌骨形态位置、咬合关系均在正常范围。

2.辅助检查 与临床表现相对应,除了颏部的相应指标异常以外,余均在正常范围以内。

【治疗原则】

水平截骨颏成形术是矫正此类畸形的首选术式。对于合并颏部短缩者,还可同时通过自体骨移植术矫正,常用的供骨区有:下颌升支外侧板、颅骨外板和髂骨等。

九、下颌角肥大伴咬肌肥大畸形

【诊断标准】

1.临床表现

(1)面下 1/3 明显宽大,面型呈"用"字形。

(2)下颌角向后向下突出,部分病人有面下 1/3 短小。

(3)咬合时可见或可触及明显肥厚隆起的咬肌条索。

(4)大多为双侧发病,少数为单侧。双侧发病者常见双侧畸形程度不对称,单侧者不对称畸形更为明显。

(5)咬合关系可以正常,安氏Ⅱ类错𬌗或前牙闭锁𬌗。

2.辅助检查

(1)头颅正位 X 线片可以显示下颌角外突,侧位 X 线片可见下颌角角度明显小于正常。

(2)曲面体层片可分别显示双侧下颌角的形态。

(3)CT 检查能精确显示双侧咬肌的厚度、两侧的差异等。

【治疗原则】

下颌角明显向下向后突出者,可选用口内入路下颌角三角形去骨术和咬肌成形术矫正;下颌角形态尚可,但下颌角间宽度较大者,可以选用口内入路改良矢状劈开去骨术和咬肌成形术矫正;还可对下颌升支和外斜线处骨质进行适当的磨改,使得面型更加柔和。如果病人面下 1/3 短小,可以同期运用水平截骨颏成形术,加上下颌角去除的骨质进行治疗。咬合异常者可通过正畸,甚至联合正颌外科(与本手术同期或二期)矫治。

(刘道峰)

第三节 颌面部获得性畸形与缺损

一、软组织缺损畸形

【疾病概述】

口腔颌面部软组织缺损常因炎症、损伤或肿瘤切除后引起。通常可分为 3 种类型,即黏膜缺损、皮肤缺损和复合缺损,后者包括黏膜和皮肤甚至深部肌肉及骨组织的同时缺损。口腔颌面部软组织畸形常常是由于组织缺损,其他也可因外伤或手术后的瘢痕牵拉所致。组织缺损畸形不但造成患者容貌缺陷及功能障碍,而且也常常给患者带来沉重的精神和心理负担。因此,应最大限度地恢复其生理功能和容貌完整。口腔颌面部软组织缺损的整复方法主要是各种带蒂或游离组织瓣移植。

【临床检查要点】

颌面部获得性畸形与缺损常由明确的致病因素引起,通过详细的询问病史,常可明确病因,而明确病因对治疗计划的拟订又十分重要。如缺损由特异性感染(如结核或梅毒)引起者,必须在控制原发特异性感染的基础上,才允许行手术治疗。

首先应区分颌面部畸形是组织缺损还是组织移位所致,因两者所采取的治疗方法完全不同。对组织移位引起者,仅需将移位的组织复位即可;而对组织缺损引起者,常需采用组织移植方法进行修复。

详细检查病变部位、范围大小、深浅以及受累组织的缺损程度,局部有无筋膜、肌腱、肌肉、软骨、骨等与病变粘连,这些组织有无外露或缺损等。

检查局部有无并发症,如感染、水肿及其他病变,尤其注意局部组织反应程度。注意病变周围组织情况,识别正常组织与异常组织界限,组织的颜色、硬度、松动度、血供情况等。估计外观缺损与实际缺损之间的差距,为此应做双侧对比检查或以健侧作对照,最好能进行数据测量。

对颌面畸形的整复,除恢复患者的容貌外,还要重建其生理功能。因此,除做静态双侧对比检查外,还应做动态的双侧对比检查。

【诊断要点】

颌面部软组织获得性缺损或畸形均由明确的病因引起,通过详细地询问病史、体格检查,一般较易作出诊断。唇、颊、舌、软腭等组织缺损的患者,常伴有吞咽和语音功能障碍。唇颊部组织的缺损或瘢痕挛缩可致口唇闭合不全而出现流涎现象,也可致张口受限及张口偏斜。

【鉴别诊断】

因有明确的致病因素及典型的临床表现,较易作出诊断,无需与其他疾病鉴别。

【治疗措施】

引起口腔颌面部获得性畸形缺损的情况较为复杂,个体差异较大,应针对不同的个体病例制定出合适的治疗计划。

1.颌面部软组织缺损畸形的治疗原则

(1)恢复功能和改善形态并重。

(2)除静态恢复外,尚应尽量做到动态平衡。

(3)供区组织瓣选择愈接近面部愈好。

(4)能用简单方法就不用复杂方法。

(5)能用局部或邻近带蒂组织瓣修复就不选用远处游离组织瓣修复。

(6)只能用次要部位的组织修复较重要部位的缺损。

口腔组织缺损拟行修复时,应根据组织缺损的部位和范围,遵循以下循序渐进的原则,选用适宜修复方法：①拉拢缝合。②游离移植：皮片移植，骨移植。③局部组织瓣：随意皮瓣，轴行皮瓣。④远处组织瓣：轴行瓣，肌皮瓣，骨肌皮瓣。⑤血循重建的游离移植：皮肤筋膜瓣，骨筋膜皮瓣，肌皮瓣，内脏组织瓣。

2.根据不同部位不同范围大小的缺损类型，选择不同的修复方法。

(1)唇缺损畸形的修复：

1)唇红缺损畸形：部分唇红缺损，其范围不超过上下唇1/3者，可以利用剩余的唇红形成一黏膜瓣，利用黏膜组织的弹性推进滑行至缺损部位修复之；部分唇红缺损限于半侧(1/2)上唇或下唇者，可选用对侧唇红黏膜瓣带蒂转移修复；全上唇或下唇唇红缺损，或上下唇唇红均缺损时，则主要靠唇内侧正常黏膜滑行翻转成形。

2)唇缺损畸形(一般系指全层复合组织缺损而言)可根据缺损的部位及范围分别采用以下不同的修复方法：

①直接拉拢缝合术：适用于唇宽1/3以内的唇缺损。

②唇交叉组织瓣转移术：亦称Abbe-Estlander法，适用于上、下唇组织缺损在1/2左右者(也常用于1/3小范围缺损者)，利用对侧组织带蒂旋转180°修复缺损。

③鼻唇沟组织瓣转移术：本法适用于上唇中部缺损在1/2左右者。

④三合一整复术：即唇交叉组织瓣与鼻唇沟组织瓣手术的结合。本法适用于上唇2/3以上缺损的整复。

⑤唇颊组织瓣滑行推进术：亦称Bernard手术。主要适用于下唇1/2~2/3的缺损。

⑥扇形瓣转移术：本法亦称唇颊组织瓣旋转推进术。主要适用于下唇2/3以上或全下唇缺损。

⑦带蒂皮瓣转移术：本法主要适用于全上唇缺损。常用的是额部或顶部带蒂皮瓣，血供来自颞浅动脉主干及其分支(额支或顶支)。

⑧血管化游离(肌)皮瓣移植术：本法主要适用于上、下唇组织的大型缺损，尤其是皮肤组织缺损较多，已不可能采用局部组织瓣修复者，只能采用游离皮瓣或游离肌皮瓣修复。最常用者是游离前臂皮瓣或足背皮瓣。

唇缺损时，如尚伴有前牙的牙槽骨缺失或前牙脱落，则应先行义齿修复，以预防在唇瓣愈合后瘢痕收缩而失去义齿修复的位置；并可协助手术，使唇瓣在正常位置愈合，从而使唇部在术后可显得更为丰满美观。

3)唇部继发畸形：

①口角歪斜：因索状瘢痕引起口角歪斜的手术方法主要是瘢痕切除，"Z"字成形术。非索状瘢痕，也无严重组织缺损的情况下，也可采用对侧唇部及口角邻近组织行"Z"字成形术以整复之。

②唇外翻或内卷：轻度唇外翻或内卷可视瘢痕性状，外翻或内卷的程度和部位分别选用"Z"字成形术、"V"-"Y"或"Y"-"V"成形术以矫正之。较严重而广泛的唇外翻或内卷则常需选用瘢痕切除，局部皮瓣或黏膜瓣转移。

③小口畸形：最常用的整复小口畸形的方法是：在口角处沿唇红缘延伸，向外侧皮肤做长

短、大小适宜的三角形切口。切除三角切口内的皮肤、皮下组织,肌肉一般不作切除;黏膜则应予全部保留。沿口裂平面将三角形黏膜切开,至近三角顶端时,再加弧形直切口。将此三黏膜瓣分别翻转向外,与皮肤切口的边缘缝合,即形成新的口裂和唇红组织。

(2)舌缺损畸形的修复:舌缺损畸形的整复多为肿瘤切除后的一期整复。如舌体缺损范围较小,可沿纵向切除后直接拉拢缝合;如为舌体一侧或大部缺损,可选用带蒂的颈胸部肌皮瓣,如舌骨下肌皮瓣、颈阔肌皮瓣、胸锁乳突肌皮瓣、斜方肌皮瓣等或远位的游离皮瓣如前臂皮瓣、肩胛皮瓣等转移修复;对舌体大部切除或伴有口底缺损者以胸大肌皮瓣与背阔肌皮瓣修复效果最佳,不但可以恢复舌的体积和外形,而且尚可充填口底死腔;如为全舌缺损,可选用胸大肌皮瓣、背阔肌皮瓣、舌骨下肌皮瓣或血管化前臂皮瓣修复。舌根部缺损可选用胸大肌皮瓣或游离前臂皮瓣移植,恢复舌根部外形。在行舌缺损修复时,为使修复后的舌体具有动力性功能,应尽量保留舌体正常组织,尤其是舌前部组织,并将支配皮瓣肌肉的运动神经与舌下神经吻合,或将舌神经与舌下神经吻合。另外在行舌再造时尚应注意再造舌的体积,因为临床实践证明,再造舌的体积要较外形更为重要,舌体稍小并不影响功能,反而过大会造成一定影响。

(3)面颊部缺损畸形的修复:

1)面颊部皮肤缺损:以带蒂皮瓣转移整复为最常用。对于缺损范围较小者,可以采用各种改良交叉皮瓣整复;如缺损范围较大,可采用局部转位皮瓣或邻近旋转滑行皮瓣修复,皮瓣来源以邻近组织如耳前后、颊、颈部为宜;对耳前区或面颊后部的大型缺损可以选用面颈部旋转推进皮瓣或颈胸旋转皮瓣修复;如缺损范围较大无法行局部皮瓣转移修复,或局部皮瓣转移后容易造成继发畸形者,可用全厚皮片移植修复。皮片供区可根据缺损的范围、大小,依次选用耳后、锁骨上、上臂或前臂内侧、侧胸、腹部等部位,以选用愈接近面颊部的皮肤愈好;对于包括皮下组织在内的大型颊部缺损,也可采用吻合血管的游离皮瓣移植,供区可根据情况选自上臂内侧、前臂等区域。

2)颊部黏膜缺损:对小范围缺损的修复,可以借助黏膜自身的弹性及延展性,直接拉拢缝合,如不能拉拢缝合,可用局部组织瓣如舌瓣、腭黏骨膜瓣等转移修复或游离植皮修复。对缺损范围较大者,可选用颈阔肌皮瓣转移修复或额部隧道皮瓣通过颧弓下隧道转移修复,额部缺损区游离植皮。亦可采用血管化游离皮瓣修复,最常用者为前臂皮瓣。单纯的颊黏膜缺损也可应用颊脂体修复且无须植皮,2~3周后即可上皮化。近来也有采用生物材料如组织补片等修复黏膜缺损。

3)颊部全层洞穿性缺损:整复时要考虑黏膜及皮肤的双层同时整复。对于陈旧性洞穿性缺损,里层黏膜的整复多可应用缺损边缘皮肤翻转以形成里层;较大型缺损或肿瘤切除后立即整复时,则不可能用缺损边缘皮肤,此时可选用额部隧道皮瓣做里层整复。外层皮肤的缺损则可按上述单纯面颊皮肤缺损整复法进行之。也可采用全额折叠皮瓣或游离前臂皮瓣折叠移植,去除折叠处上皮,分别充作黏膜层和皮肤层。对于大面积缺损,特别是皮下组织或甚至伴有骨组织的缺损时,也可选择复合组织皮瓣移植,如胸大肌皮瓣或是背阔肌皮瓣双层折叠进行修复;或各种组织瓣同时瓦合应用,如额部隧道皮瓣和肌皮瓣瓦合,或是两个游离组织瓣瓦合(如前臂皮瓣与胸大肌皮瓣或背阔肌皮瓣)修复。

【手术规范与技巧】

1.严格遵循整形外科操作原则：①无菌技术。②无创技术。③缝合时创面无张力、无死腔、无创面残留。④血管蒂无扭转或受压。

2.彻底切除瘢痕或病变组织：使创缘及基底部均为血运良好的正常组织。

3.对恶性肿瘤的患者行同期修复时，手术切缘应做快速冰冻病理切片检查，了解手术切除的彻底性，确保切缘安全。

4.彻底止血：关闭创口前充分冲洗创面，清除血凝块，检查有无活动出血点，防止术后形成皮瓣下血肿。

5.对行带蒂或吻合血管的组织瓣移植者，血管蒂的长度应足够，缝合时无张力。术中尚应经常密切观察组织瓣的血运，尽量缩短皮瓣缺血时间，防止血管痉挛或血栓形成。术创内放置引流管时，应避开血管蒂，并在表面皮肤上进行固定，以免压迫血管蒂影响组织瓣血供。

6.对口底或舌根等组织的缺损修复后，可能造成术后的呼吸障碍，应做预防性气管切开。

【围手术期处理】

（一）术前准备

1.了解患者的手术目的与要求，并将治疗方案耐心细致地向患者及其家属解释，以消除患者的紧张情绪，取得患者合作。

2.制定周密手术方案及修复计划。

3.术前行牙体、牙周病治疗，漱口液含漱，口周皮肤清洁，男性患者应刮净胡须或修面。

4.如手术较大、时间较长、出血可能较多者，术前3日常规应用抗生素，并做好血型鉴定和血交叉实验，配好足量的全血或成分血。

5.考虑采用游离皮瓣修复缺损者，术前应保护好受区和供区血管，并做好显微外科器械等特殊器械的准备。

6.全身情况异常者，应予以纠正，以增强手术耐受力，必要时请相关专科会诊。

7.做好原始形象记录。如照相、摄像等。

（二）术后处理

1.生命体征监测及呼吸道护理　全麻术后患者在拔除气管内插管后尚有一嗜睡阶段，应对患者的生命体征进行监测（血压、脉搏、呼吸、体温、神志等），对口腔内手术应观察口腔内有无痰液、血液等分泌物，若有及时吸出，以防呼吸道梗阻。

2.吸氧　若缺损区位于舌、口底及软腭部等，修复后有可能影响患者呼吸者，术后应给予低流量持续吸氧，直至在不吸氧状态下，患者的 SpO_2 仍可维持在95%以上。

3.体位　采用带蒂组织瓣或游离组织瓣修复者，为避免血管蒂部的受力及牵拉，应将患者头部制动并略微偏向患侧。

4.保温　温度变化对组织瓣的血供影响较大，若室温较低容易造成组织瓣的血管痉挛。因此，术后室温应保持在22～25℃。

5.补液　充足的血容量对保持组织瓣的血供及防止血管痉挛是必需的，所以术后应给予补足血容量，必要时可输血。以后可随每日进食量的变化调整补液量，并应注意电解质的平衡。

6.扩血管、抗凝血药物　对行血管蒂组织瓣移植或行血管吻合者,为防止术后血栓形成,应常规使用抗凝血药物,较常用者为低分子右旋糖酐、丹参等。一般带蒂组织瓣移植者应用5～7日;而行血管吻合游离组织瓣移植者,需用7～10日。

7.引流　为防止瓣下积血、积液或血肿形成,应放置充分的引流。常用负压引流,但引流管的放置不能对血管蒂造成影响或压迫。对涉及腮腺区域的手术,当引流管去除后,为预防形成涎瘘,常需行加压包扎,但注意不能压迫血管蒂。

8.饮食　对与口腔相通的手术,手术当天应禁食,第2日开始给予鼻饲流食7～10日。

9.口腔护理　口腔内创口术后常出现涎液分泌增多、积聚,易导致细菌的生长、繁殖,因此应常规行口腔护理。

10.抗感染　因手术时间一般较长,感染的机会增加,特别是与口腔相通的创口更易感染,所以术后应常规预防性应用抗生素1周,可根据患者的体温、血常规变化情况以及全身和局部创口的情况,调整抗生素的用量和用法。但应避免抗生素的大剂量长期应用。

11.拆线　对行皮片移植及打包固定者,一般于术后12～14日拆线。对游离皮瓣或带蒂皮瓣移植皮肤切口,可在术后10日左右拆线。而对口腔内缝线一般于14日左右拆线。若创面较大或缝合时有张力者,应行间断拆线,分2～3次拆完。

(三)并发症处理

1.血管危象(多发生于术后72小时内)　皮瓣移植后可因血管痉挛、血管栓塞或皮瓣下血肿而出现血管危象,动脉缺血表现为皮瓣颜色呈苍白或蜡黄色,皮温下降,针刺或切开表皮及真皮创口不渗血。静脉回流受阻表现为皮瓣肿胀明显,皮瓣色泽呈暗红、紫红或黑紫色等颜色变化,穿刺或切开表皮后渗血明显。对出现血管危象者,应及时予以手术探查,清除皮瓣下血肿,去除造成血管痉挛或栓塞的因素,使血管蒂部无张力,无扭转及受压,切不可静等观察或保守治疗而错过抢救的最佳时机。如出现血管危象,经一般处理无效,则应采取积极果断的措施尽早探查处理。临床经验证明,这是挽救出现血管危害移植组织瓣的关键。

2.出血或血肿　出血的原因在于术中止血不彻底或结扎线松脱。一般在术后当天即可发生,也可出现在术后3日之内。表现为负压引流球内出现大量的鲜红色血性液体,如引流不畅则伤口明显肿胀,切口缝合处出现较多渗血,若位于口底或颈部尚可出现呼吸困难。有些患者口外表现不明显,反而在口内出现肿胀渗血。而若是在术后3日后出现创面的渗血,多为创面感染造成的继发性出血。若术后出血明显或血肿形成时,应打开创面寻找出血点予以结扎。对未行带血管蒂组织瓣移植或血管化游离组织瓣移植者,可全身给予止血药物。

3.创口感染　口腔内的污染环境、手术时间过长、口内创口缝合不良、创面积血、积液或留有死腔、术前创面有慢性炎症存在以及抗生素应用不当等均可导致创口感染。感染的早期表现为创口局部出现充血、水肿及轻度压痛。若未行及时处理,则症状加重,局部出现红肿、分泌物增多、疼痛明显及引流区域淋巴结肿大,体温升高,化验检查发现白细胞计数及中性粒细胞百分数升高。一旦术后出现感染征象,通过拆除部分缝线、充分引流、消灭死腔、全身及局部应用抗生素可以痊愈。通常根据药敏试验选择敏感的抗生素。如在术后拆线时发现创面皮下有积液,呈淡红色或红色血样液体时,应考虑合并厌氧菌感染之可能,通过保持引流通畅及局部1‰过氧化氢(双氧水)或甲硝唑液冲洗后加压包扎而愈合。应尽量避免创口感染,否则易造成张口受限。

4.**伤口裂开** 伤口裂开的原因是由于术后制动不佳,创口缝合时有张力或缝合过密以及受区边缘为瘢痕组织等原因造成的。如术后出现伤口裂开,应针对其原因进行处理,若早期出现伤口裂开,如张力不大,亦无感染可直接缝合。如张力较大,可行减张缝合,裂开较大又不能直接缝合者,可在创面植皮,若有骨、肌腱、血管神经等深部组织外露时,应尽早再次利用其他皮瓣修复。

5.**皮瓣坏死** 皮瓣坏死的主要原因是血循环障碍。产生血循环障碍的原因是由于各类随意皮瓣和轴行皮瓣的长宽比例设计不当;术中操作损伤了供养血管;皮瓣蒂部扭曲或受压;转移修复后牵拉张力过大;受区瘢痕未去净,软组织床不好,皮瓣得不到受区营养;止血不彻底,皮瓣下有血肿形成等。皮瓣坏死主要在于预防,包括术前对受区与供区的检查,皮瓣的周密设计、术中操作轻柔,术后仔细观察等。一旦发现术后出现皮瓣血运障碍,应查明原因,及时采取相应的措施进行处理。若皮瓣出现坏死、无法挽救者,应将坏死组织修除,创面瘢痕愈合或二期行组织瓣移植。

【出院注意事项】

1.**加强营养** 饮食一般从流质、软食渐渐过渡到正常饮食。

2.**保持口腔卫生** 口腔内行组织瓣移植后,因瘢痕挛缩及缺乏动力性功能恢复,易导致局部食物存留,因此应注意对局部进行清洁护理。

3.**功能训练** 有开口困难的患者,应每天用开口器训练张口度。吞咽困难患者要多练习吞咽。语音不清患者在出院后应缓慢地训练语音功能,直至能使常人听懂其发音。

4.**定期复查** 以了解缺损修复后的远期外形和功能恢复情况。

二、骨组织缺损畸形

【疾病概述】

获得性颌面骨组织缺损多为肿瘤手术或损伤、炎症后遗所致,颌面骨组织构成面部轮廓支架并有牙齿附着,缺损后可在不同程度上导致容貌畸形及功能障碍,特别是咀嚼和语言功能障碍。临床上颌面骨组织缺损以下颌骨最多见,其次为上颌骨及其他面骨,如颧骨、鼻骨等。除此以外,颌面骨囊肿手术后所致的局限性骨质缺损也较为常见。骨组织缺损的移植骨源大致可分为:自体骨、异体骨和生物陶瓷人工骨,后两类移植骨大多用于中、小型骨缺损,特别是骨腔缺损的填塞。目前自体骨仍是颌面骨缺损修复的主要骨源。

【临床检查要点】

1.**专科检查**

(1)骨组织缺损的部位及范围:是下颌骨缺损还是上颌骨缺损,或上下颌骨的同时缺损,对上颌骨缺损者,是否合并周围骨组织的缺损。上颌骨缺损者应了解缺损区是否侵及上颌窦,对破坏上颌窦者是否伴有眶底的缺损,对下颌骨缺损者是方块形缺损还是节段性缺损,节段性缺损者是升支部还是体部缺损,或半侧缺损,是否有颏部的缺损。

(2)缺损区及周缘有无炎症:缺损区是否与口腔相通;局部有否慢性炎症存在。

(3)缺损区软组织情况:软组织的量是否足以覆盖移植骨;是否存在软组织瘢痕以及瘢痕的范围。

(4)缺损区边缘情况:对行二期修复者,骨断端的骨质硬化情况及范围。

(5)剩余健康骨组织的情况:剩余健康骨组织的高度及宽度,骨小梁的排列情况。

(6)咬合关系:下颌骨缺损者应了解下颌骨的偏斜情况,错𬌗情况以及双侧颞下颌关节区的情况。

2.影像学检查

(1)X线检查:根据病变或缺损的部位、性质可选用相应的X线检查方法,如上颌骨可选用华氏位片。上颌牙槽部位的病变可选用曲面断层片或咬合片,下颌骨者可选用曲面断层片或下颌骨侧位片、下颌升支切线位片或下颌开口后前位片等,以了解骨组织破坏或缺损的范围。

(2)颌面部CT:了解骨质病变或缺损的范围、边缘形态以及周围软组织的情况。颌面部CT三维重建技术能够清晰地显示和再现颌面骨组织的轮廓结构,能够从三维空间结构上了解骨组织破坏或缺损的范围及其周缘硬组织的情况。

【诊断要点】

对行二期整复的颌面部骨硬组织缺损,诊断较为容易,通过病史询问可明确造成缺损或畸形的原因。对因肿瘤切除造成颌骨缺损而需行一期整复者,其诊断主要是对原发病症的诊断。

【治疗措施】

1.治疗原则   根据骨组织缺损的部位、范围选择适宜的修复方法使骨缺损恢复,恢复容貌外形和生理功能。

2.治疗方案

(1)上颌骨缺损:上颌骨缺损的修复方法分为赝复体修复、自体骨移植修复和钛网支架修复法。对牙槽部的骨质缺损未累及上颌窦,尚余留健康牙齿不影响义齿修复者,仅行义齿修复即可。也有对腭板缺损而牙槽突保留者行前臂皮瓣等修复。对缺损范围较大、影响义齿修复者,以及对于原发于上颌骨或牙龈、腭部的交界性或低度恶性肿瘤,未破坏眶底及上颌窦后壁者,估计手术可以彻底切除者适宜于立即植骨。上颌骨缺损修复的自体骨移植可以采用游离髂骨或游离腓骨移植方法修复,其上可预置种植体,以利术后安装义齿。对于因上颌窦和上颌骨恶性肿瘤术后造成的上颌骨缺损,为便于术后观察有无肿瘤的复发,可采用开放式修复方法,即赝复体修复较为适宜,除能修复颌骨缺损外,尚能恢复患者的牙列和咀嚼功能。

目前对全上颌骨缺损较新的修复治疗方法是用钛网支架恢复面部外形,用腓骨复合骨瓣恢复上颌骨缺损,塑造牙槽嵴外形,腓骨瓣上预先植入种植体,以利术后安装义齿,最终恢复咀嚼功能。

(2)下颌骨缺损:下颌骨缺损的修复方法为:①单纯自体骨游离移植。②带肌肉蒂血管化自体骨移位移植。③游离血管化自体骨移植。④成形性松质骨移植。

下颌骨缺损较少时可就地取用邻近的健康下颌骨缘骨质整复;下颌骨体部缺损主要选用同侧髂骨的髂嵴,半侧下颌骨缺损时主要采用对侧的肋骨和肋软骨(第7～9肋),一般取全肋为宜;全下颌骨缺损应以髂骨形成颏部,升支和体部以肋骨修复;带肋软骨的肋骨亦可用于颞下颌关节形成。如需同时进行牙种植术,则以密度较高的腓骨为佳。成形性松骨质移植则不受缺损部位的限制。

单纯下颌骨体部缺损、周围软组织丰富者,可采用单纯自体游离骨移植,如有感染或与口腔相通者,可在大剂量抗生素控制下行单纯游离骨移植或血管化自体骨移植。如伴有周围软组织的缺损,则以采用血管化骨肌皮瓣较为适宜。在瘢痕区、放疗区或有慢性感染灶区单纯自体骨游离移植不易成活,采用血管化自体骨游离移植较为适宜。在感染较重、软组织缺失较多却不能行血管化植骨时,以及在某些恶性程度较高的恶性肿瘤切除后无法判断手术是否彻底切除者,或患者本人不愿截取自体骨骼移植时,可采用重建钛板植入以维持缺隙,防止骨段移位,减少瘢痕牵缩,为后期植骨整复创造条件。

【手术规范与技巧】

1.术中严格无菌操作:特别是与口腔相通的伤口,更应注意无菌操作,口腔创口应严密缝合。

2.有充分和密贴的骨接触面:移植骨与受植骨床之间无论采用贴附、嵌入法都必须有充分的松质骨接触面。陈旧性植骨时受骨床硬化骨质必须去除,直至有出血的松质骨面为止。两接触骨面必须紧密贴合,所有空隙,应以松质骨碎块充填,以利骨的再生与愈合。

3.骨断端之间良好的固定:近年来普遍采用小型或微型钛板坚强内固定的方法固定,以利术后的早期功能活动。

4.移植骨必须有充分的软组织覆盖,应做黏膜与黏膜下层的双层缝合。

5.消灭死腔:围绕植骨做包绕圈式固定,此法有利于消灭死腔及避免感染供骨区,应分层放置引流严密缝合,以免形成死腔或积液。

【围手术期处理】

(一)术前准备

1.上颌骨切除者,术前应制作腭护板。

2.对下颌骨手术,因术中需确定良好和稳固的咬合关系,术前需在健康牙齿上上牙弓夹板或栓结小环。

3.需行坚固内固定者,应选择合适的钛板、钛钉及相应的配套器械。

4.其余同软组织缺损畸形的整复。

(二)术后处理

1.一般处理 软组织缺损畸形整复术后的一般处理同样适用于硬组织缺损畸形术后。在计划采用颌间牵引或颌间结扎法作辅助固定的全麻手术病例,应在术后次日清醒后进行。

(1)下颌骨缺损修复的患者,为保证术后良好的制动,术后当天禁食,次日开始给予鼻饲7～10日。改为口腔进食后,亦应注意减少张口活动,以防止移植的骨块移位。

（2）如供骨区放置引流条，应于术后24～48小时抽出，并对供区创面加压包扎。

2.并发症处理

（1）血肿：血肿的形成常因术中止血不彻底或留有死腔所致，出现于术后的早期，表现为伤口处明显肿胀，切口缝合处渗血明显。如发现术后植骨区血肿形成，应及时引流，注入适量抗生素，然后重新加压包扎。行非血管化游离植骨者尚可全身应用止血药物。

（2）感染：感染是植骨失败的最主要原因，易造成植骨区感染的因素包括：患者年龄大、手术创伤大、骨缺损范围大、术前曾接受过放疗、软组织覆盖不足、口内入路植骨及植骨固定不稳定等。此外也与固定方法有关，钢丝结扎固定较坚强内固定的感染率高。早期主要表现为局部软组织红肿及轻压痛。一旦发现局部感染征象，除加强全身应用抗生素外，应行制动、局部换药、放置引流、搔刮病变组织、移植骨松动者重新固定等。只要处理及时、恰当，在感染控制后，移植的骨块仍有可能成活，甚至在移植骨块发生局部性骨髓炎后，只要移植床未与口腔相通，仍不应过早将移植骨块取出。如经积极处理1个月后，伤口无愈合趋势，仍持续排脓时，则植入骨块成活的可能性很小，应考虑将其取出。

（3）骨不连接：植骨术后发生骨不连接的可能原因包括：继发于骨感染、局部血运差、植骨衔接面积小、植骨衔接端间距过宽、植骨固定稳定性差等。主要在于预防，包括术前选择严格的适应证及适宜的修复方法，术中认真仔细地操作保证有充分的骨接触面及良好的受骨床、固定牢靠，以及术后预防感染等。

【出院注意事项】

1.加强营养，饮食一般从流质、软食逐渐过渡到正常饮食。

2.保持口腔卫生。

3.功能训练。术后若出现张口困难，应在移植骨成活后逐渐行张口训练，直至恢复正常的开口度。

4.在植骨成活后，若无继发感染或引起疼痛不适，内固定所用之不锈钢丝或微型夹板不必取出。

5.在移植骨成活8个月后，可考虑修复失牙。

6.定期复查，以了解移植骨的愈合情况、外形和功能恢复情况、骨吸收情况及有无原发病变的复发。

（张爱民）

第十三章 口腔颌面部囊肿

第一节 皮样或表皮样囊肿

皮样或表皮样囊肿为先天性发育畸形,但也可以为损伤或手术使上皮细胞植入所致。皮样囊肿囊壁较厚,由皮肤和皮肤附件构成。囊腔内有脱落的上皮细胞、皮脂腺、汗腺和毛发等结构。囊壁中无皮肤附件者,则为表皮样囊肿。神经外科和耳鼻喉科常称表皮样囊肿为胆脂瘤。

【诊断标准】

好发部位多见口底区,还好发于额部、眼睑、眶外缘、耳后等处。触诊质地中等硬度,有面团样感觉,如无继发感染,一般与皮肤及黏膜无粘连。皮样囊肿或表皮样囊肿一般无自觉症状,但位于口底正中、下颌舌骨肌、颏舌骨肌或颏舌肌以上的囊肿,则多向口内发展,囊肿体积增大时可以将舌推向后上方,使舌体抬高,影响语言,甚至发生吞咽和呼吸功能障碍;位于下颌舌骨肌或颏舌骨肌以下者,则主要向颏部发展。穿刺时可抽出白色干酪样物质,显微镜下可见有脱落的上皮细胞、毛囊和皮脂腺等成分,特别黏稠时用一般的细针不易抽出内容物。

可行 B 超和 MRI 检查,有助诊断。位于口底、颈中线的皮样囊肿或表皮样囊肿,需排除甲状舌管囊肿,位于眶周、颅底及耳后的囊肿须警惕与颅底骨缝相连。

【治疗原则】

一般采用局部麻醉或全身麻醉,手术完整摘除囊肿。

【临床操作标准】

紧贴囊壁分离,避免损伤周围结构。

1. 位于口底区的囊肿应明确在下颌舌骨肌或颏舌骨肌之上或在其下,以确定手术是口内还是颏下入路。

2. 位于眶周、颅底及耳后的囊肿与颅底骨缝相连时,摘除完囊肿后最好烧灼处理骨缝以防复发。

（郭 斌）

第二节　甲状舌管囊肿

甲状舌管囊肿:胚胎发育第 6 周时,甲状舌管自行消失,在起始点处仅留一浅凹,即舌盲孔。如果甲状舌管不消失,则残存上皮分泌物聚积可形成先天性甲状舌管囊肿,如继发感染常常形成瘘。

【诊断标准】

1.临床表现

(1)甲状舌管囊肿多见于 1~10 岁儿童,亦可见于成年人。囊肿可发生于颈正中线,自舌盲孔至胸骨切迹间的任何部位,但以舌骨上、下部位为最常见。囊肿生长缓慢,呈圆形,可位于颈正中,或稍偏离中线。触诊质地软,周围界限清楚,与表面皮肤及周围组织无粘连。位于舌骨以下的囊肿,舌骨体与囊肿之间可扪及坚韧的索条与舌骨体粘连,故可随吞咽、伸舌运动上下移动。囊肿可以经过舌盲孔与口腔相通而继发感染。反复感染自行破溃,或因误诊为脓肿行切开引流后,形成甲状舌管瘘。亦可见出生后即存在的原发瘘。

(2)甲状舌管囊肿的诊断可依据其部位和吞咽移动、穿刺检查可抽出透明微混浊的黄色稀薄液体,成人或复发者多为黏稠性液体。对甲状舌管瘘还可行碘油造影以明确其瘘管走行。

2.鉴别诊断

(1)位于舌根部的甲状舌管囊肿应与舌异位甲状腺鉴别。后者呈瘤状突起,表面紫红色,有血管走行,酷似血管瘤,周界清楚。患者常有语言不清,呈典型的"含橄榄"语音;严重者可出现吞咽、呼吸困难。用核素^{131}I扫描时,可见异位甲状腺部位有核素浓聚。

(2)婴幼儿的颈部甲状舌管囊肿需要与囊性淋巴管瘤鉴别。

【治疗原则】

一般选用全身麻醉。手术彻底切除囊肿或瘘管。

【操作方法】

1.建议"柱状切除",即带有囊肿或瘘周围部分正常组织,特别是舌骨水平以上至舌盲孔这一段。瘘管行径较长时,酌情采用"阶梯式"平行切口。

2.剥离囊肿时应注意其底部及后上极,解剖至舌骨时,用骨剪于囊肿附着之两侧剪断舌骨,剪除舌骨约 1cm。此是手术成功的关键,剪断舌骨后,解剖到舌盲孔,连同周围部分组织做柱状切除。瘘管一般有内口,手术必须追踪至内口,否则极易术后复发。

3.复发者其瘘管走行不易确定,亚甲蓝注入大多情况下无济于事,如可能,用硬膜外麻醉管沿瘘管插入,能达内口则可以切除干净。

(郭　斌)

第三节 鳃裂囊肿

鳃裂囊肿:一般认为这是胚胎鳃裂残余组织所致。囊壁厚薄不均,含有淋巴样组织,通常多覆有复层扁平上皮,少数则被以柱状上皮。常因壁内淋巴结炎产生纤维化,使囊壁增厚。

【诊断标准】

1.临床表现

(1)鳃裂囊肿多见于青少年,生长缓慢。可有因上呼吸道感染,囊肿骤然肿大史并有疼痛史。

(2)根据鳃裂来源可将一侧面颈区分为上、中、下三部分。发生于下颌角水平以上及腮腺区者,常为第一鳃裂来源;发生于肩胛舌骨肌水平以上者多为第二鳃裂来源;发生于颈根区者多为第三、第四鳃裂来源。临床上以第二鳃裂来源最多见,大多在舌骨水平,胸锁乳突肌上1/3前缘附近。

(3)囊肿表面光滑,可呈分叶状,质地软,有波动感,无搏动,这可与神经鞘瘤及颈动脉体瘤相区别。鳃裂囊肿穿破后,可以长期不愈,形成鳃裂瘘;先天未闭合者,称原发性鳃裂瘘。前者可为不完全瘘,即有外口无内口;后者常为完全瘘即有内、外口。第一鳃裂的内口系向外耳道;第二鳃裂内瘘口通向咽侧扁桃体窝;第三、四鳃裂内瘘口则通向梨状隐窝或食管入口处;

2.辅助检查 鳃裂囊肿可根据病史,临床表现及穿刺检查做出诊断。做穿刺抽吸时,可见有黄色或棕色的、清亮的、含或不含胆固醇的液体。鳃裂瘘可时有黏液样分泌物溢出。行造影检查可以明确瘘管走向,协助诊断。

【治疗原则】

1.全身麻醉下完整切除鳃裂囊肿或鳃裂瘘。瘘管术前可先注入1%亚甲蓝,帮助确定瘘道方向和走行。

2.第一鳃裂来源者,位于下颌角以上,常采用与下颌升支平行的纵切口或腮腺手术切口;第二鳃裂来源者,位于下颌角以下,常采用颈部横行切口;鳃裂瘘一般在瘘口处做梭性切口,瘘道行径较长者,可做多个平行的横行"阶梯式"切口。

【操作方法】

务必寻找并切除包括内口在内的瘘管或囊肿,否则易复发。

1.第一鳃裂囊肿罕见,多见于瘘,手术需要追至外耳道。

2.第二鳃裂囊肿或瘘常与颈动脉分叉关系密切,特别是多次感染或手术之后,始终须仔细分离并保护颈部重要血管神经。

3.第三、四鳃裂囊肿或瘘行程较长,内口较高,酌情选择分段切口。

术后创口应放置引流条(第一鳃裂瘘手术)或负压引流球(第二、三、四鳃裂囊肿或瘘)。如有感染，可酌情应用抗生素；如有神经损伤应服用神经营养药如丙硫硫胺（新维生素 B_1），具体用法：25mg，每日 3 次，口服 7～10 天。

（郭　斌）

第四节　牙源性颌骨囊肿

【疾病概述】

牙源性颌骨囊肿的概念自 1853 年首次被提出后，人们对其的认识在不断地变化着。牙源性颌骨囊肿可为单发，亦可为多发性。一般以单发性为多见。

目前，在国内，临床上又可根据其来源不同分为根尖周囊肿（根端囊肿）、始基囊肿、含牙囊肿与角化囊肿。

1.根端囊肿　根尖肉芽肿在慢性炎症的刺激下，牙周膜内的上皮残余增生，增生的上皮团块中央发生变性、液化，逐渐形成囊肿，亦称根尖周囊肿。根端囊肿在拔牙后未作适当处理，仍残留在颌骨内而发生的囊肿，则称为残余囊肿。

2.始基囊肿　发生于牙釉质和牙本质形成之前，成釉器发育的早期阶段，在各种因素刺激下，成釉器的星形网状层发生变性，并有液体渗出，蓄积其中而形成囊肿。现认为始基囊肿即为角化囊肿。

3.含牙囊肿　发生于牙冠或牙根形成后，在缩余釉上皮与牙冠面之间出现液体渗出而形成含牙囊肿，又称滤泡囊肿。可来自一个牙胚或多个牙胚（含一个牙或多个牙）。

4.角化囊肿　不同于其他型颌骨囊肿的临床行为和组织学特点，来源于原始的牙胚或牙板残余。此外，角化囊肿也可以含牙，临床上有些诊断为根端囊肿、始基囊肿或含牙囊肿的，最后病理却证实是角化囊肿。角化囊肿的典型病理表现为：囊壁的上皮为复层鳞状上皮，表面覆有角化完全或不完全的角化层，此层多呈波浪状，上皮厚度常较一致。基底层缺少网钉，囊壁的上皮及纤维包膜均较薄。在囊壁的纤维包膜内有时含有子囊或上皮岛。囊内常含有白色或黄色的角化物或油脂样物质。多发性角化囊肿同时伴发皮肤基底细胞痣（或基底细胞癌），分叉肋、眶距增宽、颅骨异常、小脑镰钙化等症状时，称为"痣样基底细胞癌综合征"。角化囊肿表现为较强的侵袭性，手术后复发率为 10％～65％。94％的复发的角化囊肿是囊壁上皮不完全角化的囊肿，只有 6％的是完全角化的囊肿。有人认为主囊外有卫星微囊存在、纤维层中溶纤维活性高以及核分裂多可能是其易复发的原因。在组织学上，始基囊肿与角化囊肿的囊壁都覆有角化层。许多学者更认为始基囊肿与角化囊肿是同一种病变，两个术语可以相互替换；也有学者认为始基囊肿仅代表牙源性角化囊肿中上皮不全角化的那种。1971 年，WHO 承认了始基囊肿与角化囊肿是同一个概念，角化囊肿的组织学上的特征应比它的来源更需要强调。20 世纪 80 年代后，始基囊肿在文献中已被逐渐弃用。近年来，角化囊肿来源于牙胚或牙板残余的理论也正受到挑战，有人怀疑角化囊肿可能来源于口腔黏膜上皮基底层。现在，很多学者认为角化囊肿应改名为角化囊性瘤。

【临床表现】

牙源性颌骨囊肿生长缓慢,初期无自觉症状,为慢性无痛性生长。早期常在拔牙或拍 X 线片时偶然被发现。若继续生长,骨质逐渐向周围膨胀形成颌骨膨隆,严重时造成面部畸形。囊肿如继发感染,可有局部红肿、触压痛甚至脓肿形成,并可伴有发热等。巨大的颌骨囊肿可致牙松动、移位、脱落及咬合紊乱,影响进食。颌骨囊肿因拔牙、损伤、长大等使囊肿破裂向口腔内破溃时,囊内多有草黄色或草绿色液体流出;如为角化囊肿,则可见似皮脂样物质。囊肿破裂后常造成口腔感染、异味。上颌骨的囊肿侵入鼻腔及上颌窦,可引发相应的临床表现,如将眶下缘上推,可产生复视。当下颌囊肿发展过大,少数也可能引起病理性骨折。

【诊断要点】

1.根端囊肿成年多见,余多见于少年及青年。

2.根端囊肿多有深龋、死髓牙或残根,含牙囊肿与角化囊肿牙列中常有缺牙。

3.颌骨囊肿增大时,可有颌骨膨隆,骨皮质变薄,扪诊时有乒乓球感,或闻及羊皮纸样脆裂声。囊肿如继发感染,膨隆区常有压痛。

4.X线检查:对颌骨囊肿的诊断至关重要,可了解囊肿的部位、大小、形态、范围、牙根吸收移位情况、是否含牙、囊肿与牙或牙根的关系以及与上颌窦是否相通等。上颌骨囊肿多选用根尖片、鼻颏位片、上颌咬合片以及曲面体层片;下颌骨囊肿可选用根尖片、下颌咬合片、下颌骨后前位、侧位以及曲面体层片。曲面体层片能全视角地反映上、下颌骨概貌。囊肿在 X 线片上显示为一清晰圆形或卵圆形的透射阴影,单房多见,边缘整齐,周围常呈现一明显白色骨质反应线,但囊肿并发炎症时以及角化囊肿有时边缘可不整齐。如欲了解囊肿与上颌窦的关系,还可在囊内注入碘油行囊腔造影。此外,在 X 线检查的基础上还可做颌面部 CT 检查,对颌骨囊肿与成釉细胞瘤等牙源性肿瘤的鉴别诊断有重要意义。

另外应了解有无颌骨囊肿阳性家族史。

5.颌骨囊肿穿刺检查时,或因拔牙、损伤、长大等原因使囊肿破裂向口腔内破溃时,囊内多有草黄色或草绿色液体流出;如为角化囊肿,则可见似皮脂样物质。囊液化验可见到胆固醇结晶及角蛋白等,角化囊肿囊液蛋白定量可大于 4g/100ml。

6.继发症状:颌骨囊肿如继发感染可有局部红肿、触压痛甚至脓肿形成,并可伴有发热等。巨大的颌骨囊肿可致牙松动、移位、脱落及咬合紊乱,影响进食。上颌骨的囊肿侵入鼻腔及上颌窦,可引发相应的临床表现,如将眶下缘上推,可产生复视。当下颌囊肿发展过大,少数也可能引起病理性骨折。

7.活组织检查:颌骨囊肿因拔牙、损伤等原因破裂,向口腔内破溃时,可从拔牙创或破裂处,切取或刮取部分囊壁做活组织检查。除根端囊肿外,其他牙源性囊肿都可转变为或同时伴有成釉细胞瘤的存在;角化囊肿还有显著的复发性和癌变能力。因此,术中快速病理检查对诊断和确定手术方案有重要意义,最终确诊还需借助常规组织学诊断。

8.多发性角化囊肿同时伴有皮肤多发性基底细胞痣(或基底细胞癌)、脊椎和肋骨畸形(颈肋或分叉肋)、颅内脑镰钙化以及眶距增宽、眼部病变等时,称为基底细胞痣(或癌)综合征;如临床上仅有多发性颌骨囊肿则称角化囊肿综合征。该病常有家族史,具有染色体显性遗传特点。因此,多发性颌骨囊肿不应忽视对皮肤的检查,应拍摄胸片和颅骨片。

【鉴别诊断】

1.各种颌骨囊肿的鉴别诊断见表13-1。

表 13-1　各种牙源性颌骨囊肿的鉴别诊断

	根端囊肿	含牙囊肿	角化囊肿
好发部位	前牙区多见	下颌第 3 磨牙及上颌尖牙区	下颌第 3 磨牙、升支区,亦可在上颌尖牙、磨牙区
牙齿	多有死髓牙或残根等	口内缺牙或牙数正常	口内缺牙或正常,常向舌侧膨胀,可伴瘘管形成
X线检查	单房阴影,根尖在囊腔内,牙根可有吸收	含牙单房或多房阴影,牙冠朝向囊腔,囊壁连在牙冠与牙根交界处	单房或多房阴影,囊内可含牙或不含牙,病损常沿颌骨长轴呈轴向生长
穿刺液	小则难抽出或淡黄色或草绿色	囊液呈淡黄色或草绿色	可抽出白色或黄白色皮脂样物

2.成釉细胞瘤　成釉细胞瘤在牙源性肿瘤中最常见。为颌骨中心性上皮肿瘤,起源于成釉器或牙板上皮,亦可由口腔黏膜基底细胞或上皮异位而来。好发于青壮年,男性略多于女性。下颌骨比上颌骨多见,肿瘤常位于下颌骨体部、角部及升支部。早期也无自觉症状,颌骨呈膨胀性缓慢生长,较大的成釉细胞瘤可以造成颌骨膨隆及面部畸形,牙移位松动和咬合关系错乱,颌骨膨胀向颊侧为显著。因成釉细胞瘤多为实质性,故穿刺无液体或为棕褐色液体。X线片显示颌骨有多房性透射阴影,房室大小不一,可呈蜂窝状,边缘常稍不清晰,且不规则呈切迹状;透射阴影内可含牙或不含牙,肿瘤所涉及牙的牙根呈锯齿样吸收。单房的成釉细胞瘤较少见,但临床上与牙源性颌骨囊肿很难鉴别,常需依靠手术时行冰冻切片,快速病理检查确诊。

3.牙源性腺样瘤　牙源性腺样瘤来源于成釉器、缩余釉上皮,也可来自口腔黏膜。上颌尖牙区为好发部位,临床可见有缺牙。多见于青少年,肿瘤生长缓慢,一般较小,早期多无自觉症状,以后出现颌骨局部膨隆。X线片显示为边缘清晰的单房阴影,其中有钙化小点为其特征,常有埋伏牙。

4.牙源性钙化上皮瘤　青壮年多见。牙源性钙化上皮瘤亦称 Pindborg 瘤,起源于成釉器的中间层细胞。好发于下颌骨磨牙区,临床表现为颌骨进行性膨胀。X线摄片显示颌骨膨隆,单房、多房均可,其中含有大小不规则钙化团块,并常伴埋伏牙。确诊需依靠病理检查。

5.牙源性钙化囊肿　牙源性钙化囊肿来源于发育中或未萌出牙的牙胚上皮;亦可来自牙龈黏膜中的牙源性上皮剩余。上、下颌骨均可发生,但常见于磨牙和前磨牙区,生长缓慢。X线摄片可显示颌骨内为一单房透明阴影,界限清楚,其中有钙化小点。牙源性钙化囊肿处理不当极易复发且可发生癌变。

6.牙龈囊肿　牙龈囊肿来源于牙板上皮剩余或牙龈上皮钉的囊性变,也可为外伤植入上皮。分为婴儿牙龈囊肿和成人牙龈囊肿两种类型。成人龈囊肿一般较小,好发于下颌尖牙、前磨牙区、游离牙龈或附着龈。骨质一般无变化。

7.根侧囊肿 根侧囊肿又称牙周囊肿,来自牙周膜上皮剩余。多见于成人以及黑人女性,下颌尖牙及前磨牙区好发,生长缓慢,局部可见牙龈隆起;X线片示牙根向侧方移位;牙髓活力无异常。

【治疗措施】

1.治疗原则 手术治疗,目的是治愈囊肿,减少复发,保留功能。角化囊肿易复发,可癌变,治疗可参照颌骨良性肿瘤的手术方法,手术应彻底。囊肿波及的牙应力争予以保留,只有在不拔除患牙确实难以达到根治囊肿的目的时,方可根据具体情况拔除患牙。较大的下颌骨囊肿摘除后,为了消灭死腔以及防止手术后继发颌骨骨折,可用髂骨松质骨植骨,也可用人工骨材料充填囊腔。对于角化囊肿,术后应密切随访,并对其子女追踪观察。

2.治疗要点 治疗颌骨囊肿的手术方法很多,根据囊肿的部位、大小、范围、性质、是初发还是复发、有没有穿破骨膜等因素决定,此外还要考虑到患者的年龄、意愿和对治疗的依从性。

(1)囊肿摘除术:囊肿摘除是将囊肿完整去除,或者说是将囊肿完整剥除。当然,在实际操作中,这种理想状态常难以实现,囊壁较薄时经常会破裂,致内容物溢出。囊肿摘除术适用于颌骨内较为常见的根端囊肿和含牙囊肿的治疗。

(2)囊肿刮治术:是指使用刮、挖、磨、分离等手工器械,机械去除整个囊肿的方法,目的是根除任何可能存在于囊壁上或者骨腔内的上皮成分,防止术后复发。

(3)周围骨切除术:囊肿摘除后,有别于囊肿刮治术用手工器械,周围骨切除术是用有动力的钻头或磨头去除囊腔周围1~2mm厚的骨壁,可消除骨腔壁内的囊肿的侵袭和子囊。有学者把用冷冻的或化学方法处理囊肿摘除后骨壁也归类于周围骨切除术。此外,还有学者将手工机械去除及所有的物理、化学方法去除囊腔周围1~2mm厚的骨壁的方法统统归于囊肿刮治术。角化囊肿至少要选用囊肿刮治术作为治疗手段。

(4)骨切除术:包括颌骨的不破坏骨连续性的方块切除和破坏骨连续性的部分切除术。角化囊肿或复发性的角化囊肿常采用此法。

(5)袋成形缝合术:袋成形缝合术是指在囊壁上造个口,引流出囊液,使囊腔与口腔、上颌窦和鼻腔间相通。该术式仅切除少量囊壁来造口,余留的囊壁仍保留。这样的话,减轻囊内压,使囊腔内外压力保持平衡,周围骨质再生改建,从而使囊腔逐渐缩小。袋成形缝合术可单独用来治疗囊肿,或者作为摘除术的前期治疗。当决定囊肿是否以袋成形术来治疗时,需要考虑以下因素:①损伤的组织量的多少。如果囊肿离重要的组织结构很近,若以摘除术治疗,则会增加其周围组织不必要损伤的可能性。比如说,摘除术可能会造成口鼻瘘或者口腔上颌窦瘘,或者损伤重要的神经血管组织,如下牙槽神经,或者损伤周围健康牙齿牙髓的活力,此时应考虑选用袋成形术。②手术进路。如果摘除术不能进入所有的囊腔,部分囊壁有残留而可能导致复发的话,此时亦应考虑选用袋成形术。③辅助牙齿的萌出。如果囊肿内有未萌牙(如含牙囊肿),而该牙又对维持牙列的完整性有重要作用,此时用袋成形术的话,有助于牙齿的继续萌出。④手术的难易。与摘除术相比,袋成形术相对简单,给病人造成的心理压力小,因而对全身情况不是很好的患者来说,无疑是较好的选择。⑤如囊肿很大,摘除过程中可能会造成颌骨骨折。该种情况下,先用袋成形术在囊壁上造口,待周围骨质修复一段时间后,再行二期摘除。袋成形术的主要优点是:术式简单易行,同时也能防止立即行摘除术造成周围重要组织的损伤。其缺点是:最大的缺点就是病变组织仍残留在原位,不能进行组织学检验。尽管造口时切下的部分囊壁组织可送病检,但是残留的病变组织中可能存在恶性程度很高的病灶;另一个缺点就是给患者带来诸多不便。因为造口后囊腔容易积存食物残渣,必须保持清洁以防感染。这就意味着需要患者用漱口水清洁口腔,每日多次,并持续数月,具体的时间取决于囊腔的大小和骨质修复的程度。

(6)较大或者复杂的颌骨囊肿常联合运用上述手术。

【手术操作规范与技巧】

1.根据囊肿大小、部位及年龄等情况选用局麻或全麻。成人、小型囊肿、位置较前可采用局麻;儿童、大型囊肿、位于磨牙区及下颌支的囊肿宜用全麻。

2.颌骨囊肿宜从口内做切口摘除,只有当颌骨囊肿较大,需做颌骨方块或部分切除时,一般才考虑从口外作切口。切开黏膜,翻瓣,显露囊肿所在骨面。

3.在骨壁上开窗时,应从骨壁最薄处着手,先开一小窗,然后用骨凿或咬骨钳扩大,注意要尽量保留牙槽突骨质。

4.在分离囊壁时,下颌管内的血管神经束,应注意保护。囊腔内如有埋伏牙应一并拔除。暴露在囊腔内的牙根,有可能保留者,尽量保留;可于术前先进行根管治疗,待手术中再行根尖切除。也可在术中同时进行根管治疗和根尖切除术。

5.对于根端囊肿及含牙囊肿单纯行颌骨囊肿完整摘除术即可,术后很少复发;而角化囊肿术后易复发,可癌变,手术应彻底。当囊肿摘除或刮除后,根据不同情况再用。①刮、挖、磨、分离等手工器械。②动力钻头、磨头去除囊腔周围 1～2mm 厚的骨壁。③石炭酸或硝酸银等腐蚀剂涂抹骨创,或辅以冷冻治疗;以消灭子囊;也可考虑在囊肿外 0.5cm 处行颌骨方块切除;巨大型的角化囊肿以及多次复发的角化囊肿可行颌骨部分切除,并可立即采用血管化或非血管化骨移植修复重建。对于角化囊肿的治疗,值得重点提出的是,如囊肿已穿破骨膜,务必将覆盖于囊肿上的骨膜和口腔黏膜一并切除,因为大量的研究结果表明:在口腔黏膜与囊肿之间的纤维结缔组织中,可能存在导致囊肿复发的上皮组织或子囊。

6.上颌后牙区的颌骨囊肿如与上颌窦相通,如缺口不大,且未伴发上颌窦炎,可不必行上颌窦根治术;否则应同时进行上颌窦根治术,将囊壁与上颌窦整个黏膜同时刮除,严密缝合口内切口,在下鼻道开窗,骨腔内填塞碘仿纱条,并从下鼻道开口处引出,3～5 日后逐步由此抽出纱条。

7.骨腔的处理:囊壁彻底除净后,止血,盐水冲洗,有感染者,可撒入抗生素粉末。①小的囊腔,可初期缝合,不必引流,由血块充填。②口内切口进路的较大囊腔,应用碘仿纱条填塞,由口内引流;或在遗留的囊腔内植骨促使其尽快骨化,以消灭死腔及防止手术后继发颌骨骨折;可用髂骨松质骨植骨,也可用人工骨材料充填囊腔。③口外进路的囊腔,须将囊腔制成口大底浅的碟形,置引流条由口外引流。

8.袋成形缝合术加囊肿摘除:该法近年来得到了一定的肯定。由于囊液外流,囊腔内的压力降低,囊肿可逐渐自行缩小,然后再将剩余的囊壁刮除。这一方法的优点是简单易行,仅在口内手术即可;其缺点是疗程较长。

9.手术注意事项

(1)切口以能充分显露手术野、便于彻底清除囊壁为原则。口内进路摘除囊肿,无论弧形或梯形切口,黏-骨膜瓣底部应较宽些,以保证有充分的血液供应,且缝合处要有骨壁支持。

(2)如果选择口外切口,切口宜在下颌骨下缘1~1.5cm处。注意妥善结扎颌外动脉、面前静脉,慎勿伤及面神经的下颌缘支。

(3)术中应尽可能地保护下颌管内的下牙槽神经血管束。

(4)临床上,牙源性囊肿与成釉细胞瘤等牙源性肿瘤有时难以鉴别。因此,当术中发现囊壁过于肥厚或有突起时,应行冰冻切片检查,如为成釉细胞瘤,应按成釉细胞瘤处理。

(5)如囊肿已穿破骨膜,务必将覆盖于囊肿上的骨膜和口腔黏膜一并切除。

【围手术期处理】

1.术前准备

(1)适应证:全身无手术禁忌证,无急性感染的颌骨囊肿。囊肿摘除术适用于颌骨内较为常见的根端囊肿和含牙囊肿的治疗。角化囊肿可根据情况选择从囊肿刮治术到骨切除术。

(2)禁忌证:伴发急性感染者暂缓手术。

(3)根据囊肿的性质、部位、大小、患者的年龄、病人的意愿等,选用全身麻醉或局部麻醉,做作相应术前准备。

(4)术前应进行牙周洁治,漱口液漱口,保持口腔清洁。囊肿并发急性炎症时应先行引流,并用抗生素控制感染,待急性炎症消退后再施行囊肿摘除术。

(5)颌骨囊肿摘除手术前应备有不同方位的 X 线片,如牙片、咬合片、下颌骨后前位和侧位片、全景片等,必要时可行 CT 检查,以显示整个囊肿的范围,及其与周围组织的关系(如囊肿与牙根、上颌窦等的关系)。

(6)根据囊肿的部位、大小、病人的意愿决定手术进路(口内或口外切口),应尽可能地选用口内切口。

(7)上颌后牙区的颌骨囊肿术前应准确判断其与上颌窦的关系,如有可能行上颌窦根治术,医患术前都应有思想准备。

(8)对牙根在囊肿内及周围的牙齿,术前应考虑做牙髓活力测定及根管治疗。

(9)较大的颌骨囊肿手术后有发生继发颌骨骨折的可能,应事前先与患者和其家属解释,并做好斜面导板或口内颌间结扎的准备。

(10)多次手术后复发的下颌骨囊肿(特别是角化囊肿),或骨质破坏过多考虑做下颌骨切除术者,术前应征得患者及家属同意。如拟行血管化或非血管化骨移植修复重建颌骨,还应做相应的准备。

(11)术前应排除颌骨中心性血管瘤可能。

(12)术前联系准备术中快速病理检查。

2.术后处理

(1)术后可在相当于囊肿的唇颊部加压包扎,以防止出血和减小死腔。

(2)注意口腔卫生,漱口液漱口,3～5次/日,防止食物残渣附着或残留在创口内。

(3)口内或下鼻道引流的碘仿纱条,可于3～7日内分期抽出;口外引流一般在48小时后抽除。

(4)缝线于7～10日拆除。

(5)口内创口不能一期愈合者,宜经常换药,囊腔冲洗,用碘仿纱条填塞,直至囊腔骨壁有肉芽生长、上皮覆盖囊腔为止。

(6)术后合理选用抗生素3～5日,预防继发感染。

(7)术后1～2周内半流质或软食饮食。

(8)摘除的囊肿组织常规送病理检查。

【出院注意事项】

1.术后注意口腔卫生。

2.1～2周内半流质或软食饮食。术后剩余骨壁薄弱者,应注意勿咬硬食,以免颌骨发生病理性骨折。

3.术后即应拍摄X线片,作为对照;以后定期随访,每6个月至1年拍片复查。

4.术后3个月可考虑义齿修复。

(李丽华)

第五节　面裂囊肿

【疾病概述】

面裂囊肿为胚胎期面突融合处上皮残留所致,故亦称非牙源性外胚叶上皮囊肿。临床上又可分为正中囊肿、鼻腭囊肿、球上颌囊肿、鼻唇囊肿。

【临床表现】

面裂囊肿初期一般无明显自觉症状,生长缓慢。多在拍X线片时偶然被发现,或形成颌骨膨隆后和囊肿继发感染时被察觉。

【诊断要点】

1.面裂囊肿多见于儿童及青少年　除鼻唇囊肿外,临床症状与牙源性颌骨囊肿基本相同,相当于各面突融合处特定部位的颌骨膨隆及两侧牙侧方移位是其临床特征,结合X线片的论证,可较易得出诊断。

2.球上颌囊肿　发生于上颌侧切牙与尖牙之间,牙常被排挤而移位。X线片上显示囊肿阴影在侧切牙牙根与尖牙牙根之间,而不在根尖部位。

3.鼻腭囊肿　位于切牙管内或者周围,X线片上可见到切牙管扩大的透射阴影。

4.正中囊肿　上颌位于切牙孔之后,腭中缝的任何部位。X线片上可见腭中缝处有圆形囊肿阴影,亦可发生于下颌正中线处。

5.鼻唇囊肿　位于上唇底和鼻前庭内,囊肿在骨质的表面。X线片上骨质无破坏现象。

在口腔前庭外侧可扪出囊肿的存在。

6.X 线检查 多选用根尖片、上下颌咬合片、鼻颏位片以及曲面体层片。囊肿在 X 线片上相当于面突融合处,显示为一清晰的圆形或卵圆形单房的透射阴影,但除非面裂囊肿较大,一般其内往往多无牙根,囊肿阴影在根侧,而不是在根尖部。囊肿将根向两侧推移;面裂囊肿也可与上颌窦相通。

【鉴别诊断】

面裂囊肿时口内牙齿可有倾斜、移位。一般牙无变色及龋坏。面裂囊肿主要凭借相当于各面突融合处的特定部位以及其与牙齿的关系,从而得以与牙源性囊肿相鉴别。各种面裂囊肿的鉴别诊断见表 13-2。

表 13-2 面裂囊肿的鉴别诊断

	正中囊肿	鼻腭囊肿	球上颌囊肿	鼻唇囊肿
病因	面突正中融合处上皮残余	鼻腭管上皮残余	中鼻突、球状突、上颌突联合处上皮残余	侧鼻突、球状突联合处上皮残余
部位	切牙管后的腭中线或上、下颌正中联合处	切牙管内或尖牙之间	上颌侧切牙与尖牙之间	上唇底、鼻前庭内
鉴别要点	腭中部或下颌中线部肿胀,X 线片示单房阴影,与牙无关	腭乳头部膨隆,压迫鼻腭神经可有疼痛,X 线片示单房阴影大,与牙无关	上颌侧切牙与尖牙被压迫移位,X 线片示单房阴影在根之间,不波及牙根	上唇底、鼻前庭肿起,鼻翼抬高,X 线片示骨质无变化影或切牙管扩

【治疗措施】

一旦诊断明确,应尽早手术摘除囊肿,以免引起邻近牙的继续移位和造成咬合紊乱。

【手术操作规范与技巧】

手术方法及原则与牙源性囊肿基本相同,但均从口内径路进行手术,术中应注意邻牙的保护。

(李丽华)

第六节 非上皮性颌骨囊肿

【疾病概述】

除面裂囊肿外,非牙源性颌骨囊肿还包括一些非上皮性囊肿,主要有血外渗性囊肿及动脉瘤样骨囊肿等。

【临床表现】

早期一般无症状,后期可见唇颊沟膨隆,生长缓慢。

1.血外渗性囊肿:又称损伤性骨囊肿、孤立性囊肿、单纯性囊肿、单房性骨囊肿、出血性囊肿等。由损伤后引起的骨髓内出血,机化渗出后而形成。其囊壁为一层纤维组织,无上皮衬里。血友病也可引起颌骨的血外渗性囊肿,称为血友病假瘤。

2.动脉瘤样骨囊肿:动脉瘤样骨囊肿也为骨髓内出血所致,无上皮衬里,非真性囊肿。多有损伤史,囊腔内含血液,可有搏动,有时被误诊为中心性血管瘤、巨细胞瘤等。

3.非上皮性颌骨囊肿还包括静止性骨囊肿,亦称发育性囊肿、特发性骨腔、下颌骨发育性颌下腺缺损等。临床上极罕见,通常认为是由于胚胎时期下颌骨包绕颌下腺叶发育而引起。

【诊断要点】

颌骨膨隆结合外伤史、穿刺出血样液体以及 X 线片表现可得出初步诊断。术中宜行冰冻切片检查诊断。

1.非上皮性囊肿较少见。发病以男性青壮年为多。

2.非上皮性囊肿中约 50% 的病例在病变部位有咬合创伤史或外伤史。

3.早期一般无症状,后期可见唇颊沟膨隆,生长缓慢。颌骨膨隆常位于前磨牙区的下颌体部,其次为下前牙区,发生于上颌者少见。颌骨膨隆处可有压痛,颌骨膨隆一般较少超过 3cm,但较大的囊肿扣诊时也可有乒乓球感。应询问有无造血系统疾病。

4.牙齿情况:牙数目多正常,无移位现象。口腔内牙齿可有变色、松动。牙齿叩诊可有不适或疼痛。

5.X 线检查:动脉瘤样骨囊肿在 X 线片上显示为骨质膨胀伴单囊或多房性透光病损。血外渗性囊肿 X 线片显示为位于牙根之间的圆形透光区,牙根多无吸收和分离。囊肿的边缘比其他牙源性颌骨囊肿模糊,无明显白色骨质反应线。

6.CT 及 MRI 检查:对鉴别牙源性颌骨囊肿及颌骨中心性血管瘤有参考价值。

7.穿刺检查:穿刺常可抽出不凝血样液体。

8.囊肿涉及的牙,牙髓活力测定常无活力。

【鉴别诊断】

非上皮性颌骨囊肿应注意与其他颌骨囊肿、肿瘤相鉴别,术中宜行快速切片检查以鉴别。特别是要注意与颌骨中心性血管瘤、巨细胞瘤等相鉴别。

【治疗措施】

宜手术切除囊肿,以免引起邻近牙的移位和颌骨畸形。非上皮性囊肿经手术治疗后,预后好,不复发。

【手术操作规范与技巧】

手术方法及原则与牙源性囊肿基本相同。诊断不明时可在术中行冰冻切片检查。

【围手术期处理】

基本同牙源性囊肿。但应做好止血及输血准备。应警惕囊肿是否有由全身血凝机制障碍(诸如血友病、血小板减少性紫癜等)而引起的可能,必要时应行有关化验检查。对血友病引起的外渗性囊肿须在手术前后进行处理,如给以血友病球蛋白注射等。

(李丽华)

第十四章　口腔颌面部良性肿瘤及瘤样病变

第一节　乳头状瘤

乳头状瘤是发生在皮肤或黏膜的乳头状病损,分为扁平上皮细胞乳头状瘤及基底细胞乳头状瘤,后者包括老年疣等在内。

【诊断标准】

位于皮肤或黏膜,呈乳头状突起,表面高低不平,位于皮肤者可伴有色素沉着。临床分有蒂或无蒂两种,界限清楚,多无粘连。局部可有慢性刺激因素,如不良修复体或残根、残冠等。口腔乳头状瘤可在白斑的基础上发生,此时具有较大的恶变倾向。恶变的征象表现为发展速度增快,出现溃疡、出血、疼痛、基底部向周围浸润。唇、颊、龈以及皮肤多发性乳头状瘤,伴牙发育不良、多指、并指畸形,以及虹膜、脉络膜缺损或斜视时,称为多发性乳头状瘤综合征。

【治疗原则】

首先去除刺激因素。根治性措施是手术,非手术不能彻底治愈。

【操作方法】

可在局麻或全麻下切除肿瘤;基底部切除应较深、广泛;术中应行冷冻切片检查,如为癌变,应按恶性肿瘤处理;一般术后5～7日拆线,应用抗生素3～5日。

（刘道峰）

第二节　色素痣

色素痣来源于表皮基底层能产生黑色素的色素细胞,但多数是在后天才出现。色素痣多发于面颈部皮肤,偶亦见于口腔黏膜。根据组织病理学特点,分为交界痣、皮内痣和复合痣三种。

【诊断标准】

交界痣为淡棕色或深棕色斑疹、丘疹或结节,一般较小,表面光滑、无毛、平坦或稍高于皮表。突起于皮肤者容易受到洗脸、刮须、磨擦等刺激，并因此可能发生恶变，其恶变症状表现为局部痒痛，痣的体积迅速增大，色泽加深，表面出现破溃、出血，或痣周围皮肤出现卫星小点、放射黑线、色素环以及局部的引流区淋巴结肿大等。恶性黑色素瘤多来自交界痣。一般认为毛痣、雀斑样色素痣均为皮内痣或复合痣，这类痣极少恶变。

口腔黏膜内的痣甚少见，而以黑色素斑为多。

【治疗原则】

大多数良性色素痣无须治疗，总原则是不治则已，治则彻底。

1.普通色素痣无须治疗，若发生于易摩擦和受损的部位，最好行手术切除，小的皮损亦可采用超脉冲 CO_2 激光和（或）Q 开关激光治疗。普通 CO_2 激光、冷冻、超高频电、化学剥脱等较难掌握其深度，易留瘢痕或治疗不彻底。

2.尽量手术切除，由于恶变一般发生于 30 岁以后，所以切除的时间可待成年后。

3.先天性巨痣治疗由于恶变率较高，而且恶变的一半发生于 5 岁以前，所以应于出生后尽早切除。

4.疑有恶变应采取手术治疗。全部切除的痣均应做病理检查，发现恶变应扩大切除并酌情治疗。

【操作方法】

切口应距肉眼可见痣色素周缘 $1\sim2mm$ 处，以免切除不彻底而局部复发；应呈楔形切除病变组织及部分正常皮下组织，如此缝合后切口对合严密，表面平整；面积较大的皮内痣，如一次完全切除不能拉拢缝合者，可分次手术切除，两次手术间隔一般为 $3\sim6$ 个月。

（刘道峰）

第三节　牙龈瘤

牙龈瘤来源于牙周膜及颌骨牙槽突的结缔组织，与机械刺激、慢性炎症刺激和内分泌有关，非真性肿瘤。根据组织病理结构不同，牙龈瘤通常可分为肉芽肿型、纤维型及血管型三类。

【诊断标准】

以女性中青年多见。好发于牙龈乳头部，唇、颊侧较舌、腭侧多，最常见的部位是前磨牙区。肿块较局限，呈圆形或椭圆形，有时呈分叶状。大小不一，直径数毫米至数厘米。有蒂者呈息肉状；无蒂者基底宽广。一般生长较慢，但在女性妊娠期可迅速增大，较大的肿块可遮盖部分牙及牙槽突，表面可见牙齿压痕，易被咬伤而发生溃疡，伴发感染。局部常有刺激因素存在，如残根、牙石与不良修复体。随着肿块的增大，可以破坏牙槽骨壁，牙齿可松动，甚至移位。X 线摄片可见骨质吸收，牙周膜间隙增宽的阴影。

【治疗原则】

除妊娠期龈瘤外，其他均应彻底切除，并去除局部刺激因素，包括龈下、龈上洁治，去除不良修复体等。凡牙齿已松动 X 线摄片示牙周膜间隙增宽或骨质稀疏及复发病例，均应拔除相关患牙,刮除牙周膜。

对妊娠期龈瘤只有在分娩后仍不消退时,才行手术切除。术后酌情给予抗生素。

【操作方法】

1.一般采用局麻。

2.在围绕肿瘤蒂周的正常组织上做切口,切除瘤体及牙龈瘤波及的牙周膜、骨膜及邻近的骨组织,如牙已松动、X线片示牙周膜增宽、骨质稀疏,多次手术复发者均需拔除病区患牙,并刮尽牙周膜,以减少复发机会。

3.缝合创面。如创面过大不能缝合时,可用碘仿纱条覆盖,或在创面上用牙周塞治剂保护。

4.1周后去除牙周塞治剂或任其自行脱落。

(刘道峰)

第四节　纤维瘤

颜面部和口腔内的纤维瘤可起源于面部皮下、口腔黏膜下或骨膜的纤维结缔组织。纤维瘤的构成主要为纤维组织,其他细胞及血管很少;如为纤维细胞及胶原纤维所组成,且血管丰富,实际上为低度恶性的纤维肉瘤,两者在病理上难以区别。

【诊断标准】

纤维瘤一般生长缓慢。发生在面部皮下的纤维瘤为无痛性肿块,质地较硬、大小不等,表面光滑、边界清楚,一般皆可移动。发生在口腔的纤维瘤较小,呈结节状,可有蒂或无蒂。多发生于牙槽突、颊、腭等部位。如发生于牙槽突,可使牙齿松动移位。继发感染可引起疼痛或功能障碍。

口腔颌面部纤维瘤极易复发;多次复发后又易恶变,其临床生物学行为比身体其他部位的纤维瘤差。

【治疗原则】

主要采用手术切除。放射治疗和应用激素在个别病例可抑制肿瘤生长,但一般认为不能作为主要的治疗手段,可作为无法手术者的姑息治疗。该症虽具有多次复发的恶性生物学行为,但手术广泛彻底的切除,可杜绝复发。牙槽突的纤维瘤,除需拔除有关牙齿外,还需将肿瘤所累及的骨膜一并切除。临床诊断为纤维瘤,手术时需做冰冻切片,如证实为恶性时,应按恶性肿瘤治疗原则处理。

【操作方法】

1.根据病变部位选择适当的切口。

2.切开皮肤和皮下组织,显露肿瘤组织。

3.切除肿瘤时,应包括肿瘤周围3～5cm的正常皮肤、肌肉、肌腱、骨骼等组织以及其深面的正常组织,肿瘤包绕重要血管或神经时,应做锐性分离,必要时行血管移植术。

4.彻底切除后,如有组织缺损,可行组织移植修复术。

5.彻底止血,必要时放置引流。缝合切口。

(刘道峰)

第五节　脂肪瘤

脂肪瘤系起源于脂肪组织的良性肿瘤。

【诊断标准】

好发于多脂肪区,如颈部、面颊部等。病程长,生长慢。边界不清楚,触诊柔软,有时有分叶状及假波动感。位于黏膜下者可显出黄色。穿刺时无物抽出,可行 B 超检查辅助诊断。

【治疗原则】

手术摘除。

【操作方法】

1.常规消毒术野,铺巾,术野局部浸润麻醉。

2.设计手术切口。根据病变情况选择尽可能平行于皮肤纹理或顺体表轮廓的切口,切口线距肿物边缘 0.5～2mm。

3.沿切口线切开皮肤,彻底切除病灶,止血,酌情剥离切口两缘,缝合皮肤,外涂抗生素软膏后创面可暴露或包扎。

(刘道峰)

第六节　血管瘤和脉管畸形

2002 年,中华口腔医学会口腔颌面外科专业委员会召开的全国性口腔颌面部血管瘤治疗与研究学术研讨会上,与会代表一致认为应重新明确血管瘤及脉管畸形的概念、分类和命名如下。

1.血管瘤　肿瘤性病变中只有血管瘤为真性肿瘤,其他均属脉管畸形。老分类中的草莓样血管瘤大多属此类。

2.脉管畸形

(1)微静脉畸形:包括中线型微静脉畸形与微静脉畸形两类。临床上的葡萄酒色斑属微静脉畸形而不属于毛细血管型。

(2)静脉畸形:应为老分类中的海绵型血管瘤。

(3)动静脉畸形:为蔓状血管瘤。

(4)淋巴管畸形:又分为微囊型与大囊型两类。微囊型似包括了老分类中的毛细管型和海绵型淋巴管瘤;而大囊型则相当于老分类中的囊肿型或囊性水瘤。

（5）混合畸形：含静脉-淋巴管畸形和静脉-微静脉畸形两型。指老分类中及临床常见的所谓海绵型淋巴血管瘤。而微静脉-淋巴管畸形则系指老分类中的毛细管型淋巴血管瘤或血管淋巴管瘤。

一、血管瘤

血管瘤多见于婴儿出生时（约 1/3）或出生后不久（1 个月之内）。它起源于残余的胚胎成血管细胞。血管瘤的组织病理学特点是瘤内富含增生活跃的血管内皮细胞，并有成血管现象和肥大细胞的聚集。

【诊断标准】

发生于口腔颌面部的血管瘤约占全身血管瘤的 60%，其中大多数发生于面颈部皮肤、皮下组织，极少数见于口腔黏膜。深部及颌骨内的血管瘤目前认为应属血管畸形。

血管瘤的生物学行为是可以自发性消退。其病程可分为增生期、消退期及消退完成期3 期。

增生期最初表现为毛细血管扩张，四周围以晕状白色区域；迅即变为红斑并高出皮肤，高低不平似杨梅状。随婴儿第一生长发育期，约在 4 周以后快速生长，此时常是家长最迫切求治的时期。如生长在面部，不但可招致畸形，还可影响运动功能，诸如闭眼、张口运动等；有的病例还可在瘤体并发继发感染。快速增生还可伴发于婴儿的第二生长发育期，即 4～5 个月时。一般在 1 年以后即进入静止消退期。消退是缓慢的，病损由鲜红变为暗紫、棕色，皮肤可呈花斑状。据统计，约 50%～60% 的患者在 5 年内完全消退；75% 在 7 年内消退完毕；约 10%～30% 的患者可持续消退至 10 岁左右，但可为不完全消退。因此所谓消退完成期一般在 10～12 岁。大面积的血管瘤完全消退后可以后遗局部色素沉着，浅疤痕，皮肤萎缩下垂等体征。

【治疗原则】

观察或激素治疗：婴儿或儿童时期的血管瘤，其血管壁内皮细胞层仍处于胚胎状态，对激素治疗较敏感，对生长迅速的婴幼儿（特别在 1 岁之内者）血管瘤，可试用泼尼松口服或应用泼尼松龙行瘤腔注射，有时能使肿瘤得到明显缩小及停止生长；并可借此有利于对血管瘤的诊断。

二、静脉畸形

老分类称海绵状血管瘤，是由衬有内皮细胞的无数血窦所组成。血窦的大小、形状不一，如海绵结构。窦腔内血液凝固而成血栓，并可钙化为静脉石。

静脉畸形好发于颊、颈、眼睑、唇、舌或口底部。位置深浅不一，如果位置较深，则皮肤或黏膜颜色正常；表浅病损则呈现蓝色或紫色。边界不太清楚，扪之柔软，可以被压缩，有时可扪到静脉石。体位试验阳性。

静脉畸形病损体积不大时，一般无自觉症状。如继续发展、长大时，可引起颜面、唇、舌等畸形及功能障碍。若发生感染，则可引起疼痛、肿胀、表面皮肤或黏膜溃疡，并有出血的危险。

根据血流多少分为高血流型和低血流型。

B超、MRI有助于确诊。

三、微静脉畸形

即常见的葡萄酒色斑痣或称鲜红斑痣。多发于颜面部皮肤，常沿三叉神经分布区分布。口腔黏膜较少。呈鲜红或紫红色，与皮肤表面平，周界清楚。其外形不规则，大小不一，从小的斑点到数厘米，大的可以扩展到一侧面部或越中线到对侧。以手指压迫病损，表面颜色退去；解除压力后，血液立即又充满病损区，恢复原有大小和色泽。

所谓中线型微静脉畸形主要是病损位于中线部位，项部最常见，其次可发生在额间、眉间，以及上唇人中等部位。与葡萄酒色斑不同的是，它可以自行消退。

四、动静脉畸形

老分类中称蔓状血管瘤或葡萄状血管瘤。是一种迂回弯曲、极不规则而有搏动性的血管畸形。主要是由血管壁显著扩张的动脉与静脉直接吻合而成，故亦有人称为先天性动静脉畸形。

动静脉畸形多见于成年人，幼儿少见。常发生于颞浅动脉所在的颞部或头皮下组织中。病损高起呈念珠状，表面温度较正常皮肤为高。病员可能自己感觉到搏动；扪诊有震颤感，听诊有吹风样杂音。若将供血的动脉全部压闭，则病损区的搏动和杂音消失。肿瘤可侵蚀基底的骨质，也可突入皮肤，使其变薄，甚至坏死出血。

动静脉畸形可与其他脉管畸形同时并存。

五、淋巴管畸形

淋巴管畸形是淋巴管发育异常所形成。常见于儿童及青年。好发于舌、唇、颊及颈部。按其临床特征及组织结构可分为微囊型、大囊型、混合型脉管畸形三类。

（一）微囊型

包括老分类中所称为毛细管型及海绵型淋巴管瘤。由衬有内皮细胞的淋巴管扩张而成。淋巴管极度扩张弯曲，构成多房性囊腔，则颇似海绵状。淋巴管内充满淋巴液。在皮肤或黏膜上呈现孤立的或多发性散在的小圆形囊性结节状或点状病损，无色、柔软，一般无压缩性，病损边界不清楚。口腔黏膜的淋巴管畸形有时与微静脉畸形同时存在，出现黄、红色小疱状突起，称为淋巴血管瘤。

发生在唇、下颌下区及颊部者,有时可使患处显著肥大畸形。发生于舌部者常呈巨舌症,引起颌骨畸形、开𬌗、反𬌗、牙移位、咬𬌗紊乱等。舌黏膜表面粗糙,呈结节状或叶脉状,有黄色小疱突起。在长期发生慢性炎症的基础上,舌体可以变硬。

(二)大囊型

老分类中称为囊肿型或囊性水瘤。主要发生于颈部锁骨上区,亦可发生于下颌下区及上颈部。一般为多房性囊腔,彼此间隔,内有透明、淡黄色水样液体。病损大小不一,表面皮肤色泽正常,呈充盈状态,扪诊柔软,有波动感。与深层血管瘤不同的是体位移动试验阴性,但有时透光试验为阳性。

(三)混合型脉管畸形

存在一种类型以上的脉管畸形时都可称为混合型脉管畸形。如前述的微静脉畸形与淋巴微囊型畸形并存;动静脉畸形伴发局限性微静脉畸形;自然,静脉畸形也可与淋巴管大囊型畸形同时存在。

动静脉畸形与动脉瘤或后天性动静脉瘘有一定区别。动脉瘤系动脉壁中层弹力纤维病变所致的一种瘤样扩张;后天动静脉瘘多系损伤后局部动脉扩张,甚至破裂通入伴行静脉所致,一般位于较深部和较局限。

颌面颈部外伤后还可发生假性动脉瘤,多见于腮腺区或上颈部,系由动脉破裂,血液储留于软组织内形成的一种搏动性病损;病理检查可见纤维壁及血凝块。动脉造影多可确诊。

【治疗原则】

1.药物治疗:对生长迅速的静脉畸形可口服泼尼松,4~5mg/kg体重,隔日1次顿服,4周为一疗程。部分病例能使肿瘤得到明显缩小及停止生长。

2.手术治疗:适用于各型可手术切除者,也是蔓状动脉瘤与颌骨中心性血管瘤的主要治疗方法。肿瘤切除后的缺损可用各种整复手段恢复;如肿瘤过大不能全部切除,为改善功能与外形,宜行分期切除。

3.硬化剂注射疗法:适用于静脉畸形,临床上多用5%鱼肝油酸钠。还可采用:枯痔灵注射;明矾注射液;枯矾黄连注射液;碳酸氢钠注射液;平阳霉素、博莱霉素类;沸水注射疗法;尿素注射液等,博莱霉素类治疗淋巴管畸形。

4.低温冷冻治疗:适用于表浅局限的血管瘤,冷冻剂可采用液氮。

5.激光治疗:面部毛细血管瘤可试用氩离子激光治疗,黏膜下静脉畸形可选用激光照射。

6.经导管动脉栓塞治疗:适用于动静脉畸形。常用的有效而安全的栓塞材料是明胶海绵。栓塞前应常规行数字减影造影(DSA)检查,明确肿瘤血供及交通。本法可能产生严重的中枢神经系统并发症,应严格掌握适应证。

7.颌骨中心性血管瘤手术时极易出血,为控制出血可采用低温、降压麻醉,也可先经导管动脉栓塞后再手术,以便能有效地控制术中出血。

【操作方法】

硬化剂注射疗法:适用于静脉畸形,术前先了解血管瘤的范围和毗邻器官的关系;在瘤旁正常皮肤处进针刺入瘤体。抽出血液后在瘤体内多方向多点注药。拔针后针孔处加压。临床上多用5‰鱼肝油酸钠。瘤腔注射时,宜暂压迫周围组织,阻断血流。1～2周注射1次,一般一次不超过5ml。

平阳霉素瘤腔注射时,有发生延迟过敏反应的病例,建议第二次及以后的注射中,应在有应急抢救措施的准备下进行。由于有发生肺纤维化的严重副作用,在任何有呼吸道感染的时候严禁使用平阳霉素类。

(刘道峰)

第七节　神经鞘瘤

神经鞘瘤是来源于神经鞘膜的良性肿瘤,多见于中年人。头颈部神经鞘瘤主要发生于脑神经,诸如面神经、听神经、舌下神经和迷走神经干等;其次是周围神经,以头部、面部、舌部最为常见;较少发生于交感神经。

【诊断标准】

1.临床表现　发生部位以颈动脉三角及舌部为多见。生长缓慢,包膜完整。肿瘤为圆形或卵圆形,触诊质中或偏软。来自感觉神经者常有压痛或放射样疼痛;来自颈交感神经者常使颈动脉向前移位;来自迷走神经者,颈动脉向前、内移位,偶可有声嘶症状;来自面神经者,常误诊为腮腺肿瘤。肿瘤一般只能沿神经干侧向移动,而难以沿神经长轴上下移动。肿瘤长到较大时,中心易发生黏液性变,穿刺可抽出血样液体。穿刺液经久不凝,可与血管瘤鉴别。

2.辅助检查　值得注意的是发生在颈动脉三角区时需与颈动脉体瘤相鉴别。其检查方法有B超、颈动脉造影、ACT以及磁共振(MRI)等。

【治疗原则】

包膜下肿瘤完整摘除

1.若为周围末稍神经鞘瘤,可完整摘除;若为来源于知名重要神经,切不可贸然为切除肿瘤而将神经干切断而导致术后功能障碍。应将肿瘤上神经干外膜沿长轴切开,将肿瘤摘除保留外膜。

2.来自迷走神经的神经鞘瘤,手术后可能发生声嘶、呛咳,术后短期内宜鼻饲流质,待患者神经功能恢复后,逐渐经口进食,以防导致吸入性肺炎。来自交感神经鞘者可能出现Horner综合征,一般不予特殊处理。

3.有神经损伤症状者术后可给予神经营养药,如丙硫硫胺(新维生素 B_1)25mg,口服每日3次,以促进神经功能及早恢复。

【操作方法】

1.切口应根据肿瘤位置而定,来自于面神经的神经鞘瘤,切口选择同腮腺手术,颈部的神经鞘瘤,一般多采用下颌下切口;若肿块位于颈动脉分叉处,可沿胸锁乳突肌前缘做纵行切口。

2.来源于迷走神经或颈交感干的神经鞘瘤,需要牵开胸锁乳突肌,打开颈血管鞘,显露颈内静脉和颈总动脉深面的肿瘤。

3.沿肿瘤累及神经干的纵轴方向切开外膜,外膜下将肿瘤切除,多数情况肿瘤内没有可见神经束,肿瘤也不呈典型的纺锤状形态,神经不在两极,而偏于一侧。

4.创口处理与缝合充分止血后冲洗术创,置负压引流或半管引流,分层缝合伤口。引流管需要置入外膜下,外膜不必严密缝合。

(刘道峰)

第八节　神经纤维瘤

神经纤维瘤或神经纤维瘤病是起源于神经纤维组织的良性肿瘤,临床上分单发与多发性两种,后者又称为神经纤维瘤病,口腔颌面部神经纤维瘤常来自第 V 或第 Ⅶ 对脑神经。

【诊断标准】

1.神经纤维瘤多见于青少年。儿童期即发病,生长缓慢。好发于额、颞、头皮部,发生于口腔内者多见于舌部。该肿瘤的特征主要表现为皮肤呈大小不一的棕色或灰黑色小点状或片状病损。肿瘤松弛呈悬垂状;触之柔软,瘤体内可有多个结节,如来自感觉神经,则出现明显压痛。肿瘤可压迫邻近骨壁,引起畸形。枕部神经纤维瘤可伴先天性枕骨缺损。

2.神经纤维瘤病有遗传倾向,为常染色体显性遗传。就神经纤维瘤病的诊断来说,如果皮肤上的咖啡色或棕色斑块大于 1.5cm,有 5 个以上,可诊为神经纤维瘤病。

【治疗原则】

手术切除:对小而局限的神经纤维瘤可以一次完全切除;但对巨大肿瘤只能做部分切除。如行一次切除,术前应做好充分的备血及选择低温麻醉。手术宜采用锐性切除瘤体周围组织,另外,应用电刀、结扎双侧颈外动脉,或者应用经导管动脉栓塞技术等以减少出血。对于大面积病变应注意控制术中出血,做好输血准备。术后标本送病理检查。

【操作方法】

1.肿瘤切除　肿瘤较小而局限、有完整包膜的肿瘤应完全切除;多发病变、瘤体深在、巨大、边界不清、无包膜或位于眼睑等特殊部位者可分期手术。

2.创面修复

(1)直接缝合创面:侵犯皮肤的神经纤维瘤,缝合时,病变皮肤非常脆弱,需要大圆针粗线,甚至需要纽扣式缝合。

(2)皮片移植:大面积创面可利用肿瘤表面皮肤进行皮片移植,临床上实际很难应用。

(3)皮瓣移植:对于面积较大、有深部组织器官裸露或有器官缺损的创面,可行皮瓣移植修复创面。

(刘道峰)

第九节 成釉细胞瘤

【疾病概述】

成釉细胞瘤为最常见的牙源性良性肿瘤,据国内统计资料,占牙源性肿瘤的59.3%。大部分成釉细胞瘤为骨内生长型,周围型者少见。成釉细胞瘤来源于牙源性上皮或牙源性上皮剩余,包括成釉器、Malassez上皮剩余、Serres上皮剩余、缩余釉上皮或牙源性囊肿的衬里上皮;也有可能来源于口腔黏膜上皮。

【临床表现】

成釉细胞瘤多发于青壮年(30～49岁)。男女性别无明显差异。下颌骨比上颌骨多,占80%～90%,其中下颌磨牙区和升支部为最常见的部位;上颌骨占10%左右,以磨牙区多见。

成釉细胞瘤生长缓慢,病程较长,最长可达数十年。早期可无症状,但随病变发展可使颌骨逐渐膨大,膨隆多向唇颊侧发展,造成畸形,左右面部不对称。长大的肿瘤可使骨密质受压变薄,触之有乒乓球感。如肿瘤侵犯牙槽突,可使牙松动、移位或脱落。肿物发展穿破骨密质侵入口腔黏膜下时,其被覆的黏膜表面可见对殆牙的咬痕或因咬伤出现溃烂、疼痛。由于肿瘤的侵犯,可以影响下颌骨的运动度,甚至可能发生吞咽、咀嚼和呼吸功能障碍。当肿瘤压迫下牙槽神经时,患侧下唇及颊部可能感觉麻木不适。如肿瘤发展很大,骨质破坏较多,可发生颌骨病理性骨折。

上颌骨的成釉细胞瘤可因其生长侵及鼻腔、上颌窦、眼眶和鼻泪管等结构,出现鼻阻塞、眼球突出、移位及流泪。如向口腔发展时可使殆错乱。

近年来,随着认识的深入,人们发现成釉细胞瘤是多形性肿瘤,具有局部侵袭性生长的特点,组织学上可分为3种类型:

1.一般型成釉细胞瘤 又称为标准或经典型骨内成釉细胞瘤、实性或多囊性成釉细胞瘤。肉眼见肿瘤大小不一,剖面常见有实性和囊性两部分,实性区呈白色或灰白色,囊腔内含黄色或褐色液体。肿瘤主要有两型,即滤泡型和丛状型,肿瘤细胞形成孤立性上皮岛或增殖成网状联结,间质为疏松结缔组织。另外,还有两种细胞形态变异,即棘皮瘤型和颗粒细胞型,棘皮瘤型是指在肿瘤上皮岛内呈现广泛的鳞状化生,有时伴角化珠形成;颗粒细胞型是指上皮细胞广泛的颗粒性变。

2.单囊型成釉细胞瘤 临床上类似于含牙囊肿,囊腔部分衬里上皮表现为早期成釉细胞瘤的特点,即衬里上皮基底层细胞呈栅栏状排列,核远离基底膜,核染色质增加,着色深,胞浆出现空泡状。有时在纤维囊壁的不同层面可见实质性的肿瘤突起,细胞形态为滤泡型或丛状型,又称为壁性成釉细胞瘤。

3.周边型成釉细胞瘤 是指局限于牙龈或牙槽黏膜内的成釉细胞瘤。它常浸润周围组织,主要是牙龈结缔组织,但不侵袭下方的骨组织。有时见肿瘤下方呈现浅碟状压迫性骨吸收。

【诊断要点】

1.有无痛性、渐进性颌骨膨隆病史。

2.颌骨膨隆多位于下颌骨磨牙区、下颌角和升支部位,多向唇颊侧骨壁膨大,可有乒乓感。

3.肿瘤压迫下牙槽神经时,患侧下唇及颊部可能感觉麻木不适。肿瘤侵及鼻腔、上颌窦、眼眶和鼻泪管等结构时,可出现鼻阻塞、眼球突出、移位及流泪等。

4.影像学检查

(1)X线片:成釉细胞瘤分多房型、单房型、蜂窝型和局部恶性征型四种类型,其中以多房型和单房型为主。其共同的X线特征为:①颌骨膨隆,以向唇颊侧为主。②肿瘤区的牙齿可移位或脱落,牙根呈锯齿状吸收。③肿瘤侵入牙槽侧,造成牙根之间的牙槽骨浸润及硬骨板消失。④肿瘤边缘可有部分增生硬化。⑤瘤内有罕见钙化。⑥肿瘤内可含牙或不含牙。

(2)CT和MRI:在显示成釉细胞瘤与牙槽骨、牙根和牙的关系方面不如X线平片,但能清晰显示病变的密度或信号以及受侵颌骨的膨胀方向。对于侵及软组织的成釉细胞瘤,CT和MRI显示更明显。

5.穿刺检查:对于成釉细胞瘤的囊性变或壁性成釉细胞瘤,临床触及乒乓感者,行穿刺检查,可抽吸出黄色或褐色液体,但无脱落上皮及黄色角化物。

6.活组织检查:对于临床难以明确诊断的不典型病例,特别是难以与恶性肿瘤鉴别的局部恶性征型、周边型成釉细胞瘤,术前应行活组织检查。临床特征典型的病例可选择术中冰冻快速活检,以争取诊断与治疗一起完成。

【鉴别诊断】

1.其他牙源性肿瘤　与成釉细胞瘤一样,其他牙源性肿瘤也表现为颌骨的膨大,但临床上相对少见。一般X线片显示囊状阴影并伴有钙化灶,应考虑为其他牙源性肿瘤,但最后诊断必须依赖病理确定。

(1)牙源性腺样瘤:好发于上颌尖牙区,青少年多见,女性多于男性;X线表现为单房囊性阴影,但常有钙化小点,牙根可压迫吸收而呈斜面状,该X线特征与成釉细胞瘤不同。

(2)牙源性钙化上皮瘤:临床极为少见,好发于下颌骨前磨牙和磨牙区,中年多见,男女性别无差异;X线表现为不规则放射,透光区内含大小不等的不透光团块。

(3)牙源性钙化囊肿:为少见的牙源性肿瘤,上下颌骨均可发生,好发于前磨牙、磨牙区。X线表现为两型,一为囊肿型,其特点是单囊低密度透光阴影,周围有致密清晰的边缘,其中有点状或块状的钙化灶;另一为实性肿块,特点是密度增高的团块状钙化灶,边界不清,为低度恶性肿瘤。

(4)牙源性纤维瘤:病变为实性,质硬,好发于下颌磨牙区,多见于儿童和青年,无性别差异。X线表现为骨密质膨胀以及多房阴影,但分隔少且较直、粗糙,不像成釉细胞瘤那样清晰锐利,瘤内可见不规则的密度增高区。

(5)牙源性黏液瘤:上下颌骨均可以发生,但以下颌骨为多发部位,青年多发,肿块长大可穿破骨质,可扪及表面光滑呈结节状,质地柔软而非乒乓感。X线示:界限清楚的透光影像,有分隔呈多房状,分房形态各异,以网格状多见,有时可呈"火焰状"改变。

(6)牙本质瘤:极少见,多见于青年人,好发于下颌磨牙区。X线片示为混浊不透光的阴影。

(7)良性牙骨质母细胞瘤:好发于下颌骨的前磨牙、磨牙区,可出现牙痛症状,常继发感染形成牙龈或颊瘘管。X线片示为牙根部的团块不透光影像,周界清楚,并有窄的环状透光影像带。

(8)牙瘤:好发于儿童和青年,大多数在拔牙后或继发感染时发现。病理上分为混合性牙瘤和组合性牙瘤两型,有时牙瘤与囊肿同时存在,称为囊型牙瘤。

(9)混合性牙瘤:为各种牙体组织排列紊乱、混杂,无典型牙齿结构形成。多位于前磨牙和磨牙区。X线片表现为颌骨内异常高密度团块状影像,病变边缘光滑,周缘多有一条清晰的低密度条带包膜,颌骨可有膨胀。

(10)组合性牙瘤:由许多牙齿样结构组成,排列方式与正常牙相仿。多见于前牙区。X线片表现为颌骨内有许多大小不等、形态各异的小牙堆积。

2.牙源性角化囊肿　牙源性角化囊肿一般以单发性囊肿多见,也可以为多发。牙源性角化囊肿引起的骨质膨隆可扪及明显乒乓感,有1/3的病例其膨胀向舌侧并穿破舌侧骨壁。穿刺囊液为草黄色,可见黄、白色角化物混杂其中,显微镜下可见胆固醇结晶。X线检查可帮助鉴别诊断,其大多数表现为单房型,囊肿周界清楚,有白色致密线条。临床上最易与成釉细胞瘤混淆。仅依靠临床表现和X线有时仍难以鉴别角化囊肿和成釉细胞瘤,特别是囊肿与成釉细胞瘤同时存在时,须借助于病理检查才能最后确诊。

【治疗措施】

(一)治疗原则

以外科手术治疗为主。由于成釉细胞瘤属"临界瘤",因此切除肿瘤时应在肿瘤外正常组织0.5cm以上的范围进行。

(二)治疗方案

1.彻底刮治术　小儿成釉细胞瘤或壁性成釉细胞瘤可采用彻底刮治术,一般很少复发。对于多次复发的肿瘤,则不易再行刮治术而采用切除术。

2.下颌骨方块切除术　侵犯下颌骨的成釉细胞瘤,范围较小,按其治疗原则切除病变后,下颌骨下缘能保留足够厚度者。术前评估一般要求X线片显示,肿瘤下缘0.5cm以外尚有足够厚的正常骨组织(至少0.5cm厚度)。

3.下颌骨部分切除术　适用于成釉细胞瘤范围较局限,但下颌骨下缘无足够厚度,肿瘤切除后无法保证下颌骨连续性者。

4.下颌骨切除术　成釉细胞瘤已侵及一侧下颌骨体及升支部,病变已接近中线或全下颌骨者,则行一侧下颌骨切除术或全下颌骨切除术。全下颌骨切除术者,术中应做预防性气管切开术,并做人工骨移植。

5.上颌骨部分切除术　适用于上颌骨下部、未累及上颌窦的成釉细胞瘤。

6.上颌骨次全切除术　适用于未累及眶底及眶下缘骨质的上颌骨成釉细胞瘤。

7.上颌骨全切除术　适用于累及全上颌骨的成釉细胞瘤。

8.颌骨缺损的修复　下颌骨连续性完好者,一般不需要修复;连续性丧失者可采用单纯游离骨移植术、血管化游离骨移植术或人工骨移植。单纯游离骨移植术的骨骼来源可采用肋骨、髂骨等;血管化游离骨移植术可用髂骨肌瓣、腓骨肌瓣等。上颌骨缺损者,术后赝复体修复或同期行血管化游离骨移植,或钛网上颌骨再造。

成釉细胞瘤属于临界瘤,具有局部侵袭生长的生物学特性,因此如手术术式选择不当,术后复发率较高。一般刮治术复发率最高,下颌骨方块切除术次之。如成釉细胞瘤已穿破骨密质,进入软组织,则骨膜及软组织上的残留可以引起复发。反复多次的复发有转为恶性的可能。

【手术操作规范与技巧】

1.范围较小的肿瘤可采用局麻,小儿或较大的肿瘤适宜采用全麻。

2.肿瘤位于下前牙区、范围较小时,可沿前庭沟做口内横行切口。肿瘤位于下颌体后方、下颌支时,应根据病变范围大小采用口内切口,或沿下颌下缘下 1.5～2cm 处做口外切口,行口外切口时应注意保护面神经下颌缘支。

3.肿瘤刮治术具有保存功能及容貌的优点,但复发率高,术中要对照 X 线片进行彻底刮治,要仔细检查肿瘤刮除后的骨腔,避免刮治中病变区域的遗漏。肿瘤刮治后还需加液氮冷冻,电刀烧灼或苯酚(需乙醇中和)、Carnoy 液(生理盐水冲洗即可)化学烧灼。

4.成釉细胞瘤具有种植、复发或脱落细胞吸入肺转移的可能,手术应遵循无瘤操作原则。

5.成釉细胞瘤穿破骨皮质达骨膜者,不宜保留骨膜。

6.术中在上颌骨各骨性联结断离时,动作要快,以避免失血过多;凿翼突时,用力方向应平行于颅底,用力不可粗暴,以避免损伤颅骨;凿骨时慎勿弄破气管内插管。

【围手术期处理】

(一)术前准备

1.详细了解全身状况,心肺肝肾功能检查,纠正系统性疾病,如糖尿病、高血压、甲亢、血小板减少症等。

2.术前戒烟、洁齿、改善口腔卫生。

3.伴有继发感染时,术前行抗感染治疗。

4.术前 X 线片及 CT 检查,明确病变部位和范围。

5.制备健侧牙齿的牙弓夹板,以备在必要时行颌间牵引固定。

6.对不做即刻修复的有牙颌者应制备斜面导板或腭护板。

7.术前备血。

(二)术后处理

1.一般处理

(1)注意呼吸道通畅。特别是全麻未醒者,仰卧头侧位、吸氧,应随时吸出分泌物;如有舌后坠情况,应将舌牵引线拉紧,使舌前伸,并行固定。

(2)全麻当日禁食,并予日生理液体需要量(2500～3000ml),次日流质。术后除立即植骨或不能进食应行鼻饲流质外,皆可口服流质;并逐步根据创口愈合情况改用半流质。术后进食不多者,应注意补液。

(3)每天清洗口腔,食后多漱口,保持口腔清洁。

(4)术后给予抗生素5~7日,预防感染。抗生素的使用依据体温、血常规、局部伤口情况给予适当调整。一般予广谱和抗厌氧菌抗生素联合应用。

(5)未行血管吻合游离骨移植者,可适当应用止血药物,但高龄患者忌用大剂量止血药。行血管吻合游离骨移植术后禁用止血药物,需抗凝、改善微循环治疗7~10日,并注意观察指示皮瓣的颜色。

(6)换药时,应注意将引流条向外逐步抽出,使积液、积血得到及时引流,引流条一般视引流量的多少在术后48小时后抽除。除行血管吻合游离骨移植术外,一般须加压包扎,消灭死腔,口外包扎,一般维持5~7日。上颌骨手术口内填塞纱条与纱布一般在术后5~7日拆包、更换,并逐步抽除。

(7)口外缝线一般7日拆除。若术中使用电刀,推迟至第9日间断拆线,2~3日拆完。口内缝线一般在10日后拆除。

(8)保留下颌骨下缘的厚度较薄弱者,需颌间结扎,避免下颌骨骨折。结扎时间需在6周以上。斜面导板应维持6~12个月以上,直至咬合关系能保持时。

(9)全下颌骨切除同期做预防性气管切开术者,应做好气管切开术后护理,尤其是及时清除气道分泌物,予雾化吸入。

(10)创口初步愈合后,应早期锻炼张口,以防止瘢痕挛缩。应尽早恢复语言和进食功能。

2.并发症处理

(1)面神经下颌缘支损伤:主要是因切口设计距离下颌骨下缘太近,翻起组织瓣解剖层次在颈深筋膜浅层浅面,或术中牵拉引起的永久或暂时损伤所致。对于暂时损伤,可以观察并配合使用促进损伤神经修复的药物,一般半年左右即可恢复。对永久性神经损伤,需行神经吻合术。

(2)创腔内出血及呼吸道梗阻:术后如发现创腔内大出血,应及时进行止血及引流处理,盲目地进行颜面、下颌下加压包扎,有可能导致口底、咽侧血肿引起呼吸困难。

(3)下颌骨病理性骨折:主要发生于下颌骨方块切除术后。由于下颌骨下缘过薄,在承受咬合压力时而出现。选择合适的适应证,术中截骨使用牙钻或摆动锯,术后颌间结扎可以防止其发生。一旦出现,可行坚硬内固定接骨术。

(4)游离移植骨坏死:多由于口腔黏膜缝合不严密、存在病灶牙或引流不当形成死腔引起感染,也可因成釉细胞瘤继发感染未被控制所致。术前治疗病灶牙、控制感染;术中采用分层缝合,分别缝合肌层、黏膜下层和黏膜层三层,并用间断加褥式缝合;术后保持引流通畅,配合使用抗生素等措施可以有效预防其发生。一旦发生,只能取出坏死的骨组织。

(5)血管化游离骨组织血运障碍:一般发生在术后24~72小时。可依据指示皮瓣的颜色、质地、皮纹等观察指标及时发现,予以处理。一般在危象发生的6~8小时处理,才能获得成功。若非本身血管原因,一般其血运障碍大多数是由于血管外因素所致,如引流不畅或吻合口渗血形成血肿,继而压迫血管蒂。及时清除血肿,解除蒂部的受压,或重新吻合血管,可望缓解其血运障碍。若失去抢救时机,不能恢复其血运,只能手术去除其软组织,严密缝合伤口,留待其以游离移植骨的方式愈合。

(6)创口感染:与局部引流不畅而致局部积血或积液、口内黏膜缝合不严密、口内存在病灶牙和抗生素使用不当有关。一般通过充分引流、消灭死腔、合理使用抗生素而获得痊愈。对于难治性感染,应及时做细菌培养及药敏试验,选用合适的抗生素治疗。值得注意的是,若证实为铜绿假单胞菌(绿脓杆菌)感染,应及时隔离患者,以防交叉感染的发生。厌氧菌感染的表现是创口有大量淡红色血性液,可局部采用1‰过氧化氢和甲硝唑注射液等冲洗。

【出院注意事项】

1.加强营养,促进机体康复。

2.颌间结扎解除后,仍以软食为主。

3.定期复查,3个月1次。发现复发,尽早再次手术。

(郭　斌)

第十节　骨瘤

【疾病概述】

骨瘤是由分化成熟的骨组织构成的良性肿瘤,起源于成骨细胞。有关其属于真性肿瘤还是错构瘤尚有争论。

【临床表现】

1.骨瘤可发生于任何年龄,常见于40岁以上患者。男性多见,下颌骨比上颌骨多见。发生于下颌骨者,多见于髁状突、下颌骨体的舌侧及下颌角下缘。主要表现为颌骨膨隆,肿瘤生长缓慢,周界清楚,质地硬,压迫神经时可出现疼痛及局部麻木感。发生于髁状突者可引起开口受限、咬合关系紊乱。部分病例可造成面部畸形。

2.骨瘤一般为单发,也有双侧或多发者。颌骨和颅骨多发者骨瘤,伴有皮肤表皮样囊肿及大肠多发性息肉者称Gardner综合征。

3.骨瘤发生于骨内者称为中央型,发生于骨表面者称为周围型。中央型引起颌骨膨隆;周围型常表现为圆形、卵圆形骨性肿物,周界清楚,表面光滑,与颌骨之间有狭窄的骨性蒂或宽大的附着。

4.组织学上骨瘤由成熟的骨小梁构成,排列不规则。骨小梁间有纤维、血管和脂肪等组织,有时可见造血成分。根据骨与纤维的比例不同,分为致密型骨瘤和海绵型骨瘤:

(1)致密型骨瘤:多见于老年人,常见于下颌角的外侧和上颌结节区,质地硬。主要由缺乏骨髓腔的密质骨构成,骨小梁密集、粗大,无哈氏系统,骨小梁之间多为纤维结缔组织性骨髓。

(2)海绵型骨瘤：质地较软，由成熟的板层骨性骨小梁构成，骨小梁稀疏、较细，骨小梁之间有大量纤维，可含红骨髓或黄骨髓。

【诊断要点】

1.常见于 40 岁以上患者，肿瘤生长缓慢。

2.主要表现为颌骨膨隆，周界清楚，质地硬。

3.X 线片见到比正常骨组织密度还要高的团块状钙化影，周界清楚，无骨吸收和骨膜反应。

【鉴别诊断】

骨瘤容易与外伤和炎症刺激引起骨的反应性增生、外生骨疣、不断进行骨化的牙骨质纤维瘤以及骨软骨瘤混淆，应注意鉴别。

1.外生骨疣　是原因不明的骨皮质增生。通常在青春期后发现。主要表现为硬腭中线部或下颌双尖牙及磨牙区舌侧，呈扁平、梭形或结节状隆起。也可见于上下前牙唇侧牙槽部，呈念珠状骨质增生。生长缓慢，无症状。一般不需治疗，在影响镶牙时，可进行手术将隆突铲平。

2.化牙骨质纤维瘤　肿瘤生长缓慢，生长巨大时可引起颌骨明显膨隆，牙移位，面部畸形。X 线表现为多发性，肿瘤边界清楚，边缘有微密线条影环，肿瘤内可见到斑片状、团块状、条索状致密影像。其组织学特点是肿瘤致密，刀切时有沙砾感，可见牙骨质小体样结构。

【治疗措施】

一般可以手术完全切除。不能够完全切除者，可行部分切除或咬除术。

【手术操作规范与技巧】

1.范围较小的骨瘤可采用局麻，较大的骨瘤适宜采用全麻。

2.骨瘤位于下前牙区、范围较小时，可沿前庭沟做口内横行切口。骨瘤位于下颌体后方、下颌支时，应根据病变范围大小采用口内切口或沿下颌下缘下 1.5～2cm 处做口外切口，行口外切口时应注意保护面神经下颌缘支。

3.骨瘤位于上颌者，可沿前庭沟基部做口内切口，根据骨瘤的范围大小，切口向后可延伸至上颌结节后部。需行口外切口者可沿鼻翼弧形切开，经鼻底至鼻小柱根部再垂直向下做唇正中切口。根据手术暴露的需要，切口还可沿鼻面沟边缘向上延伸至内眦下约 1cm 处，再沿眶下缘至外眦下做横切口。

4.凿骨用力方向应平行于颅底，用力不可粗暴，以避免损伤颅骨；凿骨时慎勿弄破气管内插管。

5.颌面骨瘤向颅前凹发展，压迫视神经，不能够完全切除时，应与神经外科、眼科合作，行颅骨部分切除或咬除减压术。

【出院注意事项】

多发性骨瘤伴有皮肤表皮样囊肿者，应定期检查直肠，排除多发性肠息肉，并及时处理。

（郭　斌）

第十一节　骨化性纤维瘤

【疾病概述】

骨化性纤维瘤是颌面骨比较常见的良性肿瘤，是一种纤维-骨病变，来源于颌骨内成骨性结缔组织。

【临床表现】

骨化性纤维瘤常见于青年人，多为单发性，可发生于上、下颌骨，但以下颌骨为常见。女性好发。肿瘤早期无自觉症状，不易被发现，生长缓慢，无痛；肿瘤逐渐增大后，颌骨明显膨隆，造成颜面畸形及牙移位。发生在下颌骨者除引起面部畸形外，可导致咬合紊乱；如继发感染可出现骨髓炎症状。上颌骨的骨化性纤维瘤可以波及颧骨，并可能波及上颌窦、腭部，使眼眶畸形，眼球突出或移位，可能出现复视等。

骨化性纤维瘤多为实质性，囊性较少见。由大量的、排列成束状或旋涡状纤维组织构成，其间有不规则的骨样组织、骨小梁或钙化团块，骨小梁周围有少数成骨细胞。

【诊断要点】

1.缓慢生长而无痛的颌骨膨隆。

2.病损多为单发，尤其是下颌骨常见，为颌骨膨隆变形，病变区域局限，界限清楚。

3.影像学检查：X线片显示颌骨局限性膨隆，病变向四周发展，界限清楚，圆形或卵圆形，密度减低，病变内可见不等量的和不规则的钙化阴影。下颌骨骨化纤维瘤长大时，可使下颌管向下移位。

【鉴别诊断】

1.骨纤维异常增殖症　是一种发育障碍，发病年龄较早，病程较长，病变在青春期之后发展明显减慢甚至停止生长。以上颌骨为多见，常为多发性。组织学上其病变永远停留在编织骨阶段，骨小梁周围无成骨细胞围绕。在X线片上表现为颌面骨广泛性或局限性沿骨长轴方向发展，具有明显的沿颌骨外形膨大的特点，呈不同程度的弥散性膨胀，病变与正常骨之间无明显界限。下颌骨骨纤维异常增殖症病变发展较大时，可使下颌管向上和外侧移位。

2.化牙骨质纤维瘤　也是纤维-骨病变，其特点是可见牙骨质小体样结构。1972年WHO肿瘤分类中，化牙骨质纤维瘤划为牙源性肿瘤中牙骨质瘤的一个亚型，而骨化性纤维瘤为骨源性肿瘤。由于牙骨质也是一种编织骨，这两种疾病不能互相区别。因此，1992年修订后的WHO分类中，将两者合为一种疾病，命名为牙骨质骨化性纤维瘤，归并于骨源性肿瘤。

3.纤维骨瘤　一般认为纤维骨瘤是骨化性纤维瘤的不同发展阶段，但也有人认为其特点与长骨的骨纤维异常增殖症相似；还有人认为其特点既不同于骨化性纤维瘤，也不同于骨纤维异常增殖症，而是一种独立的疾病。

此外，骨化性纤维瘤还应与成釉细胞瘤、牙源性角化囊肿、牙源性黏液瘤和骨肉瘤等相鉴别。

【治疗措施】

（一）治疗原则

由于骨化性纤维瘤是真性肿瘤，原则上应行手术切除。

（二）治疗方案

1.小的或局限性骨化性纤维瘤应早期彻底切除。

2.发生于下颌骨者，依据肿瘤大小行单纯肿瘤切除、下颌骨方块切除、部分切除或一侧全切除。

3.位于上颌骨者，行上颌骨部分或全切除。

4.颌骨缺损过大者，可行自体骨移植。但如并发骨髓炎者，除采用血管化骨移植外，一般不能立即植骨。

5.上颌骨切除还可赝复体恢复其缺损及功能。

【手术操作规范与技巧】

1.范围较小的肿瘤可采用局麻，小儿或较大的肿瘤适宜采用全麻。

2.根据病变范围大小采用口内切口或口外切口。沿下颌下缘下 1.5～2cm 处行口外切口时，应注意保护面神经下颌缘支。应在颈阔肌颈深筋膜浅层的深面向上分离达下颌骨下缘。

3.上颌骨各骨性联结断离时，动作要快，以避免失血过多；凿翼突时，用力方向应平行于颅底；用力不可粗暴，以避免损伤颅骨；凿骨时慎勿弄破气管内插管。

【出院注意事项】

1.加强营养，促进机体康复。

2.颌间结扎解除后，仍以软食为主。

3.注意口腔卫生。

4.骨化性纤维瘤手术切除病变骨组织，一般不易复发，不可做放疗，因其可诱致癌变。

（郭　斌）

第十二节　骨巨细胞瘤

【疾病概述】

骨巨细胞瘤，又名破骨细胞瘤，为发生于骨组织内、以出现多核巨细胞为特征的真性骨源性肿瘤。有关其组织发生，目前尚无定论，可能与未分化间充质细胞有关。

【临床表现】

骨巨细胞瘤主要发生于四肢长骨，发生于颌骨者以下颌骨多见。好发于 20～40 岁的成年人，男女无显著差异。早期一般无自觉症状，但有时可能有局部间歇性隐痛。一般生长缓慢，如生长较快，则可能有恶性变。肿瘤在上颌骨者可以波及尖牙窝或全上颌骨，牙槽突扩张，腭部突出，面部畸形，牙移位、松动。位于下颌骨者，先使前庭沟变浅，较大时可致下颌膨隆、畸形。因牙松动而拔牙时，牙槽窝内可见易出血的肉芽组织。肿瘤晚期可能发生病理性骨折。

颞骨巨细胞瘤常可造成颅面骨严重畸形,肿瘤可侵犯颅底前或中颅凹。

肿瘤常发生在颌骨的中央部,称为中央性巨细胞瘤;发生在骨外者,称为周围性巨细胞瘤。

肿瘤无包膜,易出血和坏死,因血红蛋白的变化,可使肿瘤呈红棕色或绿色;血肿纤维化,可使肿瘤呈灰白色;瘤组织坏死,可使肿瘤呈黄色或形成假囊肿,囊内可能含有胶状或棕色液体。

肿瘤主要由多核巨细胞和较小的梭形或圆形间质细胞组成。骨巨细胞瘤的良、恶性问题,意见不一。根据间质细胞分化程度将骨巨细胞瘤分为3级:

Ⅰ级:属良性,具低度侵袭性,可局部复发和恶变。间质细胞疏松,无核分裂,细胞呈梭形,排列一致;巨细胞数量多,核也多。

Ⅱ级:属潜在恶性,具高度侵袭性,可复发、恶变、转移。间质细胞量多而致密,常见间变,核分裂较多;巨细胞数量减少,体积减小,形状不规则,核数量减少。

Ⅲ级:属恶性,间质细胞极多,排列致密,呈不规则旋涡状,核大而明显间变,核分裂多;巨细胞数量大为减少,核数量也少,常在 10 个以下。

【诊断要点】

1.发生于 20～40 岁成年人,颌骨膨隆,可有局部间歇性疼痛,生长缓慢。

2.颌骨膨隆,面部畸形,牙移位、松动,可出现近期生长加快。

3.肿瘤由易出血的肉芽组织构成,无包膜,呈红棕色、绿色、灰白色或黄色。

4.影像学检查

(1)X 线片:主要为溶骨破坏和骨扩张。可显示周界清楚的肥皂泡沫样或蜂房状囊性阴影,囊性阴影区无钙化点或新生骨。瘤内骨隔粗细不一,密质骨可膨胀变薄,并可穿破密质骨突入软组织。

(2)CT 和 MRI:能清晰显示其范围、程度和对邻近血管的影响。

5.病理检查证实为骨巨细胞瘤,并行分级。

【鉴别诊断】

临床上应注意与下述疾病鉴别:

1.巨细胞肉芽肿 又称巨细胞修复性肉芽肿。为非肿瘤性疾患。常发于 20 岁以下,女性多见,多发生于下颌骨第 1 磨牙前部。发展缓慢,穿破密质骨者少见。X 线片示单房状囊性阴影较多,常有骨样或骨小梁发生,周围边界清楚整齐,密质骨虽然膨胀变薄,但极少穿破。临床常难以鉴别,需病理明确诊断。巨细胞肉芽肿间质细胞核大小、形态一致,无核分裂现象;巨细胞较小,数量较少。手术刮除效果良好。

2.甲状旁腺功能亢进 为全身性内分泌紊乱疾病,在骨的损害上表现为褐黄色病损,又称为"棕色瘤"。常为多发性囊性变,常伴有长骨病损。生化检查提示血钙及血清碱性磷酸酶升高。因血钙升高,常伴有尿路结石。组织学上有巨细胞和间质细胞出现,巨细胞较小,常成群或呈结节状排列;常有骨质化生。

3.颌骨囊肿 以单发性囊肿多见,也可以为多发。骨质膨隆常向舌侧并穿破舌侧骨壁,可扪及明显乒乓球样的感觉。X 线片显示:大多数表现为单房型,囊肿周界清楚,有白色致密线条。

另外,还应与骨化性纤维瘤、成釉细胞瘤、颌骨中心性血管畸形等鉴别。

【治疗措施】

(一)治疗原则

以外科手术切除为主。

(二)治疗方案

术中须行冰冻切片病理检查,依据其病理分级确定治疗方案。

1.属Ⅰ级者,采用彻底刮治术,并在基底部行烧灼处理,或在健康颌骨组织内切除肿瘤。

2.属Ⅱ级者,应按照临界瘤的处理原则,在肿瘤外正常颌骨组织0.5cm处切除颌骨,做方块或部分切除。

3.属Ⅲ级者,则按照恶性肿瘤处理原则做颌骨部分或全部切除(详细参见"成釉细胞瘤的治疗方案")。

4.肿瘤过大,难以切除彻底,可行放疗。

5.骨质缺损行游离骨移植或血管化游离骨移植。

【出院注意事项】

1.加强营养,促进机体康复。

2.颌间结扎解除后,仍以软食为主。

3.注意口腔卫生。

4.定期复查,3~6个月1次。Ⅰ级骨巨细胞瘤手术切除病变骨组织,一般不易复发,Ⅱ级或Ⅲ级较易复发。

(郭　斌)

第十五章　口腔颌面部恶性肿瘤

第一节　唇癌

【疾病概述】

唇癌为发生于唇红缘黏膜的癌。按 UICC 分类,唇癌已从口腔癌中独立出来,应包括自然闭口状态下外显唇红黏膜组织、口角联合黏膜(从口裂向后 1cm 范围)发生的癌。发生在上下唇内侧黏膜的癌应属颊黏膜癌;发生在唇部皮肤的癌应划为面部皮肤癌。唇癌多数为鳞状细胞癌,腺癌很少见。唇癌的发生与长期暴晒紫外线、吸烟、局部热刺激等因素有关,约 22% 的患者有白斑、扁平苔癣、乳头状瘤等癌前病变史。

【临床表现】

唇癌的发病年龄多在 40 岁以上,男性明显多于女性。上下唇均可发生唇癌,但以下唇多见,常发生于下唇中外 1/3 部。唇癌生长较慢,平均病程可达 2 年以上,一般无自觉症状。早期为疱疹状结痂肿块或局部黏膜增厚,随后呈菜花状肿块或火山口样溃疡,以后肿瘤向周围皮肤及黏膜扩散,同时向深部肌组织浸润;晚期肿瘤可侵及全唇、颊部、前庭沟,甚至颌骨。有些患者唇癌周伴有白斑等癌前病损。下唇癌由于影响口唇的闭合功能,可伴严重的涎液外溢。

唇癌的转移较少见,且转移时间较迟,颈淋巴结转移率为 10%～20%。上唇癌常向下颌下、颈深上或耳前淋巴结转移,由于上唇两侧的淋巴分离,所以上唇癌极少向对侧颈部转移;下唇癌常向颏下、下颌下、颈深上淋巴结转移,由于下唇中部淋巴管可交叉至对侧,下唇癌易向两侧颈部转移。极少数晚期唇癌也可发生远处转移。

【诊断要点】

唇癌的诊断比较容易,常规行活检即可明确诊断。对于不能明确的唇部慢性病变,应早期或定期活检,以达到早期诊断的目的。

早期唇癌常不需要影像学检查,但晚期下唇癌患者,特别是肿瘤邻近、侵及下颌骨或与下颌骨粘连者,则需行影像学检查。患者有颏部及下唇麻木者,应怀疑下颌神经受侵,通过下颌曲面体层片、咬合片等帮助评估下颌骨受累情况。下颌骨中线即正中联合部位,由于受技术方面的限制,用曲面体层片显示不清,下颌骨舌侧骨皮质的早期侵犯也不能在曲面体层片中检出,加拍下颌骨咬合片和牙片可以弥补其不足。CT 检查可以更详细、准确地评估肿瘤侵及下颌骨和下颌管的范围、程度等。

【鉴别诊断】

唇癌应注意与慢性唇炎、盘状红斑狼疮、角化棘皮瘤、梅毒性唇下疳、乳头状瘤相鉴别。

1.慢性唇炎　与维生素缺乏、日光或紫外线照射、吸烟等因素有关,多发生于下唇,有时亦出现在口角。唇黏膜皲裂、糜烂、渗出、出血。经对症治疗后,可好转,但不易彻底治愈。

2.盘状红斑狼疮　是一种自身免疫性疾病。病变多见于下唇。早期呈局部增厚的红斑,以后出现溃疡,两侧颧面部可形成蝶形斑。血清免疫学检查及病理检查可以确诊。

3.角化棘皮瘤　多见于唇红部,初起为一小乳头状病损,单发或多发,可自行停止生长或自愈。

4.梅毒性唇下疳　唇黏膜红斑,多数单发,明显水肿,溃疡面有痂皮覆盖,除去痂皮可见圆形浅溃疡。梅毒血清学检查阳性。

5.乳头状瘤　位于唇部,呈乳头状突起,表面高低不平,有或无蒂,周界清楚。

【治疗措施】

（一）治疗原则

1.尽量早期发现,及早确诊,采用以手术为主、辅以放疗等的综合治疗。

（二）治疗要点

1. $T_{1\sim2}N_0M_0$　原发灶行手术、放疗、激光治疗或低温治疗,均可取得较好的疗效。颏下、下颌下、颈部未触及肿大淋巴结,可密切随访观察,2 个月 1 次,连续 3 年。手术切缘阳性者应再次手术或放疗。

$T_{3\sim4}N_0M_0$:原发灶切除＋选择性颈淋巴清扫术。

任何 T、$N_{1\sim3}M_0$:N_1、$N_{2a\sim b}$、N_3,原发灶切除＋同侧根治性颈淋巴清扫术±对侧选择性颈淋巴清扫术,N_{2c}行双侧根治性颈淋巴清扫术。

上唇癌淋巴转移至耳前或腮腺内者,应行保留面神经的腮腺全叶切除术。下唇癌易向两侧颈部转移,一般应行颈淋巴清扫术。

上述情况中,T_4、肿瘤切缘阳性或邻近切缘、周围神经和血管或淋巴管受侵犯,有 1 个或多个淋巴结阳性、包膜外扩散者均应辅助放疗。

M_1 或无法手术切除者:主要采用放疗、化疗、低温治疗、生物治疗等姑息治疗。

2.组织缺损的修复重建　唇缺损 1/3 以内,直接拉拢缝合;唇缺损 1/2,用剩余唇瓣滑行修复,上唇还可用鼻唇沟皮瓣修复;唇缺损 2/3 或全唇缺损,可行唇交叉组织瓣转移术或扇形瓣转移术;晚期唇癌波及颏部、颌骨、鼻底或颊部,缺损很大,根据缺损的大小选用前臂皮瓣、胸大肌皮瓣或背阔肌皮瓣等修复。

【手术操作规范与技巧】

1.唇癌原发灶超出红唇缘者要求行矩形切除,这样可以保证癌瘤四周组织获得充分切除。术中切缘应做快速冰冻切片检查,了解手术切除的彻底性。

2.唇交叉组织瓣转移术要注意保留唇动脉作为蒂部营养组织瓣。下唇采用皮瓣修复时应适当放宽皮瓣的高度,以补偿因重力关系引起的皮瓣下坠或外翻。

3.缝合前创面止血要彻底,缝合时唇红缘应准确对位。

【围手术期处理】

(一)术前准备

1.手术指征　全身情况能够耐受手术、无远处脏器转移而原发灶能彻底切除的唇癌患者。

2.禁忌证　癌肿已有远处脏器转移或全身情况不能耐受手术的患者。

3.常规准备

(1)心肺肝肾及有关血常规的检查。有其他脏器轻度病损,无手术禁忌证者,预防、保护性治疗。

(2)术前戒烟,洁齿、保持口腔卫生。

(3)面颈部皮肤准备。

(4)术前估计缺损大小,做好修复的准备,拟采用游离皮瓣修复缺损者,保护受区和供区血管。

(二)术后处理

1.一般处理

(1)术后及时清除口腔内唾液及渗出液,以免误吸。

(2)全麻插管术后需雾化吸入,减轻咽喉部反应。根据实际情况需要给予吸氧。

(3)预防性应用抗生素。一般可根据体温、血常规、全身和局部创口情况来调整抗生素的用量和用法。

(4)唇部创口两侧可用唇弓或蝶形胶布,以减少张力。注意清洗创口,以保持清洁。

(5)唇交叉组织瓣转移术后3日,用缠头绷带限制不自觉的张口动作。

(6)注意观察组织瓣血运。各种游离、带蒂组织瓣修复者,术后不宜用止血药物,对高龄病人忌用大剂量止血药。游离、带蒂组织瓣唇再造者需抗凝治疗5~7日,抗凝治疗药物的用量要根据病人的全身状况而定,防止引起其他脏器的出血。

(7)手术中如使用了电刀,术后第9日开始间断拆线,2~3日内拆完。唇交叉组织瓣转移术后2周左右断蒂,断蒂前用橡皮筋勒住蒂部,如果组织瓣在短暂苍白后很快恢复血供,表明其侧支循环已建立,断蒂后修整唇红缘。

2.并发症处理

(1)创口感染及部分裂开:主要是局部积血或积液、创口缝合张力过大、线头排异反应以及抗生素使用不当引起。感染早期可表现为术创口局部充血、水肿,轻度压痛;进一步发展则局部疼痛加重,体温升高,白细胞及中性粒细胞升高,术创有脓液溢出。如遇创口有感染征象,应提前拆除1~2针缝线,用盐水纱布湿敷以利于引流,每日换药,合理应用抗生素。

(2)皮瓣血运障碍:带蒂皮瓣早期出现血运障碍时一般在其周围及蒂部采用松解或减压的方法处理。显微外科术后发生的血管危象一般在术后24~72小时出现,动脉缺血为苍白或蜡色,针刺不出血,静脉回流受阻不同程度可呈现血红、暗红、紫红色和紫黑等颜色变化。一般在危象后6~8小时处理为佳,抢救愈早,成功率愈高。

【出院注意事项】

1.加强营养,从流质、软食逐渐过渡到正常饮食。

2.如需术后放疗或化疗,有条件者,应在手术 3 周后行免疫功能测定,如免疫功能低下者,应纠正后再进行放疗或化疗;如免疫功能基本恢复,创口已愈合,应尽早行放疗或化疗。放疗一般不得迟于术后 6 周,放疗剂量需 50Gy 以上;如行组织修复者不宜超过 70Gy,以免影响皮瓣的成活。手术后至放疗结束的时间最好不超过 100 日。化疗可在 3 周后进行。

3.定期复查随访:第 1 年,1～3 个月 1 次;第 2 年,2～4 个月 1 次;第 3～5 年,4～6 个月 1 次;第 5 年以上,6～12 个月 1 次。

(刘道峰)

第二节　舌癌

【疾病概述】

舌癌是最为常见的口腔癌,按照 UICC 的分类,舌前 2/3(舌体)癌属于口腔癌,舌后 1/3(舌根)属于口咽癌,这里讨论的舌癌是指舌体癌。舌癌多数为鳞癌,其中高分化者占 60%,其发生与长期锐利的残根、残冠的局部刺激、白斑、扁平苔藓等癌前病变,尤其是舌腹部白斑的存在,以及烟、酒嗜好等因素有关。

【临床表现】

舌癌多见于 40～60 岁,男性多于女性,但近年来有年轻化和女性增多的趋势。舌癌好发于舌中 1/3 侧缘部,占 70% 以上;发生于舌腹部约 20%,舌背部约 7%;发生于舌前 1/3 近舌尖部者最少。

舌癌常为溃疡型或浸润型。舌部溃破伴疼痛,久不愈合,中央凹陷,边缘隆起,表面坏死,下方浸润硬块,边界不清。少数为外生型,可来自乳头状瘤恶变。

晚期舌癌可直接越过中线或侵犯口底,向后侵及舌根、咽侧壁,也可侵及下颌骨舌侧骨膜、骨板或骨质。常波及舌肌,致舌运动受限,伸舌时偏一侧或舌体不能上抬,严重者可使全舌固定,说话、进食及吞咽均感困难。如继发感染或侵犯舌根常发生剧烈疼痛,疼痛可反射至耳颞部及整个同侧的头面部。

因舌体淋巴管、血管丰富,舌机械运动频繁,舌癌易发生早期颈淋巴结转移,且转移率较高,为 40%～80%。临床检查颈部淋巴结直径超过 1cm,质地偏硬,转移的可能性大;如淋巴结直径超过 1.5cm、质地偏硬、固定或与周围组织黏连者视为阳性,尤其对于呈持续长大、经抗感染治疗体积无明显缩小者,更应视作淋巴结转移。舌癌局部继发感染可引起下颌下淋巴结肿大,但常有触痛。

位于不同部位的舌癌,有不同的转移好发途径。舌尖部癌可转移至颏下或直接至颈深中淋巴结;舌侧缘部癌多向下颌下、颈深上、颈深中淋巴结转移。舌背部或越过舌体中线的癌可以向对侧淋巴结转移。如果颈外静脉周围的颈浅淋巴结转移,常常预示肿瘤已属晚期。舌癌远处转移多至肺部。

【诊断要点】

舌癌的诊断主要根据病史和临床表现,结合影像学检查和取材活检获得的病理结果。

1.影像学检查　采用X线曲面体层片和下颌骨前、后、斜位片等,主要评估肿瘤侵犯下颌骨的情况。CT上显示的舌癌多为软组织异常增生和肿块形成,有时增生的肿块和周围舌肌密度相等,不易区分。静脉注入造影剂后,肿块多有强化表现,可显示其与周围组织的分界,但肿瘤内的液化和坏死、鳞癌的分化程度等可影响肿瘤造影增强的均匀性。舌癌一般不做常规CT检查,如果肿瘤范围广、累及下颌骨等,可行CT检查。MRI上,舌癌的软组织肿块信号在T_1加权像上多和周围舌肌组织信号相等,在T_2加权像上多为混合信号或高信号。MRI在显示软组织的影像方面比CT更具优势,如舌癌侵犯咽旁间隙,应首选MRI检查。

2.活体组织检查　取材要取足量的、有代表性的组织,最好在肿瘤边缘与正常组织交界处取$0.5\sim1cm$的一块楔形组织,不要在坏死部位切取;如取材量太少或太表浅,可能会漏诊侵袭性病变。对于临床上高度怀疑为恶性病变而活检不支持,应重复活检,直至组织学诊断证实。

【鉴别诊断】

舌癌应与创伤性溃疡、结核性溃疡等相鉴别。

1.舌创伤性溃疡　有残根、锐利牙尖、不良修复体等长期摩擦,凹陷性溃疡,边缘隆起,下方有炎性浸润块,基底部较软,有自发疼痛。去除刺激物,抗炎治疗后逐步好转。

2.舌结核性溃疡　浅表、微凹的溃疡,表面有少许脓性分泌物,溃疡边缘微隆,呈鼠啮状,向中央卷曲,呈潜掘状,边缘有时可见黄褐色粟粒状小结节,基底部可见红色桑葚样肉芽肿。结核菌素试验阳性。X线胸片有时可见结核灶。活检可确诊。抗结核药物治疗后逐步好转。

【治疗措施】

(一)治疗原则

尽量早期发现,及早确诊,行以手术为主、辅以化疗和放疗等的综合治疗。

(二)治疗要点

1. $T_{1\sim2}N_0M_0$　原发灶可以采用手术切除,间质内放疗或低温治疗。间质内放疗主要适用于舌背、舌侧缘或舌腹部较小的(直径2cm)病变,瘤体越小,效果越好。低温治疗适用于舌尖、舌背和舌侧缘部分的小而分化良好的肿瘤。

颈部淋巴结的处理有3种方法:密切随访观察,颈淋巴清扫术和放疗。由于舌癌的颈淋巴结转移率高,早期易发生隐匿性转移,临床上除了T_1N_0可考虑密切随访观察外,一般应在原发灶切除的同期做选择性颈淋巴清扫术,其预防性治疗的效果可能要比淋巴结出现转移再行颈淋巴清扫的效果更好。当然,有学者提出:原发灶垂直浸润深度作为颈淋巴清扫术的指标,浸润深度小于1.5cm者可以不做颈淋巴清扫术;达到或超过1.5cm者,就应做颈淋巴清扫术。另外,舌癌易发生颈深中群淋巴结转移,故一般不建议采用肩胛舌骨上颈淋巴清扫术式。肿瘤位于中线或累及双侧,原则上应行双侧选择性颈淋巴清扫术;也可以选择主要侧手术,而对侧留待二期进行。

$T_{3\sim4}N_0M_0$:原发灶、下颌骨切除±单(双)侧选择性颈淋巴清扫术。肿瘤位于中线或累及双侧,原则上应行双侧选择性颈淋巴清扫术;也可以选择主要侧手术,而对侧留待二期进行。

$T_{1\sim4}N_{1\sim3}M_0:N_1$、$N_{2a\sim b}$、$N_3$,原发灶、下颌骨切除＋同侧根治性颈淋巴清扫术±对侧选择性颈淋巴清扫术,N_{2c}行原发灶、颌骨切除＋双侧根治性颈淋巴清扫术。

上述情况中,对原发灶、下颌骨切除,同期行颈淋巴清扫术者称为舌颌颈联合根治术,有利于保持淋巴通道根治的连续性。$T_{3\sim4}$、切缘阳性或邻近切缘、神经血管或淋巴管受侵犯、有1个或多个淋巴结阳性、包膜外扩散者应辅助放疗、化疗或化放疗。

辅助放疗可以在术前或术后进行,但术前放疗会影响组织愈合,对于需用显微外科技术修复组织缺损者,可能损伤受伤区的血管,引起术后血管危象的发生,因此术后放疗更为常用。

辅助化疗可以在术前或术后进行。

术前放疗或化疗后,缩小的瘤体并不是单纯的向心性缩小,一些残存的肿瘤细胞还可能存在于邻近肉眼下正常的组织内,因此,手术切除的范围和切缘必须与放疗或化疗前相同。由于放疗或化疗容易造成瘤体边缘界定不清,在放疗或化疗前,一定要将瘤体边缘标记清楚。术中切缘要常规做快速冰冻切片检查,避免切除不干净造成肿瘤残留。

M_1或无法手术切除者:主要采用放疗、化疗、低温治疗、生物治疗等姑息治疗。近年来,将放射性粒子如^{125}I植入组织内进行近距离治疗,其优点是创伤小,目前在临床上已取得了一定的近期疗效。

2.下颌骨切除的原则　肿瘤未侵犯口底者应保留下颌骨;已侵犯口底,但未侵犯下颌骨舌侧黏骨膜者,行下颌骨帽檐式或矩形切除,以保持下颌骨的连续性;已侵犯下颌骨舌侧黏骨膜者,下颌骨不应保留,应做颏孔(或中线)至下颌角部的下颌体切除术。舌癌侵犯口底者口底应连同病灶一并切除。

3.舌、下颌骨缺损的修复　切除舌体或侧缘小范围缺损,仅做创缘直接拉拢缝合即可,不做舌再造。缝合时将舌创缘对缝,或舌创缘与口底创缘对缝,但后者有时会导致患侧舌部下沉而影响舌体运动。行下颌骨帽檐式或矩形切除者,则将舌创缘与颊黏膜创缘对缝,但也可不同程度地影响舌体的运动。现已证实:大于1cm以上的舌缺损直接缝合会影响患者的吞咽、进食和语言功能。

舌缺损较大者,一般用组织瓣修复来恢复舌的外形和体积。舌缺损达1/2者,可采用前臂皮瓣修复;如伴有口底缺损者,亦可用胸大肌皮瓣、背阔肌皮瓣修复。舌缺损达2/3以上、伴口底缺损者,宜用胸大肌皮瓣、背阔肌皮瓣或带状肌皮瓣修复。舌缺损达2/3以上、伴下颌骨体大部缺失者,可选用肋骨-背阔肌皮瓣或肋骨-胸大肌皮瓣修复。如有条件可用双瓣修复。功能性舌再造术常将支配皮瓣肌肉的运动神经与舌下神经吻合。

【手术操作规范与技巧】

1.舌癌原发灶较小,单纯行原发灶切除术者可在局麻下手术;一般均在全麻下手术。

2.舌癌原发灶切除时,除$T_1\sim T_2$患者的舌部分切除可直接在口内进行外,其余的原发灶切除均需行下唇或下颌中线切开手术。

3.遵循"无瘤"操作原则:保证切口在距肿瘤1～2cm的正常组织内进行;避免切破肿瘤或挤压瘤体;整体切除肿瘤而不是分块挖除;肿瘤外露部分用纱布缝包;表面溃破处,行电灼或化学药物处理;采用电刀切除;缝合前用大量低渗盐水及化学药物(如 5%的氮芥)冲洗湿敷创面;缝合时更换手术器械等。

4.颈淋巴清扫术中应注意保护迷走神经、膈神经、臂丛神经、舌下神经、舌神经和面神经,如原发灶累及舌神经,则不宜保留该神经。对颈内静脉、颈外静脉、颌外动脉等重要血管的处理要牢靠。在清扫锁骨上三角区时,应注意保护胸导管、胸膜顶、颈内静脉和锁骨下静脉,以免发生乳糜漏、气胸、不可控制的大出血和空气栓塞。

5.行双侧颈淋巴清扫术时,尽量保护一侧颈内静脉,如结扎切除双侧颈内静脉,需低温(30~32℃)、降压麻醉,监测脑压[不超过 2.5kPa(250mmH_2O)],脱水处理和气管切开术。

6.切缘做快速冰冻切片检查,了解手术切除的彻底性。舌、颌骨的即刻修复,应在肿瘤完整切除、切缘阴性的情况下进行。

7.口腔术创要严密缝合。

【围手术期处理】

(一)术前准备

1.**手术指征** 全身情况能够耐受手术、无远处脏器转移而原发灶能彻底切除的舌癌患者。

2.**禁忌证** 癌灶范围广无法切净,已有远处脏器转移,全身情况不能耐受手术的患者。

3.**常规准备**

(1)常规全身检查,了解心、肺、肝、肾功能及血常规情况。有其他脏器轻度病损、无手术禁忌证者,采取预防、保护性治疗,如纠正低蛋白血症、贫血等。

(2)术前戒烟、洁齿、保持口腔卫生。

(3)面颈部皮肤准备以及组织瓣供区皮肤准备。

(4)取模型做斜面导板。

(5)术前已做活体组织检查者,应复查病理切片。性质不明者,宜先行活体组织检查术。

(6)详细检查肿瘤侵犯的范围,预测肿瘤切除后软组织及骨缺损量,设计供区皮瓣大小范围。

(7)采用游离组织瓣修复者,保护受区和供区血管,术前用多普勒仪探测供、受区血管。

(8)配血备用。

(9)术前 2 小时内应用抗生素。

(二)术后处理

1.**一般处理**

(1)严密观察生命体征,特别要注意保持呼吸道通畅,及时清除口腔内分泌物,以免误吸。行预防性气管切开者,按气管切开术后常规护理;未行气管切开术者,应做好紧急气管切开的准备。

(2)仰卧头侧位。

(3)持续或间断低流量吸氧12~24 小时。雾化吸入,减轻插管引起的咽喉部反应。

(4)术后 24 小时禁食,舌、颌骨修复者 24 小时后鼻饲流质,7~10 日后停止鼻饲,改为口饲流质,14 日后可进半流质。未行修复者,口饲流质。每天清洗口腔,保持清洁。

（5）根据当日需要量、丧失量和排出量酌情补液，一般补液 2500～3000ml，气管切开者每日需增加补液 500ml。注意水、电解质平衡，及时补钾。

（6）未行组织瓣修复者，术后可适量用止血药物，但高龄患者忌用大剂量止血药。

（7）常规应用抗生素 1 周，根据患者体温、血常规、术创反应等情况调整抗生素的用量、用法。

（8）保持引流通畅。放置于皮瓣下的引流条一般在术后 48 小时后抽除。颈部持续负压引流 3～4 日，注意观察引流量、引流液颜色，引流管有无脱落、漏气或堵塞，颈部皮瓣的贴合状况。术后 12 小时内引流量一般不超过 250ml，超过者表明创口内有活跃出血点，应进行局部适当加压包扎或重新打开创口止血。显微外科术后扩血管、防血栓药物的应用使引流量增多，但一般不超过 350ml。引流量少于 30ml 方可拔除引流管。

（9）采用带蒂或游离皮瓣行舌再造者则术后头部需制动并稍偏向患侧 5～7 日。保持室温 20～25℃；观察皮瓣颜色，最好利用自然光线观察，早期 2 日内皮瓣苍白，但皮纹存在，毛细血管充盈试验不超过 5 秒；如仍无法准确判断皮瓣的血运情况时也可用消毒针刺入皮瓣；如有鲜红血液流出则表示血运良好。游离皮瓣需全身抗凝治疗 7～10 日，带蒂皮瓣则抗凝治疗 5～7 日，常使用扩张血管和抗凝药物，如低分子右旋糖苷和阿司匹林治疗，其用量则根据患者的全身状况而定，一般每天静脉滴注低分子右旋糖苷 500ml，不超过 1000ml，防止引起其他脏器的出血，有出血倾向者则减少用量。有些患者抗凝治疗期间会出现头皮下出血而形成血肿，抬高头部，局部冷敷即可。术后 8～9 日方可在局部轻度加压包扎，过早加压可能影响皮瓣血管蒂和血管吻合口。

（10）因手术中使用了电刀，口外缝线术后第 7 日开始间断拆线，2～3 日拆完，口内缝线在 10 日左右拆除为妥，以免拆除过早导致术创裂开。

2.并发症处理

（1）术创出血：大部分为原发性的出血，继发性出血较为少见。常常由于术中对较大管径的血管仅做电凝止血而未结扎止血或结扎线脱落所导致。表现为口腔内肿胀、隆起，颈部皮瓣贴合不好并鼓起，有波动感；短时间内负压袋内可见大量的血液引出；严重时患者出现呼吸困难可引起窒息。迅速打开手术创口，找到出血点并重新止血，特别要注意检查皮瓣蒂部有无出血；如有呼吸困难等危急情况，可在床边打开颈部创口，找到并结扎活跃出血点后再进手术室处理。

（2）乳糜漏：主要因左侧颈淋巴清扫时损伤胸导管所致，也有右侧颈淋巴清扫时损伤淋巴导管而发生。禁食时引流液可为水样液体，进食后，负压引流呈白色混浊，量增多，颈部下端切口有炎性反应。可拔除负压引流管，放置橡皮片引流。行颈中下部、锁骨上凹加压，背肩部"8"字包扎，必要时打开颈部创口，找到淋巴管的残端行缝扎。因淋巴管组织非常脆弱，不宜钳夹结扎。

（3）肺部感染：常发生于全麻手术后，特别是老年和嗜烟患者，因手术中误吸、手术后分泌物或痰液排出困难而引起。手术后应鼓励患者咳嗽，并注意变换体位，拍击其胸背部，助其将痰液咳出，及时吸出口腔、咽部分泌物，配合雾化吸入，气管切开的患者更要注意。选择有效抗生素,静脉用药。

(4)皮瓣血运障碍:显微外科术后发生的血管危象一般在术后 24～72 小时出现,动脉缺血为苍白或蜡色,针刺不出血表现,静脉回流受阻不同程度可呈现血红、暗红、紫红色和紫黑等颜色变化。一般在危象后 6～8 小时处理为佳,即打开创口,剪断吻合口,清除血栓或血凝块,重新吻合血管。抢救愈早,成功率愈高。带蒂皮瓣出现血运障碍时,一般在其周围及蒂部采用松解或减压的方法处理,但效果较差。

(5)创口感染:主要是局部引流不畅而致局部积血或积液(包括舌癌手术时行下颌骨方块截骨而未行舌部缺损修复者,其缝合口内创口后在骨块与口底之间形成死腔)、口内创口缝合不严密、涎瘘、乳糜漏、皮瓣坏死(有些带蒂皮瓣可为局部或部分坏死)和抗生素使用不当而引起。这些均可通过手术中的正确处理和手术后的密切观察、及时处理而得到预防和纠正。感染早期可表现为创口局部或颈部皮瓣皮肤充血、水肿,轻度压痛,有时可及波动感;进一步发展则局部疼痛加重,出现跳痛,体温升高,白细胞计数及中性粒细胞比例升高,创口有脓液溢出。一般经过充分引流,消灭死腔,合理应用抗生素而痊愈。如果创口内有大量血性液体排出时,要考虑厌氧菌感染的可能,局部可用 1% 过氧化氢、甲硝唑注射液等冲洗。

(6)口腔真菌感染:术后抗生素和激素等药物的长期应用,常使机体发生菌群失调或免疫力下降,使栖息在口腔中的真菌成为机会致病菌而导致真菌感染,其中最常见的为口腔念珠菌感染。如发现患者口腔黏膜充血糜烂,有散在的白色假膜,舌背乳头呈团块萎缩,表面光滑,或呈结节状或颗粒状增生,应考虑有发生口腔念珠菌感染的可能。有些霉菌感染表现为舌苔变黑。涂片检查见芽生孢子和假菌丝,分离培养见乳黄色圆形突起的菌落,可确诊。治疗包括含漱 2%～4% 碳酸氢钠液,含化西地碘,或含服制霉菌素片等。

(7)皮下气肿:常常发生于气管切开后局部创口缝合过紧的患者。表现为颈前部肿胀,触诊皮下有握雪感,而负压引流通畅。拆除气管切开处的缝线,一般能自行吸收。也可先标记出皮下气肿的范围,如处理得当,气肿范围不扩大或缩小;否则须重新处理。

(8)涎瘘:均为手术中腮腺下部缝扎处理不当所致。术后 3～4 日可见负压引流由淡红色或淡黄色转呈水样液体,内见大量泡沫,引流量渐增多,颈部切口和皮瓣处可有充血、压痛等炎症反应。一旦确诊,先调低负压强度,腮腺下部行加压包扎,三餐前半小时口服阿托品 0.3mg。必要时重新打开下颌下切口行腮腺下部缝扎,术后需放疗者可对腮腺区放疗 8～10 次,使腮腺萎缩。

【出院注意事项】

1.加强营养,从流质、软食逐渐过渡到正常饮食。

2.如需术后放疗或化疗,有条件者,应在手术 3 周后行免疫功能测定,如免疫功能低下者,应纠正后再进行放疗或化疗;如免疫功能基本恢复,创口已愈合,应尽早行放疗或化疗。

放疗一般不得迟于术后 6 周,放疗剂量需 50Gy 以上,如行组织修复者不宜超过 70Gy,以免影响皮瓣的成活。手术后至放疗结束的时间最好不超过 100 日。

化疗可在 3 周后进行。化疗多采用联合化疗,常用方案包括 PVP、PM 等,每月 1 次,重复5～6 次。

3.生物治疗,目前越来越受到重视,但疗效慢,需长期使用,如胸腺肽、香菇多糖(天地欣)等。

4.术中损伤或未保留副神经者,要加强肩、臂部功能锻炼,以免肌肉萎缩。

5.定期复查随访,第1年,1~3个月1次;第2年,2~4个月1次;第3~5年,4~6个月1次;5年以上,6~12个月1次。

6.胸片X线检查,每1年1次,如有临床指征则提前检查。

(刘道峰)

第三节　腭癌

【疾病概述】

腭癌指原发于硬腭的癌肿。按UICC分类,软腭癌应列入口咽癌范围。硬腭癌以来自唾液腺者为多,其中最易发生腺上皮癌;鳞癌少见,癌细胞多高度分化。腭癌的发生与烟、酒有较密切关系,尤其多见于嗜烟者。

【临床表现】

腭癌多见于男性,50岁以上。腭腺上皮癌主要发生于前磨牙平面以后的硬腭后方或硬软腭交界处,常为外生型,一般在黏膜下,表面完整。腭鳞癌可发生于腭的各个部位,发生于腭的一侧较中线部多,为外生型或溃疡型。

腭癌常先起自一侧,并迅速向牙槽侧及对侧蔓延。肿瘤多为扁圆状或半球状,基底不活动,质地偏硬,周界不清;有时表面破溃,触之易出血,边缘隆起。

由于腭黏骨膜与腭骨紧贴,腭癌早期易侵犯硬腭骨质。腭癌晚期向上可穿通鼻腔,在鼻腔底出现肿块;穿破上颌骨底部,进入上颌窦,伴有鼻塞、鼻出血、语音含糊不清等症状。向两侧可侵及牙龈、牙槽突,牙龈糜烂、破溃,牙齿松动、脱落;向后可波及软腭、咽部及翼腭管,伴有吞咽困难及张口受限等。

腭癌主要向下颌下及颈深上淋巴结转移,有时也可转移至咽后淋巴结。晚期腭癌多发生双侧颈淋巴结转移,也可发生血行转移。

【诊断要点】

腭癌的诊断除了根据病史和临床表现,更重要的是结合影像学检查和直接取材活检获得的病理结果。

1.影像学检查

(1)X线曲面体层片、华氏位及咬合片:检查有无上颌骨破坏,尤其能够帮助判断肿瘤是否侵入牙槽突,是否已突破硬腭骨质或侵入上颌窦。

(2)颌面部及颈部CT或MRI检查:判断肿瘤范围、大小,对于肿瘤已突破硬腭骨质,侵犯鼻腔、上颌窦、咽部、翼腭管及其他深部组织的范围判断很有价值。腭部腺样囊性癌,尽管有时病灶很小,但肿瘤可沿翼腭管向上波及三叉神经第二支分布区域,检查时要注意比较两侧翼腭管的大小,对于翼腭管明显增大者要考虑肿瘤侵犯的可能性。另外也可了解颈部淋巴结大小,从而评估有无转移的可能;了解肿瘤、淋巴结与颈部血管的关系。

2.活体组织检查 硬腭部肿物切取活检术前需通过影像学检查了解上颌骨破坏情况。术创出血可采用电刀止血或缝合止血。术中尽可能减少组织创伤,缝合不宜过紧,术后要尽早拆除缝线。应避免不恰当的切取活检刺激肿瘤转移或向深部浸润。

【鉴别诊断】

腭癌应与腭结核性溃疡、梅毒、恶性肉芽肿、上牙龈癌、上颌窦癌相鉴别。

1.腭结核性溃疡 溃疡浅表、微凹而平坦,基底部呈暗红色桑葚样肉芽肿,表面有少许脓性物,溃疡边缘微隆,呈鼠啮状,向中央卷曲,边缘有时可见黄褐色粟粒状小结节。X线胸片有时可见结核灶。结核菌素试验阳性;活体组织病检可确诊。用抗结核药物治疗可逐步好转。

2.梅毒 有性接触史。腭部坏死呈树胶样肿,脱落后形成腭部穿孔,穿孔边缘较整齐,呈暗灰黄色坏死区。梅毒血清学检查阳性。

3.恶性肉芽肿 主要发生在中线部位,受侵软组织及骨组织糜烂、溃疡、坏死。放疗、化疗和激素治疗均有效。

4.上牙龈癌 早期多为牙龈部溃疡,向牙槽突及颌骨浸润,使骨质破坏,引起牙松动、疼痛或脱落,可侵入腭部及上颌窦。X线片显示:上颌窦无破坏或有底壁破坏。

5.上颌窦癌 先有鼻部症状,后有牙槽部症状;肿瘤位于下部者也可同时有鼻部和牙槽部症状。牙龈或腭部先肿胀,后破溃,牙松动、脱落较早,常为多个牙。X线片显示:上颌窦占位性病变及广泛骨质破坏。

【治疗措施】

(一)治疗原则

腭癌的治疗是以手术为主的综合治疗。

(二)治疗要点

1. $T_{1\sim2}N_0M_0$:原发灶一般应行连同腭骨在内的病灶切除术。冷冻治疗可得到控制原发灶的效果,但腭癌放疗效果常不理想。颏下、下颌下、颈部未触及肿大淋巴结,可密切随访观察或行选择性颈淋巴清扫术。

$T_{3\sim4}N_0M_0$:原发灶切除±单(双)侧选择性颈淋巴清扫术。

$T_{1\sim4}N_{1\sim3}M_0$:N_1、$N_{2a\sim b}$、N_3,原发灶切除+同侧根治性颈淋巴清扫术±对侧选择性颈淋巴清扫术,N_{2c}行原发灶切除+双侧根治性颈淋巴清扫术。

上述情况中,$T_{3\sim4}$、切缘阳性或邻近切缘、神经血管或淋巴管受侵犯、有1个或多个淋巴结阳性、包膜外扩散者均应辅助放疗或化放疗。

M_1或无法手术切除者:采用放疗、化疗、生物治疗等姑息治疗。

2.原发灶切除手术时可先行上颌窦前壁开窗探查,结合术中快速冰冻切片检查,确定上颌窦是否受累。对于未累及上颌窦黏膜的低度恶性肿瘤,如分化程度较高的腭鳞癌,行上颌骨部分切除术;已累及上颌窦底部黏膜者,行上颌骨次全切除术;已侵犯到上颌窦腔内者,行上颌骨全切除术;已累及上颌窦后壁、上壁及眶内容物者,行上颌骨扩大根治术。

3.腭部腺样囊性癌浸润性极强，与周围组织无界限，肉眼看来正常的组织，在显微镜下常见瘤细胞浸润，有时甚至可以是跳跃性的。手术中很难确定正常周界，除手术设计时应常规扩大手术正常周界外，术中应做快速冰冻切片检查，以确定周界是否正常。腺样囊性癌可沿腭神经扩散到颅底，手术时应将翼腭管、翼板一并切除。一般不做颈淋巴清扫术，除非发现颈部可疑的转移淋巴结肿大。因腺样囊性癌不易手术切净，术后常需配合放疗。

4.腭颌缺损传统的修复方法为佩戴修复体，其优点在于可早期恢复面部外形，便于观察肿瘤有无早期复发；其缺点是固位差，可引起继发性创伤等。

近年来应用各种组织瓣修复腭颌缺损有明显增多的趋势，主要包括颞肌筋膜瓣、颞肌筋膜-喙突复合瓣、颞肌-下颌升支骨肌瓣、前臂皮瓣加游离植皮、胸大肌肌皮瓣、腓骨肌皮骨瓣、带腹内斜肌的旋髂深动脉髂骨肌皮瓣、背阔肌单蒂双岛肌皮瓣、前锯肌单蒂双岛肌皮瓣等修复方法，其中应用 CAD 设计、快速原型技术制作的上颌骨缺损重建钛网支架更加精确、可靠。

应用组织瓣同期修复腭颌缺损应掌握好手术指征，对于未侵及上颌窦、能有较大把握安全彻底切除或低度恶性的肿瘤可以考虑立即行立即修复重建手术；对于术后复发率较高的腭癌，一般不主张行封闭式立即修复，因为它不利于肿瘤局部复发灶的早期发现和及时治疗。

【手术操作规范与技巧】

1.一般宜采用气管内插管全麻。如为单侧上颌骨切除术，以采用健侧鼻腔内进路、气管内插管为妥。全上颌骨切除术，包括梨状孔在内，以选用口内进路气管内插管比较安全。如需同期行腭、上颌骨重建术，可考虑行气管切开麻醉。

2.上颌骨部分切除或次全切除术，可由口内进路，不需按照 Weber 手术切口切开唇面部；如为上颌骨全切除术，需按 Weber 切口由唇面部进路。

3.术中在上颌骨各骨性联结断离时，动作要快，以避免过多失血；凿骨时慎勿弄破气管内插管。行扩大根治术时，则将水平凿横放于翼突根部，予以凿断。注意用力方向应平行于颅底，用力不可粗暴，以避免损伤颅底骨。

【围手术期处理】

（一）术前准备

1.手术指征　全身情况能够耐受手术、无远处脏器转移而原发灶能彻底切除的腭癌患者。

2.禁忌证　癌灶广泛无法切净、已有远处脏器转移或全身情况不能耐受手术的患者。

3.常规准备

（1）常规全身检查，了解心、肺、肝、肾功能及血常规情况。有其他脏器轻度病损、无手术禁忌证者，行预防、保护性治疗。

（2）术前戒烟，洁齿，保持口腔卫生。

（3）面颈部皮肤准备。

（4）取模型做腭护板。

（5）术前已做活体组织检查者，应复查病理切片。性质不明者，宜先行活体组织检查术。

（6）详细检查肿瘤侵犯的范围，预测肿瘤切除后骨及软组织的缺损量，为供区手术设计提供依据。做好修复的准备，拟采用游离组织瓣修复者，保护受区和供区血管。

(7)备足量的血。

(8)手术前 2 小时内应用抗生素。

(二)术后处理

1.严密观察生命体征,特别要注意保持呼吸道通畅,及时清除口腔内分泌物,以免误吸。

2.仰卧头侧位,行显微外科腭、颌骨修复者头偏向术侧并制动。

3.持续或间断低流量吸氧 12～24 小时。雾化吸入,减轻插管引起的咽喉部反应。

4.术后 24 小时禁食,行腭、颌骨修复者,24 小时后插入胃管,鼻饲流质,7～10 日后停止鼻饲,行口饲流质,14 日后可进半流质。未行腭、颌骨修复者,行口饲流质。

5.一般补液 2500～3000ml,根据进食量调整补液量,注意电解质变化,及时补钾。

6.密切观察皮瓣色泽。行显微外科手术者给予扩血管、防血栓形成的药物 7～10 日,药物用量要根据患者的全身状况而定,防止引起其他脏器出血。未行组织瓣修复者,术后可适量用止血药物,但高龄患者忌用大剂量止血药。

7.注意口腔卫生,多漱口。常规应用抗生素 1 周,根据患者体温、血常规、术创反应等情况调整抗生素的用量、用法。

8.口内填塞纱布或纱条一般在 7～10 日拆包或更换,逐日拆除,完全拆除后应仔细检查术创,清点纱布或纱条,避免残留。

9.因手术中使用了电刀,术后第 7 日开始间断拆线,2～3 日内拆完,口内缝线在 10 日左右拆除为妥,以免拆除过早导致术创裂开。

10.创口初步愈合后,应早期锻炼张口;未做即刻修复者应及早戴上腭护板或做赝复体,防止瘢痕挛缩,尽早恢复外形和语言、咀嚼功能。

【出院注意事项】

1.加强营养.从流质、软食逐渐过渡到正常饮食。

2.如需术后放疗或化疗,有条件者,应在手术 3 周后行免疫功能测定。如免疫功能低下者,应纠正后再进行放疗或化疗;如免疫功能基本恢复,创口已愈合,应尽早行放疗或化疗。放疗一般不得迟于术后 6 周,放疗剂量需 50Gy 以上,如行组织修复者不宜超过 70Gy,以免影响皮瓣的成活。手术后至放疗结束的时间最好不超过 100 日。化疗可在 3 周后进行。

3.定期复查随访,第 1 年,1～3 个月 1 次;第 2 年,2～4 个月 1 次;第 3～5 年,4～6 个月 1 次;5 年以上,6～12 个月 1 次。

4.胸片 X 线检查,每年 1 次,如有临床指征则提前检查。

(刘道峰)

第四节　颊癌

【疾病概述】

颊癌是常见的口腔癌之一,在口腔癌中居第二或第三位。颊癌 90% 以上来自口腔黏膜上皮,少数可来自颊黏膜下的小涎腺。颊癌主要是指原发于颊黏膜的癌,按 UICC 的规定,颊黏膜癌的区域应包括上下龈颊沟之间、磨牙后区和唇内侧黏膜。颊黏膜癌多为分化中等的鳞癌，按照临床生物学行为及原发部位，可将颊黏膜分为前、后部，一般发生在颊黏膜后部的肿瘤恶性程度高。颊黏膜癌的发生与咀嚼烟叶、槟榔嗜好，残根、残冠或不良修复体的刺激，颊部白斑、扁平苔藓等癌前病变有关。

【临床表现】

颊癌多见于 40～60 岁，男性多于女性。颊癌好发于磨牙区附近，早期多为溃疡型，出现颊黏膜糜烂、破溃，基底不平，有大小不等的颗粒状肉芽，生长较快，容易向四周及深层组织浸润。早期可无张口受限，以后随着肿瘤向颊肌、咀嚼肌侵犯，逐渐出现张口受限，甚至牙关紧闭。晚期颊癌可以越过龈颊沟，侵及牙龈和上、下颌骨，并向软硬腭、口底、口角等处蔓延，甚至向外穿破面部皮肤。

疣状癌是颊癌中的一种特殊类型，多位于颊黏膜前部，呈乳头状或疣状突起，基底浸润程度较轻，分化程度佳，生物学行为较好。

颊癌的淋巴结转移多为同侧转移，转移率 52%～91%，主要向下颌下和颈深上淋巴结转移。淋巴结转移与肿瘤的部位有关：颊后方者则多先转移至颈深上淋巴结，还可发生耳前、腮腺下极或腮腺内淋巴结转移；颊前方者主要转移至下颌下或颏下淋巴结，有时可发生面部的颊淋巴结和颌上淋巴结的转移。颊癌远处转移较少见。

【诊断要点】

颊癌的诊断主要根据病史和临床表现，结合影像学检查和取材活检获得的病理结果。临床检查采用双指或双手合诊可以明确颊癌浸润厚度，对制定手术方案及判断预后均有价值。

1.影像学检查　X线曲面体层片检查上、下颌骨受侵、破坏情况。CT 检查颊癌多为颊间隙区软组织肿块形成，偶见其为不规则增生形态。MRI 上，病变在 T_1 加权像上为等信号，在 T_2 加权像上为混合信号或高信号，边缘不规则。颊癌可向颌面深部的颞下间隙侵犯，也可破坏上下颌骨的后缘和前缘，咬肌和翼内肌常有受累表现。

2.活体组织检查　属定性检查，也是肿瘤治疗前的关键一步。

【鉴别诊断】

临床上要注意鉴别颊部白斑、扁平苔藓等癌前病变是否癌变。

白斑的癌变率为 5% 左右，白斑发生溃疡、皲裂、出血和基底变硬为可能癌变的征象。扁平苔藓的癌变率约为 1%，颊部各型扁平苔藓中，糜烂型、萎缩型及斑块型较易癌变。对于癌前病变应严密随访，一旦发现可疑癌变，应及时取材活检明确诊断。

颊癌还应与创伤性溃疡、结核性溃疡等相鉴别。

1.颊部创伤性溃疡　颊部受到残根、残冠、不良修复体等长期机械刺激引起的溃疡，多呈凹陷性，边缘隆起，下方有炎性浸润块，但基底部较软，有自发疼痛。当去除刺激因素和积极抗炎治疗后逐步好转，如 2 周仍无愈合趋势，有可能癌变，应予取材或切除活检。

2.颊部结核性溃疡　多为浅表、微凹的溃疡，边缘微隆，呈鼠啮状，向中央卷曲，呈潜掘状，边缘有时可见黄褐色粟粒状小结节，基底部可见红色桑葚样肉芽肿。结核性溃疡容易误诊，其常并发于活动性肺结核，X 线胸片有时可见结核灶，结核菌素试验阳性。抗结核药物治疗后逐步好转，活检可确诊。

【治疗措施】

（一）治疗原则

以手术为主,辅以化疗和放疗等的综合治疗。

（二）治疗要点

1. $T_{1\sim2}N_0M_0$:原发灶多采用手术切除,早期较表浅且系来自癌前病变的局限性 T_1 病例也可考虑行放疗或低温治疗。颈部淋巴结行选择性颈淋巴清扫术。

$T_{3\sim4}N_0M_0$:原发灶、颌骨切除±单(双)侧选择性颈淋巴清扫术。肿瘤累及双侧,原则上应行双侧选择性颈淋巴清扫术。

$T_{1\sim4}N_1\sim3M_0$:N_1、$N_{2a\sim b}$、N_3,原发灶、颌骨切除＋同侧根治性颈淋巴清扫术±对侧选择性颈淋巴清扫术,N_{2c}行原发灶、颌骨切除＋双侧根治性颈淋巴清扫术。

上述情况中,对原发灶、颌骨切除,同期行颈淋巴清扫术者称为颊颌颈联合根治术,有利于保持淋巴通道根治的连续性。$T_{3\sim4}$、切缘阳性或邻近切缘、神经血管或淋巴管受侵犯、有 1 个或多个淋巴结阳性、包膜外扩散者,应辅助放疗、化疗。

M_1 或无法手术切除者:主要采用放疗、化疗、低温治疗、生物治疗等姑息治疗。

2. 原发灶切除的深度以颊肌为界,颊肌未明显受累者行包括颊肌在内的原发灶切除术;颊肌受累者行颊部全层洞穿切除。上下龈颊沟未波及时可单纯颊部切除,上下龈颊沟波及时则常规行上下颌骨牙槽骨切除或颌骨部分切除。由于颊癌可沿颊脂体向后扩散到上颌结节区、颧后区、翼腭窝区,手术时不容忽视,而应作为重点切除区域。对伴有白斑等癌前病变的颊癌手术时应将癌前病变一并切除。

3. 颊癌术后组织缺损较小的创面,可采用直接拉拢缝合或用颊脂垫、带蒂腭瓣、舌瓣等方法修复。如缺损较大可选用前臂皮瓣、额瓣、胸大肌皮瓣或背阔肌皮瓣等修复。一般来说,颊前方(第 1 磨牙前面)的缺损修复时可选择薄一些的组织瓣,而颊后方可选用厚一点的组织瓣。颊部全层洞穿性缺损,要行双层同时修复,如全额折叠带蒂皮瓣、胸大肌双叶肌皮瓣等。对于大面积缺损,一块皮瓣难以修复者,可以选择复合组织瓣,或各种组织瓣联合应用,常用的如:前臂皮瓣＋胸大肌肌皮瓣或骨肌皮瓣,前臂皮瓣＋背阔肌皮瓣等。

【手术操作规范与技巧】

1. 根据病变范围选用局麻或全麻。原发灶较小,单纯行原发灶切除术者可在局麻下手术;一般均在全麻下手术。

2. 遵循"无瘤"操作原则,保证切口在距肿瘤 $1\sim2cm$ 的正常组织内。颊癌局部复发率高,对于肿瘤浸润至黏膜下者,不要试图保留面部皮肤不做洞穿性切除,导致肿瘤局部复发。

3. 切缘做快速冰冻切片检查,了解手术切除的彻底性。

4. 术中注意清扫颌上和颊淋巴结,由于它们沿面前静脉和颌外动脉附近分布,故术中在分离保留面神经下颌缘支等后,宜将面前静脉和颌外动脉为轴心的前后各 2cm 的下颌骨外侧与皮下之间组织清除干净,以确保手术切除的彻底性。另外,有些部位(如磨牙后区的颊癌)也可向扁桃体及腮腺淋巴结转移,术中要切除扁桃体,术后放疗也要包括腮腺区。

5. 根据手术对呼吸道的影响情况决定是否气管切开。如张口受限影响插管而估计术后要气管切开者,可先行气管切开并麻醉。

【围手术期处理】

（一）术前准备

1.手术指征　全身情况能够耐受手术、无远处脏器转移而原发灶能彻底切除的颊癌患者。

2.禁忌证　癌灶范围广无法切净,已有远处脏器转移,全身情况不能耐受手术的患者。

3.常规准备

(1)常规全身检查,了解心、肺、肝、肾功能及血常规情况。有其他脏器轻度病损,无手术禁忌证者,预防、保护性治疗,如纠正低蛋白血症、贫血等。

(2)术前戒烟,洁齿,保持口腔卫生。

(3)面颈部皮肤准备以及组织瓣供区皮肤准备。

(4)根据需要取模型做斜面导板。

(5)术前已做活体组织检查者,应复查病理切片。性质不明者,宜先行活体组织检查术。

(6)详细检查肿瘤侵犯的范围,预测肿瘤切除后软组织及骨缺损量,设计供区皮瓣大小范围。

(7)采用游离组织瓣修复者,保护受区和供区血管,术前用多普勒仪探测供、受区血管。

(8)配血备用。

(9)术前2小时内应用抗生素。

（二）术后处理

1.严密观察生命体征,特别要注意保持呼吸道通畅,及时清除口腔内分泌物,以免误吸。行预防性气管切开者,按气管切开术后常规护理;未行气管切开术,应做好紧急气管切开的准备。

2.仰卧头侧位。

3.持续或间断低流量吸氧12～24小时。雾化吸入,减轻插管引起的咽喉部反应。

4.术后24小时禁食,舌、颌骨修复者24小时后鼻饲流质,7～10日后停止鼻饲,改为口饲流质,14日后可进半流质。未行修复者,口饲流质。每天清洗口腔,保持清洁。

5.根据当日需要量、丧失量和排出量酌情补液,一般补液2500～3000ml,气管切开者每日需增加补液500ml。注意水、电解质平衡,及时补钾。

6.未行组织瓣修复者,术后可适量用止血药物,但高龄患者忌用大剂量止血药。

7.常规应用抗生素1周,根据患者体温、血常规、术创反应等情况调整抗生素的用量、用法。

8.保持引流通畅。放置于皮瓣下的引流条一般在术后48小时后抽除。颈部持续负压引流3～4日,注意观察引流量、引流液颜色,引流管有无脱落、漏气或堵塞,颈部皮瓣的贴合状况。术后12小时内引流量一般不超过250ml,超过者表明创口内有活跃出血点,应进行局部适当加压包扎或重新打开创口止血。显微外科术后扩血管、防血栓药物的应用使引流量增多,但一般不超过350ml。引流量少于30ml方可拔除引流管。

9.采用游离皮瓣组织修复者按显微外科术后处理进行。

10.因手术中使用了电刀,口外缝线术后第7日开始间断拆线,2～3日拆完;口内缝线在10日左右拆除为妥,以免拆除过早导致术创裂开。

【出院注意事项】

1.加强营养,从流质、软食逐渐过渡到正常饮食。

2.如需术后放疗或化疗,有条件者,应在手术3周后行免疫功能测定。如免疫功能低下者,应纠正后再进行放疗或化疗;如免疫功能基本恢复,创口已愈合,应尽早行放疗或化疗。

放疗一般不得迟于术后6周,放疗剂量需50Gy以上,如行组织修复者不宜超过70Gy,以免影响皮瓣的成活。手术后至放疗结束的时间最好不超过100日。

化疗可在3周后进行。化疗多采用联合化疗,常用方案包括PVP、PM等,每月1次,重复5~6次。

3.生物治疗:目前越来越受到重视,但疗效慢,需长期使用,如胸腺肽、香菇多糖(天地欣)等。

4.加强开口训练,避免瘢痕挛缩导致张口受限。

5.术中损伤或未保留副神经者,要加强肩、臂部功能锻炼,以免肌肉萎缩。

6.定期复查随访 第1年,1~3个月1次;第2年,2~4个月1次;第3~5年,4~6个月1次;5年以上,6~12个月1次。

7.胸片X线检查,每年1次,如有临床指征则提前检查。

(刘道峰)

第五节　牙龈癌

【疾病概述】

牙龈癌在口腔鳞癌中居第二位或第三位,发生于上、下牙龈,唇颊侧牙龈与颊黏膜以龈颊沟为分界线;下颌舌侧牙龈与口底以颌舌沟为分界线;上颌腭侧牙龈与腭黏膜相连续,尚无明确分界线,粗糙的定位为上颌腭侧龈缘以下1~1.5cm之内为牙龈部。牙龈癌多为分化程度较高的鳞癌,下牙龈癌较上牙龈癌为多见。牙龈癌的发生可能与口腔卫生不良、不良义齿修复、癌前病变等因素有关。

【临床表现】

牙龈癌发病年龄多为40~60岁,男性多于女性。好发于前磨牙区及磨牙区。起初多源于牙间乳头及龈缘区,以牙龈疼痛、出血、牙齿松动等为首要症状。牙龈癌一般表现为溃疡型或外生型,以溃疡型多见。浅表的溃疡可生长为菜花状或大小不等的肉芽粒状,表面糜烂、出血,生长较慢。由于黏骨膜与牙槽突附着甚紧,早期常侵犯牙槽突及颌骨,使骨质破坏,牙齿松动、脱落。牙龈癌可通过牙间隙向对侧蔓延,在外侧向龈颊沟侵犯。下牙龈癌可向内侧侵及口底,向下侵及下颌骨,向后发展到磨牙后区及咽部,引起张口困难。上牙龈癌内侧向腭部侵犯,向上可破坏上颌窦底。

牙龈癌颈淋巴结转移早期为13%~31%,晚期为41%~58%,平均约为35%。下牙龈癌较上牙龈癌转移早且多,下牙龈癌颈淋巴结转移率为32%,而上牙龈癌颈淋巴结转移率为14%。下牙龈癌多转移到患侧下颌下、颏下、颈深淋巴结,上牙龈癌多转移到患侧下颌下、颈深淋巴结。位于前牙区的牙龈癌多转移到颏下、下颌下或双侧颈淋巴结。牙龈癌远处转移比较少见。

【诊断要点】

牙龈癌的诊断主要根据病史和临床表现,结合影像学检查和取材活检获得的病理结果。

1.影像学检查　X线片上,多显示为牙槽突破坏吸收,下牙龈癌继续发展,可使颌骨呈扇形骨质破坏,边缘可较光滑,也可凹凸不平;对生长缓慢者,其破坏区边缘可有骨增生现象。CT和MRI上,牙龈癌仅表现为不规则形软组织密度增生和异常信号,并可见其向周围组织浸润。下牙龈癌可侵及口底和颊部,上牙龈癌可侵犯腭和上颌窦。

2.活体组织检查　较为方便容易,属定性检查,也是肿瘤治疗前的关键一步。

【鉴别诊断】

早期牙龈癌局限于牙间乳头或牙龈缘者,容易误诊为牙龈炎或牙周炎,少数患者因牙齿松动拔牙后出现日渐扩大的溃疡或增生组织前来就诊。早期呈弥散性牙龈边缘溃疡伴疼痛的牙龈癌患者还可误诊为牙龈结核。

晚期牙龈癌应与中央性颌骨癌、上颌窦癌鉴别。

1.下牙龈癌与中央性下颌骨癌的鉴别　中央性颌骨癌好发于下颌骨。早期多无自觉症状,以后可出现牙痛、局部疼痛,并出现下唇麻木。多为骨性膨胀;牙松动、脱落较早,常为多个牙;脱落牙牙槽窝内可见新生物。X线片示下颌骨破坏从中央向四周蔓延。而下牙龈癌牙龈部多有溃疡或增生隆起,牙松动、脱落较晚。肿瘤侵及颏孔或下牙槽神经管时伴有下唇麻木。X线片示下颌骨可呈扇形骨质破坏,边缘可较光滑,也可凹凸不平。

2.上牙龈癌与上颌窦癌的鉴别　上颌窦癌先有鼻阻塞、鼻出血、溢液等鼻部症状,后有牙痛、牙松动等牙槽部症状;肿瘤位于下部者也可同时有鼻部和牙槽部症状。牙龈或腭部先有肿胀,后破溃;牙松动、脱落较早,常为多个牙。X线片示上颌窦占位性病变及广泛骨质破坏。早期不易发现,易误诊为牙槽脓肿、牙周脓肿等。而上牙龈癌先出现牙槽部症状;晚期侵犯上颌窦可出现鼻部症状。牙龈部初始就有溃疡,常波及整个肿瘤生长区,牙松动、脱落较晚。X线片示上颌窦无破坏或底壁破坏。

【治疗措施】

（一）治疗原则

以手术为主,辅以化疗和放疗等的综合治疗。

（二）治疗要点

1.下牙龈癌的治疗

（1）$T_{1\sim2}N_0M_0$:原发灶、下颌骨切除。颈部淋巴结可行选择性颈淋巴清扫术。

$T_{3\sim4}N_0M_0$:原发灶、下颌骨切除±单（双）侧选择性颈淋巴清扫术。病灶接近或超越中线时应考虑行双侧选择性颈淋巴清扫术。

$T_{1\sim4}N_{1\sim3}M_0$：N_1、$N_{2a\sim b}$、N_3，原发灶、下颌骨切除＋同侧根治性颈淋巴清扫术±对侧选择性颈淋巴清扫术，N_{2c}行原发灶切除＋双侧根治性颈淋巴清扫术。

上述情况中，$T_{3\sim4}$、切缘阳性或邻近切缘、神经血管或淋巴管受侵犯、有1个或多个淋巴结阳性、包膜外扩散者均应辅助放疗或化放疗。

M_1或无法手术切除者：采用放疗、化疗、生物治疗等姑息治疗。

（2）原发灶、下颌骨切除：下牙龈癌原发灶仅局限于牙龈，未累及颌骨者，应行下颌骨帽檐式或矩形切除。原发灶波及牙槽骨，但未累及下牙槽神经管应行下颌骨节段性切除。原发灶累及下牙槽神经管（下唇麻木），应行一侧下颌骨切除或超越中线的下颌骨切除。

（3）缝合时将颊部创缘与口底创缘相缝合。下颌骨缺损可行一期或二期植骨术，多采用自体单纯髂骨、肋骨移植、血管化自体髂骨、腓骨移植以及钛板植入等。

2.上牙龈癌的治疗

（1）$T_{1\sim2}N_0M_0$：原发灶、上颌骨切除。一般不同期行选择性颈淋巴清扫术，但应严密随访观察，一旦发现可疑转移应行治疗性颈淋巴清扫术。

$T_{3\sim4}N_0M_0$：原发灶、上颌骨切除±单（双）侧选择性颈淋巴清扫术。

$T_{1\sim4}N_{1\sim3}$，M_0：N_1、$N_{2a\sim b}$、N_3，原发灶、上颌骨切除＋同侧根治性颈淋巴清扫术±对侧选择性颈淋巴清扫术，N_{2c}行原发灶、上颌骨切除＋双侧根治性颈淋巴清扫术。

上述情况中，$T_{3\sim4}$、切缘阳性或邻近切缘、神经血管或淋巴管受侵犯、有1个或多个淋巴结阳性、包膜外扩散者均应辅助放疗或化放疗。

M_1或无法手术切除者：采用放疗、化疗、生物治疗等姑息治疗。

（2）原发灶、上颌骨切除：上牙龈癌原发灶手术时可先行上颌窦前壁开窗探查，结合术中快速冰冻切片检查，确定上颌窦是否受累。对于未累及上颌窦黏膜者，行上颌骨部分切除术；已累及上颌窦底部黏膜者，行上颌骨次全切除术；已侵犯到上颌窦腔内者，行上颌骨全切除术；已累及上颌窦后壁、上壁及眶内容物者，行上颌骨扩大根治术。

（3）上颌骨缺损可行赝复体修复，其优点在于可早期恢复面部外形，便于观察肿瘤有无早期复发；其缺点是固位差，可引起继发性创伤等。近年来多采用各种组织瓣修复上颌骨缺损，包括颞肌筋膜瓣、颞肌筋膜-喙突复合瓣、颞肌-下颌升支骨肌瓣、前臂皮瓣加游离植皮、胸大肌肌皮瓣、腓骨肌皮骨瓣、带腹内斜肌的旋髂深动脉髂骨肌皮瓣、背阔肌单蒂双岛肌皮瓣、背阔肌-前锯肌单蒂双岛肌皮瓣等修复方法，其中应用CAD设计、快速原型技术制作的上颌骨缺损重建钛网支架更加精确、可靠。应用组织瓣同期修复上颌骨缺损应掌握好手术指征。对于侵及上颌窦、切缘阳性或高度恶性的上牙龈癌，上颌骨封闭式修复不利于局部复发灶的早期发现和及时治疗，故一般不主张行立即修复。

【手术操作规范与技巧】

1.根据病变范围选用局麻或全麻。原发灶较小，单纯行原发灶切除术者可在局麻下手术。一般宜采用全麻。下颌骨切除术宜选用经鼻腔内进路、气管插管。如为单侧上颌骨切除术，以采用健侧鼻腔内进路、气管内插管为妥。全上颌骨切除术，包括梨状孔在内，以选用口内进路气管内插管比较安全。如需同期行上颌骨重建术,可考虑行气管切开麻醉。

2.下颌骨帽檐式、矩形切除或下颌骨节段性切除术,可由口内进路以及下颌下缘下 1.5～2cm 处做口外切口;一侧下颌骨切除术为有利于显露术野,可附加下唇切口。

3.上颌骨部分切除或次全切除术,可由口内进路,不需按照 Weber 手术切口切开唇面部;如为上颌骨全切除术,需按 Weber 切口由唇面部进路。

4.术中在上颌骨各骨性联结断离时,动作要快,以避免过多失血;凿骨时慎勿弄破气管内插管。如行扩大根治术,则将水平凿横放于翼突根部,予以凿断。注意用力方向应平行于颅底,用力不可粗暴,以避免损伤颅底骨。

5.遵循"无瘤"操作原则,保证切口在距肿瘤 1～2cm 的正常组织内。

6.切缘做快速冰冻切片检查,了解手术切除的彻底性。

7.根据手术对呼吸道的影响情况决定是否气管切开。

【围手术期处理】

(一)术前准备

1.手术指征　全身情况能够耐受手术、无远处脏器转移而原发灶能彻底切除的牙龈癌患者。

2.禁忌证　癌灶广泛无法切净、已有远处脏器转移或全身情况不能耐受手术的患者。

(二)术后处理

1.严密观察生命体征,特别要注意保持呼吸道通畅,及时清除口腔内分泌物,以免误吸。

2.仰卧头侧位,行显微外科组织修复者应制动。

3.持续或间断低流量吸氧 12～24 小时。雾化吸入,减轻插管引起的咽喉部反应。

4.术后 24 小时禁食,行颌骨修复者,24 小时后插入胃管,鼻饲流质,7～10 日后停止鼻饲,行口饲流质,14 日后可进半流质。未行颌骨修复者,行口饲流质。

5.一般补液 2500～3000ml,根据进食量调整补液量,注意电解质变化,及时补钾。

6.密切观察皮瓣色泽。行显微外科手术者给予扩血管、防血栓形成的药物 7～10 日,药物用量要根据患者的全身状况而定,防止引起其他脏器出血。未行组织瓣修复者,术后可适量用止血药物,但高龄患者忌用大剂量止血药。

7.注意口腔卫生,多漱口。常规应用抗生素 1 周,根据患者体温、血常规、术创反应等情况调整抗生素的用量、用法。

8.口内填塞纱布或纱条一般在 7～10 日拆包或更换,逐日拆除,完全拆除后应仔细检查术创、清点纱布或纱条,避免残留。

9.因手术中使用了电刀,术后第 7 日开始间断拆线,2～3 日拆完,口内缝线在 10 日左右拆除为妥,以免拆除过早导致术创裂开。

10.创口初步愈合后,应早期锻炼张口;未做即刻修复者应及早戴上斜面导板、腭护板或做赝复体,防止瘢痕挛缩,尽早恢复外形和语言、咀嚼功能。

【出院注意事项】

1.加强营养,从流质、软食逐渐过渡到正常饮食。

2.如需术后放疗或化疗,有条件者,应在手术 3 周后行免疫功能测定,如免疫功能低下者,应纠正后再进行放疗或化疗;如免疫功能基本恢复,创口已愈合,应尽早行放疗或化疗。放疗一般不得迟于术后 6 周,放疗剂量需 50Gy 以上,如行组织修复者不宜超过 70Gy,以免影响皮瓣的成活。手术后至放疗结束的时间最好不超过 100 日。化疗可在 3 周后进行。

3.定期复查随访,第 1 年,1～3 个月 1 次;第 2 年,2～4 个月 1 次;第 3～5 年,4～6 个月 1 次;5 年以上,6～12 个月 1 次。

4.胸片 X 线检查,每年 1 次,如有临床指征则提前检查。

(刘道峰)

第六节　口底癌

【疾病概述】

口底癌是指原发于口底黏膜的癌,口底癌在我国较为少见,居口腔及唇癌的第六位。口底与舌侧下牙龈的分界线为颌舌沟,后界至舌腭弓及第 3 磨牙处,中线前端以舌系带分为左、右二区。一般在两侧前磨牙以前称为前口底,在其后称为后口底。多数口底癌为中度分化的鳞癌,极少数为来自口底小唾液腺的腺上皮癌。口底癌应与来自舌下腺的癌有所区别,后者应称为舌下腺癌。口底癌的发生与白斑、扁平苔藓等癌前病变的存在,以及烟、酒嗜好等因素有关。

【临床表现】

口底癌的发病年龄为 40～60 岁,多见于舌系带两侧的前口底,局部可出现溃疡或肿块。由于口底区域不大,肿瘤易侵犯舌系带而至对侧,并很快向前侵及牙龈和下颌骨舌侧骨板、骨松质,使下前牙松动,甚至脱落。发生于后口底者,其恶性程度较前部为高,且易早期侵犯舌腹及下颌骨。晚期肿瘤可侵及牙龈、下颌骨、舌体、咽前柱、舌下腺、下颌下腺导管、下颌下腺及口底肌群,甚至穿过口底肌群进入颏下及下颌下区。肿瘤侵犯舌体可导致舌运动障碍,固定于口内。

口底癌易发生淋巴结转移,转移率约 40%。一般转移至颏下、下颌下区及颈深淋巴结,但大多数先发生下颌下区转移;前口底癌易发生双侧淋巴结转移。远处转移约 6%。

【诊断要点】

口底癌的诊断主要根据病史和临床表现,结合影像学检查和取材活检获得的病理结果。临床检查采用口内外双手合诊可以明确口底癌浸润部位、程度,对制定手术方案及判断预后均有价值。

1.影像学检查　早期口底癌易侵犯下颌骨舌侧骨皮质,一般采用下颌咬合片即可,而到晚期需加拍曲面体层片,以协助判断下颌骨受累情况。CT或MRI一般不作为口底癌的常规检查,在肿瘤侵及下颌骨、舌、口底肌群或咽旁时可考虑采用CT或MRI检查。在CT上显示口底癌多为软组织异常增生和肿块形成,可使下颌舌骨肌和颏舌肌之间的间隙消失,静脉注入造影剂后,肿块多有强化表现。MRI上,口底癌的软组织肿块信号在T_1加权像上多和周围肌肉组织信号相等,在T_2加权像上多为混合信号或高信号。

2.活组织检查　属定性检查,也是肿瘤治疗前的关键一步。

【鉴别诊断】

口底癌应与口底创伤性溃疡、舌下腺癌等鉴别。

1.口底创伤性溃疡　多因不良修复体等长期刺激引起,呈凹陷性溃疡,边缘隆起,下方为炎性浸润块,基底部较软。去除刺激因素,并积极进行抗炎药物治疗后逐步好转。

2.舌下腺癌　肿瘤位于舌下区,位置较口底癌深。多为硬性肿块,表面黏膜大多完整,肿瘤有时与下颌骨舌侧骨膜粘连而不活动。

【治疗措施】

1.治疗原则　以手术为主,辅以化疗和放疗等的综合治疗。

2.治疗要点

(1)$T_{1\sim2}N_0M_0$:原发灶除T_1可采用放疗外,应以手术切除为主。在切除口底原发灶时,通常连同舌下腺、部分或全部口底肌群一并切除;如肿瘤侵及舌腹,应行舌体部分切除术。对下颌骨的处理:如肿瘤未侵犯下颌骨舌侧黏骨膜,可行下颌骨帽檐式或矩形切除,以保存下颌骨的连续性;已侵犯下颌骨舌侧黏骨膜者,下颌骨不应保留,应做下颌骨节段性切除术。

颈部淋巴结的处理:原发灶位于前口底或口底正中,应行双侧肩胛舌骨上淋巴清扫术或双侧功能性颈淋巴清扫术。原发灶位于一侧后口底,由于肿瘤容易转移到颈深淋巴结,为保证颈淋巴清扫的彻底性,以行包括颈内静脉在内的根治性颈淋巴清扫术为佳。

$T_{3\sim4}N_0M_0$:原发灶、下颌骨切除±单(双)侧选择性颈淋巴清扫术。如肿瘤侵犯下颌骨者,行单(双)侧下颌骨节段性切除术。肿瘤位于中线或累及双侧,原则上应行双侧选择性颈淋巴清扫术,可考虑保留单(双)侧颈内静脉。

$T_{1\sim4}N_{1\sim3}M_0$:N_1、$N_{2a\sim b}$、N_3,原发灶、下颌骨切除＋同侧根治性颈淋巴清扫术±对侧选择性颈淋巴清扫术,N2c行原发灶、颌骨切除＋双侧根治性颈淋巴清扫术。

上述情况中,为保持淋巴通道根治的连续性。对原发灶、颌骨切除,同期行颈淋巴清扫术者多采用联合根治术。

$T_{3\sim4}$、切缘阳性或邻近切缘、神经血管或淋巴管受侵犯、有1个或多个淋巴结阳性、包膜外扩散者应辅助放疗、化疗或化放疗。辅助放疗可以在术前或术后进行,但术前放疗会影响组织愈合,对于需用显微外科技术修复组织缺损者,可能损伤受区的血管引起术后血管危象的发生,因此术后放疗更为常用。辅助化疗也可以在术前或术后进行。

M_1或无法手术切除者:主要采用放疗、化疗、低温治疗、生物治疗等姑息治疗。

(2)口底、下颌骨缺损的修复:较小的口底缺损、行下颌骨矩形切除者,可不做口底再造术,缝合时将舌创缘与颊侧牙龈缝合,但可不同程度影响舌体的运动。较大的口底缺损,直接拉拢缝合可能明显影响舌体运动,需行缺损修复。一般根据缺损的大小采用颊黏膜瓣、鼻唇沟瓣、岛状颈阔肌皮瓣、前臂皮瓣、胸大肌皮瓣或背阔肌皮瓣等修复;伴有下颌骨缺损者,采用自体单纯髂骨、肋骨移植、血管化自体髂骨、腓骨移植、肋骨-胸大肌皮瓣,肋骨-背阔肌皮瓣修复以及再造钛板植入等。

【手术操作规范与技巧】

1.一般在全麻下手术。

2.原发灶切除需行下唇中线切开进行手术。

3.遵循"无瘤"操作原则。

4.口底原发灶切除时,注意保留舌动脉,双侧舌动脉同时切除可造成舌组织坏死。

5.颈淋巴清扫术中应注意保护迷走神经、膈神经、臂丛神经、舌下神经、舌神经和面神经,如原发灶累及舌神经,则不宜保留该神经。对颈内静脉、颈外静脉、颌外动脉等重要血管的处理要牢靠。在清扫锁骨上三角区时,应注意保护胸导管、胸膜顶、颈内静脉和锁骨下静脉,以免发生乳糜漏、气胸、不可控制的大出血和空气栓塞。

6.行双侧颈淋巴清扫术时,尽量保护一侧颈内静脉,如结扎切除双侧颈内静脉,需低温(30~32℃)、降压麻醉,监测脑压[不超过 2.5kPa(250mmH$_2$O)],脱水处理和气管切开术。

7.切缘做快速冰冻切片检查,了解手术切除的彻底性。口底、下颌骨的即刻修复,应在肿瘤完整切除、切缘阴性的情况下进行。

8.再造钛板植入时,弯制钛板应参照原下颌骨的弧度进行,颏部不宜过于前突,以免日后钛板外露。

9.口腔术创要严密缝合。

10.口底、下颌骨缺损修复后,容易造成呼吸障碍,应做预防性气管切开,也可先行气管切开并麻醉。

【出院注意事项】

1.加强营养,从流质、软食逐渐过渡到正常饮食。

2.如需术后放疗或化疗,有条件者,应在手术 3 周后行免疫功能测定,如免疫功能低下者,应纠正后再进行放疗或化疗;如免疫功能基本恢复,创口已愈合,应尽早行放疗或化疗。放疗一般不得迟于术后 6 周,放疗剂量需 50Gy 以上,如行组织修复者不宜超过 70Gy,以免影响皮瓣的成活。手术后至放疗结束的时间最好不超过 100 日。化疗可在 3 周后进行。

3.术中损伤或未保留副神经者,要加强肩、臂部功能锻炼,以免肌肉萎缩。

4.定期复查随访,第 1 年,1~3 个月 1 次;第 2 年,2~4 个月 1 次;第 3~5 年,4~6 个月 1 次;5 年以上,6~12 个月 1 次。

5.胸片 X 线检查,每年 1 次,如有临床指征则提前检查。

(刘道峰)

第七节 口咽癌

【疾病概述】

口咽癌指原发于口咽部黏膜的癌。按照 UICC 的解剖分区,舌根部(舌后 1/3)、会厌谷为口咽前壁,扁桃体、扁桃体窝、舌扁桃体沟、舌腭弓、咽腭弓为口咽侧壁,腭水平面至会厌底以上区域为咽后壁,软腭的口腔面和悬雍垂为口咽上壁。口咽癌中以原发于扁桃体和舌根者为常见,原发于咽后壁者罕见。口咽癌主要为鳞癌或低分化癌、未分化癌,其次为腺上皮癌,偶见淋巴上皮癌(多发生于舌根部)。口咽部(咽环)是恶性淋巴瘤的好发部位,但属淋巴系统恶性肿瘤应与口咽癌有所区别。口咽癌的致病因素,目前还不十分清楚,过度吸烟或咀嚼烟叶是其主要的因素之一。

【临床表现】

口咽癌早期多无自觉症状.有时表现为吞咽、语言时有异物感与疼痛等。肿瘤呈溃疡型者,多为鳞癌或低分化癌、未分化癌;呈实质肿块型者,多为腺上皮癌。

原发于口咽不同部位的肿瘤临床上可出现一些特有的症状。

1.舌根癌可出现反射性耳颞部疼痛,讲话时可有含橄榄语音;晚期肿瘤可向舌体、口底、咽侧、会厌区侵犯。

2.咽侧壁癌可出现反射性耳内痛、耳聋、耳鸣等耳咽鼓管阻塞症状;晚期肿瘤可向咽后、舌根侵犯,并向咽旁间隙侵犯。

3.软腭癌可向上发展到鼻咽腔,向前波及硬腭,向两侧波及咽侧壁、翼下颌韧带及磨牙后区,并引起张口受限。

4.咽后壁癌瘤可向咽侧侵犯,还可向上蔓延至鼻咽部。

5.口咽癌转移主要通过咽后或下颌下淋巴结再至颈深上淋巴结,颈淋巴结转移率达 50%～75%;远处转移达 8%～10%,主要转移到肺和脑。

【诊断要点】

口咽癌一般通过临床检查,结合影像学和取材活检结果明确诊断。

口咽癌位置较深在,临床检查时多需借助于压舌板、口镜、直接喉镜或间接喉镜等。有时患者因颈上部或下颌下肿块来就诊,经详细检查口咽部才发现肿瘤。

舌根癌、咽侧壁、咽后壁癌患者,晚期肿瘤向深部组织侵犯者以及张口受限者,应常规做 CT 或 MRI 显示肿瘤的真正部位、大小、浸润范围。

对于无张口受限可见溃疡或肿块的患者,可行钳取或切取活检;对于钳取或切取活检有一定困难的患者,需要手术探查结合冰冻活检进行确诊。

【鉴别诊断】

口咽癌应与舌根淋巴组织增生、慢性扁桃体炎、会厌囊肿、甲状舌管囊肿等鉴别。

1.舌根淋巴组织增生 有反复咽痛史。常有咽阻塞感、异物感等,检查可见舌根淋巴组织大量增生。可采用等离子低温射频等进行治疗。

2.慢性扁桃体炎　有反复咽痛史。咽部有不适、异物感,发作时常伴有低热、头痛等全身反应。经抗生素治疗效果不佳者应手术切除。

3.会厌囊肿　咽喉部有异物感、吞咽梗阻感,发音常含糊不清。可采用手术切除、激光治疗等。

4.甲状舌管囊肿　位于颈正中线,多呈圆形,质地软,随吞咽、伸舌上下活动;穿刺为黄色稀薄或黏稠液体。一般行手术切除。

【治疗措施】

(一)治疗原则

口咽癌治疗行以手术或放疗为主的综合治疗。

(二)治疗要点

1.手术为主的综合治疗　舌根癌、软腭癌、腺上皮癌者应考虑以手术为主,辅以化疗或放疗等的综合治疗。舌根癌如已波及声门上区,有时应同期行喉切除术。

口咽癌易发生颈淋巴结转移,应同期行选择性或治疗性颈淋巴清扫术。

根据口咽手术缺损的大小选用前臂皮瓣、胸大肌皮瓣或背阔肌皮瓣等修复。

为减少复发,口咽癌术后建议加用术后放疗。

2.放疗为主的综合治疗　低分化癌、未分化癌应首先考虑放疗,对分化较差的扁桃体鳞癌也可考虑先用放疗,如放疗失败时还可采用手术治疗。

【手术操作规范与技巧】

1.一般采用气管内插管全麻。对巨大的口咽癌患者,如有气道阻塞的潜在危险,全麻前应先行局麻下气管切开术。

2.手术治疗进路一般选择口外切口,包括正中(线)进路和旁侧进路,前者又分下唇-下颌下-舌正中线进路和舌骨上横切口进路。

下唇-下颌下-舌正中线进路适用于咽后壁、舌根、软腭癌的切除。其显露口咽部最为清晰,因在中线切开,一般对正常组织损伤小,不会切断神经,手术时出血不多。

舌骨上横切口进路对正常组织损伤较大,显露视野小,仅适用于舌根或咽后壁较小的肿瘤。

旁侧进路通常指下唇-下颌下,适用于咽侧壁及舌根、软腭癌的根治术。该进路显露良好,易于控制大出血等意外情况的发生,回旋余地大。

3.遵循"无瘤"操作原则。

4.切缘做快速冰冻切片检查,了解手术切除的彻底性。

【围手术期处理】

(一)术前准备

1.手术指征　全身情况能够耐受手术、无远处脏器转移而原发灶能彻底切除的口咽癌患者。

2.禁忌证　癌灶广泛侵犯无法切净,已有远处脏器转移,全身情况不能耐受手术的口咽癌患者。

(二)术后处理

1.严密观察生命体征,特别要注意保持呼吸道通畅,及时清除口腔内分泌物,以免误吸。做预防性气管切开者,按气管切开术后常规护理;未行气管切开术,应做好紧急气管切开的准备。

2.仰卧头侧位。

3.持续或间断低流量吸氧12~24小时。雾化吸入,减轻插管引起的咽喉部反应。

4.术后24小时禁食,24小时后鼻饲流质,14日后可进半流质。每天清洗口腔,保持清洁。

5.根据当日需要量、丧失量和排出量酌情补液,一般补液2500~3000ml,气管切开者每日需增加补液500ml。注意水、电解质平衡,及时补钾。

6.未行组织瓣修复者,术后可适量用止血药物,但高龄患者忌用大剂量止血药。

7.常规应用抗生素1周,根据患者体温、血常规、术创反应等情况调整抗生素的用量、用法。

8.保持引流通畅。注意观察颈部引流量、引流液颜色,引流管有无脱落、漏气或堵塞,颈部皮瓣的贴合状况。

9.采用组织皮瓣修复者术后注意观察皮瓣颜色。游离皮瓣修复者按照显微外科治疗原则进行。

10.因手术中使用了电刀,口外缝线术后第7日开始间断拆线,2~3日拆完,口内缝线在10日左右拆除为妥,以免拆除过早导致术创裂开。

【出院注意事项】

1.加强营养,从流质、软食逐渐过渡到正常饮食。

2.如需术后放疗或化疗,有条件者,应在手术3周后行免疫功能测定,如免疫功能低下者,应纠正后再进行放疗或化疗;如免疫功能基本恢复,创口已愈合,应尽早行放疗或化疗。放疗一般不得迟于术后6周,化疗可在3周后进行。

3.术中损伤或未保留副神经者,要加强肩、臂部功能锻炼,以免肌肉萎缩。

4.早日进行开口训练和语音、吞咽功能训练。

5.定期复查随访,第1年,1~3个月1次;第2年,2~4个月1次;第3~5年,4~6个月1次;5年以上,6~12个月1次。

6.胸片X线检查和脑CT检查,每年1次,如有临床指征则提前检查。

(刘道峰)

第八节　上颌窦癌

【疾病概述】

上颌窦癌分原发性与继发性两类。原发性是指原发于上颌窦内黏膜的癌;继发性主要是指原发于上牙龈、腭部、鼻腔、筛窦的癌侵入上颌窦所致。这里讨论的是原发性上颌窦癌。上颌窦癌以鳞癌为最常见,占90%以上,偶为腺上皮癌。上颌窦癌的发生与长期吸烟、吸入粉尘及接触镍、铬等金属元素有关。

【临床表现】

上颌窦癌发病年龄多为50～60岁,男性稍多于女性。早期癌局限于上颌窦内,患者一般无自觉症状,不易发觉。当肿瘤发展到一定程度患者才出现明显症状。

上颌窦癌可发生于任何一处窦内黏膜,并向窦内及邻近组织浸润扩散。从内眦到下颌角作一假想连线,将上颌窦分为上部结构和下部结构两部分:上部包括上颌窦后壁,顶壁的后半部,其余骨壁属下部。原发于上颌窦上部结构的肿瘤可经上颌窦后壁进入翼腭窝、颞下窝、颅中窝或经上颌窦上壁进入眼眶,或经筛窦进入颅前窝。原发于上颌窦下部结构的肿瘤可经上颌窦下壁扩散至口腔,经内壁至鼻腔,经前外侧壁进入颊部软组织、颞下窝。

上颌窦癌发生于上颌窦内壁时,患者先出现鼻塞、鼻出血、一侧鼻腔分泌物增多、鼻泪管阻塞流泪现象。肿瘤发生自上颌窦上壁时,常先有眼球突出、移位,甚至引起复视。肿瘤发生自上颌窦外壁时,则表现为面部及唇颊沟肿胀、破溃,眶下神经受累时眶下区麻木。肿瘤发生自上颌窦后壁时,可侵入翼腭窝而引起张口困难。肿瘤发生自上颌窦下壁时,则先引起牙松动、疼痛、龈颊沟肿胀,如误诊为牙周炎将牙齿拔除后,创口不能愈合,形成溃疡,肿瘤突出于牙槽部。

晚期上颌窦癌可能波及整个上颌窦以及筛窦、蝶窦、颧骨、翼板、颅底部等,引起相应的临床症状。

上颌窦癌可转移到同侧的下颌下及颈上部淋巴结,有时也可转移至耳前及咽后淋巴结。远处转移少见。

【诊断要点】

由于上颌窦包含在上颌骨内,原发于上颌窦内的肿瘤早期多无明显症状,对其早期诊断尤为重要。当患者出现单侧鼻塞、鼻出血、阻塞性上颌窦炎、上牙牙龈肿胀、牙齿松动时,应考虑到上颌窦癌的可能性。应通过临床检查和X线牙片、曲面体层片、华氏位等排除牙周炎、根尖炎的可能。对高度怀疑为上颌窦癌者,CT检查应作为首选,其在判断有无原发肿瘤及肿瘤定位上很有价值。

上颌窦癌的确诊要结合病理诊断结果。早期上颌窦穿刺冲洗液浓缩涂片细胞学检查,仅作为可疑病例的诊断方法之一。最可靠的方法是通过鼻内镜或上颌窦开窗直接探查活检。晚期肿瘤穿破周围组织而呈现在鼻腔、口腔、眶内甚至皮下时,可直接钳取、吸取或切取活检。

【鉴别诊断】

上颌窦癌与上牙龈癌、腭癌的鉴别

1.上牙龈癌　先有牙痛、牙松动等牙槽部症状;晚期侵犯上颌窦。牙龈部初始就有溃疡,常波及整个肿瘤生长区,牙松动、脱落较晚。X线片显示:上颌窦无破坏或底壁破坏。抗炎治疗无效。

2.腭癌　多为外生型或溃疡型,基底不活动,质地偏硬。早期易侵犯硬腭骨质,晚期可侵及鼻腔、上颌窦、牙龈、牙槽突等。抗炎治疗无效。

【治疗措施】

(一)治疗原则

尽量早期发现,及早确诊,行以手术为主的综合治疗。上颌窦癌的治疗是以手术为主,辅以术前后放疗或化疗等的综合治疗。

(二)治疗要点

1.原发癌的处理

(1)放射治疗:上颌窦癌一般应常规行术前放疗,总量 40～60Gy(60～90Gy),放疗结束 3～4(4～6)周后手术。早期上颌窦癌也可先行手术,术后放疗。对于术后有残留的上颌窦癌,不管是否行术前放疗,术后仍可追加放疗。

(2)手术治疗:原则上应行上颌骨全切除。如肿瘤波及眶下板,须行包括眶内容物的全上颌骨切除;肿瘤累及后壁及翼腭窝,应行包括下颌骨喙突(或升支上部)、翼板与上颌骨的扩大根治性切除术。晚期肿瘤波及颞下窝、颅中凹底、筛窦时,应行包括颅前凹、颅中凹骨板连同上颌骨、面部病灶的颅颌面联合切除术。行上颌骨切除或扩大根治性切除术时,往往出血较多,术前可行颈外动脉栓塞术,或术中结扎颈内动脉,术中与麻醉医师配合采用控制性降压麻醉,以减少出血。上颌骨缺损可行修复体整复。也可采用各种组织瓣修复上颌骨缺损,包括颞肌筋膜瓣、颞肌筋膜-喙突复合瓣、颞肌-下颌升支骨肌瓣、游离髂骨复合组织瓣、游离腓骨复合组织瓣;以钛网支架重建上颌骨,用前臂皮瓣或串联腓骨肌皮瓣修复口鼻创面;以自体髂骨的松质骨填塞钛网修复上颌骨缺损,并以颞肌瓣覆盖钛网支架等。由于上颌骨封闭式修复不利于早期观察肿瘤复发灶,故有些学者不主张行立即修复。

(3)化学治疗:主要采用经动脉插管区域性化疗的方法。化疗药物可选用甲氨蝶呤(MTX)、平阳霉素(PYM)、氟尿嘧啶(5-FU)持续灌注。

2.转移癌的处理　　上颌窦癌如发现颈淋巴结转移,应行根治性颈淋巴清扫术。

【手术操作规范与技巧】

1.术中的无瘤操作原则

(1)保证切口在距肿瘤 1～2cm 的正常组织内。

(2)避免切破肿瘤或挤压瘤体。

(3)整体切除肿瘤而不是分块挖除。

(4)溃破处瘤体用纱布缝包,以免发生种植转移。

(5)采用电刀切除。

(6)缝合前将 20mg 氮芥加入 400ml 低渗盐水中,冲洗创面。

(7)缝合时更换手术器械。

2.切缘做快速冰冻切片检查,了解手术切除的彻底性。

【出院注意事项】

1.加强营养,从流质、软食逐渐过渡到正常饮食。

2.切缘阳性或颈部淋巴结有转移者。一般术后 5 周内进行放疗、生物治疗等。放疗剂量需 5000cGy 以上,如行组织修复者不宜超过 7000cGy,以免影响皮瓣的成活。生物治疗,目前越来越受到重视,但疗效慢,需长期使用。如胸腺肽、香菇多糖(天地欣)等。

3.同侧上肢功能锻炼,根治性颈淋巴清扫常常损伤副神经,引起肩下垂和抬肩困难。

4.定期门诊复查,3个月1次。

(刘道峰)

第九节　皮肤及附件癌

【概述】

皮肤及附件癌可分为皮肤癌、汗腺癌及皮脂腺癌;皮肤癌以基底细胞癌为最多见,鳞癌次之。

【临床表现】

(一)皮肤癌

1.好发于鼻侧、额、眶下区及颞部。

2.一般分为溃疡型与乳头状型两类;常伴有癌前病变同时存在,如老年疣、角化,甚至白斑等。

(二)汗腺癌

1.可发生于面部任何部位,但以眼睑、头皮等处好发。

2.肿物呈实质外突性肿块,皮肤发红或紫色。偶可破溃后呈菜花状。有时肿块部分可呈囊性。

(三)皮脂腺癌

1.多见于成人,好发于睑、鼻等处。

2.与表皮粘连甚紧,皮色发红,破溃后呈菜花样外翻。淋巴结转移不多见。

【诊断要点】

(一)皮肤癌

1.多为户外工作者和老年者。

2.疑有骨质破坏时,应行 X 线摄片或 CT 检查。

3.色素性基底细胞癌易与恶性黑色素瘤混淆,应注意鉴别,后者生长快,常有卫星结节。

4.一般可行切除活检,必要时可先行活组织检查。如临床考虑是恶性黑色素瘤可行冷冻后活检。

(二)汗腺癌

病理检查确诊,应排除转移性腺癌的可能。

(三)皮脂腺癌

病理检查始能确诊。

【治疗原则及方案】

(一)皮肤癌

1.手术治疗,切除后可同时行整复手术。

2.放射治疗,适用于手术前或手术有困难者。

3.化学药物、免疫及冷冻治疗,适用于小型、多发性肿瘤。

4.热疗加化疗。

(二)汗腺癌

手术广泛切除原发灶,并行选择性区域性颈淋巴清扫术。

(三)皮脂腺癌

局部广泛切除。临床有淋巴结转移时应行颈淋巴清扫术。

(张爱民)

第十节　中心性颌骨癌

【概述】

中心性颌骨癌来源于釉质器及胚胎残留上皮细胞;可为鳞癌,亦可为腺癌。

【临床表现】

1.常早期出现下唇麻木、疼痛病史,以后出现肿块。

2.局部有骨性膨胀,黏膜或皮肤溃疡;常见牙松动、移位及脱落,甚至伴病理性骨折。

【诊断要点】

1.X线摄片和CT检查显示骨质呈中心性不规则破坏吸收。

2.如疑为中心性颌骨癌时,应拔除一患牙,自牙槽窝内取组织送病理检查,以明确诊断。

【治疗原则及方案】

1.手术治疗:下颌骨中心性癌应行下颌骨半侧或视肿瘤侵及部位行对侧颏孔、下颌角部或下颌骨全切除术;并应同时行选择性颈淋巴清扫术。上颌骨中心性癌应行上颌骨次全或全切除术。

2.有条件者可同期行髂骨肌瓣或腓骨肌瓣修复上、下颌骨缺损。

(张爱民)

第十一节　转移性癌

【概述】

转移性癌系身体其他部位的癌肿经淋巴或血循转移至口腔颌面部器官;或口腔颌面、颈部癌肿转移至颈淋巴结。

【临床表现】

1.转移部位常出现在颈部淋巴结及颌骨内,口腔及面部软组织比较少见。

2.转移至颌骨内者,常先有面唇部麻木、疼痛等神经症状。淋巴结转移者,主要表现为颈部肿块。

【诊断要点】

1.可能询问出有其他部位患肿瘤史。

2.如病检证实为转移癌,应行 ECT 检查,追索有无原发灶。

3.颈部淋巴结转移多为鼻咽癌及甲状腺癌。有时可查不到原发灶,称为隐匿性转移。这种患者可以在治疗后再出现原发病灶。

4.颌骨内转移癌的 X 线摄片可见骨质呈中心性不规则破坏。

【治疗原则及方案】

1.转移性癌已发现原发灶者,应首先或同时处理原发灶;如原发灶已治愈,仅局限于转移灶者,应以手术治疗为主,辅以放、化疗。

2.隐匿性颈部转移灶除疑为原发于鼻咽癌应行放疗外,可先行颈淋巴清扫术。若术中发现为甲状腺癌转移,则应同时行患侧甲状腺腺叶切除术;若仍未发现原发灶,应待以后原发灶出现时再处理原发灶。

3.除口腔颌面器官外,如尚伴有其他全身转移灶的患者,只能以化疗为主,辅以放射及免疫治疗。

(张爱民)

第十二节　恶性黑色素瘤

【概述】

恶性黑色素瘤多发生自交界痣或黑色素斑的基础上。可发生于皮肤,亦可发生于黏膜。可呈黑色素沉着,也可为无色的恶性黑色素瘤。

【临床表现】

1.恶性黑色素瘤平均发病年龄较大,约在 50～55 岁,性别差异不大。

2.多发生于腭、牙龈及颊部的黏膜。

3.肿瘤呈蓝黑色,生长迅速,常向四周扩散,并浸润至黏膜下及骨组织内,引起牙槽突及颌骨破坏,使牙发生松动。如肿瘤向后发展,可造成吞咽困难及张口受限。

4.常发生广泛转移,约 70%早期转移至区域性淋巴结。肿瘤又可经血循转移至肺、肝、骨、脑等器官,其远处转移率可高达 40%。

【诊断要点】

1.痣与色素斑常为前驱病灶,有时有损伤、烧灼等病史。凡发生溃疡、出血或迅速长大时,均应疑有恶变。

2.临床多见于腭部、牙龈及颊部黏膜,少见于皮肤。早期向相应区域淋巴结及血循转移。故应常规拍胸片检查。

3.为典型黑色肿块稍高出表面,质软,生长极快。有时周围尚有色素小结节以及溃烂存在。如为无色素性黑色素瘤,则临床所见者为非黑色肿块,常与其他恶性肿瘤难以鉴别。

4.临床诊断为恶性黑色素瘤者,应在冷冻下作活组织检查;但无色素性黑色素瘤,则常在活组织检查后,才能明确诊断。

【治疗原则及方案】

1.原发肿瘤的处理

(1)因色素细胞极易为冷冻破坏,原发灶可首选冷冻治疗,冷冻后原发病灶组织会坏死、脱落。待脱落后如发现有残留病灶,可进一步采用冷冻或手术治疗。

(2)手术治疗,其切除范围应较一般恶性肿瘤更广泛。

2.转移肿瘤的处理

(1)常规施行选择性、根治性颈淋巴清扫术。

(2)远处转移一般为多灶性,应以化疗及生物疗法为主。

3.综合治疗　采用原发灶冷冻、根治性颈淋巴清扫术,配合化疗与免疫治疗的综合治疗。已有远处转移者,一般只能行化疗与免疫治疗。

(张爱民)

第十三节　骨肉瘤

【概述】

骨肉瘤为起源于成骨组织的恶性肿瘤。

【临床表现】

1.发病以 30～40 岁最常见,男性较女性为多,下颌骨较上颌骨为多见。

2.早期症状是患部发生间歇性麻木和疼痛,但很快即转变为持续性剧烈疼痛,并伴有反射性疼痛。

3.后期可出现牙槽突及颌骨发生膨胀或破坏,牙松动、移位,面部畸形,表面皮肤静脉怒张,呈暗红色。骨质破坏过多时,可发生病理性骨折。

4.骨肉瘤一般沿血循环转移,最常见是肺、脑与骨,但与长骨骨肉瘤比较,颌骨骨肉瘤的远处转移率不太高。偶尔可沿淋巴扩散而转移至区域淋巴结。

【诊断要点】

1.可发生于上、下颌骨及其他面骨。

2.多见于儿童及青年人,可有损伤或放疗史。

3.骨肉瘤在 X 线片上显示为以下几种类型:

(1)溶骨型:不规则的骨质溶解破坏,称为溶骨性骨肉瘤。

(2)成骨型:骨皮质破坏,代以增生的骨质,排列呈丝状,犹如日光放射,称为成骨性骨肉瘤。

(3)混合型:兼有溶骨及成骨的表现。

4.可有牙松动、口唇麻木、疼痛。

5.可出现颌骨膨隆肿块,局部皮肤血管怒张,颜色暗红,温度升高。

6.晚期患者碱性磷酸酶可升高。

7.骨肉瘤恶性程度较高,易发生远处转移,故应常规拍摄胸片或 ECT 检查。

【治疗原则及方案】

1.以手术广泛切除为主;辅以化疗有望减少远转率。

2.切除不彻底者可考虑辅以大剂量放疗,并配合化疗。

3.已有远处转移者,一般只能行化学治疗等姑息性治疗。

（张爱民）

第十四节　软骨肉瘤

【概述】

软骨肉瘤可原发于骨膜,亦可由软骨瘤恶变或残留胚胎细胞发展而来。

【临床表现】

1.软骨肉瘤可发生于任何年龄,平均年龄 30 岁左右。上下颌骨发生比例大致相等。男稍多于女。

2.临床常为无痛性,逐渐长大的肿块,除此外临床表现与骨肉瘤大致相同。

3.软骨肉瘤很少有转移倾向,无论是淋巴道或是血循转移。

【诊断要点】

1.多见于青少年。肿瘤一般发展较慢。有钝性疼痛,为间断性或持续性。

2.好发于上颌骨前部、下颌骨前磨牙、磨牙区,亦可见于颞下窝及颞下颌关节区。

3.X 线摄片可呈透明假囊肿样破坏或棉絮状致密骨化阴影。

4.最后诊断应依靠病理学检查。

（张爱民）

第十五节　软组织肉瘤

【概述】

软组织肉瘤系一组起源于间叶组织的恶性肿瘤,包括:纤维肉瘤、恶性纤维组织细胞瘤、脂肪肉瘤、血管肉瘤、卡波西肉瘤、平滑肌肉瘤、横纹肌肉瘤、滑膜肉瘤等。由于其具有很多相同的生物学及临床特征,故予以合并讨论。

【临床表现】

1.发病年龄较癌患者为轻。

2.病程发展较快。

3.多呈现为实质性(或有分叶)肿块,表皮或黏膜血管扩张充血,晚期始出现溃疡或有溢液、出血。

4.肿瘤浸润正常组织后可引起相应一系列功能障碍症状,诸如呼吸不畅、张口受限直至牙关紧闭等。

5.一般较少淋巴结转移,但常发生血循转移。

6.除个别情况,例如有艾滋病(AIDS)病史及出血性表现而诊断为卡波西肉瘤外,大多须经病理活检后方能明确其病理类型。

7.晚期肿瘤可呈巨大肿块,全身多见恶病质。

【诊断要点】

1.软组织肉瘤的诊断一般并不困难,实质性进行性肿块,伴或不伴疼痛,有时呈分叶状,体积可以长得很大,晚期可出现溃疡、出血,以及因部位不同而出现各种功能障碍症状。

2.借助病理检查大多可以明确组织类型,在困难的情况下,免疫组化、特殊染色可有较大帮助协助确诊组织类型。

3.对来自深部的软组织肉瘤、如颞下窝、咽旁及舌根应行 CT 检查并采用吸取活检以明确病理诊断。

4.软组织肉瘤晚期大多侵犯骨质,引起骨质破坏,X 线、CT、MRI 等均有助于确定肿瘤的侵犯范围;也有助于鉴别是否为骨源性肿瘤。软组织肉瘤的骨病损为周边(围)性损害;而骨源性肿瘤的病损多为中央(心)性向四周扩散性损害。

【治疗原则及方案】

1.原发肿瘤的处理

(1)绝大多数软组织肉瘤的基本治疗方法为局部根治性广泛性切除,即以手术治疗为主。

(2)对于局部复发率较高的肉瘤,术后可辅以放射治疗及化学治疗,如横纹肌肉瘤、血管肉瘤、滑膜肉瘤、腺泡状软组织肉瘤等。

(3)对于卡波西肉瘤的治疗则应视类型及病损部位不同而选用不同的治疗方法。原则上仍然是综合治疗。对皮肤病损一般采用放疗,特别是电子束放疗;但对黏膜病损应用放疗则必须小心,因可引起严重的黏膜炎症。对孤立的病灶也可用手术切除的方法。全身化疗以长春新碱为主,对孤立病损还可采用病灶内注射化学药物的方法,在个别病例也可得到控制。

(4)对 AIDS 相关型及医源性免疫抑制型卡波西肉瘤,由于其全身免疫能力甚差,多不主张再给以全身性强力化疗,以免更导致病灶扩散。

(5)由于手术广泛性切除导致的组织大型缺损原则上应于手术同期行立即整复。

2.转移病灶的处理

(1)除个别情况外,肉瘤的淋巴结转移率较低,而血循转移的几率较高。对软组织肉瘤病例一般选用治疗性颈淋巴清扫术,而不用选择性颈淋巴清扫术。

(2)对远处转移病例应视不同情况给以处理:对原发病灶已经控制的单个或可切除的转移灶仍可采用手术治疗;对原发灶未控制,或多个转移灶及不能手术切除的病灶,则只能采用姑息治疗,包括全身化疗,以及生物疗法等以期延长患者的寿命。

(张爱民)

第十六节　浆细胞肉瘤

【概述】

浆细胞肉瘤系起源于原始骨髓内浆细胞的一种恶性肿瘤,常为多发性故亦称多发性骨髓瘤。单个存在者常发生于软组织称为髓外浆细胞瘤。

【临床表现】

1.单发生浆细胞瘤常见于成年人,平均发病年龄约55岁。男:女约为3:1。

2.发生于骨的浆细胞瘤多见于椎体;髓外浆细胞瘤发生于头颈部者,多位于扁桃体、上颌窦及腮腺区。初起症状为局部疼痛;骨髓外浆细胞瘤可呈现软组织肿块,周界清晰。

3.多发性浆细胞肉瘤常发生于更大年纪的人,据国外资料,其中位发病年龄达70岁;极罕见发生在40岁以前。男:女为2:1。任何骨均可患浆细胞肉瘤,但常累及扁骨,如颅骨、盆骨、肋骨等;约30%可累及颌骨而首诊于口腔科。

4.剧烈的疼痛往往为首发症状。以后出现肿块。

5.多发性浆细胞肉瘤可继发骨髓性白血病,如血小板生成障碍可在皮肤及口腔黏膜出现紫癜;白细胞减少可导致感染和发热;由于骨质溶解可出现高钙血症。多发性浆细胞肉瘤的肿瘤性浆细胞,可持续分泌轻链蛋白,从而晚期病例可导致肾功能衰竭;也可由于轻链蛋白的沉积而在软组织,如口腔黏膜、眶周皮肤等处出现淀粉样变损害而被称为"骨髓病相关性全身性淀粉样变"。

6.由于骨质的损害,晚期病例可出现病理性骨折,患者全身情况恶化,进行性贫血,直至死亡。

【诊断要点】

1.多见于中、老年男性。肿瘤可为单发或多发性;晚期常为多发性。单发性病例少见,疼痛明显。

2.肿瘤好发于胸骨、肋骨、脊椎、颅骨、盆骨与锁骨等;口腔颌面部可见于下颌骨、腭部、口咽等处。

3.肿瘤侵及全身时,可有进行性贫血及恶病质,红细胞、血红蛋白、白细胞、血小板均下降,血沉增快。

4.尿中可出现凝溶蛋白(即本-周蛋白),主要出现在多发性者。

5.血清钙、磷、尿酸及球蛋白均有增高,主要出现在多发性者。

6.X线摄片示骨质呈圆形凿孔样溶骨性改变,特别发生在颅骨更具有典型的诊断意义。

7.骨髓穿刺检查有肿瘤性浆细胞,可以确诊;单发性者,常在术后始确诊。

【治疗原则及方案】

1.药物治疗　以药物治疗为主,包括各种联合化疗(CTX、VCR 等)、中医中药、激素等。

2.放射治疗　对病变局限者,可加用放射治疗。

3.手术治疗　单发性髓外浆细胞瘤也可以手术切除后,再辅以化疗或放疗。

(张爱民)

第十七节　恶性淋巴瘤

【概述】

恶性淋巴瘤是原发于淋巴结或其他淋巴组织的恶性肿瘤,目前,关于恶性淋巴瘤的病理分类十分复杂,有从形态学分,亦有从免疫功能角度分者。临床上一般分为霍奇金淋巴瘤(HL)与非霍奇金淋巴瘤(NHL)两大类。

【临床表现】

1.恶性淋巴瘤多发生于成年人,儿童也可发生。有两个发病高峰:一为15～35岁,二为50岁以后。男性稍多于女性。

2. HL多表现为结内型。结内型恶性淋巴瘤常为多发性。主要的临床表现为早期淋巴结肿大。初起时多为颈部、腋下、腹股沟等处的淋巴结肿大,在口腔颌面部有时先出现在腮腺内淋巴结。肿大的淋巴结可以移动,表面皮肤正常,质地坚实而具有弹性,比较饱满,无压痛,大小不等,以后互相融合成团,失去移动性。一般待肿瘤长大后,才引起患者的注意。又可常被误诊为淋巴结核或慢性淋巴结炎。

3. NHL多为结外型。患者早期常常是单发性病灶,可发生于牙龈、腭部、舌根部、扁桃体、颊部、颌骨、上颌窦、鼻咽部、颏部等处。临床表现呈多样性,有炎症、坏死、水肿、肿块等各型。肿瘤生长迅速可引起相应的症状,如局部出血、疼痛、鼻阻塞、咀嚼困难、咽痛、吞咽受阻、气短、面颈肿胀等。晚期肿瘤常有发热、食欲减退、全身消瘦、贫血、乏力、盗汗、肝脾肿大等。

4. Burkitt淋巴瘤主要侵犯颌骨的牙槽突。上颌比下颌更易受侵犯,约为2∶1。后期病损也可侵犯肝脾,但不侵犯表浅淋巴结。Burkitt淋巴瘤的发病年龄很轻,高峰年龄为7岁。目前Burkitt淋巴瘤已不限于非洲,美国、中国都有发现和报道。

5.蕈样真菌病多见于中年男性,病程发展较缓慢,早期常在面部皮肤出现丘疹、红斑,有时有组织水肿样增厚,时好时坏,致常误诊为血管神经性水肿或脉管畸形。晚期皮肤病损逐渐加重,且可伴发肿大的淋巴结和内脏病损。严重的蕈样真菌病有全身性侵袭性损害伴T细胞白血病时,称为Sezary综合征。

【诊断要点】

1.可发生于任何年龄,但以青、壮年为多。

2.起源于淋巴结内者称结内型,多发生于颈部或下颌下淋巴结,亦见于面侧深区而表现为颊部及颞部肿块;起源于淋巴结外者称结外型,可发生于咽、舌根、牙龈、面颊以及颌骨内。

3.早期可为局部性;晚期多为全身性,且常伴有全身症状,如发热,肝、脾大,以及全身淋巴结肿大等。

4.发生于皮肤的蕈样真菌病,早期常表现为时大时小的局部弥散性肿胀;继之可出现红斑、丘疹、斑块及肿瘤样增生。

5. Burkitt 淋巴瘤主要侵犯颌骨及牙槽突,伴肝脾大。

6.有的患者白细胞总数升高,骨髓检查或周围血可找到瘤细胞时,则称为淋巴瘤性白血病。

7.原发于颌骨内者,X 线摄片示骨质不规则浸润性破坏,与其他颌骨恶性肿瘤难以区分。

8.恶性淋巴瘤早期诊断比较困难,病理报告常为慢性炎症;如临床有怀疑时,应多次反复进行病检,并最好能结合细胞学检查(印片或穿刺涂片)。用免疫组织化学检测,可对淋巴瘤标本进行分型,诊断准确性更高。

9.恶性淋巴瘤的临床表现与实际病变范围常有出入;故腹部 CT 及 B 超检查有助于观察腹膜后淋巴结有无侵犯,以利于临床分类、分期。有条件时还应行骨髓像检查。

10.恶性淋巴瘤的 UICC 临床分类分期推荐应用 Ann Arbor 分类、分期。

【治疗原则及方案】

1.恶性淋巴瘤对化疗和放疗均敏感,应首先考虑化疗结合放疗。

2.化疗可以采用 COP(CTX、VCR、PRED),CHOP(CTX、ADM、VCR、PRED)等方案进行系统治疗。

3.早期或局限性或区域性病变者,局部应联合放疗。

4.对孤立性病变手术后始确诊者,应补充化疗;或早期区域性病变,又无放疗条件者,也可用手术治疗后再辅以化疗和生物治疗。

5.晚期姑息治疗,除全身性病变化疗外,尚可辅以全身放疗和全身支持治疗。

(张爱民)

第十六章　口腔修复

第一节　牙体缺损的修复

一、修复原则

牙体缺损是指牙体硬组织不同程度地被破坏、缺损或发育畸形,造成牙体形态、咬合和邻接关系的异常,影响牙髓、牙周组织的健康,对咀嚼功能、发音和美观等产生不同程度的影响。牙体缺损的病因主要是龋病、外伤、严重磨耗、楔状缺损、酸蚀症、发育畸形。

牙体缺损的修复方法有两种:充填法和修复法。充填法适用于牙体缺损范围较小的患牙。对于牙体缺损严重的患牙,用充填法不能获得满意疗效者,可以采用修复体来恢复牙体的形态与功能,目前常用的修复体有嵌体、部分冠、全冠、桩冠等。

牙体缺损的修复,首先应解除造成牙体缺损的病因,使缺损不再继续发展。修复时应符合生物学和机械力学的原则。修复治疗的全过程应严格遵循下列修复原则。

(一)正确的恢复形态与功能

1.咬合关系　正确地恢复𬌗面形态和咬合关系是有效的恢复咀嚼功能的基本条件之一。良好咬合的标准是:具备稳定而协调的咬合关系;非正中𬌗关系亦协调;咬合力的方向接近牙体长轴;咬合功能恢复的程度应与牙周支持组织相适应。

2.邻接关系　牙冠修复体邻面与邻牙紧密接触,能防止食物嵌塞,维持牙位、牙弓的稳定,并有利于每个牙在咀嚼时保持各自的生理运动。

3.轴面形态　天然牙冠轴面有一定凸度,起着维持牙颈部龈组织的张力和正常接触关系,保证食物正常排溢道及食物流对牙龈的生理刺激作用以及利于修复体的自洁等作用。牙冠轴面突度过大或过小都不利于牙周健康和美观。

4.外展隙和邻间隙　外展隙作为食物的溢出道,有利于食物排溢,邻间隙有保护牙槽骨和防止水平性食物嵌塞的作用,二者过大或过小都会引起并发症。

(二)患牙预备时尽可能保存组织、保护牙髓

1.去除病变组织,阻止病变发展。

2.消除轴壁倒凹,将轴面最大周径降到人造冠的边缘区。

3.创造修复体所占空间,特别在咬合面上更为重要,保证修复体一定的强度、厚度和美观。

4.牙体预备成一定形态,提供良好的固位形和抗力形。

5.磨改过长牙或错位患牙,以建立和谐的咬合关系和外观。

6.磨改异常对𬌗牙及邻牙,预防咬合紊乱、邻接不良和人造冠戴入困难。

7.牙体预备的预防性扩展,有利于自洁和防止继发龋。修复体𬌗面应覆盖牙体的点隙沟裂,邻面应扩展到自洁区。

8.牙体预备时应尽量避免对牙髓产生不良影响,在局麻下使用高速高效的磨切器械并充分冷却,牙体预备尽量一次完成,术后用暂时冠保护。

(三)修复体应合乎保护组织健康的要求

1.修复体的设计与组织健康状况相关、修复类型、修复材料的选择、修复体边缘的位置等设计,应根据牙体、牙周、邻接关系和患者的基本条件来决定。

2.保护硬组织和牙髓的健康。边缘线尽量短并扩展到自洁区,尽量与牙体组织密合。邻牙及对𬌗牙上应避免有异种金属存在,避免产生电位差刺激牙髓。

3.保护牙龈组织的健康。修复体的龈边缘位置应根据患牙的形态、固位、美观要求和患者的年龄、牙位、牙周状况及口腔卫生等因素决定;修复体龈边缘与患牙衔接处应形成一个连续、光滑一致的面,避免形成任何微小的肩台;修复体龈边缘的牙体预备形式应根据修复体的种类、材料、牙位和牙髓情况等因素来综合考虑,刃状、羽状、凹状等形式适合修复材料强度大的金属修复体,全瓷、金属-烤瓷、树脂材料修复体的边缘预备则应采取肩台式或肩台加斜面等形式。

(四)修复体应合乎抗力形和固位形的要求

1.建立良好的抗力形 抗力形是指完成修复后要求修复体和患牙能抵抗𬌗力而不致破坏或折裂。

增加患牙抗力的措施包括:修复体类型的选择设计应考虑到患牙组织结构和缺损情况,避免牙体预备后形成薄壁弱尖;牙体预备时去除易折断的薄壁,降低高尖陡坡,修整尖锐的边缘嵴和轴面角;牙体缺损较大者,应采取增加辅助措施,如采取钉、桩加固后充填或采用酸蚀-复合树脂成形,作成桩核结构。

增加修复体抗力的措施包括:保证修复体适当的体积和厚度。合理控制修复体外形,其内外表面应避免尖、薄、锐的结构形式,防止因应力集中而出现折裂。根据患牙条件和设计要求,选择理化性能优良的修复材料。保证修复体制作质量。控制𬌗面形态及𬌗力方向,避免应力集中,金-瓷、金-塑的交界处应避免直接受力。

2.建立良好的固位形 固位形是指修复体在行使功能时能抵御各种作用力而不发生位移或脱落的能力。固位力的大小主要由静态的机械摩擦力、动态的约束力及化学粘接力所决定的。建立良好的固位形的措施包括:预备体具有一定的𬌗龈高度,各轴壁近乎平行,轴向聚合度为不超过 $2°\sim5°$,并尽量增加修复体与预备体之间的接触面积;修复体与预备体之间应非常密合;必要时增加辅助固位形,如设计鸠尾、轴沟、针道和箱型固位,必要时向根管内延伸,以桩的形式增加固位;选择性能良好的粘结材料。

　　除了以上几个大的修复原则之外,每位口腔医师在进行各种牙体缺损的固定修复牙体预备前,必须明确几个重要概念,以确保固定修复体制作精确、美观,并能够在口腔中长时间正常行使功能。

　　(1)修复间隙:是指牙齿预备后将用修复体代替的,用来恢复牙齿正常解剖形态的空间,其包括整个咬合循环过程中上下牙的间隙,包括正中咬合、侧方咬合、前伸咬合三个咀嚼运动过程中的间隙。牙体预备前医师要对所选用的修复方法、选用的材料强度有足够了解,以便于选择合适的修复间隙。修复间隙预备过小,则修复体过薄,强度较差,金属冠容易磨穿,烤瓷冠容易崩溃致暴露金属内冠,而全瓷冠则容易饰瓷碎裂。修复间隙预备过大,则剩余牙体组织过少,违背了牙体预备的机械性原则,导致牙体剩余强度下降;对于冠类修复空间过大,则会导致预备体高度降低,或者轴面聚合度加大,修复体固位力下降,容易脱落。

　　(2)功能尖斜面:是指为使预备体获得正中咬合,侧方咬合时足够的修复间隙,而对功能尖(上牙舌尖,下牙颊尖)颊舌侧进行分别预备形成的两个预备面。功能尖斜面的意义在于使得后牙预备体功能尖部位获得足够的修复空间。如果将后牙功能尖与非功能尖同样预备,会使得预备体侧方运动时修复间隙过小,导致修复体调秴穿孔。

　　(3)牙本质肩领:是指在桩核冠修复中,最终完成的全冠修复体要覆盖 $1.5\sim2.0mm$ 剩余牙体组织;也就是说在进行桩核预备后,剩余牙体断端与预计全冠边缘间要留有 $1.5\sim2.0mm$ 高度的牙本质,其形态类似于衣领,故称为牙本质肩领。牙本质肩领的保存对于增加剩余牙体组织抗力以及桩核的固位具有重要意义。

　　(4)就位道:是指修复体戴入预备体与取下的方向与角度。一般固定修复体仅仅设计一个就位方向,单一就位道对于嵌体、部分冠的固位尤其重要;修复体就位所需要的角度范围越小,则固位力越大。

　　(5)边缘:是指牙齿表面剩余牙体组织与修复体相接的部分。边缘不密合,微渗漏,不利于清洁是引起修复体失败、牙周炎症的主要原因。边缘长短、位置、形态的设计是医师应该特殊注意的。嵌体的边缘线过长,不容易做得全部密合。牙冠边缘位置的设计是保证美观与牙周健康的关键。预备体边缘形态与修复体粘固后微隙关系一般为刃状边缘<45°角斜面<90°肩台边缘。修复体边缘的设计要根据牙体缺损大小,修复材料以及美观要求等综合考虑。颈部龈下边缘的预备应在排龈后进行。

　　牙体缺损修复常用车针的选择:"工欲善其事,必先利其器",口腔修复的牙体预备需要选择合适的金刚砂车针,使用合适的车针既可以节省牙体预备时间,又可以方便获得符合要求的预备体。目前常用车针有圆头锥形车针、棒槌形车针、深度指示车针等。

二、常用修复体修复方法

(一)嵌体

　　嵌体是一种嵌入牙体内部,用以恢复牙体缺损的形态和功能的修复体。按其所用材料可分为金属嵌体、瓷嵌体和树脂嵌体。与银汞和树脂充填治疗相比,嵌体为口外制作具有机械性能更佳,边缘更密合,所以能够恢复缺损牙体的沟窝尖嵴,更好的恢复牙体外形与功能的优点。

【适应证】

嵌体仅可以修复牙体缺损部分,不能给剩余牙体组织足够的保护,一般活髓牙缺损均可设计嵌体修复,且修复效果优于充填体。死髓后牙为嵌体修复禁忌。

1.各种牙体缺损已涉及牙尖、边缘嵴以及殆面,需要修复缺损者。

2.牙体缺损引起邻面接触不良,可用嵌体修复邻面接触点。

3.嵌体可以设计作为固定桥基牙的固位体。

【禁忌证】

1.死髓牙缺损,由于牙体组织变脆,不宜选用无保护功能的嵌体修复。

2.髓腔大、髓角位置高的患牙,如乳牙或年轻恒牙,牙体预备制备就位道时容易伤及牙髓者,不宜选取备牙量相对较多的嵌体修复。

3.殆面缺损范围小且表浅,不涉及较大咬合接触区者,宜选取更加方便的充填治疗。

4.牙体缺损范围大,残留牙体组织抗力形差,固位不良者,不宜选取嵌体修复。

5.对于美观要求高的患者,前牙累及美观区域的缺损,慎用不易配色的嵌体修复。

【操作方法】

1.预备体基本要求

(1)一般前牙舌侧设计唇向,后牙设计根向的单一就位道。

(2)嵌体洞形沿就位道方向不能有倒凹,洞壁微向外展2°~5°。

(3)为获得垂直向的支撑,洞形要求底平,如洞底缺损不均匀,可采用垫底获得底平。

(4)嵌体洞形边缘形态根据不同材料进行选择,强度较大的金属嵌体可制备45°角1mm宽的洞缘斜面;全瓷和树脂嵌体边缘容易碎裂,洞缘制备成90°角。

(5)牙齿邻面可作片切形以恢复邻面外形及接触区。

(6)当预期固位力较差时,可制备辅助固位形,用来限定就位道并增加固位,通常采取制备鸠尾固位形、针道或固位沟的方式。

2.牙体预备基本步骤

(1)去尽龋坏:选用慢机球形车针,去除软化的腐质和龋坏组织。

(2)确定就位道:选用圆头锥形车针去除薄弱牙体组织,适当扩大洞形,使洞外形呈圆钝曲线;洞深度一般2mm,轴壁沿就位道方向外展2°~5°。

(3)形成洞底平面:龋坏较深处或近髓处可进行垫底处理。

(4)制备洞缘:根据最终选择的材料预备成45°小斜面或90°洞缘。

(5)邻殆面洞型:缺损累及邻面者需制备邻面洞型即与充填体预备相似的箱状洞型或嵌体特有的片切洞型,同时需要预备增加固位力的殆面洞型,称为邻殆面洞型。

①箱状洞型的制备:适用于邻面龋坏较大者,去除龋坏后,用中号圆头锥形车针预备邻面箱状洞型,其龈端位于接触点以下,龈阶水平,颊、舌侧边缘扩展到自治区。邻面盒状洞型的颊舌轴壁与牙长轴略向外扩展2°~5°,髓壁与就位道一致。

②片切洞形的制备:适用于邻面龋坏较表浅者,去尽龋坏组织后,用细圆头锥形车针紧贴患牙颊舌向切割,颊舌侧扩展到自洁区,颈部沿龈缘线预备,即邻面形成一小平面,片切面的中心可制作箱状洞形与𬌗面固位形相连。

③𬌗面洞型的制备:用中号圆头锥形车针制备𬌗面鸠尾固位型,外形适应窝沟外形,洞深一般 2mm,轴壁略外展 2°～5°,鸠尾的峡部宽度一般不大于𬌗面的 1/2。

(6)精修洞壁及洞缘斜面,确定就位道方向无倒凹以及无薄弱牙壁。

(二)贴面

贴面是通过对牙体进行少量磨除,制作树脂或瓷贴面,并利用粘接固位方式修复美容区域牙体颜色异常和(或)形态异常,从而达到与天然牙相似的美学效果。一般分为树脂贴面和瓷贴面两种。树脂贴面由于传统树脂材料色泽与耐磨性能上的不足,临床中已经较少应用,但近年出现的一些改良型树脂在性能上已经有了较大提升,其临床效果尚需进一步观察。瓷贴面因其具有色泽美观稳定,通透性与天然牙相似,表面光洁度高,与树脂粘接剂粘接性好等优点,成为临床广泛应用的贴面种类。玻璃类陶瓷因其可经氢氟酸酸蚀、硅烷偶联获得较大粘接强度,成为目前瓷贴面多选用的材料。

【适应证】

瓷贴面美观但强度有限,故其主要应用于前牙美容区,并使其避免承受较大咬合力。

1.适用于前牙、双尖牙因釉质发育不全,龋病,外伤等引起的影响美观且不超过 2mm 的釉质缺损。

2.适用于前牙,双尖牙由于死髓、四环素牙、氟斑牙等引起的轻度变色的美容修复。

3.适用于前牙区畸形小牙改形、轻度扭转牙、关闭牙间隙等轻度改变牙体形态的修复。

【禁忌证】

瓷贴面的强度和遮色能力有限,故在可能会承受较大𬌗力或基牙底色较深情况下需慎重选择。

1.反𬌗情况下的上前牙唇面,以及深覆𬌗情况下的下前牙唇面。

2.患有磨牙症以及前牙咬硬物习惯的患者。

3.重度四环素牙等染色较深的患牙。

4.切端缺损大于 2mm 的患牙不宜使用瓷贴面恢复外形。

【操作方法】

1.预备体基本要求

(1)牙体预备均匀,保证足够的修复空间用来恢复牙体外形。

(2)牙体预备尽量在釉质层内,以提供足够的釉质粘接面。

(3)切端、近远中边缘嵴处可适当加大预备量,形成贴面边缘加固区。

(4)边缘尽量设计于易清洁区,颈缘设计齐龈或龈下。

(5)预备体光滑内线角光滑圆钝,无倒凹。

2.牙体预备基本步骤　瓷贴面最小厚度为 0.3～0.5mm,在颈缘处釉质较薄,一般预备 0.3～0.5mm,在切端和近远中边缘嵴处,釉质层较厚,可预备 0.5～0.8mm,以获得边缘增强以及就位引导结构。

（1）唇面和龈端预备：唇面预备采用龈1/2和切1/2两个方向沿牙表面预备。先选用深度指示车针，在唇面需预备区进行深度指示沟预备，颈缘处制备0.3mm或0.5mm深度，近切端处和近远中边缘嵴处制备0.5mm或0.8mm深度，然后根据指示沟深度选用中号圆头锥形车针磨除唇侧釉质。龈端先形成齐龈或龈下0.5～1.0mm无角肩台，以便于后期精修。

（2）邻面预备：使用中号圆头锥形车针由唇面自然过渡于邻面，磨除0.5～0.8mm，原则上不破坏邻面接触区，但要用砂条适当打开邻面接触，便于后期加工贴面时修整代型。如接触区已被充填体破坏或需关闭间隙者，邻面可适当磨除，但需注意贴面就位道。

（3）切端预备：贴面切端预备根据是否预备切端分三种类型：开窗型，对接型和包绕型。

①开窗型：牙齿切端不需修复者选用，不改变前牙切导斜度，多用于上前牙。切端预备终止于切端厚度的1/2，可适当形成1.0～1.5mm切端加固区。

②对接型和包绕型：牙齿切端缺损且小于2mm需贴面修复者选用，多用于下前牙。磨除切端1～2mm，保证贴面切端强度，舌侧不进行预备为对接型，舌侧进行包绕切端预备1～2mm者为包绕型。对接型与包绕型边缘注意要远离正中接触区。

（4）预备体精修：精细磨除预备体保证点线角圆钝，无薄弱牙体，并确定龈边缘位置。

（三）铸造金属全冠

铸造金属全冠是用合金材料铸造而成的覆盖整个牙冠表面的修复体。它与牙体的接触面积大，固位力强，对牙齿的保护作用好，用于牙体缺损的修复及固定桥的固位体。常用的合金有镍铬合金、钴铬合金、金合金等。

【适应证】

1.后牙各种牙体外形严重缺损，需要以修复体恢复正常的解剖外形、咬合、邻接、排列以及𬌗曲线者。

2.后牙区经完善根管治疗后的牙齿，为防止牙冠劈裂可预防性全冠修复。

3.后牙固定义齿的固位体。

4.可摘义齿的基牙需全冠改善外形，并需放置支托者。

5.牙本质过敏严重伴牙体缺损、脱敏治疗无效者可适当选用全冠修复

【禁忌证】

1.前牙区美观影响大，一般为禁忌。

2.未进行完善根管治疗，发生牙髓炎、根尖炎的患牙。

3.对合金中某些金属过敏或口腔黏膜对流电现象敏感者慎用。

4.牙冠短小，固位抗力或修复空间不足者。

【操作方法】

1.铸造金属全冠基本要求

（1）争取以生物学性能较好的金合金作修复材料。

（2）铸造金属全冠以龈上边缘为佳，边缘形态可选择刃状边缘或0.5mm无角肩台。

（3）牙冠长、冠根比例大的患者可将冠边缘设计到龈上，并适当增加轴面突度以及与邻牙

的接触面积。

(4)铸造全冠固位力差者应增加轴沟、箱形或钉洞固位形。

(5)牙冠严重缺损者应考虑做桩核后再做全冠修复。

(6)患牙原有水平型、垂直型食物嵌塞者,全冠外形设计应考虑食物流向控制。

2.牙体预备基本步骤

全冠牙体预备选择棒槌状车针以及小号、中号圆头锥形车针,以𬌗面-颊舌面-邻面-辅助固位预备-精修的顺序进行预备。

(1)𬌗面预备:用棒槌状车针在𬌗面参照外形,在颊舌沟以及牙尖嵴磨出深度为1mm的指示沟,以此为参照,依照解剖外形均匀磨除牙体组织。注意功能尖斜面的磨除。

(2)颊舌面预备:用中号圆头锥形车针按照全冠就位道方向,分别在颊舌侧近中、中部、远中制备深度指示沟深度0.5~1.0mm,直至形成宽0.5mm颈部无角肩台,然后顺序磨除指示沟间牙体组织,形成2°~5°聚合度,并尽量向邻面扩展。

(3)邻面预备:邻面预备应尽量保护临牙,选用小号圆头锥形车针于邻面由颊侧向舌侧上下提拉预备,与临牙间可保留小薄层釉质,以保护临牙。待全部磨通邻面后,换用中号圆头锥形车针加大预备量,形成2°~5°聚合度,颈缘0.5mm无角肩台。

(4)辅助固位预备:如牙体组织因牙冠过短等导致固位力差时,需增加固位沟,以增强固位。可选用中号圆头锥形车针于近远中或牙体组织较多处,预备深1.0mm,龈𬌗向不小于2mm的固位沟,并注意固位沟方向与就位道方向一致。如冠上需放置支托窝等结构,则需在预备体相应位置进行预备,以保证牙冠厚度。

(5)精修完成:最终修整预备体外形,形成光滑连续边缘,无尖锐点线角。最终获得刃状边缘或0.5mm无角肩台,𬌗面、颊舌面、邻面不小于1mm修复间隙,功能尖斜面不小于1.5mm修复间隙,聚合度2°~5°的预备体。

(四)金属烤瓷全冠

金属烤瓷全冠,又称烤瓷熔附金属全冠,是瓷粉经高温烧结于金属内冠而形成的修复体,因此金属烤瓷全冠兼有金属全冠的强度和全瓷冠的美观。它的特点是能恢复牙体的形态功能,外观逼真,机械强度好,表面光滑,色泽稳定;

【适应证】

1.氟斑牙、变色牙、四环素染色牙等,需改变颜色不宜用其他方法修复者。

2.锥形牙、釉质发育不全等牙齿缺损,需改变外形且对美观要求较高者。

3.前牙错位、扭转而不宜或不能作正畸治疗者。

4.龋洞或牙体缺损较大而无法充填治疗者。

5.需作烤瓷桥固位体的基牙。

【禁忌证】

1.有其他相对磨牙较少修复方法并可满足修复需要者。

2.对前牙美观要求较高,不能容忍颈缘灰线等金属烤瓷冠不良影响者。

3.髓腔宽大的年轻恒牙、乳牙等,容易引起意外露髓者,建议先行根管治疗后修复。

4.基牙剩余牙体抗力固位不足者,需进行桩核修复后,选用全冠修复。

5.严重夜磨牙患者,容易产生崩瓷现象,慎用。

6.修复间隙不足的后牙以及深覆𬌗前牙慎用。

【操作方法】

1.金属烤瓷冠基本要求

(1)金属内冠的要求

①要恢复牙冠的正确解剖形态,无铸造缺陷。

②有足够的厚度,烤瓷部位的金属内冠厚度至少0.3mm。

③烤瓷面的瓷粉厚度均匀,牙体缺损过多处由金属部分弥补。

④为烤瓷面提供足够的空间,唇面至少1.0mm,切端1.5～2.0mm。

⑤金属内冠表面形态光滑,圆钝避免深凹及锐角。

⑥瓷金交接边缘应离开咬合接触区1.5～2.0mm。

(2)不透明层应均匀地覆盖在金属表面。其厚度通常为0.2～0.3mm,即可较好地遮盖金属底色,同时构成修复体的基础色调。

(3)体瓷

①体瓷的厚度一般不小于1.0mm。

②厚度均匀。

③比色尽可能正确,选择合适的瓷粉。

2.牙体预备基本步骤　后牙区金属烤瓷冠牙体预备基本与铸造金属全冠类似,只是加大牙齿磨除量,以便提供足够修复空间,获得良好的瓷层美观效果。𬌗面磨除不少于1.5mm,功能尖斜面磨除不少于2mm,颊侧以及邻面磨除不少于1.5mm,同时形成多种形态的肩台,舌侧金属颈环区可选择刃状边缘或0.5mm无角肩台。对于后牙区对美观影响不大区域,可设计全金属颈环,以便减少牙体预备量,以及获得更佳的边缘密合度。

金属烤瓷冠主要用于前牙区,故以上前牙为例重点介绍前牙区牙体预备步骤。前牙牙体预备,选择中号圆头锥形车针、棒槌形车针,分为切端-唇面-邻面-舌面-边缘-精修几步完成。

(1)切端磨除:用圆头锥形车针在切端磨出三条深度指示沟,深度为2.0mm,然后磨除沟间牙体组织。

(2)唇面磨除:首先用圆头锥形车针在唇面制备三条深度指示沟,指示沟依照唇面外形凸度分两个平面,龈1/3与牙体长轴平行,切2/3顺沿唇面弧度,指示沟深度为1.5mm。然后磨除指示沟间的唇面牙体组织,形成唇面边缘形态,边缘可制备成齐龈无角肩台。

(3)邻面磨除:选用圆头锥形车针小心磨除邻面牙体组织,注意保护临牙,并形成2°～5°聚合度,以及颈部齐龈1.5mm无角肩台。

(4)舌面磨除:舌面舌窝部分先使用中号圆头锥形车针预备颈部向切端2条指示沟,深度为1.0mm(舌侧金属背板部分)或1.5mm(有瓷层部分),然后选用棒槌状车针均匀磨除舌侧釉质,形成舌侧窝以及舌隆突相应外形,在靠近颈缘部分参照唇面预备形成龈1/3轴壁,在龈端形成0.5mm无角肩台,边缘可位于龈上。

(5)精修完成:排龈后修整龈下边缘,美观区域距龈沟底不小于0.5mm,非美观区可龈上或齐龈边缘,预备体其他部分线角圆钝。最终完成预备体具备切端2.0mm,有瓷层部分1.5mm,金属颈环部分0.5mm左右修复空间。

(五)全瓷冠

全瓷冠是由全瓷材料制作与金属烤瓷冠相似的硬质内冠,然后将瓷粉烧制于内冠上形成的全冠修复体。其具有完美再现天然牙的色泽与通透性的特点,是美观修复全冠类的最佳选择。目前常用的全瓷冠按照内冠材料分,有玻璃基陶瓷、氧化铝增强基陶瓷、氧化锆增强基陶瓷三种;按照内冠制备方法目前主要有热压铸、粉浆涂塑玻璃渗透、计算机辅助设计与制作(CAD-CAM)三种。

【适应证】

1.美观要求很高,其他修复方法无法达到美观要求者。

2.前牙邻面缺损大,或冠部有多处缺损,不能使用贴面修复者。

3.前牙牙冠氟斑牙、四环素染色等影响美观者的美容修复。

4.因发育畸形或发育不良影响美观的前牙。

5.有些错位牙、扭转牙而不宜于正畸治疗者。

6.因目前全瓷冠强度与通透性间存在不可兼顾的特点,强度方面玻璃基陶瓷<氧化铝基<氧化锆基,而模拟天然牙色泽方面玻璃基>氧化铝基>氧化锆基,故需根据欲修复牙位以及需改变的预备体色泽选择不同类型的全瓷冠。

7.全瓷材料在进行核磁共振以及CT检查时不会产生伪影的影响,故后续有做口腔颌面部上述检查需要的患者,需选择全瓷修复。

【禁忌证】

全瓷冠较金属烤瓷冠牙体预备量相对较大,且内冠强度较金属强度稍差,并且修复费用较高,临床需谨慎选择适应证。

1.乳牙以及青少年恒牙牙体缺损且为活髓者。

2.患者前牙区咬合过紧,舌侧预备量不足者,慎用。

3.前牙区牙齿变色严重或金属桩核需美容修复者,不宜使用通透性高的全瓷材料。

4.需做活动义齿修复固位基牙者,不宜选用全瓷修复。

5.磨牙症患者,如需全冠修复,需慎重选择。

6.需固定义齿修复患者,需参考𬌗力情况,选择合适全瓷材料。

【操作方法】

全瓷冠牙体预备步骤与金属烤瓷冠基本相同,仅在边缘以及美容区域预备量有差异。

1.牙体预备基本要求

(1)前牙切缘磨除2.0mm,后牙𬌗面的磨除量在1.5mm,功能尖斜面为2.0mm。

(2)轴壁应均匀磨除1.2~1.5mm,各轴壁𬌗向聚合度为6°。

(3)颈部边缘为无角肩台,宽度1.0~1.2mm。

(4)各预备面应圆钝、光滑、连续、无倒凹,消除可能的应力集中。

2.基本步骤牙体预备方法及步骤　同金属烤瓷全冠最终完成的全瓷预备体预备切端 2.0mm,殆面 1.5～2.0mm,轴壁 1.5mm,边缘部分 1.0～1.5mm 左右修复空间。

(六)桩核冠

桩核冠是残根、残冠修复时常用修复体,它由桩核和外冠两个独立的结构组成。桩核的固位由插入根管内的桩获得,而与桩一体的核则形成外冠预备体外形。桩核冠具有边缘密合,可修复大面积牙体缺损,可以较方便地更新外冠等优点。目前常用的桩核为间接法的金属铸造桩核与直接法的纤维树脂桩核。

【适应证】

1.牙冠大面积缺损,剩余牙体不能为全冠提供足够固位力,难以用其他方法修复者。

2.固定义齿的固位体。

3.前牙畸形,错位或扭转,可用桩核冠修复一定程度改善牙齿倾斜度。

【禁忌证】

1.牙体缺损过大,缺少牙本质肩领,不能为桩核提供足够固位力者。

2.未进行完善的根管治疗者。

【操作方法】

1.桩核的基本要求

(1)桩根管内长度为根长的 2/3～3/4,且不短于牙冠长度。

(2)桩的直径为根管截面直径的 1/3。

(3)核的形态应与牙冠保留的牙体组织共同形成外冠制备体形态。

(4)外冠的边缘要放在根面牙体组织上,即基牙应具有 1.5～2.0mm 足够的牙本质肩领。

2.牙体预备基本步骤

(1)制备残留牙冠组织,降低残留牙壁高度,然后磨除薄壁、弱尖及无基釉,保证最终牙冠预备后剩余牙体组织至少 1mm 厚度,且有 1.5～2.0mm 足够的牙本质肩领。

(2)根管制备参考 X 线片,了解牙根的长短,粗细及形态,先用根管钻慢速提拉取出根充材料,深度为根长的 2/3～3/4,在根尖区至少保留约 4mm 的根充物以保证良好的根尖封闭,修整根管壁,可稍作扩大。

(3)间接法金属铸造桩核修复者,需保证预备体与各个轴壁与根管就位道一致并稍外展 6°,保证无牙体倒凹。

(4)直接法纤维桩核,可保留髓腔牙体组织倒凹以增加核固位力。

(5)金属铸造桩试戴合适粘固后,或者纤维桩树脂核固化后,便可按照设计类型的全冠,进行牙体预备。因桩核预备时保留了足够牙本质肩领,故全冠牙体预备时,边缘全部终止于牙体组织。

(七)塑料暂时冠

塑料全冠是用塑料制成的全冠修复体。它具有颜色自然美观、制作容易、价廉等优点,曾一度被广泛应用于前牙的缺损修复,但由于塑料全冠存在耐磨性差,硬度低,易老化及变色等缺点,目前已被金属烤瓷冠替代,但更多的是应用于暂时性修复。

【适应证】

1.金属烤瓷冠、瓷全冠修复时,牙体预备后为暂时恢复患者的美观,及保持预备后间隙和牙龈稳定。

2.受医疗条件或患者的经济条件限制,只可能用塑料全冠修复的前牙过小牙、变色牙、切端缺损不超过牙冠切龈高度1/3者。

【操作方法】

牙体预备基本与全瓷冠相同,即预备体磨除厚度至少 1.0mm,以保证塑料的厚度,获得较好的强度。

临床制作暂时冠分为直接法与间接法。直接法适用于进行全冠预备时,患牙牙体外形完整者;间接法适用于全冠预备前,牙体缺损较大,已无正常外形。

1.直接法　牙体预备前,使用藻酸盐或硅胶印模材重体取待预备牙以及相邻两牙阴模,待牙体预备后,将预备体涂布凡士林等分离剂后,将暂时冠树脂或面团期自凝树脂置于阴模中预备体位置,将阴模重新口内就位,待将要硬固前取出,即形成与患牙牙体预备前相同的暂时冠,进行边缘修整以及口内调殆后,抛光,暂时性粘固。

2.间接法　进行牙体预备前,取牙体缺损区阴模灌制石膏模型,在模型上使用蜡雕刻处正常的牙体外形,然后使用藻酸盐或硅胶重体,制取石膏模型阴模,后续过程与直接法相同,进行口内复位。

(八)部分冠

部分冠是覆盖部分牙面的固定修复体。因其只覆盖部分牙面,在前牙只覆盖舌、邻面及切端,较金属全冠美观。后牙只覆盖殆、邻、舌面,颊侧基本不暴露金属,既兼顾了美观,同时由于部分冠常加用沟、钉固位形,固位也较好,牙体切割量轻少且较表浅,颈缘线较短,对龈缘刺激小,较全冠就位容易,粘固剂易排出,因而粘固后冠边缘密合性好。此类修复体主要用于烤瓷类修复体出现前,使用以保证美观修复,近年已经较少应用。

部分冠可分为前牙 3/4 冠、后牙 3/4 冠、开面冠和半冠。半冠因预备过程复杂,固位及美观问题现在已经少用。

Ⅰ.前牙 3/4 冠

【适应证】

1.咬合紧、殆力大、深覆殆、覆盖小的前牙邻面或切角范围不大的缺损,不能或不适合做烤瓷冠、贴面等修复者。

2.前牙固定桥的固位体,基牙为活髓牙或不宜做其他固位体者。

3.需做固定夹板或咬合重建者。

【禁忌证】

凡舌面缺损严重及邻面无法预备出足够抗力形和固位形者,以及牙髓病、尖周病未彻底治愈者不能做 3/4 冠修复。

【操作方法】

1.邻面片切　用小号圆头锥形车针自切端沿邻面方向片切或从邻面舌侧预备至唇外展

隙,方向与牙长轴一致,稍向舌侧倾斜,片切面在龈方止于龈嵴顶,在唇面则止于自洁区。近远中两个片切面应相互平行,由于前牙唇面宽于舌面,在做邻面片切时,避免磨除过多的唇面组织,而使唇面显露较多金属,影响美观。

2.切缘磨除　用棒槌形车针按前牙切缘的形态,上前牙向舌侧,下前牙向唇侧磨成与牙长轴相交为 45°的斜面。尖牙则磨成近中和远中两个斜面。

3.舌面磨除　用棒槌形车针从切缘舌侧顺舌面解剖形态至舌隆突顶点,均匀磨除一层,使之形成凹形,其间隙约为 0.5mm。

4.邻面沟制备　用中号圆头锥形车针从邻切线角中点开始,制备深 1.0mm,方向与牙冠就位道方向一致的邻面沟。

Ⅱ.后牙 3/4 冠

【适应证】

1.后牙舌、𬌗面缺损、舌尖折断等修复,不宜做全冠或充填治疗者。

2.𬌗面缺损需要恢复咬合者。

3.固定桥的固位体。

4.牙周固定夹板或多个后牙𬌗重建。

【禁忌证】

凡舌面缺损严重及邻面无法预备出足够抗力形和固位形者,以及牙髓病、尖周病未彻底治愈者不能做 3/4 冠修复。

【操作方法】

1.邻面片切　与前牙 3/4 冠相同。

2.舌面磨除　同前牙 3/4 冠舌隆突顶至龈缘的磨除,磨成与牙长轴平行的轴面。

3.𬌗面磨除　用棒槌形车针在𬌗面均匀磨除 0.5～1.0mm,边缘磨成斜面。为了不使颊侧显露金属,可以保留后牙颊尖的𬌗缘,用中号圆头锥形车针在𬌗面近颊部分磨一沟,深入牙本质内约 1.5mm,在颊尖的舌侧部分作斜面。

4.邻轴沟制备　用中号圆头锥形车针在邻面片切面的颊 1/3 与中 1/3 交界处,顺牙齿长轴自𬌗面向龈方磨入 1.0mm 深,沟止于片切面内。若邻面有龋坏,可制备成箱状。

5.修整　将各轴角磨圆钝,以免蜡型在轴角处过薄。

Ⅲ.半冠

这种修复体,只包盖牙冠的𬌗面和轴面的 1/2 左右,故称半冠。一般适用于牙冠轴面突度较大的患牙。制备时,除适当磨除𬌗面外,邻面、颊、舌面亦应磨除。颊舌面外形高点线较凸,在牙冠中 1/3 以上接近𬌗面者,应将凸面磨除,将外形高点线降低。但不应去除牙冠颈部倒凹。

(九)锤造金属全冠

锤造金属全冠是用白合金半成品冠套锤压工艺而制成的修复体,其外形恢复,密合度及固位力均较铸造全冠差,但不需要特殊设备,制作方法简单,如方法正确,基本上能达到修复要求。目前尚有部分基层医疗机构仍采用此法修复后牙的牙体缺损及做固定桥的固位体。

【适应证】

与铸造全冠相同,但对牙冠缺损过多及邻牙有较大间隙者,宜采用铸造全冠。

【操作方法】

基本要求与全冠相同,但有以下不同点。

1.锤造全冠冠壁薄,可以少磨牙,𬌗面磨除 0.3～0.5mm,轴面磨去倒凹并使牙冠的最大周径降至龈缘处。

2.冠壁厚度受限制,牙体如有缺损必须先银汞或树脂等材料充填恢复。

3.冠经锤压成形,不能设计轴沟、针道等固位形。

4.颈部不能做肩台制备,采用刃状边缘。

5.取模、试合及粘固与铸造全冠相同。

(十)牙体缺损修复的印模制取

牙体缺损修复目前采用制取牙齿预备体印模.翻制石膏模型,于模型上间接制作修复体,然后口内试戴,粘接的操作流程。清晰、稳定的印模能准确反映口内预备体,是精确制作修复体的基础。

【印模材料种类】

适合于牙体缺损修复的印模材料包括:藻酸盐＋琼脂类,硅橡胶类,聚醚橡胶类三种。

1.藻酸盐＋琼脂类　藻酸盐单独使用流动性较差,清晰程度有限,而琼脂类流动性好,亲水性佳,但强度较差,故二者配合应用,既能获得清晰准确的预备体印模,价格又低廉。其缺点在于因琼脂类需在 40℃～70℃高温情况下使用,对于活髓牙预备体应慎用,并且在印模制取后应避免印模脱水变形,立即灌注模型。

2.硅橡胶类　此类印模材使用方便,模型强度以及尺寸稳定性佳,是目前牙体缺损修复常用印模材料。多数产品包含流动性好的、亲水性佳的轻体,以及流动性差,强度高的重体两组份,联合应用。

3.聚醚橡胶　亲水性好,强度佳,尺寸稳定性好,但费用较高。

【印模方法】

选择合适托盘,排龈,吹干预备体,将印模材流动性高、精细部分的琼脂或硅胶轻体,以先缓慢从龈边缘一周再轴面,后𬌗面的顺序覆盖预备体,然后将流动性差强度高的部分置于托盘内,与口内放置,直至印模材硬固。

(十一)修复体的临床试戴与粘固

完成的修复体需在临床患者口内进行试戴,调整,最终粘固完成。对于牙体缺损修复体,临床试戴内容主要按照以下顺序检查与调整:邻面接触区-边缘-咬合情况-抛光处理-粘固。对于瓷嵌体,因强度有限,需先行粘固,然后进行咬合调整,最后口内抛光。

1.邻面接触区　邻面接触区松紧度以牙线是否能够稍有阻力通过为合适标准。邻面接触过紧会导致修复体不能完全就位,以及邻牙移位。

2.边缘　修复体边缘需达到与预备体完全密合,用探诊沿预备体向修复体划过检查,外形要移行。

3.咬合情况　任何修复体的咬合情况要按照正中咬合、侧方咬合、前伸咬合的顺序进行依次检查与调整,最终需达到正中咬合后牙接触均匀,无高点,侧方咬合时形成尖牙保护𬌗或组牙功能𬌗,前伸咬合时后牙无接触,前牙均匀接触。

4.抛光处理　金属修复体或瓷修复体均可进行抛光处理,但在情况允许下,瓷修复体最好进行上釉过程。

5.粘固　粘固前对预备体需使用75%酒精棉球消毒,对于修复体进行适当处理,选择合适粘固或粘接材料进行最终粘固,粘固后将多余粘固剂清理干净。

【粘固剂的种类与选择】

1.聚羧酸锌水门汀　其硬固后对牙髓刺激小,但与牙体组织无粘接力且强度较差,仅应用于活髓牙修复体全冠、嵌体粘固。

2.玻璃离子水门汀　其硬固后对牙髓轻度刺激,且与牙体组织有一定粘接力,适合于全冠、嵌体的粘固。

3.树脂类粘接剂　此类粘接剂与预备体以及经过处理的修复体均会产生一定粘接力,并且自身硬固后强度大,溶解度低,适合于全瓷类修复体粘接以及固位力较差的全冠、嵌体的粘固。

全瓷类修复体粘接方法:目前全瓷类修复体粘接方法主要分两类:可被氢氟酸酸蚀处理的玻璃陶瓷类,以及强度较大的氧化铝基和氧化锆基全瓷。

玻璃陶瓷类:此类陶瓷粘接前强度较差,在粘接前的调𬌗过程要较小心。粘接前,全瓷贴面或全冠组织面先使用氢氟酸凝胶酸蚀1分钟,然后使用气雾彻底冲洗1分钟,涂布硅烷偶联剂1分钟后吹干;修复体采用树脂粘接剂自带的牙体处理剂处理;然后将修复体涂布树脂粘接剂后口内就位,光固化2秒,去除多余粘接剂,沿边缘处光固化20秒。

氧化铝或氧化锆类:粘固前对修复体内表面进行喷砂处理,增加粘接面积,超声清洗,消毒预备体,直接采用树脂粘接剂粘接,去除粘接剂。另外由于氧化锆类修复体其内冠强度很大,可以同金属类修复体采用玻璃离子粘固。

(十二)牙体缺损的 CAD/CAM 修复

目前应用于口腔修复的 CAD/CAM 系统主要包括两大类,一类是在技工室使用的 CAD/CAM,用于制作金属或全瓷材料的烤瓷冠基底冠和桥体,或用于制作金属材料的可摘局部义齿支架或全口义齿的基底托等;另一类是在诊室中使用的椅旁 CAD/CAM,可直接制作树脂或全瓷材料的嵌体、贴面、部分冠和全冠。

椅旁 CAD/CAM 的主要临床特点包括:①修复体制作精度高、与基牙密合。②修复过程快捷,由于省却了传统修复体制作过程中的翻制模型、蜡型雕刻、包埋铸造等步骤,而由计算机辅助设计和制作系统在几十分钟内一次完成修复体的制作,因而大大节约了患者就诊和等待的时间。③计算机辅助设计软件不断更新,使得设计的准确性、便利性和灵活性不断提高。

椅旁 CAD/CAM 采用的材料主要为硅基陶瓷材料,成分主要为长石类陶瓷和二矽酸锂陶瓷。先将材料制作成标准尺寸的预成瓷块,由计算机辅助制作加工单元通过切(磨)削法或放电加工法,加工成单冠、嵌体、贴面等修复体形状。也可加工复合树脂和金属等材料。

【操作方法】

椅旁 CAD/CAM 的临床操作的基本方法与步骤包括:对预备好的基牙进行三维形态测量,然后进行计算机图像化与设计,并模拟修复体的形态,再通过数据仿真加工,即刻完成义齿的制作。具体要求如下:

1.修复设计:根据修复原则及临床需要选择修复体种类。

2.牙体预备:按照全瓷修复体的预备要求对基牙进行预备。底平壁直无倒凹,𬌗面和肩台要留出足够的厚度,嵌体邻面的轴面角可外展 4°～6°。洞缘不能预备洞斜面,因为计算机辅助设计软件无法确定修复体的洞缘终止线。

3.印模:使用系统配置的小型光学取景器获取光学印模。操作方法可分为两种:一类为口内直接法,对基牙区喷涂反光材料后,用取景器从口腔内直接获得三维信息,优点是快速简便,缺点是取像时稳定性不良,影响光学印模的精度;另一类为口外间接法,使用传统方法取印模,灌制低反光石膏模型,固定后由取景器获取光学印模,优点是精度高,缺点是延迟了修复体制作时间。在获取光学印模时,光学探头置于预备牙体之上,与牙长轴垂直且不与牙面接触,可有 10°以内的角度偏斜,观察显示器上预备牙体的形态和清晰度。

4.计算机辅助设计:在计算机上通过辅助设计软件设计出修复体的边缘、外形、邻接点、切缘线,𬌗面形态,及牙尖高度和沟窝的深度。借助编辑软件可灵活修改修复体外形直至满意,将资料储存。

5.将瓷块置于切架上固定,启动计算机辅助制作单元,将修复体磨切成设计要求的形状。冠和嵌体可在 20 分钟内切磨完成。平时应按照提示注意检查切盘、钻头,更换冷却水。

6.修改抛光:完成修复体加工后在口内试戴,根据情况可能需少量调节咬合接触。对修复体的外表面进行高度抛光或上釉处理以增加修复体强度。也可进行外染色增加美观效果。

7.粘接:方法同常规硅基陶瓷修复体的粘接。包括对瓷修复体的氢氟酸酸蚀和硅烷化处理,基牙的酸蚀和粘接剂处理后使用树脂粘接剂将修复体粘接到基牙上,初步固化后去除边缘多余粘接剂,再深度固化。可使用不同颜色的粘接剂进行混色处理以调整前牙的色度,获得更美观的效果。

（温　芳）

第二节　牙列缺损的修复

一、固定义齿

固定义齿又称固定桥,它是以缺牙间隙两端或一端的天然牙作为基牙,利用固位体粘固于基牙上,患者不能自行摘戴的一种牙列缺损的修复方法。

【适应证】

1.缺牙的数目和部位 一般适宜于修复缺失 1～2 个牙的单个非末端游离缺失、间隔缺失或单个牙的末端游离缺失。但切牙全部缺失,只要尖牙条件良好,也可做固定义齿修复。

2.基牙的健康情况

(1)牙体、牙髓情况:牙冠的形态和高度正常,有龋病或其他牙体缺损者需经过完善的充填治疗,有牙髓病变者需经过完善的牙髓治疗,基牙牙冠要有足够的强度。

(2)牙周支持情况:牙齿无松动,牙龈健康,牙槽骨吸收少于根长的 1/3,有足够的牙根长度和牙周潜力,冠根比例正常,有根尖病变者已经过完善的治疗并趋于愈合。

(3)排列位置与咬合关系:基牙的排列位置和咬合关系基本正常,无过度的倾斜、扭转、伸长和错位,𬌗曲线正常。

3.缺牙区牙槽嵴的吸收情况 拔牙后 3 个月左右,牙槽嵴形态已稳定,缺牙区牙槽嵴不宜吸收过多。

【禁忌证】

1.缺牙区牙槽嵴情况

(1)拔牙时间短,拔牙窝未完全愈合者。

(2)牙槽嵴缺损过多者。

(3)缺失牙多,近远中缺隙过大者。

(4)黏膜有病变者。

2.基牙的健康情况

(1)因牙周病导致的较明显的松动,牙槽骨吸收大于1/3。

(2)基牙牙根过短。

(3)严重倾斜移位,重度深覆𬌗、深覆盖。

(4)临床冠过短,或髓腔过大。

(5)根尖口尚未闭合。

(6)有龋病、其他牙体牙髓和根尖病变未经完善治疗者。

(7)牙体缺损达龈下过深者。

3.余留牙及口腔卫生状况

(1)余留牙有重度牙周病、严重龋病、根尖病变需继续拔牙者。

(2)口腔卫生差、大量牙石、软垢聚积者。

【操作方法】

(一)检查

1.口内检查

(1)缺牙间隙

①缺失牙的部位和数目,缺牙间隙的𬌗龈向高度。

②拔牙窝是否愈合,牙槽嵴的高低、形态,是否平整,有无骨尖、骨嵴、倒凹等。

③黏膜的厚度、弹性、色泽、动度,有无病变,系带附着位置是否过高。

（2）余留牙

①牙体牙髓情况：有无龋坏、缺损、磨耗、变色、形态异常，牙髓活力，充填体的材料是否完整。

②牙周健康状况：牙齿松动度，临床冠长度，牙龈健康情况，牙周袋深度，叩痛。

③排列与咬合关系：有无倾斜、扭转、移位、过长或下垂，有无殆关系和殆曲线的异常，有无早接触和殆创伤。

（3）其他软硬组织情况有无炎症、溃疡或其他病变。

（4）口内现存修复体形态、与组织的关系和功能状态。

2.颌面部检查

（1）颜面的对称性，面部比例，垂直距离。

（2）颞下颌关节和咀嚼肌的状态。

（3）下颌运动是否有异常，有无关节弹响、张口受限、关节和（或）肌肉疼痛、头痛等症状。

3.X线检查

（1）基牙和其他余留牙的根尖片或全口曲面断层片

①髓腔大小、髓角高度，龋坏部位、深度，牙髓状态。

②牙根的长度、数目、形态，根尖口是否闭合。

③根尖病变的程度和范围，牙髓治疗是否完善。

④牙周膜宽度、牙槽骨高度和吸收方式。

⑤根周和缺牙区牙槽嵴骨组织的骨小梁密度和结构，硬骨板的厚度。

⑥拔牙窝愈合情况，有无残根或残留骨片。

（2）颞下颌关节薛氏位和经咽侧位片：如患者有颞下颌关节问题则需拍以上关节片检查关节间隙大小和髁突位置，关节窝和髁突表面骨质改变。

（二）设计

1.选择基牙

（1）基牙的支持作用：基牙应能为固定桥提供良好的支持。基牙的支持能力来源于其牙周组织，基牙支持能力的大小与基牙牙根的数目、大小、形态，牙周膜的面积和牙槽骨的健康状况密切相关。

（2）基牙的固位作用：基牙应能为固定桥提供良好的固位。基牙的固位能力主要取决于其牙冠的情况，与牙冠的大小、形态，牙冠的高度，牙冠硬组织的健康状况密切相关。

（3）基牙的共同就位道：固定桥的基牙之间应有共同的就位道。在选择基牙时应注意牙齿的排列位置和方向。

（4）基牙数目的确定：临床上一般根据牙周膜的面积确定基牙的数目。基牙牙周膜的面积的总和应等于或大于缺失牙牙周膜面积的总和。

2.选择固位体　全冠是临床上固定桥最常用也是固位能力最好的固位体类型。前牙等美观要求较高者可选用烤瓷熔附金属冠或者全瓷冠，后牙美观要求不高者可选用全金属冠。基牙为残根残冠者须先进行桩核修复。

3.设计桥体　桥体是修复缺失牙形态和功能的部分。桥体的唇颊面要达到美观要求,桥体的咬合面要满足功能要求,为减轻基牙的负担后牙桥体的𬌗面可适当减径,减小咬合面面积。桥体的龈端一般设计为改良盖嵴式的接触式桥体,要满足以下要求。

(1)桥体龈端与牙槽嵴黏膜紧密接触而无压力。

(2)桥体龈端与牙槽嵴黏膜接触面积尽量小。

(3)桥体的龈端尽量为凸形。

(4)桥体龈端应光滑、高度抛光。

4.设计连接体　临床上固定桥的连接体一般设计为固定连接体,应在保证自洁的基础上有足够的强度,防止弯曲变形和断裂。

(三)准备

1.拆除不良修复体。

2.缺隙的处理

(1)拔牙

①重度松动或牙槽骨吸收达根长 2/3 以上的牙。

②牙体缺损或劈裂至龈下过深的牙。

③重度倾斜移位的牙。

④根尖病变过大无法治愈的牙。

⑤过短的残根。

(2)缺牙区牙槽嵴的修整

①去除骨尖。

②矫正附着位置过高的唇、颊、舌系带,切除增生的软组织。

(3)治疗黏膜病变。

3.基牙和其他余留牙的处理

(1)牙周治疗去除牙石,治疗牙龈炎和牙周病,牙槽骨、牙龈形态修整。

(2)牙体牙髓治疗

①有龋病、牙髓炎、根尖周炎、楔状缺损等牙体牙髓疾病的余留牙,或治疗不完善者,应行完善的治疗。

②基牙牙冠缺损大或畸形,剩余组织的抗力型和固位型差,需做桩核修复者,必须先进行根管充填。

③为了进行基牙预备、外形调整或调𬌗而需磨除过多牙体组织的基牙,应先做牙髓失活和根管充填。

(3)正畸治疗:正畸治疗矫正倾斜移位牙、错𬌗牙,关闭或集中散在的牙间隙。

(4)调𬌗:对𬌗牙和其他余留牙调𬌗,磨短伸长牙,改善𬌗接触关系,以及𬌗曲线和𬌗平面。

(四)修复过程

1.基牙预备

①活髓牙预备前应先进行麻醉处理。

②根据固定桥固位体的设计进行基牙预备,方法与牙体缺损修复的牙体预备基本相同,各基牙间必须形成共同的就位道。

③基牙为残根或残冠者,需先做桩核修复,核的轴壁需与其他基牙形成共同就位道。

2.排龈见牙体缺损修复。

3.制取印模并灌注石膏模型见牙体缺损修复。

4.基牙的暂时性修复见牙体缺损修复。

5.固定桥制作目前临床常用的固定义齿类型主要有全金属固定桥、金属烤瓷桥和金属烤塑桥。全金属固定桥只需在工作模型上制作蜡型,经包埋、铸造和磨光后,即可在患者口内进行试戴,然后粘固。金属烤瓷或烤塑桥需先制作金属桥架,然后将其在口内试戴。

6.金属桥架试戴与比色:金属桥架经初步磨光后在患者口内试戴,检查是否能顺利就位,有无翘动,固位是否良好,边缘是否密合。桥体及连接体是否符合设计要求。前牙固定桥固位体和桥体的唇面、切端、舌面和邻面,或后牙固定桥固位体和桥体的颊面、𬌗面、舌面和邻面,以及桥体的龈端等部位是否有容纳烤瓷或烤塑的足够空间。

金属桥架试戴合适后要进行比色,为修复体确定最适宜的颜色。要求与金属烤瓷冠相同。

7.固定桥的完成金属桥架试戴合适后,送回技工室进行烤瓷或烤塑。

8.固定桥试戴将完成的固定桥在口内试戴和调𬌗,最后进行上釉和抛光。

①能够完全就位,无障碍点,无翘动和弯曲变形。

②固位体的边缘与基牙预备体密合,表面平滑、移行、无悬突。

③固定桥与邻牙接触点的部位、大小和松紧度与自然牙列相同,无接触点过紧、过松或位置异常。

④咬合接触均匀、稳定,无早接触和𬌗干扰。

⑤固定桥的外形和颜色与邻牙和对𬌗牙协调,自然、美观。

⑥桥体龈面应与牙槽嵴黏膜紧密接触而无压力,接触面积尽量减小。

9.固定桥粘固

①清洁:用棉球擦拭或用三用枪冲洗基牙预备体、邻牙和牙槽嵴表面,去除杂质和出血。

②隔湿:将干棉卷置于基牙唇颊侧前庭沟内和下颌基牙的舌侧口底位置。

③消毒:用酒精棉球分别消毒基牙预备体表面和固定桥固位体的组织面,然后吹干。

④粘固:将调拌好的水门汀涂于固定桥固位体的组织面上,然后立即将固定桥戴入口内,使其完全就位,去除多余的水门汀,保持稳定,待水门汀完全硬固。

⑤修复后复查。

二、可摘局部义齿

可摘局部义齿是修复牙列缺损最常用的方法,它是利用天然牙和基托覆盖下的黏膜及骨组织作支持,依靠义齿的固位体和基托获得固位,利用人工牙恢复缺失牙的形态和功能,用基托材料恢复缺损的牙槽嵴及软组织形态,患者能够自行摘戴的一种修复体。

【适应证】

1.各类牙列缺损,特别是游离端缺失者。

2.伴有牙槽骨、颌骨或软组织缺损的牙列缺损者。

3.拔牙后需要即刻义齿修复或过渡性修复者。

4.需要在修复缺失牙同时升高颌间距离者。

5.可摘式夹板兼做义齿修复和松动牙固定者。

6.腭裂患者以腭护板关闭裂隙。

7.可摘食物嵌塞矫治器。

8.不能耐受固定义齿修复时磨除牙体组织者。

【禁忌证】

1.有吞服义齿危险的精神病患者。

2.生活不能自理,摘戴义齿困难,不能保持口腔及义齿清洁的患者。

3.患有严重的牙体疾病(如猖獗龋)、牙周病或黏膜病未经治疗控制者。

4.对义齿材料过敏者。

5.缺牙间隙过小或殆龈距离过低致义齿强度不足者。

6.对义齿的异物感无法克服者。

7.对发音要求较高的患者,基托可能会影响发音质量。

【操作方法】

(一)可摘局部义齿的分类

1.*按义齿的支持方式分类*　牙支持式义齿所承受的殆力主要由基牙提供支持,适用于缺牙少、基牙稳固的病例,义齿的支持、固位和稳定效果最好;黏膜支持式义齿由黏膜和牙槽骨提供支持,用于缺失牙数目多,余留牙健康情况差者,义齿的支持和稳定效果较差,易发生义齿下沉;混合支持式义齿所承受的殆力由基牙和黏膜共同承担,适用于各类牙列缺损,尤其是游离端缺损,义齿的支持效果较好,但易发生翘动等不稳定现象。

2.*按义齿材料或制作方法分类*　塑料胶连式义齿的基托为甲基丙烯酸类树脂,制作工艺较为简便,费用低廉,易于重衬和修理,但基托较厚且面积较大,异物感明显且义齿强度较差,容易发生断裂;金属铸造支架式义齿由铸造的金属支架连接义齿的各个组成部分,颌间距离小者可金属整铸,金属大连接体体积小,强度高,较舒适,但制作工艺相对复杂,费用较高,修改困难。

(二)检查

1.*口内检查*　主要包括缺隙的部位、大小、分布,缺牙区剩余牙槽嵴高度、丰满度、形态等,黏膜的厚度、弹性、系带附着高度等;余留牙牙体牙髓健康状况情况及治疗情况,牙周健康状况,牙列排列与咬合关系;唾液的量及黏稠度;口内现存修复体情况;颌位关系等。

2.*颌面部检查*　面部比例、丰满度以及颞下颌关节和咀嚼肌状态。

3.*X线检查*　拍摄根尖片或曲面断层片观察余留牙牙体牙髓及治疗情况,牙周膜宽度及牙槽骨高度,缺牙区牙槽骨密度及结构等。拍摄薛氏位和经咽侧位片观察颞下颌关节间隙大小和髁突位置,关节窝和髁突表面骨质改变。

4.研究模型检查　对于口腔情况复杂的患者可制取诊断性研究模型并上𬌗架检查,以了解余留牙咬合关系和𬌗曲线,上下颌牙间天然间隙的位置。确定可摘局部义齿的就位道调整余留牙及组织倒凹的分布并进行义齿初步设计,制作个别托盘。

(三)修复前准备

1.拆除不良修复体。

2.下列牙齿应予以拔除:Ⅲ度松动或牙槽骨吸收达根长 2/3 以上的牙、错位牙等对修复不利的牙、牙体缺损至龈下过深而无法保留的余留牙;手术去除基托范围内的骨尖骨突;行系带矫正术、唇颊沟加深术、牙槽突增高术等提高义齿固位力。

3.牙周治疗控制余留牙牙周炎症。

4.治疗余留牙牙体牙髓疾病,如因余留牙过长需磨除较多牙体组织时,可考虑去髓治疗。

5.正畸治疗矫正移位牙、错𬌗牙等。

6.修复治疗可以保留的形态异常牙、残冠、残根等,经过适当治疗,可以全冠、桩冠或根帽等修复后作为基牙或作覆盖基牙;咬合面欠佳或过低者可用全冠恢复咬合;对于骨支持较差的基牙,或受扭力较大的游离缺失的末端基牙,可与邻牙做联冠修复;适合做固定义齿或种植修复的缺隙,应在可摘局部义齿修复前进行。

7.口腔有炎症、溃疡、增生物、肿瘤及其他黏膜病变者,应先行治疗。

(四)修复过程

1.基牙预备

(1)基牙和余留牙的调磨:磨改过长、过锐的牙尖,恢复正常的𬌗平面和𬌗曲线,消除早接触和𬌗干扰;按义齿设计调整基牙倒凹;适当加大颊外展隙,避免义齿戴入时卡臂尖受邻牙的阻挡;前牙缺失伴深覆𬌗时,可适当调改下前牙切缘,以留出基托间隙。

(2)导平面的预备:在邻面板、与卡环和支托等相连接的小连接体与基牙轴面接触的部位,去除倒凹,平行于义齿就位道方向预备导平面,一般龈𬌗向为冠长的 1/2~2/3,约 3~4mm,以增强义齿的固位和稳定,避免食物嵌塞。

(3)支托凹的预备:一般预备在缺隙两侧基牙𬌗面的近中或远中边缘嵴处、尖牙的舌隆突及切牙的切端处。如咬合过紧,𬌗面重度磨耗,可将支托置于𬌗面不妨碍咬𬌗处如上磨牙颊沟区、下磨牙舌沟区等。若上下颌牙咬合过紧,或者𬌗面磨损致牙本质过敏,可以适当调磨对颌牙。

①𬌗支托凹:呈圆三角形,向𬌗面中心逐渐变窄,其近远中长度约为基牙近远中径的 1/4(磨牙)~1/3(前磨牙);支托凹在基牙边缘嵴处最宽,约为𬌗面颊舌径的 1/3(磨牙)~1/2(前磨牙);底面为凹形,中心部位最低,轴线角圆钝,深度 1~1.5mm;支托凹底一般应在牙釉质内,如已磨及牙本质,应作脱敏防龋处理。

②舌支托凹:位于前牙的舌隆突上,一般用于上颌前牙和上下颌尖牙(舌隆突明显者)。在舌面的颈 1/3 和中 1/3 相交界处,呈"V"字形,底部低于舌隆突,向根尖方向,深度为 1~1.5mm;或以舌隆突为中心,预备成圆环形,深 1.5mm,宽 1.5~2mm。

③切支托凹:在前牙的切角或切缘上,预备出唇、舌斜面,支托凹宽为 2.5mm,深度为 1～1.5mm,线角圆钝。

(4)隙卡沟的预备:通过基牙与相邻牙的殆外展隙,尽量利用天然牙间隙,必要时可调磨对颌牙尖。弯制隙卡沟宽度和深度为 0.9～1.0mm,沟底呈圆形,不应破坏邻接触点,颊舌外展隙处应圆钝,注意检查侧方殆间隙。铸造隙卡或联殆卡宽度和深度为 1.5mm,相邻边缘嵴处预备殆支托凹,适当扩大颊、舌外展隙,注意检查侧方殆间隙。

2.制取印模

(1)解剖式印模:在承托义齿的软硬组织处于非功能状态下取得的印模,为无压力印模。用于牙支持式义齿。根据牙弓的形态和大小选择成品托盘,托盘距牙弓内外侧应有 3～4mm 的间隙,以容纳印模材料,托盘的翼缘应距黏膜皱壁约 2mm,不妨碍唇、颊和舌的活动,在唇、颊、舌系带处有相应的切迹,上颌托盘的远中边缘应盖过上颌结节和颤动线,下颌托盘后缘应盖过磨牙后垫;在托盘中盛入调拌好的印模材料,取上颌印模时,上颌殆平面约与地面平行,避免印模材料向后流动刺激软腭,用口镜牵拉患者口角,在倒凹区、较深的唇颊间隙处、上颌结节颊侧、高腭穹窿者的硬腭上可先放置适量的印模材料,然后右手持托盘,以旋转方式从一侧口角斜行旋转放入口内,托盘柄对准面部中线,使托盘后部先就位,前部后就位,在印模材料硬固前,保持托盘固定不动并完成唇颊肌功能修整。取下颌印模时,张口时下颌殆平面与地面平行,并让患者轻抬舌并前伸和左右摆动,以完成口底的边缘整塑。在印模材料完全硬固后,将印模垂直向脱位并从口内旋转取出。

(2)功能性印模:在一定压力状态下取得的印模,为选择性压力印模。用于混合支持式义齿或黏膜支持式义齿。

方法一:选择成品托盘,将软化的印模膏加在托盘的缺隙部位,在口内就位并整塑,获得初印模;将印模的组织面刮除一薄层,并去除余留牙部位的印模膏;然后在托盘内加适量的终印模材,将托盘在口内就位并施加一定的压力,待印模材硬固后取出,获得终印模。

方法二:同解剖式印模的方法获得初印模;灌注石膏模型,用自凝或光固化树脂制作个别托盘;在缺隙处、后缘和口底处的个别托盘边缘加印模膏,将其加热软化后在口内进行功能整塑;托盘上加适量的终印模材,将托盘在口内完全就位并进行边缘整塑,待印模材硬固后取出。

方法三:单侧或双侧游离端缺失时,方法同解剖式印模获得初印模;灌注石膏模型,设计铸造金属支架并复位于模型,在缺牙区制作暂基托;口内试戴并修整金属支架及暂基托;暂基托边缘加烤软的边缘蜡,肌功能整塑,将边缘及组织面均匀去除约 2mm 制作蜡堤取正中殆记录;调拌印模材置于暂基托组织面,口内就位,于正中殆位进行肌功能整塑,印模材硬固后取出。

3.灌注石膏模型 印模取出并消毒后应及时灌注石膏模型,特别是藻酸盐印模,以免因放置时间过长,印模材失水收缩而导致印模变形。

(1)按水粉比要求调拌石膏并在振荡器上自印模一端灌注,避免出现气泡。

(2)模型石膏应包过印模的边缘 3mm,边缘厚度为 3mm,底部厚度至少为 10mm。

(3)待石膏完全硬固后,将模型与印模分离,并进行模型修整。

4.确定颌位关系和上殆架

(1)缺牙少,余留牙能保持正常的咬殆关系时,可在模型上利用余留牙确定上下颌牙的殆关系。

(2)口内仍有可以保持上下颌垂直距离和正中殆关系的后牙,但在模型上对殆不准确或不稳定时,可制作暂基托加软蜡堤,戴入患者口内,使其咬合在正中颌位,蜡堤硬固后取出,利用蜡殆记录使上下颌模型对殆。

(3)不能维持垂直距离或者垂直距离变低者,必须利用暂基托和蜡殆堤在口内重新确定垂直距离和正中关系,以此确定模型的正中颌位。根据需要选择相应殆架,必要时用殆叉和面弓将上颌的位置关系转移至殆架上,将上颌模型固定,再根据蜡殆记录固定下颌模型。

5.工作模型观测和义齿设计　根据设计要求将模型在观测台上进行相应方向的倾斜,画出观测线,确定软硬组织倒凹的位置,画出义齿的最终设计。

6.义齿制作　按照技工室操作规程完成义齿制作。

7.义齿初戴

(1)初戴义齿前,将基托近龈缘处及进入基牙和组织倒凹处的部分适当缓冲;义齿应按已设计好的就位道方向戴入,戴义齿时如遇有阻碍,不应强行戴入,以免造成疼痛和义齿摘出困难。可以在义齿下衬垫薄咬殆纸,根据着色痕迹,确定阻碍部位,调磨义齿障碍点或基牙预备不足之处,直至义齿能顺利戴入和摘出。

(2)义齿戴入后应检查义齿各部分是否与组织密贴,卡环固位力是否适中;殆支托是否影响咬合;基托边缘的伸展范围是否合适,是否妨碍软组织活动,有无翘动、旋转、弹跳等不稳定现象,连接杆与黏膜接触是否适当;颌位及咬合关系是否正确;义齿的形态是否自然、美观。

8.义齿的修理

(1)基托折裂、折断:对于断端无缺损、对合好的义齿,可将其洗净拭干,准确对合断端并用502胶粘固,在基托组织面灌注石膏模型;将基托断端磨成较宽的斜面达石膏面,涂分离剂,将义齿各部分复位于石膏模型上;滴少许自凝树脂单体溶胀折断处基托表面。

将调和至粘丝早期的自凝树脂粘固于断端之间并恢复基托外形,待树脂硬固后,将义齿取下并打磨抛光;或用基托蜡恢复折断处的基托外形,装盒后用热凝树脂修补;基托强度不足可适当加厚或置加强丝增加强度。断端有缺损或不能对合复位的义齿,需将义齿断开的部分戴入口内取印模,再灌注石膏模型修理。

(2)卡环、殆支托折断:将义齿上残留的卡环、支托和连接体剔除,用蜡封闭缺损处,将义齿戴入口内,取印模,将义齿翻到石膏模型上,制作卡环或支托,用自凝或热凝树脂固定,同时可在模型上延伸义齿的基托并增加人工牙。

(3)人工牙折断、脱落:磨除残留人工牙和部分基托,尽量保存基托唇侧龈缘,选择颜色、形状和大小合适的人工牙,经磨改以适合缺牙间隙,先用自凝树脂单体溶胀基托和人工牙的粘接面,再用自凝树脂粘固,调殆并磨光。

(4)加高人工牙的咬合:将人工牙殆面磨粗糙,并在对颌牙的殆面涂分离剂;然后在人工牙殆面加自凝树脂,将义齿戴入口内并咬合在适当的位置,直至树脂硬固;或先在人工牙殆面加蜡取殆记录,然后根据蜡殆记录用蜡恢复人工牙的高度和殆面形态;再经装盒,用热凝树脂加高咬合。

（5）基托重衬

①直接法：将义齿组织面均匀磨除一层，使之表面粗糙。在口内（余留牙和黏膜处）和义齿（磨光面和人工牙处）涂分离剂，同时在义齿组织面涂单体使表面溶胀。调拌硬衬材料至粘丝早期并涂布于义齿组织面。将义齿戴入口内，使卡环、支托等完全就位并做功能整塑，至树脂初步硬化但尚有弹性时从口内取出，浸泡于温水中加速聚合。待树脂完全硬固后，去除进入倒凹的部分并磨光。将义齿重新戴入口内，使其完全就位并进行调𬌗。

②间接法：将义齿组织面均匀磨除一层，使之表面粗糙。在义齿组织面加调拌好的印模材。将义齿戴入口内，使卡环、支托等完全就位并做功能整塑，至印模材硬固后取出。去除多余的印模材，将义齿直接装盒。开盒后去除义齿组织面的印模材，填塞热凝树脂。进行热处理，打磨和抛光。

三、固定-活动联合修复

固定-活动联合修复是介于固定修复和活动修复之间的一种修复方式，兼具固定修复的固位良好，美观易用和活动修复的组织保健。常见的有附着体义齿和套筒冠义齿两种形式。

附着体义齿是一类以附着体为主要固位形式的可摘局部义齿或活动-固定联合义齿。兼有固定义齿和可摘义齿修复方式的重新组合，具有固定义齿和可摘义齿的某些特点。

附着体通常是由阴性和阳性两部分组成的固位装置，其一部分与基牙或种植体结合，另一部分与义齿结合，从而为义齿提供良好的固位、稳定和美观。其特点是应用范围广、固位稳定好、美观、咀嚼效率高、基牙保存效果佳、符合生物学原则且可演化为种植体的上部结构。

【适应证】

1.单、双侧游离缺失者。

2.缺牙间隙大的肯氏Ⅲ类、Ⅳ类者。

3.有牙周疾患的基牙，可利用附着体的牙周夹板作用。

【禁忌证】

1.口腔卫生不良者。

2.生活不能自理的患者。

3.颌间距离不足，无法安放附着体。

4.牙周炎未控制或根充治疗不完善的基牙。

【操作方法】

1.附着体义齿的分类　附着体义齿的分类方法较多，比如根据附着体与基牙的关系分为冠内附着体、冠外附着体和根面附着体；根据附着体制作的精密程度分为精密附着体、半精密附着体；根据附着体之间的结合形式分为刚性附着体、弹性附着体等。

2.修复前检查、制定修复计划

(1)评定患者的全身和口腔状况以及对美学的要求：了解患者的心理需求，修复动机，对口腔卫生健康的要求，并向患者解释修复后的预期效果，在医患之间达到共识。

(2)选择附着体：其原则是在保证咬合力均匀分散至基牙和牙槽嵴的前提下，最大限度的利用基牙形态，取得良好固位又不损伤口腔的软硬组织。附着体的高度和宽度（即颊舌向距离）是选择附着体的主要依据。冠内附着体要求基牙牙冠外形垂直高度大于 4mm，冠外附着体则要求基牙牙冠的𬌗龈距大于 6mm。

3.口腔检查

(1)口腔卫生情况对于口腔卫生不佳的患者，进行系统的牙周治疗。

(2)牙列缺损状况：缺牙的数目、位置，缺牙区牙槽骨的情况、黏膜的情况有无活动性软组织以及缺牙区的𬌗龈距离。

(3)基牙状态：基牙数目、形态、牙周状况、有无龋坏、是否为活髓牙均为考虑因素。必要时进行 X 线片检查。通常牙弓两侧选择固位力基本相等的附着体，且基牙数目尽可能相等。对于基牙外形欠佳者，必要时进行根管治疗后调改外形，改善冠根比。

(4)咬合及余留牙：患者上下牙列的覆𬌗覆盖及咀嚼过程中的咬合情况。余留牙的牙体牙髓和牙周状况均要详细检查。

(5)颌面部检查：颞下颌关节的检查，必要时进行关节评估。

4.制取研究模型　对于口腔情况复杂的患者可制取研究模型，在口外进行模型评估、设计，制作临时义齿试戴。

5.基牙预备

(1)冠内附着体：安放冠内附着体的基牙需要根据冠内附着体的类型进行预备，通常要求预备出的空间要比附着体宽 0.6mm，深 0.2mm。牙冠的舌侧壁要留出足够的空间安放对抗臂，还要保证牙体预备的洞形与总就位道平行。

(2)冠外附着体：安放冠外附着体的基牙的牙体预备与全冠牙体预备基本一样，保证冠的固位力和高度。

(3)根面附着体：首先根管桩的预备同桩核，约为根长的 2/3～3/4，保留根尖部 3～5mm 的根充材料，桩直径为根径的 1/3（根据牙根情况尽可能的延长根桩）。其次根面牙体预备量根据附着体类型而定，一般平齐龈缘，为平面或凹面，为防止旋转，根管口处可制作凹槽（防旋转沟）。为增加固位，牙体颈部可制备肩台斜面。

6.制取印模　一般用精细印模材如硅橡胶印模材制取，硅橡胶印模材料易于从口腔取出，牙龈缘不易变形，在临床上常用。灌注超硬石膏模型。

7.义齿制作特点　与常规义齿不同的是要准确安放附着体。先制作附着体的固定部分，进行试戴，确认合适后将附着体的另一部分（或另一部分的替代件）安放于已完成部分，制取全牙列印模，灌制模型，确定颌位关系，完成义齿。为了保持修复体中附着体阴、阳性结构之间的密合度，附着体义齿的制作必须使用平行研磨仪，它可以确定共同就位道，校准附着体或其替代件的位置，研磨蜡型或金属管的轴面角度。

8.义齿初戴　一般根面附着体义齿,先将根面附着体结构粘固于基牙牙根内,再将另一部分附着体结构固定于义齿基托的组织面上。对于冠内或冠外附着体义齿在初戴时,需将附着体的两部分精确结合,再将连接附着体的基牙牙冠粘固于基牙上。

初戴义齿时需注意:附着体义齿的阴性、阳性结构必须精密吻合,且不能对基牙产生扭力;在基牙牙冠粘固前,达到正中咬合无早接触,前伸及侧方咬合无障碍;基牙牙冠粘固时,粘固剂勿渗入附着体的阴性、阳性结构之间,粘固后及时去除多余的粘固材料,然后戴入义齿的可摘部分。通常2小时内不得摘下附着体义齿;用模型向病人讲述正确的摘戴方法和清洁方法。

9.随访　附着体义齿戴入后,安排患者复诊时间,指定随访计划。复诊时注意:义齿的咬合状况和固位力大小;基牙的牙体组织及牙周组织状况、是否因牙槽嵴吸收对基牙产生扭力。患者的摘戴方法和清洁方法是否正确。

(刘守超)

第三节　牙列缺失的修复

一、全口牙列缺失的修复

全口牙列缺失是指上颌和下颌的天然牙全部缺失,上下颌为无牙颌。牙列缺失最常见的病因是龋病和牙周病。牙列缺失后,患者的牙槽嵴吸收,逐渐变低变窄;唇颊部肌肉向内凹陷,口角下陷,面容苍老。由于牙列缺失,患者的咀嚼功能、发音功能严重障碍,面部美观受到影响,甚至影响全身健康,造成心理障碍。牙列缺失的修复治疗方法有两种,一种是采用全口义齿(又称总义齿)修复,这是长期一直广泛采用的治疗方法。另一种修复治疗方法是采取种植固定义齿或种植覆盖全口义齿修复,由于医疗条件、费用的原因,目前在国内应用较少(详见种植义齿)。

全口义齿是由人工牙和基托组成,靠基托与承托区黏膜之间的吸附力和大气压力得以固位,恢复无牙颌患者的咀嚼、发音功能和面部美观。

【适应证】

全部牙齿缺失。拔牙创愈合良好,牙槽嵴平整,无锐利骨尖和骨突,无妨碍义齿就位的组织倒凹,口腔黏膜正常。

【禁忌证】

1.口腔黏膜、颌骨有未治愈的损害病变。

2.对基托塑料过敏者。

3.有精神障碍,不能协作完成义齿修复治疗和适应义齿使用者。

【操作方法】

（一）修复前准备

1.问诊　在开始全口义齿修复之前应首先了解患者来就诊的目的和要求,即患者的主诉是什么。还要了解患者既往的口腔病史、治疗修复史和全身病史。问诊的过程并不只是简单的采集病史,而是医患交流的开始。通过问诊,既有助于准确了解患者失牙的原因,对以往修复治疗的体验,对以往修复治疗效果的认识,以及对新义齿的要求和期望。

2.检查

(1)临床检查:在修复开始前,对患者进行全面检查,根据情况制订修复计划,还可以预先估计新义齿可能达到的修复效果。

1)颌面部检查患者面部形态是否对称;上唇长短和唇颊的丰满度;下颌是否前突或后缩;开闭口、下颌前伸和侧方运动有无异常;颞下颌关节有无弹响、压痛,咀嚼肌有无扣痛。

2)口内检查

①无牙颌牙槽嵴:拔牙创愈合情况,是否有残余牙根,残片;牙槽嵴是否平整,有无、过锐骨尖和骨突;牙槽嵴丰满度是丰满还是刃状或低平;有否有松软牙槽嵴。

②颌间距离:即上下牙槽嵴顶之间的距离。颌间距离适中,既有足够的空间利于排牙,也利于义齿稳定;牙槽嵴低平者颌间距离过大,虽方便排牙,但咀嚼时义齿较易翘动;颌间距离过小者,虽有利于义齿的稳定,但修复间隙不足,排牙较困难,常需磨改人工牙的嵴盖部或暂基托。

③上下颌弓水平位置关系:上下颌弓之间的前后左右位置关系。上下颌弓形态和大小相近,前后位置和后部宽度关系基本正常,则较易修复。若因上下颌骨近远中关系异常,牙槽嵴过度吸收,导致上下颌前部牙槽嵴前后位置关系异常(如上颌前突/下颌后缩,或上颌后缩/下颌前突),或上下颌弓后部宽度不协调,都会给全口义齿的修复特别是人工牙排列和咬合关系的恢复带来一定困难。

④唇、颊系带:系带附着处距牙槽嵴顶的距离。系带距牙槽嵴顶过近时将会影响义齿的边缘封闭。

⑤口腔黏膜:是否有红肿、溃疡及异常增生。牙槽嵴黏膜厚度、移动性。

⑥唾液:唾液分泌是否过多或过少,黏稠度如何。

3)旧义齿检查:对于戴用旧义齿的患者,应先检查旧义齿的外观,了解义齿材料老化、磨损程度,有无缺损、折裂,以及卫生状况等。然后将旧义齿戴入患者口内,检查基托伸展范围、密合程度和固位力,检查人工牙排列位置、咬合接触、颌位关系和义齿稳定性等。

(2)其他检查:如有长时间未愈合的拔牙创者,应拍摄 X 线牙片确定是否有未拔除的残根。有颞下颌关节症状者,必要时应进行 X 线检查。对于戴用不适合的旧义齿,存在黏膜广泛红肿、压痛者,应进行唾液真菌培养,以确诊是否有白色念珠菌感染。

3.修复治疗计划与医患沟通　在经过问诊和口腔检查后,应确定患者是否适合进行全口义齿修复,义齿修复前需要进行哪些准备和处理,开始义齿修复的时间,义齿修复的治疗过程、材料选择和时间安排等。然后,就修复治疗预期可能出现的各种问题,与患者及家属进行充分的沟通。包括修复前各项准备的必要性,义齿修复的时间安排、材料选择、费用,义齿修复可能达到的效果,可能遇到的问题与处理方法,以及对患者本人在修复治疗中的配合作用和要求等,得到患者及家属的充分理解和同意,签署知情同意书。

(1)修复前的外科处理

1)牙槽嵴修整术:牙槽嵴有妨碍义齿就位的过大倒凹,如两侧上颌结节颊侧均有明显倒凹;若上颌结节下垂,与下颌磨牙后垫接触,义齿修复间隙不足;下颌隆突过大,影响义齿就位;或有尖锐的骨嵴、骨尖时,需作牙槽嵴修整术。

2)系带成形术:唇颊系带接近牙槽嵴顶时,为改善义齿固位,需作系带松解成形术。

3)炎症组织切除术:长期戴用不合适的旧义齿导致的黏膜慢性炎症性增生(缝龈瘤),即使停戴义齿增生组织也不能自行消退,需手术切除。

(2)修复前的其他准备:如因戴用不适合的义齿导致黏膜创伤、炎症者,需停戴义齿至少1～2周,避免机械刺激,使黏膜恢复健康。如果有义齿性口炎的患者,应进行抗霉治疗。停戴旧义齿会造成患者生活不便。因此,更好的办法是采用组织调整材对患者的旧义齿进行组织面重衬。组织调整材是一种临时性软衬材料,衬于旧义齿基托组织面,增加基托密合固位,缓冲咀嚼压力,促进炎症愈合,并使承托区黏膜受到生理性刺激和锻炼。组织调整材使用一般不超过1个月,不宜长期使用,黏膜恢复正常后即可开始新义齿修复。

(二)制作

1.取印模　全口义齿修复必须采用二次印模法,即先用成品托盘取初印模,制作个别托盘,再加终印模材取得终印模。二次印模法能够准确取得义齿承托区组织的形态和周围组织的功能状态,以保证义齿基托与黏膜密合,边缘伸展适度。常用二次印模法有以下两种。

(1)方法一

1)选择成品托盘:选择大小与无牙颌颌弓合适的成品无牙颌托盘,将选择好的托盘在口内试戴,托盘与牙槽嵴之间应为印模材留有厚度3mm左右的空间。上颌托盘后缘两侧覆盖翼上颌切迹,后缘中部盖过腭小凹;下颌托盘后缘至少覆盖磨牙后垫的1/2。托盘的唇颊舌侧边缘要短于前庭沟或口底移行皱襞1～2mm。

2)取下颌初印模:吹干托盘,将适量调拌好的藻酸盐印模材盛入托盘。嘱患者放松张口并轻抬舌,用口镜牵拉一侧口角,迅速将托盘旋转放入口内就位。在印模材尚未凝固前嘱患者抬舌前伸,用舌尖舔上唇唇红缘外侧,而后用舌尖舔两侧口角,完成口底边缘整塑;操作者用手指牵拉患者下唇向上,牵拉颊侧组织向上、向前、向内,完成唇颊边缘的整塑,整塑的同时保持托盘与牙槽嵴位置稳定,直至印模材完全凝固后从口内取出。完成的印模应完整无缺损,无脱模和变形,表面清晰、准确,边缘圆钝,伸展适度。

3)取上颌初印:调拌足量藻酸盐印模材盛入选择好的上颌托盘内,同样手法放入口内。轻拉开上唇,托盘前部先半就位,使印模材渐向后流动,这样可避免产生气泡,然后让托盘向上向后完全就位。同时作唇颊侧手法整塑以形成圆钝的完整边缘。保持托盘位置稳定,至印模材完全凝固。从口内取出并检查印模质量,然后立即送去灌注石膏模型。

4)灌注石膏模型:初印模取得后应立即灌注石膏模型。模型表面清晰完整,边缘包过印模边缘,上颌后缘在腭小凹后4～5mm,下颌后缘包括整个磨牙后垫。模型最薄处有足够的厚度。

5）制作个别托盘：用铅笔在石膏模型上沿唇颊侧前庭沟底和口底黏膜皱襞底画一条线，在这条线的牙槽嵴一侧距离3mm再画一条线，此线代表个别托盘边缘位置，即比模型边缘短3mm，系带处同样让开3mm。下颌个别托盘边缘线向后至磨牙后垫上缘。上颌个别托盘边缘线绕过翼下颌韧带皱襞，向后延长到腭小凹后4mm。

用基托蜡对模型表面进行缓冲处理和填倒凹。需缓冲处理的是牙槽嵴的缓冲区，如切牙乳突、上颌隆突、下颌隆突、松软牙槽嵴等。需填倒凹的部位可能有牙槽嵴唇侧、上颌结节颊侧、下颌舌骨后窝（下颌舌骨嵴后下）。然后在模型表面均匀涂布石膏分离剂。

调拌自凝树脂，制成2mm厚薄片，轻压铺贴在石膏模型上，沿个别托盘边缘线切去多余部分。再在托盘前部正中牙槽嵴顶处自制连接一个手柄，手柄与牙槽嵴垂直相连，离开牙槽嵴约25mm后弯成直角伸出口外。也可以用2mm厚的光固化树脂模型上制作个别托盘，修整成形后要在光固化灯箱内固化。

材料硬固后将个别托盘从模型上取下，打磨光滑边缘。将个别托盘在口内比试，检查托盘组织面是否贴合，边缘长度是否合适，边缘伸展过长处应调磨，距离黏膜皱襞和系带3mm。完成后的个别托盘边缘应厚2~3mm。

6）个别托盘的边缘整塑：边缘整塑的目的是获得印模和完成后的义齿基托边缘在不影响周围组织功能活动的前提下充分伸展，以获得足够的吸附力和边缘封闭，并有利于分散咬合压力。下颌牙槽嵴低平者，下颌舌侧基托边缘应充分伸展，舌侧远中边缘应进入下颌舌骨后窝，可增强下颌义齿的固位和稳定。将印模膏边缘整塑棒用火焰烤化，粘固在个别托盘边缘，然后将个别托盘边缘添加的整塑材料烤软，托盘在口内就位，进行边缘功能整塑，边缘整塑可逐段进行。边缘整塑方法同初印模边缘整塑。整塑时应避免将印模膏整塑材料压入托盘组织面，进入组织面的印模膏应及时用刀刮除，否则影响托盘密合性和印模准确性。上颌腭侧后缘和下颌磨牙后垫处托盘直接伸展到位，不必整塑。完成整塑的个别托盘边缘伸展适度，光滑圆钝，宽度、形态与移行沟一致，具有良好的边缘封闭作用。个别托盘边缘整塑是二次印模法的关键步骤，不能省略。

7）取终印模：选择专用的全口义齿终印模材，如硅橡胶终印模材或氧化锌丁香油糊剂终印模材。将调拌好的终印模材均匀涂布在个别托盘组织面及边缘，与初印模相同的方式将托盘旋转放入口内就位，然后进行肌功能修整，稳住托盘至材料硬固。

（2）方法二

1）初印模与个别托盘：用成品托盘加印模膏取初印模。印模膏是热塑性材料，首先将印模膏浸泡在60℃~70℃的热水中使其软化，然后选取一定量的软化印模膏置于托盘内，用手指压出牙槽嵴的凹陷。将托盘旋转放入口内就位，稳定托盘防止其移位，同时在印模膏硬固前完成唇颊侧及舌侧组织的边缘整塑，与方法一相同。印模膏硬固后将初印模从口内取出，检查初印模印模膏组织面和边缘的准确性和完整性，必要时将局部印模膏边缘在酒精灯上烤软或添加印模膏后，重新将印模在口内就位后重新进行局部整塑。

初印模完成后用自来水冲洗冷却，然后用刮刀将印模膏初印模的组织面刮除一层，刮除厚度为 1～2mm。不同部位的刮除厚度应根据无牙颌的功能分区,主承托区应少刮除,副承托区适当多刮除,缓冲区应多刮除。组织面刮除一层的印模膏初印模直接作为个别托盘。

2)终印模:取适量藻酸盐印模材,加大藻酸盐印模材的粉液比例,调拌流动性更强的印模材糊剂,均匀涂布在印模膏个别托盘组织面和边缘,放入口内就位并进行功能整塑,待印模材硬固后从口内取出。

按方法二制取印模的操作较简单,但印模质量较方法一差。

2.工作模型灌注与修整 可用一般灌注法和围模法灌制石膏工作模型。模型材料为硬石膏。石膏应包过印模边缘,形成一定厚度的基底。石膏硬固后小心脱模,避免损伤模型组织面和边缘。在石膏打磨机上打磨修整模型基底,使底面平整,侧面与地面垂直。形成宽于、高于印模边缘 2～3mm 的模型边缘。打磨后及时用流动水冲洗,避免打磨掉的石膏残渣粘固在模型组织面上。

上颌模型需制作后堤区,具体制备方法是在上颌模型腭侧腭小凹后 2mm,从腭小凹向两侧翼上颌切迹,用雕刻刀各刮出一条"V"字形沟,此沟中间处深 1mm,向腭小凹和翼上颌切迹逐渐变浅,然后将沟呈弓形向前方扩展,且逐渐变浅,中间最大宽度 5mm。这两部分弓形的凹陷即为模型后堤区。完成的义齿基托组织面在此处突起,压紧后堤区黏膜,形成腭侧后缘封闭。

3.颌位关系记录 上下牙列缺失后,上下颌骨失去了牙齿的咬合支持和稳定的位置关系,正中消失且无法复制,在全口义齿制作前需要利用𬌗托确定并记录上下无牙颌的垂直和水平位置关系,通常是在无牙颌处于适当垂直高度的正中关系位建立全口义齿的正中𬌗。

(1)制作𬌗托:颌位关系记录前需要在模型上制作全口义齿𬌗托。𬌗托由暂基托和蜡堤组成,在确定颌位关系时代替缺失牙列,并保证其在口内固位和稳定。

1)制作暂基托:工作模型组织面经填倒凹和缓冲处理,涂布藻酸盐石膏分离剂,铺自凝树脂或光固化暂基托。暂基托应有足够的厚度(2mm),坚硬不变形,与组织密合,有良好的边缘封闭,固位稳定好。

2)制作蜡𬌗堤:在酒精灯上均匀烤软一片基托蜡片,卷成卷,注意一定要使蜡卷每层之间连成一体。将蜡卷弯成"U"形,压到暂基托牙槽嵴上方。用热蜡刀将蜡卷与暂基托烫到一起,修整蜡卷,去除超长的部分,形成蜡堤,使上颌𬌗堤前部高度约加 20～22mm(从暂基托唇系带旁到蜡堤的𬌗缘),宽度约 5mm,蜡堤后部的高度 16～18mm,宽度 10mm;前部蜡堤唇颊面形成略唇倾的弧形斜面,蜡堤切缘位于唇侧基托边缘前 2～3mm,距切牙乳头中点 6～8mm。下颌蜡𬌗堤前部宽约 5mm;后部宽约 10mm,𬌗堤从前向后延伸至磨牙后垫前缘,高度约等于磨牙后垫高度的 1/2,与牙槽嵴平行。

(2)确定丰满度和𬌗平面:将上颌𬌗托在口内就位,检查上唇及面颊部外形突度和组织紧张程度,必要时增加或减少上颌前部蜡堤唇颊侧突度,形成正常的上唇和面部丰满度。用平面板检查蜡堤平面,必要时添加或用烫蜡板调整蜡堤高度,使前部蜡堤下缘位于上唇下缘下 1～2mm,与两侧瞳孔连线平行,后部与耳屏鼻翼线平行,形成上颌蜡堤𬌗平面。

(3)确定垂直距离:上下颌垂直关系以鼻底至颏底的距离表示,称为垂直距离。天然牙列正中位咬合时鼻底至颏底的距离称为咬合垂直距离。下颌处于姿势位时上下颌牙列分开2～3mm的间隙（息止𬌗间隙），此时鼻底至颏底的距离称为息止颌位垂直距离。

确定垂直距离的方法有多种，临床上多采用息止颌位法，并以其他方法辅助判断。

1）息止颌位法：息止颌位时鼻底至颏底的距离减去息止𬌗间隙2～3mm。

2）面部形态观察法：通过观察面下部与整个面部是否协调、自然。口唇闭合自然，无口角下垂，无皮肤紧张、表情僵硬或面容苍老等表现。

3）面部比例等分法：瞳孔至口裂的距离约等于鼻底至颏底的距离（二等分法）；发际至眉间点和眉间点至鼻底的距离与鼻底至颏底的距离大致相等（三等分法）。

4）发音法：根据戴上下𬌗托时发唇齿音和齿音的清晰程度来判断垂直距离是否适当。

5）拔牙前记录：利用事先保留的患者拔牙前正中𬌗位时的侧面外形轮廓记录。

6）参考旧义齿：先确定旧义齿的咬合垂直距离是否正常，义齿若有磨耗和息止间隙过大，则应适量升高垂直距离。

将上下𬌗托在口内完全就位，检查闭口咬合时上下颌暂基托后部无干扰，根据上述方法判断上下𬌗托咬合时的垂直距离是否合适，通过调整下颌蜡堤高度，使上下颌𬌗托咬合在正常的垂直距离。

（4）确定正中关系：正中关系是无牙颌患者可重复的下颌参考位置，所谓确定正中关系位就是确定在适当垂直距离下，下颌对上颌的最后位置，即髁突在关节窝的生理后位。

确定颌位关系的方法有𬌗托咬合法和哥特式弓描记法。其中𬌗托咬合法确定正中关系的方法包括如下。

1）卷舌后舔法：在上颌暂基托腭侧后堤区中线处粘固一个直径约5mm的小蜡球，嘱患者向后卷舌，舌尖舔到蜡球的同时闭口咬合至上下𬌗堤轻轻接触。

2）吞咽咬合法：患者在做吞咽动作时下颌能够后退咬合在正中关系位。

3）后牙咬合法：医生将两手食指放在两侧后部上下𬌗堤之间，让患者轻轻咬牙，当患者感觉咬合自然有力时，医生将食指向两侧移开，上下𬌗堤咬合接触。

4）肌肉疲劳法：让患者保持下颌前伸状态一段时间，直至肌肉疲劳，然后再下颌后退咬合。如先反复进行齿音的发音练习。

5）诱导暗示法：对于精神紧张，动作失调的患者，首先要帮助其放松，消除紧张。比如先与患者交谈，让患者从镜子中观察自己下颌的动作。有时可以利用相反的动作指令得到下颌后退的结果。

采用𬌗托咬合法确定正中关系时，要在上𬌗托两侧后部蜡堤面上用蜡刀分别刻两条不平行的"V"字形沟，并在蜡堤表面涂布-薄层凡士林。将下颌后部蜡堤高度降低1mm，在此处添加颌间记录材料，如𬌗记录用硅橡胶、印模石膏或烤软的蜡。将上下𬌗托在口内就位，用上述方法使下颌后退咬合在正中关系位。待颌间记录材料硬固后，将上下𬌗托从口内取出，在口外检查是否对合准确稳定。将上下𬌗托再次戴入口内，验证正中关系咬合是否准确。术者可将双手小指指肚向前伸入患者外耳道内，检查正中关系咬合时两侧髁突撞击小指指肚的力度，如果未感觉到撞击或两侧撞击的力度不一致，说明下颌未后退，或发生下颌偏斜。也可将双手食指置于患者两侧颞肌中份,根据咬合时颞肌中份收缩力度,判断下颌是否后退及有无偏斜。最好,用蜡刀在蜡堤唇侧刻画排牙标记线,包括中线,闭口时口角位置——口角线,微笑时上唇下缘位置和下唇上缘位置——唇高线和唇低线。

采用哥特式弓描记法确定颌位关系的方法是先同法完成上颌殆托,确定丰满度、殆平面。然后用软化的印模膏将描记装置粘固在上殆托和下颌暂基托上。其中描记板固定在上颌暂基托腭侧中间部位,前后左右与殆平面平行,适当低于蜡堤高度。描记针固定在下颌暂基托后部(相当于第一前磨牙与第一磨牙之间)。将固定描记装置的上下颌暂基托戴入口内就位,检查描记板与描记针的位置关系,描记针应与描记板垂直,位于描记板的中央。调节描记针的高度,使描记针与描记板接触时下颌处于正常的咬合垂直距离。在正中咬合及前伸和侧方运动时均只有描记针与描记板接触,上下颌暂基托其他部位无接触干扰。用黑色水笔在描记板表面均匀涂黑,然后让患者闭口,保持描记针与描记板接触的同时反复进行下颌前伸、后退和左右侧方运动,描记针将在描记板上描记出下颌水平运动的轨迹。此轨迹应为突向后的锥形,锥形的尖端即为下颌后退的最后位置,描记针位于此尖端时下颌即处于正中关系位。将描记针固定塑料片粘固在描记板上,固定片中间的小圆孔对准描记轨迹的尖端。让患者下颌后退咬合,使描记针固定在圆孔内,然后调拌印模石膏充填在上下颌暂基托之间的空隙内,待石膏硬固后连同上下暂基托一起从口内取出。

4.模型上殆架

(1)面弓转移上殆架:面弓转移是利用面弓将上下颌与髁突铰链轴(转动中心)的空间位置关系转移至殆架上。

先将面弓的殆叉在酒精灯上烤热后插入上殆托蜡殆堤唇颊侧固定,使叉柄与中线一致,然后将上殆托戴入口内。松开髁梁或弓体固定螺丝以及固定叉的万向结螺丝,将殆叉柄套入面弓万向结,将面弓两侧的耳塞伸入外耳道内并固定(或将髁梁对准两侧髁突外侧铰链轴点),确定参考平面(鼻翼耳屏面或眶耳平面),将万向结螺丝旋紧。然后松开面弓髁梁或耳塞,将面弓连同殆叉及上颌托整体从口内取出。

锁住半可调殆架髁导盘内的髁球,调节切导针,使上下颌体平行。将面弓的髁梁固定在殆架的髁球处,调整万向结高度,使参考平面与殆架上下颌体平行。将上颌模型在殆托上就位,调拌石膏将上颌模型固定在上颌体架环上。当石膏硬固后,松开螺丝,将面弓从殆架上拆除,将殆架上下翻转,利用颌位关系记录将下颌模型与上颌模型对合在一起。再调拌石膏,将下颌模型固定在下颌体的架环上。

(2)前伸颌位关系记录与髁导斜度的确定:模型上殆架后,将上下殆托重新戴入患者口内,在上下颌蜡堤之间添加适量颌间记录材料(烤软的蜡或记录硅橡胶),让患者下颌前伸6～7mm并咬合至上下颌蜡堤前部接触,待颌间记录材料硬固后从口内取出,此即前伸颌位记录。

将殆架上的髁球锁松开,上颌体适当后退,将前伸颌位关系记录在石膏模型上就位。然后,从大到小或从小到大调整一侧髁导盘倾斜角度,同时观察前伸颌位关系记录上下颌接触关系的变化。当前伸颌位关系记录前后都均匀接触时,固定髁导盘倾斜角度,此即该侧髁球的前伸髁导斜度。同法确定对侧髁球的前伸髁导斜度。再根据公式算得侧方髁导斜度(侧方髁导斜度＝12＋前伸髁导斜度/8)，旋转𬌗架侧柱，调整侧方髁导斜度至相应的刻度并固定。

5.选择人工牙

(1)选择前牙：根据患者的年龄、性别、肤色、面形、蜡堤上的排牙标志线，以及患者的要求，选择确定人工前牙的材质、颜色、形态和大小。

(2)选择后牙：后牙的材质和颜色应与前牙一致，后牙的形态应根据牙槽嵴的情况选择，牙槽嵴丰满者，可选择解剖式人工牙，排列解剖式平衡；牙槽嵴低平者可选择改良𬌗型人工牙，比如舌向集中𬌗、平面𬌗(无尖牙)。还应根据后部牙槽嵴近远中长度(口角线与磨牙后垫前缘间距离)选择后牙大小，牙槽嵴条件差者应考虑减数排牙。

6.全口义齿蜡型试戴　全口义齿排牙和基托蜡型完成后需在患者口内试戴。试排牙的目的有两个，一个是验证颌位关系，一个检查人工牙的排列有无异常。如果试排牙时发现颌位关系异常，必须重新确定颌位关系，模型重新上𬌗架。人工牙排列位置与咬合的异常，可及时在𬌗架上调改，最终得到患者的认可。

(1)颌位关系检查

1)垂直距离：将义齿蜡型戴入口内，嘱患者放松，观察患者面部组织形态是否自然，若垂直距离过低时口角下垂、下颌显得前突，息止𬌗间隙过大；若垂直距离过高时面部表情紧张、上下唇闭合困难，息止𬌗间隙过小或无。

2)正中关系：引导下颌后退，作正中咬合。采用外耳道触诊或颞肌中份扪诊，检查下颌是否退回正中关系位。口内观察下颌后退咬合时上下颌人工牙尖窝交错关系、𬌗覆盖关系、中线是否正确，咬合关系与在𬌗架上是否相同，下颌是否为近中或远中关系，有无侧方偏斜，咬合时义齿蜡型是否有扭转、移位或翘动等颌位关系异常的表现。

如果检查发现颌位关系有误，则必须重新确定颌位关系。如果上颌人工牙排列位置无异常，可只去掉下颌双侧后牙或去掉全部下颌人工牙，下颌重新铺蜡堤，或用颌间记录材料，重新确定颌位关系。然后利用新的颌位关系记录，将下颌模型重新上𬌗架，重排下颌牙后再试牙。

(2)人工牙排列位置检查

1)中线：检查义齿中线是否居中，与面部中线协调一致。上下颌义齿中线是否一致。

2)上前牙切缘：自然放松状态下，上颌人工前牙切端在上唇下露出 1～2mm，与下唇唇红的干湿交界线接触。上前牙切端与下唇的位置关系正常时，唇齿音发音清晰、准确、自然。从上颌切牙切缘到尖牙和前磨牙牙尖所形成的曲线称为笑线。美观的笑线一般呈两端向上翘，中间向下弯的曲线，曲度应与下唇的曲度一致。笑线与种族、年龄、性别和患者的个性有关。笑线的弯曲度随年龄增加渐平直；男性比女性更平直。

3)上颌尖牙与口角的关系：上颌尖牙应位于口角，起支撑口角的作用。尖牙的颈部向唇侧突出，近远中向垂直或颈部稍向远中偏。

4)前牙的高度和颈缘线：前牙的高度和颈部龈缘的位置适宜，微笑时上前牙露出 2/3，下前牙露出 1/2，避免漏龈微笑。第一前磨牙的高度应与尖牙相协调。

5)上唇丰满度：检查上唇形态，判断上唇丰满度是否合适。必要时适当调整上前牙唇舌向位置或倾斜角度，以及唇侧基托厚度。上颌前部牙槽嵴过突者，可去除唇侧基托，改为无唇翼义齿。

6)人工牙与牙槽嵴顶位置关系:义齿𬌗平面应平分颌间距离,后牙𬌗面略高于舌侧缘,第一磨牙𬌗面平齐磨牙后垫 1/2 高度。后牙颊舌向位置应尽量靠近牙槽嵴顶,前牙亦应避免过于偏离牙槽嵴顶。

7)覆𬌗覆盖关系:上下前牙浅覆𬌗、浅覆盖,正中𬌗时上下前牙不接触。上下后牙颊舌侧覆𬌗覆盖正常。

8)颌曲线:上下后牙均有适当的横颌曲线和纵颌曲线。

全口义齿试戴后,完成蜡型,经装盒、装胶、热处理、开盒和磨光,完成全口义齿制作。

7.全口义齿初戴

(1)戴牙前检查:义齿戴入前,先检查义齿的外观。检查义齿基托组织面有无塑料小瘤、残留石膏,边缘是否过锐,是否进入组织倒凹,如有则应先予磨除。

(2)义齿就位:牵开一侧口角,将义齿旋转放入口内,再沿一定方向慢慢就位。不要用力过猛,以免因局部基托进入倒凹而擦伤黏膜。上颌义齿就位方向需向后上倾斜,或先将前部就位,再使后部就位。下颌舌骨嵴较突者,应将下颌义齿从后向前倾斜就位。

(3)义齿固位

1)基托密合性:义齿就位后,检查基托与黏膜是否密合,有无吸附力,是否存在组织支点导致基托翘动,黏膜是否压痛。可在义齿基托组织面涂布压力指示剂后将义齿重新就位,作准确定位后适量调磨缓冲。容易形成组织支点的部位包括上颌硬区、上颌隆突、颧突和下颌隆突等。

2)基托边缘伸展:义齿就位后,检查义齿唇颊舌侧基托边缘是否伸展到位。嘱患者做一些软组织的功能活动,比如大张口、抬舌、伸舌、咧嘴、吸吮等,以及牵拉唇颊组织活动等。检查义齿有无松动、脱位,或周围组织活动受限、疼痛。如果基托边缘伸展过长,影响周围软组织活动,应磨除过度伸展的部分。

义齿基托变形或基托边缘伸展不足,影响义齿固位者,应重新修复。

(4)颌位关系:检查戴入义齿后的咬合垂直距离和正中咬合关系,方法与试排牙时相同。如果发现颌位关系异常,则需要重新义齿修复。

(5)咬合检查与选磨调𬌗

1)咬合检查:义齿就位,保持咬合面干燥,将薄咬合纸放在上下颌义齿人工牙之间,分别进行正中、侧方和前伸咬合。正中咬合可采取快速叩齿运动;侧方咬合动作为下颌从正中𬌗向左右两侧滑动(或只向一侧滑动)到上下后牙颊尖相对;前伸咬合动作为下颌从正中𬌗向前滑动到上下前牙切端相对。完成咬合动作后,将义齿取出,检查咬合接触印记的部位、范围、强度、数量。

2)选磨调𬌗:所谓选磨调𬌗就是根据咬合检查的结果(咬合印记),选择性调磨某些咬合接触点,达到去除个别点的正中𬌗早接触和前伸、侧方咬合接触滑动过程中的𬌗干扰,获得咬合平衡的目的。

解剖式平衡𬌗的选磨调𬌗如下。

①正中殆与侧方殆调殆　首先检查正中殆咬合,如果存在非功能尖(上牙颊尖或下牙舌尖)早接触,应调磨此非功能尖。如果支持尖(上牙舌尖和下牙颊尖)与对殆沟窝或边缘嵴在正中殆有早接触,需结合此牙尖在侧方运动时作为平衡侧的接触情况。如果该功能尖作为平衡侧时存在殆干扰,则调低此牙尖。如果该功能尖作为平衡侧时不存在殆干扰,则调低此功能尖相对的对殆牙的中央窝或边缘嵴。侧方咬合时工作侧如果有咬合干扰,应调磨非功能尖(上后牙颊尖舌斜面或下后牙舌尖的颊斜面)。前牙部尤其是尖牙处为保持形态只调磨上颌牙的舌侧。

②前伸殆调殆　前伸咬合检查时,如果前牙存在殆干扰,调磨时应避免磨短上前牙切端而影响美观,可调磨上前牙切端舌斜面或下前牙切端。后牙存在前伸殆干扰时,应调磨上牙颊尖的远中斜面和下牙舌尖的近中斜面。

调殆应少量多次,咬合检查与调殆交替反复进行。每次调磨后要擦除原有咬合印记,重新用咬合纸检查。早接触与殆干扰的调磨一般均应单颌进行,不要同时调磨相对的尖与窝。控制调磨量,越调磨接触点越多,达到多点接触的平衡、均匀的咬合接触。避免过量调磨导致人工牙殆面形态破坏,甚至垂直距离降低。

③舌向集中殆的调殆　舌向集中殆在正中殆及侧方和前伸咬合时后牙均为上牙舌尖在下牙中央窝内正中自由区的接触滑动,上下后牙颊尖脱离接触,保持 0.5～1mm 的间隙。前伸咬合时除上后牙舌尖与下后牙中央窝接触外,上下前牙切端同时接触。调殆时磨除所有其他多余的后牙咬合接触点。与解剖式平衡相比,舌向集中殆显著减少了正中殆和非正中殆咬合接触点的数量,简化了平衡接触关系,减小了在咬合接触滑动过程中产生的水平向作用力。有利于增强义齿的稳定性,有效减轻支持组织的负荷,简化了全口义齿的排牙和调殆。

(6)医嘱

1)注意口腔卫生,饭后取下义齿,用软毛牙刷和牙膏刷洗义齿后再用清水冲洗。睡前取下义齿,刷洗干净后用冷水浸泡。不要用热水和其他有腐蚀作用的清洁剂浸泡。避免挤压、磕碰义齿。初戴义齿后医生应就全口义齿的使用和可能出现的问题与应对方法对患者进行必要的指导。

2)初戴全口义齿可能会有异物感、恶心、唾液分泌增加或发音不清等情况。要增强信心,耐心试用,不适感 1～2 周内即可消失。

3)初次戴牙后,先练习用后牙咀嚼,吃软一点的小块食物,先不要吃较硬的食物,避免用前牙啃咬较硬的大块食物。经过一段时间练习、适应后再逐渐增加食物的硬度。

4)如有疼痛等症状,应及时到医院复诊,切勿自行修改。

二、单颌牙列缺失的修复

单颌牙列缺失是指上颌或下颌牙列缺失,其对颌为天然牙列或牙列缺损需用可摘局部义齿或固定义齿修复。单颌牙列缺失修复的方法是制作单颌义齿,又称半口义齿。单颌牙列缺失后,由于对殆天然牙经常有伸长、倾斜、验磨损、曲线异常等缺点,致使在咬合运动中,义齿的稳定性差,修复时要注意人工牙的排列和调整。

【适应证】

单颌牙列缺失(上或下无牙颌)。拔牙伤口愈合,口腔黏膜正常。牙槽嵴无尖锐的骨突和骨尖及妨碍义齿就位的倒凹。在正中𬌗位时,对𬌗的天然牙与无牙颌牙槽嵴之间有适当的距离,以便于人工牙排列。

【禁忌证】

1.口腔黏膜、颌骨有未治愈的损害病变。

2.对基托塑料过敏者。

3.有精神障碍,不能协作完成义齿修复治疗和适应义齿使用者。

4.在正中𬌗位时,对颌天然牙咬及无牙颌牙槽嵴黏膜,或颌间距离过小,排牙有困难,而患者不同意拔牙或将过长牙失活并大量调改。

【操作方法】

(一)修复前准备

单颌牙列缺失患者的问诊、检查、修复治疗计划及修复前准备,除了与全口义齿相同之处以外,尚需注意以下几点。

1.对颌天然牙的检查　确定有无牙体牙髓疾病、牙周病。有无缺失牙,拔牙创愈合情况,是否进行了修复,修复体状况。对颌天然牙𬌗面形态、𬌗曲线是否正常,有无过长、过度磨耗、低𬌗、牙体缺损。在适宜垂直距离时,无牙颌牙槽嵴顶黏膜与对颌天然牙之间是否有足够的间隙排列义齿人工牙。对颌牙弓与无牙颌颌弓的位置关系等。

2.对颌牙的治疗和修复　制定治疗计划和修复前准备应包括对颌牙的相应治疗与修复。如拔除松动牙,拆除不良修复体,牙体牙髓、牙周治疗,过长牙牙髓失活、根管治疗。单颌全口义齿修复前,磨改对颌天然牙,调整𬌗曲线、𬌗面形态,牙体缺损修复。对颌缺失牙如果需要固定义齿修复,应在单颌全口义齿修复前完成。如果缺失牙需要进行可摘局部义齿修复,可与单颌全口义齿修复同时进行。

(二)制作

单颌无牙颌由于与天然牙相对,咬合力大,牙槽嵴负担重。而且对颌天然牙位置、𬌗曲线、𬌗面形态不理想,单颌全口义齿的人工牙不容易排在牙槽嵴顶上,且不易与对颌牙形成平衡𬌗。导致义齿不稳定,容易出现压痛、牙槽骨吸收,义齿人工牙磨耗快,基托易折断等问题。

Ⅰ.上颌全口义齿

【修复原则】

1.前牙与下牙排成浅覆𬌗、浅覆盖,正中时上下前牙不接触。

2.排列后牙时可采用舌向集中𬌗。只有上牙舌尖与对𬌗牙中央窝接触,简化咬合接触,有利于获得咬合平衡,减轻咬合负担,并可使上牙舌尖排在牙槽嵴顶上,使𬌗-力作用于牙槽嵴顶。如果下牙弓与无牙颌弓后部宽度差距较大,必要时排成反𬌗。

3.上颌义齿腭侧采用金属基托或塑料基托内加金属网,增强基托强度。采用硬质树脂人工牙,防止磨耗。

Ⅱ.下颌全口义齿

【修复原则】

1.前牙与下牙排成浅覆𬌗、浅覆盖,正中时上下前牙不接触。

2.后牙排舌向集中𬌗,人工牙减数减径,必要时基托组织面软衬,尽量减轻牙槽嵴负担。

3.采用硬质树脂人工牙。

(王海英)

第四节　颌面缺损的修复

【概述】

颌面缺损修复,也称颌面赝复,即采用口腔修复学的基本原理和方法,用人工材料修复颌面部软、硬组织的缺损,恢复或部分恢复颌面部功能并恢复容貌。

根据缺损部位的不同可分为颌骨缺损和面部缺损两大类。颌骨缺损又可分为上颌骨缺损和下颌骨缺损。面部缺损又可分为耳、鼻、眼、眶等器官的缺损和面颊部组织的缺损。有的患者会有颌面部联合缺损。缺损可分为先天性缺损和获得性缺损两大类。

获得性上颌骨缺损患者的修复治疗可分为三个阶段,最初的阶段称为即刻外科阻塞器,也就是腭护板;第二阶段称暂时义颌;第三阶段的修复治疗是正式义颌。

获得性下颌骨缺损的修复是要恢复和保持下颌骨的完整性和连续性,重建丧失的咀嚼功能,恢复语言功能。

因肿瘤切除及创伤等造成的颜面部缺损可采用整形外科修复或采用赝复体修复。由于整形外科尚不能达到满意的修复效果,因而这类缺损目前主要采用赝复体进行修复。

一、获得性上颌骨缺损的修复

【临床表现】

1.使牙列及其支持组织部分或全部丧失,咀嚼功能丧失或下降。

2.腭部有缺损区,口腔和鼻腔相通,使共鸣腔遭到破坏,发音模糊不清。

3.口鼻腔间不能封闭,造成吞咽功能障碍,和吮吸功能丧失,进食困难。

4.颜面部畸形,患者可有严重的生理功能障碍和心理障碍。

【诊断要点】

基本原则

1.牙列缺损情况,有无余留牙,余留牙的松动情况,牙周健康程度,牙列有无畸形。

2.缺损区的大小、范围与深度、倒凹大小,有无可以用做固位的倒凹。

3.缺损区创面是否愈合,有无感染,有无新生物及肿瘤复发象,缺损区有无植皮。

4.余留颌骨、颧骨及缺损区邻近部有无足量骨组织可行种植体植入。

5.面部有无畸形及畸形的程度。

【治疗原则及方案】

1.治疗原则

(1)早期修复:颌骨缺损应尽早进行修复治疗。手术后立即戴上即刻外科阻塞器(腭护板),创面初步愈合后带上暂时义颌修复体,可保护手术区创面免受污染、减少瘢痕挛缩、减轻面部畸形程度和及早恢复部分生理功能,而且对患者在心理上还起到一定的安慰作用。永久性的义颌需在术后2月,创面完全愈合后制作。

(2)以恢复生理功能为主:颌骨缺损应以尽量恢复咀嚼、语音、吞咽、吮吸等生理功能为主,并尽量考虑面部外形的恢复。

(3)保护余留组织:除不能治愈和利用的残根或过度松动的牙必须拔除,尖锐的骨尖、骨突需做修整,妨碍修复的瘢痕组织需切除等外,应尽可能保留剩余组织。

(4)要有足够的支持和固位:修复体的支持和固位是颌骨缺损修复成功的关键。应充分利用余留牙及软硬组织倒凹实现义颌的固位,利用余留颌骨、颧骨等组织支持义颌,必要时植入种植体解决义颌的支持与固位。

(5)轻巧、方便、舒适、耐用:义颌要尽可能设计制作得轻巧,阻塞器部分应做成中空形式或开放式以减轻重量,义颌还要容易摘戴,使用方便,便于清洁,舒适耐用。

2.腭护板 腭护板应该在手术前取印模并预制完成,在手术后能立即戴上。腭护板的设计和制作应遵循以下原则和要求:

(1)腭护板是在手术前制取的上颌模型上预制的,应由口腔颌面外科医生和口腔修复医生一起研究,标出手术切除的范围,腭护板要覆盖住并稍超过手术后的整个缺损腔。

(2)上颌模型按外科切除范围修改,将拟切除范围内的牙列及部分牙槽嵴刮除,减小前牙区的宽度,以减轻对皮肤和唇的张力。

(3)腭护板应有良好的固位,对有牙颌患者,采用间隙卡或球型卡固位。对无牙颌患者,只需做腭托,在手术完成时把腭护板用细不锈钢丝结扎到颧骨、鼻棘或剩余牙槽嵴上。对乳牙颌,应将腭护板边缘做在乳牙外形凸点以上,利用倒凹固位。

(4)腭护板与缺损区组织面间应留出足够的敷料间隙。

(5)腭护板应形成正常的腭轮廓,便于改善语音和吞咽。

(6)伤口愈合前缺损侧后牙不建立咬合关系。如果计划切除上颌中线一侧的整个上颌骨,修复体可恢复缺损侧3个上颌前牙,以改善美观。

(7)腭护板应该制作简单,轻巧。

3.暂时义颌 在缺损区创面初步愈合到完全愈合期间,应为患者制做暂时义颌,以维持适当的功能并保持面部外形。暂时义颌的修复应遵循下列原则和要求:

(1)术后7~10天应为患者制做暂时义颌。

(2)暂时义颌应分隔口鼻腔并恢复腭部形态,部分恢复语言、吞咽功能。

(3)应恢复前牙形态,暂不恢复缺损区的咀嚼功能。

(4)与手术创面之间应保持一定的缓冲间隙,防止压迫创面。

(5)要有良好的固位与稳定,通常应用卡环和组织倒凹固位。

(6)应为中空式或开放式以减轻重量。

(7)应便于取戴,便于清洁。

4.正式义颌　正式义颌是在创面完全愈合后为患者制作的永久性修复体。应用较多的是中空式义颌、开顶式义颌,以及种植式义颌和颧颊翼义颌。正式义颌修复应遵循以下原则和要求:

(1)正式义颌应完全封闭口鼻腔并恢复腭部形态,恢复吞咽功能,显著改善语言功能。

(2)应恢复缺损的牙列形态,根据支持组织的条件适当恢复缺损区的咀嚼功能。

(3)应修复面部畸形,改善面部美观。

(4)保护和利用余留组织,对松动牙经加强固定后予以保留或利用。

(5)应具有良好的固位与稳定,有余留牙者应设计卡环固位;无牙颌或仅有少量余留牙者可设计种植体固位,也可采用缺损区侧方、软腭上方、鼻前庭等组织倒凹固位;全上颌缺失者可采用双侧颧骨种植体植入,环形支架和磁性附着体固位。缺损区排列平尖牙。

(6)充分利用余留牙和余留颌骨支持修复体,余留牙不足者可在颌骨或颧骨上植入种植体支持义颌。

(7)正式义颌应为中空式或开放式以减轻重量,避免基牙或支持组织承负过大的应力。

(8)正式义颌应便于取戴,便于清洁,坚固耐用。

二、获得性下颌骨缺损的修复

【临床表现】

1.下颌骨的缺损一般都伴有大量牙的缺失,咀嚼功能严重丧失。

2.下颌骨往往向缺损侧偏斜,或余留骨段错位愈合,上下牙列失去正常的咬合关系。

3.口底瘢痕组织牵拉,固有口腔变小和舌运动受限,使发音不清,语言功能障碍。

4.闭口不全,唾液外流。

5.下颌骨偏斜,口角偏斜,面部失去正常的对称性。

【诊断要点】

1.颌骨是否保持连续,缺损区是否已植骨,植骨区是否有尖锐骨嵴、骨尖,植骨区是否适宜植入种植体。

2.缺损区的部位、范围和大小,缺损区是否已植皮,能否承负𬌗力。

3.颌骨有无偏斜,余留骨段有无错位愈合,有无正常的咬合关系。

4.是否伴有牙列的缺损或缺失,缺牙的数量。余留牙是否健康,能否作为基牙,有无可保留的残根、残冠,有无需拔除的牙齿和残根。

5.缺损区创面是否愈合,有无感染,有无新生物及肿瘤复发象。

6.口腔内有无瘢痕组织牵拉,舌运动、张口是否受限。

7.有无颜面部畸形及畸形的程度。

【治疗原则及方案】

获得性下颌骨缺损的修复应分为两类,一类是不连续下颌骨的修复治疗,主要是植骨前的准备与修复,另一类是连续的下颌骨的修复治疗,即植骨后的修复。此类修复与种植义齿和部分义齿相似,所以,获得性下颌骨缺损的修复的重点是植骨前的准备与修复。

1.不连续下颌骨缺损的修复治疗 不连续下颌骨的修复治疗的目的是恢复和保持下颌骨的正常位置,为进一步采用游离骨瓣或非游离骨瓣植入或采用牵引成骨修复骨缺损做好准备。应遵循下列原则和要求:

(1)余留下颌骨段保持在正常位置上,不偏斜和移位,以免形成难以纠正的错位愈合或畸形。保持和恢复余留牙间的合接触关系,部分恢复咀嚼功能。

(2)利用上颌牙列为支抗保持下颌骨的位置。

(3)尽可能利用和保护余留的口腔组织。

(4)根据不同情况选用不同的修复体:

1)颊翼颌导板:当下颌骨缺损量较小,并有较多稳固的下颌后牙存在,剩余骨段偏斜位程度较轻,未有继发畸形时,在下颌可戴用这种颌导板。

2)翼腭托颌导板:当下颌骨缺损量大,下颌后牙剩余的少,剩余下颌骨段偏斜移位程度较重,或已有继发畸形存在时,可在上颌戴用弹性翼腭托颌导板。

3)缺损小、颌骨无偏移者可直接采用多基牙固定桥修复。

4)一侧下颌骨后部缺损,无条件再做植骨者可直接采用上颌或下颌双牙列修复。

2.保持连续的下颌骨缺损的修复 对保持连续的下颌骨缺损和经植骨恢复了下颌骨连续性的患者的治疗应着重修复缺损组织,恢复缺损的牙列及口腔组织,重建其咀嚼功能,改善其语言功能和面形。应遵循以下原则和要求:

(1)对影响修复的瘢痕组织,或植骨区的尖锐骨嵴、骨尖应先进行修整,必要时行前庭沟成形术。

(2)对下颌骨保持连续但缺损区明显薄弱,难以承负殆力的缺损,仍应先通过植骨修补缺损区,增强其承负殆力的能力。

(3)对无明显薄弱部分的下颌骨缺损,可根据不同情况选择不同的修复体进行修复:

1)缺损区较小和缺牙数较少,余留基牙较好的患者应采用固定桥修复。

2)缺损区较大和缺牙数较多,余留基牙较差的患者应采用可摘部分义齿进行修复,应扩大基托面积,必要时应在义齿组织面加衬软衬材料。

3)有足量骨组织的患者可选择种植义齿进行修复。

三、面部缺损的修复

（一）耳修复

【临床表现】

外耳缺损或缺失使面部失去了正常的对称性，造成面部畸形。

【诊断要点】

1.根据耳的缺损范围、部位和大小，分为部分耳缺损或全耳缺失。

2.缺损区是否已经植皮，创面是否已愈合，有无炎症、溃疡及新生物，皮肤病等。

3.缺损区骨质的状况，是否适于种植体植入。

4.健侧耳朵的位置、形态和大小。

【治疗原则及方案】

1.耳缺损的修复　通常采用粘贴法固位，将硅橡胶义耳边缘作成菲薄状，贴附于缺损区皮肤和余留耳的边缘皮肤上。大的耳缺损也可采用种植体和粘贴共同固位的方法。

2.全耳缺失的修复　多采用种植体与杆式附着体、磁性附着体固位，无条件做种植体的患者也可行粘贴法固位或眼镜架固位。

（二）鼻修复

【临床表现】

1.缺损造成严重的面部畸形。

2.腔内结构暴露，引起鼻甲等结构增生及慢性炎症。

3.鼻的空气过滤、润湿和加温功能丧失，空气直接进入咽喉、气管和肺部，使患者易得气管炎、肺炎等疾病。

【诊断要点】

1.鼻缺损的部位、范围和大小。

2.缺损区创面是否植皮，创面是否愈合，鼻腔内结构有无炎症、溃疡等及新生物。

3.缺损区邻近皮肤有无皮肤病。

4.鼻底、鼻顶部骨质情况是否适于种植体植入。

【治疗原则及方案】

1.部分鼻缺损的修复　主要采用粘着剂固位，将硅橡胶义鼻边缘作成菲薄状，贴附于缺损区周围皮肤和余留鼻的边缘皮肤上。大的鼻缺损也可采用种植体和粘贴共同固位的方法。

2.鼻缺失的修复　多采用种植体与杆式附着体、磁性附着体固位，无条件做种植体的患者也可行粘贴法固位或眼镜架固位。

（三）眼球缺失的修复

【临床表现】

1.患眼视力丧失。

2.眼球缺失或眼球萎缩、眼窝塌陷造成面部畸形。

【诊断要点】

1.眼球缺失与否,是否保留巩膜角膜等外眼结构。

2.动眼肌是否保存,眼窝内余留组织有无随意运动,有无植入义眼座。

3.缺损腔的大小,上下眼睑穹窿是否存在,有无足够的固位间隙。上下眼睑穹窿过浅,则需行穹窿成形术,以便为义眼固位创造条件。

4.眼窝内有无瘢痕带、粘连或不正常的肌附着是否影响义眼装置,如影响则应用手术切除。

5.眼窝内有无炎症,溃疡及新生物。

6.患者有无睁、闭眼功能。

【治疗原则及方案】

眼球摘除术同时应植入义眼座,并填入眼球替代体以保留眼球空间,术后四周可行义眼修复。根据眼窝内的余留组织情况,选用不同修复方案:

1.对保留有外眼结构的患者,应在原眼球的基础上制做薄壳状义眼,恢复眼球的自然外形,这种义眼可有与健眼一致的随意运动。

2.对眼球摘除后植入了义眼座的患者,应在义眼座的基础上制作义眼,将义眼固定在基座上,使义眼能具有与健眼一致的随意运动。

3.无条件植入义眼座的患者,可直接制做义眼。

(四)眼眶缺损的修复

【临床表现】

1.患眼视力丧失。

2.眼球、眼睑及眶内容物全部缺失,呈大的凹陷性空腔,造成严重的面部畸形。

【诊断要点】

1.眶缺损的范围、深度和大小,有无倒凹,倒凹的深度,有无与鼻腔交通,有无合并鼻、上颌骨及颜面部缺损。

2.缺损区创面是否植皮,创面是否愈合,眶腔内有无炎症、溃疡等及新生物。

3.缺损区及邻近皮肤有无皮肤病。

4.眶上缘、眶外侧缘及眶下缘外侧 2/3 的骨质情况是否适于种植体植入。

5.健侧目艮及眶的特征。

【治疗原则及方案】

1.有条件的患者应在眶上缘、眶外侧缘及眶下缘外侧 2/3 处植入种植体,多采用种植体与杆式附着体或磁性附着体固位。大的眶缺损也可采用种植体和粘贴法共同固位。

2.也可行粘贴法固位,将硅橡胶义眶边缘作成菲薄状,贴附于缺损区周围皮肤和余留鼻的边缘皮肤上。眶区组织倒凹较大者,可采用组织倒凹固位,还可采用眼镜架固位。

3.合并有上颌骨缺损者,也可与义颌联合修复,利用与义颌的连接来固位。

(温　芳)

第十七章　口腔正畸

第一节　牙颌面畸形的早期矫治

　　早期矫治是对处于生长发育早期儿童进行牙颌畸形防治的重要手段,是口腔正畸学中不可缺少的重要组成部分,也是临床实践中常常被患者及家长咨询的问题。

　　牙颌畸形是儿童在生长发育过程中由于遗传因素和环境因素,如疾病、营养不良、内分泌紊乱、口颌系统的功能异常、替牙障碍、不良的口腔习惯等因素的影响,妨碍了儿童全身和牙、殆、颌面的正常生长发育,形成的牙颌面发育畸形。畸形一旦发生,将对患者的口颌系统功能、颜面美观、全身机体和心理健康造成不同程度的影响。由于人体生长发育的时间持续很长,一般男性在20岁以后,女性在18岁左右生长发育才基本完成,有的错殆畸形将随着儿童的生长而越来越严重。因此在儿童生长发育的早期,通过牙诱导、殆诱导和生长诱导,对可能发生和已经发生的错殆畸形进行及时和正确的处理与矫治,防止畸形发生,阻断已发生的畸形进一步发展,引导牙、殆、颌面朝正常方向生长,是口腔正畸学中重要的内容之一,也是口腔正畸专科医师和口腔全科医师的任务之一。

一、早期矫治的概念

　　早期矫治是在儿童生长发育的早期阶段,一般指乳牙列期及替牙列期,即3.5～12岁之间的儿童,对其进行的较为简单的正畸预防和治疗,通过预防和治疗引导牙、牙列、殆、颌面部正常生长。生长发育早期儿童的牙列、殆、颌面部骨骼、肌肉的生长,是人体一生中最活跃的生长阶段,生长的速度快、变化大,组织细胞代谢最活跃,牙周组织及颌骨的可塑性大,对矫治力的反应好,适应性强,改建快,因此利用生长力顺势矫治,常可取得事半功倍的疗效。

（一）基本概念

　　1.早期矫治的内容　包括预防性矫治、阻断性矫治。预防性矫治是在胎儿及幼儿阶段,通过母体营养和疾病的控制、幼儿健康的预防保健、充分发挥口颌的正常功能、尽早去除可能导致牙颌畸形的因素等,促进口颌系统软硬组织朝正常方向生长发育。阻断性矫治是对已经出现的早期畸形、不良习惯等进行较为简单的正畸治疗及肌功能训练,防止畸形进一步发展,减轻错殆畸形对口颌系统生长发育的影响。预防矫治与阻断矫治两者之间只有时间上的区别，预防矫治为"防患于未然"，阻断矫治是去除"星星之火"以阻止其燎原。

2.早期矫治的时间　包括胎儿在母体内生长发育、分娩及出生后的较长一段时期。一般而言，在乳牙殆完成（2.5~3 岁）前，牙列尚未成形，幼儿一般无法合作，这个阶段的主要任务是观察、预防。临床上实施正畸早期矫治的时间，从年龄来说是 3.5~12 岁；从 Hellman 牙龄上看，大多是指对乳牙列完成期（牙龄ⅡA），至替牙列后期（牙龄ⅢB、ⅢC）。美国正畸医师学会（AAO）建议儿童 7 岁前应接受正畸普查，认为早期矫治的益处有：诱导颌骨正常发育、协调牙弓宽窄、调整萌牙次序、减少前突牙外伤机会、纠正口腔不良习惯、增进儿童美观和自信、简化和缩短后期矫治疗程、减少恒牙阻生、去除语音障碍及为恒牙萌出做缺隙的保持和扩展等。

有关正畸矫治择期的争论由来已久。就大多数儿童而言，普遍认为 11~13 岁第二恒磨牙萌出前后，即早期恒牙列期，从骨龄看，正处于青春发育的生长高峰前期及高峰期的儿童，顺应生长发育，为开始正畸矫治的最佳时机。而对第二恒磨牙已建殆完成的恒牙列早期，已过生长高峰期的儿童的正畸治疗，一般不列入早期矫治的范畴，而归属于恒牙列初期常规正畸治疗的范围。

Hellman 牙龄发育阶段：

Ⅰ：乳牙殆完成前期；

ⅡA：乳牙殆完成期；

ⅡC：第一恒磨牙开始萌出期；

ⅢA：所有的第一恒磨牙及前牙萌出完成期；

ⅢB：乳磨牙脱落、后继前磨牙开始萌出期；

ⅢC：第二恒磨牙开始萌出期；

ⅣA：第二恒磨牙萌出完成期；

ⅣC：第三恒磨牙开始萌出期；

ⅤA：第三恒磨牙萌出完成期。

其中，字母 A、B、C 分别表示为 attainment（完成）、between（进行中）、commencement（开始）的缩写。Hellman 牙龄表示法多用于生长期儿童正畸诊断表述中。

3.早期矫治的目的　儿童期牙颌畸形的临床表现主要涉及牙，牙列、颌骨、颜面及功能等方面的障碍，早期防治的目的是维护和创造口颌系统的正常生长发育环境，建立有利于正常建殆的咬合功能运动环境。包括：①预防并及时去除一切妨碍牙、殆、颌面生长发育的不良习惯及因素；②保持乳牙列的健康、完整和正常功能运动；③密切观察及促进替牙列期乳恒牙的替换，引导儿童正常地从替牙列过渡到恒牙列；④改善不良的颌骨生长型关系，引导上下颌骨的协调发育，促进儿童牙、殆、颌、面正常发育及抑制其不良生长，从而促进儿童生理和心理健康的正常发育。

（二）早期矫治的方法

早期矫治时最常用的方法是牙诱导、殆诱导和生长诱导，通过这些方法引导牙、殆、颌面正常生长发育。

1.牙诱导　替牙列时期恒牙萌出时位置异常,当分析清楚产生异常的原因后,应及时去除病因,诱导牙齿移动到正常的位置上。最常见的是乳牙迟脱的患儿,当及时拔除乳牙后,已错位萌出的恒牙常可自行调整到正常的位置上;相反,如未及时拔除迟脱的乳牙常造成恒牙错位。此外,如果下颌第一前磨牙萌出时位置不足,有阻生的趋势时,可以片切下颌第二乳磨牙牙冠的近中面,为下颌第一前磨牙萌出提供间隙,以诱导下颌第一前磨牙正常萌出。

2.咬合诱导　当存在咬合干扰或一些不良的口腔习惯,使乳牙𬌗或替牙𬌗发生异常时,应当及时去除一切障碍,以诱导𬌗正常发育。例如乳前牙反𬌗的患儿,由于哺乳姿势不正确,长期平躺吃奶瓶,下颌过度前伸,或下颌习惯性前伸形成肌源性乳前牙反𬌗时,应及早地纠正不良习惯,改正乳前牙反𬌗,消除乳尖牙𬌗干扰,引导𬌗正常发育;如果不及时矫正,畸形将随着生长发育而发展成严重的骨性反𬌗。再如个别患儿上颌个别切牙舌向错位、内倾或切牙舌侧舌隆突过大,妨碍下颌近中生长调位而形成磨牙远中𬌗关系时,应及时纠正切牙舌向错位、内倾,以便下颌随生长而向前调整,以诱导患儿从磨牙远中𬌗关系调整为中性𬌗关系。序列拔牙也是一种𬌗诱导的方法,应用于替牙𬌗期,通过拔牙手段矫治严重的牙列拥挤。

3.生长诱导　生长诱导是生长发育期儿童,当存在影响全身和颌面部正常生长因素存在时,通过全身的和颌面部的治疗方法,及时去除可能的影响因素,引导牙、𬌗、颌面朝正常方向生长。全身因素如佝偻病儿童,由于患者营养摄入不均衡,造成骨质疏松,下颌骨的形态在升下颌与降下颌肌肉的张力作用下常发生变形,从而造成牙颌面发育畸形。因此应早期进行全身治疗,补充营养,增加钙的摄入,阻止佝偻病的进一步发展,引导儿童全身及牙、𬌗、颅面正常生长。再如,上下颌骨存在差异性生长,出生时下颌相对上颌而言处于远中位置,由于下颌生长快于上颌的生长,下颌将逐渐调整到正常位置。但如果存在妨碍下颌生长的因素,则将影响其正常生长调整。正畸医师应及时去除影响因素,通过早期矫治引导下颌正常地向前下生长,使上下颌关系在三向协调。

二、早期矫治的特点

(一)生物学特点

这一阶段,儿童全身生长发育较快,𬌗关系处于乳牙列建𬌗和乳、恒牙列替换期,颅面骨骼也处于快速生长改建期,同时在心理上也处于快速发育的不稳定时期。患儿自身生长发育潜力大,细胞代谢活跃,牙周组织及颌骨可塑性大,对矫治力反应好,对矫治的适应性强,十分有利于畸形的矫正。同时,由于该期患者的畸形特征往往未完全表现出来或表现得不充分,一些骨性畸形或生长型可能会延续到生长发育停止,容易造成诊断错误或矫治不彻底。

(二)临床特点

1.矫治时机　错𬌗畸形早期矫治时机的把握非常重要,由于儿童在此期生长发育速度快,特别是在替牙列期牙𬌗变化快,通常应根据牙龄、骨龄及智龄(患者合作状态)判断。

(1)乳牙列的矫治:最好在 3.5～5.5 岁之间矫治,此时乳牙根已发育完全,且未开始吸收,患儿配合好,矫治效果好。如矫治过早,幼儿常不能合作;矫治过晚,乳切牙已开始吸收,加力时乳切牙容易脱落。

（2）混合牙列的矫治：如前牙反𬌗，一般应在恒切牙的牙根基本发育完成时再进行，一般在8～9岁左右；如在牙根发育不全时过早矫治或使用的矫治力过大，常影响恒切牙根的发育，造成牙根吸收。

（3）颌骨畸形的早期矫形治疗：应在生长高峰期前及生长高峰期进行，年龄约在9～12岁前（男性约晚于女性1～2年）进行。如治疗过早，因颌骨生长未完成，矫正后需长期观察和维持，从而人为地延长了治疗时间。

（4）扩大上颌基骨宽度的治疗：应在腭中缝完全融合前进行，一般不应大于15～17岁；否则牙弓的扩大主要为牙的颊向倾斜，且疗效不稳定。

2.矫治器　选用的矫治器应简单，临床多选用活动矫治器、功能性矫治器和局部固定矫治器（如2×4技术），一般不选用复杂的固定矫治器。

3.矫治力　早期矫治的施力应根据治疗的对象（牙或颌骨）不同而异，通常对牙的矫正应采用柔和的轻力，而对颌骨的矫形治疗应施用重力。

移动牙应选用轻而温和的矫治力，以诱导牙移动到正常位置，施力的位置应尽量靠近牙颈部，以便牙尽量地接近整体移动。特别是移动乳切牙时应用轻而温和的力，着力点在牙颈部，以便乳切牙尽量达到整体移动，并引导恒切牙牙胚随之移动；如对乳切牙施力过大，冠根反向倾斜移动，乳牙根将压迫恒切牙牙胚使之舌侧移位。

促进颌骨生长而进行矫形治疗时，则应选用较大的力值。如前牵引上颌骨、刺激上颌骨周围的骨缝生长，一般初始前牵引力每侧可达500g，在矫治器固位允许的情况下，尽量加大力值至每侧1000g。选用功能性矫治器矫治下颌后缩的患者时，采用功能性矫治器，使下颌再定位后产生肌力进行治疗，也要注意在重建咬合中，不能过度移动下颌位置，一般初次不超过5～7mm，如下颌严重后缩可分次前导完成治疗。用颏兜抑制下颌生长时，矫治力一般每侧300～400g，不能超过500g。否则过大的力可使下颌骨变形，下颌体后下旋，下颌角前切迹深，给以后可能进行的外科正畸联合治疗造成困难。

4.矫治疗程　矫治疗程不宜太长，矫治装置应简单，在口内戴用的时间不宜过长，一般不超过6～12个月，可间断观察后再继续戴用，否则将因矫治器的限制而妨碍牙、𬌗、面的正常发育。

三、早期矫治的优缺点

早期矫治是在儿童生长发育的早期阶段进行的正畸治疗。在这一阶段，儿童全身生长发育较快，颅面骨骼也处于快速生长改建期，𬌗关系处于牙列替换和恒牙列建𬌗阶段，同时在心理上也处于快速发育期。所以，在这一阶段进行矫治既有其优点，又有缺点。

1.早期矫治的优点

（1）早期矫治处于生长发育快速期，可充分利用生长发育优势，消除引起畸形的病因，阻断畸形的进一步发展，引导面颌正常生长。

(2)在患者年龄较小时进行矫治,选择的矫治方法和矫治器简单,对社会活动的影响较小。

(3)早期去除畸形干扰后,减少了后期治疗的复杂性,矫治效果可以更好,费用较低。

(4)早期矫治可及时消除畸形,防止畸形给儿童造成心理和生理上的伤害。

(5)错𬌗畸形的早期预防或矫治,可降低畸形的严重程度,免除今后可能的正畸治疗或降低治疗的难度。

2.早期矫治的缺点

(1)早期进行矫治时,患者的畸形特征往往未完全表现出来或表现不充分,容易造成诊断失误或矫治不彻底。

(2)由于早期矫治过程正处于生长发育阶段,一些骨性畸形或生长型可能会延续到生长发育停止,因而矫治时间可能较长,甚至反弹复发。

(3)早期矫治所涉及的有关生长发育方面的知识较多,要求医师对这些知识有较全面的掌握和灵活应用,否则容易造成医源性损害。

(4)早期矫治一般使用活动矫治器,难以准确定位牙齿。同时,选择矫治器不当及使用时间过长,可能妨碍患者的生长发育。

(5)患者年龄较小,依从性较差,需要儿童及家长密切配合。

四、儿童早期牙𬌗及颌骨的特征

儿童早期牙𬌗、颌面随着生长发育不断地发生变化,因此,了解乳牙及替牙列期𬌗及上下颌骨的生长发育特点,有助于对早期发生的错𬌗畸形进行正确的诊断和治疗。

(一)乳牙列的特点

1.乳牙列形态 共20个牙齿,乳切牙与乳尖牙的宽度较小,乳磨牙宽度较大。前牙排列长轴比较垂直,牙弓呈卵圆形,前牙呈正常覆𬌗、覆盖,且相对稳定。

2.乳牙列间隙 4岁以前大多数儿童前牙之间无间隙,4岁以后随着恒牙胚的发育以及颌骨生长,牙弓前部的前牙之间出现散在"生长间隙",亦有学者称为"生理间隙",以及出现灵长类间隙。

3.终末平面 在乳牙𬌗中,第二乳磨牙多呈中性𬌗关系。终末平面平齐最多,其次为近中阶梯,最后为远中阶梯。若终末平面为平齐,上下第一恒磨牙萌出后为尖对尖的轻度远中𬌗关系,这种𬌗关系经过牙替换后间隙的调整可建立磨牙中性𬌗关系。

(二)替牙列的特点

6岁以后至12岁左右乳恒牙替换,为替牙列期,也称混合牙列期。该期的牙列及𬌗变化快,常出现一些生理性的暂时性错𬌗,这些错𬌗可能随着生长发育、牙的替换而逐渐自行调整,可观察而暂不矫治。例如:

1.暂时性中切牙间隙 上颌中切牙萌出后牙冠向远中倾斜,中切牙之间出现间隙,此种情况多系侧切牙牙胚压迫中切牙牙根所致。只要能排除其间隙非系多生牙、唇系带附丽异常、不良唇舌习惯等所致者,随着侧切牙萌出中切牙冠的倾斜与间隙常可自行调整,决不要贸然去进行关闭。临床上常有基层医师或家长由于担心和着急,而用橡皮圈套入两门牙进行关闭中切牙间隙,从而造成橡皮圈滑入龈内,导致中切牙伸长而不得不拔除,对此,必须引起高度重视和警惕。

2.暂时性侧切牙远中倾斜　上颌侧切牙萌出后牙冠向远中倾斜,其原因是尖牙牙胚压迫侧切牙牙根所致,随着第一前磨牙、尖牙的萌出,颌骨的发育,常可自行调整。

3.暂时性前牙深覆𬌗　一般不超过Ⅰ°～Ⅱ°,无明显上切牙舌倾者多为暂时性畸形,随着下颌骨的生长发育,后牙替换后牙槽高度的增长,特别是第二恒磨牙萌出,前牙深覆𬌗可以自行调整。

4.暂时性切牙轻度拥挤　这是由于存在切牙债务,常常随着尖牙唇侧萌出及恒前磨牙(较之乳磨牙近远中径小)的替换常可自行调整。

5.暂时性第一恒磨牙远中关系　该关系随前牙更替及后牙建𬌗时,因上下颌替牙间隙的差异,下磨牙前移量大于上磨牙前移量以及颌骨生长,将逐渐调整为中性咬合接触关系。故属暂时性错𬌗。

(三)上颌骨生长发育的特点

上颌骨的生长主要靠骨缝间骨沉积及相邻组织器官的生长而生长。

1.上颌骨周围的骨缝,特别是额颌缝、颧颌缝、颧颞缝、翼腭缝四条骨缝的缝间生长,使上颌骨的长度和高度增加。

2.上颌窦的扩大使上颌骨的长、宽、高增长。

3.鼻中隔软骨的生长牵引上颌骨向前下生长。

4.上颌结节后缘随着磨牙的萌出、新骨沉积而使上颌长度增长。

5.牙槽突的增长使上颌骨的高度增长。

6.腭中缝的生长使上颌骨的宽度增大,腭盖随着上颌骨和牙槽的生长逐渐下降,并由平坦的腭盖形成腭穹。

上颌骨的生长完成的顺序为宽→长→高,在18岁左右生长发育完成。上颌骨周围的骨缝在青春生长期后开始融合。腭中缝在15岁左右开始骨化,25岁时骨缝融合,因此对上颌矢状向发育异常的患者,早期施以矫形力可以促进或抑制骨缝的生长。由于上颌骨的宽度生长完成的时间较早,如儿童有颊肌功能过强和吮颊等不良习惯时,应进行早期治疗消除异常的肌功能,且扩弓治疗应在15岁之前进行。

(四)下颌骨生长发育的特点

下颌骨是颅面部唯一能活动的骨骼,借颞下颌关节与颅骨相连。下颌骨呈V字形生长,主要靠下颌髁突软骨的增生和下颌骨表面的增生改建以及牙齿的萌出。上下颌骨间存在差异性生长,即下颌生长时间较上颌骨晚,但速度快于上颌的生长,从而使下颌骨的位置逐渐向前下调整到正常位置,使上下颌骨矢状向关系协调。下颌骨生长完成的时间,男性约在20～22岁,女性约在18～20岁。面部生长型可分为三种:平均生长型、垂直生长型和水平生长型。下颌骨的生长或位置异常应早期矫治,去除𬌗干扰及肌功能异常,让其正常生长。如果下颌骨发育过度,则抑制下颌骨的生长;下颌骨发育不足,应早期促进下颌骨的生长,使上下颌骨协调生长。

五、临床常见错殆畸形的早期矫治

(一)预防性矫治

1.胎儿时期　母体的健康、营养、心理及内外环境对胎儿的早期发育十分重要。在妊娠期的前 40 周,尤其是妊娠初期头 3 个月,胎儿在母体内生长发育迅速,各种遗传和物理、化学因素非常容易造成先天发育畸形;而妊娠后期又是神经系统发育重要时期,因此,母亲的身体和精神的健康是优生和避免畸形的关键。为此,孕期母亲应注意以下问题:

(1)应保持良好的心理状态,心情愉快。

(2)应重视孕期营养的摄取。摄入丰富的含糖、蛋白质、脂肪、钙、磷、铁等无机盐类食物和多种人体需要的维生素,补充叶酸,以保障胎儿在母体内能正常生长发育。

(3)应避免病毒性高热疾病及性病,如流感、疱疹等。妊娠早期,这类病毒感染的疾病,常常影响胎儿的面、颌部早期生长发育。据报道,母亲在妊娠 3～4 个月内患风疹,其胎儿畸形可高达 15％～20％,可能造成牙发育不全、牙缺损、唇腭裂、小颌畸形、小头畸形、先天性心脏病等。如发生这类疾病,一般可能自然流产或采取人工流产。

(4)应避免接受过量的放射线照射,避免接触有毒、有害物质及污染的环境。特别时电脑辐射、手机辐射、高压电线辐射以及有毒的工厂车间,这些都是导致胚胎致畸,甚至死亡而流产的重要原因。

(5)应避免摄入烟、酒、咖啡,避免服用一些化学药物以及吸毒等。这些均可妨碍胎儿在子宫内的正常生长发育,造成一些影响牙及颜面美观和功能的发育畸形。

(6)采用自然产分娩时,避免分娩时的辅助操作对颅面造成损伤而致畸形。

2.婴儿时期

(1)使用正确的喂养方法:提倡母乳喂养,喂养的姿势为约 45°的斜卧位或半卧位。正确的喂养姿势和足够的吮吸时间(每次约半小时),可以刺激婴儿唇颊肌、舌肌、口周肌的功能运动,促进面颌部的正常生长发育。如果采用人工喂养时,最好使用仿生的扁形奶头,使之与口唇外形吻合;此外,奶头孔不宜过大或过小,以便婴儿有足够的吮吸功能活动,刺激面颌部的正常生长。不论母乳喂养,还是人工喂养,婴儿都不能睡着吮奶,因为长期睡着吃奶,可能使下颌过度前伸、偏斜而形成上下颌骨矢状向及横向位置不调。

(2)养成正确的睡眠位置:婴儿多数时间是在睡眠和床上活动,应经常更换睡眠的体位与头位,以免因长期处于同一姿势,使头部受压变形而影响面颌的正常生长。睡眠姿势对颌面部形态的影响,在出生后第 1 个月的婴儿身上影响最大。

(3)破除不良习惯:婴儿时期可因吮吸活动不足或缺乏与周围亲人的情感交流,而常有口腔不良习惯,如吮拇、吮指、吮咬唇或咬物等。如果发现有口腔不良习惯,应尽早破除。长时间的口腔不良习惯将影响牙齿及面颌部的正常生长发育。但对于 1～2 岁之前的幼儿的一些习惯,可能为一种正常的心理需求,可不必强行纠正。

3.儿童时期

(1)饮食习惯:应避免偏食,教育儿童养成良好的饮食习惯。儿童时期全身和颅颌面的生长发育很快,应注意补充富含营养和一定硬度的食物,促进和刺激牙颌正常发育。

(2)防治全身及颌面部疾病:如有扁桃体过大、鼻炎、鼻窦炎时,应尽早治疗,以维持呼吸道通畅,从而避免用口呼吸习惯。长期呼吸功能异常的患儿,常可造成牙颌畸形。此外,一些影响生长发育的急性高热性疾病或慢性病也应尽早治疗,否则将影响牙齿及颌骨的发育。

(3)防龋:防龋是儿童时期口腔预防保健的重要任务。由于乳牙列2.5~3岁建𬌗,直至12岁左右才被恒牙替换完,持续时间较长。因此,儿童时期保持乳牙列的健康完整十分重要。应用含氟的防龋牙膏刷牙,使用氟片及含漱液;养成儿童良好的刷牙和口腔卫生习惯,睡前不能吃糖等甜食;第一恒磨牙萌出后可通过窝沟封闭术避免龋坏的发生。如已发生龋坏,应及时治疗,恢复乳牙冠的正常外形以保持牙弓的长度,才能保障后继恒牙顺利萌出并建𬌗。例如一侧后牙龋坏时患儿常用对侧咀嚼,易形成单侧咀嚼习惯;如双侧后牙龋坏常导致下颌前伸,用前牙咀嚼,可能形成前牙反𬌗。同时由于第一磨牙自动前移而使牙弓长度减短,导致前磨牙萌出时位置不足,造成牙齿错位、牙列拥挤、前磨牙阻生、个别牙反𬌗或锁𬌗等错𬌗畸形。

(4)掌握儿童心理:婴幼儿缺乏亲人爱抚,则会影响其身心及智力发育,表现出胆小、孤独、迟钝等。疲倦、饥饿、不安全感、身体不适等均可导致幼儿吮指等不良习惯。另外,年龄稍大的儿童仍有吮指行为,常引起同学的讥笑和大人的责难,可造成患儿某种程度的心理伤害。因此,家长纠正不良习惯时决不能单纯采取责备、打骂的方法,这时家长、老师、医师相互配合,给予正确的心理指导及恰当的治疗,才能获得良好的效果。

(二)阻断性矫治

1.不良习惯的早期矫治

(1)舌习惯

1)临床表现:舌习惯包括吐舌、伸舌和舔牙习惯。吐舌和伸舌习惯中,舌位于上下前牙之间,舌肌的压力抑制了前牙的垂直向生长,形成前牙开𬌗。下颌骨有时也伴随舌而前伸,形成下颌前突或反𬌗。另外,由于舌前伸放于上下颌牙齿之间,使颊肌张力增加,导致牙弓缩窄,后牙伸长,下颌向顺时针方向旋转。舔牙习惯造成唇颊肌与舌肌的肌力不平衡,引起的畸形因所舔部位而异。舔上前牙,使上前牙唇倾,形成深覆𬌗深覆盖;舔下前牙,使下前牙前突,造成反𬌗;同时舔上、下前牙时,可导致双颌牙弓前突;牙弓前段还可出现广泛性间隙或局限性开𬌗。

2)矫治方法

①消除病因并对儿童进行心理辅导,及时阻断异常舌习惯和舔牙习惯。

②通过健康宣教使家长了解正确的知识,教育儿童改正不良舌习惯。

③对已形成的错𬌗畸形早进行矫治。常用带腭刺、腭网或腭屏的活动矫治器治疗舌习惯及其继发畸形。

(2)吮咬习惯及唇习惯:常见的吮咬习惯有吮指、咬唇、吮颊和咬异物。吮咬习惯常发生在婴儿时期,由于吮吸活动不足、过早断奶、无意识动作或缺乏与家人情感交流,常常在哺乳时间之外或睡眠时吮吸手指、吮颊、吮唇等,多数儿童可随年龄的增大,被其他活动所取代而消失,一般不会产生不良作用。但这种吮咬活动如果持续到3岁以后,则属于口腔的不良习惯,将对牙颌面产生不良影响。吮咬习惯引起的错𬌗畸形包括由被咬物引起的局部畸形和由于肌力平衡破坏造成的其他牙颌面畸形。

1)临床表现:常见吮咬习惯有以下五种,可形成不同的错𬌗畸形:

①吮拇指,由于拇指放在上下前牙之间可造成上切牙前突、下切牙内倾、前牙开𬌗,拇指上常可查见咬痕。同时,因吮拇时唇颊肌收缩,颊肌的压力增大可使上牙弓缩窄、腭穹隆高拱、后牙伸长,下颌向下、后旋转,出现长面型。

②吮其他指,与拇指不同,其他手指的放置,多将下颌引导向前而使下颌过度前伸,造成切𬌗或反𬌗。

③吮咬唇,如咬上唇,下颌常前伸,上前牙区唇肌张力过大,妨碍上牙弓前段的发育,易形成前牙反𬌗;如吮咬下唇,常造成上前牙舌侧压力过大而使上前牙前突,同时下切牙唇侧压力过大而使下切牙内倾,妨碍下牙弓前段的发育,下颌后缩,临床上较为常见。

④吮咬颊,由于吮咬颊部,牙弓颊侧的压力过大,妨碍牙弓宽度的发育,可使上下牙弓狭窄,或形成后牙开𬌗。

⑤咬物,如咬铅笔、咬衣服、啃指甲等,在咬物的位置上常呈局部小开𬌗。

2)矫治方法

①心理治疗,阻断不良习惯的形成和发展。在婴儿期,一方面可用正常的喂养方式和亲密的母婴交流,消除婴儿心理上的不安和孤独感,引导形成正确的吮咬习惯;另一方面,可在患儿手指或被咬物上涂抹苦味药水或戴指套,阻断异常的条件反射。在儿童期及青少年期,利用儿童自身逐渐加强的自我意识,通过教育,取得儿童合作,促使其自行改正不良习惯。家长的监督和提醒也是强化其自我意识的重要方法。

②矫治器治疗:对于难以单纯从心理上改正的不良习惯,或已造成某些严重畸形者,在乳牙列期或混合牙列期即可戴用一些破除不良习惯的矫治器,阻断不良习惯,同时辅助心理治疗,阻断异常的条件反射。常用矫正装置可用短腭刺、腭网、唇挡、带刺唇弓和颊屏等的活动矫治器改正不良吮吸习惯。对有前突和广泛性间隙者,可用带双曲唇弓或改良唇弓的活动矫治器,通过唇弓加力关闭间隙。对局部性间隙,可用附单曲纵簧、圈簧或弓簧等活动矫治器,或局部固定矫治器,用较温和的力量关闭间隙。对深覆𬌗和深覆盖者,可在活动矫治器的基托上附平面导板或斜面导板。

(3)异常吞咽

1)临床表现:牙齿萌出完成后,儿童仍保持婴儿型吞咽动作进行吞咽,为异常吞咽。婴儿型吞咽是乳牙萌出前的吞咽方式,即伸舌并放在上下颌龈垫之间,唇、颊收缩形成唧筒状吸奶并进行吞咽。在牙齿萌出完成后,婴儿型吞咽逐渐被正常的吞咽动作所取代。异常吞咽习惯常常与异常伸舌习惯相伴行,甚至难以弄清其因果关系。伸舌吞咽可表现出两种不同的错𬌗畸形,水平生长型患儿常表现为双牙弓前突,垂直生长型者常表现为前牙开𬌗。

2)防治方法:①消除病因,改变婴儿的进食方式,使婴儿型吞咽顺利过渡到正常吞咽方式;②通过健康宣教,使家长了解正确的知识,教育儿童改正不良吞咽习惯和舌习惯,并训练正常的吞咽方式;③对已形成的错殆畸形及早进行矫治。

(4)口呼吸习惯:由于鼻呼吸道异常,如鼻炎、鼻窦炎、鼻甲肥大、腭扁桃体或咽扁桃体肥大等,引起鼻通气道阻塞或部分阻塞,患者被迫长期部分或全部用口呼吸,称口呼吸习惯。也有少数患者无鼻呼吸道异常,为习惯性口呼吸。

1)临床表现:口呼吸患者由于长期习惯张口呼吸使下颌及舌下降,唇肌松弛、开唇露齿、唇外翻、上前牙前突、上牙弓狭窄;由于气道从口腔通过妨碍硬腭的正常下降,腭穹隆高拱;由于张口时后牙持续萌出而使下颌向下、向后旋转,形成开殆和长面畸形。

2)临床诊断:检查时应了解鼻及咽呼吸道是否通畅。①最简单的鼻气道检查方法是让患者闭口,让其深吸气、呼气,正常时外鼻翼会扩动,即鼻孔的大小及形态随呼吸而变化;若用少许棉花放在鼻孔前,呼吸时可明显见到棉花飘动。②此外,也可用一块双面镜平放在患者鼻孔与口裂之间,1~2分钟后观察镜子的口面和鼻面的镜面是否有雾气,可判断是否由口呼吸。

3)防治方法:首先应治疗慢性或急性鼻呼吸道疾病,必要时切除过大的扁桃体,待鼻呼吸道完全通畅后,再酌情进行矫治;年幼的儿童,畸形尚不严重时,除教育其不用口呼吸外,可用前庭盾、不透气的特制口罩,遮盖患者口部迫使其用鼻呼吸,改正口呼吸习惯;同时加强口唇肌功能训练,针对口呼吸所引起的各种畸形,采用相应方法进行矫治。

(5)偏侧咀嚼习惯:因一侧后牙龋坏未治而产生疼痛,或一侧牙为残根、残冠而用单侧咀嚼,称偏侧咀嚼。长期单侧咀嚼习惯可使下颌功能侧发育过度、失用侧发育不足,功能侧咀嚼肌、翼内肌发达、失用侧肌张力不足。

1)临床表现:面部左右侧不对称,失用侧面部显丰满;下颌偏向一侧,颏点及中线偏斜,甚至形成单侧反殆;磨牙关系可能一侧为中性殆或远中殆、另一侧为近中殆,妨碍儿童口颌系统的发育和正常的功能运动。长期单侧咀嚼可形成偏颌畸形。

2)矫治方法:尽早治疗乳牙列的龋牙,拔除残冠残根,去除殆干扰,修复缺失牙,并嘱患者必须双侧咀嚼,改正单侧咀嚼习惯。如已形成错殆且恒牙已完全萌出的患者,根据错殆的情况进行一般性矫治。

2.牙数目异常的早期矫治

(1)多生牙

1)病因及表现:由于遗传或牙胚在发育过程中牙板断裂,残余上皮发育形成一个或数个多于正常牙齿数目的牙齿组织,又称额外牙或多生牙。锁骨颅骨发育不良综合征因造牙活动增强,萌牙却受抑制,常表现为多生牙及萌出受阻,并伴有锁骨缺失。

乳牙列中多生牙罕见。在混合牙列的儿童中,其发生率为0.3%~3.8%,有时也在恒牙列患者中出现多生牙。在腭裂、牙槽突裂的患儿中多生牙的发生率可高达37%。

多生牙最常见于前牙区,前磨牙区和磨牙区也可发生。数目一般为一个或多个,形状多不规则,圆锥形、钉形较多见,偶尔也有与恒切牙外形相似者。多生牙一般向殆方萌出,但在中切牙区有的多生牙阻生于颌骨内或冠根倒置阻生。

2)危害:由于牙弓中存在多生牙,常使正常的恒牙迟萌、错位萌出或阻生,进而引起牙弓前突或拥挤;未萌的多生牙压迫恒牙根,可引起恒牙倾斜、间隙、旋转错位或牙根吸收;少数未萌多生牙也可对恒牙无影响或形成牙源性囊肿。

3)诊断:X线牙片或全口牙位曲面体层X线片可准确地作出诊断。临床检查可见萌出的多生牙形状异常,牙齿数目较正常多,常伴有恒牙错位。未萌多生牙亦常使恒牙错位、扭转,或在牙弓中出现间隙。

4)矫治:对已萌出的多生牙,宜尽早拔除,以便恒牙自行调整。不能自行调整时,可用简单的矫治器进行矫治。但对于形态、大小和位置正常,而恒牙错位,矫治困难,或恒牙严重龋坏,可考虑保留多生牙而拔除恒牙。

阻生的多生牙和冠根倒置于牙槽骨中的多生牙,对于已经压迫恒牙,造成畸形或牙根吸收,以及形成囊肿者,应尽早拔除。但如果多生牙位置高,不压迫恒牙牙根,不妨碍恒牙的移动,同时外科手术拔除困难时,可以定期观察暂时不予处理。

(2)牙先天缺牙:牙先天缺牙是指一个或多个牙胚发育不足,使牙组织不能分化形成牙齿。多见于恒牙列中,其发生率约为2.3%～6.0%。乳牙列中先天性缺牙较少,1984年对成都市乳牙殆调查中,先天缺乳牙约占2.9%。另外,外胚叶发育不全综合征的患者可能有全部或多个牙先天缺失,称为无牙畸形或少牙畸形。这些患者往往还有毛发稀少、皮脂腺与汗腺分泌减少,指甲发育不全等特征。

1)病因及表现:遗传因素、局部根尖感染破坏恒牙胚,外胚叶发育不全患者和某些系统性疾病,如佝偻病、结核病、梅毒等都可导致先天性缺牙。

一般来说,缺失牙好发部位多为功能牙段最远中部位的牙。如切牙段缺失,则一般为侧切牙,前磨牙段缺失一般为第二前磨牙,磨牙段缺失一般为第三磨牙。罗颂椒报道在正畸患者中,缺失最多的牙为下颌切牙,其次为上颌侧切牙、下颌第二前磨牙和上颌第二前磨牙。Dolder等报道牙缺失最多者依次为下颌第二前磨牙、上颌侧切牙、上颌第二前磨牙和下颌切牙。

2)危害:如果先天性缺牙伴有邻牙移位,可造成牙弓长度缩短,使上下牙弓关系不协调,引起相应畸形:上颌侧切牙先天缺失,则上颌牙弓长度缩短,形成前牙切殆或反殆;下切牙先天缺失可使下牙弓长度缩短,前牙失去正常的殆接触关系,形成深覆殆或深覆盖,严重者可引起下颌骨发育不足或位置异常,形成骨性畸形;前磨牙先天缺失则可能出现磨牙关系异常。单侧先天性缺牙还可能出现中线偏斜,影响面部美观。

3)诊断:根据临床病史(拔牙或外伤史)、口腔及模型检查,特别是全口牙位曲面体层X线片可准确地诊断恒牙早失。

4)矫治:根据缺牙的数目、位置、牙排列和殆关系,患者侧貌和生长发育状况,以及乳牙和间隙情况,可选择以下方法。

①保存乳牙,暂时观察:适用于牙齿排列整齐,乳牙牙根未吸收、稳固,仍能发挥功能,殆关系基本正常者。

②开展间隙,义齿修复:主要用于前牙缺失和多数牙先天缺失。适用于邻牙未移位或移位较少,牙弓中余有间隙,其他牙齿关系正常,无拥挤或前突,经修复后可得到更好的矫治效果者。另外,先天性缺牙造成牙弓长度缩短,引起上、下牙弓或颌骨关系异常,甚至影响面部侧貌

者,也可通过开辟间隙,修复失牙,恢复牙弓长度,建立正常的前牙关系,协调上下颌骨关系。多数牙先天缺失,不能通过邻牙移位来替代者,需集中间隙进行修复,以恢复咀嚼功能;单侧前牙缺失后中线偏斜,后牙关系基本正常,而患者对前牙美观要求较高者,应进行适当的矫治,使中线恢复正常,再酌情修复前牙。

③关闭间隙,用邻牙替代失牙:多用于前磨牙先天缺失,通过磨牙前移替代,磨牙近中移动时应防止牙冠倾斜,注意调𬌗防止𬌗干扰;也适用于失牙侧牙弓内牙齿排列整齐,颌骨大小正常,而对𬌗牙弓牙列拥挤或前突。上颌侧切牙缺失后,可将尖牙移向近中代替侧切牙,此时应将尖牙外形进行调改,并降低第一前磨牙的腭尖,以便其前移。

④减数或减径对𬌗牙,使上下颌协调:侧如先天缺失两个下切牙,牙排列整齐,而上牙列拥挤或前突,可通过上颌减数或减径,矫治前突或拥挤,使上、下牙弓协调,建立正常的前牙覆𬌗覆盖关系。

⑤功能矫形治疗,协调上下颌基骨关系:适用于下颌先天性缺牙造成牙弓长度缩短,引起上、下牙弓或颌骨关系异常,甚至影响面部侧貌者。可在患者青春发育高峰期前或青春发育高峰,使用功能性矫治器,促进下颌骨生长,协调颌骨关系,调整前牙覆𬌗覆盖。

(3)乳牙早失

1)病因及表现:病因一般为龋坏、外伤、恒牙胚引起乳牙根过早吸收和医师处理不当而过早拔除。乳牙过早缺失影响正常的咀嚼活动,进而可影响到颌骨的正常生长发育和恒牙胚在颌骨中的正确位置,造成牙替换异常,如牙错位、牙列拥挤等。

2)危害:常见乳牙缺失部位及其危害有以下方面:

①下乳尖牙早失:常在下切牙萌出时因严重拥挤而使下乳尖牙的牙根吸收而早脱,或医师使用序列拔牙不当过早地将下乳尖牙拔除以期排齐下切牙,结果导致下切牙向远中移动,下牙弓前段缩短使上下牙弓大小不协调,常造成深覆𬌗。

②个别乳磨牙早失:乳磨牙龋坏未治疗而成残冠、残根,牙髓感染致乳磨牙早失,第一恒磨牙常常向前移位占据乳磨牙的间隙,以致后继前磨牙萌出时因位置不足而错位萌出。

③多数乳磨牙早失:无论单侧或双侧多数乳磨牙早失,将明显影响儿童的咀嚼功能,妨碍颌骨正常生长发育,并造成单侧咀嚼和前伸下颌用切牙咀嚼的习惯,可能造成单侧后牙反𬌗或前牙反𬌗。

3)诊断:口腔检查发现乳牙缺失,X线片显示后继恒牙牙根尚未发育或仅形成不到1/2,牙冠𬌗面有较厚的骨质覆盖即可诊断为乳牙早失。

4)矫治:一般应通过间隙分析,判断畸形的原因、部位和严重程度。根据分析结果,采取不同的方法进行预防和阻断矫治。

①间隙维持:间隙维持适应于一个或多个乳牙早失,后继恒牙存在,且距其萌出时间在6个月以上,牙弓长度和周长未减小,但有减小趋势。根据失牙的数目、位置和后继恒牙的发育情况,间隙维持可选用丝圈式间隙维持器、部分义齿式间隙维持器和固定舌弓式间隙维持器等。

②间隙恢复:间隙恢复适用于牙列中一个或多个乳牙早失,第一恒磨牙近中移动或前牙舌

倾,造成牙弓中间隙丧失,预计间隙恢复后可有足够间隙容纳所有牙齿,以利于牙列的正常替换和调整者。常用的间隙恢复矫治器有口内指簧活动矫治器、下颌活动舌弓、唇挡和口外弓牵引等。

（4）恒牙早失

1）病因及表现:常见病因多为龋坏、外伤和医师处理不当而过早拔除等。各个部位的牙齿均可能受累。临床多因外伤造成前牙缺失;第一磨牙因龋缺失;或医源性错误拔除上颌尖牙或下前牙。

2）危害:临床表现可因恒牙缺失的部位、数目和时间长短不同,造成不同的功能和美观损害,并可能继发引起其他牙颌畸形。恒牙早失破坏了牙弓的完整性,缺隙两侧的牙向缺隙区移动、倾斜,而使上下牙弓的殆关系紊乱;影响下颌功能运动,使咀嚼功能受障碍。前牙缺失不仅影响美观,而且造成前牙覆殆覆盖关系异常,严重者甚至可导致颌骨发育异常。

3）诊断:根据临床病史（拔牙或外伤史）、口腔检查和 X 线牙片可准确地诊断恒牙早失。

4）矫治:矫治原则和方法与先天性缺牙类似。

3.牙形态、大小、位置异常的早期矫治

（1）过大牙:比一般牙齿明显偏大的牙称过大牙,或称巨牙。有广泛性巨牙和个别性巨牙之分。广泛性巨牙是指全口所有牙齿都有比正常牙齿大,多由于垂体功能亢进引起,较为罕见;个别性巨牙是指个别牙齿大于正常牙,其形成原因不明,应与融合牙相区别。

巨牙畸形可造成局部牙齿错位或拥挤。在不影响美观的情况下,可调磨巨牙,纠正畸形;或按拥挤进行治疗。

（2）过小牙及锥形牙:小于正常牙齿的牙称为小牙,有广泛性小牙和个别性小牙之分。广泛性小牙是指全口所有牙齿都有比正常牙齿小,但形态正常,多由于垂体功能减退引起,较为罕见;个别性小牙是指个别牙齿小于正常牙,较常见于上颌侧切牙和第三磨牙,常伴有牙齿形态异常,如形成锥形牙。

小牙畸形可造成局部间隙,一般保持局部间隙进行修复,恢复其正常大小和形态。

（3）融合牙:由两个正常牙胚融合形成,乳牙多于恒牙,可能有遗传倾向,与牙齿数目退化减少有关。

融合牙可造成局部间隙,可保留间隙,恢复两个牙齿的形态和大小。间隙较小者,可关闭间隙。

（4）萌出位置异常

1）病因及表现:牙量骨量不调、恒牙胚异位、第一恒磨牙牙冠过大,第二乳磨牙远中面过突,且牙颈部缩窄,以及第一恒磨牙萌出时产生锁结都可造成恒牙萌出时方向偏离正常位置,又称异位萌出。常见于第一、第二磨牙和下切牙异位萌出。

2）危害:可致牙列间隙、牙列拥挤,造成邻牙牙根吸收等。常为患者就诊的主要原因。

3）诊断:通过临床观察、模型分析及 X 线牙片、全口牙位曲面体层 X 线片、CBCT 扫描可确诊。

4)治疗

①异位萌出牙仅部分萌出或未萌出时,应定期观察。对已引起邻牙损害者,应对其进行治疗。若相邻乳牙已无保留价值,可拔除并作间隙保持。

②如果第一磨牙牙冠部分萌出,但位置向近中倾斜时,可用黄铜丝结扎紧产生的力将磨牙移向远中,改变其萌出道,以便其正常萌出。

③如果第二磨牙萌出道异常,可在第一磨牙上做带环,焊伸向后的牵引钩,在第二磨牙牙冠远中部分粘结纽扣,与牵引钩间挂橡皮圈,使第二磨牙向远中、𬌗方移动,以纠正异常的萌出道。

④下切牙异位萌出时常造成乳尖牙牙根吸收、早脱,可用固定舌弓维持牙弓长度,防止下切牙向远中倾斜及第一乳磨牙向近中移动。

4.替牙及恒牙萌出异常的早期矫治

(1)乳牙滞留

1)病因及表现:乳牙超过正常替换时期而未脱落称为乳牙滞留或乳牙迟脱。病因可为:①恒牙胚的位置异常、萌出道异常,或恒牙胚先天缺失,使乳牙根全部或部分未被吸收而滞留;②因乳磨牙严重龋坏致根尖周感染,造成乳牙根粘连而滞留;③少数乳牙滞留是由内分泌疾病所引起,如垂体和甲状腺功能不足。

2)诊断:临床检查乳牙未脱,恒牙已开始萌出,常见为恒下切牙和上侧切牙舌向错位萌出、上尖牙唇向萌出而相应的乳牙未换。乳磨牙如发生粘连,临床可见乳磨牙较周围牙下沉,X线牙片可确诊乳磨牙是否粘连。

3)矫治

①应尽早地拔除滞留的乳牙,以便恒牙在萌出的过程中自行调整。

②乳下切牙滞留、恒下切牙舌向萌出的患者,在拔除乳下切牙后,舌向错位的下切牙一般能向唇侧调整到正常的位置。

③上侧切牙舌向萌出,如已与下切牙建立咬合关系,并形成反𬌗时,常需要矫正。

④上尖牙错位萌出的患者,一般应进行正畸治疗。

⑤乳磨牙粘连的患者,拔除粘连的乳磨牙后,应密切观察后继前磨牙的萌出。如果前磨牙牙根已基本形成但又无法自行萌出时,应根据患者的情况全面考虑后再进行正畸治疗。

(2)恒牙早萌

1)病因及表现:大多是乳牙根尖周感染,破坏了牙槽骨及恒牙胚的牙囊,使后继恒牙过早萌出。此时,恒牙牙根尚未形成或刚开始形成(其长度不足 1/3)。早萌牙常轻度松动,易受外伤或感染而脱落。

2)诊断:恒牙早萌通过临床检查和 X 线片直接确诊。

3)矫治:可用阻萌器阻止早萌牙萌出,阻萌器一般是在丝圈式间隙维持器上焊结钢丝,防止恒牙过早萌出。定期观察牙根发育情况,如牙根已形成 1/2 以上时,可取下阻萌器让其萌出。

(3)恒牙迟萌

1)病因及表现:恒牙在应萌出的时期未萌,而对侧同名牙已萌出时,称恒牙迟萌。常见病因可为：①乳磨牙早脱后，邻牙向缺隙倾斜或移位，使牙弓长度变短、间隙不足而使恒牙阻生；②乳磨牙龋坏继发根尖周感染，牙根与牙槽骨粘连，妨碍后继恒牙的萌出；③恒牙胚错位或恒牙萌出道异常，阻碍其他恒牙萌长；④多生牙、龋齿充填物或残根使恒牙萌出道受阻；⑤囊肿、牙瘤、牙龈纤维组织增生或恒牙萌出道上有致密的骨组织，妨碍恒牙的萌出；⑥全身疾病，如甲状腺功能不足，影响恒牙胚的发育而导致迟萌。

2）诊断：临床上，萌出道异常的恒牙常见邻牙牙根有吸收，如牙根吸收太多并波及牙髓时常有疼痛，甚至松动、脱落。牙片显示未萌恒牙牙根已大部形成，但位置异常，部分或全部阻生。

3）矫治

①分析迟萌、阻生的原因，尽早拔除迟脱的乳牙、残根、残冠、多生牙，切除囊肿、牙瘤和致密的软硬组织，消除导致迟萌的原因。

②如恒牙牙根已形成 2/3 以上而萌出力不足时，可用外科手术开窗、暴露牙冠并立即在牙冠上粘结纽扣或托槽，同时使用活动矫治器或固定矫治器，用橡皮圈、弹力线等进行牵引，逐渐引导牙齿萌出至牙弓内。

在导萌前，应通过 X 线片（全景片、咬合片、牙片及 CBCT），了解牙齿的在颌骨内的位置，精确定位牵引方向。对有间隙不足或牙胚错位者，经间隙分析后，可先用螺旋弹簧局部开展间隙，为迟萌牙的萌出准备足够的位置。在导萌时，对牙长轴方向或牙齿位置异常者，应酌情适当调整牵引方向，使阻生牙不与周围其他牙相接触；牙齿萌出后，进一步改正牙轴和牙位，逐渐牵引牙齿进入牙弓。替牙列期的牵引助萌，多采用活动矫治器设计。

5.牙列拥挤的早期矫治　牙列拥挤是指现有牙弓弧形长度不能容纳牙齿数目而引起的错𬌗畸形。乳牙列期牙列拥挤较少，混合牙列期较多但可能自行调整。由于牙萌长可刺激及促进牙槽及颌骨的生长调整，一般不主张过早拔牙矫治，对早期牙列拥挤矫治的关键是疏导及观察。仅对有遗传背景，及严重阻碍生长发育及妨碍咬合者，才考虑序列拔牙治疗。

(1)病因及表现：主要是牙量骨量不调，也可能是替牙期乳牙早失、磨牙前移引起。临床表现为牙齿错位、排列不齐、重叠，又可表现为牙列前突，覆盖过大。

(2)诊断和鉴别诊断：由于混合牙列期处于乳、恒牙交替的阶段，牙弓和颌骨处于快速生长期，可能存在暂时性拥挤，常常难以准确判断拥挤程度。所以应对牙列拥挤进行间隙分析，作出正确的诊断，排除暂时性拥挤。如为暂时性畸形应进行观察，替牙过程中常可自行调整；如为永久性畸形，则分为轻度、中度、重度拥挤，再根据情况酌情处理。

(3)治疗原则

1)轻度牙列拥挤的矫治：拥挤量不足 4mm 的轻度牙列拥挤患者，可通过间隙恢复法恢复牙弓长度。可应用口内金属唇挡消除异常的肌张力，并借唇肌的力量推磨牙向后；也可使用口外弓推磨牙向后，恢复牙弓长度，解除拥挤。

2)中度牙列拥挤的矫治：混合牙列期拥挤量为 4～8mm 的中度牙列拥挤患者，由于很难预计生长调整变化，一般也不进行早期矫治，以观察为主。采用间隙监护、片切乳磨牙邻面，定期观察至恒牙期，再酌情按牙列拥挤矫治。但对一些伴有个别恒牙反𬌗、阻碍咬合及颌骨发育调整的错位牙，可设计简单矫治器进行矫正，以保障正常的建𬌗过程及上下颌骨的生长调整。

3)严重牙列拥挤的矫治:对拥挤量大于 8mm 确诊为严重牙列拥挤及有拥挤倾向家族史的患儿,可观察至替牙期结束,按牙列拥挤矫治;也可采用序列拔牙法治疗。但采用序列拔牙法应十分慎重,因为疗程长达 3～4 年,患者必须合作,且必须在有丰富临床经验的正畸医师监控下才能进行。此外,采用序列拔牙法的病例一般不可能完全调整得很理想,常需在恒牙列期再做进一步矫治。目前用现代固定矫治器技术对牙列拥挤的矫治并不困难,如果医师经验不足,患者不能坚持定期复诊时,宁可观察,等待恒牙替换结束,拥挤程度确定后,再进行拔牙矫治。

(4)序列拔牙治疗:序列拔牙系在适当的牙齿萌出替换期,按一定顺序主动逐次拔除待替的乳牙,最后拔除上下双侧各一颗恒前磨牙,以解除牙量骨量不调所致的拥挤,利于恒牙的顺利萌出和整齐地排列于牙弓,并建立良好的咬合功能的一种早期拔牙治疗方法。

1)序列拔牙的理想条件

①相对严重的真性遗传性牙量骨量不调;

②混合牙列期,正在发育成Ⅰ类恒牙关系的近中阶梯;

③切牙覆盖小;

④切牙覆𬌗小;

⑤面型为直面型,或轻度牙槽前突。

2)序列拔牙法的治疗程序

①拔除乳尖牙:当侧切牙萌出时严重拥挤、错位,约在 9 岁左右时拔除乳尖牙,让侧切牙利用乳尖牙的间隙调整到正常的位置。

②拔除第一乳磨牙:9～10 岁时拔除第一乳磨牙让第一前磨牙尽早萌出。

③拔除第一前磨牙:序列拔牙法的目的是最终拔除第一前磨牙,让尖牙萌出到第一前磨牙的位置上。

3)序列拔牙法的注意事项

①长期监控:序列拔牙是一种较长期的治疗过程,需要正畸医师历时数年的严密监控,定期复查和患儿的良好合作。一般每半年应拍摄全口牙位曲面体层 X 线片及取牙𬌗模型记录观察,以便对拔牙间隙、拔牙部位、拔牙时机进行正确判断,必要时应及时调整治疗计划,甚至终止采用序列拔牙治疗。

②深覆𬌗问题:使用序列拔牙法时,在拔牙后的自行调整过程中,拔牙隙邻近的牙齿可能向缺隙倾斜或遗留间隙,造成前牙舌向移动,牙弓前段缩小。此外,由于尖牙萌出时,牙弓宽度通常还要发育,如果过早拔除了下乳尖牙,可因下牙弓前段缩小而加深前牙深覆𬌗。因此,也有的人主张将采用序列拔牙时间推迟到 10 岁以后,即在下尖牙萌出、颌骨宽度增长后再做间隙分析。此时,如下尖牙萌出完全无间隙,则可拔除下第一乳磨牙,让下第一恒前磨牙提早萌出后再拔除。也可同时拔除下第一乳磨牙及恒第一前磨牙牙胚,让下尖牙萌出于下第一前磨牙的位置上。而上颌由于牙萌出的次序是第一前磨牙先于尖牙萌出,如果上尖牙完全无间隙萌出,则及时拔除上颌第一前磨牙以利于上尖牙萌出至上第一前磨牙的位置上。

③后期矫治:采用序列拔牙法的病例,一般不可能自行调整得很理想,特别是扭转、错位的

牙齿多不能完全到位。因此,常需在恒牙列期时再进行必要的二期固定矫治器矫治,即对牙位、牙弓形态及咬合关系做进一步精细的调整。

6.矢状向不调的早期矫治 牙和牙槽、颌骨及颅底在大小、位置和生长方向上发生前后向不调,并引起颅颌面畸形,称矢状向不调。这些器官在结构和位置上的不调可能互相代偿,而减轻畸形;也可能互相叠加,而加重畸形。在这些结构中,有些可以通过矫形力进行影响而发生较大改变,如牙弓、牙槽和颌骨。而有些结构目前则难以改变,如颅底结构。因此,对于牙齿、牙槽、颌骨和肌肉异常造成的畸形进行诊断和鉴别诊断,弄清错𬌗畸形的形成机制,才能选择正确治疗时机和手段,取得良好的疗效。此外,矢状向不调的患者往往还常伴有垂直向或水平向关系不调。

(1)Ⅰ类错𬌗(磨牙中性关系)的早期矫治:在乳牙列期和混合牙列期,牙性矢状关系不调最常见的表现为前牙覆盖过大,即上前牙前突,而磨牙一般为中性𬌗关系。

1)病因机制

①口腔不良习惯,如吮指习惯、咬下唇习惯和舔上前牙习惯等,都可引起上前牙前突。

②上前牙区多生牙、下前牙先天缺失也可使上前牙前突或相对前突。

2)临床表现:上前牙唇倾,常存在散在间隙;上牙弓缩窄,长度增加;下前牙内倾或拥挤,前牙深覆盖和深覆𬌗;下牙弓 Spee 曲线增大;磨牙一般为中性𬌗关系。患者面部表现为上唇外翻、前突,下唇位于上前牙舌侧,开唇露齿,唇闭合困难。严重者可能上颌磨牙前移,上前牙间无间隙。

3)矫治原则和方法:去除病因,改正不良习惯,矫治已经出现的畸形。常用矫治器有腭刺、腭屏等改正口腔不良习惯。上前牙前突的早期矫治常常使用活动矫治器。根据不同需要,可增加不同矫治部件,达到不同的矫治目的。在活动矫治器上,可用唇弓关闭前牙间隙,内收前牙;也可用前庭盾治疗前突的切牙并改正不良习惯;对牙弓缩窄者,可先扩大牙弓;前牙深覆𬌗者,可在上颌矫治器上增加平面导板,抑制下切牙伸长并压低下前牙,改正深覆𬌗;对前牙无间隙,后牙前移者,可先用口外弓后牵引,推磨牙向后,再矫治前牙前突。

(2)Ⅱ类错𬌗的早期矫治:下颌第一磨牙近中颊沟相对位于上颌第一磨牙近中颊尖远中的各种错𬌗统称为Ⅱ类错𬌗。Ⅱ类错𬌗是临床常见的错𬌗畸形之一。临床实践中,Ⅱ类错𬌗既可表现牙、牙槽和牙列在矢状方向上的不调,也可表现为上、下颌骨在矢状方向上的不调。因此,Ⅱ类错𬌗不仅包括磨牙远中关系的错𬌗,也包括颌骨和牙弓远中关系的错𬌗。

1)病因机制:Ⅱ类错𬌗的形成原因错综复杂,除矢状关系异常外,常伴有垂直高度异常。不同错𬌗机制形成的Ⅱ类错𬌗,其临床表现也不同。

Rakosi 按Ⅱ类错𬌗的形成机制分为四类,并阐述了其形成机制:

第一类:上下颌骨正常,上牙弓及牙槽前突,下切牙舌倾或直立;

第二类:下颌后缩或发育不足,上颌正常;

第三类:上颌前突,下颌正常;

第四类:上颌前突和下颌后缩共同存在,局部牙齿可能错位。

国内外学者研究发现,Ⅱ类错𬌗形成的机制多为第二类,即下颌后缩,而上颌骨一般正常,上颌前突者很少。虽然上颌前突患者较少,但大多数患者都表现出上牙弓前突。此外,面部的垂直高度发育异常也是Ⅱ类错𬌗的重要特征。研究发现,半数以上的Ⅱ类患者都有垂直高度不调。其中,高角患者所占比例较大,且患者的下颌平面角越大,Ⅱ类面型越严重。这类患者矫治困难,治疗效果不佳。

因此,矫正Ⅱ类错𬌗时,不仅要考虑矢状方向的异常,而且还要根据垂直高度上的异常制订矫治方案,才能使牙𬌗关系和面型均得到较大改善。

2)临床表现

①颅底骨结构的异常:前颅底增长,导致面中份前突;后颅底增长因颅底角钝,使髁突位置靠后,下颌位置后缩及后下旋转。

②上、下颌骨矢状向的异常:下颌可表现为位置后缩,或下颌体、下颌支长度发育不足;上颌骨位置基本正常或前突、发育过度。但有的患者也可表现出上颌位置后缩。

③牙、牙列矢状向关系的异常:前牙表现为深覆𬌗,深覆盖。AngleⅡ1错𬌗上前牙前突,上牙弓缩窄,牙弓长度较长。而AngleⅡ2错𬌗上前牙内倾,牙弓前段方圆,下前牙可表现为拥挤和内倾。磨牙关系为远中关系。侧貌为凸面型,颏部后缩。

④伴有颌骨垂直关系不调:常由上、下颌骨或𬌗平面旋转引起,因而表现为腭平面、𬌗平面和下颌平面异常,高角(后下旋转)或低角(前上旋转)。

3)早期矫治原则:通常需结合X线片头影测量结果、模型和临床资料进行综合分析判断,再制订矫治方案。

①在生长发育高峰期或高峰前期,促进下颌骨的生长,与上颌骨协调;

②抑制发育过度或位置前突的上颌骨;

③通过诱导牙齿萌出,对牙槽进行生长控制,防止牙及牙槽的异常生长;

④通过移动牙齿和牙槽,改善后牙咬合关系和前牙覆𬌗、覆盖;

⑤改正口腔不良习惯,进行肌功能训练,矫正异常的肌肉功能,恢复正常的肌肉活动。

4)矫治方法

①改正口腔不良习惯,消除病因,进行肌肉训练。Ⅱ类错𬌗,特别是下颌后缩畸形,常有不良吮咬习惯,如吮拇指、咬下唇习惯等,造成口周肌肉及咀嚼肌功能异常,妨碍下颌正常地向前下生长和调整。所以临床矫治时,在改正牙错位、改正前牙内倾、扩大上牙弓的同时,应破除不良习惯,并进行肌肉训练。

②功能矫形治疗:常用的功能性矫治器有上颌斜面导板、FR、activator、bionator、Twin-Block、Herbst矫治器等,适用于面下1/3短或正常、下颌发育不足或位置后缩、上颌骨基本正常或轻度前突、上牙弓前突的患者。对Ⅱ类2分类患者,可先改正内倾的上切牙长轴后再进行功能性矫治。

③口外矫形力治疗:通常以头、枕或颈部作支抗,使用口外弓和头帽进行牵引。适用于上颌骨或上牙槽发育过度的患者,通过口外弓后上牵引以抑制上颌生长,等待下颌骨生长与上颌骨协调。牵引力一般为250～500g,牵引方向与𬌗平面成后上30°～35°角。

④矫形力+功能矫形治疗:结合使用功能性矫治器和口外牵引进行联合矫治,如头帽型肌激动器(HGAC),抑制上颌生长的同时,促进下颌向前下生长,协调上下颌骨关系。适用于上颌发育过度,下颌生长不足或位置靠后,所引起的骨性上颌前突和下颌后缩共存的患者。

⑤伴有垂直高度不调患者的治疗：低角患者的垂直高度较低，是功能性矫治器的适应证；高角患者的垂直高度过大，上颌骨、下颌骨及𬌗平面后下旋，可使用口外高位牵引结合口内矫治器控制垂直高度的生长，但较为困难。口外牵引方向通过上颌及上牙弓阻力中心之前，使上颌复合体及上牙弓前上旋转，下颌相应的前上旋转，改善𬌗关系和Ⅱ类面型。此外，也可用磁力矫治器，压低过度生长的上牙槽，改变颌骨的旋转方向。

⑥对下颌过小畸形及关节强直等患儿的治疗：由于涉及手术以及颌骨牵张成骨（DO）等问题，应与正颌外科充分会商后，才能作早期联合处置。

（3）Ⅲ类错𬌗的早期矫治：Ⅲ类错𬌗是指下颌第一磨牙近中颊沟位于上颌第一磨牙近中颊尖近中的一种错𬌗畸形。Ⅲ类错𬌗的形成机制复杂，临床常将下颌骨、下牙槽和下牙列位于上颌骨、上牙槽和上牙列近中的各类错𬌗畸形统称为Ⅲ类畸形。

1）病因机制：Ⅲ类错𬌗的形成原因错综复杂，除矢状关系异常外，常伴有宽度异常。不同错𬌗机制形成的Ⅲ类错𬌗，其临床表现也不同。

Moyers按Ⅲ类错𬌗的形成机制分为四类，常在临床中被广泛应用：

第一类：肌性错𬌗畸形：多由于𬌗障碍或吮唇、前伸下颌等不良习惯造成下颌位置前移，属肌功能性下颌前突。骨性结构基本正常，但如不及早矫治，可能造成牙性或骨性Ⅲ类错𬌗。

第二类：牙性错𬌗畸形：主要由于牙齿矢状向位置不正常引起，基骨基本正常；

第三类：骨性错𬌗畸形：主要表现有三种：①面中份发育不足：上颌骨发育不足或位置靠后，下颌基本正常；②下颌前突畸形：上颌基本正常，下颌骨发育过度；③面中份发育不足，同时伴下颌前突：由上颌发育不足或位置后缩，以及下颌骨发育过度共同导致。

第四类：混合性错𬌗畸形：为以上两种或三种的混合因素所致。

这四类畸形中，均可能合并有垂直向以及宽度方面的畸形改变。在早期矫治中，对功能性及牙性的Ⅲ类错𬌗（又称假性Ⅲ类错𬌗），一般判断及矫治较易；对骨性（又称真性Ⅲ类畸形）的早期诊断较难，应特别小心。

2）临床表现：主要为反𬌗（可为前牙反𬌗、全牙列反𬌗，常伴有偏颌咀嚼），下颌前突、面中份扁平、侧貌为凹面型。

3）诊断及鉴别诊断：对真性Ⅲ类畸形或假性Ⅲ类错𬌗的诊断和鉴别诊断，根据临床检查、头影测量分析和模型分析，可分为以下几方面：

①骨骼关系检查：ANB角<0°，但假性Ⅲ类错𬌗（肌性和牙性）的上、下颌骨大小正常，主要表现为下颌位置前移（Pcd-S减小）；真性Ⅲ类畸形，则有颌骨大小异常，或伴有颌骨位置异常。其机制可为：a.上颌不足：上颌相对于颅底位置后缩（SNA角减小），主要表现在上颌骨长度（Ptm-A）减小，或者上颌位置后缩（Ptm-S）减小；b.下颌前突：下颌相对于颅底位置靠前（SNB角增大），下颌骨发育过大，下颌体、下颌升支和下颌综合长度增加，一些患者甚至有颅底结构异常，使TMJ和下颌骨位置前移；c.复合机制：上、下颌都表现出畸形，具有上述部分或全部特征。

值得注意的是，假性Ⅲ类畸形长期未经矫治，可能发展为真性骨性Ⅲ类畸形。因此，在检查确诊断后，应予尽早矫治。

②牙列及𬌗关系检查：前牙关系通常为反𬌗，个别情况下因前牙拥挤而表现为前牙切𬌗或

浅覆𬌗、浅覆盖。一般假性(肌性和牙性)Ⅲ类错𬌗常有上前牙舌倾,下前牙唇倾;而真性骨性Ⅲ类畸形,可表现出上前牙代偿性前倾,下前牙直立、舌倾等牙代偿特征。

后牙关系一般均为Ⅲ类关系。但应注意,上颌磨牙有时近中移动,而出现假性Ⅰ类关系。另外,假性Ⅲ类畸形在闭口时,常常从Ⅰ类关系滑至Ⅲ类关系,而真性骨性Ⅲ类异常闭口前后均为Ⅲ类关系。

上颌及上牙弓长度发育不足的患者,由于上牙弓长度缩短,常常伴有牙列拥挤。下颌发育过度,下牙弓长度增加的患者,下牙列往往排列整齐,也有一些患者下牙列存在间隙。

有的患者伴有宽度不调,可能有上牙弓缩窄,下牙弓过宽,形成后牙反𬌗。

③侧貌和肌功能检查:姿势位时,假性Ⅲ类患者侧貌自然、协调,轻咬到牙齿接触时,有咬合障碍或个别牙错位;再进一步咬到正中𬌗位时,可有明显下颌前移现象,侧貌变成凹面型,面下1/3前突,闭口道曲线不平滑;另外,用手后推下颌时,下颌可退至切对切关系;真性Ⅲ类畸形在息止颌位和正中𬌗位时均为下颌前突,侧貌可能有面中份凹陷或下颌前突、颏前突等,闭口道曲线平滑。用手后推下颌时,下颌不能后退。

4)早期矫治原则

①消除病因,去除不良习惯,恢复正常肌功能,为上、下颌骨的正常生长创造条件;

②矫正异常的牙齿倾斜度和牙槽骨的异常矢状关系;

③促进发育不足或位置后缩的上颌骨向前生长;

④抑制发育过度的下颌骨。

5)矫治方法:前牙反𬌗的早期矫治,应去除不良习惯,消除𬌗干扰,让下颌后移至正常位置,以免畸形严重发展。患儿在3~4岁时,只要能合作即可开始治疗,短时间内可以取得良好的治疗效果。如果在6~7岁时才来求治,常常因乳恒切牙替换而暂时无法矫治。根据前牙反𬌗的不同表现,选用不同的矫治方法:

①咬撬法:乳前牙反𬌗、反覆𬌗浅者,可采用调磨法和咬撬法。即调改未磨耗的乳尖牙和乳切牙,使下颌闭合运动时无𬌗干扰。同时应改正患儿前伸下颌习惯。

②活动矫治器

a.乳前牙反𬌗、反覆𬌗中度者:可选用上颌𬌗垫式附双曲舌簧矫治器,推上前牙向唇侧并后退下颌,𬌗垫的高度以脱离前牙反𬌗的锁结关系为准,可不设计后牙卡环,直接采用全基托式固位,仅乳切牙区设计舌簧,为加强基托固位,颊侧基托应包至乳尖牙;如果乳尖牙也有反𬌗,可待乳前牙反𬌗矫正后再矫正。反𬌗解除后,应注意调改上下乳前牙的咬合早接触点,并分次调磨后牙𬌗垫,使后牙建立咬合。

b.乳前牙反𬌗,反覆𬌗深者:可以设计下颌联冠式斜面导板矫治器。

c.下切牙唇向错位伴间隙所导致恒切牙反𬌗患者:一般用下颌活动矫治器附后牙𬌗垫,用双曲唇弓加力,舌向移动唇向错位的下切牙,解除反𬌗。

③功能性矫治器:如 FR-Ⅲ型矫治器、联冠斜面矫治器、反向唇弓促进器等,主要用于假性Ⅲ类错𬌗畸形(肌功能性和牙性),也可用于轻度骨性Ⅲ类患者(上颌轻度发育不足,下颌发育正常,下颌可后退到切对切)。口内功能性矫治器,可充分利用口唇及咬合肌力,促进上颌骨长度和宽度的生长,抑制下颌骨的生长,解除反𬌗,改善颌面部肌功能状态。

④功能矫形装置:常见有面框型前牵引矫治器、改良颏兜型前牵引矫治器,以及颏兜后牵引装置。矫正装置由口外支抗部分、口内平面殆垫式矫治器和弹力橡皮圈三部分组成。

a.面框型前牵引矫治器:主要用于上颌骨发育不足的Ⅲ类骨性畸形,前牵引力量较大,口内为固定矫治器固位时,前牵引力可为500~1000g/侧。通过口外牵引力刺激上颌骨及上牙槽向前生长,上牙弓前移和上前牙适当前倾,解除反殆,改善面型。口内如为活动矫治器可加舌簧等附件,改正个别牙齿错位,但牵引力应适当减小,否则易致矫治器脱落。

b.改良颏兜型前牵引矫治器:主要用于上颌发育不足,伴有下颌前突的患者。通过向前方的牵引力,刺激上颌骨向前生长和移位,及上牙弓前移、上前牙前倾;同时通过下颌颏兜的作用,抑制下颌的向前生长,并使下前牙适当内倾,解除反殆,改善面型。

口外牵引力一般为每侧400g或以上,力过大则易致口内活动装置脱落,乳牙列可适当减小牵引力。每日戴用10~14小时,一般3~6个月即有明显效果。牵引力方向一般向前下,可根据面下1/3的垂直高度、颌骨及殆平面的旋转进行相应的调整。反覆盖过大的乳前牙反殆患儿,可先戴头帽、颏兜后移下颌并抑制下颌骨的生长,待反覆盖减小后,再视反覆殆的深度,选择适当的口内矫治器进行矫治。

c.颏兜后牵引:一般用于上颌发育基本正常,下颌生长过度,下颌位置偏前的患者。通过口外牵引力抑制下颌生长,后退前伸的下颌骨,并使下前牙内倾。

牵引方向通常沿颏联合至髁突连线方向,向上向后用力。但注意向后牵引力幼儿一般200~300g左右即可,不能施力过大而使下颌骨变形、下颌角前切迹加深、下颌体下旋、前下面高增大,从而影响面型。若口内上、下牙列有反验存在,可选用上颌殆垫式活动矫治器,同时矫治牙齿反殆。对有家族遗传倾向的下颌发育过度患者,应尽可能延长牵引时间,减少复发。

对遗传趋势很强、下颌发育明显过大的严重Ⅲ类骨性畸形儿童患者,应等到成年后做正颌外科手术进行全面治疗。不能用颏兜强行抑制下颌生长,因为过大的矫形力可使下颌骨变形,给以后的正颌外科手术带来困难。对唇腭裂(如修补、植骨术)、关节疾患、外伤等所致的Ⅲ类错殆的早期矫治应与外科会诊后才能进行正畸矫治。

(刘颖萍)

第二节 牙列拥挤的矫治

一、单纯性牙列拥挤的矫治原则

牙列拥挤的病理机制是牙量、骨量(可利用牙弓长度)不调,一般表现为牙量相对较大,而骨量相对较小。因此,牙列拥挤的矫治原则是减少牙量或(及)增加骨量,使牙量与骨量基本达到平衡。

1.减少牙量的方法 ①减少牙齿的宽度,即邻面去釉;②拔牙;③矫治扭转的后牙可获得一定量的间隙。

2.增加骨量的方法 ①扩大牙弓(包括牙弓的长度和宽度);②功能性矫治器如唇挡、颊屏等刺激颌骨及牙槽的生长;③推磨牙向远中,可增加牙弓的可用间隙;④外科手术延长或刺激颌骨的生长,如下颌体 L 形延长术、牵张成骨术(DO)等可增加骨量。在制订矫治计划时应对病例作出全面分析,决定采用减少牙量或增加牙弓长度或两者皆用的矫治方案。一般而言,单纯拥挤的病例,轻度拥挤采用扩大牙弓的方法,重度拥挤采用拔牙矫治,中度拥挤可拔可不拔牙的边缘病例应结合颌面部软硬组织的形态、特征及切牙最终位置的控制和家属的意见,严格掌握适应证,选择合适的方法,也可不拔牙矫治。

二、不拔牙矫治

对轻度拥挤或一些边缘病例,甚至中度拥挤者,通过扩大牙弓长度和宽度及邻面去釉等以提供间隙解除拥挤,恢复切牙唇倾度和改善面型。但扩弓是有限的,应注意扩弓的稳定性,其横向扩弓量一般最大不超过 3mm,特别是原发性拥挤(指遗传因素所致)扩弓的预后不如继发性拥挤(环境因素引起的拥挤)的效果好。

1.扩大牙弓弧形长度

(1)切牙唇向移动:适于切牙较舌倾,覆𬌗较深,上下颌骨与牙槽骨无前突、唇形平坦的病例。多采用固定矫治器,也可用活动矫治器及唇挡等。

1)固定矫治器:其方法是在各牙上黏着托槽,用高弹性的标准弓丝(0.36mm,0.4mm,B-钛丝)或设计多曲弓丝,或加 Q 曲使弓丝前部与切牙唇面部离开 1~2mm 左右间隙,将弓丝结扎入托槽内;每次加力逐渐打开 Ω 曲;对内倾性深覆𬌗的病例,可用摇椅形弓丝,上颌加大 Spee 曲线,或多用途弓,将内倾的切牙长轴直立,同时增加了弓牙弓长度,达到矫治拥挤的目的。

2)活动矫治器:用活动矫治器时,在前牙放置双曲舌簧推切牙唇向移动排齐前牙。切牙切端唇向移动 1mm,可获得 2mm 间隙,较直立的下切牙唇间移动超过 2mm,可导致拥挤的复发。这是因为唇向移动的切牙占据了唇的空间位置,唇肌压力直接作用在下切牙的唇面的结果。临床中,下切牙的拥挤是最常见的错𬌗畸形。据报道,对 15~50 岁(白人)研究结果表明:下切牙无拥挤及拥挤度在 2mm 以内者占 50%,中度拥挤(拥挤度在 4mm 以上)者占 23%,严重拥挤为 17%。下切牙的拥挤随年龄增加而增加(有些正常𬌗也发生拥挤)且主要发生在成人早期,第三磨牙的萌出与拥挤增加是否相关尚有争议,有学者认为可能系多因素(包括种族、年龄、性别以及第三磨牙的存在等)所致,但还应进一步研究。下前牙拥挤矫治后容易复发且很普遍,复发原因为多种混合因素作用的结果。尤其是下前牙区,嵴上纤维组织对矫治旋转的复发有重要作用。除口周肌肉作用外,还包括矫治计划、牙齿的生理性移动、牙周组织的健康、咬合、唇张力过大等,建议下前牙拥挤矫治后戴固位器至成年初期以保持治疗效果。

3)唇挡:传统常用于增强磨牙支抗,保持牙弓长度,矫治不良习惯等。现代正畸临床中对替牙期或恒牙列早期可用唇挡矫治轻到中度牙列拥挤,多用于下颌,也可用于上颌;既可单独作为矫治器使用,也可与固定矫治器联合使用。

唇挡常用直径为 1.14mm(0.045 英寸)的不锈钢丝制成。两端延伸至第一恒磨牙并于带环颊面管近中形成停止曲,以便调整唇挡位置,末端插入颊面管。唇挡大致分为有屏唇挡和无

屏唇挡。有屏唇挡于两侧尖牙间制作自凝塑胶屏,无屏唇挡则于不锈钢丝上套制的一塑料管,以及多曲唇挡。多曲唇挡的制作方法为:用直径 1mm 的不锈钢丝从上下颌两侧尖牙间形成前牙垂直曲和前磨牙区的调节曲,上颌前牙垂直曲高 7～8mm,宽 4～5mm 共 4 个或 6 个曲(避开唇系带);下颌前牙区在尖牙区形成高 5～6mm,宽 3～4mm 的垂直曲,前牙区可形成连续波浪状;前磨牙区的调节曲高、宽均为 3～4mm。前牙垂直曲和调节曲的底部应在一个平面上,在紧靠颊面管前形成内收弯作为阻止点。唇挡及其延伸部分将唇颊肌与牙齿隔开,消除了唇颊部异常肌压力,而舌肌直接作用于牙齿和牙槽上,从而对切牙唇向扩展(切牙前移 1.4mm/年,切牙不齐指数减少 2.2mm/年),牙弓宽度的扩展(有屏唇挡磨牙间宽度增加 4.2mm/年,特别是前磨牙间宽度增加最明显:$\underline{3|3}$ 扩展 2.5mm,$\underline{4|4}$ 4.5mm,$\underline{5|5}$ 5.5mm),由于唇挡位于口腔前庭,迫使唇肌压力不再直接作用于前牙,而是通过唇挡传至磨牙。唇肌作用在唇挡上的压力为 100～300g,测得唇挡作用在下磨牙的力在休息状态下为 85g,下唇收缩时的最大力值为 575g,一般大于自然状态下 1.68g 的力即可使牙齿移动,因此,唇挡可产生推磨牙向远中、直立或整体移动(2mm 左右)。同时唇挡伸至前庭沟牵张黏骨膜,刺激骨膜转折处骨细胞活跃,骨质增生。用唇挡矫治牙列拥挤可获得 4～8mm 间隙,因此,唇挡是早期解除轻到中度拥挤的一种有效方法,为牙列拥挤的早期非拔牙治疗提供了一条新思路。

　　唇挡的形态,位置以及与唇部接触面积等因素对切牙的作用影响很大。一般唇挡置于切牙的龈 1/3 且离牙面和牙槽 2～3mm;后牙为 4～5mm。唇挡应全天戴用,必须提醒患者经常闭唇,以便发挥唇挡之功效,1 个月复诊 1 次,并进行必要的调节。对拥挤的病例建议用有屏或多曲唇挡更为妥当。因为,有屏唇挡与唇部接触面积大,唇挡受力也大,从而对牙的作用越大,疗效更好。

　　(2)局部开展:对个别牙错位拥挤的病例,可在拥挤牙部位相邻牙齿之间用螺旋推簧进行局部间隙开拓,排齐错位牙,注意增强支抗。

　　(3)宽度的扩展:牙列拥挤的患者牙弓宽度比无拥挤者狭窄,采用扩大基骨和牙弓宽度的方法可获得一定间隙供拥挤错位的牙排齐并能保持效果的稳定。但是后牙宽度扩大超过 3mm 效果不稳定,且可能导致牙根穿破牙槽骨侧壁的危险。牙弓宽度的扩大有以下方法:

　　1)功能性扩展:对轻度或中度牙列拥挤伴颌弓宽度不足者,可采用功能性扩展。多用功能调节器或下唇挡达到目的。牙弓外面的唇颊肌及其内面的舌体对牙弓-牙槽弓的生长发育及形态,牙齿的位置起着重要的调节和平衡作用。功能调节器(FR-I)由于其颊屏消除了颊肌对牙弓的压力并在舌体的作用下牙弓的宽度增加。此外,唇挡、颊屏等对移行皱襞黏膜的牵张也可刺激牙槽骨的生长,建议采用此种方法通常需要从混合牙列中期开始治疗并持续到生长发育高峰期结束。

　　2)正畸扩展:扩弓矫治器加力使后牙颊向倾斜移动可导致牙弓宽度的增加。常用于牙弓狭窄的青少年及成人。扩弓治疗每侧可获 1～2mm 间隙。常用唇侧固定矫治器为:增加弓丝宽度、以一字形镍钛丝或等配合四眼圈簧(QH)及其改良装置扩弓,同时排齐前牙;也可在主弓丝上配合直径 1.0mm 不锈钢丝形成的扩大辅弓;还可根据患者颌弓、牙弓大小、腭盖高度、需要扩大的部位及牙移动的数目选用不同形状、大小、数目的扩弓簧,放置在舌侧基托一定位置的活动矫治器,舌侧螺旋扩大器及附双曲舌簧扩大矫治器达到治疗目的。

3)矫形扩展:上颌骨狭窄,生长发育期儿童(8~15岁)通过打开腭中缝,使中缝结缔组织被牵张产生新的骨组织,增加基骨和牙弓的宽度,后牙弓宽度最多可达 12mm(牙骨效应各占1/2),上牙弓周长增加 4mm 以上,可保持 70%左右的效果。患者年龄越小,新骨沉积越明显,效果越稳定。成年患者必要时配合颊侧骨皮质松解术。在生长发育期儿童腭中缝开展时,产生下颌牙直立,牙弓宽度增加的适应性变化;而有些病例应同时正畸扩大下牙弓,才能与上牙弓相适应。在腭开展治疗以后,停止加力,应保持 3~6 个月,让新骨在打开的腭中缝处沉积。去除开展器后更换成活动保持器,开展后复发倾向较明显,部分患者在未拆除扩展器时就会发生骨改变的复发,建议患者戴用保持器 4~6 年。

腭中缝扩展分为:①快速腭中缝开展:每日将螺旋开大 0.5~1.0mm,每日旋转 2 次,每次旋转 1/4 圈,连续 2~3 周,所施加的力最大可达 2000~3000g,使腭中缝快速打开,可获得10mm 以上的开展量,其中骨变化 9mm,牙变化 1mm。快速腭中缝开展其矫形力的大小和施力速度超过了机体反应速度,学龄前儿童一般不能用重力开展,否则并发鼻变形(呈弓形隆起),影响美观。②慢速腭中缝开展:加力慢、小,每周将螺旋打开 1mm,(每周旋转 1~2 次,每次旋转 1/4 圈),产生约 1000~2000g 的力,在 2~3 个月内逐渐打开腭中缝。可获及 10mm 的开展量(骨、牙各 5mm)。以较慢的速度打开腭中缝,腭中缝组织能较好地适应,近似于生理性反应,且效果两者基本相同,但慢速扩展较快速扩展更稳定。最常采用的方法是 Hyrax 扩弓矫治器和 Hass 扩弓矫治器。

(4)推磨牙向远中移动:适应证为:①上颌牙列轻、中度拥挤;②第二乳磨牙早失导致第一磨牙近中移动,磨牙呈轻远中关系;③上颌结节发育良好,第二恒磨牙未萌,且牙根已形成1/2,无第三磨牙或拔除的患者;临床上多通过 X 线片显示第三磨牙形态,当第三磨牙形态位置基本正常时,拔除第二磨牙,将来以第三磨牙替位。磨牙远中移动常用的方法有以下几种:

1)Pendulum 矫治器:即钟摆式矫治器,基本设计为:Nance 腭托增加支抗,及插入远移磨牙舌侧的弹簧。

2)Jones Jig 矫治器:Nance 腭托增强支抗,0.75mm 颊侧活动臂钢丝,其远中附拉钩以及可自由滑动的近中拉钩,中间为镍钛螺旋弹簧。滑动拉钩在向后与第二前磨牙托槽结扎时压缩螺旋弹簧,产生约 70~150g 磨牙远移的推力,每月复诊一次。

3)Distal Jet 矫治器:腭托管上安置滑动的固定锁,其内的滑动弓丝插入磨牙舌侧管,压缩弹簧产生磨牙远中整体移动的推力。

4)Lupoli 矫治器:加力的螺钉焊接在前磨牙和磨牙带环上,压缩腭侧反折钢丝的螺旋产生推力并锁定。患者自行调节螺钉加力;方法为每日 2 次,每次 1/4 圈。优点:磨牙快速整体移动,能控制牙移动方向,基本无支抗丧失,效果稳定。

5)磁斥力远移磨牙:用改良 Nance 腭托增加支抗,1.14mm(0.045 英寸)不锈钢丝形成蛇形曲,曲的近中焊接在第一前磨牙带环唇侧,远中抵住磨牙带环颊面管近中,磁铁被分别用0.014英寸结扎丝紧扎固定在磨牙带环牵引钩近中和蛇形曲上,此时磁铁应相互接触产生 225g起始推力,形成蛇形曲的目的在于随着牙齿的移动,近中磁铁可在曲上向远中滑动,确保磁力的持续和恒定。

6)Ⅱ类牵引推磨牙向远中:上颌弓丝上的滑动钩,并用约 100gⅡ类颌间牵引推上磨牙向远中移动,但下颌用与锁槽沟大小密合的方丝弓以防止下切牙唇倾并保持牙弓宽度。

7)螺旋弹簧推磨牙向远中:下颌磨牙因其解剖位置和下颌骨的结构特点,推磨牙向远中较难,其移动量取决于第二、第三磨牙是否存在。某些病例,可照 X 线片,如果 $\overline{8}$ 形态、位置基本正常或 $\overline{7}$ 不能保留,此时可拔除 $\overline{7}$ 以减少磨牙远移阻力,将来以 $\overline{8}$ 替位 $\overline{7}$。一般采用固定矫治器的磨牙后倾弯,螺旋弹簧,下唇挡等配合 Ⅲ 类颌间牵引,远移或直立下磨牙,防止下切牙前倾;还可采用 MEAW 技术。

8)活动矫治器:活动矫治器采用分裂簧或螺旋扩大器推磨牙向远中,其反作用力使切牙唇向移动。

9)口外弓推磨牙向远中:口外弓附螺旋弹簧配合口外牵引,12~14 小时/天,300g 左右的力推磨牙向远中可获得较多的间隙,但应根据患者的面部垂直向发育调整牵引方向。

10)骨支抗推磨牙向远中:采用骨支抗力系移成人的下颌磨牙向远中,局麻下将微种植体植入下颌支前缘或下颌体(上颌颧牙槽嵴根部、腭部等)种植体与骨发生骨整合效应形成绝对骨支抗单位。如果第三磨牙存在应拔除,为磨牙远移提供间隙,采用固定矫治器平整,排齐牙齿后用硬的 $0.018'' \times 0.025''$ 或 $0.019'' \times 0.025''$ 不锈钢丝和螺旋弹簧推磨牙向远中,第一前磨牙与种植体紧结扎增强支抗,下颌第一磨牙向远中移动平均约 3.5mm,最大可达 7.1mm。

(5)邻面去釉(IPR):邻面去釉不同于传统的片磨或减径。此法一般是对第一恒磨牙之前的所有牙齿,而不是某一、两个或一组牙齿;邻面去除釉质的厚度仅为 0.25mm,而不是 1mm 或更多;此外,两者使用的器械和治疗的程序也有区别。牙齿邻面釉质的厚度为 0.75~1.25mm,同时邻面釉质存在正常的生理磨耗,这是邻面去釉法的解剖生理基础。在两个第一恒磨牙之间邻面去釉最多可获得 5~6mm 的牙弓间隙。

1)适应证:邻面去釉的适应证要严格掌握。主要针对:①轻中度拥挤,不宜拔牙的低角病例;②牙齿较大或上下牙弓牙齿大小比例失调;③口腔健康,少有龋坏;④成年患者。

2)治疗程序:邻面去釉须遵循正确的程序并规范临床操作。①固定矫治器排齐牙齿,使牙齿之间接触关系正确。②根据拥挤或前突的程度确定去釉的牙数,去釉的顺序从后向前。③使用粗分牙铜丝或开大螺旋弹簧,使牙齿的接触点分开,便于去釉操作;最先分开的牙齿多为第一恒磨牙和第二前磨牙。④使用涡轮弯机头,用细钻去除邻面 0.2~0.3mm 釉质,再做外形修整,同时对两个牙齿的相邻面去釉;操作时在龈乳头方颊舌向置直径 0.51mm(0.020 英寸)的钢丝,保护牙龈和颊、舌软组织,去釉面涂氟。⑤在弓丝上移动螺旋弹簧,将近中牙齿向去釉获得的间隙移动。复诊时近中牙齿的近中接触被分开,重复去釉操作。⑥随着去釉的进行,牙齿逐渐后移,并与支抗牙结扎为一体。整个过程中不用拆除弓丝,当获得足够间隙后前牙能够排齐。⑦整个治疗时间 6~12 个月。

(6)无托槽隐形矫治器:此种矫治器是 20 世纪开展的一种新的正牙技术,其基本原理是:牙齿移动时经过若干微小阶段才能达到最终位置。在牙移动的每个微小阶段精制一个新的透明塑胶托称排牙器,患者通过戴一系列排牙器,牙齿通过若干个微小移动,则可达到排齐的目的。

排牙器采用计算机辅助技术,通过扫描患者的研究模型,获得三维图像,通过 tooth shaper 软件、treat 等系列软件处理,得到操作程序化的有效治疗方案并提供有效治疗装置,必要时可进行修改得到最终治疗方案。正畸医师可给患者及家属演示治疗过程,进展和最终治疗结果对牙齿的移动进行直观的三维观察,医患之间进行交流,达到教育,激励增强患者信心的目的。一般而言,患者每 14 天或按医嘱更换一副矫治器,1 个月复诊一次,直到牙齿排齐并进行固位。该方法最适用于轻度拥挤或拥挤的边缘病例通过扩大牙弓排齐拥挤牙。此种矫治器美观、舒适、卫生,深受患者(特别是成人)的欢迎。但是,作为一种新的治疗方法,尚在进一步研究完善中。

三、拔牙矫治

拔牙问题在诊断设计中是一个十分重要的问题,决定每一个患者是否拔牙,拔多少牙,拔哪些牙,即拔牙设计是否正确,将直接影响矫治效果,而拔牙设计取决于矫治设计的理念。由于早期 X 线头影测量技术尚未引入正畸,对生长发育的认识不足及正畸治疗的对象主要是生长期儿童患者。正畸之父 Angle 主张不拔牙(即保留全口牙齿),以确保矫治后牙齿排列整齐、美观和良好的口腔功能。后来,Tweed 研究证明,矫治时过度扩大牙弓,追求保留全口牙齿,则矫治后导致复发。20 世纪 20 年代 Begg 研究结果表明,原始人由于食物粗糙,牙齿在咬合面及邻面均发生磨耗,与现代人比较,原始成年人的牙列在近远中面磨耗量每侧大致相当一个前磨牙的宽度。而现代人由于食物精细,导致咀嚼功能降低,表现出咀嚼器官不平衡退化,表现出牙量相对大于骨量,所以拔牙矫治逐渐为人们接受,到 20 世纪 70 年代拔牙病例占的百分比很高。20 世纪 80 年代对拔牙病例进行纵向回顾性研究发现,拔牙矫治并不能防止复发,特别是防止下前牙拥挤的复发,以及矫治技术的提高,检查诊断更加先进科学,设计更加严密;对一些有生长潜力的患者,即使有明显拥挤,也常采用不拔牙矫治达到理想的疗效。拔牙矫治还与医师的诊治水平、设计倾向及患者家属的意向有关。尽管如此,拔牙矫治应根据严谨的生理学基础:即咀嚼器官在颌骨、肌肉、牙齿等部位退化的不平衡因素,或口腔不良习惯作用下造成的骨量小于牙量以及不良习惯引起上下牙弓形态、大小或者牙弓与基骨形态、大小失调而造成上前牙前突,并且应严格遵循拔牙的普遍原则及方法。本节就相关问题叙述如下:

1.拔牙目的　牙列拥挤是最常见的错𬌗症状,正畸拔牙的主要目的是为解除拥挤和矫治牙弓前突提供足够的间隙,此外,上下牙弓的近远中关系不调,磨牙关系的调整通常也需要用拔牙的方法提供必要的间隙才可能达到目的。单纯牙列拥挤只涉及牙和牙槽,拔牙的主要目的是解除拥挤,是否拔牙主要根据拥挤的严重程度。一般而言,轻度拥挤采用扩大牙弓的方法;中度拥挤(多数)要拔牙,其中可拔牙可不拔牙的边缘病例结合面部软硬组织形态,选择合适的手段,能不拔牙的尽可能不拔牙,重度拥挤通常采用拔牙矫治。复杂拥挤拔牙的目的除消除牙列拥挤外,还要改善上下牙弓之间近远中关系不调和垂直不调,以掩饰颌骨畸形达到全面矫治牙颌畸形的目的。

2.考虑拔牙的因素　在诊断中通过模型和 X 线头颅侧位片进行全面分析。在决定拔牙方案时应考虑以下因素:

(1)牙齿拥挤度:每 1mm 的拥挤,需要 1mm 间隙消除。拥挤度越大,拔牙的可能性越大;

(2)牙弓突度:前突的切牙向舌(腭)侧移动,每内收 1mm,需要 2mm 的牙弓间隙;

（3）Spee曲线的曲度：前牙深覆𬌗常伴有过大的Spee曲线，为了矫治前牙深覆𬌗，需使Spee曲线变小或整平需要额外间隙。

（4）支抗设计：是拔牙病例必须考虑的首要问题。在矫治时应根据前牙数量、牙列拥挤量及磨牙关系调整等情况，严格控制磨牙前移量，采用强支抗（即后牙前移应控制在拔牙间隙的1/4以内），中度支抗（即矫治中允许后牙前移的距离为拔牙间隙的1/4～1/2，弱支抗至少1/2以上）。

（5）牙弓间宽度不调：上下牙弓间牙量不调或Bolton指数不调。在决定拔牙矫治时，除了考虑上述牙一牙槽因素外，面部软硬组织结构，特别是上下颌骨的形态，相互关系及其与牙槽间的协调关系等重要因素也需考虑。因为拔牙矫治既影响牙槽结构，也通过牙槽、牙弓变化影响面颌部的形态及其相互关系。这包括垂直不调和前后不调的程度。

1）垂直不调：垂直发育过度即高角病例拔牙标准可适当放宽，而垂直发育不足即低角病例拔牙应从严。其原因有三点：①下颌平面与下切牙间的补偿关系：多数高角病例颏部显后缩，治疗时切牙宜直立，使鼻-唇-颏关系协调，轻直立的切牙还可代偿骨骼垂直不调，同时建立合适的切牙间形态和功能关系；反之，多数低角病例颏部前突，切牙应进行代偿性唇倾有利于面型和切牙功能。②拔牙间隙关闭的难易：高角病例咀嚼肌不发达，颌骨的骨密度低，咀嚼力弱；支抗磨牙易前移、伸长，关闭拔牙间隙较容易且磨牙的前移有利于高角病例伴有前牙开𬌗倾向患者的矫治。相反低角病例咀嚼肌发达，咀嚼力强，骨致密，支抗磨牙不易前移、伸长。主要由前牙远中移动完成拔牙间隙的关闭，而前牙的过度内收不利于前牙深覆𬌗的矫治。③磨牙位置改变对下颌平面的影响：采用远移磨牙或扩大牙弓的方法排齐牙列时，可造成下颌平面角的开大，这对高角病例的面型和前牙覆𬌗均产生不利影响，但对低角病例有利。

2）前后不调：面颌部前后不调的程度，对上下颌骨基本正常时常采用对称性拔牙以保持上下颌骨关系的协调。但Bolton指数明显不调则可进行非对称性拔牙；当上颌前突或正常，下颌后缩恒牙列早期病例，首先采用功能性矫治器协调上下颌骨关系，然后根据上前牙前突程度，牙列拥挤度及磨牙关系的调整等决定上下颌对称性或非对称拔牙或只拔上颌牙齿；当上颌正常或发育不足（后缩），下颌前突治疗时，可轻度前倾上切牙和舌倾下切牙以代偿Ⅲ类骨骼不调，此时可考虑下颌拔牙，但上颌拔牙要慎重，必要时可拔除第二前磨牙有利于磨牙关系的调整。当上下颌及牙弓均前突可采用上下颌对称性拔除前磨牙以利于内收前牙。此外，拔牙矫治还要考虑上下唇的突度和中线的对称性等。

利用Kim拔牙指数即垂直向异常指数（ODI）与前后异常指数（APDI）之和结合上下中切牙间夹角及上下唇的突度的指标决定患者是否拔牙。

$$拔牙指数=ODI+APDI+\frac{|上下中切牙夹角-130|}{5}-(上下唇突度之和)$$

其中|上下中切牙夹角-130|表示上下中切牙夹角与130之差的绝对值。上唇突度：上唇突点位于审美平面之前为"+"，之后为"-"；下唇突度：下唇突点位于审美平面之前为"+"，之后为"-"，单位为mm。当拔牙指数>155时，不拔牙的可能性大（尽可能避免拔牙）；当拔牙指数<155时，拔牙的可能性较大。

3.拔牙部位的选择 对确定需要拔牙的患者,重要的是拔牙部位的选择。此选择主要是从牙齿的健康状况,拔牙后是否有利于牙齿的迅速排齐,间隙的关闭和侧貌观唇是否前突及错𬌗的类型等考虑。拔牙愈靠前,更有利于前牙拥挤,前突的矫治;拔牙越靠后、后牙前移越多,有利于后牙拥挤的解除和前牙开𬌗的矫治。一般而言,临床中常采用的拔牙部位首先拔除病牙,然后为第一前磨牙、第二前磨牙、第二磨牙以及第三磨牙等。

(1)拔除$\frac{4|4}{4|4}$或$\overline{4|4}$:最适于前牙拥挤或前突,鼻唇角小,唇前突的患者。当拔除第一前磨牙后可提供最大限度的可利用间隙,明显地简化前牙排齐的第一阶段的治疗过程,改善唇部美容效果。同时还能最小量地改变后牙咬合,从而有利于维持后牙弓形的稳定和后牙的正常关系。在矫治设计时,拔牙间隙的利用的预测,估计非常重要,应严格根据患者的牙弓形态,充分考虑选择不同的支抗设计才能达到理想的治疗目标。此外,在关闭拔牙间隙应注意保持牙弓宽度以及尖牙,第二前磨牙的接触和牙根平行,以获得永久稳定的效果。

(2)拔除$\frac{5|5}{5|5}$:对前牙区拥挤或牙弓前突较轻,颜面及唇形较好,不需要改变前牙倾斜度及唇位,但后牙拥挤或磨牙关系需要调整,特别是下颌平面角大的前牙开𬌗或开𬌗趋势的患者。此外,第二前磨牙常在形态表现出畸形及阻生错位等必须首先拔除。但是如果牙列拥挤主要表现在前牙区或分布较广泛时,会给治疗带来很大困难,延长疗程。此时必须十分谨慎地设计支抗以防止磨牙前移,间隙丧失。

(3)拔除$\frac{4|4}{5|5}$:适于上前牙拥挤或前突明显,下切牙轻度拥挤或前倾,磨牙呈远中关系,需要调整磨牙关系的患者。

(4)拔除$\frac{5|5}{4|4}$:适于上前牙区拥挤或前突较轻,不需改变上切牙倾斜度和唇倾度,下颌平面角较大的Ⅲ类患者。

(5)拔除第二恒磨牙:对单纯拥挤的患者很少选择拔除第二恒磨牙。但是,有时为了简化疗程和达到更好的治疗效果也可选择拔除该牙。如上牙唇倾前突,但侧貌正常或上颌及上牙弓前突,但下颌基本正常,或因第二乳磨牙早失,造成第一磨牙近中移位导致磨牙关系异常,而第二磨牙已经建𬌗,或前牙轻度拥挤伴开𬌗以及开𬌗趋势高角病例可以选择拔除该牙矫治开𬌗。但一般而言,由于拔除第二磨牙间隙远离需矫治的拥挤部位,同时,也使第三磨牙的萌出变得复杂,造成在第三磨牙萌出后还需进行再次矫治,因此使疗程延长。但对后牙弓发育差,第三磨牙严重阻生的患者,由于拔除第二磨牙后,有助于第三磨牙的替位萌出,因此可选择拔除二磨牙。但此时第三磨牙形态,位置正常,以便将来替位萌出。如果第三磨牙先天缺失,原则禁忌拔除第二恒磨牙。

(6)拔除下切牙:适于单纯下切牙拥挤,拔1个下切牙可达到迅速排齐和稳定的结果。也适于上下前牙 Bolton 指数不调,例如上颌侧切牙过小,下前牙量过大,拔除1个下切牙,有利于建立前牙覆𬌗覆盖关系并保持稳定结果。

(7)其他:在拔牙矫治的病例中,临床上大多采用对称性拔牙,但也可由于一些牙的畸形,严重错位、龋坏、牙周病、𬌗障碍等必须首先拔除丧失功能的病牙。此外,在单纯拥挤治疗中除非第一恒磨牙严重龋坏外,通常严禁拔除第一恒磨牙,特别是决不能考虑对称性拔牙而拔除对侧第一恒磨牙,因为从生理功能、疗程和治疗难度、结果都不能这样选择。上颌中切牙严重弯根,骨内横位阻生压迫邻牙根或外伤折断线在龈下 1/3 以上无法保留者可拔除,上中切牙拔除后,可利用拔牙间隙解除拥挤,或以侧切牙近中移位并修复为中切牙外形,同时应以尖牙前移代替侧切牙并改形;对于侧切牙完全腭侧错位,尖牙与中切牙相邻已无间隙,或侧切牙呈锥形、严重错位,且上中线可接受者,可拔除锥形侧切牙,以尖牙近中移动代替侧切牙,可以简化疗程;第三磨牙与下切牙的拥挤有无关系尚存争议,所以第三磨牙的拔除与否,不应它是否引起牙列拥挤而决定,而应以它是否成为"病原牙"为依据。

四、复杂拥挤的矫治

对复杂拥挤的治疗,包括伴Ⅱ类、Ⅲ类错𬌗畸形,唇腭裂、成人及骨性畸形的治疗详见以后章节。此时拔牙的目的除解除牙列拥挤外,还要改善上下牙弓之间前后向关系、横向关系和垂直关系不调,以掩饰颌骨畸形,因此正确选择拔牙部位特别重要,除上述单纯拥挤中拔牙考虑外,还必须结合对其他畸形的矫治设计。例如对伴Ⅱ类上颌前突的拥挤病例,当仅在下牙弓存在拥挤时,可拔除上颌第二磨牙和下颌第一前磨牙(但此时必须有形态及位置正常的上颌第三磨牙牙胚存在),这样既有利于推上颌牙列向远中,也有利于下颌拥挤的矫治;而当下颌无拥挤,仅上颌前突伴拥挤时,则考虑只拔除上颌第一前磨牙,可在矫治上颌拥挤的同时,则上切牙代偿后移,以解除上颌前突畸形。在伴有其他牙颌畸形的复杂拥挤中,牙列拥挤的矫治,应在治疗第一阶段进行。与常规正畸步骤一样,随着拥挤的解除,应进一步精确地控制间隙的关闭,平行牙根,转矩牙轴,建立稳定的咬合关系,最后达到全面矫治牙颌畸形的目的。

第三节 牙列间隙的矫治

矫治原则:去除病因,即破除不良习惯,舌体过大导致的间隙,必要时做舌部分切除术。增加牙量或减小骨量:增加牙量是指集中间隙修复,但应遵循美观、咬合接触好的原则;减少骨量是指减小牙弓长度关闭间隙。在临床矫治设计中究竟是采用集中间隙修复或关闭间隙,要根据缺牙数患者的年龄,形成间隙的原因,间隙所在部位与𬌗关系和患者及家属协商决定。

一、中切牙间间隙的关闭

临床中,因中切牙间多生牙,唇系带纤维组织粗壮,附面纤维过多嵌入切牙间而导致中切牙间隙的患者多见。一般在混合牙列进行治疗,但恒牙列早期就诊者也较多。对多生牙所致间隙的治疗原则及方法如后述(见多生牙)而对系带异常所致的中切牙间隙则必须适时结合外科系带矫治术。应当注意,仅通过手术使中切牙间隙自动关闭的观点是错误的。相反,由于手术后瘢痕的形成,将使中切牙间隙关闭更难。

最好的方法,是在系带矫治手术前(或手术后立即进行)排齐牙齿及关闭间隙治疗。常采用中切牙托槽间弹簧关闭法、局部弓丝加橡皮圈牵引滑动关闭法及磁力关闭法。一般而言,若中切牙间隙小,在手术前就可以将间隙完全关闭;如果间隙大,而且系带粗壮附着位置低,间隙关闭困难,则应在正畸治疗中(剩小量间隙时)施行手术,术后立即继续进行正畸关闭间隙,这样完全关闭剩余间隙与伤口愈合同时完成,将能使不可避免的手术瘢痕稳定在牙齿的正确位置内,才不会产生关闭障碍和复发。

应当注意,系带矫治手术的关键是牙间纤维组织的切除,并不需要将系带本身组织大量切除,只需做一简单切口,并深入中切牙间隙区,仔细切除与骨连接的纤维,然后精细地缝合,就完全能达到预定的治疗目的。此外,中切牙间隙关闭后大多有复发趋势,因此建议用嵴上韧带环切术(CSF),或嵴间韧带切断术,以及舌侧丝黏着固定进行长期的保持。

二、牙列间隙的矫治

1.缩小牙弓关闭间隙　若前牙间隙,牙弓又需要缩短的患者,可内收前牙关闭间隙。若同时存在深覆𬌗,深覆盖应在内收前牙间隙时打开咬合。内收前牙可用活动矫治器的双曲唇弓加力,若存在深覆𬌗,可在活动矫治器舌侧加平面导板,先矫治深覆𬌗,然后再内收前牙关闭间隙。如需要矫治不良习惯,可在活动矫治器上附舌屏,舌刺或唇挡丝。若关闭间隙需要牙齿进行整体移动或需要调整磨牙关系,采用固定矫治器通过间隙关闭曲或牙齿沿弓丝滑动缩小牙弓,关闭间隙并配合颌间牵引矫治后牙关系。

对上下前牙散在间隙需关闭的病例,一般应先关闭下颌间隙后,再关闭上颌间隙,同时应充分估计间隙关闭后的覆𬌗、覆盖关系,必要时压低切牙。此处,还应随时注意保持磨牙的正常𬌗关系。当间隙关闭后,保持十分重要,应按保持的要求戴用,调改咬合,才能防止畸形的复发。

2.集中间隙修复或自体牙移植　当牙弓长度正常牙齿总宽度不足(例如先天性缺才、拔牙后及牙体过小)导致的牙间隙,则应集中间隙采用修复(例如义齿、冠桥、种植)或自体牙移植的方法。在进行矫治设计时,应根据间隙分布、牙体形状、咬合关系等决定修复或自体移植的部位和牙齿移动的方向,应尽可能不影响上牙弓中线,并保持对称关系。在下牙弓可不必考虑中线,主要考虑有利于咬合关系和修复或自体移植。临床上集中间隙多采用固定矫治器,因为多数病例常见邻牙倾斜移位,对𬌗牙伸长,前牙深覆𬌗等问题。此外,邻牙应竖直,移动牙牙根应平行,正畸治疗中对缺失牙较多的病例,很难获得支抗,可采用微种植体支抗法,或者固定矫治器与活动矫治器联合应用的方法,即在活动矫治器上设计后牙义齿,使前牙深覆𬌗打开,以便在下前牙上黏着托槽。同时有义齿的活动矫治器可增加后牙支抗,防止关闭间隙时后牙近中倾斜移动,矫治结束尽快处理间隙。这样既可恢复功能和美观,又可保持矫治效果。

(刘颖萍)

第四节　双颌前突的矫治

一、双颌前突的病因

病因尚不清楚,一般认为与遗传有关系。唇肌张力不足及口呼吸也是重要病因,此外,与饮食习惯有些联系,例如长期吮吸海螺等壳类、吮吸某些有核小水果,如桂圆、荔枝、杨梅等。南方沿海地区发病率较高。此类畸形还常伴有吮颊、异常吞咽等不良习惯。伸舌吞咽习惯对垂直生长型可至开𬌗,而对水平生长型则可致双牙弓前突。

双颌前突也是临床常见的牙颌畸形之一。双颌前突可为双颌骨(上、下颌骨)的前突或双牙-牙槽骨的前突,前者较少见,但在临床中,通常均将其统称为双颌前突。双颌前突畸形(双颌牙-牙槽的前突)可视为牙量-骨量不调,即前牙拥挤的一种代偿性前突排列形态,磨牙关系多为Ⅰ类关系,但也有Ⅱ类、Ⅲ类关系者。本文仅讨论磨牙为Ⅰ类关系的临床问题。

二、双颌前突的诊断

双颌前突患者表现为面的凸面型,上下颌骨或牙槽骨前突,上下前牙唇倾,唇肌松弛,闭唇困难。头影测量显示:∠SNA与∠SNB均大于正常值(上、下颌前突者),上下前牙唇倾,上下切牙间角小于正常值。但是,上、下颌骨的正常前突具有明显种族差异,通常黑种人比黄种人显突,而黄种人又比白种人显突,我国广东一带的人具有典型的凸面型。因此,在进行双颌前突的诊断时,应根据国人的标准进行头测量分析,并充分考虑种族、年龄、面型及唇形的特征,不可盲目沿用西方人的标准。双颌牙-牙槽前突可单独存在,也可在骨性双颌前突中存在,诊断一般容易,X线头测量分析可提供上、下牙倾斜前突的定量信息。

三、双颌前突的矫治

即时消除不良习惯,进行唇肌训练,必要时使用矫治器矫治。

(一)双颌骨前突的治疗

对上、下颌骨前突患者的治疗,在恒牙列早期多采用牙代偿以掩饰骨前突的方法,通常在上下颌同时对称拔牙(多为第一前磨牙),缩短上下前段牙弓(内收上下前牙)以掩饰骨骼发育异常。治疗的手段是采用固定矫治器,因为它不仅能有效控制前牙的后退,牙根的平行,还能通过切牙转矩有效地改善牙槽部的前突状态。通常对轻、中度患者,单独用固定正畸治疗多能获得较好的效果及满意的面型改善。对较严重病例,从牙的代偿上可获得很满意的咬合关系,但面容的改善常常不足,而对于更严重的患者及具有明显遗传倾向的病例,则应待成年后考虑外科.正畸的方法,例如局部截骨术等进行矫治,那时,正畸治疗的目的是改善牙齿美观及咬合,而外科则矫治其骨骼的畸形及改善侧貌,最终达到完美的效果。

(二)双颌牙-牙槽前突的治疗

恒牙列早期上下颌的牙-牙槽前突患者的治疗,除早期应消除不良习惯,训练唇肌外,主要采用固定矫治器矫治。此时,前牙舌向移动是治疗其病因而不是代偿,因此效果更佳。

1.扩大牙弓内收前牙 对轻度双颌牙-牙槽前突伴牙弓狭窄的患者采用扩大上下牙弓(必要时配合减径,或邻面去釉法),利用间隙内收前牙(详见扩弓矫治牙列拥挤的方法相关内容)。

2.拔牙矫治 对中、重度双颌前突采用拔 $\frac{4|4}{4|4}$ 用固定矫治器治疗双颌牙前突,其常规步骤如下:

(1)拔除 $\frac{4|4}{4|4}$,以利前牙舌向内收;

(2)支抗设计多应考虑中等及最大支抗设计,即在上颌采用口外支抗或口内支抗(如Nance腭托,腭杠以及弓丝支抗弯曲等),也可延迟拔除 $4|4$,待下尖牙到位后再拔除,以利于在牵引中保持后牙Ⅰ类关系的稳定;

(3)下牙弓作后牙支抗弯曲,用Ⅲ类牵引先移动下尖牙向远中到位后,将其与下后牙连续结扎成一个支抗整体;

(4)待下尖牙到位后,再移动上尖牙向远中。尖牙到位后将其与上后牙连续结扎成一个支抗整体;

(5)关闭下前牙间隙,用Ⅲ类牵引切牙向后关闭切牙远中间隙;

(6)关闭上前牙间隙,用Ⅱ类牵引向后关闭上切牙远中间隙;

(7)调整上下牙弓关系及咬合、关闭剩余间隙,达到理想弓;

(8)保持。

对双颌牙前突伴有拥挤或Ⅱ类畸形或Ⅲ类畸形病例的治疗。在矫治设计中除按上述方法消除前牙前突外,还要同时考虑拥挤及磨牙关系的矫治。此时,除注意拔牙部位的选择外,更应考虑支抗的设计及牵引力的使用,使其能充分利用拔牙间隙,达到同时矫治拥挤及牙颌前后关系不调等畸形的目的。矫治方法可参考拥挤,Ⅱ类及Ⅲ类各种畸形矫治方法进行。

(丰 雷)

第五节 开𬌗的矫治

开𬌗系牙-牙槽或颌骨垂直向发育异常。临床上主要指表现为前牙-牙槽或颌骨高度发育不足,后牙-牙槽或颌骨高度发育过度,或两者皆有的前牙开𬌗;前牙开𬌗常伴有长度、宽度不调,神经肌功能异常。临床中表现为在正中𬌗位及下颌功能运动时前牙及部分后牙均无𬌗接触。此类畸形常伴有形态、功能及面容障碍,直接影响患者的心理状态,甚至影响未来的职业选择。因此,及时地预防、诊断及治疗开𬌗具有深远的社会意义。开𬌗在人群中的发病率约为6%,是正畸临床中常见的一类复杂且治疗后易复发的一类畸形。

一、开𬌗的病因

(一)遗传

开𬌗病因为多因素综合作用的结果。目前对遗传导致开𬌗的畸形,学者们尚有争论,尚待进一步研究。但是在临床上,不能忽视遗传因素在开𬌗形成的作用,包括以下方面:

1.遗传因素　常为多基因遗传。许多学者对开𬌗的遗传学研究发现,有的开𬌗患者有家族性开𬌗趋势,头影测量表明,其颅面结构相似。有的患者在生长发育过程中,上颌骨前部向上旋转,下颌向下后旋转的不利生长型,可能与遗传有关。

2.遗传病

(1)常染色体畸变:如先天愚型,先天性的卵巢发育不全综合征常伴有开𬌗畸形。

(2)基因突变:如锁骨颅骨发育不全症,抗维生素 D 性佝偻病患者常伴开𬌗畸形。

(3)多基因遗传病:如大多致唇腭裂患者的牙槽裂区呈开𬌗畸形。

(二)口腔不良习惯

长期口腔不良习惯造成开𬌗患者约占造成开𬌗总病因 68.7%。其中,吐舌习惯占 43.3%。舌的大小姿势和舌肌功能是形成前牙开𬌗的重要因素,其形成的前牙开𬌗间隙呈梭形,与舌的形态一致。此外,吮拇、吮指习惯占 10.1%,伸舌吞咽、咬唇、咬物、口呼吸等肌功能异常均可造成前牙开𬌗。开𬌗导致口唇闭合障碍,从而形成代偿性舌过大。

(三)末端区磨牙位置异常

常见末端区后牙萌出过度及后牙区牙槽骨垂直间发育过度。多见于下颌第三磨牙前倾或水平阻生,其萌出力推下颌第二磨牙向𬌗方,使其𬌗平面升高而将其余牙支开,若患者同时伴有舌习惯,则可形成广泛性开𬌗。

(四)佝偻病

严重佝偻病患儿由于骨质疏松,在下颌升降肌群的作用下使其下颌骨发育异常,形成仅少数后牙接触的广泛性开𬌗。

(五)颞下颌关节疾病

髁突良性肥大、外伤等所致的关节疾病改变正在生长发育的髁突及下颌骨生长的进程和方向,从而导致开𬌗。

(六)医源性开𬌗

临床中由于对畸形的诊断,矫治计划或矫治力的使用等不当,造成支抗丧失,后牙伸长前倾等造成开𬌗。

(七)内分泌疾病

甲状腺功能不全者常呈张口姿势,舌大而厚并伴伸舌习惯形成开𬌗。垂体疾病,儿童在骨骺未融合之前垂体分泌生长激素过多形成垂体性舌巨大畸形,因而造成开𬌗和牙间隙。在骨骺融和之后发生肢端肥大症。

二、开殆的诊断

开殆是一笼统的临床现象,此类畸形除开殆外,还有其他表现不一的临床特征,为了更好地分析畸形产生的原因和形成机制,制订出合理的矫治计划,进行有效的治疗,必须对开殆分类。前牙开殆有很多种分类法。

(一)按开殆形成的病因和机制分类

1.功能性开殆 由口腔不良习惯如舌习惯、吮指等造成的开殆。主要发生在乳牙列和混合牙列期。

2.牙-牙槽性开殆 牙-牙槽性开殆,在临床上较为常见,多因长期不良习惯产生的压力限制了前牙-牙槽正常生长发育,从而导致前牙开殆。一般面型,骨骼基本正常。

3.骨性开殆 骨性开殆可由于颌骨垂直发育异常,颌骨旋转等因素造成,开殆常导致唇舌肌功能异常以适应骨骼发育的异常,此时口腔不良习惯是这些发育异常的结果而并非病因。骨性开殆可分为:

(1)骨性Ⅰ类开殆:患者表现为开殆,颌骨在矢状向为正常的Ⅰ类关系;

(2)骨性Ⅱ类开殆:患者表现为开殆,颌骨在矢状向为Ⅱ类关系;

(3)骨性Ⅲ类开殆:患者表现为开殆,颌骨在矢状向为Ⅲ类关系。

(二)Angle 分类

1. Angle Ⅰ类开殆   上下颌第一磨牙为中性殆关系,前牙开殆。

2. Angle Ⅱ类开殆   上下第一磨牙远中殆关系,前牙开殆。

3. Angle Ⅲ类开殆   上下颌第一磨牙为近中关系,前牙开殆。

(三)垂直向开殆分度

正中殆位时,上、下前牙切缘之间在垂直向存在的间隙,分为三度:Ⅰ度:间隙<3.0mm,Ⅱ度:间隙在3~5.0mm,Ⅲ度:间隙>5.0mm。

(四)诊断

开殆的形态改变取决于后下面高的大小并反映在下颌支、下颌角及下颌高度的改变。

1.功能性开殆 主要与口腔不良习惯紧密相关,常见于乳牙列及混合牙列早期。

2.牙-牙槽性开殆 此型开殆系指牙-牙槽垂直关系异常,即前牙萌出不足,前牙槽高度发育不足或(和)后牙萌出过度,后牙槽高度发育过度,颌骨发育基本正常,面部无明显畸形。

3.骨性开殆 主要表现为下颌骨发育异常,下颌支短,下颌角大,角前切迹明显,下颌平面角(FHMP)大,PP、OP、MP 三平面离散度大,Y轴角大,下颌呈顺时针旋转生长型,前上面高/前下面高<0.71,S-Go/-N-Me<62%,面下 1/3 过长,严重者呈长面综合征。上牙弓狭窄,后牙槽高大,可能伴有上下前牙及牙槽高度代偿性增长,常有升颌肌功能活动低下,甚至出现肌功能紊乱。侧貌可显示为正常面型、凹面型或长面型,这是骨骼近远中不调所致。

临床上将牙颌畸形垂直向异常指数(ODI)、前面高比等作为诊断有无前牙开殆及开殆趋势较好的指标。对国人而言,当 ODI 72.8°时,表现为开殆或具有开殆趋势。ODI 越小,骨性开耠的可能性越大。乳牙开𬌗的特征为：ODI、ANB 角均小，下颌支（Ar-Go）短，其中 ODI 是一敏感的指征有助于诊断开𬌗趋势，以达到早期诊断，早期治疗的目的。临床中评价开𬌗患者的预后对此类患者是选择正畸治疗或正颌外科非常重要。除考虑畸形的严重程度，年龄、生长发育状态和生长潜力，结合医师的水平及患者的要求外，可采用面高指数（ANS-Me/N-Me＜0.57，指数愈小，预后越差），下颌平面角（FH-MP 在 16°～18°时，正畸治疗效果很好，在 28°～30°疗效欠佳；在 32°～35°效果不肯定，大于 35°效果差）；1-MP 角等于或大于 89.5°时常常选择正畸治疗。对年龄较大，生长发育基本停止，下颌角前迹较深，1-MP 角较小，颏部前突的前牙骨性开𬌗病例多采用正颌外科矫治。

三、开𬌗的矫治

前牙开𬌗特别是骨性开𬌗的治疗和保持是最困难的正畸问题之一。因为许多患者不仅有牙-牙槽或颌骨异常，还伴有神经肌肉的异常。一般认为牙，牙槽型开𬌗比骨性开𬌗容易治疗，预后也好。矫治开𬌗的原则是找出病因，并尽可能抑制或消除，根据开𬌗形成的机制，对患者前牙及后牙-牙槽骨进行垂直向调控是成功治疗的关键。同时肌功能训练是非常重要的辅助手段，可达到消除或改善开𬌗，稳定疗效的目的。

（一）功能性及牙性开𬌗的矫治

这类开𬌗主要由不良习惯引起。特别是舌肌功能异常所致的伸舌吞咽、吐舌习惯及肌功能异常所导致开𬌗。首先判明和消除局部因素，从 7～9 岁 80％的儿童可自行关闭开𬌗，进行肌功能训练，关闭开𬌗间隙。

1.医疗教育　首先对患儿及家属说服教育，说明不良习惯的危害性，请家长、老师监督提醒儿童戒除不良习惯。

2.治疗与开𬌗发生有关的疾病　治疗扁桃体炎、鼻炎、腺样增殖、舌系带异常、巨舌症、关节病等相关的疾病。

3.矫治器破除不良习惯　对舌习惯、舌位置异常、伸舌吞咽等不良习惯的儿童戴用带有舌刺（舌屏、腭网）的矫治器，咬唇习惯的儿童戴用唇挡，年幼患者一般在破除不良习惯后，上下切牙可自行生长萌出关闭开𬌗间隙。

4.肌功能训练　颅面形态受咀嚼肌大小、形态和功能的影响，提下颌肌影响面部的宽度和高度，被拉长的肌肉可辅助矫治开𬌗。因此，开𬌗儿童进行咀嚼肌训练，可导致颌骨形态发生改变，下颌明显自旋。所以肌功能训练是改善口腔周围肌肉异常功能，利用口腔周围的肌力来改善开𬌗，稳定效果十分重要的手段。

（1）口腔周围肌肉功能异常：在做肌功能训练时，必须判明患者在吞咽及姿势位时各肌肉异常状态。例如舌异常的患者，在吞咽时舌向前伸出，在安静时舌位于上下前牙之间。

（2）咀嚼肌异常：伸舌吞咽时舌位于上下前牙之间，所以，在吞咽时不能保证下颌在咬合位，因此，咀嚼肌力逐渐减弱，口不闭合，口轮匝肌肌力常常较弱。

（3）肌肉训练方法：异常的肌功能大多是无意识状态下发生的，并反复持久地存在，要去除很困难，若患者不合作，训练不会获得成功。所以，让患者充分了解训练的目的，认识到目前异常肌肉状态及其危害性,以激发患者产生改变这种异常功能的愿望后,再教患者肌肉处于何种状态才是正常的,而且必须开始正确的训练。①舌训练:教患者学会舌摆在正确的位置并能进行正确运动,例如正确吞咽及在语言、吞咽和休息时使其舌放在正确位置和正常运动并养成习惯。但有的病例,舌已适应了牙齿的位置并行使相应功能。此时,则首先矫治开𬌗后,再进行肌功能训练(如在腭盖处放置口香糖,然后用舌将其压贴压开,并保持舌在此位置进行吞咽的训练方法)以保持疗效。②咀嚼肌训练主要指颞肌、咬肌的强化训练。儿童学咬软糖,每天咬5次,每次1分钟。青少年及成人尽可能做紧咬牙,并做大张闭口运动或做正常吞咽动作时紧咬牙,使咀嚼肌伸长、强壮以达到治疗和防止开𬌗复发的目的。

5.矫治器治疗 单纯采用上述方法已难以矫治已形成的开𬌗畸形,并且这种开𬌗间隙反过来可导致不良习惯的加重。所以,应尽早关闭开𬌗,阻断其开𬌗和不良习惯的恶性循环。在临床治疗中,牙性前牙开𬌗矫治比较容易,多采用固定矫治器治疗(特别是 MEAW 技术),在上下牙列黏着托槽,用上下协调弓丝。①一般上弓丝应作成反纵𬌗曲线,下弓丝作成过度的Spee 曲线拴入,同时在开𬌗区的弓丝上形成颌间牵引钩;②多曲弓丝,在后牙区形成水平多曲并加大后倾弯,前牙区采用颌间垂直橡皮圈牵引矫治;③或在 Ni-Ti 方丝或不锈钢方丝上形成"摇椅形"弓丝。加前牙垂直牵引矫治开𬌗,均可达到关闭前牙开𬌗隙的疗效。

当开𬌗关闭后,应用咬合纸检查是否所有的牙都恢复了接触关系并进行调𬌗。固定矫治器一般保持到获得正常吞咽和唇舌功能后才更换为活动保持器。常用 Hawley 式保持器、前牙粘结式牵引唇弓及后牙𬌗垫等保持。

(二)骨性开𬌗的矫治

骨性开𬌗主要由于颌骨垂直向发育异常、颌骨旋转等因素造成,临床中骨性开𬌗常导致唇、舌肌、咀嚼肌功能异常以适应骨骼发育的异常,此时口腔不良习惯是这些发育异常的结果而不是病因。因此,尽早解除开𬌗病因,控制颌骨的异常生长发育和改变其生长方向,关闭开𬌗间隙非常重要。

在青春发育高峰期前改变生长治疗的关键是抑制上颌骨和上后牙的垂直生长,并辅以咀嚼肌训练。常采用的矫形装置包括:后牙𬌗垫颊兜垂直向牵引,𬌗垫式功能性矫治器,腭托式垂直加力矫治器,固定功能性矫治器,种植支抗压入,𬌗垫式功能性矫治器高位牵引,头帽(压后牙,改变𬌗平面)高位牵引,磁斥力𬌗垫式矫治器头颏牵引及固定矫治器高位牵引等(必要时辅以后牙颊侧骨皮质松解术),将后份牙-牙槽骨压入或限制其生长,使下颌前上旋转,以调整颌骨关系,但需保持到生长发育停止。此外,同时尽可能地利用前牙区牙.牙槽骨的代偿性伸长,以关闭开𬌗间隙(方法同牙-牙槽开𬌗,采用颌间牵引)。对生长发育停止的成人患者,轻、中度开𬌗采用增加牙代偿的掩饰骨骼的畸形及 MEAW 技术。严重者采用微植体骨支抗压入磨牙的技术;对由于下颌向下后旋转或(和)后牙萌出过度造成的成人严重骨性前牙开𬌗病例,可采用钛螺钉种植体(直径2.3mm,长14mm)植入上颌双侧颧突和下颌颊侧牙槽骨,3个月后用链状橡皮链或密螺旋弹簧牵引,上下磨牙压入,下颌向前上旋转,后缩的颏前移,开𬌗关闭,面1/3减少,达到类似正颌外科的疗效,且植入术的创伤很小,疗程短。

对特别严重的骨性开𬌗(例如长面综合征,Ⅲ类骨性开𬌗),则应在成人后采用外科-正畸的方法才能完全矫治畸形。

（三）拔牙矫治

1.拔除第三磨牙或第二磨牙　拔除第三磨牙或第二磨牙（以第三磨牙替位）适用于面型较好无明显前牙拥挤或前突的病例。后牙前移引起"楔状效应"，使咬合接触点前移，有助于前牙开𬌕的关闭。拔除第三磨牙有利于第二磨牙的萌出，有利于第一、第二磨牙向远中竖直；有些病例第三磨牙过度萌出或近中阻生升高，第三磨牙拔除后可降低后牙高度，消除病因。如果第三磨牙未萌，X线片牙冠形态基本正常可拔除第二磨牙以第三磨牙替位。采用 MEAW 技术，通过直立压低磨牙改变异常的𬌕平面达到关闭开𬌕的目的。

2.拔除前磨牙　对突面型，有明显前牙拥挤或伴双颌前突的病例拔除前磨牙，前牙内数的"钟摆效应"使上下切缘的距离减少，有助于关闭开𬌕。这一拔牙模式多采用滑动技术在平整和关闭间隙的过程中就可关闭开𬌕，同时也应常规施用前牙垂直牵引。

3.拔除第一恒磨牙　常用于第一恒磨牙龋坏、釉质发育不良、错位、缺失，而后牙槽过长的病例。应注意治疗中后牙的垂直向控制及注意防止其后牙前移而影响前牙的内收。

（丰　雷）

第六节　牙数异常的矫治

恒牙列期常见的牙数异常有先天性缺牙（个别牙、2 个牙或多数牙先天缺失）、后天性缺牙（外伤或龋坏）及多生牙。先天性缺牙中最常见部位为上颌侧切牙、下切牙、下颌第二前磨牙及第三磨牙。亚洲人群发病率为 5%～10%，儿童患病率为 2.8%，一般认为单个或多个恒牙缺失而不伴全身系统性疾病者是常染色体显性遗传的不完全表达。后天性缺牙多为第一恒磨牙（龋齿）及中切牙（外伤等）；多生牙发生的部位多在上中切牙间。单纯缺牙所造成的后果常为牙间隙等，而多生牙除占据正常牙之间的间隙外，同时将导致余牙拥挤、错位。对缺牙导致错𬌕畸形的正畸治疗，主要原则是尽力恢复牙弓上各牙应有的正常位置，即重新开拓出原缺牙的位置间隙后再用义齿修复，种植或自体牙移植。对计划采用种植牙的患者应开拓足够大的间隙，因为，种植牙与邻牙间的距离过小，可造成邻牙边缘牙槽骨的吸收，因此建议开拓的间隙较原缺失牙稍大。此外，应竖直邻牙且牙根应平行（包括根尖区），以便植体植入在适当的位置；也可采用完全关闭失牙间隙用邻牙代替的替补方法。而对于多生牙的病例则应尽早拔除多生牙，关闭间隙，恢复并达到正常的咬合关系。

1.上颌侧切牙缺失　恒牙列早期上颌侧切牙缺失后，常导致中切牙移位及尖牙扭转，表现出牙间隙、中线不正等。要达到理想的矫治效果，常采用固定矫治器。如果治疗的目的是用义齿或冠桥修复、自体牙移植，可采用螺旋弹簧重开间隙，矫治中切牙的位置、中线及尖牙扭转。如果计划采用种植牙修复缺牙间隙，在牙移动中应保护好唇侧骨板并要注意开拓足够间隙（至少 5mm）。在正畸牙移动中要避免邻牙压入移动，防止以后复发而加重种植牙的𬌕下错位。如果治疗的目的是以尖牙替代侧切牙（常见于伴有拥挤的患者），则必须让尖牙及全部上颌后牙前移。在前移过程中应注意以下几点：①应使替位后的尖牙牙根与中切牙牙根基本平行；②应改磨尖牙的形态，使唇面扁平，切缘呈方形并与下切牙形成正常覆𬌕、覆盖关系；③仔细正确地定位全部后牙,使达成Ⅱ类咬合关系。

在临床中,有关侧切牙缺失的正畸方法,一定要充分向患者说明预后,应与修复科医师会商,并完全征得患者本人及家长同意后进行。

临床操作中最常遇到的困难是第一前磨牙移入尖牙部位时产生的𬌗干扰,故应在第一前磨牙近中移动中逐渐磨减其舌尖,同时第一前磨牙的托槽位置应适当向龈方调高,以确保其伸长,取代尖牙的位置和形态。用尖牙取代侧切牙,一般多以组牙功能𬌗达到正常咬合更佳,同时,也应特别注意磨牙的位置,应通过调𬌗以确保咬合关系的平衡稳定。

2.下颌切牙缺失 恒牙列早期常见1个或2个下切牙缺失,常造成切牙移位,出现牙间隙、深覆𬌗、深覆盖。如果治疗的目的是采用义齿、冠桥及种植牙修复缺牙,应首先唇侧开展下前牙,然后采用螺旋弹簧集中间隙,同时应充分矫治前牙的位置等,为进一步修复、种植处理创造良好的条件。如果治疗的目的是关闭间隙(常见于邻牙近中倾斜、拥挤者),应达到尖牙和后牙前移并应使其牙根生理平行,其矫治方法及注意点与上颌侧切牙缺失后尖牙替位的治疗基本相同。由于牙周组织退缩,特别是成年人有牙周疾患者,有时即使达到牙根生理平行也会出现三角形的小间隙,此时通过对钟形牙冠减径、牙龈手术、冠形修复等,则可消除间隙增加牙弓的稳定性,然后再修改尖牙的形态,使其与下切牙的形态相似。

3.下颌第二前磨牙及第一恒磨牙缺失 下颌第二前磨牙先天性缺失人群的发病率为2.5%～4%,其中60%为双侧缺失,此外,也可因牙异位萌出或龋坏等原因而后天被拔除。其后果多造成下颌第一磨牙前倾、前磨牙间隙等。对第二乳磨牙滞留,其牙根少量吸收的病例,可先观察并保留至第二乳磨牙脱落后再处理。一般而言,第二乳磨牙在11～20岁间近中根应已吸收60%,远中根吸收约40%,;20岁以后该牙基本上不再发生牙根进一步吸收,如果第二前磨牙先天缺失,而此时滞留的第二乳磨牙牙根尚好,且有功能,也可保留观察;如果治疗时希望用冠桥修复或自体牙移植,可采用局部固定矫治器或活动矫治器曲簧重新转正竖直第一磨牙并恢复第二前磨牙的失牙间隙。同时注意保护第一磨牙近中根面牙槽骨板的高度和健康。如果计划种植牙,必须在近远中及颊舌向都应开拓足够的空间。但对恒牙列早期的患者而言,治疗的目的大多希望用正畸的方法关闭缺失间隙,一般采用固定矫治器,矫治中要仔细注意支抗及牵引力的使用即可达到目的,最好不用活动矫治器,因为它很难达到牙根的平行,从而影响治疗后磨牙的生理功能、平衡和稳定性。

第一恒磨牙是最易因龋坏而丧失或拔除的牙。牙丧失后常致第二恒磨牙前倾。对下颌第一恒磨牙缺失需要修复的患者,如有第二恒磨牙前倾者,同理,也应先转正第二恒磨牙,其方法也可采用长臂弹簧。

4.上颌中切牙缺失 恒牙列早期中切牙缺失多因外伤或龋齿所致。中切牙缺失的矫治,应根据缺牙的数目、咬合、年龄、间隙情况,牙的形态等因素选择修复、种植、自体牙移植以及正畸关闭间隙的方法。除应考虑恢复中切牙功能外,更重要的是恢复其形态,这对面部美观十分重要。如果失牙不久,则绝大多数属修复、种植或自体牙移植问题。但对早期中切牙缺失后,邻牙倾斜移位或伴拥挤者,常采用正畸关闭缺失间隙——用侧切牙代替中切牙,此时的正畸治疗应达到使后牙前移并应使其牙根生理平行。通常采用固定矫治器,其矫治方法和注意点与侧切牙缺失后尖牙替位的治疗基本相同。只是侧切牙移至中切牙位置并正轴后,由于其牙冠小，还应进一步修复中切牙冠外形（临床上多用塑胶冠、烤瓷冠等）。因此，为保证中切牙形态的修复，在正畸牙移动中保留足够的三维空间间隙十分重要，如果患者侧切牙牙冠的大小与中切牙相似，结合患者的意见，侧切牙上托槽位置应适当向龈方调高，以确保其伸长。完全关闭失牙间隙，用侧切牙替位中切牙，并修改对侧中切牙，使其与替位的侧牙相似。同理，对同时向前移位的尖牙、前磨牙及磨牙也应做相应的形态处理和调𬌗，以达到美观及咬合关系平衡稳定。

5.多数牙缺失　多数牙缺失，可因先天性缺牙及后天的外伤、龋齿等引起。除先天性外胚层发育不良（无汗型）综合征外，缺失的牙数较少，造成的畸形一般不太严重。大多数病例的治疗原则为：早期去除咬合干扰，维持咬合间距，引导正常咬合运动、正常建𬌗及尽早集中缺牙间隙并竖直牙根，然后在间隙部位用义齿或种植牙（由于恒牙列早期的患者正处生长发育期，建议待生长发育基本停止后种植，这期间可采用暂时义齿修复）修复缺牙，恢复牙列的完整和正常咬合关系。矫治时可采用活动矫治器及固定矫治器，为了有效控制牙冠牙根移动，精确定位及准备修复间隙，建议采用固定矫治器效果更好，如有支抗不足的问题，可采用种植体骨支抗技术。

6.多生牙　多生牙患者常在替牙期进行治疗，但也有各种原因至恒牙早期才就诊者，这时最多见为中切牙间多生牙或侧切牙区多生牙造成前牙或侧切牙的拥挤或切牙前突等症状。其治疗方法，首先拔除多生牙，然后采用固定矫治器关闭拔牙间隙，排齐牙齿转正牙根，最后精细调整前后牙咬合关系。临床上，单纯关闭拔牙间隙的方法很多，但更重要的是调整好前后牙的正常咬合关系。因此，对恒牙列早期多生牙的矫治，多应与拥挤及前突的治疗同期进行，需要固定矫治器才能获得满意的效果，对位置较深且不影响恒牙根生长发育的多生牙，也可不处理或定期观察。

（丰　雷）

第七节　畸形牙的矫治

通常，牙体过大多产生牙列拥挤；过小牙、畸形牙（例如切牙呈圆锥形等）多造成牙列间隙。对于过大牙所产生的拥挤和过小牙所导致的牙列间隙的正畸治疗见前文的叙述，这里仅介绍上侧切牙过小及畸形的治疗。

上侧切牙呈圆锥形或牙体过小是比较常见的形态异常，人群发病率女性为 $2\%\sim5\%$，男性比女性稍低，左侧最多见，有强烈的遗传趋势。一般认为，此畸形牙可能代表一个或多个基因对发育不全反应的轻度表达。牙发育延迟，牙根发育短小，对因单纯上侧切牙畸形所致间隙的矫治方法一般比较简单，即采用纵簧、垂直曲或螺旋弹簧等尽可能地恢复正常侧切牙的大小间隙位置，将间隙全部集中于侧切牙区，同时调整中切牙的中线，最后采用塑料牙面恢复其大小和形态或用烤瓷贴面等固定修复方法。对上侧切牙发育过小或牙根太短甚至未发育，而不能为上颌尖牙的萌出提供引导，造成上尖牙腭侧错位的病例，上侧切牙冠根比例不宜做冠修复者可拔除上侧切牙，让尖牙代替侧切牙，其矫治方法及注意点见前述上颌侧切牙缺失。

（丰　雷）

第八节 阻生牙的牵引助萌

阻生牙是因骨、牙或纤维组织阻挡而不能萌出到正常位置。轻度阻生的牙齿可能萌出延迟或错位萌出;严重时牙齿可能埋伏于骨内成为埋伏牙。该畸形在临床中较常见,在Ⅰ、Ⅱ、Ⅲ类错𬌗中均有发生。人群发病率为 1%~2%,阻生、埋伏牙常发生在下颌第三磨牙、上颌尖牙、上颌中切牙及下颌第二磨牙。其原因:①遗传因素:人类咀嚼器官的退行性演化所致牙量大于骨量(牙弓长度发育不足);②牙胚异常发育;③异位萌出道:乳牙早失或滞留(乳牙根非典型性吸收)恒牙位置异常,空间缺乏,骨质致密;④牙根根尖孔早闭,牙旋转,萌出顺序异常;⑤病理:多生牙、牙瘤、囊肿、肿瘤、唇腭裂、外伤等,或因外伤(特别是乳牙外伤)、手术、先天性疾病或其他原因使牙囊受损。此外,上颌第一前磨牙牙根弯曲造成尖牙阻生,亦可导致自身迟萌或阻生。阻生牙阻碍邻牙萌出和移位,造成邻牙在正中咬合时无接触、牙列拥挤、咬合紊乱,阻生牙可能发生粘连,牙髓失活,邻牙根吸收及损伤局部牙周膜等。阻生牙的牙囊可形成囊肿,对口腔功能美观影响较大,是正畸临床疑难病症之一。拔除阻生牙可能损伤邻牙或局部牙周膜。

1.阻生牙的检查与诊断 对阻生牙进行精确定位是选择手术方法的依据和成功矫治的首要条件,临床医师也可正确地估计治疗的难度。检查诊断的方法:视诊、触诊和 X 线检查。

(1)视诊:医师观察阻生区是否有黏膜膨凸或对邻近牙的影响,例如位于唇侧的阻生尖牙,它可能会压迫侧切牙根间腭侧移动,牙冠间唇侧偏斜,侧切牙相对于中切牙前倾。

(2)触诊:水平或倒转阻生的切牙有时可触及切缘,但有时与尖牙骨突和尖牙易混淆。此外,如果阻生牙区有乳牙滞留,应检查其动度。如果松动,这表明有可能牙根吸收,阻生牙正在萌出,但不能以此肯定恒牙正在萌出,应进一步检查。

(3)X 线检查:在基层医院,对上颌尖牙阻生,可通过在不同角度照 X 线咬合片、根尖片、全景片、头颅侧位片进行诊断分析。其方法为:①在不同水平角度拍两张口内牙片;②一张上颌前咬合片,一张侧位片;③一张根尖片,一张上颌前咬合片;④一张全景片和一张前咬合片。

通过临床和 X 线检查,在判断上颌尖牙阻生(发生率为 0.92%~2.56%)的同时,可发现:①恒牙迟萌或乳牙滞留;②在阻生尖牙唇侧或腭侧有无正常恒牙隆凸;③上颌尖牙阻生时,有无恒侧切牙迟萌、远中倾斜或移位;④上颌尖牙阻生时,侧切牙牙髓失活和动度增加。

常规 X 线片影像重叠,分辨率低且为二维图像,各组织面结构重叠,沿射线方向的投影无空间分辨率而不能提供相邻结构和阻生牙完整的三维信息、阻生牙牙根和邻牙的关系等。必要时采用 CT、MRI、PET 等断层显像,通过三维重建获得立体逼真的图像。

目前,CBCT 的广泛应用为阻生牙的精确定位、了解其骨内阻生状态、周围毗邻组织吸收和牙根微小损伤,提供了更常规的辅助诊断手段,现已广泛应用于阻生牙位置的常规诊断中。

正畸临床中常见上颌尖牙及上颌切牙的阻生,有时也会碰到其他牙的阻生。阻生的切牙、尖牙和前磨牙矫治方法基本相同。

2.埋伏阻生牙的矫治

(1)助萌矫治法:对萌出间隙不足,萌出道受阻,X线片示牙齿形态及位置基本正常,根尖未完全形成且无病理表征的病例,通过拔除多生牙,开拓间隙并保持间隙后让埋伏阻生牙自然萌出后进行常规正畸治疗。对切牙和尖牙的阻生多采用局部开展,第二前磨牙的阻生多采用推磨牙向远中;若尖牙,第二前磨牙阻生间隙严重不足者采用拔牙矫治。

(2)阻生牙的牵引助萌,阻生牙通过口腔检查,X线牙片甚至CT、CBCT或MRI定位后,通常通过以下四个步骤进行矫治:①开展足够间隙;②手术开窗:去除任何阻碍萌出的软硬组织并暴露牙齿;③结扎牵引;④正畸机械力牵引导入牙弓排齐。

1)开展间隙:对间隙不足、错位、不能自然萌出,形态正常、无病变的阻生牙,应在牙弓上准备足够的间隙是必然的条件,才能顺利移入牙弓。为此,对牙位位置不足者可用活动或固定矫治器螺旋弹簧开展间隙,待间隙开展完成后再进行牵引治疗。阻生牙的移动中可能遇到阻生牙的固着性粘连的情况。必要时应进行脱位处理才能顺利将阻生牙移入牙弓内,此点在临床中必须注意。

2)手术开窗:牙齿的正常萌出是通过附着龈而不是牙槽黏膜,否则龈缘很不美现并造成牙周问题,因此,手术暴露阻生牙时,皮瓣的设计及手术切口十分重要,应充分考虑不影响阻生牙萌出后龈缘形态的美观。手术暴露时,尽可能少地去除软硬组织,以去除阻碍牙冠外牵的部分组织,并能暴露牙冠以粘结牵引装置为宜,避免牙冠暴露超过2/3或暴露釉质牙本质交界处,否则会造成较严重的牙龈萎缩和骨组织的丧失。对错位的阻生牙根据其在牙槽骨内的位置可采用不同的手术方法。腭侧错位的阻生牙,因为腭侧的骨板和黏膜较厚,很少能自行萌出而需手术开窗助萌;一般采用直接暴露法,切开黏膜,去除覆盖在牙冠的软硬组织,粘结牵引装置,直接牵引。腭侧为角化黏膜,治疗后牙周附着较满意,能获得较好的附着龈。

唇侧位的阻生尖牙有以下三种手术方法:①开放式助萌术:在平齐牙冠部位水平切开,去除牙冠上的软、硬组织,暴露牙冠,粘结牵引装置如托槽、舌钮、牵引钩等,行直接牵引;但该法常导致萌出道丧失,切口愈合快且难以获得美观的附着龈。②根尖向黏骨膜暴露法:系开放式助萌法的改良,龈瓣的蒂在根尖部位,切口对着阻生切牙的切缘和尖牙的牙尖,向根尖方向翻瓣,手术切口应从牙槽嵴顶或至少包括3mm的附着龈,以便附着龈能转移到牙冠暴露的部位。③闭合式助萌术:切开黏骨膜,暴露要粘结牵引装置的牙冠部位,粘结牵引装置后,可引出金属牵引丝钩,缝合切口做闭合式牵引。该法患者感觉舒适,能获得较好的龈缘外形,医师可直观阻生牙移动萌出,但附着龈牙槽骨丧失较多,角化龈组织减少,若托槽脱落需再次手术和黏着托槽。

3)正畸牵引:让埋伏牙尽早出龈暴露十分重要,在手术开窗后,尽可能沿牙的生长方向开始牵引,在腭侧者,则应尽力先使其穿破龈而出。一般立即可用弹力线、橡皮链等牵引移动阻生牙,但应有足够的支抗,可用活动或固定矫治器牵引,也可用辅弓如Ni-Ti丝或垂直曲,该方法作用范围大、力持久;还可用磁力移动阻生牙即在阻生牙冠上粘结一块磁铁,利用其附着在矫治器上的磁铁间的引力,牵引阻生牙快速移动,磁铁可附着在矫治器的任何部位,因此,可以控制磁力的大小和方向。但无论用哪种装置,都应用轻而持续的牵引力,一般小于100g,牵引不宜过快,以免引起附着龈丧失、龈退缩及边缘牙槽骨吸收。

如果阻生牙与邻牙牙根紧密接触,应首先移动阻生牙,使其与邻牙分开并绕过邻牙的牙根消除萌出道上的障碍,再向其正常位置牵引,不可强行牵引移动;否则,可能造成邻牙根的吸收或支抗牙的压低、倾斜。一般牵引阻生牙通过牙槽嵴顶萌出,否则牙齿通过黏膜萌出,或太靠近黏膜龈结合部,将造成附着龈丧失并影响牙龈外形美观。

4)正畸排齐:当阻生牙被牵引至接近咬合面时,应将牙冠上的附件去除,更换为标准托槽。继续采用常规排齐牙齿及排平殆曲线的方法,例如用细的镍钛直丝或不锈钢丝上设计水平曲、T形曲或箱状曲等,将牙齿排入牙弓位置,但需加强支抗,避免牙弓变形。

3.不同牙位阻生牙的矫治　临床中阻生牙的发生以第三磨牙最高,其次为上颌尖牙、上颌中切牙和下颌第二前磨牙等。阻生牙的病因,检查诊断和正畸治疗的基本原则和方法已做叙述,现将不同牙位阻生牙的特殊问题介绍如下:

(1)上颌尖牙:上颌尖牙阻生的发病率在人群中为1%～2.2%,白种人中腭侧阻生最常见(占85%,为唇侧阻生的3倍),而国人上颌尖牙唇侧阻生较为常见。上颌尖牙是全口牙中发育时间最长、部位最深、萌出道最困难的牙齿,所以阻生的可能性很大,其中后续能自然萌出者很少,常需手术暴露和正畸助萌。上颌尖牙阻生有50%的病例导致邻牙(上侧切牙)根吸收。上颌尖牙正常萌出年龄为11～13岁,如果患者在10岁左右,乳尖牙不松动,尖牙没有萌出征象(唇或腭侧无隆凸)等,则尖牙可能发生阻生或异位,需拍摄X线片,以排除可能的病理改变,预测尖牙可能的萌出途径。当尖牙近中倾斜,侧切牙牙根无吸收,则需拔除乳尖牙,让尖牙远移至正常位置。如果尖牙牙冠覆盖侧切牙牙根不超过1/2,一般而言,尖牙可正常萌出;如果超过1/2,应早期拔除乳尖牙,恒尖牙正常萌出的机会约64%,如果侧切牙牙根开始吸收,表明尖牙严重错位阻生,此时除拔除乳尖牙外,需开窗牵引尖牙到正常位置并在恒牙列初期进行综合治疗。阻生尖牙的治疗有三种方法,即观察、再定位(手术再植或正畸助萌并排齐)和拔除。观察:定期拍摄X线片观察尖牙的发育萌出情况并排除病理改变。手术再植法:首先采用固定矫治器开拓间隙,手术中应尽可能少地去除骨组织,防止尖牙的折断。由于尖牙的角度,牙根长,手术再植较困难可能导致失活、牙根吸收及牙周膜丧失等并发症。手术开窗正畸助萌(助萌排齐)临床效果最好,但治疗时间长。

(2)上颌中切牙阻生:儿童上颌中切牙萌出时间平均7～8岁,上中切牙阻生约占2.3%,男性略多于女性,多发生于单侧,也可发生在双侧。首先,多见于乳切牙外伤导致恒中切牙的异常发育,使恒中切牙牙根弯曲,发育延迟,根冠形成异常造成埋伏,尤其是嵌入性外伤,嵌入力使乳牙向牙槽窝深部错位,导致牙胚破坏或发育障碍。受伤时患儿年龄愈小,后继牙的后遗症越严重。其次为乳牙早失或滞留造成恒牙萌出延迟或阻生,这可能与牙槽嵴顶部的纤维组织形成有关。此外,乳牙因龋齿滞留或早失使恒牙间隙不足而阻生以及位于中切牙萌道的多生牙、牙瘤、囊肿,导致中切牙萌出受阻;还有萌出道异常(与拥挤有关)及间隙缩小造成中切牙阻生。一般而言,上颌中切牙不对称性萌出的时间相差约为4个月,如果超过4～6个月需X线片确定阻生中切牙的发育,包括冠、根的形态,有无弯曲,短根,发育是否较正常侧中切牙延迟,有无多生牙。阻生中切牙常位于唇侧,可应用X线片确定牙齿的位置、方向,与邻牙关系等。常用X线片有全景片、牙片、上颌咬合片,如果发现根弯曲或冠根成角度,可拍摄头颅侧位片或CT和MRI多层面图像重建确定阻生牙的情况,对弯根成角、判断难以牵引萌出、畸形发育、影响邻牙萌长及牙列拥挤倾向的埋伏中切牙,可尽早拔除,以利后期治疗调整。上颌中切牙阻生应早期诊断、早期治疗,8岁前可获得较好疗效。手术暴露,多从唇侧进行,如果位置表浅可直接黏着托槽,如果位置较深,则宜做U形转移龈瓣开窗术。对水平阻生或倒置的中切牙,牵引附件应尽量黏着在牙齿的切缘,,牵引力的方向应与牙长轴尽量垂直以减小萌出移动的阻力并防止根尖吸收,通过牙齿在牙槽骨内进行,翻转移动使其萌出。临床上多采用0.014英寸不锈钢形成垂直曲的辅助唇弓,其垂直曲的高度视牙齿位置决定,将阻生牙做唇向或腭向牵引或用弹力线结扎牵引。正畸治疗中常并发牙根吸收(可能与牙根形态异常或施力的类型、大小等因素有关)以及龈缘组织不足和牙槽骨丧失,因此,应做龈缘成形术以增进美观。

(3)下颌第二磨牙阻生:下颌第二磨牙下萌出的时间,男性平均年龄为12.5岁,女性为12岁,但个体差异大。下颌第二磨牙阻生在临床中常见,可因萌出障碍或混合牙列推磨牙向远中倾斜所致。此时,阻生的下颌第二磨牙轻度阻生前倾时,最简单的矫治方法是在第一磨牙和第二磨牙间安放一分离器。松解两牙的接触点,使第二磨牙自行萌出。有时第一磨牙带环阻挡第二磨牙的萌出,可暂时去除带环,改为粘结式颊面管。对严重阻生病例,在第二磨牙牙根长度已完全形成后,可在第一磨牙上设计一个向远中的压缩弹簧曲,同时在第二磨牙冠面粘结一个舌钮,将舌钮与弹簧间用弹力线或弹力链相连。先初步竖直第二磨牙,继而在已暴露的第二磨牙牙冠颊面粘结颊面管或附件,再用转正弹簧、弹力弓丝等竖直牙冠和牙根,直到完全矫治。

4.固着粘连牙　第一磨牙,上颌尖牙及上颌切牙是恒牙中最易发生固着性粘连的牙齿,尽管与创伤史有关,但目前病因尚不清楚。

对固着性粘连牙的矫治,通常采用外科、正畸及修复三种方法配合矫治。常用方法的步骤为:首先进行手术开窗,暴露出牙冠,手术脱位(非常仔细脱位),然后采用与前述阻生牙矫治相同的正畸牵引方法将其逐渐移到理想的位置并矫治。但在治疗中常发生再粘连,因此牵引失败的情况常有发生。对不能完全牵引到位又发生粘连的牙齿,可保持已移动的位置,待牙颌生长结束后再用冠等修复的方法恢复其咬合接触。另一种方法是通过手术开窗后,先将粘连牙脱位(不需根管充填),直接移位于一个改善的位置,即自体牙移植,在移植愈合期中,应仔细严格地注意保持和固位。此时,移植牙一定不能放置于一个可能承受咬合创伤的位置,应完全避免咬合接触,直至移植牙的牙周已经重新形成牙槽突,再进行正畸治疗并进行最后调位,对不能开窗牵引的阻生牙,也可手术脱位再植。

5.牙周病与阻生牙正畸治疗的关系　阻生牙牙周病与正畸助萌有密切关系。在治疗中需对治疗后患者的阻生牙及邻牙进行牙周指数评估,有1%～2%的阻生牙和邻牙发生明显的牙周破坏,包括较深的牙周袋、牙槽骨吸收、阻生牙牙根发生内吸收或外吸收,甚至最终拔除。尽管全身因素和局部因素都影响正畸萌出阻生牙周健康,但主要由以下局部因素所致:

(1)菌斑的控制:龈下菌斑是牙周病发生和发展的主要病原学因素。阻生牙的牵引装置和粘结剂促进了菌斑聚积,并且增加了菌斑控制的难度和对软组织的刺激。临床中对龈炎和菌斑没有控制的患者不应做正畸治疗,对轻、中度牙周病患者可适当控制菌斑,保持口腔卫生,使用电动牙刷和使用洁齿剂等,对牙周病加重或难以治疗的患者应由牙周医师做龈下菌斑的控制,例如制订口腔卫生计划,使用防腐剂冲洗或喷雾以及洁治等治疗方法。

(2)牙周结构特点:牙周破坏常发生于阻生牙的邻间区(特别是上颌阻生尖牙的近远中的

牙周组织），正常牙周膜 X 线间隙≥1mm；而邻间区牙周膜间隙小于 1mm 且缺乏网状骨，特别容易受损，如果增加网状间隙可以防止骨的吸收或变慢，此外，该区清洁困难。

（3）不适当的正畸力：正畸力太大可能造成软组织纤维撕裂伤和透明性病变，因此，临床上应施用轻而持续的助萌力以完成阻生牙的移动。

此外，外科手术也可导致龈萎缩、骨组织丧失、角化组织减少、牙周愈合延迟及龈炎等。因此，临床中应改良手术设计，X 线显示手术部位为二维（近远中）影像，若有条件采用 CT、CBCT 或 MRI 以获得阻生牙和相邻牙及牙周组织更多信息。对暴露腭侧阻生尖牙者，从根尖方向到相邻牙的龈缘做 4～5mm 切口，以保留牙周膜的完整性。将阻生牙和相邻牙牙周受损或破坏减至最小。正畸医师应监测牙周情况，必要时由牙周医师治疗牙周炎，如果监测显示牙周病原体在病理水平，应当用局部特异性或全身抗生素治疗。

（丰 雷）

第九节 Ⅱ类错𬌗畸形的矫治

一、Ⅱ类 1 分类错𬌗畸形

Ⅱ类 1 分类错𬌗畸形与遗传因素、生长发育、牙颌畸形等关系密切，尤其是早期去除导致下颌后缩的因素对改善畸形极为有利。因此，应尽早去除病因，根据畸形性质、程度和形成机制，在不同的时期进行针对性的矫治。

（一）口鼻呼吸疾患的早期治疗

对于有明显口鼻呼吸疾患的Ⅱ类错𬌗畸形替牙期患者，在明确有解剖结构阻塞（鼻甲、腺样体肥大等）或口鼻慢性炎症性疾病的情况下，可以优先治疗相应的口鼻呼吸疾患，特殊情况下可以考虑手术治疗以建立畅通的经鼻呼吸方式。因此，强化各学科之间的联系，共同关注口鼻呼吸疾患的早期解决方案将是努力的方向之一。

（二）口颌肌肉的功能训练

对于开唇露齿的Ⅱ类 1 分类错𬌗畸形患者，多合并有咬下唇、咬颊等不良习惯。常系上唇短、上唇张力不足，致闭合不全，可以通过反复的强化训练口颌肌肉功能状态，以改善唇肌闭合不全。例如，在混合牙列期纠正不良吐舌习惯的同时，辅以肌肉功能训练（MFT），如前伸下颌、引导上唇向下闭合、上下唇张力训练等，以改善唇态。

（三）替牙期的早期功能性矫治

在替牙期对于Ⅱ类畸形提倡早期正畸治疗，其意义在于在Ⅱ类畸形发生之前尽早采取预防措施，消除错𬌗病因，促使口颌系统正常生长发育，减少Ⅱ类畸形的发生；对已发生的畸形进行早期矫治，阻断畸形发展，纠正畸形，引导牙颌面正常生长。

Ⅱ类 1 分类患者早期矫治应在青春期前，根据畸形机制，视儿童具体情况进行早期设计，其原则如下：

1.尽早地去除病因　破除各种口腔不良习惯，及时治疗全身性疾病，诸如佝偻病、口鼻呼吸道疾病等。

2.尽早处置前牙畸形　主要根据畸形的临床表现，采用不同方法，去除咬合干扰，阻断不利的唇颊习惯，创建有利于下颌运动及生长的环境。

(1)上前牙区多生牙导致前牙深覆盖者：应拔除多生牙，用片段弓或附有双曲唇弓的可摘矫治器关闭间隙，以减少前牙突度，改善深覆盖。

(2)上前牙唇向错位有间隙者：可采用局部片段弓关闭或戴用附有双曲唇弓的可摘矫治器内收前牙，关闭间隙。

(3)下前牙舌向错位所致的深覆盖：如上颌牙弓正常，下前牙舌向错位合并拥挤的患者，先去除不良的诱因，再采用片段弓矫治或戴用附双曲舌簧的可摘矫治器唇向开展间隙，排齐下牙弓前段，与上前牙建立正常的覆盖关系。

(4)对上尖牙间牙弓宽度不足的患者：可采用附有分裂簧或螺旋扩弓簧的𬌗垫式矫治器扩大上牙弓以利于下颌前导。

(5)对个别上切牙舌侧错位的患者：若错位牙有足够的间隙，可采用固定或活动矫治器将错位牙唇向排齐，若错位牙排齐间隙不足亦可先局部开展间隙，再矫治舌侧错位的牙齿。

3.及时导引颌骨正常生长　对于功能性Ⅱ类错𬌗以及轻中度骨性Ⅱ类错𬌗，早期采用功能性矫治器进行矫形治疗可以改变口颌系统软硬组织的异常生长，引导颌骨的正常生长。

(1)促进下颌向前生长：因下颌后缩导致的Ⅱ类错𬌗病例，其矫治的关键是解决下颌发育不足的问题。对这类病例而言，促进下颌骨向前生长是矫治前牙深覆盖的有效方法。下颌骨是人体所有骨骼中生长持续时间最长的骨骼，男性一般持续到23岁，女性可持续到20岁。从替牙列期到恒牙列早期，下颌骨要经历一个生长快速期，此时下颌骨总长度及下颌相对于颅底的突度均有较明显的增加。在此阶段进行早期功能性矫治可以达到事半功倍的效果。临床上主要采用功能性矫治器，刺激下颌向前生长，从而矫治前牙深覆盖，恢复正常的咬合关系，增进面部外形的协调。亦可针对不同的Ⅱ类错𬌗机制采用简单的功能性矫治器，诸如上颌斜面导板矫治器、前庭盾、唇挡等进行早期矫治。

(2)抑制上颌向前生长：对于上颌前突或有上颌前突倾向并伴有下颌后缩的Ⅱ类错𬌗病例，在生长发育的早期进行矫治，其矫治原则为限制上颌骨向前生长，促进下颌骨向前生长，最终建立上下颌正常的覆𬌗、覆盖关系。例如使用口外弓可以抑制上颌向前生长。但一些研究显示，口外弓不能向远中移动上颌骨，上下颌矢状关系不调的纠正，最终来自于矫治进程中下颌的向前发育；而附口外力的肌激动器不仅限制上颌骨的发育，还可以前导下颌。

(3)控制后部牙槽的高度：Ⅱ类错𬌗除颌骨矢状关系不调外，常伴有颌骨垂直关系不调。采用口外唇弓通过改变牵引力的方向，对后部牙及牙槽高度的控制能起到较好的作用。高角病例应使用高位牵引，低角病例应使用颈牵引，面高协调者使用水平牵引。对于功能性矫治器，如肌激动器，在使用过程中能增加后部牙槽高度，常会出现下颌平面角增大的情况，因此对以下颌后缩为主，下颌平面角较大的Ⅱ类高角病例，临床常将面弓高位牵引与肌激动器联合使用。

4.替牙期上切牙唇倾度与前牙覆𬌗覆盖的矫治 在替牙期早期进行功能性矫治,如有效的扩弓、早期前导下颌骨等,强调获得正常的上切牙唇倾度,以及正常的前牙覆𬌗、覆盖。因此,矫治方法的选择取决于切牙轴倾度和上颌前突的类型。

简单的直立切牙可以使用活动矫治器,而转矩和整体移动则需要使用固定矫治器。抑制上颌基骨前突需要使用矫形力。此时上颌骨的大小可以是正常的,但位置前移,或长度增加。在评价上颌基骨时,临床医师还应考虑其旋转。上颌骨向上向前的旋转可以加重上颌前突(Schwarz称其为"假性前突"),而上颌骨向下向后旋转(腭平面向前向下旋转)可以掩饰上颌前突。对于这类错𬌗,尤其伴有深覆𬌗或开𬌗时,对垂直向的控制是矫治成功与否的关键,尤其需要使用多种矫治器的联合治疗(如口外装置和肌激动器)来抑制上颌骨的向前生长。

(四)恒牙列早期的固定矫治

大多数Ⅱ类1分类伴有前牙深覆盖的病例,往往还需要在恒牙早期进行第二期综合性治疗。目前认为,对Ⅱ类畸形的矫治,使用固定矫治器是最有效的手段,无论采用Begg技术、edgewise技术或直丝弓矫治技术,相对而言均比较成熟,并在其治疗步骤的讲解中,均选择Ⅱ类1分类拔牙矫治患者的矫治作为典型技术程序。正畸医师可以依据Ⅱ类畸形性质、自身习惯和掌握程度自行参考选用。

1.常规矫治技术

(1)Begg技术:以拔牙病例为例,其一般治疗步骤可分为:

第一期治疗:打开咬合,排齐前牙,改正个别牙错位及后牙反𬌗等。

第二期治疗:关闭拔牙间隙,改善上切牙前突及磨牙的Ⅱ类关系。

第三期前期治疗:继续改善𬌗曲线,改正个别牙旋转,使尖牙和前磨牙达咬合接触,尖牙达中性关系。

第三期后期治疗:竖直牙根,调整切牙唇舌向转矩。

第四期治疗:用带状弓丝或定位器完成标准牙弓。

保持:用Begg型保持器。

Begg技术采用轻力和差动力的原理,使用细圆丝技术,以及弓丝与托槽结构间呈点接触关系,有益于牙的倾斜移动,对Ⅱ类1分类拔牙患者的治疗是一种适宜有效的矫治方法。

(2)edgewise技术:edgewise技术系包括一大类采用方丝托槽及方丝的矫治方法,治疗中为防止磨牙前移占用拔牙间隙,可加强支抗设计(必要时用),如口外弓、口内腭托、腭杠等,一直用至间隙关闭完全,或推迟拔除上颌前磨牙。不同学者在弓丝设计及步骤方法上各有差异,但对Ⅱ类1分类错𬌗(中度支抗拔牙病例,二步法矫治)的治疗程序,大体可归纳为以下步骤:

第一期治疗:排齐牙齿及排平牙弓曲线。可用从细至粗的镍钛圆丝,最后用硬不锈钢圆丝。

第二期治疗:可用开大螺旋簧、橡皮圈牵引等移上、下尖牙向远中,同时矫治中线,调整磨牙关系。

第三期治疗:尖牙到位后,以全部后牙为支抗单位,整体内收切牙向舌侧、关闭间隙,改正上牙前突。进一步调整磨牙关系及中线。先内收下切牙,关闭下颌间隙(使用滑动法牵引或关闭曲)。可在加强支抗中使用Ⅲ类牵引。然后内收上切牙,关闭上牙间隙,可加用Ⅱ类牵引。

第四期治疗:可用正轴簧、旋转簧、颌间箱形牵引、三角形牵引等矫治牙轴,达到理想的咬合关系。治疗完成。

第五期治疗:保持,用 Hawley 式保持器或固定保持。

edgewise 技术由于托槽及弓丝的特点,可基本达到牙的整体移动,也能获得较理想的治疗结果,但在力的控制上必须十分小心。在弓丝弯制中,也有各种考虑,此点应特别注意。

2.拔牙矫治原则　Case、Tweed 等学者提出对单纯扩弓不能矫治的患者需要拔牙,认为对牙齿严重拥挤等错𬌗畸形采用拔牙矫治,可维持牙弓、颌骨和肌肉之间的生理平衡,达到稳定的治疗效果。临床上,对部分骨性、牙性Ⅱ类错𬌗畸形需要采用拔牙矫治,拔牙部位取决于Ⅱ类错𬌗的类型、面型和牙弓拥挤程度,当然患者的年龄与生长发育状态也是考虑因素之一。此外,还应结合患者生活、工作的安排、心理预期和亲属的意见、诊治医师临床经验、设计倾向及矫治技术、诊疗条件等综合考虑,切不可千篇一律,引入所谓"固有的拔牙模式",但也不会毫无章法可循。

当确定需要拔牙矫治之后,还应正确地选择需要拔除的牙位。需要结合患者面型、牙弓拥挤度、牙体牙周情况、拔牙间隙进行必要的术前分析以获得完备的矫治计划。

应强调保持牙弓形态的对称性和中线不偏移,通常在牙弓两侧同时拔除同名牙。临床上除非存在明显的局部原因或不对称因素,否则单侧拔牙将使牙弓对称性受到破坏,使中线偏斜难以矫治。对于部分Ⅱ类错𬌗患者因前期诊疗失误仅单侧拔除第一前磨牙的患者,为重新获得中线居中、两侧对称,可以采用腭杠、腭托、微种植钉等加强支抗,并拔除对侧同名牙以补偿平衡对称。目的是为牙中线的重新调整和建立正常前牙覆盖与覆𬌗关系提供可被利用的牙弓间隙,使牙齿移动更易进行。

Ⅱ类1分类错𬌗患者的拔牙是正畸医师必须决策并且常感棘手的问题。既要考虑到错𬌗本身的情况,还要考虑到患者的生长发育;既要考虑牙齿的排列,还要考虑面型;具体到每一名患者,还必须考虑其临床矫治目标。正畸医师应根据错𬌗畸形矫治的设计原则,结合患者的要求及治疗条件,确定其矫治目标及拔牙部位,对全口牙齿健康,治疗目标要求高,年龄较小的患者,应选择常规性拔牙;对成年患者,个别牙齿状况差、疗程要求短的患者,则可适当采用非常规性拔牙法。

3.可供考虑的拔牙模式

(1)对称拔除上、下颌共4个第一前磨牙:在伴有下前牙拥挤的Ⅱ类1分类患者临床上最常用的拔牙模式,为解除前牙拥挤、内收前牙提供最大限度的可利用间隙。

(2)对称拔除双侧上颌第一前磨牙及下颌双侧第二前磨牙:适用于上颌前突、下颌正常的Ⅱ类1分类患者,有利于前牙深覆盖与远中磨牙关系的矫治。

(3)仅拔除双侧上颌第一前磨牙:Ⅱ类1分类年龄较大患者,拔除双侧上颌第一前磨牙矫治前牙深覆盖、改善牙弓突度,磨牙关系保留完全远中。2006年杨彤彤采用 PAR 指数评价上颌单颌拔牙和双颌拔牙矫治Ⅱ类1分类错𬌗畸形的效果,发现双颌拔牙组患者的错𬌗较单颌拔牙组复杂,主要表现在牙齿拥挤方面;只要设计合理,适应证选择得当,两者均能获得良好的矫治效果。2004年,庞光明探讨上颌单颌拔牙矫治成人Ⅱ类1分类错𬌗的适应证,发现上颌牙性前突、下颌拥挤≤4mm、前牙覆盖≤9mm 及磨牙关系为远中尖对尖的Ⅱ类1分类成人错殆病例,应用单颌拔牙矫治可以取得满意效果。吕婴等的研究也认为上颌单颌拔牙模式适用于下切牙唇倾度和下唇突度较小的牙性Ⅱ类1分类错殆患者。

(4)拔除双侧上颌第一前磨牙及1个下颌切牙:Ⅱ类1分类年龄较大患者伴下前牙拥挤且牙周情况不佳,拔除双侧上颌第一前磨牙矫治前牙深覆盖、改善牙弓突度,同时为了改善下前牙拥挤和牙周健康的一种折中方法,视 Bolton 指数大小获得磨牙远中关系。

有研究通过分析Ⅱ类1分类错殆畸形病例拔除4个第一前磨牙矫治前后颅面硬组织结构的变化,发现矫治前后颅面硬组织结构的变化主要表现在上下切牙唇倾度的减小及殆平面倾斜度的明显增大。该研究认为Ⅱ类1分类错殆畸形矫治前后颅面硬组织结构的变化主要体现在牙齿位置的改变上,而对颌骨的结构无明显影响。软组织的变化表现为鼻唇角及上下唇角的增大,上唇厚度的增加;切牙唇倾度的减小与唇部软组织的变化之间存在相关关系。Ⅱ类1分类错殆病例的矫治应充分利用拔牙间隙,减小前牙唇倾度,以达到面部软组织外形的协调。有研究探讨Ⅱ类1分类错殆成人与青少年拔牙矫治后软硬组织变化之间的相关性,发现成人组软组织唇形指标变化量与上切牙的内收量呈明显的相关性(P<0.01),无骨性相关;而青少年组不仅与牙性指标有一定的相关性,而且与下颌骨的前移有明显的相关性(P<0.05);同时两组软组织指标间亦有明显相关性。因此,矫治后两组软硬组织变化间及软组织变化间均表现出明显的相关性,但两组间相关性的大小有统计学差异;说明软组织的改变不仅与牙颌变化明显相关,而且受其自身形态、功能、内部结构及生长发育的影响。

4.拔牙矫治步骤 较严重的Ⅱ类1分类,前牙覆盖较大的病例往往需采用拔牙治疗。临床上较典型的常采用的是拔除4个第一前磨牙,依据支抗设计的要求和矫治器设计的不同,其矫治步骤大致可分为两种:

(1)二步法

1)牵尖牙向远中:上颌牙弓排齐、整平后,在这一阶段推荐使用0.018英寸的圆丝,诸如澳丝或者其他高弹性的不锈钢丝,拉尖牙向远中移入拔牙间隙并与第二前磨牙接触,为上下切牙的进一步内收提供间隙。一般而言,这一阶段并不解决上下牙弓的Ⅱ类矢状向不调关系,不过不同支抗设计导致的上下后牙前移距离的不同,磨牙的远中关系可能会得到改善。拉尖牙向远中时,一般多用矫治弓丝外的附加牵引力,诸如磨牙带环拉钩与尖牙托槽之间置螺旋拉簧、链状橡皮圈或弹性橡皮圈。

特别需要注意的是:①应始终关注支抗磨牙前移的情况,避免上颌磨牙的前移至关重要;下颌磨牙的适度前移利于调整磨牙的远中关系,因此,对下颌磨牙的前移则视矢状关系不调的程度要适当掌握;②对伴有下颌后缩的骨性畸形患者,往往需要导下颌向前来矫治上下牙弓和颌骨位置的不调;③对于尖牙向后的倾斜移动特别应予关注,不同的矫治体系尖牙倾斜程度不一,方丝弓和直丝弓矫治技术不希望尖牙移动过程中发生倾斜,希望尖牙与第二前磨牙靠拢后两牙的长轴呈平行的关系;而 Begg 矫治体系则可接受一定程度的尖牙倾斜移动。使用螺旋拉簧、链状橡皮圈或弹性橡皮圈对尖牙牵引时,可在0.018英寸的圆丝上,位于尖牙远中部位弯制人字曲,对尖牙施以一定的前倾正轴力,可对抗尖牙的远中倾斜。

牵尖牙向远中移动,常采用在磨牙带环拉钩与尖牙托槽之间置螺旋拉簧、链状橡皮圈或弹性橡皮圈。此外,可将左右尖牙作为交互支抗,即在弓丝的前牙段套进一段张开的螺旋推簧,推簧长度应大于左右两尖牙之间牙弓长度,将弓丝插入圆管,并结扎于左右第二前磨牙和尖牙的托槽槽沟内,张开的螺旋推簧就被压缩在左右尖牙托槽之间的弓丝上,这样的螺旋推簧沿着弓丝对左右尖牙产生向远中推压的矫治力,降低了磨牙的支抗消耗。尤其对伴下颌前牙拥挤的病例,在尖牙远中移动的同时,可解除下切牙的拥挤,再利用高性能的弹性弓丝或者多个垂直开大曲解除拥挤、排齐错位的牙齿,为下一步的内收作准备。

2)内收切牙矫治深覆盖:当尖牙远中移动至与第二前磨牙形成正常牙间接触,切牙基本整齐后,应更换矫治弓丝。在这一阶段可以使用方丝,也可以仍然用0.016英寸或0.018英寸直径的圆形弓丝。如用方丝,则可在侧切牙与尖牙间部位弯制匙形关闭曲。如用圆丝则可弯制垂直带圈关闭曲来内收切牙。为达到切牙的控根移动,取得正确牙齿长轴关系,在方丝的切牙段必须施以一定的根舌向转矩力。这个力量与关闭曲所产生的拉切牙向后的力构成了一个复合力,使得切牙能够整体内收。

在内收切牙的同时,可作Ⅱ类颌间牵引,也可在这一阶段继续整平牙弓。可弯制摇椅弓,其作用是把同颌的后牙和前牙作为交互支抗,同时达到压低前牙且升高后牙的作用,进一步减小前牙覆殆,为内收上切牙矫治深覆盖创造条件。

3)牙位及咬合接触关系的进一步调整:当牙齿排列整齐,拔牙间隙关闭完成,磨牙关系基本达到中性后,下一矫治步骤是对个别牙的牙位及牙轴做进一步调整。这一矫治阶段应采用方丝弯制成理想弓形,对个别牙做最后调整。在此矫治阶段,如仍存在颌间关系的不调,可继续作Ⅱ类颌间牵引,如个别后牙咬合接触关系不甚理想时,可换用0.016英寸的不锈钢圆丝,进行后牙M形或W形垂直牵引,进一步达到后牙广泛的咬合接触关系。

4)保持:当矫治完成,并经过3~4周的颌内连续结扎后,牙齿位置基本稳定,就可换用上下Hawley式保持器进行保持。

(2)一步法:这一矫治方法与前一种方法的主要不同在前两个矫治阶段,而牙位的进一步调整和矫治完成后的保持则相同。

1)排齐牙列和打开咬合:在这一阶段中不解决牙弓间的错位关系,而主要是使上下牙弓内错位的牙齿排列整齐,以圆丝为矫治弓丝。如果牙齿只是轻度错位,可以用具有良好弹性的弓丝,如镍钛丝、麻花丝进行矫治。当牙齿错位程度严重时,矫治弓丝若不弯制各种曲,则很难同时压入所有牙的托槽中。因而在排齐牙列的矫治阶段,一般多采用圆形弓丝弯制的各种曲来进行矫治。第一次矫治弓丝通常用0.014英寸或0.016英寸的圆丝来弯制,以后随着牙齿的排齐,逐步更换直径为0.018英寸或0.020英寸的圆丝。当牙齿排列整齐后,托槽的位置在较为一致的水平上,而为方形弓丝的使用创造了条件。在矫治过程中,打开咬合费时较多,一般可以采用摇椅弓和平面导板来协助打开咬合。

2)内收前牙关闭间隙、矫治后牙关系:这是整个矫治过程中比较关键和困难的一步。不但要矫治前牙的前突,还要尽可能的矫治磨牙的远中错殆关系。由于多数Ⅱ类病例伴有下颌后缩,所以在矫治磨牙远中关系时,可以是移下后牙往前,也可以是导下颌向前生长。不过,矫治器主要是改变牙齿、牙弓的位置,对生长潜力较弱的患者很难用矫治器来改变颌骨的位置。

5.Ⅱ类畸形矫治的支抗设计 由于Ⅱ类畸形不但前牙拥挤、前突的程度不同,而且后牙远中错殆的程度也有重有轻,很难把每一种相应的牵引、支抗装置一一列出。

现依据 Stoner 提出的允许后牙前移的量为依据分类简介如下：

（1）最大支抗设计：在上颌应用最大支抗设计（诸如微植体支抗、口外弓、头帽 J 钩等）手段牵引上颌尖牙、上切牙分步或一步法整体后移，尽可能让上下后牙不前移并使切牙压低和内收。在矫治过程中应长期应用最强支抗设计。上颌（牙弓）前突明显的Ⅱ类 1 分类病例往往选用上颌强支抗与下颌中度支抗设计，使上颌拔牙隙尽可能地为前牙利用，下颌拔牙隙由前后牙共同利用。

（2）中度支抗设计：允许后牙前移量为拔牙间隙的 1/4～1/2，可适当设计口内支抗（如Nance 腭托等）或非长期应用口外支抗（微植体支抗、口外弓、头帽 J 钩等）来引导上下磨牙不过度前移，以便上下前牙利用拔牙间隙排齐并协调Ⅱ类关系。为保障上前牙内收移动有足够的间隙，防止后牙前移，也可在上下颌内牵引的同时，加上颌口外牵引或口内应用微植体支抗，减小上后牙的近中移动距离，以使上前牙能充分内收占据拔牙间隙。

在特殊情况下，可以利用口外支抗增强上磨牙支抗后Ⅲ类牵引以保护下磨牙支抗，再进行Ⅱ类牵引调整第一磨牙向近中方向移动，使Ⅱ类磨牙关系改变为Ⅰ类关系并改正过陡的 Spee 曲线，压低上下切牙并升高后牙。

此外，恒牙早期Ⅱ类 1 分类采用拔除 4 个第一前磨牙矫治时大多数选择上颌中度支抗与下颌弱支抗，上牙弓拔牙隙以前牙后移为主以减小覆盖、改善前牙突度，下牙弓拔牙隙一半或一半以上由后牙前移占据，以使远中磨牙关系矫治为中性。这种病例有时候采用拔除上颌第一前磨牙和下颌第二前磨牙的拔牙方式，就是考虑到上、下牙弓中牙齿移动的差别和支抗要求的不同。

（3）最小支抗设计：支抗设计允许后牙前移量超过拔牙间隙量的 1/2 以上，可用于前牙需要间隙少的病例。该设计时较少应用口外支抗设计，口内支抗设计则视后牙前移和牙列拥挤度而定。诸如对于下磨牙需较大范围前移的Ⅱ类患者，可仅做上前牙与下后牙之间的Ⅱ类颌间牵引和下颌颌内牵引，引导下后牙近中移动，在矫治前牙拥挤、前突的同时，也矫治上下磨牙的远中关系。

6.不拔牙病例的矫治　　近年来，非拔牙矫治理论得到重新认识和评价。对于轻度或者中度前牙拥挤患者，介于拔牙和不拔牙矫治的边缘病例，更倾向于不拔牙治疗。通过推磨牙向远中的方法，既可以避免拔牙的痛苦，也可以达到满意的临床效果。不拔牙矫治主要对象为牙性畸形而非严重的骨性畸形，其侧貌可以接受，上唇及切牙不显过度唇倾，牙量骨量差不大，牙弓狭窄可扩，下颌稍后缩，而非上颌基骨前突。有研究报道，对于Ⅱ类错𬌗畸形采用非拔牙矫治主要有以下几种获得间隙的方式：①邻面去釉（3.0～6.0mm）；②扩大牙弓（5.0～7.0mm）；③推磨牙远移（3.0～6.0mm）；④旋转磨牙（每侧 1.5mm）；⑤唇倾前牙（每 1mm 获 2mm 间隙）。以下仅讨论介绍几种常用推磨牙向远移的方法：

常用推磨牙向远中的方法：

（1）目的：远中移动磨牙，开拓必需间隙，改善磨牙关系。

（2）效果：一般磨牙远中移动 1～1.5 个牙尖是完全可能的，但支抗的设计与理念至关重要。推磨牙向远中过程中，通常所获得总间隙，71% 来自磨牙的远移，29% 来源于支抗牙前移，磨牙向远中每移动 1.0mm 则有 2° 的远中倾斜，支抗前磨牙平均近中移动 1.3mm 并伴有 3° 的近中倾斜。

有研究认为,第二磨牙萌出与否与推磨牙的疗效无明显差别;也有研究认为:第二磨牙萌出与磨牙远移及支抗牙前移量有关。第二磨牙萌出前,磨牙后移量:支抗牙前移量=2/3：1/3,第二磨牙萌出后反之,为 1/3：2/3。

第一磨牙远中移动后,有些患者第二磨牙萌出时会有颊/舌向错位的情况,但是否所有推磨牙向后都会造成第二磨牙萌出时错位,仍有待于进一步的探讨。不过临床上可见一些未经正畸治疗的Ⅱ类错殆患者,其第二磨牙萌出时颊/舌向错位也非少见,而且磨牙颊向萌出的矫治并不困难,因此推磨牙向远中的矫治是可行的。

在磨牙远移过程中,有研究显示没有明显的垂直向变化,有学者认为可升高磨牙有利于纠正深覆殆。磨牙区间隙分析是推磨牙的前提,拔除第三磨牙或第二磨牙是常选择的手段(应属于拔牙矫治)。

远移磨牙有增加牙弓宽度的作用,平均增加 2.9mm。远移磨牙的力值方向若通过牙齿的阻抗中心,有减小磨牙倾斜的作用。

(3)适应证:适用于牙性Ⅱ类错殆,并轻、中度拥挤(尤其来源于后牙的前移),拔牙或非拔牙的边缘病例,下颌轻度拥挤或基本正常,配合良好的患者。在病例的选择上,以混合牙列期或者恒牙列早期为最佳,多用于推上颌磨牙向远中,下颌少有使用。如果第二磨牙已萌出,两个磨牙同时远中移动比单独推一个磨牙要费时费力。

(4)禁忌证

1)Ⅱ类磨牙关系严重的上下牙列拥挤患者;

2)面型较突的Ⅱ类患者;

3)高角病例和有开殆倾向者;

4)磨牙牙轴已明显向远中倾斜者;

5)磨牙区已有拥挤但拒绝拔除任何牙齿者。

(5)推磨牙向远移方法

1)口外弓推磨牙:一般而言,口外弓远中推力 350g 左右,适应后可适当增加,每天戴用 12 小时,平均疗程为 1 年,第一磨牙远中移动距离在 3mm 以上。口外弓与唇挡联合疗效更好,口外弓夜间戴用,白天用唇挡维持。特别是口外弓推磨牙向远中治疗上颌 4～6mm 拥挤的低角病例系早期治疗有效方法之一,同时还可抑制上颌 A 点的向前生长,减小∠SNA,主动或被动地顺应下颌的生长趋势,使∠SNB 增大。

2)Ni-Ti 螺旋推簧辅以其他支抗设计:口内 Nance 腭托增强支抗结合 Ni-Ti 螺旋推簧 24 小时推磨牙向远中。在固定矫治可辅以口外 J 钩强化支抗,甚至直接应用螺旋推簧＋口外 J 钩,白天还可配合Ⅱ类颌间牵引,常用每侧 350g 力值,矫枉过正是明智选择,各阶段的衔接至关重要。

3)钟摆式矫治器:20 世纪 90 年代初,美国正畸医师 Hilgers 发明的 Pendu-lum 矫治器,国内译为"钟摆式矫治器"是一种能有效地推磨牙向远中的装置,不使用口外力是其特点,靠腭托作为支抗。Pendulum 矫治器是以上颌前部牙槽骨及上切牙为支抗后推磨牙,由于仅在第一前磨牙上有带环,第二前磨牙上没有支点,在磨牙远中移动时,第二前磨牙会自动向远中漂移。往往在磨牙远中移动到位后,第二前磨牙亦接近移动到位。在去除 Pendulum 矫治器后即可开始远中移动第一前磨牙和前牙,避免了支抗消耗,缩短疗程并提高疗效。一般针对无明显骨骼发育异常(ANB 值处于正常范围内),无明显生长型异常,均角和低角适合;上前牙唇倾或拥挤,拥挤度在Ⅱ度以内;下前牙无拥挤或Ⅰ度拥挤,Spee 曲线较平;磨牙为远中关系;根尖片显示被移动磨牙的牙根无异常;处于替牙𬌗晚期或恒牙𬌗早期,上颌第二磨牙未萌出或萌出但未建𬌗者。

但是,钟摆式矫治器远中移动磨牙时,产生较大的反向近中移动前牙的力量,从而导致较为明显的前牙唇倾,Jones 研究发现前牙出现 1.8mm 唇向移动及 6°的唇倾,Bondemark 的研究结果是前牙移动 1.5~2.2mm,唇倾 4.4°。因此,对于前牙区拥挤过于严重,牙齿错位明显,可以引起上颌磨牙伸长,下面高增大,对于高角患者应慎重。对于尖牙唇向错位,前牙拥挤的患者,在应用时更应注意,可以采用轻力,在打开加力弹簧圈时,调整加力臂曲度,减少力量,以较为轻柔的力量推磨牙向远中,从而产生较小的反作用力,减少唇向移动前牙的副作用。钟摆式矫治器与口外弓结合远中移动上颌磨牙结果显著而快捷,加强了矫治力作用时间,同时克服了口外弓单独使用造成配戴时间不足的缺点。

4)口外弓+滑动杆:白天、晚上连续加力,上牙列向远中移动,下牙列向近中移动,磨牙关系调整快捷,后期咬合调整更适合。

5)微种植钉支抗:微种植体支抗的出现为磨牙远中移动提供了较理想的支抗形式。一是将种植体支抗植入颊侧,Ni-Ti 螺簧推磨牙远中而微种植体支抗作"绝对支抗"抵抗唇向的不利移动,协助推上颌磨牙向远中;二是将种植体置入腭部正中时,有 4 种方法来实现磨牙的远移,用舌弓上边套入 Ni-Ti 推簧来推磨牙远移,也可以设计改良的横腭杆,借助种植体用链状皮圈牵引两侧磨牙向远中移动。这样,不仅保证了磨牙顺利远移,且前牙的位置基本不变。推磨牙的力值一般设定为 150~200g,如果同时推两个磨牙,力值还可再适当加大。

微种植体支抗协助推磨牙远移的适应证:①牙性Ⅱ类错𬌗患者;②第一、第二磨牙同时向远中移动,需支抗强大者(第三磨牙应提前拔除);③成人患者;④轻度上颌前突,依靠推磨牙向远中来改善侧貌外形者;⑤能承受种植体手术者。

(6)推磨牙向远移注意事项

1)拔除第三磨牙有利于推磨牙远移;

2)拔除第二磨牙有利于第一磨牙向远中,让第三磨牙自行调整至理想位置,但此方法应慎重选用,如第三磨牙萌出后位置不正,则需要再次矫治;

3)推磨牙向远中应矫枉过正,并需要患者密切配合;

4)温和而持久的力值是成功推磨牙的关键;

5)推磨牙的临床矫治方法不是万能的,也不是完美无缺的,各种副作用的产生不容忽视。诸如单纯使用头帽口外弓或活动矫治器,常常因患者配戴时间不足而影响治疗效果。口内装置中除Ⅱ类牵引外几乎不需要患者配合。单独使用螺旋弹簧或钟摆式矫治器,常常会因为后推磨牙的反作用力而造成前牙支抗丢失导致前牙唇倾。

二、Ⅱ类 2 分类错𬌗畸形

鉴于Ⅱ类 2 分类错𬌗(内倾性深覆𬌗)常造成前牙不齐及功能影响,诸如 TMD 或牙周病理性损伤等,尤其是Ⅲ度内倾性深覆𬌗后果更为严重,应结合年龄、病因、机制及所伴发的畸形进行全面治疗。其矫治目标通常为:在解除牙列拥挤时,尽可能解除前牙深覆𬌗,恢复前牙的正常倾斜度;矫治后牙远中关系时恢复下颌正常的位置和适宜的面高比例。

Ⅱ类 2 分类错𬌗存在异常生长发育的趋势,即下颌骨的生长表现为逆时针旋转,加之存在着下颌后缩的特征,因此,改变Ⅱ类 2 分类错𬌗异常的生长发育的方向和改变下颌颌位,即由Ⅱ类颌骨关系变为Ⅰ类颌骨关系是矫治成功的关键。基于上述考虑,对正处在生长发育阶段的Ⅱ类 2 分类错𬌗进行早期矫治是必要的。研究显示在生长发育阶段,改变下颌的生长发育的方向和量,改变下颌的位置是可行的,也是至关重要的。尤其是对一些伴有牙弓长度明显不足或者有明显的下颌后缩畸形者,应尽早施行矫治。另外,在混合牙列期,牙齿垂直方向的控制也较易成功,如利用后倾曲,在混合牙列期,纠正前牙的深覆𬌗效果也比较理想。在可能的条件下,Ⅱ类错𬌗应在混合牙列期进行矫治,以期获得最好的效果。在恒牙列早期矫治效果尚可获得满意效果,而成年人疗效往往不佳。

(一)早期矫治

1.不良习惯的破除　口腔不良习惯是造成牙、颌、面畸形的病因之一,如吮指、吮颊、不良吞咽、咬下唇等不良习惯。应做早期阻断性矫治。

2.咬合平面导板的运用　去除咬合运动干扰,恢复正常的髁突位,抑制下前牙过长,促进后牙继续生长,有利于上下牙弓长度协调,纠正上下颌骨及牙弓关系。

3.早期深覆𬌗的治疗

(1)牙性深覆𬌗:治疗原则是纠正上切牙长轴,抑制上下切牙的生长,促进后牙及后牙槽的生长。常用上颌平面导板式可摘矫治器维持上下切牙正常的覆𬌗、覆盖关系。对于上前牙牙长轴内倾的患者,可在内倾的上前牙舌侧设计双曲舌簧,舌簧上附平面导板。在矫治上切牙内倾的同时,去除闭锁𬌗,让下颌及下切牙向唇侧行调整,待上切牙长轴内倾及深覆𬌗改正后,再根据下颌的情况采取可摘或固定矫治器的治疗,以排齐下前牙,改正下切牙内倾和曲度过大的Spee 曲线。

(2)骨性深覆𬌗:治疗原则和常用的矫治方法为首先应矫治内倾的上前牙,解除闭锁𬌗,刺激后牙及后牙槽的生长。抑制前牙及前牙槽的生长,使颌面部正常发育。可利用前牙平面导板及舌簧的可摘矫治器或固定矫治器进行矫治。如利用固定矫治器应先粘结上颌托槽以矫治内倾的上切牙长轴,解除闭锁𬌗。如覆𬌗较深,可同时在上切牙舌侧做一小平面导板,使后牙伸长,下颌自行向前调整。待上切牙的长轴矫治后,再粘结下颌托槽,以排齐下前牙并矫治曲度过大的 Spee 曲线。如磨牙为远中关系时,可进行Ⅱ类颌间牵引。如后牙萌出高度不足,临床常用上颌平面导板可摘矫治器,在正中咬合时,平面导板只与下前牙接触,后牙分离无接触(上下后牙离开约 5~6mm),可使后牙继续萌出,必要时,可在双侧后牙做垂直方向牵引以刺激后牙及牙槽的生长。

(二)恒牙列初期的矫治

对于生长发育后期或已成年的患者,其发育已基本结束,治疗时只能矫治牙及牙槽的异常,且使用的矫治力应更轻、更柔和,以利于牙周组织的改建。

1.深覆𬌗的改正

(1)牙性深覆𬌗:首先矫治上颌,可利用固定矫治器竖直并压低舌倾的上颌切牙,解除闭锁𬌗,同时上颌可戴用平面导板。平面导板应以后牙打开咬合2～3mm左右为宜,待上前牙的内倾纠正后,再做下颌矫治,使上下前牙建立正常的覆𬌗、覆盖关系。对下切牙先天缺失患者,可考虑对称拔除上颌前磨牙或下颌开拓间隙修复,从而达协调的上下对应关系,具体的处置应根据患者的临床表现而定。

(2)骨性深覆𬌗:同样,先矫治上颌内倾的切牙长轴,并附上颌舌侧平面导板,使后牙伸长改正𬌗曲线,对于上前牙过度萌出,后牙萌出不足的病例,必要时可采用J钩高位牵引以压低上切牙,后牙亦可垂直牵引以刺激后牙牙槽的生长。对于成年人骨性深覆𬌗的矫治,特别是后、前面高比例过大、下颌支过长、下颌平面角小的患者,治疗十分困难。中度骨性Ⅱ类2分类伴上牙列拥挤患者,预计排齐上牙列后下颌仍不能前移者,也可考虑对称拔除上颌两个前磨牙,做代偿性治疗。一般而言,骨性Ⅱ类2分类畸形患者,由于对颜面美观影响较小,除非伴有严重偏颌畸形,一般很少进行正畸一正颌联合治疗。

2.非拔牙矫治　恒牙列早期Ⅱ类2分类错𬌗畸形的治疗,无论是采用edgewise、Begg、直丝弓、还是Tip-edge矫治技术,因切牙区深覆𬌗均应先矫治上颌牙列,将上前牙唇倾并压入以打开咬合。此时上下颌牙列往往从Ⅱ类2分类变成Ⅱ类1分类状态,再依据前述Ⅱ类1分类的常规矫治程序进行治疗。

应当特别强调:对Ⅱ类2分类儿童病例的拔牙要特别谨慎(一般倾向于不拔牙治疗)。因为大多数此类患者,面型一般可接受或较好,唇部并不显前突,唇颏的S形曲线明显,无需通过拔牙改变唇位。同时,此类病例大多系下颌平面角小的低角病例,由于恒牙列早期下颌骨,特别是后牙牙槽骨有一定的生长潜力,一旦牙的闭锁咬合被解除,采用Ⅱ类牵引前移下颌,除能压低切牙及伸长磨牙外,下颌前移有利于前牙覆𬌗的减小,此外,也利于磨牙关系及面下高不足很快得到改善,故很少拔牙。

(1)唇向移动上颌切牙:临床上多采用下列方法来实现:一是初期使用成品的钛镍(Ni-Ti)丝,一般使用0.36mm(0.014英寸)较为适宜,还可使用多股的麻花丝。随着复诊次数的增加,可不断更换较粗的弓丝,临床上采取循序渐进,由细渐粗的原则。二是使用多曲弓丝。磨牙颊侧管之前设计欧米加曲,或停止曲,前牙设计连续5个开大垂直曲,使前牙唇倾。弓丝选用0.41mm不锈钢丝或0.41mm(0.016英寸)澳丝为好。

(2)Ⅱ类颌间牵引:通常是上颌弓丝设计T形曲或水平曲,应用6.34mm(0.25英寸)的橡皮圈钩挂在下颌磨牙的拉钩上即可。注意每天更换新的皮圈。必要时让患者配合翼外肌训练,可增强其牵引效果。

3.拔牙矫治　是否伴有上前牙拥挤、下切牙先天缺失以及年龄因素直接关系到矫治拔牙与否的选择。在生长发育高峰期之前或之中进行矫治,非拔牙矫治是首选的方案。借助生长发育,下颌颌位较容易改变,同时牙齿在垂直方向上的问题也易于矫治。并且,在这个时期,有利于针对逆时针旋转的生长发育趋势来进行有效地防止和纠正,使下颌骨朝正常的方向生长。一旦生长发育停止,特别是年龄较大的成年人,合并上下前牙严重拥挤,或下切牙先天缺失,以及下颌位置及咬合因长期磨耗面代偿稳定者,应考虑采取拔牙矫治的方法。根据不同情况采取以下拔牙术式:

(1)保持后牙的远中关系(需达到完全的远中关系):上颌采取拔除 4|4 。利用拔牙间隙,解除前牙的拥挤。尽可能不实施Ⅱ类颌间牵引,下颌不拔牙,仅上颌拔除第一前磨牙。也有人主张,为了更好地改善侧貌外形和避免前牙根的吸收,用拔除 5|5 来替代拔除 4|4 。

(2)下颌合并有严重的拥挤:一般应采用以下拔牙术式:①拔除四颗第一前磨牙;②拔除上颌两颗第一前磨牙和下颌两颗第二前磨牙;③拔除上颌两颗第一前磨牙和下颌一颗切牙以上三种可任意选择。采用上述拔牙式者应注意在矫治过程中,舌倾的上下切牙常需要进行控根(转矩)。待拔牙间隙关闭之后,Ⅱ类颌间牵引往往是必要的。不过,如果在拔牙之后,利用拔牙间隙,使磨牙关系得到了调整,在此种情况下,Ⅱ类颌间牵引可以免除。

(3)下颌先天性缺牙:可表现为缺失两个切牙,有的缺失一个切牙。矫治中首选在上颌代偿性拔除双侧第一前磨牙(适用于下颌缺少两个切牙的情况),之后关闭间隙,不需后期修复。待上下前牙排齐之后,再行Ⅱ类颌间牵引。但对下颌后缩明显,发育欠佳的患者,可在唇倾上下切牙后,开展出下颌缺牙的空隙,行后期修复缺失牙。此种方案虽需要行修复治疗,但侧貌改观明显,也是一种合理的矫治设计。

4.非典型矫治

(1)Ⅱ类2分类亚类:临床上也不少见,表现为一侧磨牙为Ⅱ类关系,一侧磨牙为中性关系。一般在唇倾上下前牙并纠正前牙深覆𬌗时,尽可能改正异常的磨牙关系;可采用单侧性口外弓、滑动杆技术单侧颌间牵引等推上颌磨牙向远中,同时牵下颌磨牙向近中移动,借此可将Ⅱ类磨牙关系改正为Ⅰ类磨牙关系。此类型的患者,在第二磨牙未萌出时进行矫治,有利于第一磨牙远中移动。用口外弓时,应强调患者的配合。此类患者常有上下牙弓中线不齐的情况,单侧磨牙向远中移动,既改正了后牙的尖窝关系,同时也纠正了中线不齐的问题。

(2)磨牙关系为Ⅰ类:在临床上也有相当一部分患者,除磨牙关系为中性外,其余均表现为Ⅱ类2分类错𬌗的特征。此类患者矫治原则应与上述有所不同。矫治中先唇倾上下前牙,纠正前牙深覆𬌗,不施行Ⅱ类颌间牵引。一些患者唇倾上下前牙后,恰好纠正了前牙区的拥挤,可按一般拥挤的情况处理。但还有一些患者,待前牙唇倾之后,余留较多的空隙。这时可以通过移动后牙向前或修复来解决。上述两种处理的方式都是可行的,可依患者的意愿来施行。

(三)成人期的矫治

一般而言,成人Ⅱ类2分类患者求治者较为少见,通常多因上切牙舌倾、严重拥挤、严重磨耗、牙周创伤及关节病等前来就诊。因此,首先应关注其牙周状况及进行系统的牙周检查治疗,并需要结合进行颞下颌关节病变的诊治。正畸常规治疗同恒牙列初期的方法,首先进行上颌治疗,可以考虑镍钛丝初步排齐牙齿后,后直接采用 0.014 多曲唇弓唇向开展内倾的上前牙。之后再次使用高弹性弓丝排齐上前牙后,选择性采用 Uitility 唇弓、J 钩或上颌前庭沟种植体压低上颌前牙,打开咬合后,再粘结下颌矫治器辅以上前牙平面导板,必要时可在后牙区直接挂颌间牵引以伸长后牙。由于成年人下颌生长潜力已不大,对下颌过小,下牙弓及颌骨矢状向差异较大者,常应考虑上颌拔牙的代偿性矫治。对非拔牙矫治患者的Ⅱ类牵引则应十分谨慎,以防止造成不稳定的双重咬合,从而影响𬌗稳定和对关节造成损伤。

特别严重的骨性深覆𬌗患者打开咬合、改正深覆𬌗的难度很大,必要时应采用正颌-正畸联合治疗,即先用正畸治疗的方法改正上下切牙的长轴,排齐上下牙列,再根据情况采用外科手术行前牙区截段骨切开术,压入前段牙及牙槽,以矫治过长的上、下前牙及牙槽,恢复正常的覆𬌗、覆盖关系。对一些年龄较大、后牙磨耗过多,垂直高度不足的患者,上下牙排齐后如覆𬌗仍较深,无法用正畸方法矫治时,可采用修复的方法,在后牙区做金属𬌗垫以升高后牙,使上下切牙获得正常的覆𬌗、覆盖关系,并恢复面下 1/3 的高度。

(刘颖萍)

第十节 Ⅲ类错𬌗畸形的矫治

一、矫治原则

1.早除病因 Ⅲ类错𬌗的治疗原则是尽早去除病因,早期矫治,阻断矫治错位的牙齿、牙弓和颌骨关系的异常,抑制下颌的生长,促进上颌的生长。但是,需要明确的是,并非所有的Ⅲ类错𬌗经过早期治疗都能获得良好的治疗效果,有些遗传因素导致的严重的错𬌗畸形需要通过手术才能有所改善。

2.尊重主诉 对于Ⅲ类的矫治,注重患者的主诉是非常重要的。明确患者的主诉是要求改正拥挤,改正反𬌗,还是要改善面型。

3.综合判断 对于患者的畸形表现,我们需要做一综合判断,是骨性、牙性、功能性还是混合性的。需要确定患者的骨骼畸形的严重程度、有无牙槽代偿以及拥挤的程度,覆𬌗的大小及患者是否可以退到切对切,确定生长发育的量,从而制订相应的治疗措施。

严重骨性Ⅲ类错𬌗往往具有较长的下颌骨,关节窝的位置相对更为靠前导致髁突位置也处于前方位置,使下颌前突;而上颌长度往往不足,且位置靠后导致上颌后缩。牙弓形态方面:上颌牙弓一般较窄,有时候还有拥挤。而下颌牙弓宽大,排列整齐或有间隙。上前牙代偿性唇倾,下前牙代偿性舌倾。覆𬌗也是一个重要的考虑因素。覆𬌗深的患者往往预后良好,而覆𬌗浅则预后不良。

此外,还要考虑是否需要拔牙以及拔牙部位。需要注意的是Ⅲ类上颌拔牙要慎重;不同的病例拔牙的选择不同,上颌第二前磨牙和下颌第一前磨牙是常见的拔牙选择。

4.时机选择 患者的年龄、牙龄、骨龄也很重要,可以帮助我们判断患者是否处于生长发育高峰期以及颌骨还有多少生长潜力。

牙性和功能性的畸形应该在乳牙期或替牙期进行矫治,因为多数早期的反𬌗是一种假性的功能性Ⅲ类关系,此期矫治比较容易。如果拖延不治,常导致上颌发育受限及下颌发育过度。

中度的骨性畸形在恒牙早期应该积极进行治疗,但是需要注意估计生长的潜力以及正畸治疗通过牙代偿以掩盖骨性不调的程度。只要抓紧时机、设计合理,一般都能取得满意的疗效。特别是女性患者,由于恒牙列早期的全身状态更接近成人,生长的改变较小,矫治效果更为稳定。

对于严重的骨性畸形,应该待成人以后做正颌外科手术治疗。

二、乳牙列期矫治

早期进行预防性矫治,包括纠正不良的哺乳习惯,防止发生下颌前伸;尽早破除不良口腔习惯;治疗扁桃体肥大,保持口鼻腔呼吸道通畅;有替牙障碍者要早期对症治疗。乳牙期反验,以功能性反𬌗为主,主要做阻断矫治,矫治下颌位置功能性前移。矫治方法包括以下方面:

1.调磨乳尖牙　如果前牙反𬌗是由于乳尖牙磨耗不足导致个别牙的𬌗干扰所致,或导致一侧下颌偏斜,或反覆𬌗较深导致的𬌗创伤,就需要调磨乳尖牙。

2.咬撬法　适用于个别牙反𬌗,且正在萌出,尚未建立锁结或锁结小;反𬌗牙长轴直立,反覆𬌗反超验均小的病例。使用时将压舌板置于反𬌗牙的舌侧,上下牙咬合,以反𬌗牙牙龈发白为度。每日3次,每次20下即可。

3.下颌连冠式斜面导板　适用于前牙反𬌗,反覆𬌗深,反超𬌗小,反𬌗牙不拥挤,上前牙较直立,下前牙有足够支抗,患儿年龄较小且能配合治疗者。矫治器的斜面与上切牙成45°接触,斜面角度要适当,太平会压低下前牙,太陡又起不了上前牙的诱导作用。使用时注意:①使用时间不能过长。应用斜面导板时,后牙没有𬌗接触,可使后牙逐渐伸长,有利于反深覆𬌗的改正,但是使用时间过长会因后牙过度萌出导致前牙的开𬌗;若使用2~3周效果不佳应换用其他的矫治器。②要求戴上矫治器进食,饮食应为软食或流质。③每次复诊时注意调改斜面。保证反𬌗的上前牙与斜面接触受到唇向的推力,从而改正反𬌗。

4.上颌𬌗垫式矫治器　这是最为常用的改正反𬌗的矫治器。适用于反覆𬌗中度,上前牙舌向错位,后牙支抗足够者。矫治器部件包括双曲舌簧、𬌗垫和固位装置。使用𬌗垫解除锁结,高度以前牙离开1.5~2mm为宜;双曲舌簧的弹簧平面置于反𬌗牙舌隆突上,与牙的长轴垂直,施以唇向的力量。注意事项:当前牙出现浅覆𬌗时应逐渐降低𬌗垫高度;当前牙有正常的覆𬌗覆盖时,可要求患者进食时戴用𬌗垫,其余时间不戴有利于上下后牙及牙槽高度的生长,一般1~2个月即可建立𬌗接触关系。患者如有前伸下颌的习惯可以配合使用颏兜。

三、替牙列期矫治

替牙列期是治疗Ⅲ类错𬌗最为重要的时期。这个时期的治疗选择主要有以下三个方面:

1.阻断性矫治　目的是矫治错位牙和下颌位置前移。功能性Ⅲ类错𬌗在替牙期治疗后,由于消除了咬合干扰，下颌功能正常行使，利于牙齿和颌骨及颞下颌关节的健康，使后继牙齿能在正常的位置萌出，避免畸形的加重，对恒牙期畸形的治疗也有帮助。至于矫治器的选择，可以选用上述的活动矫治器，或者功能性矫治器以及简单的固定矫治器。

2.生长导引　也就是矫形治疗，通过刺激上颌骨周围骨缝生长，抑制下颌向前下生长矫治Ⅲ类错𬌗。对于骨性畸形，可以早期通过生长改型治疗，利用患者的生长潜力，促使发育不足的上颌向前发育，治疗轻度的颌骨畸形，并减轻颌骨的畸形程度。前牙反𬌗伴拥挤的替牙列早期患者可以采用2×4矫治。矫治器也可以选用下述的前牵引矫治器、颏兜矫治器等。

3.暂不矫治　对于一些诊断明确，极为严重的骨性Ⅲ类错𬌗患者（∠ANB小于−4°，且上颌前牙明显唇倾，下切牙舌向倾斜，前牙反覆盖大的患者）则应该观察其生长发育的状况，暂时不做正畸治疗。

四、恒牙列期及成人期矫治

恒牙列期Ⅲ类错𬌗主要以牙性、骨性错𬌗为主，宜采用生长矫治加掩饰治疗的方法进行矫治。恒牙列早期可采用生长矫治刺激上颌骨的发育和（或）抑制下颌骨的发育。对于轻中度骨性畸形，采用固定矫治器进行掩饰治疗，以牙代偿骨骼的不调。对于严重骨性畸形，成人可做正畸-正颌联合治疗。

五、Ⅲ类机制的治疗

病因和机制是两个不同的概念，其关注点不一样。前者了解畸形的发生发展的原因，而不是畸形本身；多种不同的病因可以导致相同机制的畸形。而机制关注的是畸形本身的情况，即畸形的部位、性质。临床上对于病因和机制的了解都十分重要，两者相辅相成，对于诊断以及治疗计划的确定都有重要的指导意义。

Ⅲ类错𬌗的形成机制一般可以分为四类：①上颌的发育不良，或者位置靠远中；②下颌的发育过度或位置靠近中；③上前牙的舌侧倾斜；④下前牙的唇侧倾斜。临床上，Ⅲ类错𬌗的形成是由于以上一种或多种机制共同作用的结果。因此，针对不同的畸形的形成机制，应该制订不同的治疗目标和方案。

对于下颌发育过度者，早期可使用头帽颏兜装置抑制下颌的生长，还可以使用FR-Ⅲ型或bionatorⅢ型，Ⅲ型肌激动器等矫治装置。对于上颌发育不足者，应该促进上颌的生长，可使用上颌前牵引装置。对于上前牙舌侧倾斜者，可以用固定矫治器或活动矫治器或舌侧弓使上前牙唇侧移动。对于下前牙唇侧倾斜的病例，用固定矫治器或活动矫治器使下前牙舌侧移动即可。

下颌前突可能是由于上颌发育不足造成的，这就需要促进上颌的生长；如果是由于下颌发育正常，但是位置靠前了，就需要后退下颌；而如果是下颌发育过度，治疗时就需要抑制下颌的生长。只有针对错𬌗形成的不同机制制订相应的治疗方案，才能取得良好的治疗效果。

(一)抑制下颌生长

1.头帽颏兜 颏兜使用已经有 100 多年的历史,颏兜常用于骨性下颌前突矫形治疗和垂直骨面型的控制。一般认为,7～9 岁为最佳矫治年龄。年幼儿童错𬌗尚未发展得十分严重,骨组织可塑性较大,骨缝尚未发生骨性联合,颌骨还在生长发育,受矫治力作用后容易发生改建。对于大多数真性、轻中度的青春期及青春前期Ⅲ类错𬌗的儿童,颏兜矫治均有疗效。

(1)装置:头帽、颏兜、橡皮圈;矫治力来源于橡皮圈;反覆𬌗较深时,可以加用𬌗板打开咬合。

(2)颏兜的作用机制

1)对颅底的作用:有学者认为颏兜引起颅底角(N-S-Ba)的减小,抑制后颅底点的向后生长和鞍点的前向生长。但是另一些学者则认为戴用颏兜的实验组与对照组在 TMJ 的结构上治疗前后无明显差异,不会导致关节窝向后移位。

2)对上颌的作用:早期矫治前牙反𬌗有利于上颌的发育;颏兜治疗使上颌向下生长受抑,引起上颌顺时针旋转;颏兜可通过后上的力抑制上颌垂直向发育。但有学者认为颏兜治疗本身对上颌没有作用。

3)对下颌的作用:改变下颌骨生长方向;下颌向后重定位;阻止下颌的生长发育;下颌形态的改建;下颌角减小;下切牙舌倾;覆盖增加;覆𬌗减少;髁突垂直向生长受抑制而纠正反𬌗。有研究表明颏兜治疗使下颌有效长度减小;颏兜短期治疗的效应在于下颌的后旋,长期治疗效应可抑制下颌支的高度和下颌体的生长,下颌角的明显减小,不仅改善 ANB 和 Wits 值,Ⅲ类畸形的整个形态得以改善。颏兜治疗后,下颌升支后移,下颌颈细长,改变髁突生长方向使髁头前弯,髁突向前上方向生长,关节窝变深变宽,关节间隙减小使下颌形态发生了变化,因而有效地补偿了下颌的过度生长。这种观点得到了 MRI 研究的证实:颏兜效应在于改变 TMJ 的形态和改建下颌骨;颏兜改变髁突的生长型,髁头前表面骨质沉积,髁颈部骨质吸收使髁头前弯,从而引起颅底结构的适应性变化。具体表现为:翼外肌紧张,上颌矢状向生长激活,髁突向前弯曲,髁突生长型发生改变,启动下颌的代偿机制,升支高度增加,下颌角减小,维持正常覆𬌗覆盖,下颌矢状向得到一定的控制,同时关节发生适应性生长改建。当整个下颌下旋时的后移效应被下颌角减小时的前移效应抵消,反映在 B 点、Gn 点的横向和垂直向位置不变,则 SNB 无明显变化。所以如果患者的下颌角较大,使用颏兜矫治效果可能不理想。但是,Graber 认为颏兜不能抑制下颌体长度;颏兜配合𬌗垫加Ⅲ类牵引治疗也没有发现明显的下颌后旋。

因此,一般认为颏兜的治疗效果包括以下几个方面:下颌骨基底部的后退,∠SNB 减小,∠ANB 增大;颏部的后退,∠SNP 减小;下颌骨向后下方旋转,下颌平面角增大(所以需要注意,高角患者应用时要谨慎),下颌角变小;上颌前牙唇侧倾斜,下颌前牙舌侧倾斜;上颌向前生长,∠SNA 变大。

因此,总的来说,颏兜的治疗效果主要是在下颌,抑制了下颌的生长,少数患者表现出上颌有一些向前的变化。

颏兜治疗反𬌗不仅有颌骨矢状向的改变,也与前牙的移动及颌骨的旋转相关。

（3）影响颏兜作用的因素

1）内因：遗传因素，覆𬌗情况。

2）力的作用时间：12～14小时/天。Bjork发现下颌有向前漂移的趋势，颏兜治疗一直要持续到下颌骨生长完成。

3）力的方向：牵引方向通常为下颌髁头或稍上方一点的方向。①前牙覆盖较浅的话，方向可以再稍稍上方一点；②当牵引力线通过髁突下方，使上下牙列轻轻离开，则可促进磨牙伸长，使下颌向后旋转，增加前面高，使下颌前突的Ⅲ类关系得到改善；③牵引力线通过髁突中心，颏兜作用于颏点，方向以颏点和髁突连线为中心，是髁突矫治力的最佳方向。牵引力来源于橡皮圈。使用橡皮圈时作用于颏兜的力量应该上下左右一致最好，如果上部力量过大，会刺激下颌前牙的牙龈；如果下部的力量过大，则颏兜的力量过大，容易脱落，稳定性不好。

4）力的大小：每侧300～500g，幼儿每侧200～300g，力量不要过大，以免引起下颌前牙的松动，牙周组织的损伤，下颌角前切迹变形加深。临床上的判断标准是，患者早上起床以后，觉得下颌前牙以及关节略有些压迫感，随着时间的推移逐渐消失，这样的力量就较为合适。

（4）临床注意事项及患者的管理

1）颏兜形态：注意颏兜大小，形状应该刚好与患者的颏部适应，左右不应太大，否则橡皮圈挂的时候不稳定。上下的尺寸也不应该过大，否则会压迫下颌前牙的牙龈组织，造成损伤。

2）患者的管理：应详细交代说明颏兜的使用方法；应确保每天戴用时间不少于14小时，低于10小时则没有治疗效果；初始时单侧施力应不超过200g，不要自行增加力量，且注意左右对称正确使用橡皮圈；头帽不要洗，以免缩水变形。洗头以后不要直接戴用，要让头发吹干以后再用。

3）诊断性治疗：乳牙期的矫治4～5岁开始时最好，替牙期患儿来院治疗时往往已经换了前牙，对因前牙反𬌗希望治疗的下颌前突者可立刻开始治疗。一般而言，治疗期间为3个月左右，可以改善者，多为功能性因素较强，而没有什么效果，则说明患者的病因主要是骨性原因。如果3个月后效果不太好，应该考虑合用口内活动矫治器，𬌗垫舌簧等装置。对于骨性Ⅲ类错𬌗儿童，颏兜的使用应注意与牙和骨的生长发育高峰期一致，即替牙列晚期和恒牙列早期为好，太早治疗，疗效不持久，太迟则错过时机而疗效不佳。此外，根据患者骨面型正确选择正畸治疗或矫形治疗，或成年后正颌外科手术治疗是治疗决策中的一个难点问题。

（5）关于颏兜治疗的相关头影测量研究

1）垂直向的评估：过大的下颌平面角及下颌角不适合颏兜治疗。治疗前ANS-Me、N-Me、ANS-Me/N-ANS、MeGo'-SN、Ar-Go'Me越大越容易失败，以下面高和下颌角为最关键因素，垂直距离是判断预后的重要参考。在长面型患者，后旋不利，对垂直向的控制是难点。

2）矢状向的评估：一般使用∠ANB或Wits值（个体化ANB角）作为颏兜应用的矢状向评估指标。由于∠ANB的大小会受到N点变化的影响，有学者推荐使用Wits值，认为Wits值可以消除N点对∠ANB的影响；Wits值若在-5mm以上认为必须手术治疗；但是功能𬌗平面随后牙萌出而变化，不易定位，𬌗平面倾斜程度对Wits值影响较大。有学者认为腭平面变化小，使用A/B点相对于腭平面的变化是评价颌骨关系的良好指标；目前多数学者建议将 Wits 值与∠ANB 合用评价颌骨关系。

(6)颏兜治疗的长期稳定性:骨性Ⅲ类患者的下颌与骨性Ⅰ类患者比较在总的生长量、高峰期时间上无明显差异。有学者研究发现下颌骨各部分的大小与形状在同龄男女间没有差异,15 岁以后男性的下颌有更多的生长潜力,提示男性较容易复发。由此提示可参考一般生长理论使用颏兜控制Ⅲ类骨性畸形的发展。Deguchi 的颏兜治疗随访 4 年未见复发,不过其受试者选择没有基于头影测量分析,不一定都是Ⅲ类骨性;Iida 的研究发现长面型和非长面型Ⅲ类患者颏兜治疗的长期效果均很稳定,并保持了各自治疗前的初始骨骼形态特征。年龄、加力阶段、治疗疗程以及固定矫治阶段的措施不影响颏兜疗效的稳定性。

但是也有很多不同意见,认为使用颏兜矫治力几乎不能改变下颌骨的生长型。抑制下颌的生长在理论上可行,但临床效果较差。颏兜矫治对上颌骨前后向的生长没有作用,面中份的生长为适应性改变,是为了保持上下颌骨间的协调生长。研究还发现颏兜治疗后有复发的趋势;认为短期疗效好,长期稳定性差,不能对抗青春期生长高峰的变化,患者最终难免手术。

Ferro 认为颏兜治疗后 Wits 值和∠ANB 较小、覆𥍦小、∠SNB 角大的患者复发可能性大。Bjork 认为下颌前旋是在青春晚期的一个自然生长趋势。Tahmina 也认为下颌继续生长前移及前上旋转是疗效不稳定的重要因素。当患者治疗前明显的前后向颌骨不调,下切牙代偿,开𥐙趋势,颏兜的治疗效果将很难保持,矢状向不调越严重,预后越差。复发的程度取决于颏兜改变的量和剩余的生长量之间的关系。下颌升支的生长是复发的最为关键的因素。Mitani 认为在颏兜作用的前两年,治疗可以促进上颌的向前生长,抑制上颌的垂直向生长和顺时针旋转,此效应可以维持;对下颌而言,当髁突适应治疗应力后,只要面部生长未停止,即使已经改变了的下颌形态和髁突的形态也会继续生长导致复发的出现。

此外,一些学者的研究表明颏兜治疗可能有一些危险因素,例如,非生理性颏兜作用力时间过长,对关节的影响尚有待研究;有学者认为颏兜引起关节窝加深和关节结节增高,使下颌运动时髁道更陡,可能对下颌运动造成影响;一项颏兜治疗后患者的长期随访研究(2~11 年)说明颏兜不是 TMD 的危险因素但也不是有效的防治方法;生物力学研究认为应用颏兜时对垂直生长型患者可能产生"下颌骨变形综合征",建议选择水平生长型或平均生长型患者颏兜治疗。

对于Ⅲ类的治疗,最好不要使下颌旋转;深覆𥐙和牙尖交错𥐙的维持,以及最大可能地纠正颌骨关系有利于稳定,但是并不能保证防止复发;对于真性下颌前突,上颌无明显后缩的骨性Ⅲ类患者,没有关节症状和不准备手术的患者若选择颏兜治疗,应一直持续到生长停止,达到过矫治,并在夜间戴用作为保持。

总结起来,颏兜矫形的主要效应在于髁突生长型改变和下颌体形态改建。颏兜不适用于垂直生长型的Ⅲ类患者;对于垂直向的控制,主要效应在于减小下颌角和牙槽改建;颏兜的生物力学研究尚不充分;颏兜的治疗需要长期保持。临床上现在倾向于主要用于改正患者的下颌前伸习惯。

2.FR-Ⅲ型矫治器

(1)装置:FR 矫治器是一类功能性矫治器,它有几种类型,治疗Ⅲ类错𥐙的是Ⅲ型。其结构包括上唇挡、上腭弓、下唇弓、颊屏等。适应证是上颌轻度发育不足，下颌基本正常或轻度前突;功能性下颌前突;处于生长发育高峰期或高峰前期的患者。

(2)FR 矫治器的机制:①依靠咀嚼肌、颊肌和口轮匝肌的肌力，使用颊屏、唇挡牵张骨膜促进骨质增生，刺激牙槽骨与基骨的生长，促进上颌骨的生长，抑制下颌骨的生长;②利用颊屏支开颊肌、唇肌，发挥舌肌的作用，消除异常的肌力，恢复肌肉正常功能;③通过后退位作殆重建，在下颌后退位制作矫治器。当矫治器就位时，就将强迫下颌后退的力量通过颊屏传导至上颌，利用唇挡伸开唇肌对上颌骨前段的压力，使上颌骨内外侧肌动力平衡被打破，相对说来，舌肌力量加强，可使上颌骨的唇颊向发育得更好。同时唇挡和颊屏的边缘伸展可牵张骨膜，刺激上颌骨的发育，从而可以矫治反殆。

(3)FR 矫治器的制作:应特别强调制作上唇挡时，前庭区模型的正确修整及铺蜡，以使其戴入时，上唇的作用将肌力传导到矫治器，唇挡可以牵张前庭沟底的骨膜，促进上颌骨的发育，同时作用力将通过弓丝传导至下颌，引导下颌后退。

3.Ⅲ 型肌激动器

(1)装置:Ⅲ型肌激动器也是一种功能性矫治器。在日本称为 FKO，在国内称为肌激动器，或者 activator。主要是由树脂和唇弓组成的。可以调节上下颌的矢状关系。它也是利用重建咬合后的肌力来达到抑制下颌的生长，使下颌远中移动，上前牙唇侧移动，下前牙舌侧移动的目的。

矫治器戴入以后，强制性地让下颌处于远中的位置，从而使功能性环境发生了变化，肌力会导致下颌向前，回到原来的位置，但是下颌唇侧的诱导丝会对下前牙有压力，其反作用力会导致上颌前牙唇侧移动，这样就可以导致牙槽性移动。另一方面，FKO 戴入以后，肌肉和关节会发生适应性的变化，从而最终使治疗后效果稳定。

(2)FKO 作用机制

(3)诱导面的修整:目的为促进Ⅲ类患者上颌前移，下颌后移。

1)前牙诱导面:修整下前牙的舌侧基托前邻接面，在下前牙的舌侧调磨出一个诱导空间（每次约 1mm），以利下前牙向舌侧移动，从而改善反殆。

2)后牙诱导面修整:修整上后牙舌面的近中部分，形成牙弓可向近中移动的诱导空隙（每次约 1mm）。同时，修整下后牙舌面的远中部分，形成牙弓向远中移动的诱导面。

3)殆面修整:前牙反覆殆正常者，不修整;反深覆殆，依殆曲线的情况而定。

4)切缘修整:Ⅲ类反深覆殆者，下切牙的切缘应覆盖塑胶;Ⅲ类下颌前突伴开殆者，如切牙萌出不足，可磨去切缘接触处基托塑胶，以利切牙伸长;Ⅲ类反覆殆正常者，切缘塑胶也应保留。

4.bionator Ⅲ型

(1)装置:bionator Ⅲ型的主要结构有:反向唇弓及颊曲，用 1.0mm 不锈钢丝制作，就位于下颌前牙的唇侧;U 形腭杆，用 1.2mm 不锈钢丝制作，开口向后;树脂基托。改良设计时可附上颌唇挡，或者把下颌前段的塑胶变成连接体。

(2)作用机制:舌的功能运动非常重要。Ⅲ类患者舌的位置靠前，使下颌前移，致下颌前突,前牙反验。通过bionator Ⅲ型矫治器,建立协调的口周肌力环境和口颌系统的功能适应性,消除异常的肌张力,阻断畸形的发展,引导牙颌面正常生长。该矫治器主要调节肌肉的功能活动,而不是激活肌肉。一般不主张过分打开咬合。

(3)诱导面的修整:与Ⅲ型肌激动器一样,Ⅲ类患者希望上后牙近中移动,下后牙远中移动。

1)后牙的修整:调磨上后牙舌侧近中邻面区,以便上后牙近中移动;调磨下后牙的远中舌面区,近中面与牙紧密接触,以便下后牙远中移动。

2)前牙的修整:缓冲下前牙舌侧的基托,以便下前牙舌侧移动。

3)𬌗面的修整:开𬌗患者,为压低后牙,让前牙萌出,只修整后牙𬌗面部中央窝的塑胶,保持牙尖与塑胶接触,压低后牙;深覆𬌗的患者,以𬌗曲线的情况而定。如需上下后牙均伸长时,则应去除上下后牙𬌗面塑胶。如需下后牙伸长,不需上后牙伸长时,可以只去除下后牙𬌗面塑胶。

5.其他　如反式双板矫治器、磁力矫治器施以磁力Ⅲ类牵引等均可用于早期功能性及轻中度骨性Ⅲ类限制下颌的矫治,其制作、适应证及使用要点详见第七章。

(二)促进上颌生长

1.常用前牵引上颌矫治器

(1)面罩式前牵引装置

1)适应证:上颌发育不足、下颌发育基本正常的年轻患者。

2)装置:口内𬌗垫式矫治器,上尖牙处附牵引钩或固定矫治器;头帽,面罩。

3)矫治力:橡皮圈每侧300～500g起。

4)使用目的:利用重力牵引,刺激上颌骨周围骨缝增生,从而刺激上颌骨的发育,改正颌骨关系。

(2)改良颏兜上颌前牵引矫治器

1)适应证:上颌发育不足、下颌发育过度的年轻患者,最好是生长发育高峰前期最好。

2)装置:口内𬌗垫式矫治器,上尖牙处附牵引钩;头帽;改良颏兜;口内矫治器也可以使用固定矫治器,主弓丝采用0.018英寸以上的弓丝,附舌弓,将舌弓与主弓丝用结扎丝连在一起。矫治力:橡皮圈,每侧300～500g起。

3)使用目的:通过早期重力牵引,将抑制下颌生长的力量传导至上颌,可使上牙弓前移,上前牙前倾,上颌骨前移,从而完全或部分矫治颌骨的矢状不调。头影测量显示:A点前移,可促进上颌的前方生长;使上颌牙列近中移动;矫治器如果配合有扩弓装置还可观察到上颌牙弓的扩大。下颌骨的远中移动;后下旋转。所以,对于垂直生长型的患者要慎用。待矢状关系改善后再用固定矫治技术进行常规治疗,最后到达正常的尖窝相对的咬合关系。

2.前牵引矫治的原理　Ⅲ类错𬌗在东方人群中发病率高于西方。其中42%～63%的骨性Ⅲ类患者上颌骨发育不足。Ⅲ类错𬌗是一种与生长发育有关的畸形,随着生长有加重的趋势。因此,在儿童生长发育过程中,适时适当使用上颌骨前牵引,可以早期矫治上颌发育不足产生的骨性Ⅲ类错𬌗,改善上颌发育,获得较理想的面型。为了获得良好的前牵引效果,需要掌握前牵引的时机.选择具有明显的上颌骨发育不足且磨牙Ⅲ类关系的患者,选择适当的矫治器,并注意使用方法,才能获得比较好的治疗效果。

(1)刺激上颌骨矢状向与垂直向的生长:上颌前牵引矫治器能够将合适的力作用于上颌骨周围的骨缝:额颌缝、颧颌缝、颧颞缝、翼腭缝,刺激骨缝区的骨沉积,使上颌骨得到改建,从而矫治上下颌骨关系不调所致的骨性错𬌗。

(2)升高上颌磨牙:在用前方牵引时,牵引力的作用会使上颌磨牙升高,刺激后部牙槽突的生长,从而使下颌向后旋转。这样对水平生长型的患者是有利的,而垂直生长型高角的患者需慎用。但是如果使用𬌗垫式口内矫治器,可以比较好地控制后牙的伸长。

3.患者的管理和使用　口外前牵引力对上颌骨与牙齿的影响取决于:力的方向、力的大小、力的作用时间、力的作用点位置等。

(1)前牵引的方向:重力作用下,上颌骨的移动方向与前牵引的方向及施力点有关。当力线通过上颌复合体的阻力中心,则可使上颌骨近水平前移。1994年,赵志河通过鼻上颌复合体的三维有限元模型精确测定了上颌阻力中心的三维坐标位置,即在正中矢状面上,高度约在梨状孔下缘,前后位置约在第二前磨牙和第一磨牙之间,这就为临床上前牵引的方向提供了直接的证据。Tanne研究上颌前牵引方向从相对𬌗平面+90°～－90°范围内变化对颅面复合体的生物力学效应后,发现水平牵引时上颌复合体向前上旋转,而在－45°～－30°斜向下方牵引复合体几乎平行移动。2000年,张国华等提出Ⅲ类错𬌗的患者其上颌后缩可能导致上颌复合体阻力中心较正常人有前移趋势,因此,若希望上颌复合体平动而非旋转移动,则应该适当加大向前下牵引的角度,以前下－40°为宜。Hata等却认为,除非施以向下方的重力,否则一般前下方向的前牵引力不能克服上颌复合体的逆时针方向旋转。

临床上实际操作要达到此角度有一定的困难,在此位置前牵引矫治器极易脱出;而且牵引角度过大,橡皮圈会压迫患者口角,引起不适。因此实际运用时以－30°～－15°左右向下牵引为宜。有开𬌗倾向的Ⅲ类患者,为避免前牵引时的逆时针旋转,应采用前下30°方向的矫形力,而对于前牙深覆𬌗的Ⅲ类患者,可借助前牵引的逆时针旋转减小覆𬌗,应该使用与功能𬌗平面平行或稍上的牵引角度。

(2)前牵引点:上颌骨的旋转还和牵引力作用点的位置有关。当牵引力点靠近上颌牙弓后部时,上颌骨逆时针旋转明显,为了避免这种副作用,口内牵引点应尽量靠前。Ishii等(1987年)研究比较了口内牵引点不同对矫治效果的影响,发现上颌第一磨牙处牵引比前磨牙区处牵引所致的上颌前移及上颌旋转更多,认为会有开𬌗趋势,提倡前牵引点应该靠前,但是对于上颌发育严重不足前牙反覆𬌗深者,前牵引点可以适当靠后。

(3)牵引力的大小:牵引时应该用较大的矫形力,文献报道在每侧400～800g都可以,也有学者提出>每侧1000g。如果牵引力过小,则只能对上颌牙齿产生正畸移动而非对上颌骨的矫形作用。前牵引力的大小应根据个体的年龄、组织感受性、畸形程度以及戴矫治器的时间等进行调整。

(4)戴用时间:一般认为,每天矫形力的作用时间不应低于12～14小时,否则效果不明显。为了获得尽可能多的骨移动和尽可能少的牙移动,建议使用间断重力牵引,因为间断重力可使骨的潜行性吸收减少,骨效应多,牙移动少。因此,24 小时戴口外牵引力是不必要的和有害的,宜每天使用 12～14 小时为佳。

4.前牵引矫治器的使用时机　对前牵引的使用时机目前尚有争议。一般认为,前牵引矫治应该在儿童生长发育迸发期到来之前进行。但是,到底什么年龄段的儿童进行前牵引才能达到最好效果呢? 为此许多学者把不同年龄的儿童分组进行临床试验。有学者将患儿分为 3～6 岁、6～9 岁、9～12 岁三组进行前牵引治疗,观察上颌的矢状向变化。研究结果表明:尽早治疗有利于颌骨关系的调整。年轻的患者在更短的时间内会有更好、更快的效果,面貌改观大,并且会减少畸形对患者的心理影响。Andrew 等将患儿分为 4～6 岁、8～10 岁、12～14 岁三组比较年龄对其上颌骨、牙、软组织改建的影响,发现虽然早期治疗的效果最好,但是对＞10 岁的患者也有较好的疗效。Baik 研究发现 8～13 岁间各年龄段患者矫治后骨的改建无明显差异。Hagg 研究得出＞8 岁或＜8 岁患者改建是一致的,都得到了相似的上颌骨前牵引骨效应。还有研究发现,侧切牙萌出 2/3 时使用前牵引矫治器,可以使∠SNA 变大,∠ANB 的变化更为明显,此期矫治效果最好;另一方面,侧切牙如果只有 1/3 萌出或者完全萌出以后,治疗效果主要是切牙的牙轴倾斜,∠SNA 的变化相对就较少。也就是说,∠SNA 的变化量与前牙牙轴的倾斜程度成反比。治疗周期较短如 1 个月就有覆盖的改善,往往可以发现∠SNB 的变化比较大,而如果 3～4 个等较长时间才有覆盖的改善,往往可以发现伴随有∠SNA 的较大变化。

目前比较公认的前牵引最佳治疗时机有几个观点:McNamara 认为混合牙列早期恒上中切牙萌出阶段比较好;Hickham 认为 8 岁以前最好;而 Proffit 提倡 9 岁以前开始矫治。临床上一般建议替牙列晚期和恒牙列早期开始前牵引治疗,此期的患者多处于生长发育的高峰前期或高峰期,相对比较容易合作,效果更好。

5.前牵引矫治器的改良运用

(1)种植支抗:有学者报道,当口内固位不佳时,在上颌利用小钛板及微种植钉,在牙槽上植入种植支抗进行上颌骨前牵引,及在上颌后部及下颌前部植入种植钉作Ⅲ类牵引,每侧 800g,20°～30°牵引,这类骨支抗的设计,效果良好。

(2) MPBA:2000 年,日本学者 Kajiyama 用一种改良的前牵引矫治器 MPBA 来治疗骨性Ⅲ类。MPBA 也由三部分组成:面弓、牵引橡皮圈无特殊。其特点为口内装置的设计包括:在上颌第一乳磨牙和第一恒磨牙上粘结带环,四个带环在腭部被腭托连接为一体。乳磨牙带环颊侧焊拉钩。力量:400g/侧,牵引方向:200～300,时间:10～12 小时,牵引 10 个月。这位学者提出,通过 MPBA 的矫治,患者前牙达到正常覆𬌗覆盖、后牙关系改为中性、面中份发育良好,侧貌得到很大改善,更重要的是患者治疗后不需保持,并在治疗 1 年后回访无复发。

(3)前牵引与快速腭扩展(RME)的联合运用:研究发现,前牵引的内向分力作用于颅面复合体会产生对腭中缝的挤压力,这种压力由后向前增加,因此会造成腭部尤其是腭前部的压缩,建议在前牵引上颌的同时常规联合进行上颌扩弓。Turley 认为快速扩弓能打开上颌复合体周围的骨缝系统,激活骨缝内的细胞反应,从而增加前牵引的治疗效果,减少前牵引的治疗时间。Kim 也认为先扩弓再前牵引使 A 点有更多的前移,能产生更多的骨改建和较少的牙变化;如不扩弓直接牵引则上切牙更多的前倾,且需要更大的牵引力,治疗时间也延长。他认为扩弓可增加牙弓的支抗,且可使牙列产生间隙,有利于前牙轴倾度的改善。Baik 比较了联合运用时扩弓与牵引应用顺序上的差异,发现前牵引与扩弓同时进行者矫治后的腭平面倾斜度比先扩弓后牵引者减少更多,即先扩弓后牵引更有利于防止矫治后腭平面的逆时针旋转。Baccetti T 对患儿进行 RME+前牵引,发现联合使用会扩大前牵引对上颌结构的影响。不过也有不同意见,Vaughn(2005 年)将 5~10 岁的患儿分为三组,比较在面具前牵引的同时进行RME,结果发现进行 RME 与否对前牵引的效果并无影响。现在,临床已经将 RME 作为上颌前牵引治疗的常规组成部分。

(4)与其他矫治器的联合运用:Arslan 对一位 12.5 岁的严重骨性Ⅲ类女性患者联合使用了头帽前牵引、RME、斜导和固定矫治器。治疗结束后,获得了理想的覆𬌗覆盖关系和美观效果。Cozza 等将 Delair 面具与 bionatorⅢ型联用,矫治后,患者∠SNA、A-NPg、A-PNS 均有较大变化,下颌骨顺时针旋转,SNB 减小,Ⅲ类关系得到改善。

6.前牵引治疗的稳定性 关于前牵引后的稳定性,仍有争议。有学者对 22 名面具前牵引治疗后儿童与未经治疗的骨性Ⅲ类患者的生长发育进行比较,发现前者上下颌骨生长趋势及上颌骨的生长量与后者无差异。另一个研究观察了 16 位使用面具前牵引+RME+唇舌弓矫治器的Ⅲ类患者,并与未做以上治疗的Ⅲ类患者在 3.6 年时间内的变化做比较,发现两者无差异。不少学者对前牵引稳定性的研究趋向于前牵引后的生长与未经治疗的Ⅲ类上颌骨生长发育趋势和生长量是一致的。

有研究发现上颌面具前牵引+RME 治疗后的患者进行常规 Hawley 式保持器保持,经过13.7 个月的随访,覆盖减少,主要是因为上颌骨生长较正常少,而下颌骨继续生长的缘故。如果前牵引后用 Frankel Ⅲ型保持 6 个月,治疗效果大部分得以保持,Frankel Ⅲ型可刺激面部垂直向发育,面中份发育较好。因此,前牵引治疗后需要继续刺激上颌骨的生长才能维持疗效。

依据 Moss 功能基质假说的渐成控制理论,生长发育受外源性和内源性两个因素的控制。因此,kondo 提出前牵引后主要应该通过功能来保持。首先应该建立一个稳定的咬合;重建功能性𬌗平面;减少由于下颌磨牙直立引起的垂直向不调;增加上颌前牙牙槽高度,这样有利于保持下前牙的倾斜度和垂直高度,从而获得更佳的唇形;开拓舌的活动空间,改善通气道、改正异常的舌习惯;进行唇舌系带切断术,规范咀嚼肌的活动性,并且经常进行功能舌活动训练(咀嚼口香糖),这样有利于治疗后的牙位的保持。

综上所述,前牵引的疗效已被肯定,使用前牵引后上下颌骨的矢状关系改变,∠ANB 增大;上颌基骨增长,A-PNS 距离增大,Ptm-S 距离一般变化不大,说明上颌骨的长度增加,而相对与颅底的位置没有改变。上牙列前移,上前牙唇倾,上颌磨牙前移,磨牙达中性关系。下颌后下旋转,下前牙舌倾,∠SNB 略减小。前下面高增大,面中份突度增加,侧貌得到改善。

(三)唇侧移动上前牙

唇侧移动上前牙的方法有多种:固定矫治器,𬌗垫式矫治器,舌侧弓矫治器。𬌗垫式矫治器等前已述及。在此介绍仅一种国内使用较少的活动舌弓式矫治器。

1.装置　上颌第一磨牙作带环,预成舌面弓管、舌弓丝、弹簧;其中弹簧包括指状弹簧、单式弹簧、复式弹簧等。

2.设计　矫治力源为在舌弓上焊接各种辅簧。通过辅簧力使牙列中的牙做各个方向的移动,必要时还可以使牙弓扩大,加上附属结构还可以改正吮指的习惯。

(四)舌侧移动下颌前牙

舌侧移动下前牙可以使用固定矫治器或活动矫治器。活动矫治器的装置包括下颌第一磨牙的箭头卡环固位,使用唇弓加力或橡皮圈内收下前牙。矫治力来源于弓丝和橡皮圈。多用于下前牙有间隙的患者。

六、固定矫治器治疗

(一)2×4矫治器

多用于替牙期的反𬌗;2×4矫治器,即为2个带环和4个前牙托槽的矫治器,同时配合Ⅲ类颌间牵引。主要用于第一期治疗,目的是改正前牙反𬌗,同时尽可能地使后牙关系改为中性关系。

使用时可以先用0.014英寸的Ni-Ti丝排齐前牙;再使用0.016英寸不锈钢丝弯制上颌弓丝,可以在颊面管的近中作Ω曲,唇侧开展上前牙,下颌弓丝也使用0.016英寸不锈钢丝,颊面管的近中附阻挡曲,配合Ⅲ类牵引改正前牙反𬌗,下颌整体远中移动,使磨牙关系改成中性。

(二)标准方丝弓矫治技术

各类固定矫治器(方丝弓、直丝弓、细丝弓、Tip-edge等)均可用于矫治Ⅲ类错𬌗,但其矫治程式及步骤均大同小异,基本一致。以下仅简介采用标准方丝弓矫治技术二步法治疗Ⅲ类错𬌗的矫治过程、弓丝弯制要点及注意事项,大体均可简化为以下4个步骤:

1.排齐及排平

(1)弓丝制作要点:弓丝可直接选用0.014~0.016英寸的不锈钢圆丝,在第一磨牙的近中附有阻挡曲,一般前牙需要唇倾时,stop loop应该抵住颊面管;而不需要前牙唇倾时则离开颊面管0.5~1mm。末端后倾弯30°~40°,有适当的末端内倾弯。弓丝的宽度要以初诊时模型的尖牙和第一磨牙宽度为基准,不能过宽或过窄。强调上下颌的弓丝应该很好地协调,协调时应该呈这种状态:上牙弓前段较尖,下牙弓前段较平,两者之间有一个新月状的间隙,这就是覆𬌗覆盖。后段弓丝要平行。非拔牙的病例,尖牙处应该作外展弯,不过对于拔牙病例则没有这个必要,可以不作外展弯。

(2)注意事项:leveling时常常要使用开大螺旋弹簧,如侧切牙拥挤时在尖牙和中切牙之间使用,注意此时的结扎应该松一点。如果不希望前牙唇倾,则应在颊面管与磨牙阻挡曲之间作末端后结扎,使尖牙远中移动,解除前牙拥挤;如果希望前牙适当唇倾,则不需作tie back,使前磨牙处也可以有少许开展;如果有中线偏移时,可以考虑单侧不作tie back,有利于中线的改善。

2.尖牙远中移动

(1)弓丝弯制要点:使用 0.016 英寸圆丝附 stop loop,并抵住颊面管,弓丝较整平时稍大一点。结扎时注意,尖牙结扎只结扎远中翼,避免出现尖牙的远中旋转。因为尖牙移向远中的过程中,可能会出现尖牙的远中旋转。

(2)常用尖牙移动方法:

1)链状橡皮圈:尖牙远中移动的方法之一,使用链状橡皮圈。从磨牙(6/7)牵至尖牙的托槽远中翼。不强调 tie back。

2)开大螺旋弹簧:尖牙远中移动的方法之二,是使用 open coil。不需前牙唇倾时,必须作 tie back。这样后牙和前牙可以作为一个整体作支抗,移尖牙向远中。

3)激活螺旋弹簧:尖牙远中移动的方法之三,是使用长结扎丝激活螺旋弹簧,绕过第二前磨牙托槽的近中龈方至远中𬌗方,再到磨牙颊面管上的拉钩,最后回到前方结扎。

4)J 钩:用于需要强支抗的病例,直接使用 J 钩力量使尖牙远中移动,支抗磨牙可以不动。同时还可以使上前牙有一定程度的压入,有利于咬合的打开,改善露龈。

3.关闭间隙

(1)弓丝弯制要点:上颌 0.018 英寸×0.025 英寸方丝,下颌 0.017 英寸×0.025 英寸方丝,均附有垂直关闭曲。垂直关闭曲设计于侧切牙托槽的远中 2mm 处,高约 7mm(下颌减 1mm)。第一磨牙处有外展弯。末端后倾弯稍小一点,约 5°~10°。尖牙处一般不作 offset。磨牙处焊接拉钩便于加力。依据侧位片上前牙的倾斜度,如果较直立而且前牙内收较多时,可以用较大冠唇向的转矩;如上前牙已经代偿性唇倾,则可以加一定角度的冠舌向的转矩以控制上前牙的位置。内收下颌时,为避免下前牙舌倾,建议前牙段加一定的冠唇向的转矩。尖牙至第二磨牙转矩依据牙的具体位置确定。

(2)注意事项

1)焊接:是标准方丝弓矫治技术的一个重要部分,许多矫治部件的制作都会用到焊接。焊接时注意:使用还原焰;调节焊媒的浓度,使用量要适当;焊金使用量与主弓丝的粗细匹配;焊接时不能过热,保护主弓丝;至少 3/4 的主弓丝应该被焊金包绕。焊接好的拉钩与主弓丝成45°,结扎加力后可以使垂直关闭曲打开,每次打开 1mm 即可内收前牙关闭拔牙间隙 1mm。

2)牵引:注意当前牙没有咬合,反覆盖较大时,应该先用Ⅲ类牵引配合弓丝内收下前牙,建立上下颌前牙间的正常咬合以后,再同时内收关闭间隙。因为有咬合力且上下前牙同时内收时,可以更好地控制牙的转矩。

3)时机:关闭间隙阶段是调整中线及磨牙关系的最有利时机,牙弓呈三段,调整相对容易,注意利用。改善Ⅲ类关系,需要使上颌第一磨牙近中移动,而下颌第一磨牙远中移动。使用的力系是Ⅲ类牵引,使上颌第一磨牙近中移动,同时向下伸出移动,有利于下颌的后下旋转。同时下颌方丝附阻挡曲,可使下颌第一磨牙甚至下牙弓远中移动。但是由于牵引会使上磨牙伸长,下颌后下旋转,这对于高角患者是不利的,使用时要综合判断。

4.标准弓

(1)弯制要点:上颌为 0.018 英寸×0.025 英寸的方丝,下颌为 0.017 英寸×0.025 英寸的方丝。上下颌弓丝应该很好的协调。前牙和后牙的转矩度数应该依据具体情况在上一阶段的基础上作适当的调整。

(2)注意事项：使用各种牵引，如三角形、箱形牵引调整牙位，稳定磨牙关系。

（刘颖萍）

第十一节　唇腭裂患者的正畸治疗

一、婴儿期的术前矫形治疗

唇腭裂婴儿出生后，应该由儿科、整形外科、正畸科、遗传专业的专家以及护士和社会工作者组成的会诊小组，根据孩子的状况，决定唇腭裂的手术修复方案，可能需要的术前矫形治疗，对患儿父母的宣教，以及其他伴随症状的解决。

婴儿的术前矫形治疗，50多年来一直是争议较多的。大多数中心都有各自的术前矫形治疗计划和方法。然而，实际上一直缺乏对治疗的有效性和可能的副作用的科学客观的评价。

唇腭裂婴儿的术前矫治目的在于方便喂养，同时用主动或被动的方法将两侧骨段排列成规则的形态，减小裂隙，便于以后的手术修复获得更好的结果。

（一）被动矫治

被动矫治以Hotz矫治器为代表，主要目的是通过"人工腭顶"，隔绝口鼻腔，利于婴儿喂养，隔绝舌突入裂隙，有助于腭顶的生长，有利于减小裂隙，同时有方向地调磨会引导排列错位骨段。在婴儿出生后48小时之内或2周内取模，制作矫治器，矫治器戴入时间越早，患儿适应越快，也有利于安抚焦急不安的父母。矫治器覆盖腭部及牙槽突，遮盖硬、软腭裂裂隙。靠近黏膜的一层用软性塑料，舒适且密合性好，有效利用倒凹，在腭顶、穹隆处再覆盖一层硬质塑料确保宽度及稳定性。

临床操作要点：

1.出生后24～48小时内戴上；超过2个月龄效果不佳。

2.初戴时注意调磨过长部分，尤其注意鼻腔黏膜附近及软硬腭交界。

3.戴用2～3天复诊，调改压痛点。

4.24小时戴，喂奶后清洗。

5.4～5周复诊调磨矫治器。

（二）主动矫治

主动矫治以Latham矫治器为代表，这是一种骨内固定的矫形矫治器，利用机械力作用，对UCLP前移并扩开裂隙侧骨段，同时矫治非裂隙侧骨段的前旋；对BCLP前移并扩开双侧骨段，将前颌骨放入弓形中。矫治开始于4～6周龄，一般3～6周达成目标，即两侧骨段端间距离小于2mm，保持，然后在3～5个月龄时行唇粘连术和牙槽骨膜成形术。

关于Latham矫治器，争论尤为激烈，有研究认为它可能对上颌骨矢状向生长有一定影响,而且在临床操作中有一定的侵入性。与之相比被动矫治较为温和轻柔,从减少治疗带来的痛苦而言,被动矫治更易被人接受,目前为止,在进行术前矫治的唇腭裂治疗中心中,更多的是采用被动矫治方式。

(三)Grayson 矫治器

纽约大学医学中心的 Barry Grayson 则在临床采用 Latham 矫治器后,又重新选择了一种折中的方式,即鼻,牙槽嵴塑形矫治器(PNAM),又称 Grayson 矫治器。是在 Hotz 的基础上加鼻矫形柱,矫形目标在于,在排列两侧骨段的同时,重塑鼻软骨形态,增长鼻小柱长度,延伸口唇组织,以达到术后良好的唇形态和较为对称的双侧鼻形态。

1.临床操作要点

(1)上颌模型基础上完成口内部分(同 Hotz),然后在唇裂隙处成形固位柱,以连接贴在颊部的胶带增加矫治器固位。

(2)每周复诊,调改矫治器,在引导生长的方向磨除,在要压入的区域软衬,类似 Hotz。

(3)用胶带粘结裂隙双侧唇组织,辅助形成矫形力。

(4)当牙槽突裂隙小于 6mm 时,添加鼻矫形柱,加力部分在患侧鼻孔鼻基底软骨尖,软衬,每次复诊逐渐竖直鼻小柱,对称双侧鼻孔,获得良好鼻尖形态。

(5)矫治目标牙槽弓排列协调,两端 1~2mm 间距,鼻形态对称。

(6)在 12~16 周时行一期鼻唇修复,同时行牙槽骨膜成形术。

(7)对于 BCLP 患儿,还有类似组织膨胀器的作用,鼻小柱延长 4~7mm,前唇组织条件也大为改善。

2.在进行术前矫形治疗的过程中需要特别注意的是取模的安全性 有以下方面:

(1)一般应在有能力处置气道紧急状况的条件下进行。

(2)婴儿在清醒状态,进食前,前倾位,也有采取插管时头位的。

(3)取模材料选择流动黏滞,成形能力好的印模材料,有助于取模的安全性和矫治器的固位性。

二、混合牙列期的矫治

(一)GOSLON 指数

混合牙列期应该对患儿的牙𬌗状况做一个初步的估计,以确定矫治计划。对缺乏临床经验的医师来说,GOSLON 指数是一个简单有帮助的判断方法。

GOSLON 指数是专门为完全性单侧唇腭裂设计的牙𬌗关系评估指数,用于系统正畸矫治前混合牙列或恒牙列早期的模型研究。它根据上下牙弓的水平向、垂直向、横向关系将牙𬌗关系分为 5 级,其中水平向关系是最重要的,而后两者主要用于边缘病例的评定。比如深覆𬌗较开𬌗的预后好,而后牙反𬌗较裂隙侧尖牙反𬌗容易治疗。第一级,是一种最好的情况,正覆𬌗覆盖,有些病例还表现出安氏Ⅱ类的牙𬌗关系,这在术后的唇腭裂患者来说是少见但预后较好的情况;第二级,也是较好的一种情况,只需简单的正畸治疗;第三级,表现出切对切的前牙关系,需要较为复杂的正畸治疗程序矫治Ⅲ类关系和其他问题,但能够有满意的治疗结果;第四级,接近正畸治疗的极限,如果生长趋势不利于Ⅲ类关系的校正,则需要配合正颌外科手术治疗;第五级,是一种严重的骨性不调,必须选择手术治疗。

(二)简单排齐前牙

当混合牙列早期,通常会有初萌上中切牙的拥挤、反𬌗,可以进行阶段矫治,但此时要注意的是在植骨前,临近裂隙的牙不要试图竖直,预防牙根移位到裂隙骨缺损处。

(三)扩大上牙弓

唇腭裂患儿上颌骨发育不足是涉及三维方向的,因此通常在前牵引治疗或植骨前需要做上颌牙弓的扩大。

扩弓矫治根据患儿口内情况有不同的设计,比如扇形扩大前段牙弓,不对称扩大塌陷骨段等。选用的扩弓矫治器可以是附扩大簧的活动扩弓矫治器,或选用快扩螺旋扩弓矫治器,或四圈簧(QH)扩弓矫治器。

扩弓需要考虑的因素:

1.扩弓治疗前仔细检查有无口鼻瘘,有时会被重叠的黏膜皱襞掩盖,扩开后出现"扩弓撕裂黏膜"的假象;

2.扩弓时注意黏膜组织的紧张程度,厚薄度,施力的大小;

3.矫治器的选择尽量最大限度考虑黏膜清洁问题;

4.唇腭裂患儿因为骨性结构的不连续,扩弓相对容易取得明显的效果,也容易复发,因此扩弓时可以考虑过矫治,但一定要以不破坏牙槽突裂植骨条件为前提。过宽的牙槽突裂隙会因为覆盖的骨黏膜组织不足导致植骨失败或不能植骨;

5.同理,在整个系统的治疗过程中牙弓宽度的保持很重要,牙槽突裂植骨对牙弓稳定有很大帮助,对植骨效果不佳或者扩弓度很大的病例,要尽量延长保持期。

(四)植骨术及术前术后正畸

通常,植骨术前术后正畸在患儿9~11岁左右,尖牙萌出前。在牙槽突裂隙处植骨,彻底封闭口鼻裂,将上颌牙弓结成一体,有利于牙弓宽度的稳定,也为鼻唇二期修复创造了良好的基底条件,而此后尖牙从植骨区的萌出又利于植入骨的稳定结合。

如果此时患儿有前段牙弓的狭窄或两侧骨段的重叠,则需要在植骨术前做扩弓矫治,为手术开创足够的植骨区,因此与外科医师的沟通很重要。

植骨术后1~3个月开始观察尖牙的萌出情况,可以考虑助萌,如果间隙足够的话,也是将错位侧切牙排入的时机,这都将有助于植入骨的稳定。

(五)前牵引矫治

对于明显上颌骨发育不足的病例(如 GOSLON 分级中的第三、第四级病例),可在患儿6~8岁或植骨术前后做扩弓及前牵引矫治。

上颌骨前牵引矫形治疗针对唇腭裂患者宜早期矫治,矫治通常开始于混合牙列初期,视腭弓宽度决定是否快速扩弓,一般扩弓后上后牙高度增加,因而上下颌骨关系有改善。前牵引口内矫治器多黏着固定在乳磨牙和乳尖牙上,牵引方向向下 $10°\sim20°$,牵引力每侧 $350\sim400g$,

也有学者认为合并使用颏兜可以将力减少到 200g,矫治以建立正常覆𬌗覆盖为准,也有提倡过矫治导致覆盖 5mm,术后腭弓维持宽度,也有采用 Frankel Ⅲ型或型肌激动器Ⅲ型主动维持的。疗程包括 3 个月的扩弓,8～12 个月的前牵引,每 3 个月复诊一次。通过术前术后头影测量的比较,较为统一的结论是,上颌骨有不同程度的前移,据报道 0.9～1.8mm、1.8～3mm不等,更多反映的是下颌骨的后下旋。有研究发现 80% 的治疗效果来自下颌骨的改变,ANB角增加 1°～2.37°、2.37°～3.7°,并认为疗效的差别有很多因素,如手术、个体生长差异等,通常上颌骨后面高较大的病例治疗效果较好,因为有研究认为上颌骨后面高直接反映手术对上颌骨生长的影响。但至今还没有远期疗效的比较,如生长高峰期上下颌骨关系的变化,是否能有效地降低需正颌外科手术的病例数等。

三、恒牙列期的矫治

(一)单纯正畸矫治代偿

恒牙列期的系统矫治与Ⅲ类病例类似。

需要特别注意的是:

1.考虑代偿治疗时,需要明确唇腭裂患者的上颌骨发育不足的情况,才能作出相应的判断。

2.代偿治疗时一定要考虑关节的适应性。

3.因为上颌骨的发育不足、先天性缺牙等,上颌尽量不拔牙。

(二)正畸正颌外科联合矫治

对于严重的上颌骨发育不足的病例,目前的选择有颅外固定的上颌骨牵张成骨矫治或者正颌外科手术。

1.颅外固定的上颌骨牵张成骨矫治(RED)　是一种使用颅外固定的牵引装置,在行Le Fort Ⅰ型截骨术后牵引上颌骨及面中份骨组织,以改善严重面中份凹陷畸形的治疗方法。最早多用于完全性唇腭裂患者的严重上颌骨发育不足的病例。其雏形是墨西哥学者 Molina提出的在上颌骨 Le Fort Ⅰ型手术后用面罩牵引,但由于其前移上颌骨的量(1.4～5.2mm)不尽如人意,因此有学者提出 RED 装置,口内是加强整体支抗的腭弓与唇弓组成的固定式夹板,其唇弓部分类似于口外弓的内弓部分,并焊接口外的牵引钩部分,牵引装置是固定于颅骨的,用牵引钢丝连接这两部分,通过牵引装置的加力螺旋,调整牵引方向,可定量定向地移动上颌骨,而术中断骨区域的牵张成骨有利于矫治结果的稳定。其优点在于:①对下颌骨的影响小,不需要代偿性地调整正常的下颌骨来协调上下颌骨关系,同时矫治中下颌骨的代偿性后下旋转、前下面高增加等负效应也很小;②对上颌骨的前移,则由于口内夹板的口外牵引钩的高低、牵引装置上的加力螺旋的高低的可调性,可精确设计上颌骨水平、垂直向的移动;③前移量可观,据报道,SNA 平均增加 7.7°,ANB8.6°,A 点前移 8.3mm,因此面型可得到显著改善。但也因为它是一种较新的矫治技术,许多问题还有待明确,比如,合适的年龄。现有报道的病例从5～23 岁,虽然前移量不受年龄限制,但似乎年轻病例成骨效果更好。但由于下颌骨生长的不确定性,使确定其前移量有困难,通常采取过矫治到Ⅱ类关系;还有年轻病例手术及牵引对牙胚生长发育的影响,有发现牙胚移位,上颌第二磨牙迟萌的病例等。更确定的结论需要更多的样本和更长的观察周期。

2.正颌手术　据 Ross 等人的研究,约有20%~25%的单侧唇腭裂术后病例需要正颌外科手术来达到较好的咬合关系,改善颌面形态和患者的自我评价。多数病例通常采用 Le Fort Ⅰ型截骨术前移上颌骨,是否同期行下颌骨手术酌情而定。

但由于唇腭裂病例的特殊性,正颌外科术后的复发率显著高于非唇腭裂患者。复发是多因素的,如术前正畸矫治是否合适、颌骨矢状或垂直向移动过度、术前术后瘢痕组织的牵拉、有无咽瓣的存在等。也有"假性复发"的成分,即患者下颌骨的剩余生长量导致颌骨关系的变化,这与手术时机的把握以及个体生长型有关。复发主要发生在术后1年内,50%的复发量发生于头6周内。上颌骨的前移量平均约为 3.9mm、5.9mm、6.9mm、9mm 不等,垂直移动量为 4.5mm、2.1mm、3mm,相应的前移量复发分别是 1mm、0.04mm、1.6mm、0.63mm,垂直移动复发 1.8mm、1.7mm、0.69mm。针对如何减少复发,有研究认为前移量不宜过大,以 8~11mm 为限,否则产生的张力和瘢痕较大,同时提倡过矫治,以保证长期效果的确定,然而过矫治的度似乎是经验性的,没有明确的指标。随着坚固内固定技术的应用,有研究认为坚固内固定较拴丝固定复发率明显减小,但也有不同的观点,认为在水平向的复发上是没有显著性差异的。

针对唇腭裂患者的正颌外科手术难度在于上颌骨块分割太多,术后血供是个很棘手的问题,术前正畸的要点在于根据矫治计划作好铪的准备,注意上前牙谨慎去代偿,尖牙、前磨牙的牙根方向预备。

(刘颖萍)

第十二节　牙周病的正畸治疗

牙周病是成年人口腔多发病,发病率高,国内有资料统计约为73%。我国一些地区甚至高达90%以上。2005年全国口腔流行病学调查结果显示:成年人大多都存在不同程度的牙周病损,中年组牙龈出血(77.3%)和牙石(97.3%)最严重,41.0%的中年人群有牙周袋并随年龄增加而增加。由于牙颌畸形是牙周病重要影响因素之一,因此,成年正畸错铪患者中的牙周病发病率应更严重。

但遗憾的是,临床中,正畸医师的专业视角更多是集中于牙列的形态美观和排列,而对牙周状态的观察和对牙周问题的及时处置常被放在次要地位甚至被忽视,除非有牙龈红肿、牙松动、牙周组织明显丧失后才给予重视,从而影响矫治的效果及稳定。

此外,随着近年来参与正畸治疗的普通牙医日趋增多,技术水平、设备条件相差很大,不正确的治疗造成牙松动、牙根暴露、牙丧失的医疗纠纷也越来越多。其中主要是成年正畸患者,而且牙周病因素者占有较大比例。因此,在成人正畸中了解有关治疗前必须进行的牙周病常规检查、风险因素、及牙周病错铪患者的治疗适应证问题十分必要。

一、正畸治疗前牙周的检查

正畸中牙周病症状可以出现在治疗前、治疗中及治疗后。临床上主要表现为：①牙龈炎症；②牙周袋形成；③牙松动；④牙槽骨吸收：可呈水平及垂直（角形、凹形）吸收。常规检查方法包括：

1.口腔状态评估

(1)口腔卫生状况：①菌斑指数(PLI)；②口腔卫生指数(OHI)：包括软垢指数(DI)、牙石指数(CI)。

(2)牙龈组织：牙龈指数(GI)、牙龈出血指数(SBI)。

(3)牙周袋探测：颊舌两侧，近、中、远三点，共六点。

(4)牙槽骨吸收：可通过：①X线牙片；②全口牙位曲面体层X线片；③锥束CT(CBCT)全面分析根周牙槽骨组织情况。

影像特征为：受压侧近颈部牙周膜间隙增宽；硬板消失；牙槽骨垂直吸收、水平吸收。

(5)咬合创伤的检查：CR位早接触(CR-MI不调)、前伸殆或侧方殆时后牙或非工作侧咬合干扰。

2.治疗风险评估　现代牙周病学观点认为，牙周病成人牙周炎病理过程特点是短时间的活跃期和长时间的静止期交替出现，静止期可持续数天或数年。剩余牙周袋的深浅不再作为牙周治疗后效果的评价标准。一般认为，4～5mm深的牙周袋是可接受的，定期牙周治疗后牙周炎是可控制的。因此，正畸前的牙周病治疗目标就从减少牙周袋深度转向控制牙周炎的活跃，使其转入静止期。静止期牙周炎病损停止，其复发时也是间歇性的(非持续性)。

牙周病不是正畸的禁忌证，但对罹患有牙周病的成人患者正畸治疗前提是：必须在牙周病静止期，牙周炎症得到控制的条件下才能进行。因此，必须与牙周病专科医师配合治疗。临床上牙周病治疗常采用的方法为菌斑控制、龈下洁治及根面平整等。近期对于深牙周袋的非手术治疗的最新研究得出以下结论：

(1)用控制菌斑及龈下洁刮治的方法能有效治疗牙周深袋；

(2)通过严格控制龈上菌斑可防止成人因龈上细菌的再侵入而形成的复发性牙周炎；

(3)龈下洁刮治术4～6个月后牙周病损才完全恢复。

根据以上研究结果，对于中、重度的牙周炎患者，正畸治疗一般应在牙周治疗3～6个月后进行风险评估，再酌情进行正畸治疗。

以下所列牙周严重损害表现的高危因素及正畸禁忌证可供参考：

1)高危因素

①探诊牙龈出血、刷牙出血；

②牙松动、牙周袋深；

③牙根暴露或薄而脆的牙龈组织；

④有不良正畸治疗史的牙周患者；

⑤其他疾病性因素。

2)禁忌证

①牙周治疗后,病损尚未得到控制;

②牙周破坏累及根尖 1/3 或根分叉暴露;

③Ⅲ度松动牙;

④其他进行性疾病因素未能控制。

3.牙周病患者正畸治疗适应证的选择

(1)牙槽骨应至少保留根长的 1/2;

(2)经牙周治疗,炎症达静止期;

(3)牙移动后受力可集中于支持基骨上;

(4)有益于去除咬合创伤,改善咬合力的分布;

(5)有益于牙周自洁和修复。

二、正畸治疗对牙周病的作用

牙颌畸形矫治对牙周病病程进展的影响可归纳为正反两个方面,即治疗作用和副作用。成人正畸治疗中应充分发挥其治疗作用,尽量减小其副作用。

1.治疗作用　主要为:①将拥挤错乱的牙齿排列整齐后,有利于生理自洁,利于菌斑的控制并增强食物对牙龈的按摩作用;②牙列矫治、弓形协调后,改善受力环境,使牙齿的受力能正常传递至牙周,避免𬌗力的不平衡,促进了咬合的稳定,有利于牙周健康的维护;③深覆𬌗、反𬌗等矫治后,去除了咬合干扰和创伤,同时,恢复了正常的咀嚼功能刺激,可促进创伤牙周组织恢复改建;④随上前牙前突及扇形移位的矫治和间隙的关闭,不仅有益于改善美观,而且可阻断或改善吐舌、吮唇、舔齿等异常功能代偿,防止其对牙周的进一步损伤;⑤后牙向近中倾斜常形成深的骨下袋,通过正畸竖直后牙,有利于消除其近中深袋。

2.副作用　主要表现为:①矫治器的不良刺激:矫治器戴入后,特别是托槽及弓丝等装置对牙龈组织的刺激,及对口腔的清洁的不良影响,常造成菌斑的堆积及牙周组织创伤,可加重牙周组织炎症;②非生理性牙移动:成年人牙齿的𬌗向及近中移动属正常生理移动,矫治中对过长牙齿的压入移动、扭转牙齿的过度矫治、切牙的过度唇、舌向倾斜、过度的扩弓等对于牙周组织的受力是非生理性的,有可能造成牙周组织的破坏及损伤,加重牙周病的程度;③非正确的用力:对牙周组织的损害是最危险的,可造成附着龈丧失、牙槽骨裂、牙槽骨穿孔、牙松动甚至脱落。因此,正确的施力大小和施力方向,是牙周病患者正畸矫治的关键。

三、牙周病患者正畸治疗的特点

1.矫治器的选择　多选择较小而易清洁的固定装置及设计简单的矫治方法,以利于菌斑的控制。临床中可先采用易清洁的活动矫治器,如较薄的前牙平面𬌗板,可先用于解除咬合干扰、调整观察颌位变化及加强支抗等;为减小对牙周组织的刺激,托槽粘结时应注意适度远离牙龈,去除溢出的粘结剂,而对非移动的、松动的牙齿可暂缓粘托槽;带环不可深入龈下,并尽量少用,可选用粘结型颊面管直接粘结在磨牙上;后牙结扎采用金属结扎丝而少用橡胶圈结扎以减少菌斑堆积;牵引时尽量少用弹性橡胶链等容易吸附菌斑的材料。

2.拔牙问题 不强调对称拔牙。除牙周问题外,成人口腔多有龋齿、失牙,牙周损害部位也常非对称,因此,决不能像恒牙列初期那样无顾忌地采用对称拔除四颗前磨牙。对牙周病正畸患者,应当首先考虑拔除牙周及牙体损害严重的患牙,应尽量少拔牙,并尽量保存有功能的牙。对于无法保留牙的拔除,如果选择后期修复,只要牙周治疗得当,可推迟拔牙时间,以避免拔牙后牙槽骨吸收变窄。但正畸治疗的支抗设计及牙移动不应涉及这些牙齿。

3.力的大小和方向 对有牙周支持组织减少的患牙,正畸施力的性质、大小和方向应特别小心注意。对牙周组织的牵张力,特别是施以柔和而大小适宜的牵张力,可促进及诱导牙周组织的增生。而过大的压力、过度的扩展、反复移动牙齿等可造成牙根及牙槽骨的吸收。对于目前有人提出采用压入方法解决水平吸收、恢复牙槽高度的方法,使用中应慎之又慎,避免由于感染及非正常压入力,导致牙根吸收加重,牙周袋加深,及加速牙周组织的丧失。

4.联合治疗 特别应与牙周科配合,对治前、中、后的牙周情况进行治疗和定期监护,很多时候需多学科(牙体牙髓、修复、牙槽外科、种植等)配合治疗。

四、牙周病患者正畸治疗的方法

1.𬌗的调整 大多数牙周病正畸患者的特征表现有:前牙扇形间隙、唇倾(Ⅱ类2分类为上切牙舌倾)、深覆𬌗(下切牙过长,咬伤腭黏膜)及后牙近中倾斜移动(近中漂移),并存在不同程度的咬合干扰以及紧咬牙、夜磨牙习惯。故在控制炎症治疗的同时,应进行𬌗的调整。临床上,常用前牙区薄的𬌗平面板(松弛𬌗板),使牙齿脱离咬合锁结,以利于牙齿在避开咬合创伤的作用下排平,以及恢复生理性的垂直高度(仅适用于确实有垂直高度丧失的患者)。同时也可以缓解患者可能存在的咀嚼肌疼痛、痉挛等症状,消除咀嚼肌的记忆效应,有利于下颌CR位置的寻找和确认。在主动矫治结束后,应根据需要调𬌗,以保证患者在CR位或从CR位开始做各项功能运动时,无咬合干扰及𬌗创伤。此外,对牙周损害或重叠错位的前牙区可先不粘托槽,在稳定𬌗板配合下先用固定矫治器竖直排齐相对健康的后牙、调整后牙咬合,然后再拔牙及内收排齐前牙。

2.关闭或集中切牙间隙 关闭或集中前牙间隙有利于改善牙周受力环境和切导的重建。但出于轻力的考虑及成人社交等原因,不宜采用口外弓装置关闭前牙间隙或加强后牙支抗,而多选择掩饰性好的腭杠及骨种植支抗,如微种植钉等(但应无骨质疏松症)。并且在关闭间隙前必须通过X线牙片确诊被移动切牙有无严重根尖吸收及牙槽骨吸收,牙槽骨是否薄而脆,是否能承受矫治力。上切牙的内收移动宜采用弹性线拴扎或橡皮圈牵引等轻力滑动法,移动速度应慢(不超过每个月1mm)。下切牙间隙的关闭应注意勿使其过度舌倾(建议用方丝控制),并应尽量维持其在牙槽骨松质中移动。如需要集中间隙修复,则应与修复科医师会诊后决定,应以小范围移动牙为原则;缺牙间隙关闭后,龈萎缩出现三角形间隙者,可通过片切牙齿接触点、牙轴调整及修复等尽力改善之。

3.局部弓技术 局部弓技术在牙周患者的正畸牙移动中应用较多,主要用于:①因美观考虑需先牵引尖牙(为拥挤创伤的前牙释压),或需先竖直后牙及排齐后牙的患者。采用后牙段的局部弓可减少矫治器对美观的影响,并可配合前牙𬌗平面板,调整后牙垂直高度同时可作咬合诊断。②对不需要改变后牙咬合,仅要求排齐前牙、解除咬合创伤的患者,则多采用前牙段的局部弓,常用于前牙重叠拥挤、反𬌗、有咬合创伤,但后牙关系代偿稳定、咬合关系好的患者。③用于打开前牙咬合。多采用前、后局部弓加辅弓的方法,即将多个后牙用局部弓连在一起形成抗基(可加磨牙腭杠连接),以提供足够的支抗,将打开咬合的辅弓在侧切牙及尖牙间与前牙局部弓结扎,使压入力通过前牙弓阻力中心,以避免压入时造成后牙升高及前牙唇倾。如有条件,也可考虑微种植钉支抗牵引前牙局部弓的方法打开咬合。

4.随形弓的应用　牙周病患者采用整体弓丝矫治时,弓丝的设计和应用必须灵活,应尽量避免盲目地用镍钛成品弓全面排齐牙列。对有严重病损不需移动的患牙可不粘托槽,通过细不锈钢弓丝的水平弯曲,轻接触患牙,以控制其位置;对一些不需移动的支抗牙,例如仅需前牙排齐,不需变动后牙区咬合关系者,可将后牙区弓丝的形态沿着唇颊面,随牙弓形态的弯曲调整(随形弓),使其放入后牙托槽沟后不对其产生移动力。同理,也可通过将后牙托槽沟粘成一线以减小及避免弓丝放入后对后牙的受力移动。

5.减小冠根比　对于前牙深覆𬌗,下前牙临床牙冠伸长且牙槽骨吸收的患者,决不能贸然按常规强行压低下切牙打开咬合。由于牙周支持组织减少,阻力中心向根尖方向移动,相对轻微的力就可能产生较大的牙移动及唇向倾斜。并且这类牙周患者多伴有创伤咬合,常加重牙周组织丧失,故治疗时应首先考虑磨减牙冠高度,减小冠根比,以及将托槽高度向龈方做适当调整,使矫治力更靠近阻力中心。冠根比的改善可使治疗后咬合力对牙周组织的创伤减小,利于牙槽骨的轻力改建,并有利于咀嚼功能的恢复。

6.治疗中牙龈炎的处置　一些异物反应敏感的年轻患者、治疗前未做牙周洁治有龈下结石的患者、不注意口腔清洁卫生的患者,以及矫治器脱落、带环下沉等未及时复诊的患者,在正畸矫治中常可出现牙龈炎。程度、表现和症状各不相同。严重者龈缘增生红肿,覆盖至托槽,甚至感染。对此应充分注意。常用的措施有以下方面:

(1)控制炎症:可先洁治清洗、卫生教育。

(2)暂时拆除矫治器:可暂取下弓丝(严重者可一并去除托槽)停止加力,并做洁治抗感染处置。

(3)切龈术:请牙周医师会诊,洁治,炎症消除后有牙龈增生者应做切龈术,术后1~4周再重上矫治器治疗。

7.成人牙周病损与正畸牙移动　正畸牙移动对牙周组织的影响取决于其是否有利于牙周组织的健康,牙周损害的类型及程度。所谓正畸治疗能够恢复受损牙周组织,是指在牙矫治移动时,牙周组织(包括牙周膜、牙槽骨及牙周软组织)会随牙齿的移动而移动,在良好的牙周健康条件下,可能发生牙槽骨的改建增生。在这个意义上,正畸治疗能改善牙周组织健康。例如:竖直创伤倾斜牙后,牙槽嵴随牙齿移动而改建,其形态得到明显改善,牙周组织健康恢复;牵张个别牙后,牙槽骨改建伸长,骨下袋深度降低;甚至,在骨缺损区移动牙齿能促进缺损区牙槽骨的部分骨量恢复。但是正畸治疗对牙周组织的这种恢复作用并不适用于所有的牙周病损,非生理性的正畸力同样也能加剧牙周组织的破坏。

(1)骨下袋与牙移动:骨下袋是指深入牙槽骨的垂直性骨吸收,它是由破坏性的牙周病造成。成人正畸治疗时倾斜或压入性牙移动,有可能会把菌斑带入牙槽嵴并形成骨下袋。有动物研究发现,在正畸整体牙移动进入骨下袋之前去除龈下炎症就不会造成牙周膜附着的丧失,而且垂直性的牙槽骨吸收可恢复,但牙周膜附着不会恢复。这说明,无炎症但牙周膜缺失的正畸牙移动不会造成牙周膜的进一步吸收,但一旦骨下袋有活跃的牙周炎症,牙移动会造成进一步的牙周损害。

(2)牙槽骨吸收与牙移动:成人患者由于发育异常或长期牙缺失,可出现局部牙槽骨吸收,高度降低、宽度变窄。在牙槽嵴吸收变薄处进行正畸牙移动不是禁忌,但也不是没有治疗风险。两牙间相互移动关闭间隙后,常出现牙龈的凹陷或堆积。颊舌向的移动则可能造成颊舌侧牙槽骨裂穿孔,后者用常规的 X 线检查常不能发现。动物实验研究表明,在吸收变低变窄的牙槽骨处移动牙,重要的是保持轻力,避免组织透明样变,牙移动要在骨松质中进行。如确需在严重萎缩牙槽嵴部位移动牙齿,正畸牙移动前则需外科植骨手术恢复牙槽嵴形态。

(3)伸长牙齿与牙周改建:动物及临床研究均证实,正畸伸长个别牙能促进牙周附着冠向增生,减小骨下袋深度。伸长的牙冠常需后续的牙体截短和牙髓治疗。此外,动物研究还发现,在切牙伸长时,游离龈伸长了牙移动的 90% 的距离,附着龈伸长了 80%,而黏膜牙龈界位置保持不变。这说明,将拟拔除的前牙伸长能改善前牙区牙龈的高度和位置,能促进今后修复治疗的牙龈美观。因此对于临床上无法保留的牙齿,可以尝试在修复或植牙前做正畸伸长,牙周附着及牙槽骨随着牙齿的伸长而升高,修复骨及牙周缺损,从而在拔牙后得到良好的牙槽牙龈外观,使修复治疗效果更好。

(4)压入牙齿与牙周改建:附着龈被认为是保证牙龈健康的重要结构。缺乏黏膜下层,固有层直接贴附于牙槽骨上,富含胶原纤维,表面角化程度高,对局部刺激具有较强的抵抗力。传统观念认为:大于等于 2mm 的角化龈冠根向宽度,即相当于 1mm 的附着龈宽度,可很大程度减小正畸过程中牙龈退缩的风险。Wennstrom 动物实验结果显示:是否容易发生菌斑引起的牙龈退缩,其关键因素是附着龈的颊舌向厚度,而不是冠根向宽度。Baker 等的研究为Wennstrom 的结论提供了解释,他们发现:在薄的牙龈组织中,炎症侵袭可贯穿整个牙龈厚度,从而导致牙龈的快速退缩,在厚的牙龈组织中,炎症被局限在龈沟内而未侵及整个牙龈厚度,所以仅表现为龈袋的形成而不是牙龈退缩。因此,现代观念认为宽度与厚度是构成附着龈组织量的两个维度,临床检查中仅单独考虑其中之一是不明智的。足够的宽度与厚度也是维持牙龈健康的重要条件。

关于压入移动是否能造成牙周附着的增生改建尚存争议。组织学研究发现在炎症已控制的情况下,轻力压入移动可产生新的牙周附着。动物实验发现结合翻瓣手术,轻的压入力可引发新生牙骨质及牙周膜。临床上,牙周病造成的伸长前牙,在压入后牙槽骨高度及牙周健康都有明显的改善(尽管改善的程度不尽相同)。但是如前所述,牙齿的压入移动若将龈上菌斑带入牙槽嵴下,就会造成牙槽骨的垂直性吸收,形成骨下袋。所以,压入移动对牙齿的洁治、刮治要求特别高。

正畸压入移动的另一个目的是改善个别前牙的龈缘高度:前牙伸长的患者其龈缘往往与相邻牙的龈缘高度不同,影响前牙区美观。Levent临床研究发现,在牙周健康的条件下伸长下颌前牙:游离龈缘与膜龈联合向冠方移动的距离分别为牙齿伸长距离的80%和52.5%,龈沟变浅,附着龈宽度与临床牙冠高度显著增加,未发现附着丧失。因此,用轻的间断力压入伸长的牙后,可平整龈缘高度,改善前牙区牙龈外观,然后再通过修复治疗恢复牙冠的高度不调。

(5)引导牙周再生术(GTR)与牙移动:现代引导牙周再生手术的发展为成人牙周缺损区的正畸牙移动提供了可能:比如牙周治疗利用滤过膜技术防止上皮细胞及龈结缔组织在清洁的牙根表面附着,以及用釉基质蛋白促进牙周膜纤维增生等技术,均可得到牙周膜的恢复,这使牙移动有了牙周组织基础,正畸治疗可在原本不能的牙周条件下进行。这是牙周病学与成人正畸治疗合作发展的一个新契机:动物研究发现,牙周组织的这种诱导再生主要发生在牙根间区域。有限的临床应用报道提示了其广阔的应用前景。

(6)牙槽骨吸收累及根分叉的磨牙竖直:正畸牙移动不能促进根分叉处破坏的牙槽骨的再生。反之,竖直磨牙时,磨牙的伸出移动造成根分叉吸收加重,牙周炎症未控制时更为明显。为了治疗的需要,有时也有把下颌磨牙劈成两半进行保留或移动,这种治疗的要求更高。所以,正畸竖直有根分叉吸收的磨牙是较困难的,更需要靠良好的治疗前及治疗中的牙周健康控制。

(秦桂梅)

第十三节 成人颞下颌关节功能紊乱病患者的正畸治疗

颞下颌关节紊乱病(TMD)是口颌系统多发病,发病率约为20%～40%。多见于青壮年时期,女性明显多于男性。牙颌畸形并不是TMD的唯一致病因素,但与儿童相比,由于成年人代偿能力的下降,精神及环境压力更大,对异常因素更为敏感,特别是成年女性,表现出的自觉症状及心理症状也更为严重和突出。因此,了解成人正畸中有关TMD的矫治适应证、诊治原则、常用方法和注意问题十分重要。

按照现代殆学的观点,TMD主要是以咀嚼肌、颞下颌关节、咬合三者的生理失调及病理改变为诱因的综合征。可由全身系统性疾病、精神心理因素、局部神经肌肉因素、关节因素、咬合因素以及创伤、长期不良姿势等引起,病因至今未完全阐明。目前,临床治疗也多以保守疗法为主。治疗措施主要包括:肌功能、颞下颌关节,以及殆的综合处置。而正畸治疗作为辅助治疗该病的重要手段之一,目的是通过矫治颌骨关系、排齐牙列、去除咬合运动干扰及早接触,建立适当的前牙引导。因此仅是一种通过矫治错殆,从而去除或排除错殆致病因素的诊断性、辅助治疗。由于殆因素不是TMD的唯一致病因素,只有产生殆干扰,导致咀嚼肌功能失衡的错殆才是TMD的致病因素。因此,只有充分理解咬合、咀嚼肌、颞下颌关系三者间的生理性功能平衡关系,对患者的TMD症状、体征进行全面、细致的检查、评估,认识到正畸矫治在TMD治疗手段中的非特异性,才能对患者进行正确的诊断和治疗,并正确评价和向患者解释正畸治疗的效果。

一、适应证

并不是所有患有 TMD 的成人牙颌畸形患者都适于正畸治疗和通过正畸而治愈。目前，正畸治疗主要适用于以下患者：

1.有明显致病性殆因素，如明显 CR-MI 不调、后牙锁殆、严重深覆殆、异常磨耗，以及牙缺失后对殆牙伸长、邻牙倾斜等成人 TMD 患者。

2.肌功能异常，如不良吞咽、长期偏侧咀嚼、口呼吸及面颌肌疾患导致颌位异常、运动异常、功能失调的成人错殆畸形患者。

3.除了正处于急性退行性关节病变（ADJD）的患者外，其余阶段的 TMD 患者都可尝试通过正畸治疗来消除致病性殆因素，观察 TMD 症状和体征的转归。

4.因颌骨发育畸形、髁突不对称发育、外伤、粘连等导致错殆及出现关节损伤，并影响颜面形貌对称美观的颌骨及关节病问题，则需通过正畸-外科联合治疗做全面的处置。

二、诊断及治疗原则

成人正畸患者中，表现出 TMD 的常见典型症状有三：①疼痛（关节、咀嚼肌及肌筋膜区疼痛及触压痛）；②下颌运动异常（张口受限、绞锁、开闭口运动偏斜、摆动）；③关节杂音及弹响。此外，也可伴有失眠、眼症、耳症等。临床上根据病史、症状、动态检查、咬合关系的殆架转移及分析、并结合 X 线片（许勒位、体层摄影）及 CT、超声多普勒、磁共振等辅助检查，诊断一般不难。

由于殆因素是比较公认的主要致病因素之一，因此，正畸治疗的目的，应是消除可能导致上述症状的病因，即消除殆的异常，从而改善、缓解和消除 TMD 的症状及体征。对于成人 TMD 患者，常规正畸治疗的四原则包括：

1.无痛原则 常规正畸治疗前一定要先明确患者关节区疼痛症状或体征的来源，尽量消除患者的疼痛症状及体征。关节区自发疼痛（症状）或咀嚼肌扪诊疼痛（体征）可能来自于咀嚼肌疼痛、关节囊内病变或其他因素导致的疼痛。正畸治疗前必须要通过诊断性松弛殆板治疗，并配合正确的临床检查手法来明确患者疼痛的来源，进而通过恰当的保守治疗尽量消除患者的疼痛。如在正畸治疗过程中，患者又重新出现疼痛，应暂时停止加力或牵引，重复前述步骤消除患者疼痛后方可重新开始治疗。无痛原则应贯穿患者的整个治疗过程并严格遵守。

2.CR 位建殆原则 在详细分析各种检查结果，特别是殆架分析结果的基础上，通过制订正确的综合性治疗计划，去除 CR 位殆干扰，建立稳定、均匀的 CR 位咬合接触关系，恢复 CR-MI 协调一致。

3.前牙引导原则 适当的前牙引导，包括前伸引导和侧向引导，对恢复或建立协调的咀嚼肌功能及 TMJ 的长期健康、稳定至关重要。因此，要将建立正确的前牙引导与恢复前牙的美观相结合。在排齐前牙时，一定要结合患者的唇齿关系、发音、下颌功能运动范围来定位患者上下前牙的最终位置及形态（包括前后向、垂直向位置、倾斜角度、上前牙舌侧及下前牙切缘形态),必要时应结合调𬌗、修复等治疗来恢复适当的前牙引导及前牙美观。当治疗结束时,下颌在切牙的前伸引导下做前伸运动时,后牙无𬌗干扰;在工作侧尖牙或尖牙及切牙的侧向引导下做侧方运动时,非工作侧后牙无𬌗干扰(如尖牙牙根或牙周情况不好,工作侧后牙也可以参与侧方引导)。

4.综合治疗原则 对于成人 TMD 患者,正畸治疗一般来说只能达到部分治疗目标。其余的部分则需要与关节、牙周、牙体牙髓、修复等专业医师密切配合方能使患者最后达到健康、稳定、美观的治疗效果。

三、正畸矫治程序

总的来说,应采取先对症、后治本,"逐步升级"的治疗模式。首先应采用可逆性治疗手段,即保守性的对症治疗(如心理安抚、理疗、咬合板等)来消除患者的关节疼痛、张口受限等症状,然后再采用不可逆的治疗手段(如调𬌗、正畸、修复、关节及正颌手术等)。

1.急性期对症治疗 若患者表现有肌肉痉挛、张口受限、关节疼痛等急性发作期症状,应先做热敷、理疗、氯乙烷喷雾等对症治疗,消除或减轻患者的急性期关节症状。

2.𬌗板治疗 也是一种可逆性治疗方法,正畸治疗中常用的有松弛𬌗板、稳定𬌗板及软弹性𬌗板。

(1)松弛𬌗板:戴于上颌,类似 Hawley 式保持器,仅前牙区形成𬌗平面板。平面板与下前牙呈均匀点状接触,后牙区离开约 2mm 间隙。其主要作用为使后牙脱离咬合接触,消除咀嚼肌的程序记忆效应,从而缓解肌肉的痉挛、疼痛,因此又称为前牙去程式化𬌗板。适于张口受限、关节区自发痛或咀嚼肌扪诊疼痛的患者。一般佩戴时间不宜超过 1~2 周,以防后牙伸长,加重𬌗干扰。

(2)稳定𬌗板:稳定𬌗板必须经过精确手法定位患者 CR 位,并利用面弓转移颌位关系至半可调𬌗架上制作。可设计于上颌或下颌,覆盖全牙弓𬌗面。咬合板厚度在第二磨牙中央窝处约为 2mm,一般不超过息止𬌗间隙。咬合面应平滑,无尖窝嵌合。CR 位时应与对颌前牙切缘、后牙工作尖呈均匀点状接触(根据患者牙齿的排列情况允许个别错位前牙或后牙与咬合面无接触),以便于下颌调整位置。𬌗板的前部应形成适当的前牙引导斜面(不超过 45°),使患者在开始前伸运动时后牙立即脱离咬合,开始侧方运动时双侧后牙均立即脱离咬合。可以吃饭时戴用,但不强求。稳定𬌗板的主要作用是:消除患者的咬合-肌功能失调,将患者的下颌稳定于 CR 位并有利于早期移位的关节盘能够复位,最终以稳定的 CR 位作为建𬌗的基础,制订详细的正畸或综合治疗计划,因此适用于绝大多数 TMD 患者。与松弛𬌗板不同,稳定𬌗板可以长期戴用,部分患者的 CR 位(常见于髁突吸收、可复性盘前移位等患者)可能会因为关节囊内结构的重建或恢复而出现微小的变化,导致在𬌗板上出现小的局部干扰,这时就需要定期调磨𬌗板以适应患者的 CR 位调整。稳定𬌗板也被用于治疗完成后继续稳定患者下颌于 CR 位。

(3)软弹性𬌗板:多戴于上颌,类似目前的压膜式透明保持器。用专门的软弹性材料在加硬模型上通过空气压缩机压制而成,可以缓冲咬合力,有益于紧咬牙、夜磨牙的牙体及牙周保护。

3.正畸矫治 关于 TMD 成人患者的错𬌗矫治,其矫治器的选择、矫治程序和方法并无特殊,与前述成年人的常规治疗相同。正畸矫治中应注意或容易出现的问题有以下方面:

(1)矫治器:建议优先选择简单正畸装置矫治。开始阶段可用活动矫治器附𬌗板治疗,待症状缓解后再用固定矫治器做全面调整。应强调的是,由于成人髁突生长已停滞,不宜再应用矫形力控制下颌生长及寄期望于关节的适应性改建。例如对于成年人下颌不足的治疗,不宜再采用功能性矫治器前导的方法,因即使下颌前导暂时到位,也不可能在此位置稳定,可出现复发性下颌后移,最终形成双重咬合,这种不稳定的𬌗位极易引发及加重 TMD。

(2)出现𬌗干扰:在矫治中,可因牙倾斜移动出现早接触及咬合干扰,造成牙周创伤、牙松动。这种矫治中的医源性𬌗因素异常如果属牙移动中暂时性的,可暂停施力,观察不作处置,或通过正畸手段调整,如采用附加𬌗垫避开障碍。仅对有明显磨耗不足、过度伸长的非功能牙尖等,才可用调磨缓冲去阻等方法去除。

(3)后牙区错𬌗未矫治:成人矫治往往注重前牙美观而忽视后牙矫治。而磨牙错位、后牙反𬌗、锁𬌗等病理性因素如果不尽早矫治去除,常常是导致颞下颌关节病发展及加重的病因。因此,矫治中优先处置后牙锁𬌗、磨牙过长等,去除咬合运动干扰,常是治疗计划的首选方案。

(4)未建立适当的前牙引导:成人 TMD 患者的正畸治疗应特别注意检查下颌在功能运动(前伸及侧方运动)过程中有无𬌗干扰。例如上切牙虽然排列整齐并未建立良好的前伸引导,导致前伸运动时后牙早接触;或虽已恢复尖牙中性关系,但由于患者尖牙过度磨耗,导致侧向运动过程中缺乏良好的侧方引导,工作侧或非工作侧后牙仍存在𬌗干扰。未建立适当的前牙引导将导致患者的咀嚼肌在下颌功能运动过程中始终处于功能失调的状态,从而引起患者 TMD 症状和体征的持续存在并可能加重。因而应尽早通过矫治,并结合调磨及修复手段,恢复牙体正常形态和良好的前伸及侧向引导。

(5)施力不当:不适当的颌间牵引力设计,不适当的牵引方向,如重力、Ⅲ类牵引等,可能导致关节受压,加剧疼痛。此外,局部牙施力不当,导致个别牙升高或倾斜,造成咬合干扰、𬌗创伤,可诱发关节疼痛等症状。但只要及时发现并改正,一般短期内可恢复正常。

4.调𬌗治疗 成年错𬌗患者矫治前由于失牙、长期咬合适应性代偿,常出现重度牙磨耗,牙过长、髁位不正等。当正畸排齐牙列后可出现上下颌牙对合不均匀,出现新的早接触及咬合干扰,从而加重 TMD 症状和病损。因此,调𬌗处置是成人 TMD 患者正畸后期治疗中应考虑的重要内容,但应用时必须十分谨慎:

(1)治疗前提:调𬌗治疗前一定要首先确立目的:是否必须? 早接触是否对牙周造成创伤? 咬合干扰是否可再通过正畸调整解决? 调磨后是否能增进其功能和稳定? 同时,调𬌗前一定要先与患者充分讨论,如果不能取得患者配合或患者有心理障碍者,不宜进行调𬌗治疗。

(2)调𬌗时机:多应选择在主动矫治完成后进行。不应在治疗中为方便牙移动而过早轻易改变牙的尖、窝、面形态。因为治疗中的咬合关系是暂时的,并不代表最后的𬌗位。此外,在肌功能异常时,咬合往往出现假象,肌肉症状消除,才能回复咬合的真实状态。而且,由于牙周组织具有弹性,因此部分存在早接触的牙位在初次调𬌗后又会由于牙周组织的反弹而导致再次出现早接触,此时就需要再次调𬌗。一般成人患者需要经过2~3次调𬌗,方能消除所有的 CR位及功能运动过程中的早接触。需要指出的是,对于部分前牙过度磨耗的患者,必须通过修复治疗重建良好的前牙引导方有可能消除早接触,对于这类患者切不可过度调𬌗,导致牙体组织过多丧失。

(3)其他:异位牙的改形(如尖牙代替侧切牙的改形)、磨减影响下颌运动的上切牙舌侧过厚的边缘嵴、修圆刀刃样的牙尖、适当恢复已磨耗平的咬合面生理外形等。并最后打磨抛光。

5.修复处置　对于失牙、过度磨耗、牙形态异常、先天性多数牙缺失等可能影响咬合稳定的错𬌗患者,应在正畸治疗前与修复科会诊,确立修复单位、间隙集中部位、调𬌗及咬合打开程度和要求。以便在正畸治疗结束后,尽快完成修复治疗,以利建立适当的前牙引导。

6.手术治疗　对于因先天或后天原因导致的严重骨骼面发育畸形,以及对因创伤、长期受力不均造成关节窝、关节盘、髁突结构破坏的关节病,如骨性下颌前突、骨性开𬌗、小下颌、偏颌等畸形以及关节盘病变穿孔、不可复盘移位、髁突骨质破坏、粘连等,仅通过保守治疗或单纯正畸掩饰治疗是很难达到满意疗效的,应结合关节盘或髁突手术,以及正颌外科手术治疗。此时的成人正畸作为术前术后的辅助治疗,主要是去除咬合干扰、去除牙代偿、协调上下牙弓形态,术前通过模型外科预制手术定位𬌗板,并在术后做精细的咬合调整。

7.心理辅导治疗　心理因素特别是语言刺激,常是促发加重 TMD 症状的重要诱因,临床上一些因耳颞区疼痛、张闭口异常(关节源性症状)转诊正畸的患者开始并不主要关注错𬌗及畸形问题,且多有焦虑、烦躁、甚至偏激情绪,常有多处求医史。由于对该病的病因、损害、预后等认识不足,产生过分关注、担忧和多虑。患者对医师的言语解释、处置态度及方式十分在意。另一方面,对因正畸主诉而检查发现有 TMD 症状者,由于患者对医师的检查发现、暗示等十分敏感,故医师的语言表述一定要注意不应加重患者的心理负担,更不能作出正畸就能治愈关节问题的承诺保证。这常是导致医源诱因及医疗纠纷的重要原因。鉴于个体素质、工作压力、情绪紧张、应激和生活事件等精神心理因素是 TMD 的重要诱因,因此,一开始在治疗中就注重观察,语言疏解,暗示诱导,同时辅以一些可逆性的对症安抚治疗,如理疗、𬌗板等(也可达到安慰剂效应),临床上,这种减轻患者的思想压力松解,转移注意力的方法,有时可起到"事半功倍"之效。

(秦桂梅)

第十四节　成人正畸-正颌外科联合治疗

现代口腔医疗模式中,对于严重牙颌面畸形患者需用正畸-正颌外科联合治疗来重建颌骨的三维空间关系。目的是通过不同外科术式设计,进行颅颌骨切割拼移,重塑骨面的均衡匀称,恢复患者的正常形貌,并能维持其形态及功能活动的长期稳定性。因此,为达到术后个体满意的疗效,就必须从颌骨矫治的角度,充分考虑手术中颌骨切割、对位、重建及固定后的颌面软硬组织的比例协调。但同时,也必须全面考虑到手术后,即颌骨关系矫治后,牙、咬合、口唇、肌肉、关节的最终形态位置改变,包括术后的牙颌静态定位关系以及动态咬合运动关系的恢复和平衡。

牙是口腔活动的主要功能单位,手术后牙齿的整齐排列和咬合功能的恢复,是涉及最终颜面形态是否协调美观、功能是否重建、牙周是否健康、结果是否稳定、患者是否满意的核心评价指标,这些均离不开牙列的矫治调整。而牙列的矫治调整主要通过正畸牙移动来完成。特别是术前正畸治疗,可避免手术中不必要的骨体过多切割,从而减小手术创伤及复杂性,并有利于术后愈合。因而,正颌手术及术前后正畸的结合是患者达到形态恢复与功能重建目标的最终保障。

一、正畸-正颌外科联合治疗的适应证

绝大多数严重颌骨畸形患者就诊的目的是改善颜貌,追求美观。而骨骼作为颌面的框架,其结构的对称均衡、比例协调是构成颜貌和谐的基础要素。在正畸学中,对骨性畸形患者有三种方法进行治疗:①矫形治疗;②掩饰治疗;③正畸-正颌外科联合治疗。

1.矫形治疗 目前的观点认为矫形治疗对生长的量变作用很有限,实质上是生长改建加一定程度的牙代偿,因此生长型越好的患者牙代偿越少。但在成人正畸中,由于生长发育已基本完成,这种治疗已几乎不可能。

2.掩饰治疗 对成人轻度骨性畸形患者可采用牙代偿为主的正畸治疗,掩饰患者存在的骨性畸形,在一定范围内获得可接受的牙面美观和咬合关系。但是由于正畸牙移动范围十分有限,且移动过度将有损牙周健康和功能,对骨骼畸形严重者,由于颌骨框架比例得不到矫治,更不可能有效改善颜面形态美观。

3.正畸-正颌外科联合治疗 除早期常用于辅助正畸的外科正牙术、骨皮质切开术等对生长发育已完成,颌骨关系严重不调的成人患者,外科手术是唯一有效的治疗方法,手术可以重新定位上下颌骨。患者术前一般应采用正畸方法去除牙代偿。

无论是正颌或正畸医师,都应当充分认识牙齿及颌骨移动的限度、牙在牙槽骨内及颌骨上的空间关系,及牙与内外软组织间的和谐关系。Proffit 和 Ackerman 根据单纯牙移动、牙移动加上功能或矫形力,以及包括正颌外科的治疗限界范围,形象化的绘制了三维空间变化差异图,图中可见,单纯正牙移动的范围是极有限的。正牙加早期矫形治疗可扩大牙颌移动的范围。而再加上外科手术,将能为牙颌矫治提供更充分更大范围的移动空间。对于牙在牙槽骨中的移动问题,Ricketts 强调牙的移动应在牙槽骨松质中进行,如果移动中牙根靠近骨皮质,将导致血供减小,限制其移动(骨皮质支抗)甚至导致牙根吸收。而临床中也常见到当牙移动距离过大、过度倾斜时,可致根尖吸收、牙槽骨开裂、根尖处骨壁穿孔、附着龈丧失等;此外,不同牙列期(乳牙列、替牙列、恒牙列),牙弓在颌骨弓形上位置差异很大,牙弓形态与颌骨弓形态并不一致,成人的后段磨牙更靠近舌侧,其舌侧牙槽嵴薄。而牙弓前段切牙更近唇侧,其唇侧牙槽嵴更薄;为此,基于对牙移动有限性的认识,Tweed-Merrifield 在拔牙矫治的理念中提出了"牙列空间限制"的理论。并在正畸专业领域强调了牙列的四个空间移动限制:前方限制、后方限制、垂直向限制及侧方限制,强调了正畸治疗不应损坏唇-齿关系及面部平衡的概念。由于人的颅面空间及形态结构是在长期的种系发育中形成,由个体遗传所决定的,而人为的改变是有限的! 因此,无论是正颌外科医师或正畸医师都必须对牙、颌移动的解剖界限应有着清醒的认识。

二、正畸-正颌外科联合治疗的步骤

(一)术前口内问题的处理

当确定用正畸-正颌外科联合治疗后,在术前正畸治疗前如有牙周病、龋齿、牙龈萎缩等问题应先到口腔内科治疗。如果涉及下颌升支的手术,阻生的下颌第三磨牙应常规在术前半年拔除,以利于在术中采用坚固(RIF)内固定时,骨断面间能产生充分、良好的结合。下颌前突的Ⅲ类患者,上颌第三磨牙常因与下颌牙无殆接触而萌出过多,应术前拔除。同理,Ⅱ类小下颌畸形患者如过度萌出的第三磨牙可形成殆干扰,也应术前拔除。

(二)术前正畸治疗

1.术前正畸治疗的必要性　严重的颌骨畸形,由于骨-牙关系不调,必然表现有牙殆关系三维方向的形态异常、殆关系紊乱及咬合障碍等,临床可表现为反殆、深覆殆、深覆盖、开殆、锁殆、交叉殆等症状。加之患者本身可能同时并存错殆畸形改变(错殆畸形群体发病率高达67.8%),如牙拥挤、牙间隙、畸形牙、多生牙、埋伏阻生等。如果不预先处置这些错殆问题:①必将导致手术诊断设计复杂化;②增加骨块切割部位、增大手术创伤及难度;③妨碍手术中的骨移动;④影响骨愈合。此外,在长期生长适应中,大多数成人颌面畸形已通过牙磨耗、牙位置改变(倾斜、过长)、牙弓形态变化、殆曲线改变、关节及咀嚼运动方式改变等形成并建立部分代偿性接触关系,并达成了相对稳定的平衡,这也是大多数严重骨性错殆患者就诊时,功能未失、身体仍健的原因。但此时,如果直接采用正颌手术,必然会打破这种平衡代偿。由于未做牙列及咬合关系的预先正畸调整,手术后可造成牙列咬合紊乱,导致复发、部分丧失功能。严重者可因不能咬合及关节疾患等问题造成患者终身痛苦及医师的遗憾。

2.术前正畸治疗的目的与要求

(1)去除牙齿代偿性错位:多数颌骨畸形患者由于口周及牙弓内外肌肉的压力,牙齿产生代偿性错位,下颌发育过度的患者,上前牙常唇向倾斜,下前牙舌向倾斜;下颌后缩的小下颌畸形患者,上切牙常向舌侧倾斜,下前牙唇向倾斜以代偿上下颌骨在矢状方向的大小、位置的不调;下颌偏斜、面部不对称、颌骨宽度不调的患者,后牙常伴有颊舌向的代偿性错位,下颌偏向右侧时,左侧上后牙常向舌侧倾斜,右侧上后牙常向颊侧倾斜,以代偿下颌的偏斜。这些改变有利于患者上下牙趋于接触,以利于咬合,是机体的一种保护性适应,我们称其为"代偿"。

对上述严重骨性畸形需正颌手术治疗的患者,应当首先进行术前CR位的稳定以及牙位、牙弓形态矫治。即先恢复并稳定患者的CR位,并将牙齿排列到上下颌骨正常的直立位置上,协调上下牙弓的正常形态,使其手术后能恢复稳定正常的关节运动、达到牙、颌、面的最大改善,以及形态和功能重建的最佳效果。这种治疗称为"去代偿"。应该注意,由于骨性畸形的牙代偿往往是三维的,因此在术前正畸中,也应包括三维方向上的去代偿治疗。所以术前正畸治疗后牙齿的排列畸形会比正畸治疗前更为严重,使原有已接触代偿的牙,不再接触,并导致牙面畸形加重,此情况在治疗前应预先告诉患者,让其对此有适当的心理准备,以利于治疗的顺利完成。此外,在术前正畸治疗时,可以采用过度去代偿的方法,以便手术时使颌骨的移动稍多一些,来补偿术后可能的复发。

（2）平整牙弓𬌗曲线：牙弓内的高位、低位牙应矫治到正常的位置，使𬌗曲线的曲度达到正常，上下颌𬌗曲线相互协调，前牙深覆𬌗应矫治，否则手术时会形成𬌗干扰。

矫治下颌矢状曲线是压低前牙还是伸长后牙，或两者兼之，应根据患者前面高和牙槽高度来决定。前面高过大、前牙槽过高的患者，应尽量压入前牙；而前面高不足、后牙槽过低的患者，可以适度伸长后牙；开𬌗患者的上颌矢状曲线过大，后牙伸长过多，应尽量压入上后牙。

应当注意，咬合曲线的改正不仅是重视纵𬌗曲线的排平问题，还应十分注意横𬌗曲线的调整，通过弓丝转矩、颌内颌间牵引以及曲簧的设计，将旋转、错位、倾斜牙所造成的颊舌侧牙尖调正调平，对因长期无功能接触及无磨耗的过长牙尖，可做适当调磨。以保证在术中牙列最后对合固位时，无咬合高点、创伤及干扰。

（3）矫治牙列拥挤、排齐上下牙列：颌骨畸形伴牙列拥挤的患者，术前应按常规正畸治疗原则，分析牙弓中的可用间隙与必需间隙间的差值，确定矫治计划，必要时应减数矫治，但如前所述，应注意拔牙的方式与常规正畸治疗拔牙模式完全不同。

（4）上下牙弓的宽度、形态的协调：支撑牙/牙槽弓的基础是颌骨弓，因此，颌骨大小、形态和位置异常必然造成牙弓形态变形，并且这种骨弓与牙弓间的变化常常呈相反方向代偿性变化。骨前突.牙则内倾、骨后缩-牙多前倾、骨左偏.牙趋右倾等，一旦颌骨调正，必然造成牙失去接触。此外，不同的病因机制对上下颌的影响各异，有的是上颌变异，有的是下颌畸形，变化也千差万别，因此，为保证正颌手术后上下牙弓的有效咬合接触、术后固定和恢复功能，从治疗一开始就应充分注意上下牙弓形态的协调。弓形的协调也是保障正颌手术成功的最重要前提。临床上，牙弓的协调应注意以下几方面：

1）确定基准弓形：应参照患者面型、正常颌弓形、结合牙弓现有形态（有无失牙、缺损如腭裂等），以及手术要求（以上颌或下颌为准）等确定基准弓形态标准，并以此设计上下标准弓丝形态。同时，个体弓形一定要考虑到该患者牙移动限界、多选择变异较小或手术参照的一方（指上颌或下颌，如上颌狭窄应以下颌弓为准、下颌偏斜则以上颌弓为准）为基准。

2）确立协调的部位：根据模型观测，特别是𬌗面形态、咬合对位观察，判断弓形畸形部位，例如一侧正锁𬌗，应判断其是上牙颊移，还是下牙舌倾，从而决定其应协调矫治上牙弓还是下牙弓。同时，应参考手术术式，例如对于上颌前突患者选择局部截骨后徙手术、或者选择Le Fort截骨整体牙弓移动，前者重点做局部（前部牙列）调整，后者则应做全牙弓调整。

3）协调方法：严重颌骨畸形后，上下牙弓多丧失对应𬌗接触关系，因而要从患者口中观察上下弓形协调中的对应变化是不可能的。临床上除每次复诊更换弓丝时应做上下弓丝协调外，还必须定期制取研究模型，将模型置于术前预期的对应位置上，观察上下牙弓长度、宽度、高度是否协调，牙齿的咬合关系与𬌗接触，超𬌗与覆𬌗情况，以确定应协调的部位。从而在相应弓丝段设计弯曲，达到弓丝拴扎入后能准确施力调整。一般而言，当达到上下弓形一致，模型基本能较完满稳定对合，上下牙弓前后左右有较好的覆𬌗覆盖关系，嵌合平衡不撬动摇摆，即可手术。至于个别牙错位、高位、低位、少量间隙等，只要不影响咬合，可留待术后正畸中解决。

（5）适当调𬌗，去除牙尖干扰：将研究模型放置于术后要求的位置上检查（必要时上𬌗架）有无明显的早接触点和𬌗干扰，如有早接触点应标记在研究模型上。过大的早接触点或𬌗干扰应通过矫治解决,少量的殆干扰可以先在模型上模拟调殆,然后再按模型上的调改位置与调殆量在口内调殆。

3.矫治器的选择　为了便于手术中固定颌骨,保持口腔卫生,防止伤口感染,应采用固定矫治器,最好用方丝弓矫治器或直丝技术。托槽规格一般选择 0.022 英寸×0.028 英寸的槽沟尺寸,较宽的槽沟更有利于矫治中的滑动及矫治后的粗丝唇弓牵引杠的放入固定和术后颌间滑动调整。在术前正畸过程中,考虑到成人美观的要求,也可在前期矫治中采用无托槽隐形矫治器或活动矫治器,但该类矫治装置对牙的移动较慢且主要为牙冠受力倾斜移动,因而后期治疗中,考虑到牙精细调整及颌骨固定的需要,必须换为多托槽式固定矫治器完成后续治疗。

(三)几种常见骨性错殆的术前正畸治疗要点

1.Ⅱ类骨性畸形　造成Ⅱ类错殆的骨性机制多种多样,可能系上颌问题(过长、前移、旋转)也可能是下颌问题(不足、后缩、旋转),可合并牙/牙槽弓的畸形及肌肉、软组织障碍等。术前正畸主要以牙弓形态协调及手术后上下咬合恢复为矫治目标,Ⅱ类骨性错殆的术前正畸要点为:

(1)牙弓的扩大:绝大多数Ⅱ类骨性错殆均存在牙弓狭窄问题,特别是上颌牙弓狭窄,主要系矢状向不调所致。其机制为:由于颌骨矢状向错位(上颌前突或下颌后缩),将导致上颌牙弓相对较宽的后段咬合于下牙弓相对较窄的前段,上宽下窄,在长期的咬合适应改建过程中,上后牙逐渐代偿舌倾,形成上牙弓狭窄。

上牙弓的代偿性狭窄大多为上牙舌倾,因而改正并不困难。除发育性中缝早闭外,如无特殊,一般不采用通过外科手段松解腭中缝或外科辅助快速扩弓(SARME)方法。目前,在术前正畸临床上主要采用腭侧装置扩弓,常用有四眼扩大簧、镍钛扩弓簧、Hyrax 扩弓簧、Hass 扩弓簧、殆垫式扩弓簧、螺簧式扩弓簧等。

(2)切牙的定位:充分考虑颌骨手术后,上下切牙的倾斜度和位置,切牙的定位对鼻唇角、唇齿关系及下颌位置改善的影响十分重要,如果正畸排齐、排平牙弓后将造成前牙过度倾斜,特别是下切牙唇倾(下颌基骨不足),应考虑拔牙。如果排齐后会造成手术颌骨矢状向相对移动不足,如下颌前徙不足或上颌后退不足,或对颜面改善不理想,也应选择拔牙以提供更大的颌骨改善范围。此外,为了去除牙代偿,有时Ⅱ类错殆可行Ⅲ类颌间牵引以减小下切牙唇向倾斜。

(3)弓形的协调:Ⅱ类骨性畸形弓形的协调部位,应根据手术的术式不同而有不同侧重。目前常用矫治上颌前突的手术术式为上颌前部骨切开术或 Le Fort Ⅰ型骨切开术,矫治下颌后缩的术式多为下颌升支矢状劈开截骨术(或+颏成形术)。因此:

1)如果手术拟整体移动颌骨:术前矫治重点应为:整体上下牙列的排齐、排平调整;上牙弓的去代偿扩大;上下弓形大小的协调。

2)如果手术拟上颌前部骨切开术后徙:术前矫治重点则为:上下牙弓后段弓形不变,主要进行上下前部弓形的协调。同时,下颌前部应预留足够位置供上颌后退,上颌应保留好拔牙空间(通常术前 3 个月拔牙既利牙槽骨复原,又能防止间隙丧失),供上前牙段后徙。此外,应特别注意将上尖牙区宽度略向颊侧扩大,以使术后的上尖牙远中截骨端与后牙截骨端对接时不致有太大阶梯,增大重合面,易于术后愈合。

2.Ⅲ类骨性畸形 Ⅲ类错𬌗是各类牙颌面骨性畸形中发病率最高的一类(约占40％)。由于舌体的占位和压力,很多患者表现为下颌后牙弓宽大、下颌偏斜及下切牙舌倾。

(1)牙弓的扩大(或缩小):众多学者均强调对骨性Ⅲ类畸形应进行上颌后段牙弓的扩弓。此外,在固有的临床矫治理念中,也认为骨性Ⅲ类的病因为下颌发育过度并伴有上颌发育不足。所以,术前正畸去代偿时往往要求对横向发育不足的上颌后段牙弓进行处理,即扩大上牙弓。

然而,临床发现,该类畸形的术前正畸治疗中,对上颌牙弓后段的处置并不仅仅是扩大,也涉及上牙弓的调整及缩小等去代偿问题。国内时函等曾以其收治的31例骨性Ⅲ类错𬌗患者为研究对象,对其上颌后段牙弓横向的代偿情况进行分析归类。通过初诊模型,类比手术移动,在保证前牙区建立正常覆𬌗覆盖关系中,观察了上下颌后段牙弓的宽度协调情况。在模型移动预测中出现了三种不同的后牙对合关系,即①上后牙弓狭窄;②上后牙弓过宽;③上下后牙弓基本协调。三种状态的分布约各占1/3。

造成骨性Ⅲ类畸形上颌后段牙弓宽度过大的原因,应该也与矢状向错𬌗的位移及牙的代偿有关:即当下颌前突机制为下颌前移,处于前伸位置时,上牙弓磨牙段对应于下牙弓相对更后、更宽的牙段,上牙代偿性颊倾,下牙代偿性舌倾,从而导致上牙弓宽度增加。因此,骨性Ⅲ类错𬌗的术前去代偿应视上颌后段牙弓宽度的不同,而分别采用:①扩大上牙弓;②缩小上牙弓;③协调上下牙弓等不同的正畸手段。关于上颌弓的扩大方法比较常见,以下为缩小上颌后段的一些方法:

缩小上颌后段牙弓的方法:减数拔牙;反向应用螺旋扩弓器;橡胶圈颌内交互牵引;腭部种植钉牵引。

(2)切牙的定位:切牙及中线的位置对正颌手术的选择设计及美观效果有很大影响。骨性Ⅲ类错𬌗术前正畸中对切牙的考虑主要有以下三方面:①下颌牙弓:下切牙(以及下后牙)的代偿性舌倾是该类错𬌗最突出和最常见的牙列表现。正畸方法为:用细弓丝曲排齐、排平后、通过方丝弓转距及转矩辅弓的运用等改正下牙舌倾。切牙竖直的标准,一般应以牙齿能竖直于牙槽嵴中央,下中切牙-下颌平面角在90°～95°为佳。②上颌牙弓:上切牙拥挤或过度唇倾,是上颌发育不良型骨性Ⅲ类错𬌗的常见代偿畸形表现。应根据手术方法,参考个体面型,选择扩大前牙弓或拔牙方法排齐上前牙,应控制上切牙位置在正常均值范围,上中切牙-前颅底平面角(∠U1-SN)约100°～110°。③上牙弓中线:手术前应维持上切牙中线及尽量调正上中线,这对简化手术设计、减小创伤,及术后颜面美观的改善十分重要。

(3)弓形的协调:骨性Ⅲ类错𬌗手术目前多采用颌骨整体移动术式(SSRO、Le Fort Ⅰ型等)。因此,上下牙弓形态的术前正畸协调,多为采用上下整体弓丝协调矫治。每次必须取下弓丝进行个体上下弓形的协调。由于骨性错𬌗致咬合错位,多不能进行口内牙列对合观察,在中后期复诊时,应定期采取研究模型,在模型上发现问题、对比上下弓形差异,并按需调整弓丝后,再放入口中拴扎加力。

3.双颌前突畸形 此类患者牙列大多较完整、较整齐,甚至前后牙关系为正常𬌗。但唇吻部前突,并表现为前牙区的切牙唇倾、过长、拥挤、间隙等。手术多选择上下牙弓前段截骨后徙术,而后段牙弓基本不变。因而正畸处置应不困难,但很多双颌前突患者伴有颏后缩,加之切牙唇倾,加重了面型畸形,由于该类患者主述多要求解决前牙及口唇部前突问题,因而常需同期做颏成形术以改善颜面美观,此外,双颌前突患者的唇多闭合不全,前牙暴露,常合并前牙牙周炎,因此,在术前正畸中进行牙周治疗也十分重要。对不同病况表现的术前正畸中可有如下选择及注意要点:

(1)上下颌骨前部截骨切开术:由于前部牙弓截面宽度较窄,手术后徙与相对较宽的后牙弓截面对合处易形成阶梯,术前矫治重点为:①维持后牙区稳定,原则上不随意改变后牙区弓形大小及其后牙殆关系;②应适当扩大上下尖牙远中区宽度(可用片段弓扩大前段末端尖牙区远中宽度);③协调前牙区对接部上下弓形,弧度应协调一致,使手术后徙后有正常覆𬌗覆盖;④对切牙过度唇倾及伸长者,因为在手术后徙前段中,为达成正常切牙覆𬌗,骨块常后上旋动,可造成尖牙接触不理想,为此,应在术前正畸中尽量恢复切牙的正常唇倾度。

(2)上弓前段骨切开术+下弓前段正畸后徙:对于有时间及牙周条件允许的病例,临床中为减少手术创伤,可考虑下颌采用正畸拔牙内收矫治,仅上颌前段做手术截骨后徙。

4.开𬌗畸形　骨性开𬌗主要表现为牙弓局部无咬合接触。最多见为前牙区,严重者仅有后方磨牙能有咬合接触。可由发育、长期不良习惯、外伤、关节疾患等所致。并可同时表现有前牙深覆盖、反𬌗、偏𬌗等。

骨性开𬌗的手术术式选择较多,可为上颌、下颌整体或局部骨段移动,但从咬合的角度,开𬌗的牙及牙弓畸形特点主要为:①上颌牙弓狭窄,可呈 U 字形、上下弓形大小宽度不协调,②𬌗曲线不正,上咬合平面弧形过陡、下咬合曲线为反𬌗曲线;③垂直比例失调:前牙不能咬合、前后牙𬌗面阶梯、面下 1/3 可增高。通常,术前正畸应根据不同病因机制及手术设计选择进行:

(1)拟行 Le Fort Ⅰ型骨切开术式者:适应证多系上颌前上旋后牙槽过高,拟通过上颌前段向下后段向上整体旋转后,下颌自动前旋复位或下颌 SSRO 手术旋转、前徙。术前正畸重点为:①整体弓丝排平上下咬合曲线,平整𬌗面;②各自排齐上下牙列;③上弓狭窄者扩弓,努力协调上下弓形,使上下牙列对合时,前后左右有全面平衡接触关系。该类患者由于口中无法检查对合接触,复诊主要通过每次制取研究模型在口外比对,以进行弓丝调整弯制。

(2)拟行颌骨前部骨切开术式者:适应证为:前牙区垂直发育不足,选择对称拔除前磨牙(多选第 1 前磨牙),拟做上颌前部截骨、下颌前部根尖下截骨或上下前部截骨手术矫治的患者。术前正畸重点为:①结合模型分析,分别矫治前牙及后牙段:排齐、排平牙列;②分别调整前后段弓形,使其后牙(非手术移动区)有稳定咬合接触,使截骨移动段对应牙弓的上下大小弧形吻合;③维持后牙咬合并在调整前牙接触中确定术后的最佳个体正常接触(主要通过模型外科验证)。

(3)其他:对主要机制为上颌前突、下颌不足并发的开𬌗:由于主要机制系颌骨矢状向不调,手术选择同Ⅱ、Ⅲ类畸形,其正畸方法均可参考前述骨性Ⅱ类、Ⅲ类术前正畸矫治的矫治要点,即做好上下牙齿的排齐、上下𬌗曲线的排平,以及上下弓形的协调。并在颌骨手术的垂直向及矢状向调整中,同时解决开𬌗问题。

5.偏颌畸形　偏颌畸形的病因机制较复杂,可为单侧髁突过长、髁突肥大、关节强直;可为不对称下倾前突或单侧颌骨过长;也可为肿瘤、第 1、第 2 鳃弓综合征以及偏面萎缩等。由于是骨面不对称畸变,主要通过正颌、关节、整形等手术进行矫治。术前正畸主要是咬合的协调准备,即恢复咬合平衡。由于长期咬合磨耗和牙代偿倾斜,骨性偏𬌗上下𬌗平面及弓形的不对称、不协调十分明显,也是正畸调整的主要难点。该类畸形的术前正畸矫治重点仍为:①牙的去代偿排齐、排平;②上下牙弓形态大小的协调;③上、下牙咬合接触达个体平衡稳定。正畸方法同前述畸形,但矫治中还应注意以下问题:

(1)复原牙弓对称性是术前正畸的难点。主要是因为交叉咬合常干扰矫治器的施力。因此,必要时可使用稳定𬌗板来消除𬌗干扰:一方面可用于恢复并稳定患者的 CR 位,以便准确评价颌骨的错位情况,另一方面也有利于牙齿的调整移动。

(2)可先行单颌(上颌或下颌)上矫治器调整,随着弓形的改善,常可减轻咬合障碍,有利于另一颌弓形态的继续施治调整。

(3)对下颌骨偏斜为主的患者,应注意保持及调整上颌牙中线和上颌弓形,尽力矫治上颌𬌗平面,以利于简化及术中下颌的矫治对位。

(4)对个别因𬌗干扰(反𬌗、锁𬌗、错位牙等),无法完全内收复原的局部弓形畸形,只要不影响手术移动对位,不对固位稳定形成干扰,可留待术后正畸解决。

(四)手术前的处理

当术前正畸治疗接近完成时应取上下颌印模,制作研究模型,将上下模型置于术后要求的位置上,观察上下牙弓的形态、大小是否协调,咬合是否平衡,有无𬌗干扰。对有𬌗干扰的牙可以调节弓丝再做细微调改,或适当地调改咬合。当术前正畸治疗结束后,应做术前记录,包括头侧位片、全景 X 线片、切牙区根尖周 X 线片和牙𬌗模型,再做头影测量预测和模型外科。外科医师与正畸医师再次会诊,最后确定治疗计划。做术前常规检查。入院后,取下原有矫治弓丝,再次取上下颌工作模型,以备作𬌗导板。

1.稳定弓丝的制作　稳定弓丝必须用方丝弯制,如为 0.46mm 的方丝弓托槽应采用 0.43mm×0.64mm 的方丝,而 0.56mm 的方丝弓托槽应采用 0.53mm×0.64mm 的方丝弯制。弯制良好的稳定弓丝应具有足够的强度,且能够充分地被动入槽,与槽沟接触紧密,对牙弓不产生主动的矫治力,牵引时不发生移位或转动。弓丝弯制完成后,在上下弓丝上焊接或夹接多个牵引钩,以备术中颌间牵引固定使用。完成后的稳定弓丝可预先用结扎丝拴扎固定于牙列上,但对手术需切断牙弓者应在手术完成后再拴扎。

2.定位𬌗导板的作用和制作

(1)𬌗导板的作用

1)稳定作用:很多正颌外科患者,尽管已经进行过术前正畸治疗,但由于骨畸形、牙错位及咬合的干扰,常难完全预达成完好的上下牙列嵌合关系。若手术结束时直接通过稳定弓丝作颌间牵引,由于不能达尖窝稳定对合接触,牵引可产生咬合滑动错位,不仅影响骨段愈合,而且可造成新的矢状向错位以及医源性前牙深覆𬌗等。为弥补这种术前咬合关系的对位不良,预先按模型外科模拟手术所达到的咬合关系在上下牙列间制作成定位𬌗导板是最为有效的方法。在手术中,按该𬌗板记录的上下牙印位置,对位上下牙列,然后再做颌内及颌间牵引固定,不仅可起到稳定和保持各截骨段间术后对位关系的作用。同时,避免了颌间牵引力不均衡可能导致的个别牙变位或伸长所造成的牙错位及深覆𬌗等新的畸形产生。

2)定位导引作用:除具有术后固位的作用外,定位𬌗导板另一个更重要的作用是手术中对颌骨的"定位"引导。在外科手术中,由于口腔的解剖生理特点,手术视野及方法的局限性,很难在手术时用量角器等仪器去精确测量和确定术前预测的骨段移动量及旋转角度,但采用了定位𬌗板后,由于𬌗板上预先记录了术前模型外科所确定的手术后颌骨及牙𬌗的既定位置关系,故只需将颌骨截断后,按𬌗板上的上下牙印,对位上下牙列位置并作固定,即可解决手术中定量化的移动和固定,这就大大降低了手术的难度,节省了手术时间。因此,作为一种成功的手段和方法,目前在正颌外科中定位𬌗板的制作已成为手术前常规的准备内容和步骤。

(2)𬌗导板的要求:𬌗导板应在保持足够强度的前提下尽可能薄;𬌗导板不宜过宽,唇颊面覆盖切缘与颊尖 0.5～1mm,舌侧微宽 1～2mm,且较颊侧稍厚形成楔形,以防止𬌗导板变形;应覆盖最后磨牙𬌗面 1/2,防止磨牙伸长,同时避免妨碍术后通过磨牙后垫进食;如有必要,可在舌侧放置加强钢丝。在双侧上颌第一前磨牙区颊侧增宽并用 700 号裂钻磨 2 个小孔,以备术后钢丝结扎固定;同时,应在𬌗板的下颌面,即在其下牙印迹凹外缘去倒凹调磨,扩大形成弹坑样进入口,以利于手术中下颌顺利无阻就位;最后,𬌗导板的非固定面(如𬌗导板与上颌牙弓结扎固定,则其与下牙弓相对的面就是非固定面)的边缘应适当调磨光滑,使其既与对应牙弓保持稳定的尖窝关系,又不对下颌在功能运动过程中的侧方运动产生干扰。

(3)下颌单颌手术时𬌗导板的制作:如手术方案只涉及下颌单颌手术,𬌗导板的制作较为简单。只需将下颌模型按照手术方案模拟下颌骨移动的方向和距离,然后与上颌模型一起稳定地固定在简单𬌗架上,用热凝或自凝树脂按上述要求常规制作𬌗导板即可。

(4)上颌或双颌手术时𬌗导板的制作:如果手术方案涉及上颌或双颌手术,那么下颌 CR 位置的准确定位是确保手术能否获得精确颌骨移动的先决条件。正畸医师首先通过一定的手法精确定位患者的 CR 位置,并通过负荷试验验证该位置的精确性,取得 CR 位咬合记录。再利用面弓将上颌骨或上牙弓相对于髁突的三维空间位置精确转移到半可调式𬌗架上,继而用已取得的 CR 位咬合记录将下颌模型转移、固定在𬌗架上。然后将模型及邻近石膏底座的唇、颊侧面修整平整,标记好相应的水平和垂直参考线。然后根据 X 线头影剪裁预测的计测值及手术预期的目标,设计模型的切割、旋转,移动部位及移动量。模型的切割一般先上颌后下颌。上颌横切割线一般应高过腭顶,下颌常选择设计于约牙根尖下 3mm 处。纵切割线应不损伤切割部的牙间触点。模型拼对完成后,即用蜡充填固定以便正颌外科医师根据模型外科分析后模型及邻近石膏底座上参考线距离和角度的相对变化来预估手术中颌骨需要移动和旋转量的大小。

需进行双颌手术的患者,因手术中外科医师需要先利用下颌骨来定位上颌骨,然后再利用已固定的上颌骨来定位下颌骨的最终位置,所以𬌗导板也应制作两次,包括中间𬌗板和终末𬌗板。在𬌗架上进行模型外科分析的过程中,正畸医师根据手术方案先移动上颌模型到理想的最终位置,在此位置上固定上颌模型,并制作中间𬌗板。待中间𬌗板固化后将其小心取下(在此过程中应特别注意保证模型的𬌗面不受损伤),然后再移动下颌模型至手术最终位置,再次制作终末𬌗板。在手术过程中,外科医师先利用中间𬌗板来临时定位并固定上颌骨,然后再利用终末𬌗板来定位下颌骨的最终位置。

(5)𬌗导板的试戴:𬌗导板制作完成后,手术前应分别在上下牙弓上试戴,检查是否与上下牙弓𬌗面外形一致,有无翘动和早接触,是否与𬌗面平衡接触。𬌗导板试戴合适后,应浸泡在冷水中,以备术中使用。

(五)颌间牵引固定及方法

1.颌间牵引固定时间 手术后颌间橡胶圈牵引固定时间,过去一般认为应为6~8周,以利骨端愈合。随着坚硬内固定在正颌外科手术中的迅速普及,目前的观点认为,正颌外科术后没有必要对患者进行长时间的颌间牵引固定,而应尽快让患者开始功能训练,以利患者功能的尽早恢复。Proffit等建议:粉导板只需戴用4周左右,然后即可开始术后正畸治疗。在术后第1周时,就可以让患者开始作非常轻微的张、闭口训练(以不感到疼痛为限),患者进流质食物;从术后第2周开始,嘱患者每天做3次,每次约15分钟的张、闭口以及侧向功能训练,训练中要求患者闭口时要回到粉导板的尖窝关系中,以诱导建立正确的咬合关系。在这个阶段,患者可以开始进食很细小的软食(同样以不感到过分疼痛为限)。只要患者能够坚持功能训练,6~8周后其下颌运动即可完全恢复正常。必须注意,在术后4周内,粉导板及颌间牵引必须24小时戴用,以保证颌骨在正确位置上顺利愈合。

2.颌间辅助固定方法 在正颌术后除了采用常规的稳定弓丝牵引固定外,对于部分特殊患者也采用微种植钉进行颌间牵引固定。其主要是针对具有以下适应证的成年正颌患者:①无牙粉或失牙过多无法利用牙齿作为固定的患者;②严重牙周疾患,由于牙松动而不能或不能胜任稳定弓丝牵引的患者;③牙冠多数残缺、重度磨耗、脱钙、氟牙症等难以稳定粘固托槽,因而无法固定稳定弓丝的患者;④外伤缺损进行复位后,无法对位咬合的患者。

微种植钉一般在正颌术前2~4周前植入,如果术前正畸中有加强支抗设计需要,可早期植入应用。微种植钉主要作用为代替稳定弓丝上的牵引钩,植入上下牙槽骨后,通过在其上下螺钉间牵挂橡胶圈,从而固位上下颌于粉导板上。因而微种植钉不宜植入过多,但应充分考虑力的均衡和牵引方向,以达到上下牵引固位平稳为度。例如,对局部失牙患者,可在有牙接触区设计局部唇弓牵引杠并同时设计上下颌间整体全粉导板(失牙及缺损区可用塑胶粉垫充填占位),仅同时在局部失牙区上下各植入1~2颗微种植钉平衡局部牵引力即可。临床上,对上下牙过度磨耗、失牙、外伤后,需考虑术后恢复颌间距及重建颌位的患者,在牵引设计中可主要通过调整粉导板的形态厚度升高咬合,以及调整微种植钉植入的部位来平衡上下牵引力。

除微种植钉外,L形及T形钛种植夹板也可用于代替稳定弓丝牵引,例如对于一些严重骨外伤并缺失牙的患者,则可考虑在手术复位时,一并临时植入L形或T形钛种植板,使一端伸出骨外供颌间固定牵引用。但种植夹板的缺点是最后取出时创伤较大,故应用较少。

(六)术后正畸治疗

绝大多数正颌患者需要进行术后正畸治疗。尽管正颌手术前患者已做过正畸调整,尽管手术已基本解决骨骼畸形及上下颌骨位置关系,但这种术后新建立的牙颌面关系尚不稳固,正常的咬合运动和粉平衡尚未建立,拔牙后产生的间隙可能未完全关闭,新颌位的建立改变口周肌环境(口腔缩小、肌力变化等)不易很快地代偿适应,此外,还可能因术前正畸遗留或手术问题而出现一些新的粉关系紊乱等。因此,为了进一步改善咬合功能,尽快地取得粉平衡,及时关闭剩余间隙或利用剩余间隙矫治拥挤错位牙,以及为了防止畸形的复发和解决一些术后意外出现的粉关系紊乱等,都需要做术后正畸矫治。特别是某些骨性畸形,只有在术后才能取得矫治的条件,才能进行牙的移动调整,因此,术后矫治十分必要。实践证明,术后正畸治疗也是取得正颌外科满意及稳定效果必不可少的重要步骤。

在术后 4 周伤口基本愈合后，由正畸医师取下𬌗导板及稳定弓丝，换用较为细、软的正畸弓丝开始术后正畸治疗，进一步仔细调整牙位，使上下牙列达到最大尖窝锁结的稳定咬合关系。与术前正畸中的"去代偿"治疗目标不同，此时颌骨关系已矫治改善，主要是牙/牙槽弓关系的调整，因此，术后正畸的目标应与常规正畸基本相同，即在已矫治的颌骨基上作"代偿性牙移动"调整。主要包括：①排齐个别扭转或错位牙；②关闭剩余牙间隙；③改正深覆𬌗、矫治局部小开𬌗；④美学弓调整上下牙弓大小及咬合曲线；⑤精细调磨及完善牙齿的咬合接触关系（调𬌗、牵引）等。

但是必须要注意，在术后正畸治疗的初期，除了进食时可以取下橡皮圈外，其他时间患者仍应使用颌间橡皮圈牵引，如后牙或前牙轻力垂直牵引、小Ⅱ类或小Ⅲ类牵引，使上下颌牙齿在术后位置上建立最大的尖窝交错接触关系。一般术后 6～8 周时，患者即可恢复正常饮食。术后 8 周以后，颌间橡皮圈牵引仅在夜间使用即可。

最后，当术后正畸治疗结束后，去除矫治器，常规保持即可。一般来说，术前正畸治疗时间0.5～1 年，一般不超过 1 年半，术后正畸治疗时间在半年内完成。

五、术后保持及特殊考虑

1.影响术后稳定的因素

（1）手术的影响：不同部位、不同类型的手术设计，由于涉及的骨移动方向、位移大小、组织血供及功能结构不同，都将影响术后的稳定。报道认为向上移动上颌骨和颏成形术是最稳定的正颌外科手术，其次是下颌前徙手术、颌骨前徙手术，而下颌骨后退术和上颌骨下降术稳定较差；稳定性最差为扩大上颌骨手术。这是由于扩大上颌骨后，被扩张腭部黏膜回位牵拉是骨块复位的主要原因。控制这种复发的关键，除在术中适当过度矫治外，往往应在术后进行较长时间的保持；

（2）神经肌肉的影响：神经肌肉适应性改建是正颌手术稳定性的必要条件。正颌外科手术在改变骨骼结构的同时，也改变了长期稳定的口颌系统神经肌肉环境，例如骨性Ⅲ类下颌后徙后，固有口腔缩小，舌活动空间被压缩。同时，下颌骨位置和牙列咬合的改变，将导致其下颌运动轨迹及咬合力改变增加，这些都必然影响颌骨的改建和位置的稳定，并需要一个较长的调整适应过程；

（3）颞下颌关节的变化：颞下颌关节位置与功能变化一直是临床医师关注的问题，正颌术前是否进行了 CR 位的精确定位，关系着术中骨移动调整量是否足够、就位是否准确；手术后下颌长度、咬合位、𬌗力及运动轨迹的改变必然影响关节的重新适应；此外，一些正颌术式如下颌支手术容易导髁突移位。文献中也有不少关于正颌外科术后髁突移位、吸收的病例报道。因此，髁突移位和功能障碍也常是导致畸形复发的重要因素。为此，除了应在手术中注意骨内固定的手法、维持髁突与关节窝的正确位置外，正颌术后应常规进行术后正畸；正畸结束后也进行较长期的术后保持，以提供组织改建和适应的时间和空间，即应较长期戴用保持器装置非常重要。

2.保持器的选择　目前临床上最为常用的保持装置有：Hawley 式活动保持器、舌侧固位丝，以及压膜式保持器。全天戴固位器的时间一般 1 年，应定期观察，约 3 个月复诊一次，活动式保持可根据个体情况在 1 年后逐渐减少戴用的时间，直至殆关系完全稳定，极少数者需终身戴用保持器。

（丰　雷）

第十五节　舌侧矫治技术

一、舌侧矫治的粘结方法

（一）历史进展

最初的舌侧矫治器类似唇侧矫治器，采用托槽直接粘结，但是由于舌面形态较复杂且多变异及医师难以直视，采用直接粘结很难取得托槽的精确定位；并且钉突状侧切牙、严重磨耗牙、部分萌出牙及东方人的切牙铲形结构都增大了治疗的难度。因为托槽位置的细微偏差，都会产生不必要的牙移动，增加治疗时间。随着舌侧矫治技术的发展，间接粘结代替直接粘结，成为舌侧矫治的常规粘结方法。

间接粘结这个概念最早是在 1972 年由 Silvermin 和 Cohen 提出的，与直接粘结相比较，间接粘结具有定位准确、牙面残余粘结剂较少、椅旁操作时间短等优势，随着近几十年来间接粘结术的迅速发展，该技术已广泛运用于唇侧和舌侧正畸的托槽定位中。现舌侧托槽的脱落率与唇侧托槽比较相对较少。Zachrisson 报道间接法粘结的唇侧托槽的脱落率一般大于 10%，而 Artun 采用舌侧矫治器治疗了 10 个病例，总共粘结的 145 个舌侧托槽的脱落率是 2.8%，其结果同 Alexander、Kurz 等的研究结果相似。其原因可能是上颌前牙托槽咬合平面的存在改变的受力方向，另一个可能是牙齿与金属接触，会降低咬合力。

Chumak（1989 年）采用体外试验比较了唇侧粘结和舌侧粘结的差异，在 53 个上前磨牙、37 个下前磨牙及 37 个下切牙的唇面和舌面粘结托槽，然后测试其剪切强度。试验采用的唇侧托槽和舌侧托槽均来自于同一公司，且粘结剂和粘结方法也完全一致。上下前磨牙及下切牙的舌侧的剪切强度值均大于唇侧的剪切强度值，但是其差别没有统计学差异。由于舌侧牙面没有唇侧牙面规则，若用豪氏钳将舌侧托槽的底面进行调整，使其与牙面更吻合，则舌侧粘结的剪切强度值显著大于唇侧粘结的剪切强度值（上前磨牙，$P < 0.01$；下前磨牙，$P < 0.001$），但是调整托槽底面对下切牙的粘结没有影响。由于下切牙舌侧既有凹面也有凸面，不似前磨牙舌侧均为凸面，这造成托槽底面无法与切牙舌侧完全吻合，使粘结强度不能提高。另外，在托槽去除时，舌面出现"新月形"折线（仅有釉质的折裂，无釉质的脱落）和釉质断裂、脱落的比例远远大于唇面（上前磨牙，舌侧：67.9%，唇侧：5.7%；下前磨牙，舌侧：62.2%，唇侧：13.5%；下切牙，舌侧：43.2%，唇侧：18.9%）。可能的解释是舌侧釉质厚度较薄，或是舌侧釉柱的排列方向容易造成折裂。尽管离体死髓牙的实验结果同活体牙应有所不同，临床实际应用中也应

当小心勿造成釉质的损伤。

Wang(1993年)等将唇侧前磨牙托槽粘结在前磨牙的颊侧和舌侧,然后测试抗拉强度。尽管舌侧粘结托槽的抗拉强度略高,但是却没有统计学差异。Chumak 的试验使用的是专门的舌侧托槽,测试剪切强度;Wang 则将唇侧托槽粘结于舌侧,测试抗拉强度。尽管存在设计的不同,从这两个试验的结果显示舌侧粘结的强度至少不小于唇侧托槽的粘结强度。

托槽的粘结可采用光固化粘结剂和化学固化粘结剂。直接粘结托槽多采用化学固化粘结剂。舌侧矫治使用光固化粘结剂进行间接法粘结有许多优点。粘结剂的凝固时间可以控制,有时间去除托槽边缘多余的粘结剂。粘结剂无需调拌,不会因为带入空气而影响粘结的效果。King(1987年)等采用牛牙研究了不同化学固化和光固化粘结剂的粘结效果。通过对比舌侧托槽粘结的抗拉强度和抗剪强度,发现光固化粘结剂的粘结强度低于化学固化粘结剂。尽管如此,作者认为光固化粘结剂已足够应用于实际临床,其粘结强度足够抵抗正常的咀嚼力。

(二)托槽和带环的粘结

1.常用托槽定位和粘结技术　粘结是舌侧矫治中极其重要的一环。除天然牙外,托槽还可粘结至烤瓷牙冠,金属或金合金牙冠。粘结前,无论烤瓷牙冠或金属牙冠都需进行喷砂粗化处理,一般应用 micro etcher 及 $50\mu m$ 大小的氧化铝颗粒,并使用相应的金属或瓷单体。总体来说,舌侧面较唇侧面有更多的变异,如点隙、沟裂、突起、舌隆突等,使粘结难度增大。因此,Dr.Kelly 建议在粘结前用低速手机打磨牙的舌侧表面。

目前,已介绍开发的舌侧托槽定位粘结方法较多,如美国、日本的 CLASS 系统、Hiro 系统、Convertible Resin Core 系统、TARG 系统,德国的 INCOGNITO 系统,韩国的 KIS 系统、Orapix 系统等。以下简介五种舌侧托槽常用间接粘结方法:

(1) Ormco-Lingual Task Force 介绍的托槽粘结

1)粘结步骤:在取印模之前,应该彻底检查全口的牙齿。上颌侧切牙如有畸形牙尖、牙中牙等畸形,应进行修复。过深的窝沟也应进行充填。如果舌侧面有银汞合金充填物,应替换为树脂充填。如果下颌前磨牙的舌侧牙尖过于短小,可采用树脂加高处理,以利于托槽的粘结。

印模从患者口中取下后,检查是否有气泡存在。如果在牙齿的舌侧表面有气泡,则必须重取。采用强度高的人造石来灌制模型,这是因为技工室的制作程序较多,石膏模型容易磨损。印模最好立刻灌制,翻制的模型由于不够精确,不能用于技工室制作。

在技工室将托槽定位于模型上后,制作个别托盘,然后将托槽转移到个别托盘中。

粘结时可先从上颌开始,按上、下、左、右顺序分区(象限)粘结。这样有利于隔湿,并使患者容易适应。打磨、抛光牙面,隔湿,酸蚀 90 秒。一般一次仅酸蚀和粘结一个象限的牙齿。酸蚀之后,彻底冲洗牙面 6～8 秒,然后干燥。在粘结之前,无需在患者口中再试戴个别托盘。粘结开始前 10 分钟,在托槽底面涂抹一层薄的粘结剂,10 分钟后在每个酸蚀的牙面涂抹一层粘结剂。托盘应一次就位,避免托槽底面的粘结剂接触其他牙面。就位后用 2～3 个手指均匀地施加与托槽底面垂直的力。至少 2 分钟内不应移动手指或改变压力,否则易使托槽移位,粘结失败。2 分钟后可放松手指,但并不取下托盘,此时可开始粘结第二象限的牙齿。待第二象限牙齿的粘结超过 2 分钟后,再将第一象限的托盘取下。同样的顺序粘结下颌牙齿,在粘结的同时应注意控制舌头的位置。

粘结之前是否对牙面进行微喷砂处理,还有争论。Reisner 和 Fillion 的研究表明,尽管在体外经微喷砂和酸蚀处理并不会增加托槽的粘结力,但在口内由于难以达到牙面的彻底清洁,微喷砂仍是清洁和预备所粘结牙面的最好方法,并能增加粘结效果。

2)注意事项:由于托槽的粘结一般需要托槽底面和牙面紧密接触,因此精确的取模和印模的翻制也就极其重要。任何对釉质和修复体的修整,都应在托槽的粘结之前进行;而分牙和拔牙都应在托槽粘结之后进行。

若采用 Ormco-Kurz 托槽,前牙托槽的结扎应使用橡皮圈双重结扎。即先用橡皮圈套入托槽翼,再将弓丝放入槽沟,然后将橡皮圈从龈侧翼取出绕过弓丝再套回殆侧托槽翼。这样才能保证弓丝完全进入槽沟,并在弓丝加力时不会脱出槽沟。后牙的结扎可采用类似于唇侧矫治的结扎。

(2) CLASS 系统:即个体化舌侧矫治器定位系统,是一种广泛应用的舌侧托槽定位和粘结方法。这一方法考虑了牙齿舌侧表面的解剖学差异。其原理是根据患者的原始模型翻制工作模型,在工作模型上进行诊断性排牙,得出根据治疗计划,将要获得的理想的、最终的牙弓排列模型。然后在理想的模型上进行托槽的定位,再将定位的托槽分别转移到患者的原始模型上。最后在原始模型上制作个别托盘,采用个别托盘将托槽转移至患者的口中进行间接法粘结。其粘结步骤为以下方面:

1)取模,排牙:高质量和精确的印模是第一步。印模的灌制应采用较硬的模型材料,如人造石或代型石。原始模型应准确,没有气泡。原始模型送至技工室后,用水胶体材料再翻制一副模型。然后标记翻制模型上的所有牙齿,再将每个牙齿分别从模型上锯下。根据医师的治疗计划,减数、减径或扩弓,技工重新排牙。排牙时应该协调上下牙弓,咬合关系,牙齿的倾斜度和转矩,前牙的覆殆、覆盖等。排牙完成后,再用蜡恢复牙龈的形态,并保证牙齿舌侧表面没有残余的蜡影响托槽的粘结。此时的排牙模型就是正畸治疗将要达到的治疗目标。

2)在排牙模型上定位托槽:接下来的步骤是将托槽定位于理想的排牙模型上。排牙模型的殆平面最好与水平面平行,这样在定位托槽的时候可有一个固定的平面,以供参考和协调。在牙齿舌面定位托槽时,要保证前、后牙,左侧和右侧的托槽均有合适的托槽高度,协调一致。然后将已确定位置的托槽粘结在牙齿舌面。粘结时有厚度为 $0.018^{\#}$ 或 $0.022^{\#}$ 的不锈钢模板帮助粘结托槽。金属模板与水平面平行,分为前牙段和后牙段。前牙段为弓形,与牙弓弧形一致。模板边缘进入托槽槽沟,帮助移动托槽至牙面合适位置。模板的作用类似于治疗最后的结束弓丝。同理,后牙段也有相似的金属模板帮助定位,所不同的是模板边缘类似直线,以保证前磨牙和磨牙托槽能够直线排列。已定位托槽的排牙模型,可用相机或复印机记录模型的二维图像,作为将来弯制最后的理想弓丝的模板。

3)转移托槽至初始错殆模型:现托槽已定位于排牙模型上,此时制作单个牙的复合树脂条带,并将托槽精确地定位于初始错殆模型上。这样每个托槽均有一个复合树脂条带,帮助将托槽从排牙模型转移到初始模型。托槽完全转移到初始模型后,再用相机或复印机记录初始模型的二维图像,作为治疗开始时弯制初始弓丝的模板。

4)制作转移托盘,转移托槽至患者口中并粘结:托槽转移到初始模型后,在初始模型上制作转移托盘。首先应做模型预备,过深的牙齿邻接面,过大的倒凹需用光固化凝胶填塞。舌侧托槽的拉钩需用硅橡胶覆盖,防止拉钩埋入转移托盘,以保证托槽在粘结时能从转移托盘中顺利脱离。转移托盘由两部分组成,先在模型和托槽上制作由软性树脂的内层,然后再在内层上制作硬树脂外层。粘结时先将托槽及内层放入患者口中,保持托槽与牙面相接触,接着就位硬树脂外层,并均匀施加压力,使托槽底面的粘结剂和牙面紧密接触。制作时转移托盘可分成前牙段和两个后牙段三个部分,以利于医师进行粘结。

CLASS 系统对初始模型的精确度要求很高。它不但需要临床医师有详尽的治疗计划和医嘱,同时要求技工室有较高的制作水平,熟悉牙齿的解剖形态,排牙过程和托槽的定位及转移等等。由于制作步骤较多,其中任何一步出现差错,都会影响最后的托槽定位和粘结。

(3) TARG 系统:1984 年由 Ormco 公司开发。TARG 的工作原理是以较规则的牙齿唇面作为参照,将托槽按照一定的高度粘结于不规则的舌面。由于舌面形态变异较大,以唇面为标准,则将托槽的粘结更加精确。TARG 有一个测量转矩的标尺,当模型固定在基座上,标尺根据唇面形态可测量出每个牙齿的转矩度。根据转矩数值,此标尺可以确定每个牙齿的水平面。每个牙齿舌侧托槽的槽沟与此水平面相平行。托槽的定位是从切缘以下一定的垂直高度,沿牙齿的长轴中央粘结。

TARG 的优点是无需重新进行排牙,可以直接在牙齿模型上放置托槽,相对较节省时间。其缺点是没有考虑牙齿厚度对托槽位置的影响,因此弓丝必须弯制第一序列弯曲来排齐牙齿。

(4) TARG™ 系统

1)粘结方法:1987 年由 Didier Fillion 在 TARG 的基础上发展而成。TARG™ 可以测量牙齿唇舌向厚度,用托槽粘结来代偿牙齿厚度的差异,以此达到前牙(或后牙)间托槽槽沟到唇面的距离相等。也就是说,6 个前牙的舌侧托槽槽沟底至牙齿唇侧表面的距离均相等,4 个前磨牙的舌侧托槽槽沟底至牙齿颊侧表面的距离均相等,4 个磨牙亦然。这样一来,除了尖牙和前磨牙间的弯曲,前磨牙和磨牙间的弯曲之外,无需弯制第一序列弯曲。TARG™ 与 TARG 相比,增加了可以测量宽度的卡尺,卡尺连接 2 个水平刃。一端接触牙齿唇面,另一端接触托槽槽沟,从卡尺可读出水平刃两端的距离。在一定的托槽粘结高度下,卡尺测量出 6 个前牙的槽沟底至唇面距离。选取其中的最大值作为标准,其他牙齿通过增加粘结剂的厚度,使 6 个前牙的托槽槽沟底至唇面距离相等。对于前磨牙和磨牙分别采用相同的程序,使托槽槽沟底至牙齿颊面距离相等。在定位托槽的同时,还应记录托槽的高度、倾斜度、转矩和厚度,这将便于托槽脱落后的重新粘结。

TARG™ 由于使托槽粘结达到一定程度的标准化,相对于 TARG 简化了弓丝的弯制,更加节省时间。TARG™ 和 TARG 都无须重新翻制模型,也不需排牙。在技工室将每个托槽定位于牙齿后,通过转移托盘将模型上的托槽转移至患者口中进行粘结。转移托盘的制作可先采用低粘的硅橡胶,充分覆盖托槽及牙齿舌面,待其凝固后再涂盖高粘的硅橡胶。低粘硅橡胶不会对托槽施加压力,保证在转移和粘结过程中托槽位置的稳定。高粘硅橡胶有一定的强度,保证单颌粘结时,托盘不会变形。托槽的粘结一般均采用无充填物树脂。粘结时需注意的是,粘结后托槽的高度会降低约 13%,托槽也将更接近龈缘。因此,应完全去除溢出的多余粘结材料,以避免刺激牙龈组织。

2)注意事项

①托槽脱落后的重新粘结：a.使用最初的转移托盘，从托盘上分离要粘结的单个牙齿区域，放入托槽进行粘结；b.根据最初粘结前记录的托槽高度、倾斜度、转矩和厚度，重新制作一个小的硅橡胶转移托盘，进行粘结。

②拥挤病例的粘结：在有拥挤存在的情况下，很可能无法将托槽完全粘结至正确的位置，或可能将托槽粘结在正确的位置，但却无法将弓丝放入槽沟。此时，可先将托槽的位置略偏离牙齿中线，以利于弓丝入槽沟，待拥挤得到部分改善后，再重新粘结托槽至正确的位置。

Didier Fillion 除了发展 TARG™，还同时进一步引入了 DAU 程序，及计算机化舌侧弓丝描绘。由于每个牙齿托槽位置的数据均已获得，且前牙间、前磨牙间及磨牙间托槽槽沟底至相应牙齿唇颊面的距离均相同。此时可根据这些信息，由计算机绘制出牙齿理想排列时的牙弓形状，进而绘制理想的弓丝形状。这样，弓丝的弯制完全在口外进行，具有简单，方便，且更加精确的优点。

(5) Hiro 系统：1998 年，Toshiaki Hiro 医师对 CLASS 系统进行了一定的改进，设计了 Hiro 系统，之后 Kyoto Takemoto 和 Giuseppe Scuzzo 对该系统进行了一定的改良。该系统与 CLASS 系统类似，也需进行治疗前的预排牙，依照排牙后的模型利用 0.018 英寸×0.025 英寸的不锈钢方丝制作个体化的舌侧弓形，每颗牙的托槽则依据这根弓丝的位置来定位于牙上。然后为每颗牙单独制作转移托盘，将托槽粘结到口内。该系统的优势在于为每颗牙单独制作的粘结定位器，提高了定位准确性。但间接粘结技术都需要个别托盘或转移托盘，将定位好的托槽从模型转移至口内。下面介绍托槽粘结的详细步骤。

1)清洁和抛光：粘结之前，牙齿的舌侧表面必须进行清洁和抛光处理。

2)隔湿：能否控制舌头，防止唾液污染牙面，是成功粘结的关键。舌侧矫治所使用的开口器同唇侧矫治的不同，需增加一软垫将舌头略推向后部，使之无法接触牙齿舌面，并且应用负压吸引。

3)酸蚀：涂抹酸蚀剂于牙面，避免酸蚀到牙邻面交界处。

4)冲洗和吹干：每个牙冲洗 10～15 秒，以完全去除酸蚀剂。在托槽粘结之前都应保持牙面干燥，若酸蚀后舌头或唾液接触牙面，应重新进行酸蚀。

5)涂抹单体和粘结剂。

6)放置个别托盘：个别托盘为单个牙的复合树脂条带(树脂冠套)，复合树脂从牙的唇或颊侧 1/3，经过切缘或秴面，在延伸至舌侧面并包裹部分托槽。由于复合树脂条带分别记录了单个牙的牙面形态特征，就可以转移托槽，并将托槽精确地定位口内的牙齿上。此时将托盘放置于牙面，让粘结剂自行凝固或光照射每个牙至少 20 秒使其固化。

7)去除托盘或固位装置：用低速钻针去除帮助托槽定位的树脂核。如果治疗中发生托槽脱落，树脂粘结剂和托槽基底分离，应完全去除粘结剂后，换用新的托槽；如果粘结剂和牙面分离，则可用丙酮去除托槽底面的粘结剂，使用原托槽继续粘结。

2.带环的粘结　一般采用光固化玻璃离子水门汀黏合剂。上颌带环在舌侧勿放置过于龈向，否则会产生过大的根舌向转矩，并应防止带环向远中倾斜。带环上托槽或舌管的高度应位于舌侧临床牙冠高度的中央。舌管的放置可略偏近中，这样可防止磨牙向远中旋转。在拔牙病例,带环可向近中倾斜5°,以增加后牙支抗和防止磨牙前倾。与上颌带环类似,下颌带环也应勿放置过于龈向,以防产生过大的根舌向转矩。下颌磨牙舌管可放置于近远向中央。

二、舌侧矫治的生物力学

(一)舌侧矫治的生物力学特点

舌侧矫治器较唇侧矫治器除了更加美观外,还有生物力学上的优势。这是因为舌侧矫治器弓丝及托槽作用的力点距阻力中心(CR)更近。单根牙的阻力中心一般在牙根长轴,从牙槽嵴顶至根尖长度的1/3处。牙周附着的变化(牙周炎)或牙根的变异都会引起阻力中心的改变。多根牙的阻力中心一般在根分叉处。上颌磨牙由于腭根长而粗壮,从𬌗面看,阻力中心略偏腭侧;下颌磨牙的阻力中心则在𬌗面的中央。

舌侧矫治器的一个优点是作用力距阻力中心更近,它的直接作用是牙移动更接近于整体移动。以前牙为例,粘结于舌侧表面,托槽在垂直向到阻力中心的距离较粘结于唇侧而缩短。这就是说,在垂直向移动牙齿,作用力更接近阻力中心,牙移动更接近整体移动。从𬌗面看,舌侧托槽一般位于牙长轴上,而唇侧托槽在牙长轴的唇侧。因此,当近远中向力作用于舌侧托槽时,牙齿将倾斜移动;而近远中力作用于唇侧托槽时,除倾斜移动外,作用力还会产生一个使牙齿转动的力矩。

(二)牙移动中的力学

若等量大小的垂直向压入力和水平向内收力同时作用于前牙的舌侧或唇侧托槽,产生的效果会有所不同。等量的压入力和内收力加于舌侧托槽,其合力将通过阻力中心舌侧,产生牙冠向舌向、𬌗向,牙根向唇向的倾斜移动。而等量的力作用于唇侧托槽,合力一般将通过阻力中心,产生向根方、舌侧的整体移动。因此舌侧矫治,内收前牙时,应减小水平向内收力,增大垂直向压入力和控根。

舌侧矫治时,牙弓的半径变小,托槽间距离缩短。由于弓丝的硬度与其长度的立方成反比,托槽间距缩短将大大增加弓丝作用到牙齿上的力。Moran比较了6个前牙的舌侧托槽和唇侧托槽间距,发现舌侧托槽间距与唇侧托槽间距之比为1∶1.47。根据这个比率,研究了相同条件下弓丝硬度的变化。他发现由于舌侧弓丝长度缩短,弯制第一和第二序列弯曲,舌侧弓丝的硬度约为唇侧弓丝硬度的3倍;而弯制第三序列弯曲,舌侧弓丝的硬度则是唇侧的1.39倍。因此,舌侧矫治中弓丝的硬度选择应较唇侧矫治弓丝的硬度低。

(三)支抗控制

支抗的控制是正畸治疗的一个重要方面。如何利用支抗,有效地移动牙齿,尽量减少支抗牙的移动,防止支抗丧失,无论在唇侧矫治或是舌侧矫治中都是需要谨慎处理的问题。

Geron对比了87例采用唇侧方丝弓矫治或舌侧方丝弓矫治,需要最大支抗的病例的治疗结果,发现唇侧矫治的支抗丧失显著大于舌侧矫治的支抗丧失。Gorman比较了采用唇侧矫治和舌侧矫治各60个病例的治疗前后头影测量片,发现从治疗前后各头影测量值上看,唇侧矫治和舌侧矫治没有显著差别。尽管上切牙的垂直向位置有差异,但是这也源于治疗目标不同所导致,而并非矫治器的差异所导致。

三、治疗计划和步骤

(一)治疗计划

病例的选择:尽管舌侧矫治的对象主要是成年患者,但这并不是说每个成年患者都适合采用舌侧矫治。仔细、谨慎地选择病例是医师能否开展舌侧矫治的关键。由于成年患者多伴有牙周疾病、失牙,在治疗计划的制订过程中,不可避免地要与其他专科医师一起对病例进行研究和评估,最后才获得最终计划。

治疗计划的制订需依据病例的诊断、各种治疗手段的优缺点、患者的要求、花费及时间等。由于舌侧矫治的特点,同样的病例在唇侧矫治和舌侧矫治中的治疗计划会有很大的差别。例如,舌侧矫治中的支抗储备较大,尤其在下牙弓。唇侧矫治需拔除下颌前磨牙的病例,若在舌侧矫治中也拔除前磨牙,则导致下前牙内收过多,前牙深覆盖,后牙支抗丧失过少,磨牙Ⅱ类关系。因此舌侧矫治需制订特殊的治疗计划。

总体上,唇侧矫治可治疗的病例都能进行舌侧矫治。这其中又分为容易、困难及禁忌病例。正畸医师在开始进行舌侧矫治的初期,应选择简单适于舌侧矫治的病例。当对舌侧矫治技术比较熟悉,经验也较多时,再着手治疗复杂的病例。

1.适应证

(1)低角深覆𬌗;

(2)牙间隙;

(3)Ⅰ类轻度拥挤;

(4)Ⅱ类2分类;

(5)Ⅱ类,拔除上颌第一前磨牙,下颌第二前磨牙;仅拔除上颌第一前磨牙;或双颌轻度前突,拔除4个第一前磨牙,但支抗要求不高。

2.困难病例

(1)Ⅱ类,4个第一前磨牙拔除;

(2)Ⅲ类倾向;

(3)后牙反𬌗;

(4)外科正畸;

(5)高角;

(6)开𬌗。

3.禁忌证

(1)不合作及无法保持口腔卫生;

(2)患者有不切实际或过高的要求;

(3)临床牙冠很短;

(4)严重牙周疾病;

(5)严重颞下颌关节疾病。

当然,病例的难易分类并非绝对。随着技术的发展,器材的更新,舌侧矫治的应用范围也越来越广。或许现在的困难病例,在 5 年或 10 年后变成了简单病例。

(二)治疗步骤

类似唇侧矫治,舌侧矫治的治疗也分为排齐、排平、旋转控制、打开咬合、控根移动、内收前牙和精细调整。

1.第一阶段 排齐和排平

(1)最初的治疗目标

使用轻力开始牙移动;

给予患者一定的适应期;

开拓间隙,解除旋转;

逐步将弓丝完全放入托槽;

逐步排齐和排平牙弓;

视治疗情况,可以开始控根移动。

舌侧矫治中有一个常见的问题,是在中度和重度拥挤中很难在一开始将托槽粘结到正确位置或弓丝完全就位,这种情况在唇侧矫治中并不多见。

在大多数情况下,初始弓丝可采用 0.0175″的 Respond 弓丝。在治疗的初始,牙的移动较少,让患者能够适应矫治器。如果是拥挤非拔牙病例,第二根弓丝采用 0.016″TMA,在第一磨牙或第二磨牙前弯制阻挡曲。弓丝就位前略开大阻挡曲,用以扩大牙弓,开拓间隙。待间隙足够时,弓丝再完全就位并改正扭转。当扭转已改正,牙齿初步排平后,可换用有足够硬度的 0.0175″×0.0175″TMA 方丝,目的是获得完全的排平和牙齿的转矩。在简单的非拔牙病例,此弓丝就可作为结束弓丝。若是需要进行牵引的病例,接下来可换用 0.0175″×0.025″的不锈钢方丝,并在末端结扎回弯,以保证在弹力牵引时维持牙弓的稳定。经过牵引,磨牙已达到Ⅰ类关系,然后换用 0.016″不锈钢圆丝作为结束弓丝。

如果是拔牙病例,第二根弓丝也可使用 0.016″TMA,但没有阻挡曲,此时应仅结扎弓丝可以入槽的牙齿。获得了初步的排平之后,取下此弓丝并保留。然后换用 0.016″×0.022″的不锈钢方丝,并结扎尽可能多的牙齿。后牙段连续结扎,尖牙采用 8 字结扎使之向远中拔牙间隙移动,以解除前牙的拥挤。须注意的是尖牙向远中移动的程度仅以解除前牙拥挤为限。接下来在换用保留的第二根 0.016″TMA,完全进入槽沟并改正扭转。然后换用 0.0175″×0.0175″TMA 方丝达到完全排平并获得足够的转矩,在上颌可用 0.0175″×0.025″TMA 以更好地控制转矩。

(2)旋转的改正:采用唇侧矫治,弓丝就位放入托槽后,牙弓有向唇颊侧扩大的趋势,这有利于拥挤和旋转的改正。舌侧矫治则正好相反,舌侧托槽和弓丝使牙弓有缩小的趋势,使拥挤和旋转的改正更加困难。

旋转的改正一般应在间隙开拓以后再进行。非拔牙病例,可采用螺旋弹簧开大间隙,邻面釉质片切或在第一磨牙近中加前移曲。前移曲一般仅用在第一阶段。

拔牙病例应先远中移动尖牙,提供间隙改正切牙的旋转。一旦 6 个前牙排平,就开始同时内收。

2.第二阶段　间隙的关闭和磨牙调整

舌侧矫治中,拔牙间隙的关闭一般采用6个前牙同时整体内收。尽管在唇侧矫治中,经常先移动尖牙,然后再同时内收4个切牙,但是这在舌侧矫治中会产生美观和生物力学方面的问题。

从美观上讲,单独内收尖牙,会在侧切牙远中产生间隙。患者寻求舌侧矫治,都对美观有很高的要求。因此,最好不要在前牙区人为造成间隙。

从力学上看,舌侧弓丝在尖牙和前磨牙间有较大的内收弯。若先内收尖牙,则尖牙和前磨牙靠拢,托槽间距离变小。无论采用滑动法或关闭曲法,将导致频繁更换或修改弓丝,弓丝作用范围也减小。

因此,舌侧矫治一般采用整体内收6个前牙。

当牙弓完全排齐和排平之后,就可开始进行间隙的关闭。换用 $0.016'' \times 0.022''$ 的不锈钢方丝,上颌弓丝形状为 Spee 曲线,下颌为反 Spee 曲线。前牙段和后牙段分别连续结扎。采用滑动法内收前牙,应将链状橡皮圈挂在尖牙和第二前磨牙之间。将弹力牵引作用于最短的距离,这一点很重要,否则会导致牙弓在水平向和垂直向的变形。

(1)前牙整体内收的方法:常用的内收方法有滑动法和关闭曲法,或两者兼用。采用哪种方法,一般考虑的因素有:支抗的要求、患者的愿望、医师的倾向。采用关闭曲法内收前牙,当关闭曲打开时,容易造成弓丝脱出托槽,使之失去对转矩的控制。

当采用滑动法内收时,弓丝会完全就位在托槽中,其作用力可通过托槽作用于牙齿,有利于控制牙齿的移动。另外,弓丝上弯制的曲或弯越少,矫治器对患者的刺激也越小,患者的感觉也会越舒适。从这一方面来看,滑动法要优于关闭曲法。以第一前磨牙拔除为例,前牙排齐后,以8字结扎将6个前牙连为一体。弹性牵引作用于尖牙和第二前磨牙之间,并非尖牙和磨牙。弹性牵引作用于拔牙间隙两侧有利于避免侧向弯曲效应。第二前磨牙至第二磨牙可结扎连为一体,以加强支抗。

另外,在内收前牙时,由于拔牙间隙的存在,会影响美观。此时可制作一塑料树脂桥体,粘结于第二前磨牙颊侧,用于在颊侧遮挡拔牙间隙。应注意在下颌运动的任何时候,此桥体都不能接触其他牙齿。随着拔牙间隙的关闭,逐渐磨短桥体的近中,直至最后完全磨除桥体。

开始内收前牙之前,牙弓应已排齐和排平。拔牙病例,应该常规应用口外弓和横腭杆。后牙颊侧段也应排平、排齐,颊侧弓丝硬度大于舌侧弓丝。

对支抗要求较高的病例,可结合口外弓、J钩和头帽牵引。J钩可放置于舌侧尖牙和侧切牙之间。另一种方法是制作透明树脂咬合板,覆盖上颌前牙唇面3/4、切缘和部分舌面,并在唇侧侧切牙远中预先埋置拉钩,以供牵引。用咬合板牵引内收前牙,可同时压低前牙达到控根的效果。

关闭曲法多用在上牙弓,常用的有三种垂直关闭曲,即T形曲、带圈的关闭曲、关闭曲。

(2)间隙的关闭时易出现的问题及处置

1)牙弓矢状向弯曲效应:在前牙整体内收时最易出现的问题是牙弓矢状向弯曲效应。如前所述,内收前牙时,若内收力过大,容易导致前牙,特别是上前牙的舌向倾斜移动。其结果是造成上下前牙的早接触、前牙无法内收,后牙前移,倾斜,后牙脱离接触,开𬌗。

如果要达到整体移动前牙,舌侧矫治较唇侧矫治需要更大的垂直向压入力。这是因为采用舌侧矫治器更容易使前牙舌侧倾斜。因此,为了避免前牙内收时的矫状向弯曲效应,应该减小内收力,弓丝采用屋顶状弯曲和补偿曲线(上颌)来增大前牙的垂直向压入力,并且前牙区应有根舌向转矩。此时弓丝的选择可用高弹性的 TMA(0.017″x0.025″)。为了防止磨牙的近中倾斜,可应用口外弓。

2)牙弓水平向弯曲效应:当整体内收前牙,同时采用口外弓加强支抗,这时上颌磨牙不断受到近中颊向旋转的作用力。这是因为内收前牙,上磨牙舌侧受到近中向牵引力;采用口外弓,上磨牙颊侧受到远中向力,这会导致上牙弓宽度在磨牙区缩窄,前磨牙区增加。这种现象叫牙弓水平向弯曲效应,一般多出现于上颌,而下颌则不常见。

解决的方法:为了防止上磨牙向近中颊向旋转,上磨牙托槽可略向近中粘结,并且选用远中外展弯小的托槽。当使用口外弓时,应加以横腭杆(TPA),控制牙弓宽度,并预设防止上磨牙近中颊向旋转的力。横腭杆插入两侧第一磨牙舌面的舌面管中,用结扎丝或橡皮圈固定,腭杆应离开腭部黏膜2mm。另外,也可用弓丝连接第一和第二磨牙颊面管,对抗磨牙的旋转。

为了防止前磨牙区宽度增大、磨牙区缩窄,上颌弓丝在牙弓后段也应设计成为"八"字形,即弓丝在前磨牙区缩窄,在第一磨牙区开始扩展,到第二磨牙弓丝宽度扩大约一个牙尖的宽度。这样一来,牙弓后段弓丝的形状与牙弓弓形变化的方向相反,可抵消前牙内收时,牙弓后段的变化。

在舌侧矫治发展的初期,许多临床医师推崇在前牙舌侧粘结托槽,而后牙则在颊侧粘结托槽,认为这样一来既能保证美观,又有利于控制牙齿的移动。但是随着舌侧矫治技术的逐渐完善,现在认为这样会导致后牙颊侧倾斜,前磨牙区宽度增大。相反控制牙弓宽度最简单而有效的方法是从一侧第二磨牙至另一侧第二磨牙的连续舌侧弓丝。因此第二磨牙最好也纳入治疗计划,在其上粘结托槽或带环。第二磨牙纳入的优点还有:可维持牙弓正常的形态,在内收前牙时增加后牙的支抗,并减少后牙区膨出宽度增加的出现。如果是前牙开𬌗病例,而排齐第二磨牙可能加重畸形,则不必治疗第二磨牙。

有些病例,在上颌前牙内收完成以后,上前牙显得过于竖直。造成的原因可能是,在关闭曲加力打开时,弓丝脱离槽沟,没有完全作用于牙齿。此时,弓丝上的转矩就没有起到相应的作用。另外,由于空间的限制,舌侧托槽的结扎并不像唇侧托槽的结扎,那么容易且结扎得很紧密。

3.第三阶段　调整𬌗关系

拔牙间隙关闭后,可在 0.017″×0.025″的不锈钢方丝上进行颌间牵引调整磨牙关系。弓丝末端应回弯,以避免拔牙间隙复发。当磨牙关系调整至Ⅰ类关系后,换用 0.016″的不锈钢圆丝作为结束弓丝,弓丝末端也应回弯。

对于内收前牙后,前牙的控根,若是采用方丝弓矫治器和方丝,则内收前牙的同时也可兼顾控根移动。控根的程度可通过方丝的尺寸大小不同来控制,弓丝越粗则控根的效果越好。例如 0.017″×0.025″的 TMA 的控根效果较 0.016″×0.022″的不锈钢弓丝为好。

颌间牵引改正磨牙关系。一般来说颌间牵引尽量延迟到矫治后期,此时弓丝有足够强度来抵抗颌间牵引造成的牙弓形变。由于牵引距离过短,且垂直向分力偏大,舌侧Ⅱ类牵引并不如唇侧牵引有效。此时可在尖牙唇侧粘结纽扣，进行第二磨牙至尖牙的唇侧Ⅱ类牵引。

间隙完全关闭，磨牙关系正常，已获得正常的牙弓形态和牙齿的转矩后，此时需进行进一步的精细调节，达到美学弓。由于此时若采用很粗的方丝，可能会导致不必要的牙齿转矩和高度的明显变化。因此可采用细一些的圆丝，如 0.016″的 TMA 或不锈钢丝。一般在第二磨牙远中将弓丝末端回弯，以防止出现间隙。局部采用垂直牵引和生理形态曲，使牙弓最后达到最好的咬合。

4.第四阶段　保持

舌侧矫治的保持类似于唇侧矫治。一般采用的方法有正位器、舌侧固定保持和活动保持器等。

在治疗结束前，若是咬合关系还不十分完善，此时可采用正位器调整咬合关系。正位器的优点是可以很快将牙齿稳定于牙槽骨中，并且于调整关节窝、髁突和关节盘关系，但不要使用正位器来改正较严重的扭转和控制转矩。另外正位器也无法防止拔牙间隙的复发。因此一般正位可戴用的时间可从几周至几个月，然后换用常规的保持器。

正位器的制作应先用面弓转移关系至半调节𬤇架，并记录正中关系。重点是肌肉在生理休息状态时，髁突应处于正常的位置。这对有颞下颌关节内紊乱的病例尤其重要。正位器在固定托槽和弓丝去除后应立刻戴上，一般患者在几周内会很快适应。

粘结的固定舌侧保持器可应用 0.0175″或 0.0195″的 Respond 丝，在模型上弯制。保持器一般粘结在 6 个前牙的舌侧，高度不应引起咬合干扰。为防止拔牙间隙复发，保持器可延伸并包括尖牙远中的牙齿。根据需要，可在夜间戴用常规保持器。

对于所有的正畸患者来说，防止复发的关键在于医师对患者的教育、患者的合作，医师根据不同的易导致复发的问题设计不同的保持器，还有牙根相互平行和良好的牙间交错咬合关系。

Lingual Task Force 经过治疗结束 100 多个病例后总结了舌侧矫治的 12 个要点。直到今天，这些经验依然对正畸医师具有指导意义，可减少治疗中出现的问题，获得最好的治疗效果：

(1)应采用 TARG 进行托槽的定位：保证托槽的高度、水平向位置、转矩和倾斜度的准确。

(2)必须进行间接粘结：没有准确的粘结，无法取得好的治疗效果。

(3)所有的第二磨牙应粘结或上带环：因为咬合平面的存在会导致游离的第二磨牙过度伸长。

(4)磨牙的附件应准确地粘结或焊接：附件位置过于偏龈向，会导致磨牙萌出。

(5)先获得间隙，再改正扭转：因为舌侧弓丝的长度小于牙弓的长度，如果在没有获得足够间隙前，就改正扭转，则扭转反而会加重。

(6)弓丝应有正常的弓形形态：在没有咬合功能保护的情况下，异常的弓丝形态会导致牙弓变形。

(7)不能在细丝情况下进行牙齿内收：这样会导致牙弓在水平向和垂直向的变形。

(8)在间隙关闭之前应建立牙齿正常的转矩：否则无法保证能够同时关闭间隙并获得Ⅰ类关系。

(9)前牙应使用橡皮圈双重结扎：这是因为双重结扎才能保证弓丝完全入槽。

(10)应整体内收6个前牙：如果先内收尖牙，尖牙到位后，再内收4个切牙，由于尖牙和前磨牙之间有外展弯，每次加力时都需更换新的弓丝。

(11)治疗后期精细调整：由于牙齿的转矩都已正常，此时应采用细丝。因为前牙间托槽间距小，细丝更容易完全入槽。

(12)最好采用正位器进行保持。

四、舌侧矫治器在正颌及特殊畸形矫治中的应用

舌侧矫治联合正颌手术治疗骨性畸形的报道较少，Hugo于2000年的文章较系统地对此进行了介绍。他采用上颌舌侧托槽、下颌唇侧托槽进行治疗，大部分患者为Ⅱ类下颌后缩，需外科前徙下颌，也有Ⅲ类、开𬌗病例等。舌侧正颌治疗同唇侧矫治类似，都需要进行去代偿，上下牙弓协调，排齐和排平。

（一）正颌术前舌侧矫治应注意的问题

1.尖牙间宽度 由于上颌尖牙舌侧托槽有减小尖牙间宽度的趋势，Hugo建议在上牙弓人为扩大尖牙间宽度约1.5mm/每侧。这样可容许手术中下颌充分前移，并去除了托槽的干扰，达到Ⅰ类关系。手术后的正畸治疗则很容易将尖牙再排齐，恢复尖牙宽度。

2.前磨牙和磨牙宽度 为了使上、下颌前磨牙和磨牙间宽度相协调，正畸医师应确保舌侧托槽及弓丝在手术中和术后不妨碍咬合。

3.术前模型 正颌手术前几天，应取印模。模型外科的目的是发现并去除任何可能影响手术的咬合干扰。

4.术前准备 手术之前，在上下牙唇侧粘结与牙齿颜色相近的附件，以便术中和术后的颌间牵引。粘结的附件可以是塑料舌钮或塑料托槽。

5.术后矫治 术后应进行颌间牵引，牵引对于重建本体感觉，引导正常咬合关系有重要作用。一般在唇侧使用三角形，小Ⅱ类或Ⅲ类牵引。术后的正畸治疗至少需要3个月，3个月内最好2周复诊一次，并特别注意防止舌侧矫治器干扰咬合。这是因为咬合干扰会导致后退接触位和牙尖交错位的不协调。随着颌间牵引的逐渐去除，唇侧的塑料纽扣也减少直至完全去除。对于有开𬌗倾向的患者，颌间牵引和塑料纽扣的使用时间可适当延长。

6.保持 在去除托槽和带环1周内，可戴正位器，然后换用透明保持器。

（二）特殊畸形的矫治

1.Ⅱ类下颌后缩 对于下颌后缩畸形，经常出现的问题是上颌舌侧托槽会干扰咬合。此时，如果舌侧托槽的体积越小，则越不易干扰咬合。因此，Hugo建议使用Mini-Begg托槽（3.3mm×3mm），甚至可酌情磨除部分基底和垂直槽沟，更进一步减小托槽体积。尽管一般认为牙齿舌面临床牙冠高度的最低限度是7mm，临床牙冠过低导致托槽无法放置，但是Begg托槽可打破这个限制，用于临床牙冠过低的患者。

2.开𬌗的矫治 尽管舌侧矫治并不是治疗开𬌗病例的最好方法，前牙开𬌗仍旧可进行舌侧治疗。Geron建议对于开𬌗患者应该使用平弓丝，避免采用带有补偿曲线的弓丝。因为带有补偿曲线的弓丝为了防止牙弓矢状向弯曲效应，会压低上前牙。而对于开𬌗患者应该伸长上

前牙;另外应采用细丝以降低摩擦和支抗的需求,减少颌间牵引的使用;开𬌗患者多有不良舌习惯,或舌头位置靠前,此时舌侧托槽有抑制舌不良习惯,训练舌头的作用。

(秦桂梅)

第十六节　无托槽隐形矫治技术

一、矫治步骤

1.患者的知情同意　在治疗开始之前,应具体、详细、全面地向患者介绍隐形矫治与传统固定矫治技术的主要区别,隐形矫治的主要特点、治疗程序及预期疗效等情况,并需强调隐形矫治是一种活动矫治方法,良好的疗效需要患者的全面合作;治疗设计中可能根据需要增加一些附件,在部分牙齿或者在上、下颌的牙齿上粘结部分固定矫治器,以便进行个别牙齿精确位置以及牙弓间关系的调整;另外,也有必要向患者简单介绍矫治器的使用和保养情况。

2.获取临床资料　临床医师需要提供患者完整、详尽的检查和诊断资料,包括临床检查记录病历、记存模型、X线片(头颅侧位片、全口牙位曲面体层 X 线片等)、面像及口内像等,将所有资料寄往隐形矫治器的加工生产公司后,隐形矫治公司的设计专家小组根据提交病例的治疗难度、是否适合隐形矫治、医师的设计方案、医师的隐形矫治经验等具体情况,与医师进行交流探讨得到确认后,再通知医师开始制取硅橡胶印模和咬合记录。

3.制取硅橡胶印模　为了获取牙齿清晰、解剖形态准确的印模,通常采用具有准确性高、稳定性好的硅橡胶印模材料。取模、灌模后,将超硬石膏模型连同无托槽隐形治疗计划表寄往隐形矫治器的生产加工公司,通过层析扫描进行牙颌模型的数字化三维重建,最后通过快速成形技术和热压膜成形技术加工制作出患者的系列无托槽透明塑胶隐形矫治器。

4.咬合记录的获得　由于目前技术上还无法获得具有虚拟化铰链轴的虚拟化 Typodont 𬌗架,因此所有的咬合记录都是在正中𬌗位获取。临床上常用具有较高精确度和空间稳定性的硅橡胶材料,该材料使用方便、能在口内迅速凝固、具有足够的操作时间。在获得正确咬合记录的基础上,通过相应软件的处理,就可以获得真实的上下颌牙列的咬合接触状态。

5.隐形矫治的动态可视化与确认　在数字化牙颌模型的基础上,根据获得了的上下颌牙列的咬合关系,无托槽隐形矫治设计的专业人员就可应用相应的软件将重建好的虚拟化三维模型进行"切分"处理,分离开每个单独的牙齿,按照临床医师确定的矫治计划来分阶段、单独地或同时移动牙齿而最终矫治错𬌗畸形,这是一个动态的可视化过程。根据支抗设计的要求,设计出每一个步骤可以同时移动牙齿的数量;也就是说,对于支抗要求低的病例,可以设计同时移动多个牙齿。一般情况下,每一步牙齿移动的距离不超过 0.25~0.3mm。

通过 Align 公司的 ClinCheck 等类似软件,临床医师可以根据制订的治疗计划对每一步牙齿移动的设计进行必要的修改,一旦修改完成,则最终的治疗设计就全部完成。经仔细检查校对 ClinCheck 文件以后,如果没有发现任何问题,临床医师可接受此设计,正式授权隐形矫治器的生产与运输;如果有任何不满意之处,医师也可直接进行修改。

6.隐形矫治器的加工和生产　临床医师确认了 ClinCheck 的治疗设计,就意味着授权了公司通过光固化快速成形的加工技术,将计算机中每一个治疗步骤的三维牙颌模型转换成应用特殊塑料制作成的实体模型。然后,利用热压膜成形装置在塑料实体模型上制作隐形矫治器。隐形矫治器的打磨、激光蚀刻、消毒、包装过程都通过自动化操作和控制来实现。

二、常用临床操作技巧

1.邻面去釉(IPR)　在无托槽隐形矫治技术开始应用的病例中,对于轻、中度的牙列拥挤病例,常采取邻面去釉来获得间隙的治疗设计。

(1)邻面去釉的适应证

1)非龋病易感性个体;

2)牙体组织有足够的宽度,且其形态适合邻面去釉;

3)解除前后牙区的轻、中度牙列拥挤;

4)改善因牙周病等造成的牙龈间隙;

5)纠正上下颌牙齿之间的牙量不调;

6)协调牙弓两侧牙齿的形态;

7)减轻牙弓前突的程度而避免拔牙治疗。

(2)邻面去釉的禁忌证

1)龋病易感者,或有大面积充填体的患牙;

2)过小牙或牙冠形态异常(如牙冠最宽处在龈方而不是𬌗方);

3)对冷热刺激较敏感者;

4)口腔卫生较差者;

5)重度牙列拥挤(>8mm)或者牙弓前突程度严重的患者。

(3)邻面去釉的原则

1)选择正确的适应证;

2)保证在安全范围内去釉(最大去釉量不超过原牙釉质厚度的 50%,牙齿邻面釉质的厚度为 0.75~1.25mm,同时邻面釉质存在正常的生理磨耗,这是邻面去釉法的解剖生理基础);

3)临床操作规范;

4)在制取硅橡胶模型之前完成保守去釉量;

5)矫治过程中可能结合临床实际情况追加去釉量。

(4)邻面去釉的注意事项

1)用专用器械实施邻面去釉;

2)注意保护周围的软组织;

3)应在牙齿扭转矫治之后再进行邻面去釉,只有充分排齐后才能在正确的触点位置进行邻面去釉;若必须在扭转牙部位进行邻面去釉,则需在分牙后进行;

4)前牙的邻面去釉可能会因外形的改变而影响美观,操作前要与患者沟通。

(5)邻面去釉的技巧

1)先在石膏模型上进行排牙试验,确定准确的去釉量;

2)把握好去釉的量、部位和时机;

3)先用牙线确定是否有邻接触点存在。如果没有邻接触点,应该用间隙测量尺测量出已有的间隙,邻面去釉后的间隙减去已有的间隙即为实际增加的邻面去釉量;

4)复诊时用牙线检查触点,确认牙齿是否实现了预期的移动量;

5)在邻面去釉记录表上详细记录去釉量和去釉时间;

6)邻面去釉完成后,对邻面实施抛光并涂氟化物凝胶防龋;

7)测量间隙时不要用力把测量尺压入间隙,应轻力感触去釉量的大小。

(6)邻面去釉的临床操作方法:邻面去釉的常用临床操作方法有三种,即高速金刚砂车针、慢速金刚砂片和手用金刚砂纸,操作时要尽量避免伤及龈乳头及唇舌软组织。

2.附件的应用　在固定矫治技术中,由矫治弓丝等部件产生的矫治力是借助于托槽、颊面管等传递到错位的牙齿上。在无托槽隐形矫治技术中,虽然在通常情况下,牙齿的表面是不需要粘结任何部件的,但在一些情况下,基于牙齿移动距离、移动方式、支抗设计、矫治器的固位等考虑,无托槽隐形矫治技术中需要设计和粘结附件。附件的主要应用是使矫治器在移动牙齿过程中更好地控制牙齿,另外,在一些情况下,通过附件可以增强矫治器的固位力。

附件常用于下述情况:牙齿解剖形态不能提供矫治器在其上密合就位所需的倒凹;为临床上实现牙齿的某种移动提供足够支抗而需要提高矫治器的夹持力;由于牙齿移动生物力学和矫治器施加矫治力的方式所限,不使用附件就无法施加临床需要的特定方向矫治力。

根据设计附件的目的不同,附件主要分为三种类型:协助移动型附件,加强固位型附件以及提供其他辅助功能的附件。①协助移动的附件能起到引导或帮助相应牙齿发生伸长、旋转和平移等移动的目的;②加强固位的附件则是针对一些固位力不强的情况,如临床冠短、倒凹不足、牙齿缺失或被拔除以及牙齿间大小差异明显等,通过设计加强固位的附件来增强矫治器的固位力;③辅助型附件可以是直接放置于目标牙齿上来行使功能,也可以放置于牙弓内其他牙齿上,或者放置于对侧牙弓的牙齿上与其他的组分(如弹性牵引圈)联合作用。

虽然附件的设计在无托槽隐形矫治技术中已经较为广泛使用,但是有关附件的详细设计规则仍在不断探讨中。目前,也尚无可常规应用和设计的各种型号和形状的商业化产品。

在隐形矫治病例的设计内容中,临床医师应根据治疗计划合理、科学和有效地设计不同部位、不同作用、不同形态、不同大小的附件,并详细地在治疗计划表格中清楚的说明;针对一些隐形矫治临床经验尚比较缺乏的医师,隐形矫治器生产公司的设计专家也会根据需要,对临床医师设计内容中有关附件的设计提出意见和建议,并与临床医师最终商讨确定以后,再进行隐形矫治器的加工和生产。

3.过矫治　在固定矫治技术中,对于牙齿错位较严重而比较容易复发的牙齿,如对于过度扭转的牙齿,在矫治设计时为了防止牙齿矫治以后一定程度的复发,常常会设计适量的"矫枉过正",这就是固定矫治技术中过矫治的概念。因此,固定矫治技术中的过矫治是指将预见到治疗结束后有复发可能的牙齿排列到超过矫治量的位置;而在隐形矫治技术中,也有过矫治的设计,但其概念与固定矫治中的过矫治概念是有所区别的。在隐形矫治中,当牙齿的最终排列位置已接近矫治目标但仍与原计划有偏差时,这时就可能需要添加装置来产生能实现理想结果的额外矫治力,这样为达到过矫治目的而增加的矫治器就能更有效地将牙齿移动到目标位置。因此,隐形矫治中的过矫治就是指在矫治设计中设计出牙齿排列超过"理想"位置的状态,其目的是为了抵消因牙齿排列落后于矫治目标而可能造成的偏差。

4.临床应用模式　通过分析近年来国内外口腔正畸临床应用无托槽隐形矫治技术的情况,目前应用无托槽隐形矫治技术的主要临床应用模式有以下方面:

(1)上、下颌同时应用隐形矫治;

(2)上颌隐形矫治＋下颌常规固定矫治;

(3)下颌后段固定矫治治疗＋前牙段隐形矫治;

(4)个别严重错位牙齿的局部片段固定矫治＋上、下颌隐形矫治;

(5)治疗前阶段固定矫治＋后阶段隐形矫治;

(6)隐形矫治治疗＋精细调整阶段固定矫治;

(7)固定矫治后局部拥挤或间隙复发的隐形矫治。

（秦桂梅）

参 考 文 献

1.楚德国.实用口腔疾病诊疗图谱.[M].北京:人民军医出版社,2014

2.陈永进.口腔全科医师临床操作手册.[M].北京:人民卫生出版社,2012

3.白丁,赵志河.口腔正畸策略、控制与技巧.[M].北京:人民卫生出版社,2015

4.陈扬熙.口腔正畸学.[M].北京:人民卫生出版社,2012

5.胡开进.口腔外科门诊手术操作规范.[M].北京:人民卫生出版社,2013

6.(美)普若费特.当代口腔正畸学(第5版).[M].北京:人民卫生出版社,2015

7.(美)米施.现代口腔种植学(第3版).[M].北京:人民军医出版社,2015

8.麻健丰,郑宝玉.牙周病与口腔种植临床诊治要点.[M].北京:人民卫生出版社,2015

9.姬爱平.口腔急诊常见疾病诊疗手册.[M].北京:北京大学医学出版社有限公司,2013

10.秦满.儿童口腔科诊疗指南与护理常规.[M].北京:人民卫生出版社,2015

11.赵吉宏.口腔颌面外科门诊手术操作规范与技巧.[M].北京:北京大学医学出版社有限公司,2015

12.韩科,王兴.口腔治疗计划与决策.[M].北京:人民军医出版社,2012

13.邱蔚六.口腔颌面-头颈外科手术学.[M].安徽:安徽科学技术出版社,2015

14.朱智敏.口腔修复临床实用新技术.[M].北京:人民卫生出版社,2014

15.董艳丽.实用临床口腔诊疗及护理.[M].上海:上海交通大学出版社,2014

16.韩科.美容口腔医学.[M].北京:人民卫生出版社,2010

17.彭伟,游嘉.口腔种植中的数字化技术.[M].北京:人民卫生出版社,2015

18.郑家伟.口腔颌面外科学精要.[M].上海:上海科学技术出版社,2014

19.赵佛容,李秀娥,邓立梅.口腔科护理手册(第2版).[M].北京:科学出版社,2015

20.陈美玲,杜光.口腔科疾病用药分册.[M].湖北:湖北科学技术出版社,2015

21.胡砚平,万前程.口腔颌面外科学.[M].北京:人民卫生出版社,2015

22.朱也森,姜虹,徐礼鲜.口腔麻醉学.[M].北京:科学出版社,2012

23.(美)马拉梅.实用口腔诊疗镇静技术.[M].北京:人民卫生出版社,2014

24.刘红宝,陶天庆,黄琦主.实用口腔诊疗学.[M].南昌:江西科学技术出版社,2010

25.袁道英.口腔疾病诊疗与护理.[M].济南:山东大学出版社,2010

26.池佳锋.口腔颌面创伤骨折的临床治疗分析.[J].中外医疗,2011,01:13—14

27.蔡娟,孙雪慧,汪文.口腔颌面外科手术后口腔冲洗方法及并发症的预防和护理.[J].护士进修杂志,2011,02:155—156

28.杜兰,张宇军.口腔颌面部外伤的麻醉分析.[J].中国社区医师(医学专业),2011,19:153—154

29.李联钦.微型种植体支抗在口腔正畸临床中的应用.[J].中国社区医师(医学专业),2011,30:45

30.丁广香.临床口腔护理的现状认识与进展.[J].临床护理杂志,2011,06:57—60

31.计惠民.口腔护理研究新进展.[J].中国实用护理杂志,2004,11:62—63

32.史艳萍,张克.心理护理在口腔牙周病治疗中的应用.[J].当代医学,2010,07:109—110

33.杨如春.青少年口腔健康状况的调查分析.[J].当代医学,2010,10:158—159

34.唐弘夫.成人修复口腔正畸矫正78例临床分析.[J].当代医学,2010,20:98—99

35.陆茵,徐桂华,李惠玲,金胜姬,朱霞明.预防造血干细胞移植患者口腔黏膜炎的不同干预方法及效果研究.[J].护士进修杂志,2012,07:653—655

36.陈霞,袁秀娟,储友群.经口气管插管患者不同口腔护理方法的效果观察.[J].临床护理杂志,2013,01:65—67

37.刘玲.老年人口腔义齿的修复体会.[J].当代医学,2013,13:113—114

38.陈衍智,李萍萍.放化疗性口腔黏膜炎的中西医治疗.[J].中国肿瘤临床与康复,2006,04:371—373

39.范春花,王纪原,田霞.口腔内科门诊病人的心理护理研究.[J].中国实用医药,2006,02:93—94

40.张震康.口腔医学(医院)的分科交叉和综合.[J].中国实用口腔科杂志,2008,01:2—4

41.经毓瑛.口腔正畸患者的心理治疗.[J].中国实用口腔科杂志,2008,04:250—251

42.张玉峰.种植体支抗在口腔正畸临床中的不良反应.[J].当代医学,2009,36:11—12

43.石乐.口腔正畸患者心理特点分析.[J].中国社区医师(医学专业半月刊),2009,09:72